HANDBUCH DER MEDIZINISCHEN RADIOLOGIE

ENCYCLOPEDIA OF MEDICAL RADIOLOGY

HERAUSGEGEBEN VON · EDITED BY

L. DIETHELM   F. HEUCK

O. OLSSON   F. STRNAD   H. VIETEN

A. ZUPPINGER

BAND/VOLUME IX
TEIL/PART 5b

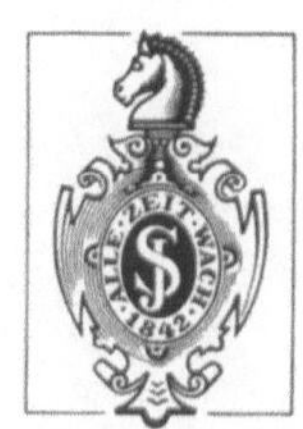

SPRINGER-VERLAG BERLIN · HEIDELBERG · NEW YORK

RÖNTGENDIAGNOSTIK DER OBEREN SPEISE- UND ATEMWEGE, DER ATEMORGANE UND DES MEDIASTINUMS

TEIL 5b

ROENTGENDIAGNOSIS OF THE UPPER ALIMENTARY TRACT AND AIR PASSAGES, THE RESPIRATORY ORGANS, AND THE MEDIASTINUM

PART 5b

SONDERFORMEN DER PNEUMONIEN UND GERÜSTERKRANKUNGEN
THORAXERKRANKUNGEN DES NEUGEBORENEN
LUNGENVERÄNDERUNGEN BEI ERKRANKUNGEN
DES HÄMOPOETISCHEN SYSTEMS

REDIGIERT VON · EDITED BY

F. HEUCK
STUTTGART

MIT 258 ABBILDUNGEN (389 EINZELDARSTELLUNGEN)
WITH 258 FIGURES (389 SEPARATE ILLUSTRATIONS)

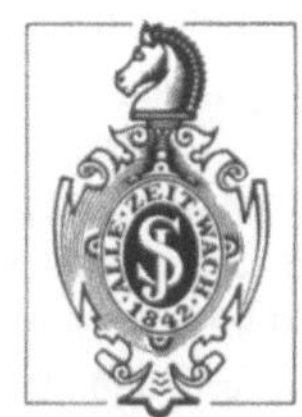

SPRINGER-VERLAG BERLIN · HEIDELBERG · NEW YORK

Professor Dr. F. HEUCK
Ärztl. Direktor i.R. des Radiologischen Institutes im Zentrum Radiologie
des Katharinen-Hospitals der Stadt Stuttgart
Akademisches Lehrkrankenhaus der Universität Tübingen,
Kriegsbergstraße 60, D-7000 Stuttgart 1

ISBN 978-3-642-52277-2   ISBN 978-3-642-52276-5 (eBook)
DOI 10.1007/978-3-642-52276-5

CIP-Titelaufnahme der Deutschen Bibliothek
Handbuch der medizinischen Radiologie = Encyclopedia of medical radiology/hrsg. von L. Diethelm...
Berlin; Heidelberg; New York; London; Paris; Tokyo: Springer.
Teilw. mit d. Erscheinungsorten Berlin, Heidelberg, New York. –
Teilw. mit d. Erscheinungsorten Berlin, Heidelberg, New York, Tokyo
NE: Diethelm Lothar [Hrsg.]; PT
Bd. 9. Röntgendiagnostik der oberen Speise- und Atemwege, der Atemorgane und des Mediastinums.
Teil 5. b. Sonderformen der Pneumonien und Gerüsterkrankungen, Thoraxerkrankungen des Neugeborenen,
Lungenveränderungen bei Erkrankungen des hämopoetischen Systems. – 1989
Röntgendiagnostik der oberen Speise- und Atemwege, der Atemorgane und des Mediastinums = Roentgen diagnosis of
the upper alimentary tract and air passages, the respiratory organs, and the mediastinum/redigiert von F. Heuck.
Berlin; Heidelberg; New York: Springer.
(Handbuch der medizinischen Radiologie; Bd. 9)
Teilw. redigiert von F. Strnad; F. Heuck. NE: Strnad, Franz [Red.]; Heuck, Friedrich [Red.]; PT
Teil 5. b. Sonderformen der Pneumonien und Gerüsterkrankungen, Thoraxerkrankungen des Neugeborenen,
Lungenveränderungen bei Erkrankungen des hämopoetischen Systems/[Mitarb.: H. Bohlig...]. – 1989

NE: Bohlig, Heinz [Mitverf.]

Gesamtherstellung: Universitätsdruckerei H. Stürtz AG, Würzburg
2122/3130-543210

Mitarbeiter von Band IX/5b
Contributors to Volume IX/5b

Dr. H. BOHLIG, Clausewitzstraße 6, D-4047 Dormagen-Zons

Professor Dr. W.F. DILLER, Ärztliche Abteilung der BAYER AG., Institut für Röntgendiagnostik und Nuklearmedizin, Bayerwerk, D-5090 Leverkusen

Frau Dr. I. DOBBERTIN, Klinik Schillerhöhe der LVA Württemberg, Zentrum für Pneumologie und Thoraxchirurgie, D-7016 Gerlingen 2

Professor Dr. A. GREGL, Radiologische Klinik der Georg-August-Universität, Abteilung Mammographie und Lymphographie, Robert-Koch-Straße 40, D-3400 Göttingen

Professor Dr. H.-G. GRUNDNER, Medizinisches Zentrum für Kinderheilkunde der Universität, Abteilung für Pädiatrische Pneumologie und Immunologie, Deutschhausstraße 12, D-3550 Marburg/Lahn

Dr. B. HAUBITZ, Medizinische Hochschule Hannover, Zentrum Radiologie, Abteilung III Neuroradiologie, Organisations-Nr. 8210, Konstanty-Gutschow-Straße 8, D-3000 Hannover 61

Professor Dr. F. HEUCK, Hermann-Kurz-Straße 5, D-7000 Stuttgart 1

Professor Dr. R. HOSCHEK, Brühlstraße 14, D-7303 Neuhausen

Professor Dr. A. HUZLY, Fritz-von-Graevenitz-Straße 39, D-7016 Gerlingen 2

Dr. A. MAJEWSKI, Frömling-Straße 5, D-3000 Hannover 51

Professor Dr. B.E.W. NORDENSTRÖM, Karolinska Institutet, Department of Diagnostic Radiology, Karolinska Hospital, Box 60500, S-104 01 Stockholm

Privatdozent Dr. H.C. OPPERMANN, Klinikum der Christian-Albrechts-Universität, Kinderklinik, Abteilung Allgemeine Pädiatrie, Schwanenweg 20, D-2300 Kiel 1

Professor Dr. P. OSTENDORF, Medizinische Klinik der Universität, Abt. Innere Medizin II, Otfried-Müller-Straße, D-7400 Tübingen 1

Professor Dr. H. OTTO, Städtische Kliniken, Pathologisches Institut, Beurhausstraße 40, D-4600 Dortmund 1

Professor Dr. W.S. RAU, Klinikum der Justus-Liebig-Universität, Medizinisches Zentrum für Radiologie, Röntgenabteilung Innere Medizin, Klinikstraße 36, D-6300 Giessen

Privatdozent Dr. B. STEINKE, Medizinische Klinik der Universität, Abt. Innere Medizin II, Otfried-Müller-Straße, D-7400 Tübingen 1

Professor Dr. H.St. STENDER, Medizinische Hochschule, Hannover, Zentrum Radiologie, Abteilung Diagnostische Radiologie I, Konstanty-Gutschow-Straße 8, D-3000 Hannover 61

Dr. H. TREUGUT, Kreiskrankenhaus, Schwäbisch-Gmünd, Wetzgauer Straße 85, D-7075 Mutlangen

Dr. D.K. ULBRICHT, Katharinenhospital der Stadt Stuttgart, Radiologisches Institut im Zentrum Radiologie, Kriegsbergstraße 60, D-7000 Stuttgart 1

Vorwort

Das erste Konzept des Handbuches der Medizinischen Radiologie ist in dem Abschnitt, der sich mit den Atemorganen und dem Mediastinum beschäftigt, mehrfach geändert worden, so daß einige wichtige Beiträge neu hinzugefügt und ergänzende Kapitel abgehandelt werden mußten. Der nun vorliegende Band enthält Abhandlungen über solche Erkrankungen, die in den letzten beiden Jahrzehnten bekannt geworden oder in ihrer Pathogenese besser verstanden worden sind.

In einer umfassenden Übersicht hat OPPERMANN die radiologische Diagnostik der Thoraxerkrankungen des Neugeborenen zusammengestellt. Unter den Sonderformen der Pneumonien sind unsere Kenntnisse über Lungenveränderungen, die auf immunologischer Basis entstehen, wesentlich erweitert worden, so daß die zusammenfassende Abhandlung von MAJEWSKI und STENDER nicht zu früh erscheint, um als vorläufige Bilanz gewertet werden zu können. Der Beitrag von GRUNDNER zur Pneumonie bei atypischen Masern füllt eine Lücke in dem bisherigen Wissen über Lungenentzündungen, die in unterschiedlichen röntgenmorphologischen Bildern auftreten können. In einer fundierten Übersicht hat RAU die pathologisch-anatomischen Grundlagen von Lungenveränderungen dargelegt, die im Verlaufe von sekundär-entzündlichen Reaktionen verschiedenster Ursachen auftreten und zu einer Lungenfibrose führen können. Da die Reaktionsmöglichkeiten des Lungenparenchyms begrenzt sind, werden alle Umbauprozesse zu einer fibrösen Gewebsstruktur mit Emphysem führen müssen, deren röntgen-morphologisches Muster monoton sein wird. Der Röntgenbefund entspricht dennoch weitgehend dem pathologisch-anatomischen Bild des Parenchymumbaus der Lunge und muß infolge der Monotonie des Erscheinungsbildes in seinen ätiologischen Aussagen zwangsläufig eingeschränkt sein. In dem vorliegenden Beitrag werden die verschiedenen Phasen der Lungengewebsveränderungen, die zu Fibrosen führen können, durch vergleichende patho-anatomische und röntgen-morphologische Studien erläutert. Die große Vielfalt der auslösenden physikalischen, chemischen, metabolischen oder immunologischen Noxen werden übersichtlich geordnet zusammengestellt. Über die oft wenig beachteten röntgen-morphologischen Befunde der Pleura bei Pneumokoniosen haben BOHLIG und OTTO eingehend berichtet.

Die erste grundlegende Übersicht der Pneumokoniosen hat 1969 WORTH im Band IX/2 zusammengestellt, so daß der Beitrag von HEUCK und HOSCHEK über die Cer-Pneumokoniose nur eine Ergänzung sein soll. Unter den iatrogenen und exogen bedingten Lungenerkrankungen sollen die durch Arzneimittel induzierten Lungenbefunde mit der Übersicht von HAUBITZ und die inhalationstoxischen Veränderungen der Lunge durch den Beitrag von DILLER besser bekannt werden. Die Lungenbefunde der Strahlenpneumonitis hat GREGL dargelegt. Dem Beitrag von DOBBERTIN und HUZLY verdanken wir die Kenntnis einer Reihe seltener, durch

Öle und fettartige Stoffe verursachter Lungenveränderungen und die Befunde der Lunge nach Eingabe oder Aspiration verschiedenartiger Kontrastsubstanzen haben HEUCK und ULBRICHT erstmals in einer Übersicht zusammengestellt. Besondere Beachtung verdient die umfassende Abhandlung von Lungenveränderungen bei Erkrankungen des Blutes und des retikulo-endothelialen Systems, die von STEINKE, TREUGUT und OSTENDORF erarbeitet worden ist. Die subtile Kenntnis dieser bisher wenig beachteten Röntgenbefunde der Lunge ist für die klinische Arbeit unerläßlich.

Die Technik und den Aussagewert der Feinnadelbiopsie der Lunge zur Analyse unklarer Lungenveränderungen hat NORDENSTRÖM, gestützt auf ein einmalig großes Krankengut und ganz fundierte Erfahrungen, in einer lückenlosen Übersicht dargelegt.

Mit Hilfe des nun vorliegenden Handbuchbandes können Kenntnislücken geschlossen und Anregungen zu weiteren klinischen Forschungen gegeben werden. Die bekannt gute Ausstattung aller Beiträge mit sehr informativem Bildmaterial trägt ganz wesentlich zum Verständnis der oft komplizierten Materie bei. Ein besonderer Dank gilt dem Springer-Verlag und seinen Mitarbeitern für die sorgfältige Herstellung und die hohe Qualität des Anschauungsmaterials in allen Beiträgen, da die medizinische Radiologie ohne den gewichtigen Informationswert der verschiedenen bildgebenden Verfahren eine zentrale Aufgabe in der wissenschaftlichen und klinischen Medizin nicht erfüllen könnte.

Stuttgart

F. HEUCK

Preface

Numerous changes were made in the initial plan for the Handbook of Medical Radiology regarding the part dealing with the respiratory organs and the mediastinum. As a result, several important chapters and supplementary material were added. This volume therefore contains chapters on illnesses that have become known in the last two decades or whose pathogeneses are now more fully understood.

OPPERMANN compiled a comprehensive survey of the radiological diagnosis of thoracic illnesses of the newborn. The chapter by MAJEWSKI and STENDER, a comprehensive study about special forms of pneumonia, appears at a time when, considering the significant advances made in our knowledge of lung transformations of immunological origin, it may accurately be called a successful preliminary appraisal of these conditions. The contribution by GRUNDNER on pneumonia in atypical measles fills a gap in our knowledge of lung diseases and their various morphological appearances on X-rays.

RAU presents a thorough survey of the pathoanatomical basis of the lung transformations that manifest themselves in the course of very different secondary inflammatory reactions and can lead to fibrosis. Since the ways in which lung parenchyma can react are limited, all such changes inevitably lead to a fibrous tissue structure with pulmonary emphysema, which have a uniform morphological pattern on the X-ray. Nevertheless, the radiological findings correspond largely to the pathoanatomical appearance of parenchymal organization, although their accuracy in pointing to the etiology is necessarily limited as a result of the uniform appearance of the image. RAU comments on the different phases in the transformation of pulmonary tissue that may lead to fibrosis by comparing the pathological anatomy and X-ray morphology. There is also a clean description of the very diverse physical, chemical, metabolic, and immunologic noxious substances that can trigger such transformations. Furthermore, BOHLIG and OTTO provide a detailed report on the often overlooked results of morphological studies of the pleura in pneumoconiosis.

The first basic survey of pneumoconiosis, compiled by WORTH in 1969 for volume IX/2, is supplemented here by the contribution by HEUCK and HOSCHEK on cerpneumoconiosis. The chapters by HAUBITZ on changes induced by medication and by DILLER on lung transformations caused by the inhalation of toxins should improve our knowledge of these iatrogenic and exogenously caused lung conditions. GREGL describes the findings in radiation pneumonitis. DOBBERTIN and HUZLY describe a number of unusual lung transformations caused by oils and fatty substances, and HEUCK and ULBRICHT present the first survey reporting on the findings after administration and aspiration of various contrast media.

The comprehensive review of lung transformations in diseases of the blood and the reticuloendothelial system, by STEINKE, TREUGUT and OSTENDORF, deserves special attention.

Clinical work requires an exact understanding of these radiological results, which have often not received the consideration they deserve.

NORDENSTRÖM, on the basis of wide-ranging experience with a large number of patients, presents a thorough review of the technique and role of fine needle biopsy of the lungs in the analysis of undefined lung transformations.

This volume of the Handbook will help fill gaps in our knowledge and provide suggestions for further clinical research. The traditional high quality of presentation and the highly informative illustrations in all the chapters contribute substantially to facilitating our understanding of these often complicated subjects. Our special thanks go to the staff of Springer-Verlag for the care they have taken in the production of the volume and for the high quality reproduction of the illustrated material. Medical radiology could not perform its fundamental task in scientific and clinical medicine without the important information supplied by the different imaging techniques.

Stuttgart   F. HEUCK

Inhaltsverzeichnis – Contents

II. Sonderformen der Pneumonien

1. Lungenveränderungen auf immunologischer Basis
Von A. Majewski und H.St. Stender 63

4. Iatrogene und exogen bedingte Lungenerkrankungen

a) Arzneimittelbedingte Lungenerkrankungen
Von B. HAUBITZ

b) Inhalationstoxische Veränderungen im Thoraxbild
Von W.F. DILLER 255

A. Toxikologische, pathogenetische und klinische Grundlagen 255

B. Das Röntgenbild inhalationstoxischer Schädigungen im Bronchialbereich 256

C. Das Röntgenbild inhalationstoxischer Lungenparenchymschäden 257
   I. Das inhalationstoxische Lungenödem 257
   II. Komplikationen, Sonderformen, Spätfolgen und Differentialdiagnose inhalationstoxischer Schädigungen am Lungenparenchym 264

Literatur 267

c) Strahlenpneumonitis
Von A. GREGL 271

A. Einleitung 271

B. Definition 271
   I. Historischer Rückblick 272
   II. Pathomorphologie 272
   III. Häufigkeit 274
   IV. Klinische Symptomatik 276
   V. Röntgenologische Symptomatik der Lunge 277

C. Schlußfolgerungen und Zusammenfassung 282

Literatur 283

d) Durch Öle und fettartige Stoffe verursachte Lungenerkrankungen
Von I. DOBBERTIN und A. HUZLY 287

Die exogene Ölpneumonie 287

A. Allgemeines zur exogenen Ölpneumonie 287
   I. Überblick und Art der verursachenden Öle 287
   II. Pathogenese und prädisponierende Faktoren 289
   III. Geschichtlicher Überblick, Fallsammlungen, Häufigkeit 290

I. Die Thoraxerkrankungen des Neugeborenen

Von

H.C. Oppermann

Mit 29 Abbildungen

A. Einleitung

I. Physiologische Vorbemerkungen

Das Neugeborene muß mit dem Moment der Geburt sehr abrupt Atmung und andere Vitalfunktionen selbsttätig übernehmen. Hierbei kommt es innerhalb kürzester Zeit zu dramatischen Veränderungen in den Lungen, am Herzen und vor allem in der pulmonalen Strombahn.

Während die Entwicklung des Tracheo-Bronchialsystems bereits am Ende der 16. Gestationswoche vollständig abgeschlossen ist (Reid 1977) sind die Alveolen bei Geburt noch nicht total ausgereift. Bei einem reifen Neugeborenen sind etwa 20 Mio primitive Alveolarsäckchen ausgebildet, die bereits mit reifem Alveolarepithel ausgekleidet sind (Boyden 1965; Davies u. Reid 1970). Bis zur vollständigen Entfaltung dieser Alvolarsäckchen vergehen in der Regel nach der Geburt einige Stunden, obwohl bereits die ersten Atemzüge des Neugeborenen sehr intensiv sind (Berdon u. Baker 1966; Fawcitt et al. 1960; Grossmann et al. 1970; Karlberg et al. 1962). In ihrer reifen, d.h. endgültigen Form entwickeln sich die Alveolen erst in der 5. Lebenswoche in der peripheren Endstrecke der Bronchioli respiratorii (Boyden 1965).

Die Lungen des reifen Neugeborenen enthalten bei Geburt noch residuale fetale Lungenflüssigkeit. Bei einem normalen Geburtsvorgang kann beim Durchtritt durch den Geburtskanal ein transpulmonaler Druck bis zu 100 cm H_2O erzeugt werden. Dadurch werden etwa 20–30 ml fetale Lungenflüssigkeit aus den Lungen exprimiert und über die Trachea und den Mund entleert. Neugeborene, die per Sectio caesarea geboren werden, haben daher post partum wesentlich mehr residuale fetale Lungenflüssigkeit (Karlberg 1960; Karlberg et al. 1962; Saunders u. Milner 1978). Der überwiegende Anteil fetaler Lungenflüssigkeit wird über das Lungeninterstitium in die Lymphgefäße abgeleitet und dann über die Kapillaren oder über die systemischen Venen in den Kreislauf drainiert (Karlberg et al. 1962; Scarpelli et al. 1975). Tierexperimentell ließ sich eine signifikante Zunahme des pulmonalen Lymphflusses in den ersten 6 Lebensstunden nachweisen (Humphreys et al. 1967). Auch konnte eine Erhöhung des Leitungsvermögens des pulmonalen Epithels bewiesen werden.

Dieser Mechanismus wird als Adaptation zur Absorption fetaler Lungenflüssigkeit angesehen (Aherne u. Dawkins 1964; Goldman u. Scarpelli 1981; Strang 1977).

Die Entwicklung der Lungenarterien und -venen nimmt im prä- und im intraazinären Abschnitt einen unterschiedlichen Verlauf. Die präazinären Lungenarterien und -venen reifen gleichzeitig mit dem Bronchialbaum aus. Dagegen entwickeln sich die intraazinären Gefäßabschnitte überwiegend erst postnatal (REID 1977). –

In dem pulmonalen Gefäßbett des Neugeborenen spielen sich besonders dramatische Veränderungen ab. Vor allem die muskularisierten präazinären Lungengefäße mit einem Durchmesser von weniger als 250 μm erfahren gewaltige Strukturveränderungen. Hierbei kommt es bis zum 3. Lebenstag vornehmlich in diesen Gefäßabschnitten zu einer starken Reduktion der Gefäßmuskulatur und dadurch zu einer erheblichen Zunahme der Gefäßlumina. Dieser aktive Remodellierungsprozeß im Lungengefäßbett des Neugeborenen führt zu einer Senkung des pulmonalen Gefäßwiderstandes und gewährleistet so die Adaptation an das extrauterine Leben (HISLOP u. REID 1973; REID 1977).

Die genannten Vorgänge bestimmen die röntgenmorphologisch erfaßbare Lungenstruktur des Neugeborenen. Die Lungentransparenz hängt somit ab von dem Ausprägungsgrad der Ventilation der primitiven Alveolarsäckchen, dem Ausmaß der Resorption fetaler Lungenflüssigkeit und den Veränderungen der pulmonalen Strombahn. Im Normalfall schreitet die Lungenaufhellung postnatal in zentripetaler Richtung kontinuierlich fort, sie beginnt immer in den Oberlappen (AHERNE u. DAWKINS 1964; GOLDMAN u. SCARPELLI 1981; HUMPHREYS et al. 1967; STRANG 1977).

II. Normaler Neugeborenenthorax

Der Neugeborenenthorax hat im Gegensatz zur ellipsoiden Form des Erwachsenenthorax nahezu eine Kreisform, da die Differenz zwischen sagittalem und transversalem Thoraxdurchmesser wesentlich kleiner ist als im Erwachsenenalter. Der Mittelwert für den sagittalen Thoraxdurchmesser in Höhe der 7. bis 8. Rippe beträgt für Mädchen 8,4 und Knaben 8,7 cm, der Transversaldurchmesser 10,6 cm, bzw. 10,9 cm (ZSEBÖK 1958).

Ganz wesentlich wird die Thoraxform durch den Zwerchfellrippenwinkel beeinflußt, seine Größe ist interindividuell sehr unterschiedlich; meist beträgt der Wert des Winkels weniger als 90°. Die Rippen des Neugeborenen sind noch überwiegend knorpelig und dementsprechend sehr biegsam, bzw. leicht verformbar. Der Verlauf der Rippen ist im Neugeborenenalter weitgehend horizontal (OPPERMANN et al. 1982; S. 5; ZSEBÖK 1958) (Abb. 1a, b).

Die *Weichteile* des Neugeborenenthorax sind ausgesprochen locker und daher leicht verschieblich. Dadurch bedingt kann es beim Anpressen des Neugeborenen an die Filmkassette infolge von Hautfaltenverschiebungen zu Pseudobefunden kommen. Hierbei kann u.a. ein Pneumothorax vorgetäuscht werden. Umschriebene Weichteilschwellungen im Thoraxwandbereich sind besonders beachtenswert, da diese oft den ersten Hinweis auf einen entzündlichen oder tumorösen Prozeß am Thoraxskelett darstellen (OPPERMANN et al. 1982, S. 5).

Das *Mediastinum* des Neugeborenen ist normalerweise sehr breit. In Hilushöhe entspricht die Mittelschattenbreite etwa der Hälfte des Thoraxtransversaldurchmessers, bei Erwachsenen ist die Relation zwischen Mittelschatten und Thoraxtransversaldurchmesser in Hilushöhe etwa 1:3 (ZSEBÖK 1958).

Die Mediastinalgrenzen sind – bedingt durch die Thymusüberlagerung – im oberen Anteil meist schlecht erkennbar. In Längsrichtung des Mediastinum erkennt man rechtsseitig – parallel zur Wirbelsäule und etwas nach rechts ausladend – in gut exponierten Thoraxaufnahmen eine Verdichtungslinie, die in Höhe der Sternoklavikulargelenke beginnt und bis unter das Zwerchfell hin zu verfolgen ist. Diese Struktur entspricht der pleuro-mediastinalen Umschlagsfalte, die bei ausgeprägter Luftfüllung des Ösophagus auch linksseitig abgrenzbar ist (PATRIQUIN et al. 1976).

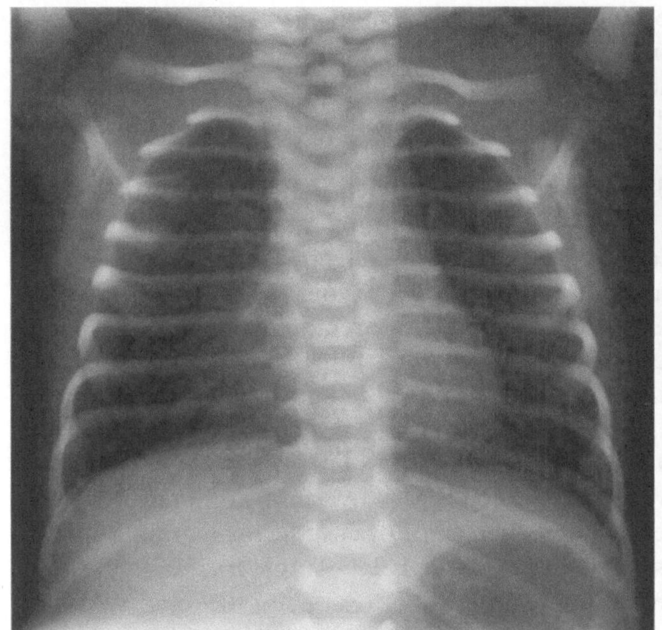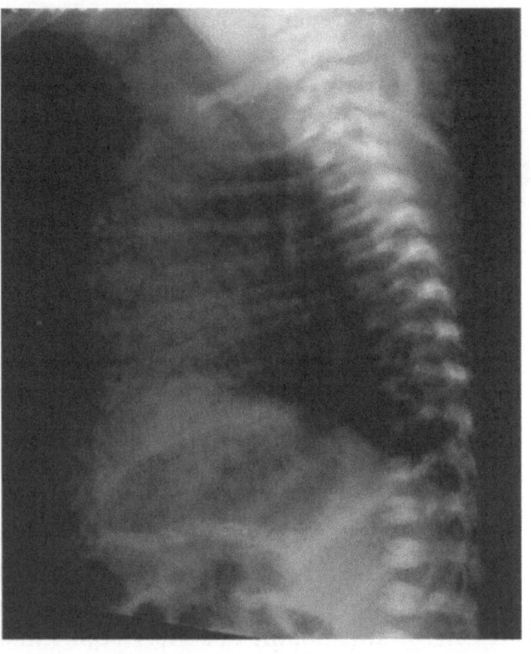

Abb. 1a, b. Zwei Tage altes Neugeborenes. Normales Thoraxskelett mit horizontalem Rippenverlauf. Mittelständiges, normal großes und unauffällig konfiguriertes Herz. Regelrechte Perihilär- und Lungengefäßzeichnung. Seitengleiche, gute Belüftung der Lungen

Die *Trachea* des Neugeborenen hat noch ein instabiles Knorpelgerüst und ist nur locker im Mediastinum fixiert. Hierdurch bedingt ist die Weite des Tracheakalibers in In- und Exspiration sehr unterschiedlich, zusätzlich ändert sich der Tracheaverlauf mit der jeweiligen Atemphase. In der Sagittalebene weist die Trachea eine geringe Abweichung nach rechts durch die normalerweise links verlaufende Aorta descendens auf. In der Transversalebene zeigt die Trachea beim Eintritt in den Intrathorakalraum eine geringe Ausbuckelung nach ventral, welche während der Exspiration besonders deutlich wird.

Gelegentlich sieht man in Höhe des Manubrium sterni eine umschriebene Tracheaimpression von ventral, die entweder durch eine Arteria lusoria oder durch eine anormale linksseitige Arteria carotis communis bedingt ist. Nur in Ausnahmefällen verursacht diese gefäßbedingte Tracheaimpression eine klinische Symptomatik (BERDON u. BAKER 1966; SWISCHUK 1971; SWISCHUK u. HAYDEN 1984).

Die Inspiration führt zu einer Streckung und Dilatation der Trachea, während die Exspiration eine Verkürzung der Trachea mit deutlicher Kaliberabnahme nach sich zieht. Diese ist in der Transversalebene wesentlich besser sichtbar als in der Sagittalebene. Bei intensivem Schreien des Neugeborenen oder Anhalten des Atems kann das Tracheakaliber in Ventro-Dorsal-Richtung um 20–50% variieren (WITTENBORG et al. 1967).

Der Abstand zwischen Tracheahinterwand und Vorderkante des 6. Halswirbelkörpers beträgt im Normalfall nicht mehr als die doppelte Länge des 6. Halswirbelkörpers (ABLOW 1971).

Der *Thymus* besteht meistens aus zwei asymmetrischen Anteilen. Im Normalfall ist der Thymus im vorderen oberen Mediastinum, unmittelbar hinter dem Sternum und vor den großen Gefäßen, der Trachea und dem Perikard lokalisiert. Dieser Raum wird auch als Thymusloge bezeichnet (CAFFEY 1978; SONE et al. 1980).

Der Thymus zeigt in Größe und Form eine ausgesprochene Variabilität (BARTH et al. 1976; EBEL 1980; TAUSEND u. STERN 1965). Bei seitenbetonter Prominenz eines Thymuslappens, vornehmlich des rechten und Ausbreitung desselben bis zum kleinen Lappenspalt kann der Thymus eine segelartige Form annehmen, die in der Transversalebene noch deutlicher wird (KEMP et al. 1948). Nur in Ausnahmefällen breitet sich der Thymus bis in den unteren Halsbereich oder bis in das hintere Mediastinum aus (HINDS et al. 1970; KABELKA et al. 1977; SAADE et al. 1976).

Der Thymusrand wird häufig durch die vorderen Rippenenden imprimiert, so daß eine wellenförmige Thymuskontur resultiert. Dieser Befund ist häufiger auf der linken Seite erkennbar (MULVEY 1963; OPPERMANN et al. 1982, S. 5). Oft überlagert der Thymus haubenartig die Herzsilhouette und täuscht somit eine Kardiomegalie vor. Bei gut exponierten Thoraxaufnahmen ist aber der Unterschied zwischen dem transparenteren Thymus und dem Herzen deutlich sichtbar (Abb. 2). – Auch ein großer Thymus führt nahezu nie zu einer Einengung des Tracheakalibers. Ausnahmen hierzu bilden lediglich Thymome oder Thymuszysten, besonders dann, wenn es zu einer Einblutung in dieselben kommt (OPPERMANN et al. 1982, S. 5; SHACKELFORD u. MCALLISTER 1976; YOUNG 1973).

Das *Herz* des Neugeborenen ist im Vergleich zu später relativ rund konfiguriert. Der überwiegende Anteil des Herzschattens liegt im linken Hemithorax, d.h. im Normalfall besteht eine Lävokardie. Die Herzlängsachse hat – bezogen auf den Transversaldurchmesser – im Normalfall einen Neigungswinkel von 20° bis höchstens 45° (SCHUMACHER et al. 1978).

Insgesamt nimmt das Herz somit mehr eine horizontale Lage ein als im späteren Alter. Der Herz-Thorax-Quotient beträgt in den ersten 4 Lebenswochen im Mittel 0,55, Werte von mehr als 0,62 sind als pathologisch anzusehen (BAWKIN et BAWKIN 1935; EDWARDS et al. 1981; TAYBI 1971). Bei einer Herzvergrößerung ist die Zuordnung zu einem der beiden Ventrikel in der Neugeborenenperiode nur wenig möglich. Im Normalfall werden auch beim Neugeborenen die Herzspitze und der linke untere Herzrand vom linken Ventrikel gebildet.

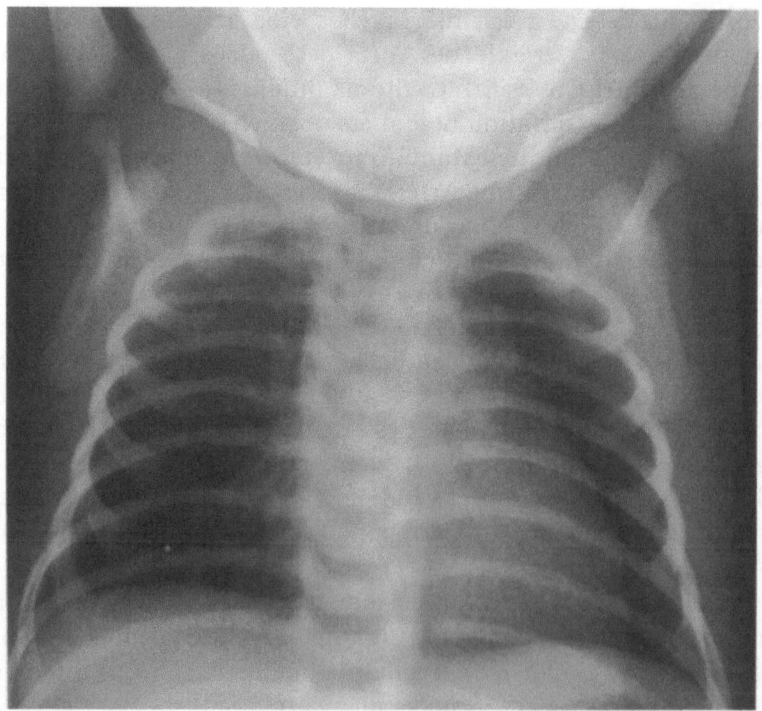

Abb. 2. Ein Tag altes Zwillings-Neugeborenes mit normalem Thoraxbefund. Links das Herz überlagernder Thymus mit wellenförmiger Kontur

Der Hauptanteil des rechten Ventrikels liegt zentral. Die linke obere Herzkontur wird vom Ausflußtrakt des rechten Ventrikels und dem Hauptstamm der Arteria pulmonalis gebildet. Physiologischerweise besteht beim Neugeborenen eine mäßige Rechtshypertrophie, die sich im Thoraxbild durch eine Anhebung der Herzspitze zu erkennen gibt (ULMER 1982; SCHUMACHER et al. 1978).

Die postnatale Adaptation des Lungenkreislaufes an die extrauterinen Verhältnisse unterliegt ausgeprägten, aber physiologischen Variationen. Dadurch ist die Beurteilung der *Lungengefäßstruktur* besonders in der Neugeborenenperiode erschwert. Zur röntgenmorphologischen Analyse und Beurteilung der Lungengefäße hat sich in der Neugeborenenzeit eine symmetrische, senkrechte Unterteilung des linken und rechten Hemithorax in jeweils drei Flächenabschnitte bewährt (MOËS et al. 1978; NADAS u. FYLER 1972; ULMER 1982; SCHUMACHER et al. 1978). Die Pulmonalgefäße lassen sich so im Längs- wie im Querschnitt beurteilen. Die Lungenarterien stellen sich deutlicher abgrenzbar dar als die Lungenvenen, vor allem im Querschnitt sind die Lungenarterien scharf begrenzt. Im Bereich der Lungenbasis sind die arteriellen Gefäßquerschnitte normalerweise größer als in der Lungenspitzenregion (MOES et al. 1978).

Von den Hili ausgehend verjüngen sich die Lungengefäße zur Peripherie hin harmonisch, sie sind im Normalfall im lateralen Flächendrittel des rechten und linken Hemithorax nicht mehr nachweisbar. Im hilusnahen Flächendrittel lassen sich die orthograd getroffenen Pulmonalarterien gut von den ihnen benachbarten lufthaltigen Bronchialquerschnitten trennen.

Wenn die Gefäßquerschnitte größer als die ihnen zugeordneten Bronchusquerschnitte sind, ihre Zahl vermehrt ist und sie auch im lateralen Flächendrittel nachweisbar sind, liegt eine aktive Lungenüberdurchblutung vor. –

Die *Interlobärfissur* ist bei etwa 30–50% aller Neugeborenen am 1. Lebenstag sichtbar. Nach der Resorption fetaler Lungenflüssigkeit, die spätestens 72 h post partum abgeschlossen ist, ist das Interlobium nur noch diskret oder nicht mehr nachweisbar (AVERY et al. 1981, S. 284; BEAN et al. 1969; NADELHAFT u. ELLIS 1957; PETERSON u. PENDLETON 1955).

Das *Zwerchfell* liegt beim Neugeborenen in mittlerer Inspirationslage in Höhe des dorsalen Rippenanteils der 8. bis 9. Rippe, bzw. des ventralen Anteils der 6. Rippe. Links wird der mediale Anteil des Zwerchfellschenkels vornehmlich vom Herzen überlagert, so daß dieser weder im Sagittalbild noch in der Transversalebene abgrenzbar ist. Die Zwerchfellkuppe liegt vor der Zwerchfellmitte und etwas medial von dieser (OPPERMANN et al. 1982, S. 5).

B. Lungenerkrankungen des Neugeborenen

I. Transitorische Tachypnoe

Diese Neugeborenenerkrankung wurde erstmals 1966 von AVERY et al. als einheitliches Krankheitsbild beschrieben. Als Synonyma dieser Erkrankung sind in der Literatur respiratory distress syndrome Typ II (SUNDELL et al. 1971) und die wet lung disease (WESENBERG et al. 1971) geläufig. Von einer transitorischen Tachypnoe ist erst dann zu sprechen, wenn die normale postpartale Tachypnoe über mehr als 20 Min anhält (WESENBERG 1973).

Diesem Krankheitsbild liegt eine verzögerte Resorption fetaler Lungenflüssigkeit über das venöse System und das Lymphgefäßsystem zugrunde; zusätzlich wird eine Beeinträchtigung der Lungencompliance durch überfüllte Lymphgefäße vermutet. Möglicherweise spielt auch eine Hypoproteinämie eine pathogenetische Rolle bei diesem Krankheitsgeschehen

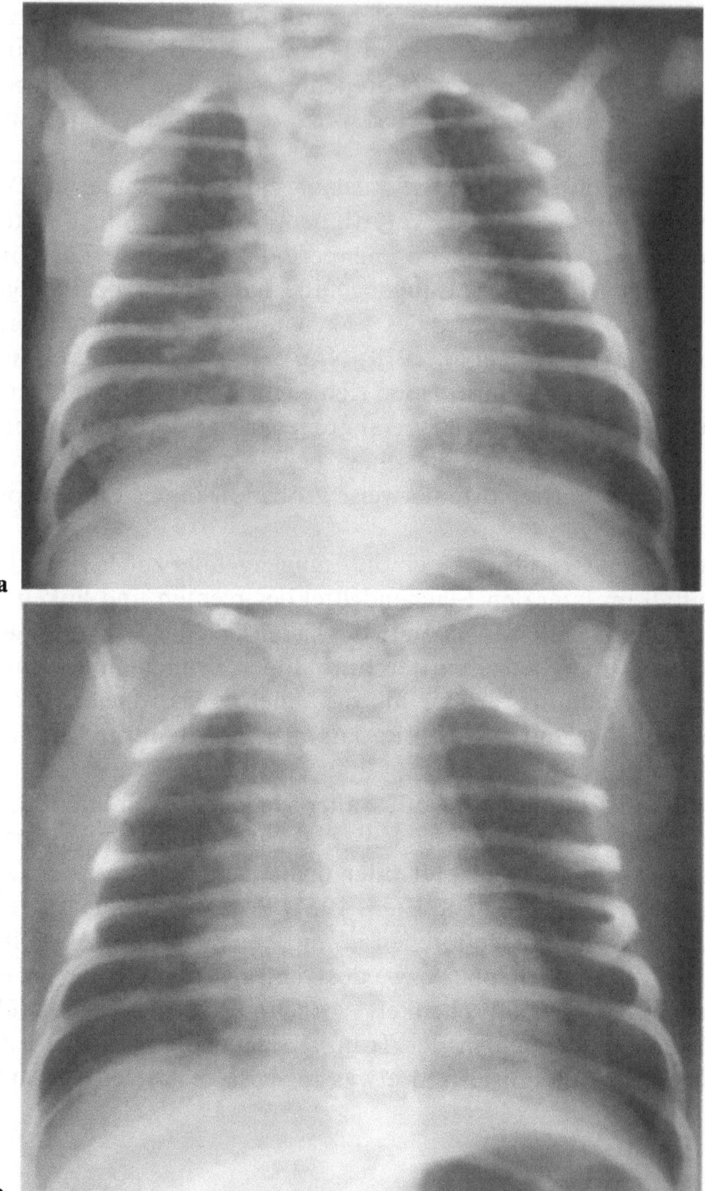

Abb. 3. a 4 h altes Neugeborenes nach Sektio mit transitorischer Tachypnoe. Schleierige Eintrübung beider Lungen, die erheblich überbläht sind. Grobstreifige Verdichtungen perihilär, rechts betont. Normal großes Herz. Hautfaltenüberlagerung der rechten Lunge. **b** Nach 14 h hat sich die fetale Lungenflüssigkeit vollständig resorbiert

(Avery et al. 1966; Avery et al. 1981, S. 312; Fletcher et al. 1970). Neuere echokardiographische Untersuchungen lassen vermuten, daß ein passageres Linksherzversagen mitverantwortlich ist für die Entwicklung dieses Krankheitsbildes (Halliday et al. 1981).

Die transitorische Tachypnoe tritt bevorzugt bei Frühgeborenen und per Sectio caesarea geborenen Kindern auf, bei letzteren, weil bei ihnen das Exprimieren der fetalen Lungenflüssigkeit beim Durchtritt durch den Geburtskanal entfällt (Milner et al. 1978; Oppermann et al. 1982, S. 47; Rimmer u. Fawcitt 1982). Typisch für dieses Krankheitsbild ist sein flüchtiger Charakter und die gute Korrelation zwischen klinischer und radiologischer Symptomatik (Avery et al. 1981, S. 312; Swischuk 1970).

Röntgenologisch findet sich eine grobretikuläre, meistens symmetrische Zeichnungsvermehrung in der Perihilärregion, die das Korrelat interstitieller Flüssigkeitsansammlung darstellt. Im Einzelfall können auch umschriebene Flüssigkeitsansammlungen in Form grobflekkiger Eintrübungen nachweisbar sein, die allein röntgenmorphologisch nicht von pneumonischen Infiltrationen zu unterscheiden sind. Die Lungen sind – im Gegensatz zum idiopathischen Atemnotsyndrom – immer überbläht (AVERY et al. 1966; KUHN et al. 1969; OPPERMANN et al. 1982, S. 47; PONHOLD 1981; SWISCHUK 1970).

Kleine Pleuraergüsse und/oder intraseptale Flüssigkeitsansammlungen sind häufig, aber nicht pathognomonisch, sie werden auch bei gesunden Neugeborenen in einer Frequenz bis zu 50% beobachtet (BEAN et al. 1969; HARRIS 1981; NADELHAFT u. ELLIS 1957) (Abb. 3a, b). Im Ausnahmefall kann eine umschriebene Ansammlung fetaler Lungenflüssigkeit wie ein weichteildichter Tumor imponieren, der dann aber mit zunehmender Resorption innerhalb von 48–72 h „zusammenschmilzt" (SWISCHUK et al. 1981). Die Differentialdiagnose der transitorischen Tachypnoe umfaßt das Atemnotsyndrom Stadium I, eine perinatale Pneumonie, einen persistierenden Ductus arteriosus Botalli, eine neonatale Plethora, ein Vitium cordis (in erster Linie ein hypoplastisches Linksherz-Syndrom und eine Lungenvenenfehlmündung Typ III) und die sehr selten vorkommende kongenitale pulmonale Lymphangiektasie (OPPERMANN et al. 1982, S. 47; SAIGAL et al. 1977; WESENBERG et al. 1977).

II. Atemnotsyndrom

(Hyaline membrane disease – Surfactantmangel)

Das Atemnotsyndrom ist eine pulmonale Erkrankung nahezu ausschließlich des Frühgeborenen, seltener kommt sie auch bei Neugeborenen diabetischer Mütter und bei Kindern, die durch Sectio caesarea geboren werden, vor (OPPERMANN et al. 1982, S. 48; KÖTELES 1982, S. 53).

Ursache dieser Lungenerkrankung ist eine funktionelle Unreife der Lungen, die mit der Entwicklung hyaliner Membranen einhergeht (BLYSTAD et al. 1961; BOMSEL et al. 1951; WOHLFELD 1965; WOLFSON et al. 1969). Infolge der Lungenunreife ist die Enzymreifung in den Alveolardeckzellen Typ II noch unvollständig. Daraus resultiert eine verminderte Phospholipidsynthese, die einen Surfactantmangel zur Folge hat. Im Normalfall senkt der pulmonale Surfactant die Oberflächenspannung an der Luft-Wasser-Grenzschicht der Alveolen und wirkt somit einem exspiratorischem Alveolarkollaps entgegen (AVERY u. CLEMENS 1963; HOWATT et al. 1965; OBLADEN 1979; REYNOLDS 1970; RUDOLPH u. SMITH 1960). Mangel an Surfactant oder sein Fehlen führt zu einer verminderten Alveolarstabilität mit Neigung zum Alveolarkollaps. Auf diese Weise entwickeln sich beim Atemnotsyndrom diffuse Mikroatelektasen (Alveolaratelektasen), die einen normalen Gasaustausch in den Lungen weitgehend verhindern (REYNOLDS 1968; STRANG 1963; TAYLOR u. ABRAMS 1966).

Somit ist das histomorphologische Bild des Atemnotsyndroms charakterisiert durch diffuse Alveolaratelektasen, belüftete Ductuli alveolares und mit Fibrinbelegen (hyaline Membranen) gefüllten Bronchioli terminales (Abb. 4e). Hyaline Membranen können aber auch im Rahmen einer Mekoniumaspiration, einer perinatalen Pneumonie und bei einer bronchopulmonalen Dysplasie nachgewiesen werden (BAUMANN u. NADELHAFT 1958; ELLIS u. NADELHAFT 1957; GREGG u. BERNSTEIN 1961; GRUENWALD 1958; OPPERMANN et al. 1982, S. 52; SINGLETON 1967) (Abb. 4).

Röntgenologisch zeigt das Atemnotsyndrom in den meisten Fällen ein charakteristisches Bild. Es besteht eine generelle Hypoventilation beider Lungen. Neben einer diffusen schleierigen Grundeintrübung finden sich klein-granuläre Verdichtungen in diffuser Verteilung; sie

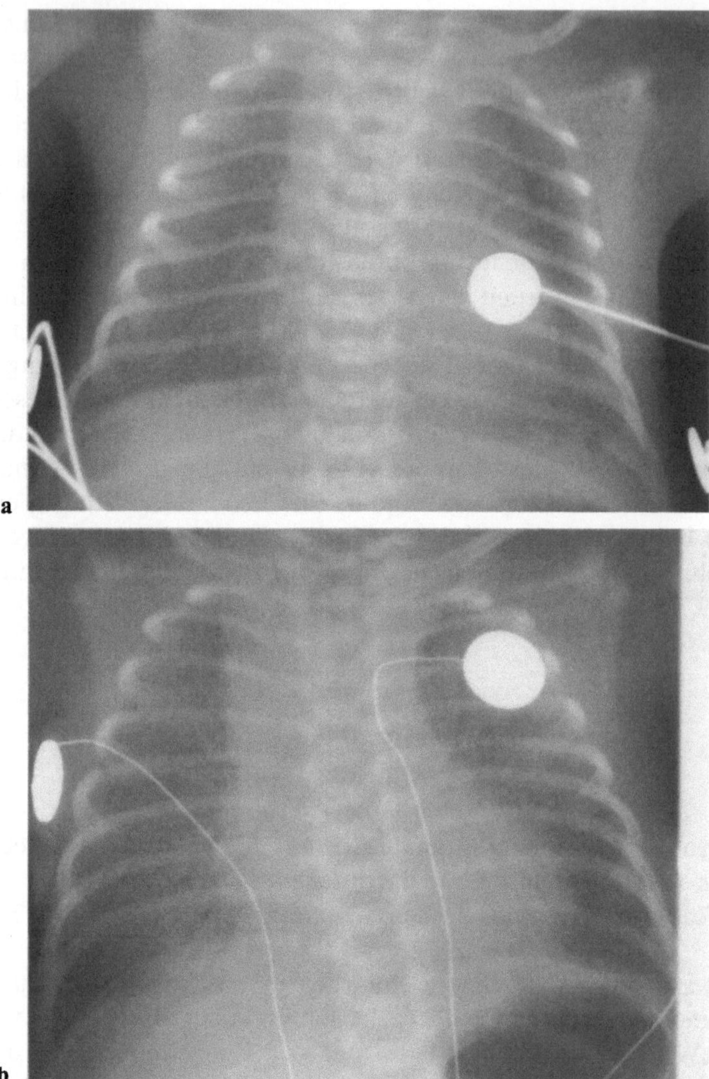

Abb. 4. a Frühgeborenes mit Atemnotsyndrom Stadium I. Diffus schleierige Lungeneintrübung mit retikulo-granulärem Lungenmuster. **b** Frühgeborenes mit Atemnotsyndrom Stadium II. Schleierige, diffuse Lungenein-trübung; diffus retikulo-granuläres Lungenmuster, ausgeprägtes Aerobronchogramm, welches die Herzgren-zen überschreitet. **c** Frühgeborenes mit Atemnotsyndrom Stadium III. Ausgeprägte diffuse Lungeneintrübung, Unschärfe der Herz- und Zwerchfellgrenzen, besonders rechts. **d** Frühgeborenes mit Atemnotsyndrom Sta-dium IV. – Beide Lungen sind total verschattet, Herz und Zwerchfell sind nicht mehr gegeneinander abgrenz-bar (Sog. „weiße Lunge")

stellen das Korrelat ausgedehnter alveolärer Atelektasen dar. Weiter kennzeichnend für das Atemnotsyndrom ist ein positives Ärobronchogramm, das die Herzgrenzen überschreitet und weit bis in die Peripherie hin zu verfolgen ist. Dieses entspricht den belüfteten Bronchioli terminales und Ductuli alveolares. Das Verhältnis der Alveolarbelüftung zum Luftgehalt der terminalen Luftwege bestimmt das Ausmaß der röntgenmorphologischen nachweisbaren Veränderungen. Zwischen röntgenologisch erfaßbaren Strukturalterationen und klinischer Symptomatik besteht in der Regel eine gute Korrelation.

Die charakteristischen Röntgensymptome des Atemnotsyndroms wurden erstmalig 1953 von Donald u. Steiner beschrieben, sie unterschieden drei Schweregrade.

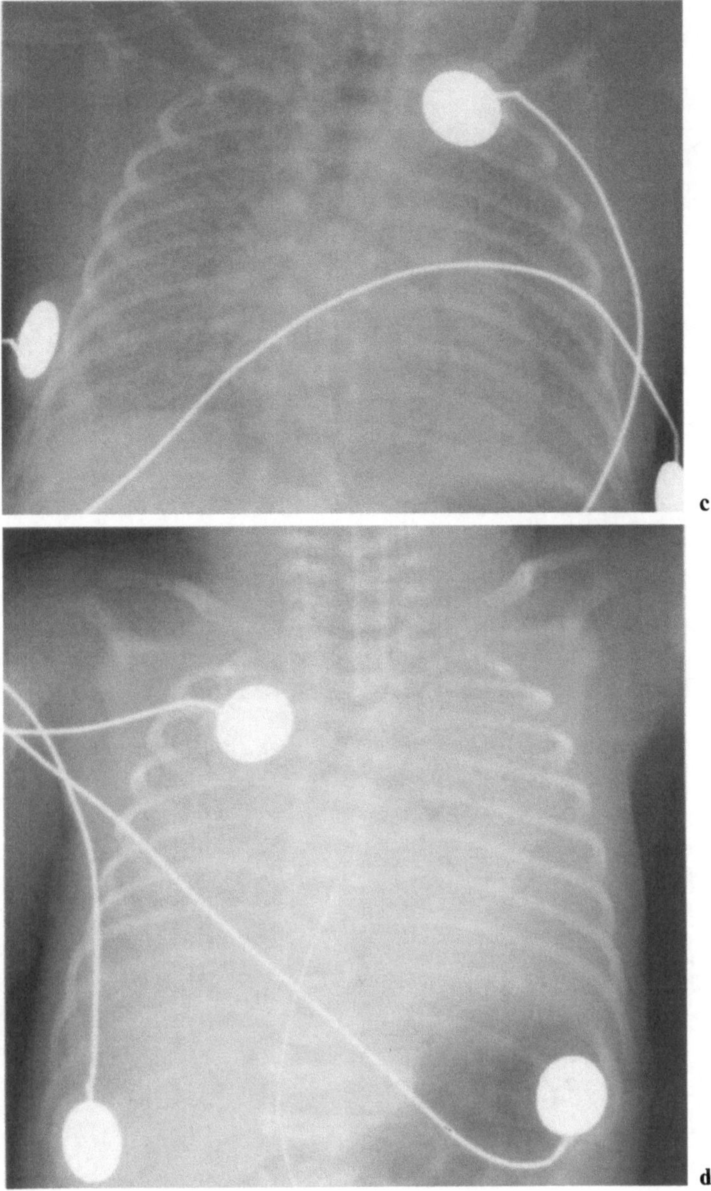

Abb. 4c, d

Heute wird das Atemnotsyndrom in Abhängigkeit von dem Ausprägungsgrad der pulmonalen Strukturveränderungen in vier Stadien unterteilt (COUCHARD et al. 1974; GIEDION et al. 1973; TCHOU et al. 1972; WOLFSON et al. 1969). Das Stadium I ist durch eine schleierige Lungeneintrübung mit retikulo-granulärer Lungenstruktur gekennzeichnet (Abb. 4a).

Im Stadium II ist darüberhinaus ein Ärobronchogramm nachweisbar, welches die Herzgrenzen überschreitet (Abb. 4b).

Im Stadium III werden Herz- und Zwerchfellkonturen nur noch unscharf gegeneinander abgrenzbar (Abb. 4c). Im Stadium IV findet sich eine totale homogene Verschattung beider unbelüfteter Lungen. Dieser Schweregrad entspricht der sog. „weißen Lunge" (COUCHARD et al. 1974; GIEDION et al. 1973; PETERSON u. PENDLETON 1955; WOLFSON et al. 1969) (Abb. 4d). – Die *Röntgensymptome* des Atemnotsyndroms sind in der Regel in den basalen

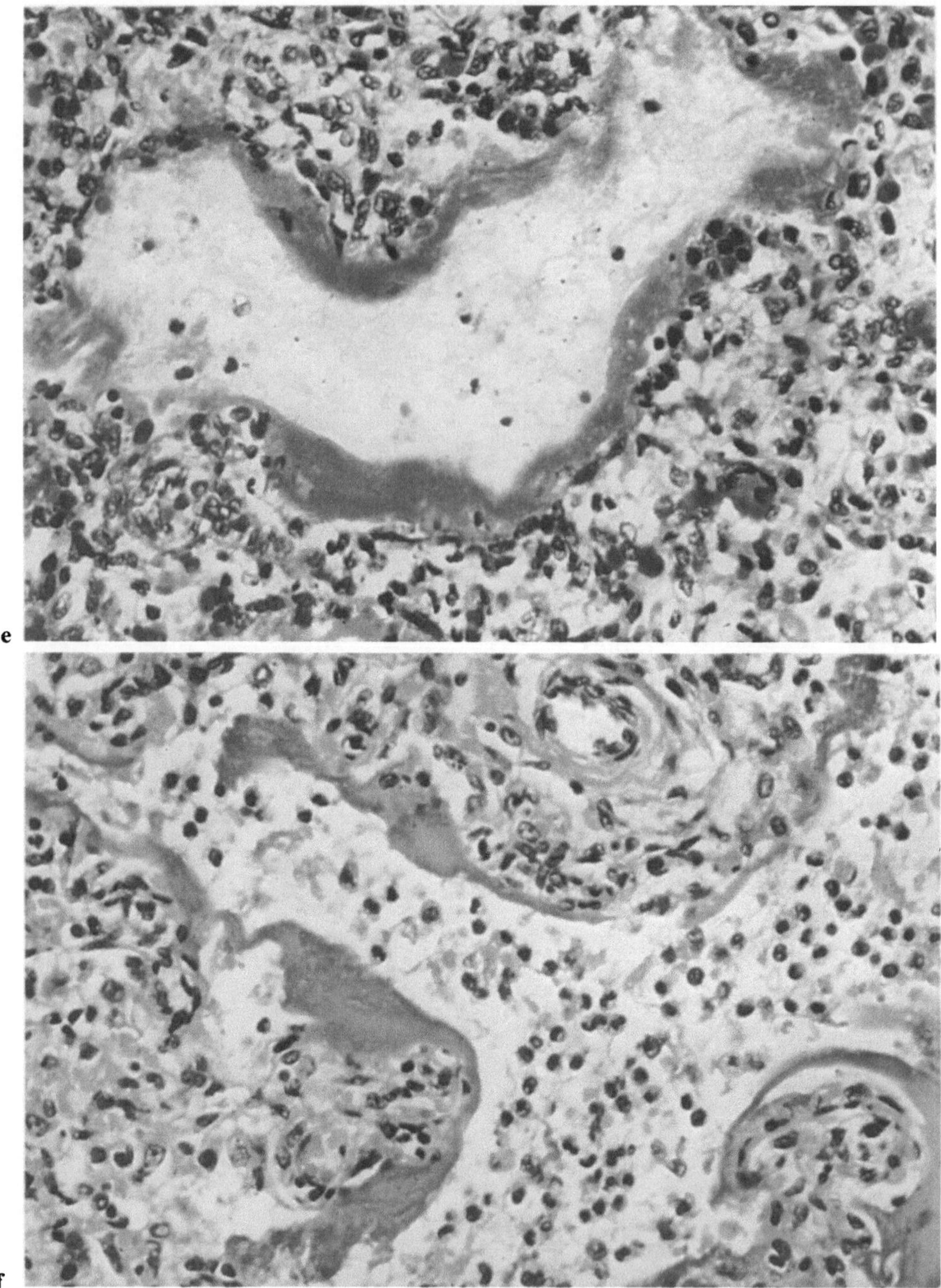

Abb. 4e, f. e Histologischer Befund beim Atemnotsyndrom (Hyaline Membranen). Im Alter von 22 h verstor-
benes Neugeborenes mit ausgeprägtem Atemnotsyndrom. HE × 350. Im zentral gelegenen Alveolargang
werden die ausgeprägten hyalinen Membranen sichtbar. **f** Histomorphologischer Befund bei einem im Alter
von 2 Tagen verstorbenen Neugeborenen mit konnataler Pneumonie und hyalinen Membranen. HE × 350.
In den Lichtungen der zentral sichtbaren Alveolargängen finden sich neben hyalinen Membranen reichlich
Granulozytenansammlungen. (Die Abbildungen wurden mir freundlicherweise von Herrn Professor Dr. D.
Harms, Direktor der Abtlg. für Paido-Pathologie der Christian-Albrechts-Universität Kiel zur Verfügung
gestellt)

Lungenabschnitten besonders ausgeprägt, weil die Reifung der Lungenoberlappen der der
Unterlappen vorausgeht (Ablow u. Orzalesi 1971; Tchou et al. 1972). Darüberhinaus können die Lungenstrukturveränderungen eine seitendifferente Ausprägung haben. Dieser

Befund kann aber auch durch eine längerfristige einseitige Lagerung des Patienten vorgetäuscht werden, da die Resorption der fetalen Lungenflüssigkeit auf der abhängigen Seite verzögert ist.

Unter mechanischer Ventilationsbehandlung ändert sich das röntgenmorphologische Bild des Atemnotsyndroms. Hierbei wird durch Überdehnung der terminalen Luftwege und Alveolen eine Befundbesserung vorgetäuscht, die sich in einer progredienten Lungenaufhellung äußert. Ferner kann eine erneute Lungeneintrübung nach bereits erfolgter zwischenzeitlicher Lungenaufhellung eintreten. Dieses Symptom ist Ausdruck eines passageren Lungenödems. – Das letztere gibt oft – auch ohne gleichzeitige klinische Verdachtsmomente – den ersten Hinweis auf das Vorliegen eines persistierenden Ductus arteriosus Botalli, kann sich aber auch ohne therapeutische Maßnahmen zurückbilden (RHODES et al. 1975; OPPERMANN et al. 1980, 1983). Eine totale Lungeneintrübung kann mit Reduktion des Inspirationsdruckes während der Heilungsphase des Atemnotsyndroms auftreten. Dieser Befund wird durch eine Exposition der Thoraxaufnahme während der Exspirationsphase oft vorgetäuscht (CLEVELAND u. TODRES 1981).

Bei der *Differentialdiagnose* des Atemnotsyndroms müssen die Schweregrade, bzw. Stadien, berücksichtigt werden. Im Stadium I und II sind die wichtigsten Differentialdiagnosen transitorische Tachypnoe, die perinatale Pneumonie, insbesondere die B-Streptokokkenpneumonie mit atemnotsyndromähnlichem Bild und die äußerst seltene kongenitale pulmonale Lymphangiektasie. – Beim Atemnotsyndrom Stadium III sind abzugrenzen die Lungenvenenfehlmündung mit venöser Obstruktion (Typ III vornehmlich), die Pulmonalvenenatresie, eine pulmonale Hämorrhagie und das hypoplastische Linksherz-Syndrom. Bei dem Atemnotsyndrom Stadium IV kommen differentialdiagnostisch in Frage eine massive bilaterale Lungenblutung, eine bilaterale Lungenagenesie, eine bronchopulmonale Dysplasie im Stadium II und eine Thoraxaufnahme in maximaler Exspiration.

1. Persistierender Ductus arteriosus Botalli beim Atemnotsyndrom

Der persistierende Ductus arteriosus Botalli ist eine häufige und ernsthafte Komplikation bei Frühgeborenen mit und ohne Atemnotsyndrom. Die Größe des Links-Rechts-Shuntes bestimmt hierbei die hämodynamische Bedeutung des Ductus Botalli (JONES u. PICKERING 1977; OPPERMANN et al. 1980, 1983; THIBEAULT et al. 1975). Mit dem Persistieren des Ductus arteriosus Botalli ist um so eher zu rechnen, je unreifer das Frühgeborene ist. Etwa 77% aller Frühgeborenen mit einem Gestationsalter von 28–30 Wochen haben einen persistierenden Ductus Botalli, die Frequenz sinkt auf etwa 21% bei Frühgeborenen mit einem Gestationsalter von 34 Wochen (SIASSI et al. 1976). Nach den Untersuchungen von ELLISON et al. (1983) in einer amerikanischen multizentrischen Studie zeigt sich bei etwa 40% aller Frühgeborenen mit einem Geburtsgewicht von weniger als 1500 g ein offener Ductus Botalli.

Im Normalfall kommt es postnatal mit dem Anstieg des arteriellen Sauerstoffpartialdruckes (pa O_2) zur Kontraktion der glatten Muskulatur im Ductus arteriosus Botalli. Als Ursache des Persistieren dieser Gefäßverbindung zwischen Lungen- und Körperkreislauf wird eine hohe Syntheserate von Prostaglandin E_2 und Prostaglandin I_2 angenommen (COCEANI et al. 1980; JONES u. PICKERING 1977; OLLEY u. COCEANI 1981; SEYBERTH 1986; THIBEAULT et al. 1975). Die vermehrte Aktivität von Prostaglandin E_2 und Prostaglandin I_2 ist bei etwa 80% aller Frühgeborenen mit Atemnotsyndrom nachweisbar (SEYBERTH 1986).

Röntgensymptome, die auf einen persistierenden Ductus Botalli hinweisen, sind ein pulmonales Ödem, eine pulmonale Plethora und eine Veränderung der Herzgröße, entweder in Form einer kontinuierlichen Größenzunahme des Herzens oder einer wechselnden Herzgröße. Bei gleichzeitig vorliegendem Atemnotsyndrom ist eine ausbleibende Lungenaufhellung nach spätestens 4–5 Tagen oder eine wieder einsetzende Lungeneintrübung verdächtig auf die Persistenz eines Ductus arteriosus Botalli (BURNEY et al. 1978; HIGGINS et al. 1977; OPPERMANN et al. 1983; SLOVIS u. SHANKARAN 1980). Der Manifestationszeitpunkt für die pulmonale Plethora liegt im Mittel bei etwa 3 Lebenstagen, für die Herzgrößenänderung und das pulmonale Ödem bei etwa 4 Tagen. In einer größeren retrospektiven Studie an Frühgeborenen mit persistierendem Ductus Botalli fanden OPPERMANN et al. (1983) in 75% dieser Patienten ein pulmonales Ödem, in 78% eine pulmonale Plethora und in 75% eine wechselnde Herzgröße (Abb. 5a–c).

Beim pulmonalen Ödem im Rahmen des persistierenden Ductus Botalli sind differentialdiagnostisch abzugrenzen Lungenödeme anderer Genese, die bronchopulmonale Dysplasie im Stadium II, eine Hyperinfusion, ein bilateraler Hydrothorax, eine bilaterale diffuse Pneumonie und eine massive Lungenblutung. – Eine wechselnde Herzgröße oder kontinuierliche Größenzunahme muß zudem die Möglichkeit anderer Shunt-Vitien und das Vorliegen einer septischen Kardiomegalie berücksichtigen.

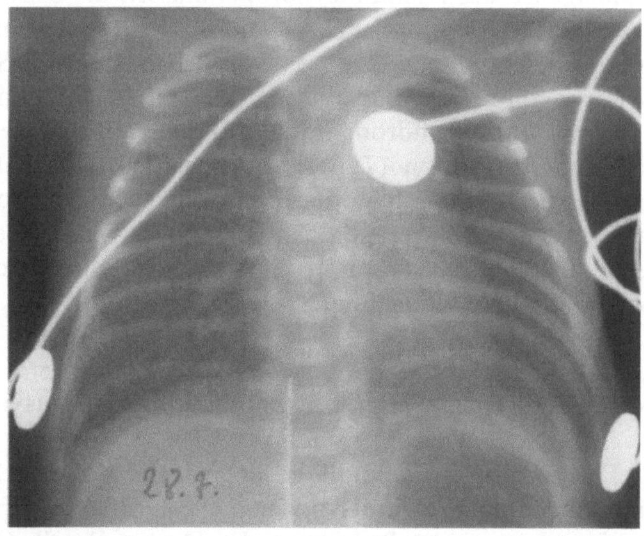

Abb. 5a–c. Frühgeborenes mit Atemnotsyndrom und persistierendem Ductus arteriosus Botalli. **a** Atemnotsyndrom Stadium I. **b** Am 8. Lebenstag zunehmende, diffuse Lungeneintrübung und deutliche Herzgrößenzunahme. Rechts zentral vermehrte Gefäßzeichnung. **c** Am 13. Lebenstag Rückbildung der diffusen Lungeneintrübung, Normalisierung der Herzgröße. In beiden Lungen noch etwas fleckigstreifige Zeichnung (Status nach medikamentösem Ductusverschluß)

2. Ductus Bump

In der Fetalzeit stellt der Ductus arteriosus Botalli eine physiologische Verbindung zwischen dem Hauptstamm der Arteria pulmonalis und dem Aortenbogen dar. Hierbei fließt etwa 84% des Blutvolumens aus dem Pulmonalis-Hauptstamm in die Aorta descendens ab, während nur etwa 16% in die rechte und linke Pulmonalarterie gelangt (MOSS et al. 1963).

Im Normalfall ist beim reifen Neugeborenen der Ductus arteriosus Botalli bereits innerhalb der ersten 10–15 Lebensstunden post partum funktionell geschlossen (HEYMANN u. RUDOLPH 1972). Sein endgültiger Verschluß ist mit kontinuierlichem Absinken des pulmonalen Gefäßwiderstandes nach etwa 1 Woche erreicht (CRONAN u. ABLOW 1981; HEYMAN u. RUDOLPH 1972).

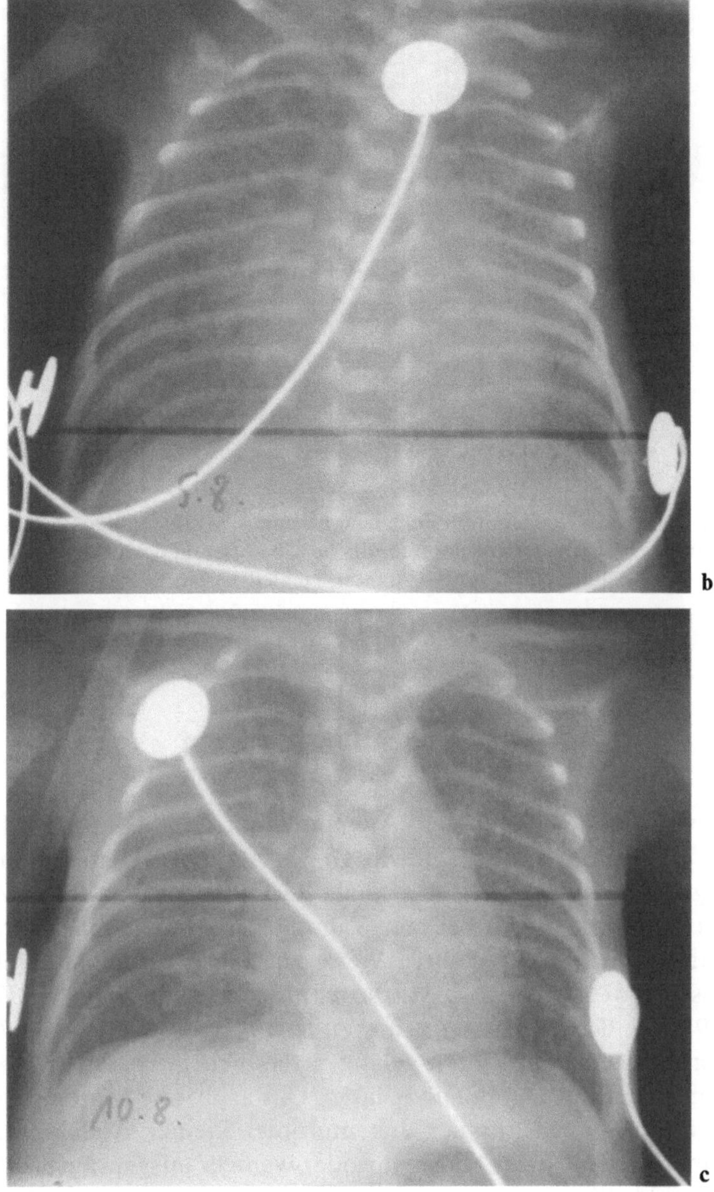

Abb. 5b, c

Bei einigen Neugeborenen bleibt das dilatierte, infundibuläre Segment des Pulmonalis-Hauptstammes und der Ductus arteriosus Botalli als „Ductus Bump" über die ersten 48–72 Lebensstunden erhalten. Dieser imponiert im ap-Thorax-Bild als linksseitige, umschriebene, konvexbogig begrenzte „Mediastinalbeule" in Höhe des Aortenbogens (BERDON et al. 1965; CRONAN u. ABLOW 1981; KNAPP 1967) (Abb. 6).

Der Ductus Bump ist somit als physiologische Normvariante beim Neugeborenen aufzufassen. Wenn dieser länger als 72 h post partum nachweisbar ist und eine progrediente Vergrößerung zeigt, ist differentialdiagnostisch ein Ductusaneurysma zu berücksichtigen. Das Ductusaneurysma kommt sehr selten vor, es ist aber wegen seiner thromboembolischen Komplikation sehr gefürchtet (KERSTAN u. SCHMIDT 1977; KIRKS et al. 1980; RUTISHAUSER et al. 1977).

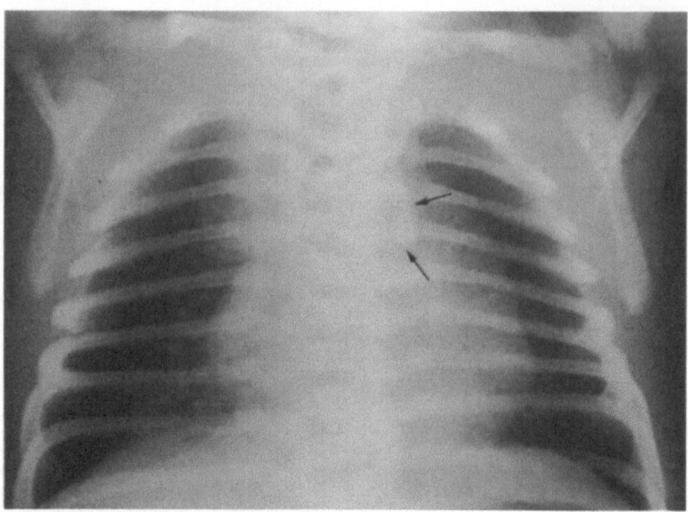

Abb. 6. Ductus Bump, 16 h altes Neugeborenes mit Ductus Bump. – Linksseitige „Mediastinalbeule" suprahi-
lär (*Pfeile*). Asymmetrischer Thymus. (Für die freundliche Überlassung des Bildes danke ich Herrn Professor
Dr. E. Willich, Heidelberg)

III. Aspirationssyndrom

Das Aspirationssyndrom ist nach dem Atemnotsyndrom die häufigste Form der neonatalen Atemstörung. Betroffen hiervon sind im Gegensatz zum Atemnotsyndrom vorwiegend
reife und übertragene Neugeborene. Wesentliche Ursache für eine fetale Aspiration ist eine
intra-uterine Hypoxie. Diese führt über eine Vagusstimulation zu einer vermehrten Persistal-
tik im Magen-Darm-Kanal und auf diese Weise zu einer vorzeitigen Mekoniumentleerung
in das Fruchtwasser (Bacsik 1977; Desmond et al. 1957; Fox et al. 1977; Hoffman et al.
1974; Köteles 1982, S. 64; Oppermann u. Wille 1977; Wesenberg 1973, S. 119). Durch
forcierte intra-uterine Atemexkursionen gelangen das Fruchtwasser und/oder Mekonium in
die Bronchioli terminales und Ductuli alveolares. Das aspirierte Material verstopft die terminalen Luftwege und führt zur Entwicklung multipler kleiner Atelektasen. Nahezu immer
besteht ein Ventilmechanismus, der eine mehr oder weniger ausgeprägte, diffuse Lungenüberblähung nach sich zieht.

Mit einer Mekoniumpassage in das Fruchtwasser ist in etwa 10–20% aller Geburten
zu rechnen. Die Häufigkeit der Mekoniumaspiration liegt aber nur bei ca. 0,09% aller Geburten (Gooding u. Gregory 1971; Peterson u. Pendleton 1955).

Als Folge einer Aspiration kann sich innerhalb von 24–48 h eine chemische Pneumonitis
entwickeln, darüber hinaus kann sekundär eine Pneumonie entstehen (Schaffer u. Avery
1977; Tyler et al. 1978). Ausgeprägte Aspirationen sind kompliziert durch Alveolarruptur
in den aspiratfreien Lungenabschnitten, da diese Areale kompensatorisch überdehnt sind.
Über ein pulmonales interstitielles Emphysem nach Alveolarruptur entstehen leicht ein Pneumomediastinum und/oder Pneumothorax. Eine besonders gefürchtete Komplikation einer
Aspiration ist die Entwicklung einer pulmonalen Hypertonie (Fox et al. 1977; Gooding
u. Gregory 1971; Peterson u. Pendleton 1955; Taylor et al. 1971).

Die *Röntgensymptomatologie* des Aspirationssyndroms ist abhängig vom Ausprägungsgrad der Aspiration, insbesondere vom Zellgehalt und der Mekoniummenge im Aspirat.

Bei nur geringer Fruchtwasseraspiration kann das Thoraxbild normal aussehen (OPPERMANN et al. 1982, S 87; WEISENBACH et al. 1982). – Nach massiver Aspiration finden sich meistens dichte, grobfleckige, teilweise konfluierende Eintrübungen, die von zystoiden, fokalen Emphysembezirken umgeben sind. Generell findet sich eine erhebliche Lungenüberblähung (GOODING u. GREGORY 1971; GREGORY et al. 1974; WEISENBACH et al. 1982) (Abb. 7a–c).

Aus der zeitlichen Sequenz der Rückbildung der Verschattungsbezirke läßt sich auf den Inhalt des Aspirates schließen. Sind die pulmonalen Verdichtungsbezirke bereits wenige Stunden post partum nicht mehr nachweisbar, ist davon auszugehen, daß die Aspirationsherde überwiegend aus Amnionflüssigkeit bestanden. In der Regel bilden sich aspirationsbedingte Lungenveränderungen innerhalb von 3 Tagen zurück. Bei sekundärer Infektion der Aspirationsherde sind diese aber noch nach mehreren Tagen nachweisbar (AVERY u. FLETCHER 1974; HOFFMANN et al. 1974; NEUHAUSER u. GRISCOM 1967; WEISENBACH et al. 1982; SWISCHUK 1980, S. 64). Differentialdiagnostisch ist beim Aspirationssyndrom in erster Linie an eine perinatale Pneumonie zu denken. Ferner sind zu berücksichtigen eine Lungenblutung, die sehr seltene kongenitale pulmonale Lymphangiektasie und eine Lungenvenenfehlmündung mit venöser Obstruktion.

IV. Perinatale Pneumonien

Intra-uterin erworbene sowie sub partu und post partum entstandene Lungeninfektionen sind unter dem Begriff der perinatalen Pneumonien zusammenzufassen. Die intra-uterinen Pneumonien entstehen entweder durch eine dia-placentare Übertragung von Krankheitserregern – wie z.B. die Listerienpneumonie und Pneumonie bei Zytomegalieinfektion – oder nach Aspiration infizierten Fruchtwassers.

Unmittelbar unter der Geburt, d.h. bei der Passage durch den Geburtskanal und post partum, entwickeln sich die Pneumonien ebenfalls durch Aspiration. Darüberhinaus treten sie im Rahmen einer Sepsis auf oder entstehen durch eine Infektion mit Viren, Bakterien, Protozoen und Pilzen. Prädisponierende Faktoren für perinatale Pneumonien sind verlängerte Wehen, ein vorzeitiger Blasensprung und eine aszendierende Infektion via vagina (BENIRSCHKE 1960). Im Neugeborenenalter dominieren die bakteriellen Pneumonien gegenüber den viralen Infektionen, wenngleich die letzteren nicht ungewöhnlich in dieser Altersgruppe sind. Die Symptome bei den unter der Geburt erworbenen perinatalen Pneumonien treten gegenüber den intra-uterinen Pneumonien verzögert auf (AVERY et al. 1981, S. 203; BENIRSCHKE 1960; CHEESEMAN et al. 1977; CRAMBLETT et al. 1973; HILTON et al. 1984; JOSHI et al. 1973; KÖTELES 1982, S. 64; KROUS et al. 1973; OPPERMANN u. WILLE 1977; OPPERMANN et al. 1982, S. 80; PHILIP u. LARSON 1973).

Beim Neugeborenen sind die Abwehrmechanismen physiologischerweise noch nicht vollständig ausgereift, zudem besteht ein relatives Überwiegen des Lungeninterstitium gegenüber dem Lungenparenchym. Daher reagiert die Neugeborenenlunge auf unterschiedliche Noxen überwiegend mit einer Strukturveränderung im Lungeninterstitium. Darüberhinaus disponieren die kleinen Bronchiallumina der Neugeborenenlunge zum raschen Kollabieren, so daß sich im Rahmen einer bronchopulmonalen Infektion sehr schnell ein obstruktiver Ventilmechanismus entwickeln kann. Dieser und die kompensatorische Ventilation der nicht – infiltrierten Lungenareale via Kohnsche Poren und Lambertsche Kanäle führt zu einer meistens erheblichen Lungenüberblähung (GRISCOM et al. 1978; KÖTELES 1982, S. 64).

Die *Röntgensymptome* der perinatalen Pneumonien sind polymorph. – Das Spektrum der röntgenmorphologischen Veränderungen einer perinatalen Pneumonie reicht von parahi-

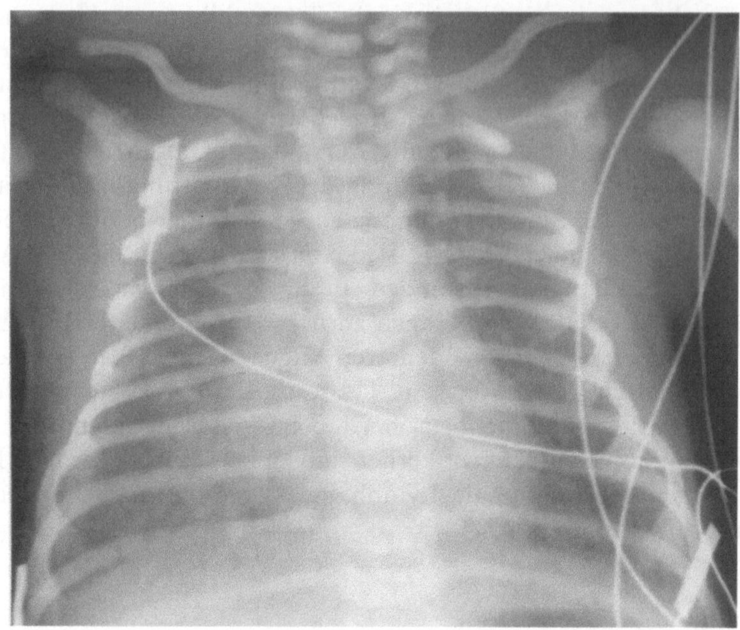

Abb. 7. a 3 h altes Neugeborenes mit massiver Mekoniumaspiration. Grobfleckige, z.T. konfluierende Verdich-
tungsherde, vornehmlich rechts. Schmaler Pleurabegleitsaum rechts. b Das Kontrollbild desselben Patienten
nach 3 Tagen zeigt einen normalen Thoraxbefund. c 6 h altes Neugeborenes mit anamnestischer Fruchtwasseraspiration. Der röntgenologische Thoraxbefund ist normal

lärer interstitieller Streifenzeichnung über kleinnoduläre Verdichtungen und großfleckige Eintrübungen bis hin zu einer diffus schleierigen Eintrübung. Im Einzelfall läßt sich auf Grund
der morphologischen Veränderungen im Röntgenbild allein nicht entscheiden, ob den Veränderungen eine virale oder bakterielle Lungeninfektion zugrunde liegt (GRISCOM et al. 1978;
KÖTELES 1981, S. 64; OPPERMANN et al. 1982, S. 80; SWISCHUK 1980, S. 167). Die wichtigsten
bakteriellen Pneumonieerreger in der Neonatalperiode sind die nicht – haemolysierenden
B-Streptokokken, Staphylokokken (Staphylococcus aureus) und Escherichia coli. Als weitere
Erreger sind Klebsiella aerobacter, Pseudomonas aeruginosa, Streptococcus pneumoniae und
Hämophilus influenzae bekannt. Eine heute nur noch untergeordnete Rolle unter den bakteriellen neonatalen Pneumonien spielt die konnatale Tuberkulose, zumindest innerhalb des
europäischen Raumes (ABLOW et al. 1976; AVERY et al. 1981, S. 203; BALE u. WALKINS
1978; BAUMGÄRTNER et al. 1980; HAMMERSEN et al. 1977; KUHN u. LEE 1973; LEONIDAS
et al. 1977; LILIEN et al. 1978; OPPERMANN u. WILLE 1977; OPPERMANN et al. 1982, S. 80;
POLANSKY et al. 1978; SCHRÖDER u. PAUST 1979; SIEGEL u. McCRACKEN 1979; SPEER et al.
1978).

Virale Pneumonieerreger in der Neonatalperiode sind vor allem Zytomegalieviren, Cox-
sackie- und Echo-Viren, aber auch Herpes simplex und Varizellen (CHEESEMAN et al. 1977;
JOSHI et al. 1973; OPERMANN et al. 1982, S. 80; SWISCHUK 1980, s. 167; WESENBERG 1973,
S. 71).

Unter den *Pilzinfektionen* ist die Candidainfektion besonders gefürchtet. Sie kann zu
einer fulminanten Pneumonie führen (DIXON u. HOUSTON 1978).

Seltene Erreger neonataler Pneumonien sind Listerien (Listeria monocytogenes), Pneumocystis carinii und Chlamydien (EBEL u. FENDEL 1967; FROMMELL et al. 1979; PEUCKERT

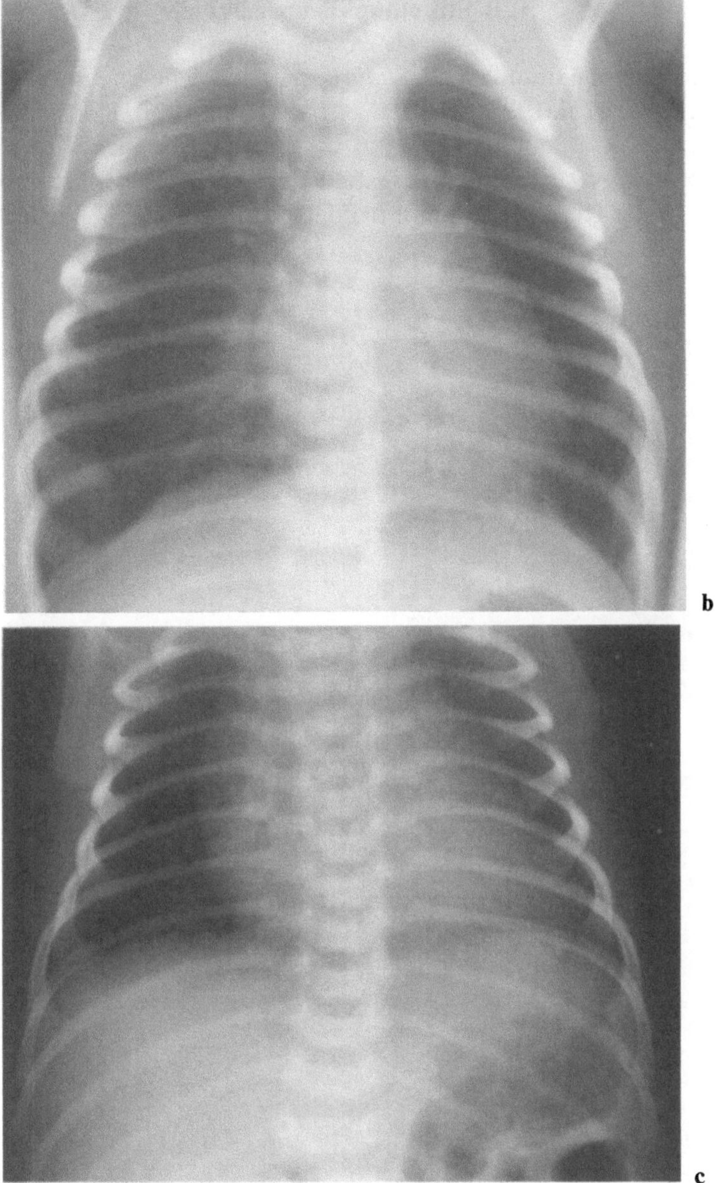

Abb. 7b, c

et al. 1981; Tipple et al. 1979; Radkowski et al. 1981; Willich 1967a; Zach u. Ritschl 1982).

Eine Pneumonie im Rahmen einer konnatalen Lues gilt heute als Rarität. Ihre Röntgensymptomatik ist unspezifisch. Richtungsweisend für die Diagnose sind luestypische Skelettveränderungen und spezifische immunfloreszierende Phänomene bei Untersuchung des Trachealsekretes (Avery et al. 1981, s. 203; Macias et al. 1974; Oppermann u. Wille 1977; Wesenberg 1973, S. 71). Die Lues-Pneumonie wird wegen des Aussehen der Lungen im makroskopischen Lungenpräparat infizierter Lungen auch als Pneumonia alba bezeichnet.

1. B-Streptokokkenpneumonie

Die B-Streptokokkenpneumonie ist die *häufigste* bakterielle Pneumonie in der Neugeborenenperiode (HAMMERSEN et al. 1977; OPPERMANN u. WILLE 1977; ROOS et al. 1979; SCHRÖDER
u. PAUST 1977).

Das *röntgenmorphologische* Erscheinungsbild der B-Streptokokkenpneumonie ist ausgesprochen variabel. In der Regel findet man bei den Frühgeborenen eine andere Röntgensym-

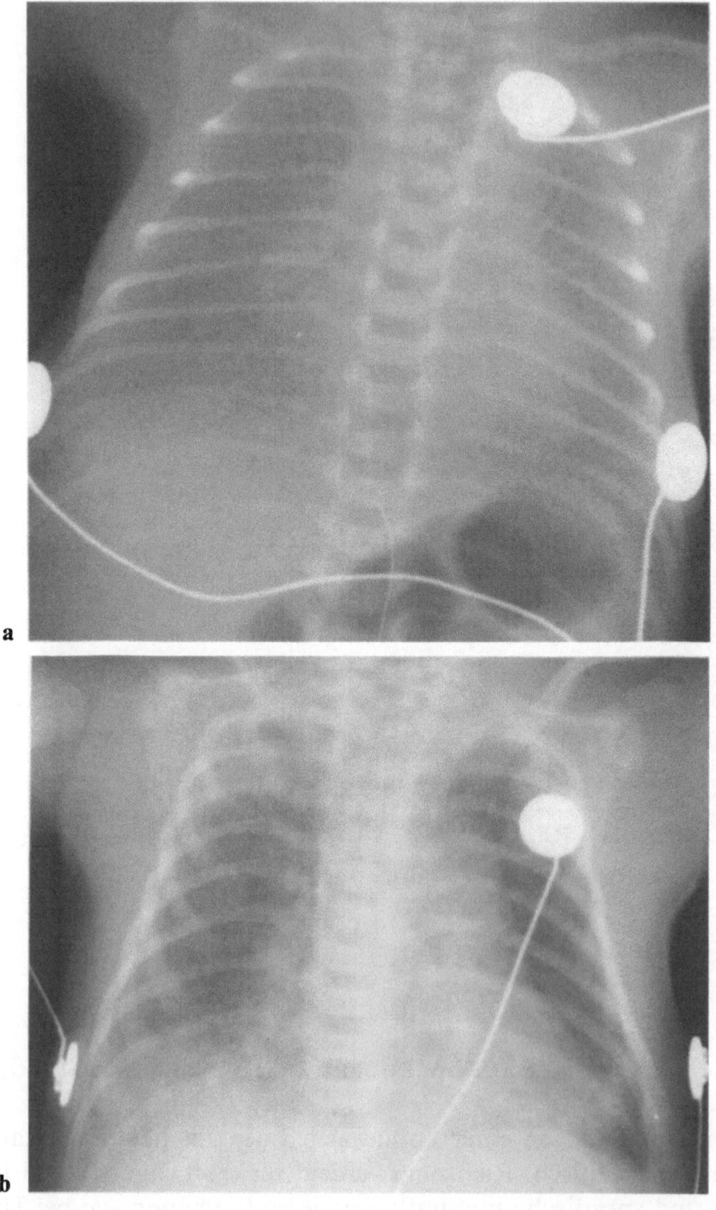

Abb. 8. a 10 h altes Frühgeborenes mit bakteriologisch gesicherter B-Streptokokkenpneumonie. Das Röntgenbild täuscht ein idiopathisches Atemnotsyndrom mit retikulogranulärem Lungenmuster vor. Beachte die
Seitendifferenz der Lungenveränderungen. **b** 8 h altes Neugeborenes mit bakteriologisch gesicherter B-Streptokokkenpneumonie. Grobfleckige, teilweise konfluierende pulmonale Verdichtungen, besonders rechts

ptomatologie als bei Neugeborenen. Bei *Frühgeborenen* kann die B-Streptokokkenpneumonie das Röntgenbild eines idiopathischen Atemnotsyndrom im Stadium II und III imitieren. Typischerweise finden sich kleinfleckige, bzw. noduläre, pulmonale Eintrübungen, die oft mit kleineren Pleuraergußbildungen einhergehen. Die Begleitpleuritis ist aber nicht pathognomonisch für eine B-Streptokokkenpneumonie (Abb. 8a).

Beim *reifen Neugeborenen* ruft die B-Streptokkenpneumonie meistens grobfleckige, z.T. konfluierende Eintrübungen hervor oder sie stellt sich in Form lobärer oder segmentaler Infiltrationen mit Überblähung der nicht infiltrierten Lungenbezirke dar. Darüberhinaus kann eine Kardiomegalie bestehen, die wahrscheinlich Ausdruck einer toxischen Myokardschädigung ist (ABLOW et al. 1976; HAMMERSEN et al. 1977; ROOS et al. 1979; SCHRÖDER u. PAUST 1979; WILLE u. OPPERMANN 1979) (Abb. 8b). ABLOW et al. (1977) unterscheiden bei der B-Streptokokken-Pneumonie nach röntgenmorphologischen Kriterien 4 verschiedene Typen, bzw. Gruppen von Patienten, die offenbar auch eine unterschiedliche Prognose aufweisen. Danach gilt als prognostisch ungünstige Form der Nachweis eines retikulo-granulären Lungenmusters, welches dem idiopathischen Atemnotsyndrom täuschend ähnlich sieht. Eine weitere Form ist durch ausgedehnte alveoläre Infiltrationen gekennzeichnet. Die 3. Variante zeigt mehrere kleinfleckige Herdbildungen. Als 4. Form geben ABLOW et al. (1974) eine Gruppen von Patienten an, bei denen eine bakteriologisch gesicherte B-Streptokokkenpneumonie besteht, die aber im Röntgenbild einen Normalbefund zeigt oder das Bild einer verzögerten Resorption fetaler Lungenflüssigkeit hat. – In seltenen Fällen kann die B-Streptokokkenpneumonie einhergehen mit dem verspäteten Auftreten einer kongenitalen Zwerchfellhernie. Eine Erklärung hierfür ist nicht bekannt (McCARTEN et al. 1981).

Die wichtigste Differentialdiagnose zur B-Streptokokkenpneumonie stellen das Atemnotsyndrom im Stadium II bis III und die transitorische Tachypnoe dar. Bei mehr umschriebenen, vornehmlich basal gelegenen Eintrübungen ist an ein Aspirationssyndrom zu denken.

2. Staphylokokkenpneumonie

Im Vergleich zur B-Streptokokkenpneumonie ist die Staphylokokkenpneumonie als Ursache einer bakteriellen Lungenentzündung im Neugeborenenalter heute wesentlich seltener. Diese Pneumonieform ist dennoch gefürchtet, weil sie in der Regel einen fulminanten Verlauf nimmt.

Die *Röntgensymptome* der Staphylokokkenpneumonie sind gekennzeichnet durch grobfleckige alveoläre Verdichtungen, welche innerhalb von Stunden konfluieren können (AVERY et al. 1981, S. 203; HUXTABLE et al. 1964; KÖTELES 1982, S. 64; MILLER et al. 1947). Die interstitielle Lungenzeichnung kann verstärkt sein. Oft besteht gleichzeitig ein Pleuraerguß (BOISSET 1972; HIGHMAN 1969). – Die pneumonischen Infiltrationen sind meistens einseitig lokalisiert, sekundär kommt es zur kompensatorischen Überblähung der gesunden Lungenseite. Die Infiltrationen können innerhalb weniger Tage einschmelzen und sich dann in Form von intra-parenchymatösen oder subpleuralen zystenähnlichen Gebilden, sog. Pneumatozelen, darstellen (DUNKEN 1927; MILLER et al. 1947; OPPERMANN et al. 1982, S. 80; SWISCHUK 1980, S. 167) (Abb. 9).

Durch Ruptur der Pneumatozelen können extra-alveoläre Luftansammlungen, wie z.B. ein Pneumothorax, entstehen. Andererseits persistieren die Pneumatozelen oft wochenlang, zeigen letztendlich aber eine gute Rückbildungstendenz. Auch im Rahmen anderer bakterieller Pneumonien können sich Pneumatozelen entwickeln, sie sind somit keineswegs pathognomonisch für eine Staphylokokkenpneumonie (BOISSET 1972; HIGHMAN 1969; KUHN u. LEE 1973; SIEGEL u. McCRACKEN 1979; SWISCHUK 1980; S. 167; WESENBERG 1973).

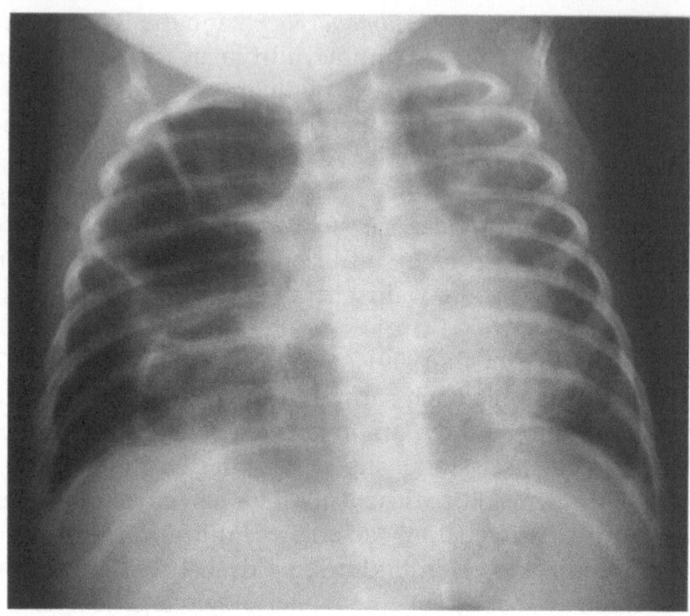

Abb. 9. Wenige Tage altes Neugeborenes mit Staphylokokkenpneumonie. Grobstreifige Infiltrationen retro-kardial bds. Multiple, zystoide Aufhellungszonen in der rechten Lunge und links in Überprojektion mit dem Herzen (Pneumatozelen)

In seltenen Fällen ist die Staphylokokkenpneumonie der Perinatalperiode durch ein Pleuraempyem kompliziert. Es sollte dann unbedingt nach einer Rippenosteomyelitis gesucht werden (Avery et al. 1981, S. 203; Oppermann et al. 1982, S. 80; Siegel u. McCracken 1979).

Die Differentialdiagnose der Staphylokokkenpneumonie umfaßt andere bakterielle Pneumonie, besonders solche, die durch Kolibakterien und Klebsiellen ausgelöst sind.

3. Chlamydienpneumonie

Die durch Chlamydia trachomatis hervorgerufene Pneumonie hat in den letzten 10 Jahren zunehmend an Bedeutung gewonnen (Arth et al. 1978; Beem u. Saxon 1977; Frommell et al. 1979; Zach u. Ritschl 1982). Der Krankheitserreger dieser Pneumonieform ist ein intrazellulärer Organismus, der sowohl bakterielle wie auch virale Eigenschaften aufweist (Beem u. Saxon 1977; Hobson u. Rees 1977).

Die Chlamydienpneumonie unterscheidet sich von den anderen Formen perinataler Pneumonien durch eine weitgehend charakteristische Trias der klinischen Symptomatik mit Stakkatohusten, Eosinophilie und Afebrilität (Hobson u. Rees 1977; Peuckert et al. 1981; Stickney et al. 1978; Tipple et al. 1979; Zach u. Ritschl 1982). Serologisch läßt sich ein erhöhter Serumimmunglobulinspiegel nachweisen (Radkowski et al. 1981). Von Oetgen wird ein Zusammenhang zwischen einer Chlamydienpneumonie und dem Wilson-Mikity-Syndrom diskutiert. Er fand bei 5 von Wilson und Mikity 1965 beschriebenen Patienten eine der Chlamydienpneumonie ähnliche klinische und röntgenmorphologische Symptomatik (Oetgen 1979).

Die Chlamydienpneumonie manifestiert sich bei Kindern vornehmlich in einem Alter von 2 Lebenswochen bis zu 6 Monaten (Peuckert et al. 1981; Radkowski et al. 1981; Wood 1979).

Die *Röntgensymptomatologie* der Chlamydienpneumonie ist nicht spezifisch. Es finden sich vornehmlich interstitielle Lungenveränderungen mit retikulo-nodulären Verdichtungen, aber auch Atelektasen und konfluierende Verschattungsbezirke. Nahezu immer sind die Lungen erheblich überbläht, eine Begleitpleuritis wird im Rahmen einer Chlamydieninfektion nicht beobachtet (Peuckert et al. 1981; Radkowski et al. 1981; Tipple et al. 1979; Wood 1978; Zach u. Ritschl 1982) (Abb. 10).

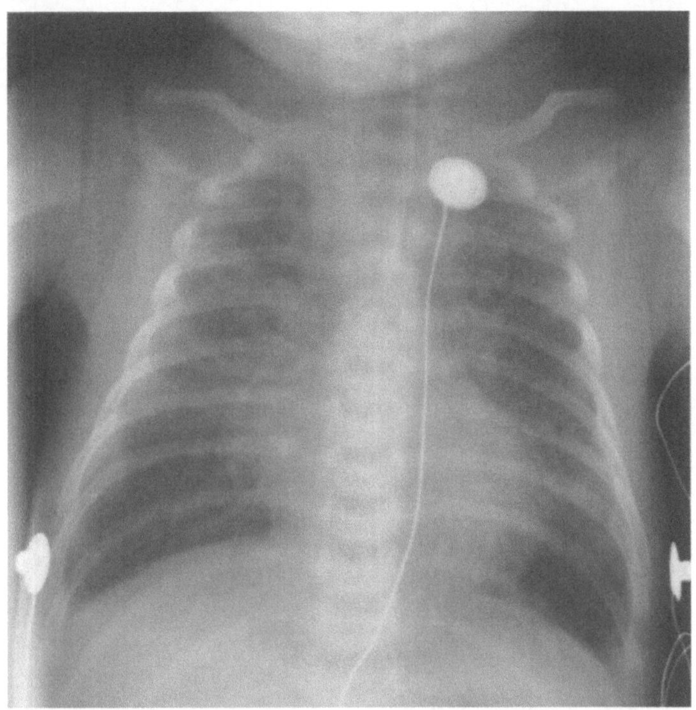

Abb. 10. 3 Wochen alter Säugling mit bakteriologisch gesicherter Chlamydienpneumonie. Grobnetzige, zum Teil fleckig-konfluierende Verschattungen parahilär beiderseits. Erhebliche, bilaterale Lungenüberblähung

4. Listerienpneumonie

Die Infektion mit Listeria monocytogenes ist selten. Sie erfolgt beim Neugeborenen entweder dia-plazentar über die Nabelvene oder durch Aspiration infizierter Amnionflüssigkeit.

Die *Röntgensymptomatologie* der Listerienpneumonie ist sehr variabel. Nach Willich (1967) lassen sich drei Grundmuster unterscheiden. Es finden sich 1. bilateral miliariforme Lungenverdichtungen, 2. streifig-fleckige Verschattungen (dystelektatisch-bronchopneumonische Form) oder 3. feinstreifige interstitielle Verdichtungen (interstitielle Pneumopathie) (Moore u. Brogdon 1962; Opermann u. Wille 1977; Willich 1967b) (Abb. 11).

In seltenen Fällen kann die Listerienpneumonie röntgenologisch das Bild eines idiopathischen Atemnotsyndrom imitieren (Oppermann u. Wille 1977; Swischuk 1980, S. 71). Die Rückbildung der pneumonischen Lungenveränderungen durch Listerien kann sich über mehrere Wochen erstrecken (Avery et al. 1981, S. 203; Visintine et al. 1977; Willich 1967). Differentialdiagnostisch ist die Listerienpneumonie abzugrenzen gegen ein Atemnotsyndrom Stadium II bis III, bei diesem findet sich aber nahezu nie eine Hepatomegalie. Weiterhin ist zu berücksichtigen eine interstitielle Lungenhämorrhagie und die B-Streptokokkenpneumonie.

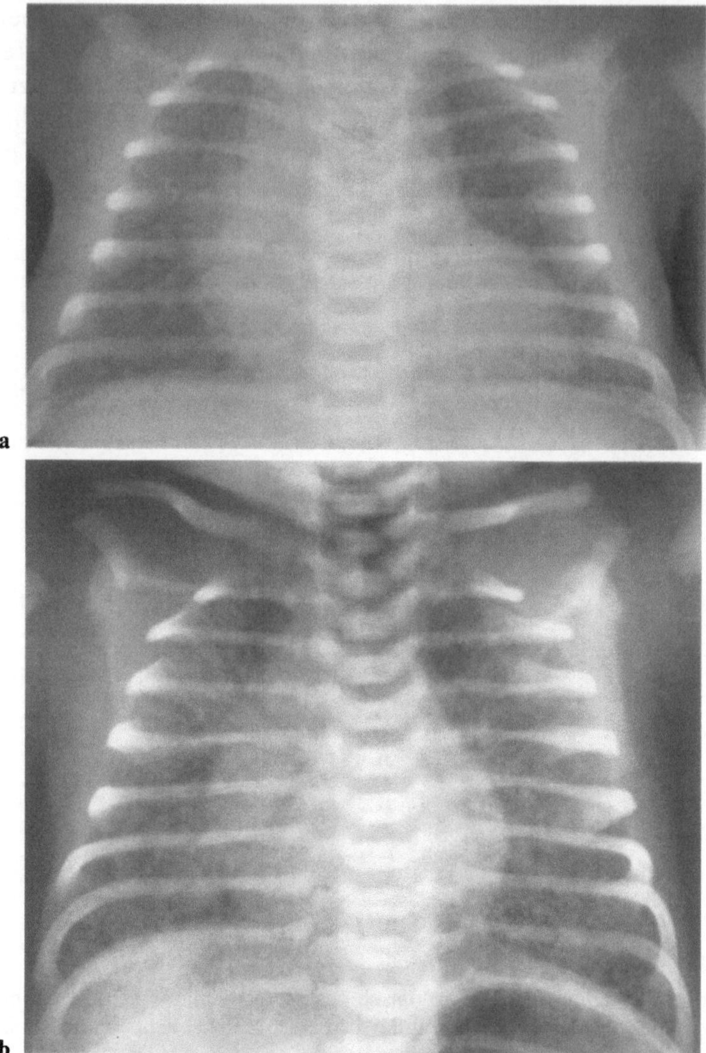

Abb. 11. a 2 Tage altes Neugeborenes mit Listerienpneumonie. Noduläre Infiltrate in der rechten Lunge, diskrete Infiltrationen links. **b** 2 Tage altes Neugeborenes mit histologisch gesicherter Listeriosepneumonie. In beiden Lungen disseminierte Listeriose-Granulome. (Für die Überlassung des Bildes danke ich Herrn Professor Dr. med. E. Willich, Heidelberg)

5. Pneumozystis carinii-Pneumonie (Plasmazellpneumonie)

Die durch Pneumozystis carinii – einem Protozoon – hervorgerufene Pneumonie hat in der Perinatalzeit heute an Bedeutung verloren und wird nur noch vereinzelt beobachtet. Sie betrifft nahezu ausschließlich Frühgeborene und manifestiert sich erst jenseits der ersten 4 Lebenswochen (Capitanio u. Kirkpatrick 1966; Falkenbach et al. 1961; Köteles 1982; Oppermann et al. 1982, S 84).

Röntgenologisch finden sich parahilär interstitielle, streifige Infiltrationen mit fehlender oder nur schwach ausgeprägter Hiluslymphknotenreaktion. Seltener sind auch noduläre Infiltrate, umgeben von einem Emphysemhof, nachweisbar (Ebel u. Fendel 1967) (Abb. 12).

Als Komplikationen dieser Pneumonie können sich ein interstitielles Lungenemphysem, ein Pneumomediastinum und/oder Pneumothorax entwickeln (Doppman et al. 1975; Ebel u. Fendel 1967; Luddy et al. 1977; Thomas et al. 1966; Vessal et al. 1974).

Darüberhinaus kann die Pneumozystis carinii-Pneumonie durch die sekundäre Entstehung von Pneumatozelen kompliziert werden (DOPPMAN et al. 1975; EBEL u. FENDEL 1967).

Die Differentialdiagnose bei der Pneumozystis carinii-Pneumonie muß vornehmlich eine neonatale pulmonale Hämorrhagie und ein Atemnotsyndrom Stadium II und III berücksichtigen. Weiterhin sind virale und bakterielle Pneumonien auszuschließen.

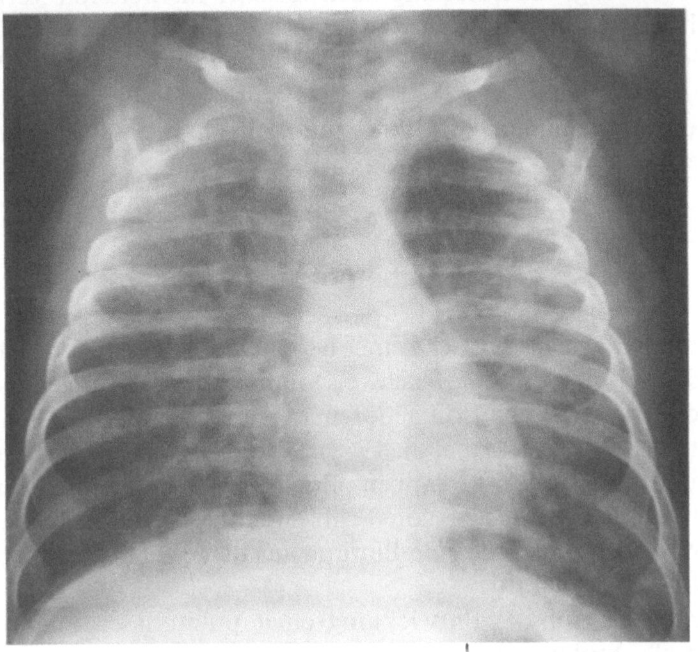

Abb. 12. 4 Monate alter Säugling mit Pneumocystis-Carinii-Pneumonie. Perihilär grobnetzige Zeichnungsvermehrung, peripher vereinzelt noduläre Verdichtungen mit kleinen Emphysemhöfen. (Für die Überlassung des Bildes danke ich Herrn Professor Dr. med. E. WILLICH, Heidelberg)

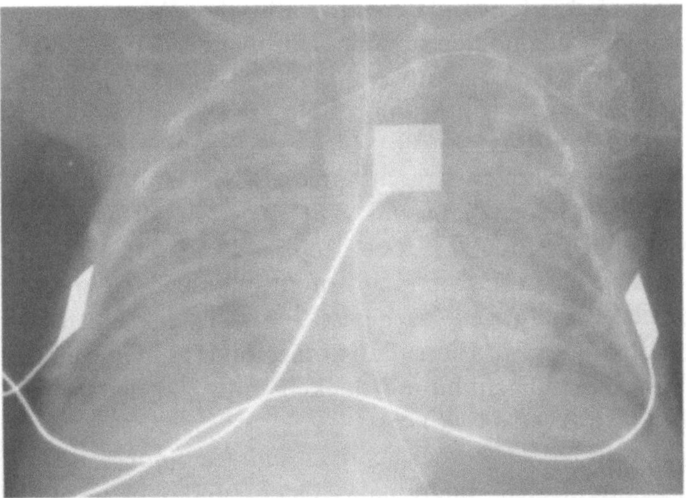

Abb. 13. 8 Tage altes Frühgeborenes mit primär idiopathischem Atemnotsyndrom. Bakteriologisch gesicherte pulmonale Candidiasis. Subtotale Eintrübung beider Lungen mit konfluierenden Verdichtungen, rechts ausgeprägter als links

6. Candidapneumonie

Die Pneumonie nach Infektion mit Candida albicans ist in der Perinatalperiode selten, gilt aber als sehr gefürchtet, da sie einen fulminanten Verlauf nehmen kann (DIXON u. HOUSTON 1978).

Röntgenologisch sind bei Beginn der Erkrankung grobfleckige alveoläre Infiltrate und meistens eine erhebliche Lungenüberblähung nachweisbar. Im weiteren Verlauf können die Infiltrate zu großflächigen Verschattungsbezirken konfluieren. Diese Entwicklung geht einher mit einer rapiden Befundverschlechterung der klinischen Symptomatik (PATRIQUIN et al. 1980) (Abb. 13).

Differentialdiagnostisch kommen bei der Candidapneumonie alle anderen bakteriellen Pneumonien in Frage.

V. Lungenhämorrhagie

Die pulmonale Hämorrhagie als Ursache einer neonatalen Atemstörung ist ausgesprochen selten. Dagegen ist der mikroskopische Nachweis pulmonaler Blutungen bei verstorbenen Neugeborenen – und besonders bei Frühgeborenen – nicht ungewöhnlich (AVERY 1968; ESTERLY u. OPPENHEIMER 1966; PARKER et al. 1968). Nach ADAMSON ist eine massive pulmonale Blutung in zwei und mehrere Lungenlappen ohne Nachweis anderer pulmonaler Erkrankungen in etwa 5–20% aller Autopsien von Früh- und Neugeborenen die Todesursache. In nahezu 50% dieser Patienten ist auch eine Blutung aus den oberen Luftwegen nachweisbar (ADAMSON et al. 1969; AVERY 1968).

Als ursächliche Faktoren für die Entwicklung einer pulmonalen Hämorrhagie werden diskutiert eine perinatale Asphyxie (AHVENAINEN u. CALL 1952; LOHER u. GIEDION 1971; ROWE u. AVERY 1966), eine perinatale Gerinnungsstörung (COLE et al. 1973; EASA 1978; HATHAWAY 1970) oder eine Linksherzinsuffizienz, die der Entwicklung einer pulmonalen Blutung Vorschub leisten kann (ADAMSON et al. 1969; ESTERLY u. OPPENHEIMER 1966; ROWE u. AVERY 1966).

Von SHANKLIN u. WOLFSON (1967) wird eine therapeutisch induzierte O_2-Zufuhr als ein möglicher pathogenetischer Faktor für die Lungenblutung angenommen. Im übrigen können Lungenblutungen auch in Verbindung mit dem idiopathischen Atemnotsyndrom, einer Mekoniumaspiration, neonatalen Pneumonien und einer bronchopulmonalen Dysplasie entstehen (PARKER et al. 1968; PONHOLD 1981 b; TROMPETER 1975).

Die pulmonale Blutung macht röntgenmorphologisch kein pathognomonisches Muster (BOOTHBY u. DE SA 1973; PONHOLD 1981 b). Sie kann als alveoläre, interstitielle oder als gemischt alveolo-interstitielle Verdichtung imponieren. Bei Auftreten der Lungenblutung innerhalb der ersten Lebensstunden kann das Bild eines idiopathischen Atemnotsyndroms imitiert werden (BOMSEL et al. 1975; PARKER et al. 1968) (Abb. 14).

Prinzipiell läßt sich die Diagnose einer Lungenblutung auf Grund des Thoraxbildes nur dann stellen, wenn gleichzeitig blutiges Trachealsekret nachweisbar ist. Es ist besonders auf eine plötzlich auftretende homogene Eintrübung einer oder beider Lungenseiten zu achten, bei der man immer an eine Lungenblutung denken muß (OPPERMANN et al. 1982, S. 91; PARKER et al. 1968; ROWE u. AVERY 1966).

Die Differentialdiagnose hat zu berücksichtigen ein Atemnotsyndrom Stadium III und IV, eine perinatale Pneumonie, ein pulmonales Ödem und einen persistierenden Ductus Botalli bei Atemnotsyndrom. Bei massiver Verschattung ist auch an einen Pleuraerguß (evtl. Hämothorax) zu denken (OPPERMANN u. WILLE 1980; OPPERMANN et al. 1982, S., 91).

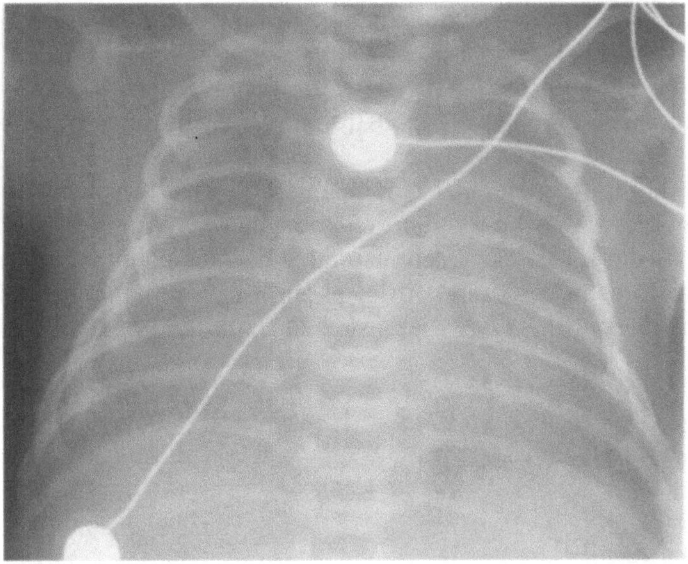

Abb. 14. Lungenhämorrhagie. Wenige Stunden altes Neugeborenes mit respiratorischer Insuffizienz und blutigem Trachealsekret bei diffuser Lungenblutung. Diffuse, überwiegend homogene bilaterale Lungeneintrübung

VI. Wilson-Mikity-Syndrom

Diese heute nur noch sehr selten anzutreffende Lungenerkrankung wurde erstmalig 1960 von WILSON u. MIKITY beschrieben. Ätiologisch ist diese pulmonale Erkrankung noch nicht endgültig geklärt. Sie beruht vermutlich auf einer verzögert und dissoziiert verlaufenden Lungenreifung und wird nahezu ausnahmslos bei Frühgeborenen mit einem Gewicht von weniger als 1500 g beobachtet (AVERY et al. 1981, S. 271; KAUFMANN 1962; MITHAL u. EMERY 1961; WEINGÄRTNER et al. 1968; WILSON u. MIKITY 1960). Bei etwa 50% aller Patienten mit Wilson-Mikity-Syndrom ist die Prognose durch die Entwicklung einer Rechtsherzinsuffizienz als infaust anzusehen (AVERY et al. 1981, S. 271; KAUFMANN 1962).

Autoptisch imponieren diese Lungen durch ein generelles Emphysem, Atelektasen und Bindegewebsproliferation. Mikroskopisch ist das Wilson-Mikity-Syndrom durch eine lymphozytäre Infiltration und Degeneration des elastischen Gewebes in den erweiterten Alveolarsepten charakterisiert (KAUFMANN 1962; KÖTELES 1982, S. 52; WEINGÄRTNER et al. 1968).

Das Wilson-Mikity-Syndrom manifestiert sich als Atemstörung ohne vorangegangenes Atemnotsyndrom und ohne stattgehabte Respiratortherapie frühestens nach der 1. Lebenswoche, meistens jedoch erst jenseits der 3. Lebenswoche (BURNARD et al. 1965; WEINGÄRTNER et al. 1968; WILSON u. MIKITY 1960).

Die *Röntgensymptomatologie* des Wilson-Mikity-Syndroms variiert, sie hängt vom Zeitpunkt der Manifestation ab. Wesentliche Charakteristika sind eine netzartige, fast immer symmetrische Verdichtung des Lungeninterstitium und ein generelles, basal besonders ausgeprägtes Emphysem (KAUFMANN 1962; MIKITY et al. 1967; WEINGÄRTNER et al. 1968).

HODGMAN hat die Röntgensymptome des Wilson-Mikity-Syndroms in drei Stadien unterteilt.

In der Frühphase des Stadium I, die einen Zeitraum von 6 bis 35 Tagen umfaßt, finden sich perihilär streifige Verdichtungen (Abb. 15a).

Die Spätphase des Stadium I in einem Zeitraum von 30 Tagen bis 4 Monaten ist charakterisiert durch ein generelles Emphysem, grobstreifige Verdichtungen und Pseudozystenbildungen (sog. „Bubble lung") (Abb. 15b).

Im Stadium II kommt es zur Verschmelzung der pseudozystischen Herde, besonders in den Unterlappen, dieser Zeitraum dauert etwa bis zu $5^1/_2$ Monaten an.

Das Stadium III, die sog. Regenerationsphase, umfaßt einen Zeitraum von 6 Monaten bis zu 2 Jahren. In diesem Stadium kommt es zu einer allmählichen Normalisierung der Lungenstrukturveränderungen. Die wichtigste Differentialdiagnose zum Wilson-Mikity-

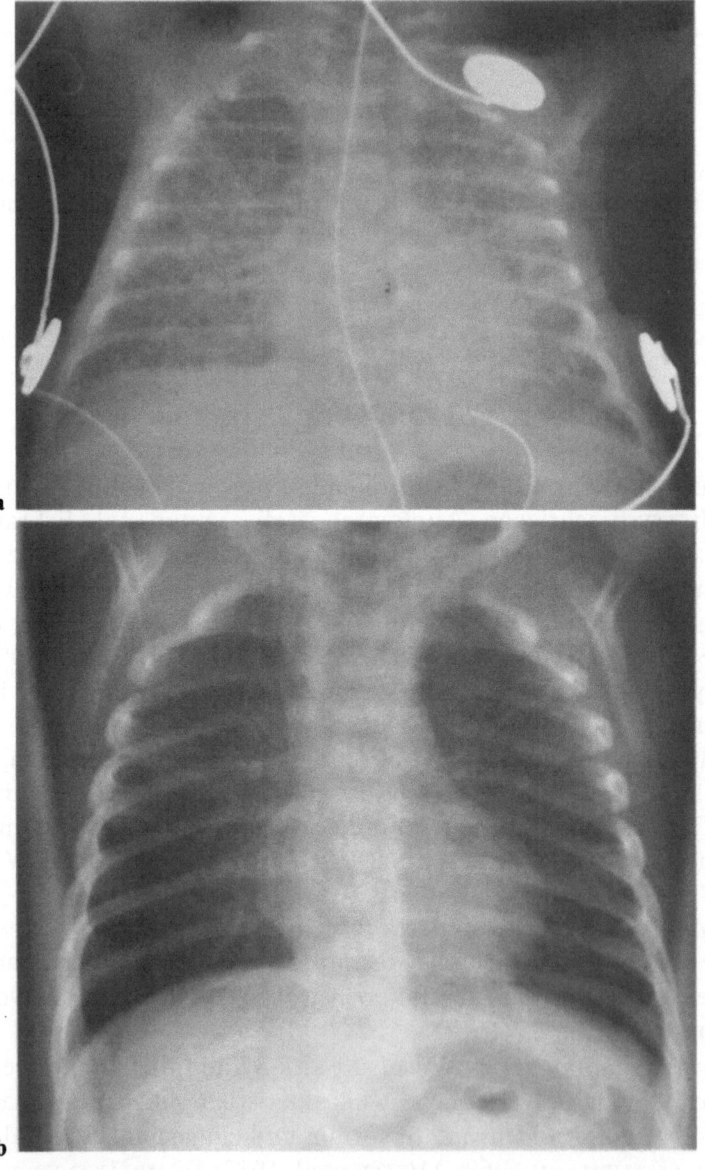

Abb. 15a, b. Wilson-Mikity-Syndrom. **a** 6 Tage altes Frühgeborenes mit Wilson-Mikity-Syndrom (Frühphase). Grobnetzige, perihiläre Verdichtungen bds. **b** 4 Wochen altes Frühgeborenes mit Wilson-Mikity-Syndrom (Spätphase). Perihiläre Restinfiltrate und erhebliche, diffuse bilaterale Lungenüberblähung

Syndrom ist die bronchopulmonale Dysplasie im Stadium III und IV. Die Differenzierung ist leicht durch die Anamnese möglich. Des weiteren müssen berücksichtigt werden eine perinatale interstitielle Pneumonie, eine kongenitale pulmonale Lymphangiektasie und die heute extrem seltene konnatale Tuberkulose.

VII. Bronchopulmonale Dysplasie

Das Krankheitsbild der bronchopulmonalen Dysplasie (BPD) wurde erstmalig 1967 von NORTHWAY et al. beschrieben. Diese Autoren faßten die röntgenmorphologischen und histologisch nachweisbaren pulmonalen Strukturveränderungen von Neugeborenen mit schwerem Atemnotsyndrom, die über mindestens 24 h mit intermittierend positivem Druck und einer Sauerstoffkonzentration von 80–100% beatmet worden waren, unter dem Begriff „Bronchopulmonale Dysplasie" zusammen.

Nach heutigen Erkenntnissen ist die bronchopulmonale Dysplasie als eine sekundäre pulmonale Erkrankung aufzufassen, die sowohl im Gefolge eines Atemnotsyndroms wie auch nach anderen neonatalen Atemstörungen, die eine mechanische Ventilation über mindestens 24 h erforderlich machen, auftreten kann (BARNES et al. 1969; EDWARDS et al. 1977; EDWARDS 1979; EDWARDS et al. 1979; NORTHWAY et al. 1967; NORTHWAY u. ROSAN 1968; OPPERMANN et al. 1977; OPPERMANN u. WILLE 1982; SHEPARD et al. 1968).

Die wesentlichen pathogenetischen Faktoren für die Entstehung dieser Erkrankung sind die Applikation hoher Sauerstoffkonzentrationen über mehrere Tage (ANDERSON u. STRICKLAND 1971; BANERJEE et al. 1972; CLARK u. LAMBERTSON 1971; EHRENKRANZ et al. 1978; PHILIP 1975), die Ventilation mit intermittierend positivem Druck (BARNES et al. 1969; BERG et al. 1975; NORTHWAY u. ROSAN 1968; STOCKS u. GODFREY 1976) und die Dauer der Beatmung (NASH et al. 1967; OPPERMANN et al. 1977; PUSEY et al. 1969; STOCKS u. GODFREY 1976).

Die Inzidenz der bronchopulmonalen Dysplasie variiert in Abhängigkeit vom Geburtsgewicht bzw. Gestationsalter der Früh- und Neugeborenen, dem individuellen Sauerstoffbedarf und der Atmungsdauer. Sie liegt zwischen 5 und 20% der beatmeten Früh- und Neugeborenen (BANCALARI 1979; HARROD et al. 1974; MOYLAN et al. 1976; OUTERBRIDGE u. STERN 1972; WUNG et al. 1979).

Röntgenmorphologisch wurden ursprünglich nach dem Zeitpunkt des Auftretens und dem Schweregrad der nachweisbaren Lungenveränderungen vier Krankheitsstadien unterschieden (NORTHWAY et al. 1967; NORTHWAY u. ROSAN 1968). Neuere Untersuchungen zeigen, daß die Stadien der bronchopulmonalen Dysplasie nicht mehr in so ausgeprägter Form vorkommen wie früher beschrieben wurde und die Krankheitsstadien in den meisten Fällen der beatmeten Früh- und Neugeborenen nicht mehr in der ursprünglich beschriebenen Sequenz auftreten (EDWARDS et al. 1977; OPPERMANN u. WILLE 1982; OPPERMANN et al. 1986). Das Stadium I der BPD entspricht meistens einem Atemnotsyndrom (s. Abschnitt B.II.).

Das Stadium II stellt sich in der Regel zwischen dem 4. und 10. Lebenstag ein. Es ist charakterisiert durch eine subtotale Lungeneintrübung, welche die Regenerationsphase des Atemnotsyndroms darstellt und zugleich oft Ausdruck eines persistierenden Ductus arteriosus Botalli ist (BROWN et al. 1978; OPPERMANN u. WILLE 1982) (Abb. 16a).

Das Stadium III – etwa vom 10. bis 30. Lebenstag – repräsentiert den Übergang in einen chronischen Krankheitszustand. Röntgenmorphologisch imponieren unterschiedlich große multiple zystoide Strukturveränderungen, die meistens beiden Lungen einen grobnetzigen-wabigen Charakter verleihen (sog. „Schwammuster" der Lungen) (Abb.16b).

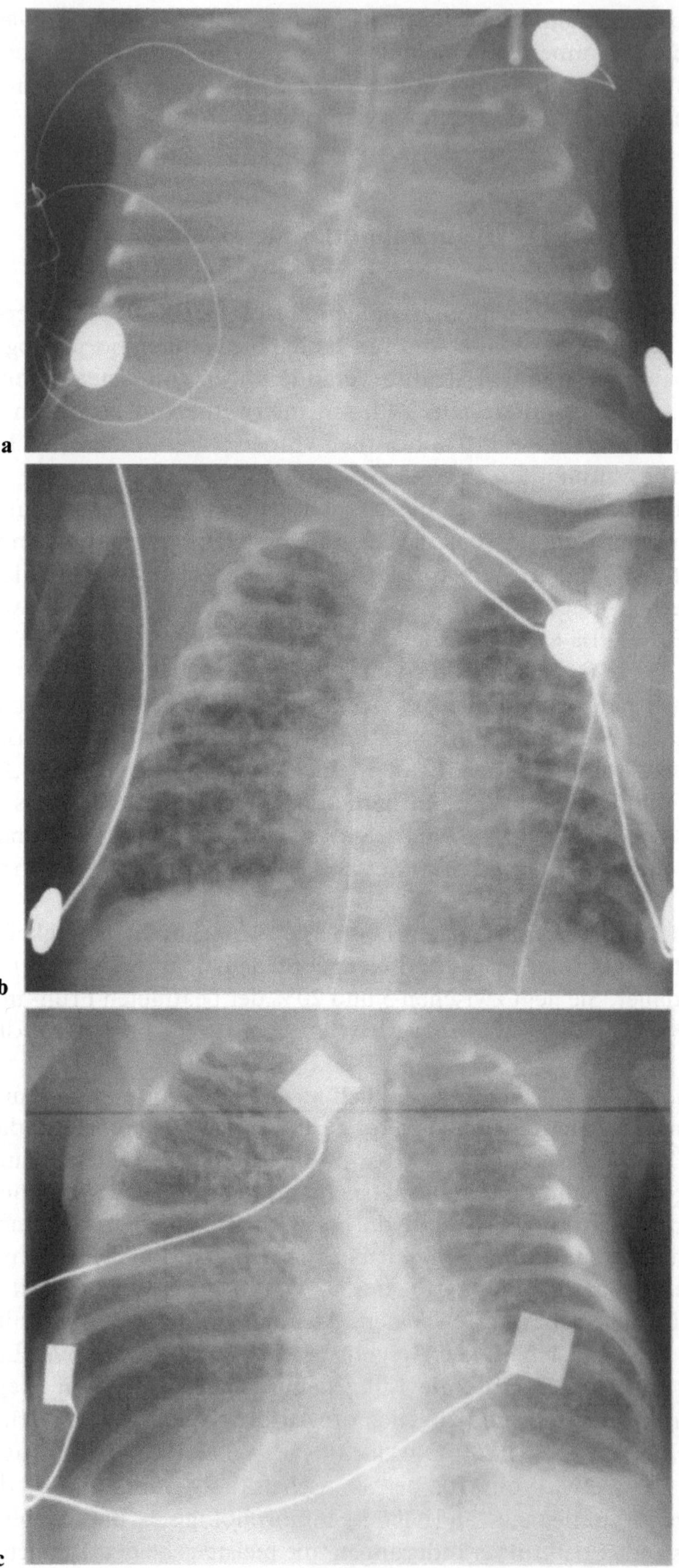

Abb. 16a–c

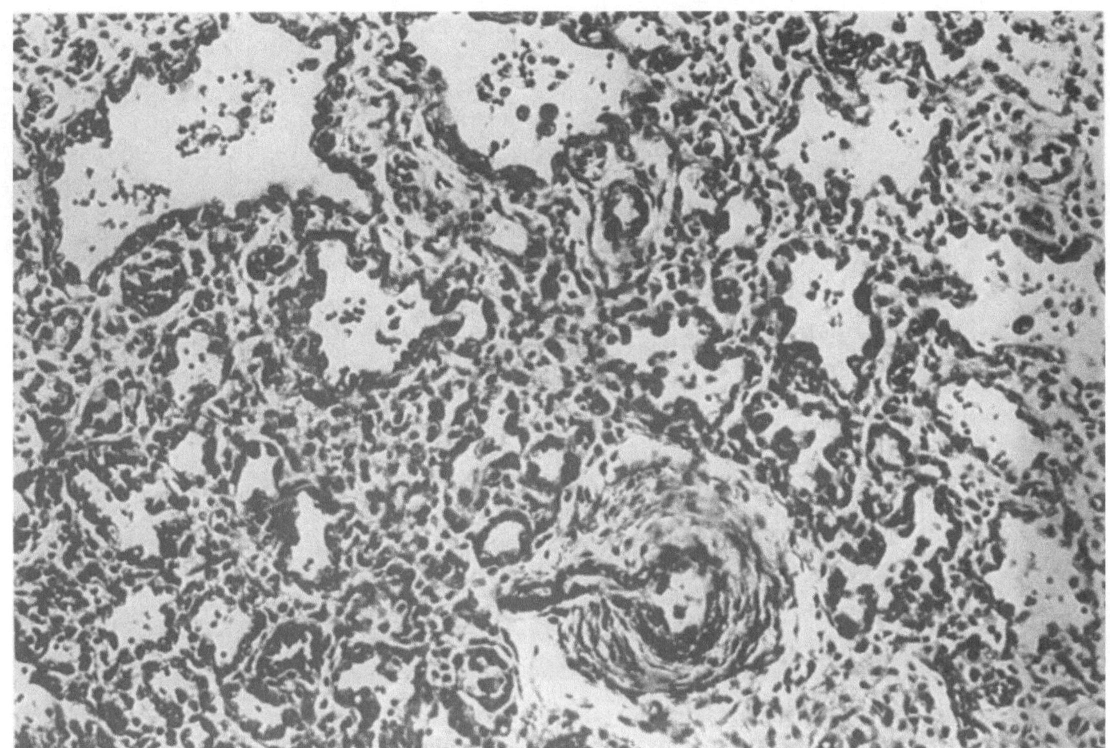

d

Abb. 16. a Bronchopulmonale Dysplasie Stadium II. Dicht schleierige, diffuse Lungeneintrübung bds. am 6. Lebenstag. **b** Bronchopulmonale Dysplasie Stadium III. Neugeborenes mit Langzeitbeatmung am 16. Lebenstag. Grobnetzige Lungenstruktur bds. mit multiplen pseudozystischen Strukturen („Schwamm-Muster"). **c** Bronchopulmonale Dysplasie Stadium IV. Excessive Lungenüberblähung, besonders der Unterlappen. Grobstreifige, fibrotische Veränderungen in den para- und subhilären Abschnitten, rechts ausgeprägter als links. Relative Mikrokardie. **d** Bronchopulmonale Dysplasie Stadium III. – Verbreiterung des Interstitium mit Proliferation von Fibroblasten. Ausgedehnte Mikroatelektasen. Präazinäres Gefäß mit ausgeprägter Vasokonstriktion und perivaskulärem Ödem. HE × 120

Das Stadium IV der BPD ist in der Regel nach 4 Lebenswochen erreicht. Es ist röntgenmorphologisch ausgezeichnet durch eine Vergrößerung und teilweise auch Rückbildung der pseudozystischen Strukturen; zusätzlich finden sich streifenförmige, vornehmlich perihilär lokalisierte Verdichtungen sowie eine Überblähung, vornehmlich in den Unterlappen (Abb. 16c).

Histomorphologisch ist die bronchopulmonale Dysplasie charakterisiert durch Metaplasien des Alveolarepithels, der Bronchialmukosa und der Bronchiolen, emphysematöse Alveolarbezirke mit sie umgebenden Atelektasen sowie durch eine erhebliche Verbreiterung des Interstitium mit ausgeprägter Fibroblastenproliferation (BONIKOS et al. 1976; OPPERMANN et al. 1977; REID 1979) (Abb. 16d).

Neuere Untersuchungen mittels postmortaler Pulmonalisangiogramme haben gezeigt, daß es bei Patienten mit bronchopulmonaler Dysplasie auch zu Strukturalterationen im pulmonalen Gefäßbett kommt. Im Niveau der Subsegmental- und Prälobular-Arterien ist eine regionale Gefäßrarefizierung nachweisbar, darüberhinaus finden sich abrupte Kalibersprünge in peripheren Pulmonalarterienästen wie bei einer pulmonalen Hypertension und ausgeprägte bronchiale Kollateralen (OPPERMANN 1983; TOMASHEFSKI et al. 1984) (Abb. 17a/b).

Das Stadium I der bronchopulmonalen Dysplasie ist vom Atemnotsyndrom im Stadium I nicht zu unterscheiden.

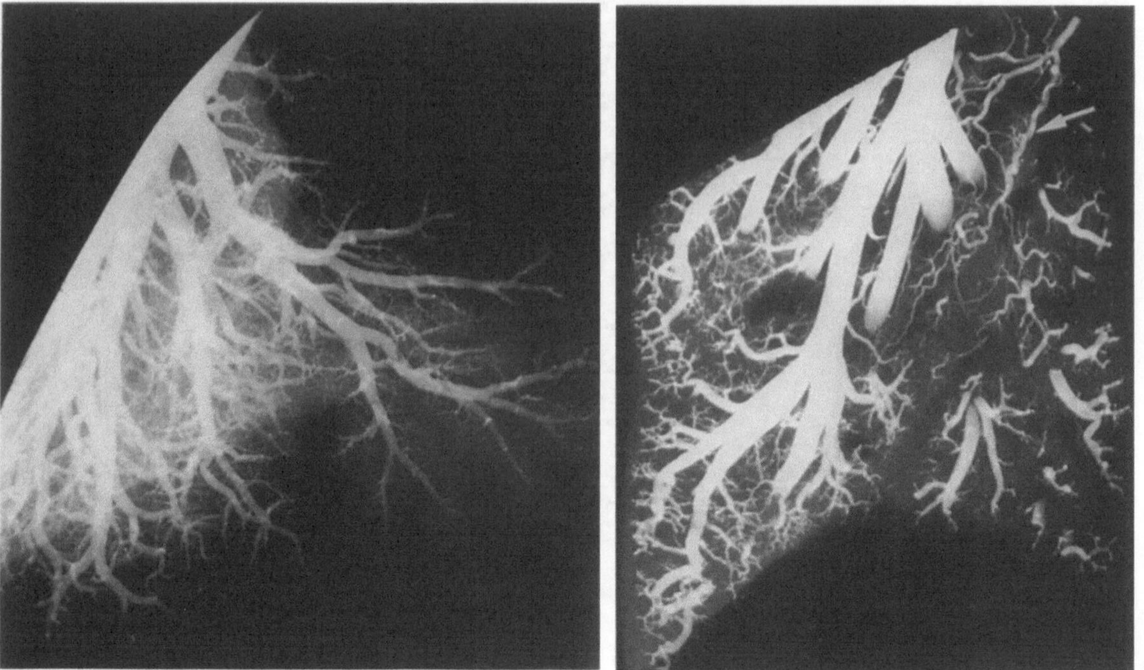

a

b

Abb. 17. a Postmortales Lungenangiogramm eines im Alter von 2 Wochen verstorbenen Patienten mit bronchopulmonaler Dysplasie. Medio-basaler Lungenabschnitt in Frontalprojektion (3fache Vergrößerung). Deutliche Rarefizierung peripherer Pulmonalarterienäste. Geschlängelter Verlauf einiger peripherer Lungenarterien. **b** Angiographischer Befund (postmortales Angiogramm) bei bronchopulmonaler Dysplasie Stadium II. Frontalschnitt des rechten Unterlappens (3fache Vergrößerung). Ausgeprägte Bronchialarterienfüllung (s. *Pfeil*). Die lochartigen Defektbildungen in der Lunge entsprechen fokalen Emphysemen

Das Stadium II der bronchopulmonalen Dysplasie muß abgegrenzt werden gegen ein pulmonales Ödem anderer Genese und gegen eine Hyperinfusion. –

Die wichtigste Differentialdiagnose zum Stadium III der bronchopulmonalen Dysplasie ist ein ausgedehntes persistierendes pulmonales interstitielles Emphysem. Eine Unterscheidung ist im Nativbild oft schwierig und kann nur mittels eines Ventilations- und Perfusionsszintigramms getroffen werden (Leonidas et al. 1978). Weitere Differentialdiagnosen im Stadium III der bronchopulmonalen Dysplasie sind eine Lungenvenenfehlmündung mit venöser Obstruktion, eine kongenitale pulmonale Lymphangiektasie und eine Mekoniumaspiration. Ein Wilson-Mikity-Syndrom läßt sich durch die Anamnese ausschließen, das Hamman-Rich-Syndrom ist nur im Spätstadium (Stadium IV) der bronchopulmonalen Dysplasie zu berücksichtigen. Der jüngste in der Literatur beschriebene Fall war 7 Wochen alt (Ivemark u. Wallgren 1962).

C. Pleuraerkrankungen im Neugeborenenalter

Erkrankungen des Pleuralraumes als eigenständiges Krankheitsbild sind in der Neugeborenenperiode ausgesprochen selten.

In der Regel treten Pleuraergußbildungen im Gefolge oder als Begleitsymptom anderer Grunderkrankungen auf, so z.B. bei einer perinatalen Pneumonie, im Rahmen eines Hydrops fetalis, bei kongenitalen Herz- und Gefäßanomalien, bei einer Polyzythämie, bei einer polyzystischen Nierenerkrankung vom infantilen Typ wie auch als ein Symptom eines Ullrich Turner Syndroms (OPPERMANN et al. 1982, S. 109). Darüberhinaus kann eine Pleuraergußbildung artefiziell nach Gefäßkatheterisierung (sog. Infuso-Thorax) entstehen (FRISCH u. SCHABEL 1979; KNIGHT et al. 1974; QUERFELD et al. 1984) oder sich auf dem Boden einer Thrombose der Vena cava superior bei längerfristiger parenteraler Ernährung über einen Jugulariskatheter entwickeln (KRAMER et al. 1981).

I. Hydrothorax

Der Hydrothorax ist definiert als eine intrapleurale Flüssigkeitsansammlung, deren Inhalt nicht aus Chylus, Sanguis oder Pus besteht. Ein primärer (kongenitaler) Hydrothorax ist von einem sekundären zu unterscheiden, welcher in der Regel artefiziell entsteht. Die letztere Form ist immer nur einseitig lokalisiert, während der kongenitale Hydrothorax uni- und bilateral auftreten kann (BERGER 1968; DIETZSCH u. BERGER 1970; FRISCH u. SCHABEL 1979; QUERFELD et al. 1984; SWISCHUK 1980, S. 153). Der kongenitale Hydrothorax stellt für das Neugeborene immer eine bedrohliche Situation dar, weil er unmittelbar post partum oder in den ersten Lebensstunden zu einer respiratorischen Insuffizienz führt (GIEDION 1965; OPPERMANN et al. 1984). Hierbei bestimmt nicht nur das Ausmaß der Flüssigkeitsansammlung die Gefahr einer bedrohlichen respiratorischen Insuffizienz sondern auch der Ausprägungsgrad der oft assoziierten Lungenhypoplasie (FRISCH u. SCHABEL 1979; OPPERMANN et al. 1982, S. 109; OPPERMANN et al. 1984). Bei einem ausgeprägten kongenitalen Hydrothorax kann nur eine sofortige Thorakozentese zu einer ausreichenden Entfaltung der Lungen führen, um eine genügende Oxygenierung zu gewährleisten. –

Ursächlich werden für den Hydrothorax diskutiert kongenitale Defekte des Ductus thoracicus, eine Ruptur intrathorakaler Lymphgefäße durch Druckschwankungen sub partu, Geburtstraumata und Entwicklungsanomalien im Thorakalbereich des lymphatischen Systems (BERGER 1968; DIETZSCH u. BERGER 1970; MCKENDRY et al. 1957; OPPERMANN et al. 1982, S. 109; WAGNER u. ZWEYMÜLLER 1973).

Der Entwicklung eines sekundären Hydrothorax (iatrogener Infuso-Thorax) geht in der Regel eine Gefäßkatheterisierung mit Gefäßperforation voraus (KNIGHT et al. 1974; QUERFELD et al. 1984).

Röntgenologisch stellt sich ein Hydrothorax bei starker bilateraler Ausprägung in Form einer „weißen Lunge" dar, innerhalb derer nur zentral Teile des Tracheo-Bronchialsystems belüftet sind. Hierbei besteht eine maximale Inspirationsstellung im Gegensatz zur „weißen Lunge" beim Atemnotsyndrom Stadium IV. Die ventralen Rippenenden der ersten Rippenpaare sind nach kranial aufgebogen (sog. „Krabbenfußzeichen" nach GIEDION 1965) (Abb. 18). Das Aufwärtsbiegen der ersten Rippenpaare ist vermutlich durch die extreme Inanspruchnahme der Atemhilfsmuskulatur bedingt, die das Neugeborene in eine Lordosestellung bringt (OPPERMANN et al. 1982, S. 109).

Bei weniger starker Ausprägung imponiert der Hydrothorax – wie auch andere Pleuraergußformen – als mantelförmige basale Ergußverschattung.

Der bilaterale Hydrothorax muß differentialdiagnotisch abgegrenzt werden gegen eine verzögerte Resorption fetaler Lungenflüssigkeit, gegen ein Atemnotsyndrom Stadium IV sowie gegen eine primäre Lungenatelektase, bei der sich eine mittlere Inspirationsstellung findet und eine bilaterale Lungenaplasie, die meistens assoziierte Fehlbildungen aufweist. Der unilaterale Hydrothorax ist abzugrenzen gegen ein flüssigkeitsgefülltes, kongenitales lobäres Emphysem, gegen eine kongenitale Zwerchfellhernie mit noch unbelüfteten Darmschlingen, gegen einen intrathorakalen Tumor und einen Hämothorax. Eine unilaterale Atel-

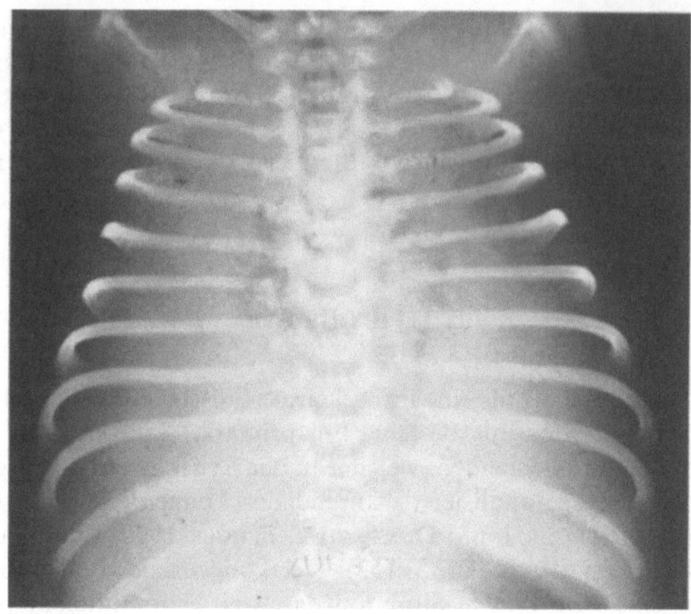

Abb. 18. Bilateraler, kongenitaler Hydrothorax. Der Thorax ist homogen veschattet, nur zentral geringe Luft. Herz, Lungen und Zwerchfell nicht abgrenzbar. Rippen in maximaler Inspirationsstellung. (Für die freundliche Überlassung des Röntgenbildes danke ich Herrn Prof. Dr. A. Giedion, Zürich)

ektase ist vom einseitigen Hydrothorax durch die in der Regel vorhandene Mediastinalverziehung leicht zu unterscheiden.

II. Chylothorax

Beim Chylothorax ist in Analogie zum Hydrothorax eine kongenitale, primäre Form von einer sekundären Form zu unterscheiden. Der Chylothorax nimmt unter den Pleuraerkrankungen des Neugeborenen insofern eine Sonderstellung ein, als die chylöse Flüssigkeit bei der primären Form zunächst extrapleural lokalisiert ist und erst später durch Ruptur der Pleura mediastinalis in den Pleuraraum eindringt (sekundäre Form) (Kundert u. Willich 1969; Willich u. Kundert 1971).

Dieses Verhalten erklärt auch die besondere *Röntgensymptomatologie* bei der kongenitalen Form des Chylothorax. Der Pathomechanismus, welcher zur Entwicklung eines primären Chylothorax führt, ist bis heute nicht eindeutig geklärt. In vereinzelten Fällen konnten sich geburtstraumatisch ausgelöste Lymphgefäßverletzungen und/oder Anomalien, bzw. Entwicklungsstörungen der intrathorakalen Lymphgefäße nachweisen lassen (Avery et al. 1981, S. 197; Kundert u. Willich 1969; Randolph u. Gross 1975; Tischer 1967; Yancy u. Spock 1967). Sekundär kann ein Chylothorax nach einer Thorakotomie oder als Folgesymptom eines erhöhten intrapulmonalen Innendruckes entstehen (Holm u. Söderlund 1975). Als seltene, aber lebensbedrohliche Ursache eines sekundären Chylothorax beschrieben Kramer et al. (1981) eine Thrombose der Vena cava superior bei Frühgeborenen, die über längere Zeit mittels Jugulariskatheter ernährt wurden.

Die unterschiedliche Lokalisation der Chylusflüssigkeit beim primären Chylothorax im Gegensatz zum sekundären bedingt eine differente Röntgensymptomatologie. Der kongenitale (primäre) Chylothorax ist retropleural gelegen und zeichnet sich durch einen besonders hohen Fettgehalt aus. Bei ihm lassen sich nach WILLICH u. KUNDERT (1971) folgende Symptome nachweisen:

Die Chylusergußlamelle verbreitert sich bei aufrechter Position des Patienten nach kranial, sog. „paradoxes Ergußverhalten". In Rückenlage oder bei Kopf-Tief-Lage des Patienten wird die Ergußlamelle nach kaudal breiter (Abb. 19). Der kleine und große Lappenspalt sind beim primären Chylothorax nicht obligat verbreitert, die Sinus phrenicocostales sind oft ergußfrei.

Der sekundäre Chylothorax stellt sich auf Grund seiner intrapleuralen Lokalisation wie andere Pleuraergußformen als homogene oder mantelförmige Verschattung dar, seltener auch als subpulmonale Ergußansammlung (OPPERMANN et al. 1982, S. 112; WAGNER u. ZWEYMÜLLER 1973; WILLICH u. KUNDERT 1971).

Der primäre Chylothorax läßt sich bei Beachtung der angeführten Kriterien gut von den anderen Pleuraergußformen abgrenzen. Der sekundäre Chylothorax unterscheidet sich röntgenologisch nicht von anderen Pleuraergußbildungen.

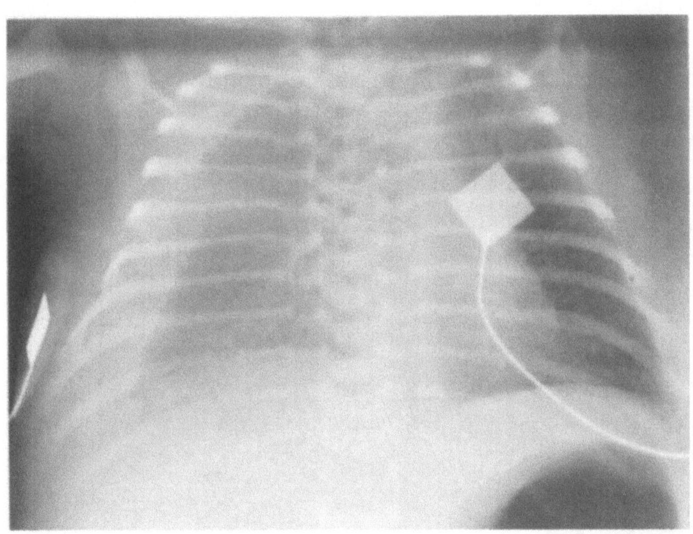

Abb. 19. Kongenitaler, unilateraler Chylothorax. – Rechtsseitige Pleuraergußverschattung mit Verbreiterung der Ergußlamelle nach caudal (Aufnahme in Rückenlage des Patienten)

III. Hämothorax

Der Hämothorax kommt im Neugeborenenalter nur extrem selten vor, er ist von anderen Pleuraergußbildungen nach röntgenmorphologischen Kriterien nicht zu differenzieren. Nahezu immer findet sich eine einseitige Ergußverschattung, wobei die linke Seite bevorzugt betroffen ist. Die sporadisch in der Literatur beschriebenen Fälle lassen eine Prädominanz des männlichen Geschlechtes erkennen. In der Pathogenese des Hämothorax spielt die wichtigste Rolle ein Vitamin K1-Mangel (Morbus hämorrhagicus neonatorum) (AARON u. DOOHEN 1970; JOSTEN u. HAUPT 1956; WEILL et al. 1965).

Weitere Ursachen für einen neonatalen Hämothorax sind geburtstraumatisch bedingte Rippenfrakturen oder Rippenfrakturen im Rahmen einer Osteogenesis imperfecta sowie pleurale Gefäßverletzungen (GIEDION 1965; OPPERMANN u. WILLE 1980; SCHUKOWSKI 1903), ferner wurde ein Hämothorax nach Ruptur eines Aneurysma des Ductus arteriosus Botalli sowie nach einer Perforation des linken Vorhofes im Rahmen einer Herzkatheterisierung beobachtet (DIPPEL et al. 1973; OPPERMANN u. WILLE 1980).

Als „kuriose" Ursache für die Entstehung eines Hämothorax beschrieben Gwinn u. Lee 1974 eine intrauterine Transfusion. Auch eine Assoziation einer kongenitalen Zwerchfellhernie mit einem Hämothorax wurde beobachtet (Stoker u. Pyko 1978).

Die *Röntgensymptome* des Hämothorax entsprechen denen anderer pleuraler Ergußbildungen – mit Ausnahme des primären Chylothorax – (Abb. 20). Die Diagnose läßt sich nur durch eine Thorakozentese verifizieren, die zugleich als therapeutische Maßnahme fungiert (Oppermann u. Wille 1980).

Die Differentialdiagnose zum Hämothorax umfaßt eine massive Lungenblutung, ein Pleuraempyem, ein Hydrothorax sowie eine kongenitale Zwerchfellhernie vom Spättyp.

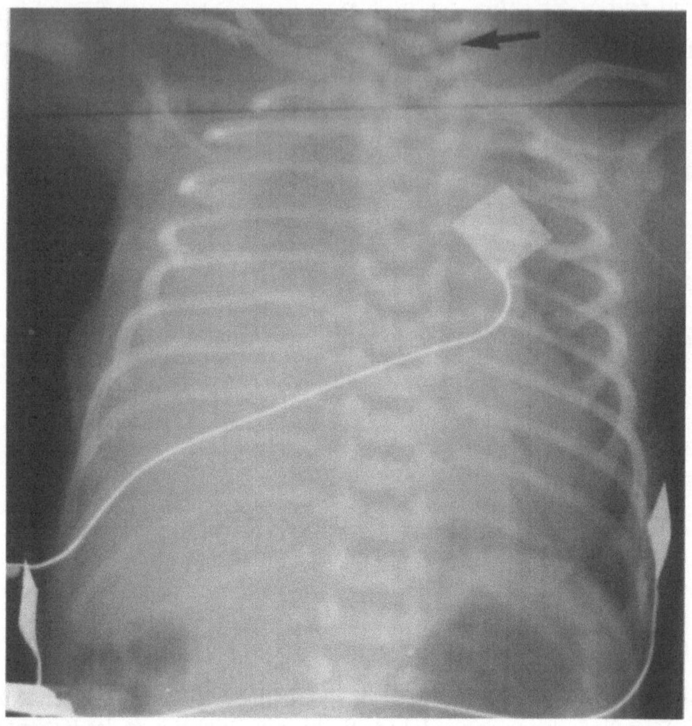

Abb. 20. Hämothorax bei verspätet auftretender rechtsseitiger Zwerchfellhernie am 4. Lebenstag. Fehlende Abgrenzbarkeit der rechten Zwerchfellhälfte. Massive Ergußverschattung rechts mit Abdrängung des Mediastinums nach links. Nur noch geringe Belüftung im rechten Oberlappen. Klavikulafraktur rechts. Fehlposition des zentralen Venenkatheters

D. Lungenfehlbildungen

I. Lungenagenesie, Lungenaplasie und Lungenhypoplasie

Das totale Fehlen einer oder beider Lungenanlagen wird als Lungenagenesie bezeichnet. Hingegen findet sich bei der Lungenaplasie rudimentäres, aber funktionsloses Lungengewebe. Der Begriff der Lungenhypoplasie beinhaltet das Vorhandensein einer kompletten Lungenanlage, die aber – bezogen auf das Gestationsalter des Föten bzw. des Neugeborenen – zu klein ist.

Lungenagenesie und Lungenaplasie sind seltene Anomalien. Die Lungenhypoplasie kommt häufiger vor, sie wird meistens in Assoziation mit anderen Fehlbildungen infolge fetaler Entwicklungsstörungen beobachtet. Die Lungenagenesie bzw. -aplasie und Lungenhypoplasie kommen ein- und beidseitig vor. Bei der einseitigen Form besteht keine Seitenprädilektion.

Die Ätiologie der unilateralen Form dieser Fehlbildungen ist nicht geklärt. Zirkulationsstörungen während der organogenetischen Periode der Fetalzeit werden vermutet (BOYDEN 1955; EMERY u. MITHAL 1960; REID 1977). Lungenagenesie, -aplasie und Lungenhypoplasie sind immer verbunden mit einer ipsilateralen Pulmonalarterienagenesie bzw. -hypoplasie.

Assoziierte – meistens komplexe Herz- und Gefäßfehlbildungen – werden vor allem bei rechtsseitiger Lokalisation der Agenesie, Aplasie und Hypoplasie beobachtet. Gleichzeitig können Wirbelanomalien, Nierenfehlbildungen und auch Anomalien im Gastrointestinaltrakt bestehen (AVERY et al. 1981, S. 171; BOYDEN 1955; MENDELSOHN u. HUTCHIN 1977; OPPERMANN et al. 1982, S. 105; YAGHMAI 1970).

Die Lungenhypoplasie wird besonders im Zusammenhang mit einer kongenitalen Zwerchfellhernie beobachtet (AREECHON u. REID 1963; BERDON et al. 1968; KITAGAWA et al. 1971; WISEMAN u. MCPHERSON 1977). Der Ausprägungsgrad der Lungenhypoplasie deutet auf den Zeitpunkt der intrauterinen Manifestation der Zwerchfellhernie hin. Je früher die Herniation auftritt, um so stärker ist die Anzahl der Bronchialäste, der Alveolen und der Gefäßäste reduziert (KITAGAWA et al. 1971; WISEMAN u. MCPHERSON 1977). Eine besonders gefürchtete Komplikation der Lungenhypoplasie ist die Entwicklung einer pulmonalen Hypertonie, die zu einem Rechts-Links-Shunt führt (NAEYE et al. 1976). Interessanterweise entwickelt sich beim Vorliegen einer Zwerchfellhernie die Lungenhypoplasie nicht nur auf der Hernienseite sondern auch auf der kontralateralen Seite. Hypoplastische Lungen neigen generell unter mechanischer Beatmung leicht zur Entwicklung eines Pneumothorax. Die Prognose gilt besonders dann als ungünstig, wenn das Barotrauma auf der Gegenseite der Hernie auftritt (FLIEGEL u. KAUFMANN 1972).

Auch bei der bilateralen Form der Lungenagenesie bzw. -aplasie und Lungenhypoplasie ist keine spezifische Ätiologie bekannt. Der Ausprägungsgrad dieser Anomalie hängt davon ab, in welcher jeweiligen intrauterinen Zeitphase die Entwicklung des Lungengewebes gestört war (BOYDEN 1955; EMERY u. MITHAL 1960).

Die Lungenagenesie und -aplasie sind meistens mit anderen schweren Fehlbildungen, wie z.B. einer Ösophagusatresie, kombiniert (DEBUSE u. MORRIS 1972). Bei der bilateralen Lungenhypoplasie ist eine *primäre* von einer *sekundären* Form zu unterscheiden. Als Ursache für die Entstehung einer *primären* bilateralen Lungenhypoplasie wird eine fetale Hypoxie und eine verminderte Prolinsynthese bei einer gleichzeitigen Nierenfehlentwicklung diskutiert (AVERY et al. 1981, S. 171; HISLOP et al. 1979; SWISCHUK et al. 1979).

Nach SWISCHUK lassen sich als Ursachen für eine *sekundäre* bilaterale Lungenhypoplasie eine extrathorakale, thorakale und intrathorakale Kompression der Lungen unterscheiden.

Die *extrathorakale* Kompression kann verursacht werden durch ein Oligohydramnion mit gleichzeitiger Nierenerkrankung (Potter-Syndrom), durch ein Oligohydramnion ohne assoziierte Nierenfehlentwicklung und durch eine chronische Zwerchfellelevation infolge eines Aszites, intraabdominaler Tumoren oder eines membranösen Zwerchfells. –

Als Ursache für eine *thorakale* Kompression der Lungen kommen vor allem Thoraxdysplasien in Frage (z.B. asphyxierende Thoraxdysplasie, Achondroplasie, Achondrogenesis etc.). Außerdem können auch neuromuskuläre Erkrankungen, z.B. eine myotone Dystrophie oder Myasthenie, eine thorakale Kompression hervorrufen. –

Die *intrathorakale* Lungenkompression wird induziert durch eine Zwerchfellhernie oder Zwerchfellaplasie, aber auch durch einen kongenitalen Hydrothorax, Chylothorax sowie

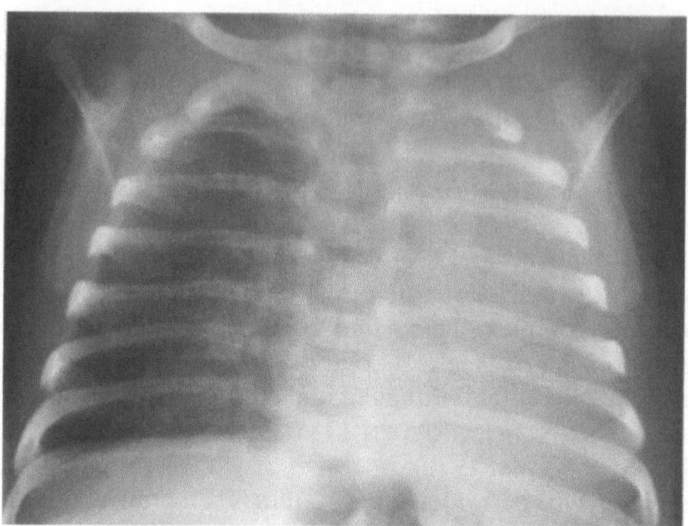

Abb. 21. Lungenhypoplasie. 4 Wochen altes Neugeborenes mit Lungenhypoplasie links. Totale linksseitige Thoraxverschattung mit Linksverlagerung des Herzens und Gefäßbandes

durch intrathorakale Tumoren (Oppermann et al. 1982, S. 105; Perlman u. Levin 1974; Swischuk et al. 1979).

Im Thoraxnativbild läßt sich eine Lungenagenesie nicht von einer Lungenaplasie unterscheiden. Nur mittels einer Tracheo-Bronchographie ist eine Differenzierung zwischen diesen beiden Fehlbildungen möglich. Zusätzlich kann Lungenperfusionsszintigraphie oder Pulmonalisangiographie zur Differenzierung zwischen Lungenaplasie und -agenesie herangezogen werden (Oppermann et al. 1982, S. 105; Pendarvis u. Swischuk 1969) (Abb. 22a).

Die *einseitige* Lungenagenesie bzw. -aplasie stellt sich als dichte homogene Verschattung dar, gleichzeitig ist das Mediastinum zur kranken Seite hin verzogen. Die kontralaterale, gesunde Lungenhälfte ist in der Regel überbläht und herniert über das vordere obere Mediastinum zur kranken Seite. Bedingt durch ein vermehrtes Herzminutenvolumen ist die Gefäßzeichnung auf der gesunden Seite verstärkt. Nicht in jedem Fall einer Lungenagenesie bzw. -aplasie ist auch der knöcherne Anteil des Hemithorax auf der betroffenen Seite verkleinert (Avery et al. 1981, S. 171; Daves u. Walsh 1970; Yaghmai 1970).

Besteht nur eine lobäre Agenesie bzw. Aplasie, zeigt der betroffene Hemithorax in der sagittalen Projektionsebene noch eine geringe Strahlentransparenz. Im transversalen Strahlengang läßt sich retrosternal eine bandförmige, dem Sternum parallel verlaufende Verdichtung nachweisen, welche das Korrelat von Fett und Bindegewebe an Stelle des fehlenden Lungengewebes darstellt (Cremin u. Bass 1975; Oppermann et al. 1982, S. 105).

Eine *hypoplastische* Lunge stellt sich im Thoraxnativbild mit normaler Transparenz und einer normalen oder nur diskret verminderten Lungengefäßzeichnung dar (Oppermann u. Wille 1977; Oppermann et al. 1982, S. 105; Swischuk et al. 1979) (Abb. 21).

Die *bilaterale Lungenagenesie* wird im Thoraxnativbild erkennbar an kleinen Thoraxhälften – bezogen auf das Alter des Kindes –, die total luftleer sind bis auf die im Trachealstumpf gelegene Luft (Avery et al. 1981, S. 171).

Bei der *bilateralen Lungenhypoplasie* sind ebenfalls beide Lungenhälften klein und relativ hell. Bei nur geringer Ausprägung der Lungenhypoplasie läßt sich die Diagnose oft erst aus dem Verlauf heraus stellen (Oppermann et al. 1982, S. 105).

Die *unilaterale Lungenagenesie* ist differentialdiagnostisch zu unterscheiden von einer einseitig verzögerten Resorption fetaler Lungenflüssigkeit, von einer unilateralen Atelektase und von einem Pleuraerguß.

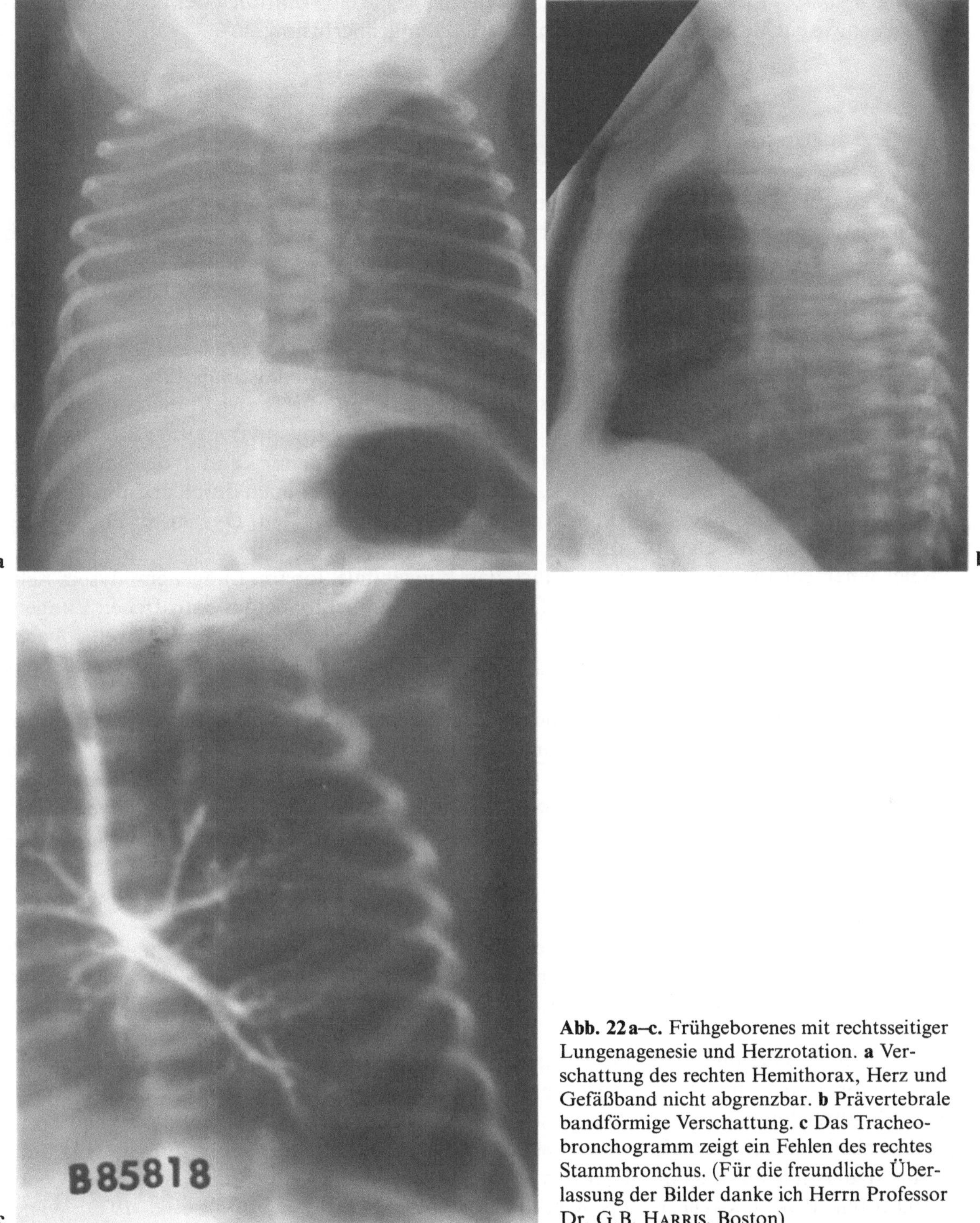

Abb. 22a–c. Frühgeborenes mit rechtsseitiger Lungenagenesie und Herzrotation. **a** Verschattung des rechten Hemithorax, Herz und Gefäßband nicht abgrenzbar. **b** Prävertebrale bandförmige Verschattung. **c** Das Tracheobronchogramm zeigt ein Fehlen des rechtes Stammbronchus. (Für die freundliche Überlassung der Bilder danke ich Herrn Professor Dr. G.B. HARRIS, Boston)

Bei der *bilateralen Lungenagenesie* müssen berücksichtigt werden ein Atemnotsyndrom Stadium IV, eine bilaterale Atelektase, eine massive Lungenblutung und ein Chylothorax. Die *einseitige Lungenhypoplasie* kann durch eine Thoraxskelettasymmetrie und durch Verdrehung der Aufnahme in den 1. oder 2. Schrägdurchmesser vorgetäuscht werden. –

Eine *bilaterale Lungenhypoplasie* ist abzugrenzen gegen eine zentrale oder periphere Atemstörung sowie ein Vitium cordis mit verminderter Lungenperfusion.

II. Kongenitales lobäres Lungenemphysem

Das kongenitale lobäre Lungenemphysem gehört zu den seltenen Ursachen der neonatalen Atemstörungen, häufiger manifestiert es sich erst im frühen Säuglingsalter, vornehmlich im Rahmen einer pulmonalen Infektion. – Die Ätiologie des kongenitalen lobären Emphysems ist multifaktoriell. Als Ursachen dieser Lungenanomalie sind bekannt eine Hypoplasie von Segmentbronchien und kongenitale Bronchusstenosen (BINSTADT et al. 1977; CAMPBELL 1969), sowie Gefäßanomalien mit Bronchusobstruktion (COCHRAN et al. 1977; LEAPE et al. 1970; PIERCE et al. 1970; SULAYMAN et al. 1975). – Auch Mediastinalzysten und andere Mediastinaltumoren führen über eine Bronchusobstruktion zur Entwicklung eines lobären Emphysems (AVERY u. FLETCHER 1974, S. 125; CREMIN u. MOVSOWITZ 1971; HEGENBARTH et al. 1980; LEAPE u. LONGINO 1964; WEINGÄRTNER 1977). Sekundär kann in der Neonatalperiode oder später durch einen intraluminalen Schleimpfropf oder auch durch endobronchiales Granulationsgewebe, z.B. im Rahmen einer bronchopulmonalen Dysplasie, ein lobäres Lungenemphysem entstehen (COONEY et al. 1977; KEITH 1977).

Bei einer entsprechenden Größe führt das kongenitale lobäre Lungenemphysem sehr schnell zu einer bedrohlichen Ateminsuffizienz die eine Lobektomie des betroffenen Lungenlappens erforderlich macht (EHRENHART u. TABER 1953). Andererseits zeigen Einzelbeobachtungen, daß das kongenitale lobäre Lungenemphysem auch stationär bleiben und sich sogar zurückbilden kann (ROGHAIR 1972; SHANNON et al. 1977).

Nach REID (1977) lassen sich histomorphologisch beim kongenitalen lobären Emphysem drei Formen unterscheiden. Beim gewöhnlichen Typ besteht eine Überdehnung der Alveolen und Bronchioli terminales, die aber in normaler Anzahl vorhanden sind. Bei der zweiten Form besteht eine übermäßige Anzahl der Bronchioli terminales und Alveolen (polyalveoläre Form), die dritte Form entspricht einem Mischtyp der vorgenannten Möglichkeiten (HEGENBARTH et al. 1980; HISLOP u. REID 1970; REID 1977).

Die röntgenologische Differenzierung der histomorphologisch unterschiedlichen Typen ist nicht möglich.

Das kongenitale lobäre Emphysem betrifft am häufigsten den linken Oberlappen, danach den Mittellappen und den rechten Oberlappen. In weniger als 1% der beobachteten Fälle konnte das lobäre Emphysem im Unterlappen oder bilateral nachgewiesen werden (CREMIN u. MOVSOWITZ 1971; FLOYD et al. 1963; HENDREN u. McKEE 1966).

Im *Röntgenbild* imponiert das lobäre Emphysem klassischerweise als ein überblähter Lungenlappen, der eine erheblich vermehrte Strahlentransparenz und eine deutlich verminderte Gefäßzeichnung aufweist. Die diesem Lappen benachbarten Lungenlappen sind kompressionsbedingt atelektatisch. Bei sehr starker Ausdehnung des lobären Emphysems kommt es zur Mediastinalverschiebung über das vordere obere Mediastinum zur Gegenseite (AVERY u. FLETCHER 1974; CAMPBELL 1969; CREMIN u. MOVSOWITZ 1971; MONIN et al. 1979; WEINGÄRTNER 1977) (Abb. 23). Selten imponieren die überblähten Lungenlappen zunächst als dichte homogene Verschattung, die im Extremfall wie eine intrathorakale Raumforderung aussehen kann. Diese Verschattung ist durch Retention fetaler Lungenflüssigkeit distal der Bronchusobstruktion bedingt. So kann sich erst nach Absorption der fetalen Lungenflüssigkeit über das Lymphgefäßsystem und das venöse System das klassische Bild eines lobären Emphysems entwickeln (CORBETT u. WASHINGTON 1971; FAGAN u. SWISCHUK 1972; GRISCOM et al. 1969; HITCH et al. 1973; ZUMBRO et al. 1974).

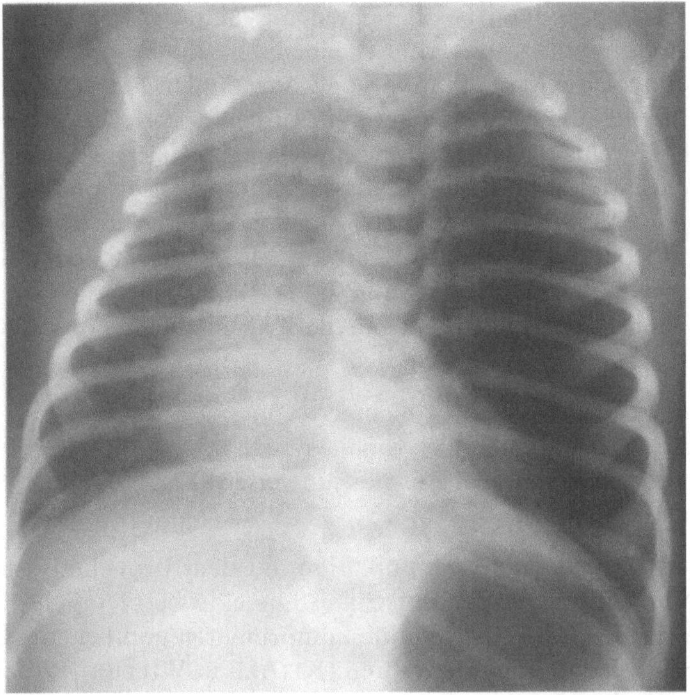

Abb. 23. 2 Tage altes Neugeborenes mit respiratorischer Insuffizienz bei kongenitalem lobären Lungenemphysem des linken Oberlappen. Vermehrte Transparenz des linken Oberlappens, Kompressionsatelektase des linken Unterlappens

Die *Röntgensymptomatologie* ist in der Regel so eindrucksvoll, daß weitere diagnostische Methoden wie Pulmonalisangiographie und Perfusionsszintigraphie nicht notwendig sind (MAUNEY u. SABISTON 1970; NECHES et al. 1972). Im Ausnahmefall kann das kongenitale lobäre Emphysem mit einem Pneumothorax auf der befallenen Lungenseite einhergehen. Diese seltene Kombination läßt sich dann mutmaßen, wenn nach optimaler Drainage des Pneumothorax die betroffene Lungenseite unverändert überbläht bleibt (SWISCHUK 1980, S. 151).

Differentialdiagnostisch kommen bei einem kongenitalen lobären Lungenemphysem in erster Linie in Betracht eine kongenitale Lungenzyste, ein Pneumothorax, eine große Pneumatozele und ein kompensatorisches Lungenemphysem. Die erweiterte Differentialdiagnose hat eine zystisch-adenomatoide Malformation und eine Zwerchfellhernie in Betracht zu ziehen. Die letzten beiden Diagnosen lassen sich durch den Nachweis einer normalen bzw. pathologischen Abdominalbelüftung gegeneinander abgrenzen.

III. Kongenitale Lungenzyste

Die kongenitale Lungenzyste ist eine sehr seltene bronchopulmonale Fehlbildung, sie kann einseitig und beidseitig auftreten, ist meistens aber nur in einem Lungenlappen lokalisiert (CAFFEY 1953; HEGENBARTH et al. 1980; OPPERMANN u. WILLE 1977; REHBEIN u. RÖKE 1960). Nach ROGERS u. OSMER (1964) sind 66% der Lungenzysten in den Unterlappen lokalisiert. Eine Assoziation von Lungenzysten mit zystischen Fehlbildungen in anderen Organen kommt nicht vor, auch ist keine familiäre Häufung oder eine Geschlechtsprädisposition bekannt.

Baum et al. beobachteten 1966 bei Patienten aus dem Jemen und Irak ungewöhnlich häufig kongenitale Lungenzysten, sie vermuten eine ethnische Besonderheit.

Ungewöhnlich ist auch die Kombination von kongenitalen Lungenzysten mit einer Dreilappung der linken Lunge und aberrierender systemischer arterieller Versorgung wie sie von Sane u. Girdany 1972 gemacht wurde. Eine anerkannte Klassifizierung der Lungenzysten gibt es bis heute nicht. Weder die Unterteilung in symptomatisch und asymptomatisch, wie sie von Brünner et al. (1960) vorgenommen wurde, noch die Einteilung der Lungenzysten nach ihrem vornehmlichen histologischen Aufbau (Moffat 1960) oder die Klassifizierung nach solitärer oder multipler Manifestation (Potter 1961) haben sich durchgesetzt. Pathoanatomisch lassen sich bei den Lungenzysten drei unterschiedliche Formen voneinander differenzieren:

a) Lungenzysten *mit* Verbindung zum Bronchialsystem
b) Lungenzysten *ohne* Verbindung zum Bronchialsystem
c) Lungenzysten, die einen Ventilmechanismus aufweisen (Heymer 1963; Kurpat u. Rothe 1974; Schütze et al. 1972).

Die Lungenzysten können bei Kommunikation mit dem Bronchialsystem und vor allem bei gleichzeitigem Vorliegen eines Ventilmechanismus eine beträchtliche Größe annehmen, so daß sie die angrenzenden Lungenabschnitte komprimieren und bei entsprechender Lokalisation auch zur Mediastinalabdrängung führen (Keutel u. Willich 1968; Oestreich 1973; Rehbein u. Röke 1960; Schütze et al. 1972). Wenn zwischen Zysten und Bronchialsystem keine Verbindung besteht, sind die Lungenzysten mit Flüssigkeit oder mit Schleim gefüllt. – Von der Lokalisation her sind periphere von zentral gelegenen Lungenzysten zu unterscheiden. Die peripheren Zysten kommen wesentlich häufiger vor. Nach neueren Erkenntnissen sind die Lungenzysten nicht nur als isolierte Fehlbildung zu betrachten, sie sind vielmehr dem großen Spektrum der bronchopulmonalen Fehlbildungen zuzuordnen, zu denen auch die zystisch-adenomatoide Malformation sowie die intralobäre und extralobäre Sequestration gehören (Culiner 1968; Raminowsky et al. 1979; Kirkpatrick 1980).

Der Entwicklung der Lungenzysten liegt pathogenetisch vermutlich eine fehlerhafte Aussprossung des ventralen Vorderdarmdivertikels zugrunde (Avery et al. 1981, S. 164; Reed u. Sobonya 1975; Kirkpatrick 1980). –

Histologisch sind die Lungenzysten aufgebaut aus Bronchialknorpel, glatter Muskulatur und Säulenepithel (Avery u. Fletcher 1981, S. 236; Caffey 1953; Reed u. Sobonya 1975). –

Kongenitale Lungenzysten manifestieren sich in der Regel erst jenseits der Neugeborenenperiode, vornehmlich dann, wenn sich die Zyste infiziert (Gwinn u. Lee 1970). Andererseits kann bei entsprechender Größe die Lungenzyste bereits in der Neonatalperiode rasch zu einer bedrohlichen Atemstörung führen (Beau et al. 1969; Oestreich 1973).

Röntgenologisch stellt sich die Lungenzyste – sofern sie nicht schleim- oder flüssigkeitsgefüllt ist – als runder, scharf gegen die Umgebung abgegrenzter gefäßloser Bereich mit vermehrter Transparenz dar. Ihr Randsaum, der histologisch aus glatter Muskulatur, Bronchialknorpel und Respirationsepithel besteht, erscheint sehr dicht (Avery u. Fletcher 1981; Reed u. Sobonya 1975; Young 1979) (Abb. 24a, b). Oft ist die Lungenzyste auf dem Thoraxnativbild nicht sichtbar. So konnten Opsahl u. Berman (1962) unter 25 klinisch symptomatischen Fällen mit einer Lungenzyste dieselbe nur 14mal im Thoraxbild nachweisen. Eine Unterscheidung zwischen kongenitaler Lungenzyste und einer sekundären, erworbenen Lungenzyste bzw. Pseudozyste (Pneumatozele), ist röntgenologisch nicht sicher möglich. Die Pseudozyste enthält im Gegensatz zur echten primären Zyste keine glatte Muskulatur und kein Bronchialknorpelgewebe (Harris 1977; Siegel u. McCracken 1979). Bei der solitären Lungenzyste kommt differentialdiagnostisch vor allem ein kongenitales lobäres Emphysem

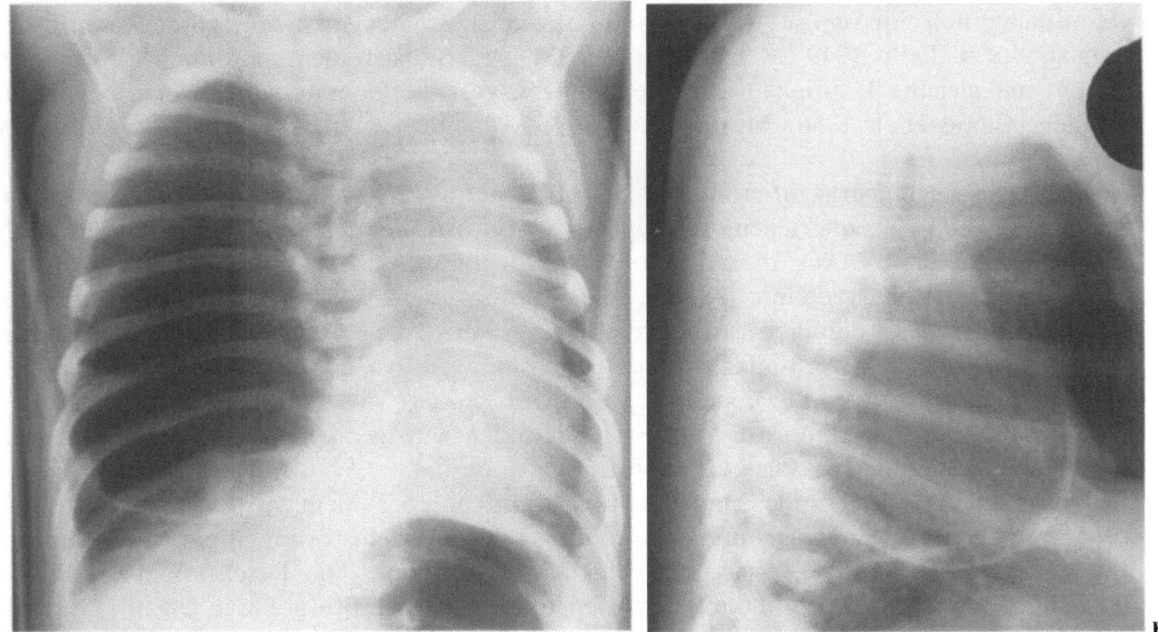

Abb. 24a, b. 4 Wochen altes Neugeborenes mit solitärer Lungenzyste im Mittellappen. Die Zyste komprimiert den rechten Unterlappen. Der rechte Lungenoberlappen ist kompensatorisch überbläht

in Betracht. Sind die Zysten multipel, ist an eine zystisch-adenomatoide Malformation zu denken.

Bei nicht sicher abgrenzbarem Zwerchfell und Nachweis zystoider Strukturveränderungen in einer Thoraxhälfte muß in der Neugeborenenperiode eine kongenitale Zwerchfellhernie ausgeschlossen werden (OPPERMANN et al. 1982, S. 94).

IV. Zystisch-adenomatoide Lungenmalformation

Die zystisch-adenomatoide Lungenmalformation gehört zu den seltenen zystischen Fehlbildungen. Die Erstbeschreibung dieser Anomalie geht auf STOERK zurück. Er beobachtete einen im normalen Lungengewebe eingebetteten tumorösen Komplex von Zysten, die mit Respirations- und Plattenepithel ausgekleidet waren (STOERK 1897). Der zystisch-adenomatoiden Lungenmalformation liegt eine gestörte Kanalisation des Lungenmesenchyms und Kommunikation mit dem endodermalen Lungenanteil zugrunde. Daraus resultiert eine zystische Umstrukturierung mit überschießendem Wachstum (adenomatoides Wachstum) des terminalen Bronchialbaumes in dem betroffenen Lungenlappen. Die arterielle Versorgung der zystischen Areale erfolgt über die Pulmonalarterien (CH'IN u. TANG 1949; CRAIGet al. 1956; KWITTKEN u. REINER 1962; MADEWELL et al. 1975; MERENSTEIN 1969; WILLE u. WURSTER 1974). Die betroffenen Lungenlappen sind in ihrem Gewicht und Volumen vergrößert. Eine Seitenprädilektion besteht nicht, auch ist keine Geschlechtsprädisposition bekannt (MERENSTEIN 1969; SANE u. GIRDANY 1972; WEXLER u. DAPENA 1978).

Die Ätiologie dieser Fehlentwicklung ist nicht geklärt. Bei etwa 25% der bisher beschriebenen Patienten mit zystisch-adenomatoider Lungenmalformation besteht in der Anamnese ein Polyhydramnion, ca. 33% der Patienten haben Anasarka. Die letzteren entwickeln sich

vermutlich durch eine venöse Abflußbehinderung infolge der zystisch-tumorösen Raumforderung (CH'IN u. TANG 1949; MERENSTEIN 1969). – Die zystisch-adenomatoide Malformation
kommt mit gleicher Häufigkeit in beiden Lungen vor, die Oberlappen scheinen bevorzugt
befallen (CRAIG et al. 1956; MERENSTEIN 1969; MADEWELL et al. 1975; SANE u. GIRDANY
1972).

Die zystische Umstrukturierung der betroffenen Lungenabschnitte ist nicht einheitlich.
STOCKER et al. (1978) unterteilen drei Typen bzw. Formen der zystisch-adenomatoiden Mal-
formation. Die erste Form, die am häufigsten vorkommt, ist charakterisiert durch unterschiedlich große, ausgedehnte Zysten, die röntgenologisch dem kongenitalen lobären
Lungenemphysem sehr ähnlich sind. Bei der zweiten Form, die bei etwa 40% aller betroffenen
Patienten beobachtet wird, finden sich multiple, dünnwandige, nahezu uniforme Zysten von
max. 2 cm Durchmesser. Bei der dritten Form präsentiert sich die zystisch-adenomatoide
Malformation als eine tumoröse Masse mit multiplen winzigen Zysten, die makroskopisch
als solide imponieren (STOCKER et al. 1978).

Die zystisch-adenomatoide Lungenmalformation kann bei einem entsprechenden Ausprägungsgrad bereits in der Neugeborenenperiode als schwere Atemstörung imponieren, häufiger
manifestiert sie sich aber jenseits der Neugeborenenperiode. Die Resektion der von der
zystisch-adenomatoiden Fehlbildung betroffenen Lungenabschnitte sollte in jedem Fall erfolgen, auch dann, wenn keine unmittelbare respiratorische Insuffizienz besteht (SCHAPIRO u.
EVANS 1972; WILLE u. WURSTER 1974).

Im Neugeborenenalter stellt sich diese Fehlbildung *röntgenologisch* meistens als einseitige
expansive Weichteilmasse mit multiplen, zum Teil flüssigkeitsgefüllten und teilweise luftgefüll-
ten zystischen Arealen unterschiedlicher Größe dar, meistens mit Tiefstand des gleichseitigen
Zwerchfells und Abdrängung des Mediastinum zur Gegenseite (CRAIG et al. 1956; HORCHER
et al. 1979; MERENSTEIN 1969; SANE u. GIRDANY 1982; TUCKER et al. 1977; WEXLER u.
DAPENA 1978). Je älter der Patient ist, um so mehr finden sich luftgefüllte Zysten, weil
diese über die Kohnschen Poren durch die angrenzenden Lungenanteile zunehmend belüftet
werden (OPPERMANN et al. 1982, S. 98) (Abb. 25a, b). –

Bei thoraxwandnahen zystisch umstrukturierten Lungenarealen kann die Diagnose auch
sonographisch gestellt werden. Bereits intrauterin ist der sonographische Nachweis der
zystisch-adenomatoiden Lungenmalformation gelungen. Nach DIWAN et al. (1983) ist die
Symptomentrias mütterliches Hydramnion, fetale Anasarka und der Nachweis eines zystischen oder soliden intrathorakalen Tumors beim Föten dringend verdächtig auf das Vorliegen
einer zystisch-adenomatoiden Malformation.

In der Differenzierung zum kongenitalen lobären Emphysem hilft das Computertomogramm, wobei sich beim kongenitalen Lobäremphysem eine dünnere Wandstruktur der zystischen Veränderungen findet als bei der adenomatoiden Malformation (HARTENBERG u. BRE-
WER 1983; SILVERMAN 1985). Die Differentialdiagnose der zystisch-adenomatoiden Lungenmalformation umfaßt Pneumatozelen (Pseudozysten), multiple Lungenabszesse, z.B. im Rahmen einer Staphylokokken-Pneumonie und eine kongenitale Zwerchfellhernie, vornehmlich
eine Bochdaleksche Hernie. Bei der letzteren findet sich aber im Gegensatz zur adenomatoiden Malformation ein pathologisches Abdominalbelüftungsmuster. Weiterhin ist eine konge-

---

Abb. 25. a 18 h altes Neugeborenes mit zystisch-adenomatoider Lungenmalformation. Multiple, großzystische
Areale im linken Hemithorax, massive Mediastinalabdrängung nach rechts. Abdominalbelüftung normal!
(Für die freundliche Überlassung des Bildes danke ich Herrn Professor Dr. J.A. KIRKPATRICK, Boston)
b 17 Tage altes Neugeborenes mit zystisch-adenomatoider Lungenmalformation der rechten Lunge. Im rechten Oberlappen – und deutlicher im rechten Unterlappen – mehrere pseudozystische Strukturen

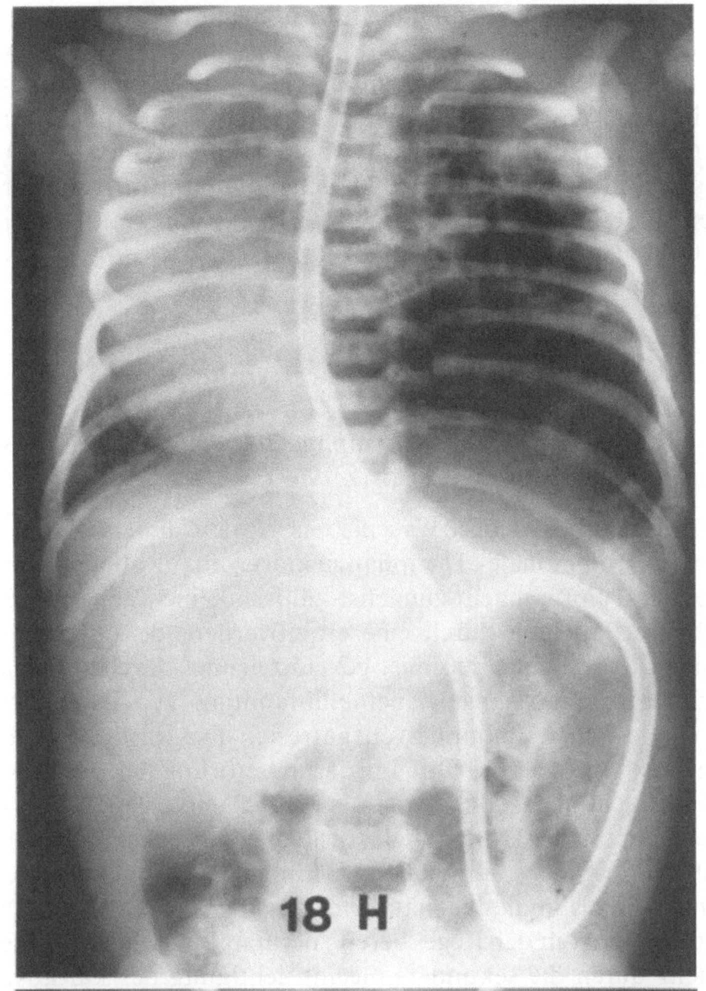

a

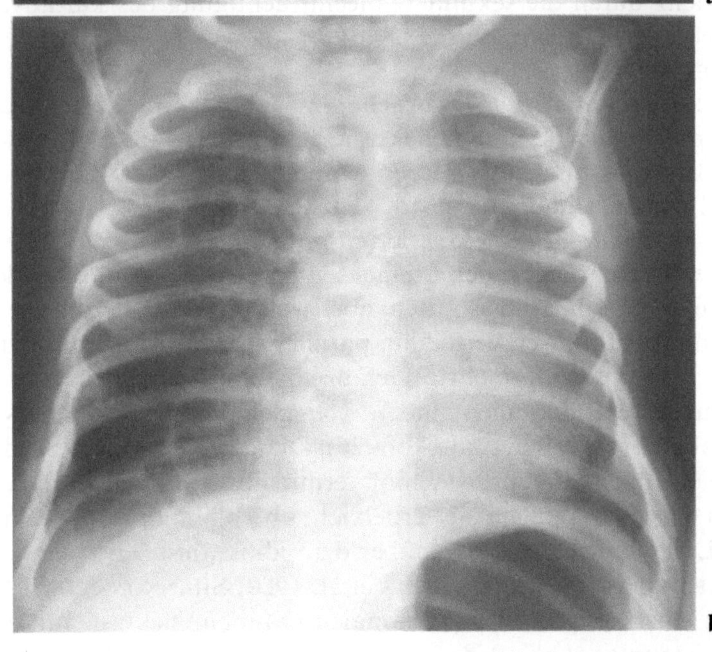

b

nitale Wabenlunge – eine zystische Fehlbildung des Lungenparenchyms – gegen die adenomatoide Malformation abzugrenzen (Denes et al. 1974; Doesel 1968; Grohmann u. Riedeberger 1966; Schütze et al. 1972). Die kongenitale Wabenlunge manifestiert sich aber nahezu nie in der Neugeborenenzeit, sie bleibt in der Regel über mehrere Jahre klinisch stumm (Brands u. Everts 1979; Heymer et al. 1981; Keutel u. Willich 1968). Bei Lokalisation der zystisch-adenomatoiden Malformation in den Unterlappen ist differentialdiagnostisch auch an die im Neugeborenenalter allerdings sehr seltene pulmonale Sequestration zu denken (Kirkpatrick 1980; Oppermann et al. 1982, S. 98).

V. Kongenitale pulmonale Lymphangiektasie

Diese Malformation des pulmonalen Lymphgefäßsystems kommt ausgesprochen selten vor (Fronstin et al. 1967; O'Hara u. Libshitz 1968).

Noonan (1970) unterscheidet drei verschiedene Typen dieser Anomalie. Bei der ersten Form findet sich die pulmonale Lymphangiektasie im Rahmen einer generalisierten Lymphangiektasie. Diese Form macht zunächst klinisch keine pulmonale Symptomatik, vielmehr imponieren diese Patienten durch eine eiweißverlierende Enteropathie. – Die zweite Form der pulmonalen Lymphangiektasie ist gekennzeichnet durch Assoziation mit Herzfehlern, so z.B. mit einer totalen Lungenvenenfehlmündung Typ III, einem hypoplastischen Linksherzsyndrom und einer Pulmonalvenenatresie. Die dritte Form der pulmonalen Lymphangiektasie stellt eine isolierte Differenzierungsstörung der pulmonalen Lymphgefäße dar. Nach den Untersuchungen von Laurence (1955 und 1959) ist anzunehmen, daß es bei dieser Form der pulmonalen Lymphangiektasie in einer frühembryonalen Phase zu einem Stillstand der Entwicklung der pulmonalen Lymphgefäße kommt, so daß dilatierte und obstruierte Lymphgefäße bis in die Neonatalperiode hinein persistieren. Die isolierte pulmonale Lymphangiektasie führt in der Regel bereits perinatal oder etwas später zu einer respiratorischen Insuffizienz durch die sekundäre Beeinträchtigung des kardiovaskulären Systems (Brown u. Reidborg 1967; Ekelund et al. 1966; Felman et al. 1972; Schmidt-Redemann et al. 1980; Weigel u. Mentzel 1974).

In einer von Fronstin et al. (1967) vorgenommenen retrospektiven Analyse an 32 Patienten mit isolierter pulmonaler Lymphangiektasie ergab sich, daß 21 von diesen bereits innerhalb der ersten 48 Lebensstunden gestorben waren. Das mit dieser Fehlbildung am längsten überlebende Kind wurde 5 Jahre alt.

Die *Röntgensymptomatologie* der dilatierten pulmonalen Lymphgefäße ist charakterisiert durch grobnetzige Verdichtungen der Lungensepten mit Verbreiterung des Lungeninterstitium, besonders in den Perihilärabschnitten, aber weit bis in die Peripherie hineinreichend.

Da die Lymphgefäße in ihrer Verteilung parallel zu den bronchovaskulären Strukturelementen verlaufen, kann eine vermehrte Gefäßzeichnung vorgetäuscht werden. Neben den grobnetzigen Strukturveränderungen finden sich gleichzeitig noduläre Verdichtungen, die das Korrelat kollabierter Alveolen sind (Abb. 26). Diese werden von zystoiden Aufhellungszonen umgeben, welche überdehnten Bronchioli terminales und Ductuli alveolares entsprechen. Insgesamt stellen sich die Lungen als erheblich überbläht dar, was eine Differenzierung der pulmonalen Lymphangiektasie gegenüber dem idiopathischen Atemnotsyndrom erleichtert (Brown u. Reidbord 1967; Hernandes et al. 1980; Shannon et al. 1974; Theros 1967). Die Kombination einer kongenitalen pulmonalen Lymphangiektasie mit einem Chylothorax ist extrem selten (Lanning et al. 1978).

Differentialdiagnostisch sind vor allem ein Atemnotsyndrom Stadium II, eine totale Lungenvenenfehlmündung Typ III und eine bronchopulmonale Dysplasie im Stadium III in Erwägung zu ziehen, darüberhinaus auch ein Mikity-Wilson-Syndrom. Die letzten beiden Erkrankungen lassen sich durch anamnestische Daten ausschließen.

Schwierig kann auch die Abgrenzung gegen eine perinatale interstitielle Pneumonie sein. Schließlich kann eine diffuse pulmonale Angiomatose das Bild einer pulmonalen Lymphangiektasie imitieren (HOLDEN u. ALEXANDER 1970).

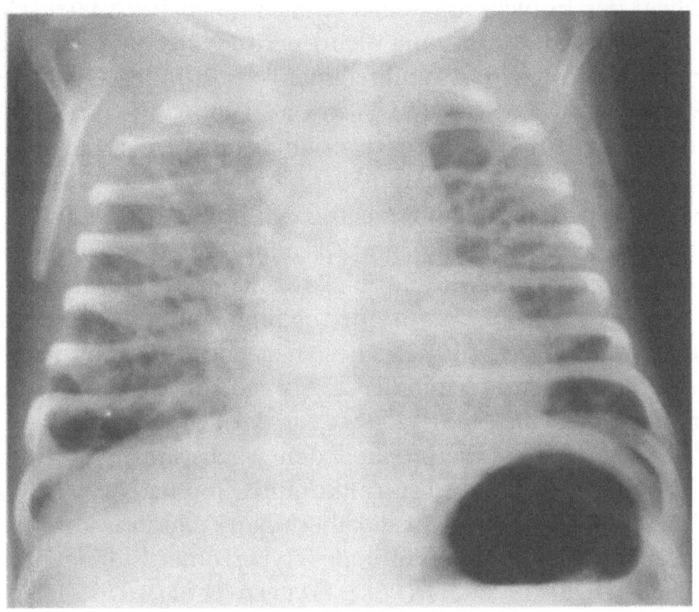

Abb. 26. 22 Tage altes Neugeborenes mit progredienter respiratorischer Insuffizienz bei kongenitaler pulmonaler Lymphangiektasie. Grobretikuläre, partiell noduläre, diffuse Zeichnungsvermehrung in beiden Lungen. (Für die freundliche Überlassung des Bildes danke ich Herrn Professor Dr. W. SCHUSTER, Universitäts-Kinderklinik Gießen)

E. Zwerchfellanomalien

I. Kongenitale Zwerchfellhernien

Kongenitale Zwerchfellhernien sind Folgezustände einer gestörten Zwerchfellentwicklung. Nach der Lokalisation der Hernien unterscheidet man die am häufigsten vorkommende postero-laterale Form (Bochdaleksche Hernie) von der parasternalen (Morgagnische Hernie) und retrosternalen Form (Larreysche Hernie). Die Bochdaleksche Hernie, die durch das Trigonum lumbocostale in den Thoraxraum eventeriert, tritt vornehmlich linksseitig auf (GROSS 1953; HÜNER u. MAHMOUDI 1970; IRLE et al. 1969; KONRAD u. FAHMY 1959; KOZLOWSKI u. GLASSON 1980; PIETSCH u. UNGEHEUER 1960; WISEMAN u. McPHERSON 1977). Dagegen sind die Morgagnische Hernie (COMER u. CLAGETT 1966; KOROBKIN et al. 1973; THOMAS u. CLITHEROW 1977) und die Larreysche Hernie (DAVIES et al. 1977; GRUNDNER 1974) überwiegend rechts lokalisiert. – In Einzelfällen können die Zwerchfellhernien auch beidseitig auftreten (AVNET 1962; CONDE et al. 1979; LEVY et al. 1969; ROBINSON et al. 1980). Als Sonderform einer kongenitalen Zwerchfellhernie, die sich im Neugeborenenalter manifestiert, ist die sog. Spätform bzw. verzögert auftretende Form einer Zwerchfellhernie (late-onset-Hernie) bekannt (Fauré et al. 1971; Glasson et al. 1975; Kenny 1977; Kirchner et al. 1975; Siegel et al. 1981; Young 1978).

In der Neugeborenenperiode haben vornehmlich die Bochdaleksche Hernie und die verzögert auftretende Form einer Bochdalekschen Hernie Bedeutung, während die Morgagnische und Larreysche Hernie in der Regel erst im späteren Säuglings- oder Kleinkindesalter meistens als Zufallsbefund entdeckt werden, da sie über lange Zeit symptomlos bleiben können.

Pathogenetisch liegt der Entwicklung einer kongenitalen Bochdalekschen Zwerchfellhernie ein fehlerhafter Verschluß der Foramina pleuroperitonealea und eine mangelhafte muskuläre Durchsetzung des betroffenen Zwerchfellanteils zugrunde (Engelmann 1975; Gross 1953; Irle et al. 1969; Reed u. Lang 1969; Töndury 1967).

Die Bochdaleksche Hernie führt in der Regel unmittelbar post partum zu einer lebensbedrohlichen respiratorischen Insuffizienz. Der Ausprägungsgrad der die Bochdaleksche Hernie oft begleitenden Lungenhypoplasie erlaubt einen Rückschluß auf den intrauterinen Zeitpunkt der Herniation. Tritt die Hernienbildung zum Zeitpunkt der Bronchialaufzweigung auf, d.h. um die 10.–14. Gestationswoche, entwickelt sich sowohl auf der Hernienseite eine ausgeprägte Lungenhypoplasie wie auch auf der Gegenseite, bedingt durch Mediastinalverdrängung mit Interferenz des Lungenwachstums. Entwickelt sich dagegen die Herniation nach Abschluß der Ausbildung der Bronchien und terminalen Luftwege, ist der Hypoplasiegrad der Lungen wesentlich geringer (Berdon et al. 1968; Wiseman u. McPherson 1977).

Ohi et al. (1976) konnten tierexperimentell den wachstumshemmenden Effekt auf das Alveolarwachstum durch langdauernde Lungenkompression nachweisen. Die der Zwerchfellhernie assoziierte Lungenhypoplasie kann darüberhinaus dadurch kompliziert sein, daß der fetale Kreislauf persistiert, sich eine pulmonale Hypertonie und nachfolgend ein Rechts-Links-Shunt entwickeln (Berdon et al. 1968; Haller et al. 1976; Hislop u. Reid 1976; Levy et al. 1977; Naeye et al. 1976). Eine weitere Komplikation der Lungenhypoplasie besteht darin, daß hypoplastische Lungen unter Beatmung sehr leicht zur Ruptur und damit zur Entwicklung extraalveolärer Luftansammlungen neigen. Nach Fliegel u. Kaufmann (1972) ist die Prognose besonders dann als nahezu infaust anzusehen, wenn sich unter Beatmung ein Pneumothorax auf der Gegenseite der Hernie entwickelt.

Weitere den Zwerchfellhernien assoziierte Fehlbildungen sind kardiovaskuläre Anomalien (Brundelet u. Sucksdorff 1964; Greenwood et al. 1976), zystische Fehlbildungen (Campbell u. Raffensberger 1972; Ekkelkamp u. Vos 1980), eine pulmonale Sequestration (Walther 1975), Skelettanomalien (McCredi et al. 1978), Spaltbildungen im Bereich des Thorax und der vorderen Bauchwand mit gleichzeitigen Skelettfehlbildungen (Davies et al. 1977; Toyama 1972) sowie eine Schilddrüsenaplasie (Grundner 1974).

Der Entstehungsmechanismus einer verzögert auftretenden kongenitalen Bochdalekschen Hernie ist nicht geklärt. Bei diesen Patienten bestehen im Thoraxbild zunächst normal abgrenzbare Zwerchfellschenkel und erst nach einigen Lebenstagen läßt sich eine Herniation nachweisen. Man vermutet, daß bei der Hernienentwicklung auf der rechten Seite die Leber und bei Hernierung auf der linken Seite entsprechend die Milz zunächst eine Verlagerung von Magen-Darmanteilen in den Thorakalraum verhindern, mit Zunahme des intraabdominalen Drucks dann aber doch eine Herniation einsetzt (Fauré et al. 1971; Glasson et al. 1975; Kenny 1977; Kirchner et al. 1975; Siegel et al. 1981; Young 1978).

Interessanterweise wird diese sich verzögert entwickelnde Hernienform auch im Zusammenhang mit einer perinatalen B-Streptokokkenpneumonie beobachtet. Eine Erklärung für dieses Phänomen gibt es nicht (McCarten et al. 1981; Nielsen et al. 1980).

Röntgenologisch stellt sich die Bochdaleksche Hernie bei *linksseitiger* Lokalisation unmittelbar post partum als weichteildichte Verschattung des linken Hemithorax bei gleichzeitig fehlender Abgrenzbarkeit des Zwerchfellschenkels dar. Das Abdomen dieser Neugeborenen ist auffallend luftarm, oft ist nur der Magen als wenig lufthaltiges, in den Thorakalraum hinein verlagertes Gebilde erkennbar (Abb. 27a). Manchmal stellt sich in dem luftarmen Abdomen eine stehende, geblähte Sigmaschlinge dar. Dieselbe entsteht durch Luftübertritt aus den intrapleural gelegenen komprimierten Darmanteilen in das Sigma. Durch gleichzeitigen, streßbedingten Sphinkterkrampf wird ein Entweichen der Luft per anum verhindert (Nicolesches Zeichen). Mit physiologischerweise fortschreitender Belüftung der in den Thoraxraum eventerierten Darmanteile stellen sich diese dann als multiple, große, zystoide Areale dar (Abb. 27b).

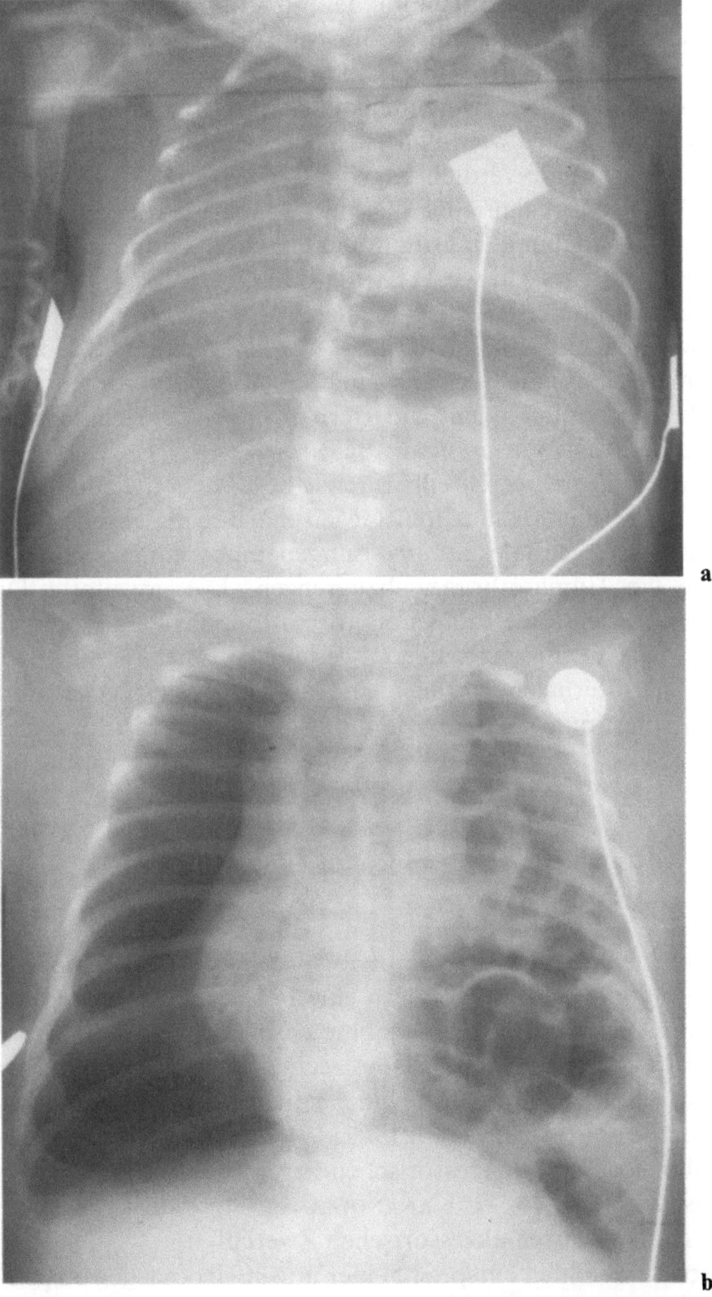

Abb. 27. a Bochdaleksche Hernie links. Fehlende Abgrenzbarkeit des linken Zwerchfellschenkels. Totale Verschattung der linken Lunge, Abdrängung des Mediastinums nach rechts. Luftleeres Abdomen. **b** Ausgedehnte Bochdaleksche Hernie links. Die hernierten Darmschlingen nehmen den gesamten Hemithorax links ein. Ausgedehnter, rechtsseitiger Pneumothorax, wobei die rechte kollabierte Lunge deutlich sichtbar wird

Bei *rechtsseitigem* Auftreten der Bochdalekschen Hernie läßt sich oft zusätzlich die fehlende Abgrenzbarkeit des Leberschattens an typischer Stelle nachweisen („Absent liver sign") (Riggs u. Herschmann 1970). Die Verlagerung der Leber in den Thoraxraum ist sehr leicht sonographisch zu diagnostizieren, außerdem durch eine umbilikale Phlebographie und indirekt auch eine Fehlposition des Nabelvenenkatheters (Sagel u. Ablow 1970; Taber et al. 1973).

Die verzögert auftretende Form der Bochdalekschen Hernie stellt sich meistens in Form einer plötzlich auftretenden einseitigen thorakalen Verschattung dar – bei unmittelbar post partum nachweislich noch normalem Thoraxbefund – (Abb. 28a, b).

Die Morgagnische und Larreysche Hernie sind anterior und retro-, bzw. parasternal gelegen. Sie stellen sich im sagittalen Thoraxbild *röntgenologisch* als weichteildichte Verschattung in Projektion auf den Herzzwerchfellwinkel dar. Im seitlichen Strahlengang ist der vordere Anteil des betroffenen Zwerchfellschenkels nicht abgrenzbar, die Hernie selbst gibt sich als retro- bzw. parasternale Verdichtungsfigur zu erkennen. –

Bei nur sehr kleiner Morgagnischer Hernie kann diese röntgenologisch in Form einer „hirtenstabähnlichen" Aufhellungsfigur imponieren, welche durch thorakal prolabiertes properitoneales Fettgewebe verursacht wird (Lanuza 1971).

Bei bilateraler Lokalisation der antero-medialen Hernien können Herz und der sie überlagernde Thymus soweit nach kranial abgedrängt werden, daß eine Kardiomegalie, manchmal auch eine „Schneemannsilhouette" des Herz und Gefäßbandes vorgetäuscht werden (Robinson et al. 1980). Im Extremfall reicht die Herniation bis in den Perikardialsack (Gwinn u. Lee 1973; Wallace 1977; Wilson et al. 1947).

Die bei der kongenitalen Zwerchfellhernie zu berücksichtigenden Differentialdiagnosen richten sich nach der Hernienlokalisation. Gegen die Bochdaleksche Hernie sind vor allem ein flüssigkeitsgefülltes kongenitales lobäres Lungenemphysem, ein kongenitaler Hydro- und Chylothorax sowie ein Hämatothorax abzugrenzen. Die erweiterte Differentialdiagnose umfaßt die zystisch-adenomatoide Lungenmalformation, das Pleuraempyem und einen intrathorakalen Tumor sowie die äußerst seltene Zwerchfellaplasie. –

Die retro- und parasternalen Hernien sind abzugrenzen gegen tumoröse Prozesse im vorderen unteren Mediastinum, so z.B. die sehr seltene Perikardzölomzyste.

II. Akzessorisches Zwerchfell

Das akzessorische Zwerchfell ist eine ausgesprochen seltene Anomalie, die vermutlich keine isolierte Fehlbildung darstellt, sondern eine Form der Hypogenese der rechten Lunge (Felson 1972). Unterstützt wird diese Annahme dadurch, daß das akzessorische Zwerchfell sehr oft assoziiert ist mit einer Hypoplasie des rechten Ober- und Mittellappens, einer anormalen systemischen Blutversorgung sowie einer fehlerhaften venösen Lungendrainage (Felson 1972; Gwinn et al. 1974; Ikeda et al. 1972; Wille et al. 1975).

Auch die Kombination eines akzessorischen Zwerchfells mit einem Vorhofdefekt wurde beschrieben (Tomisawa et al. 1974). Kananoglu u. Tuncbilek berichten über einen Fall mit einem linksseitig lokalisierten akzessorischen Zwerchfell.

Das akzessorische Zwerchfell entspricht einer muskulärbindegewebigen Membran, welche ventral vom normalen Zwerchfellschenkel entspringt, im dorsalen Anteil als Duplikatur nach postero-lateral verläuft und in Höhe der 5. bis 7. Rippe ansetzt (Hashida u. Sherman 1961; Kananoglu u. Tuncbilek 1978; Nigogosyan u. Ozarda 1961; Wille et al. 1975).

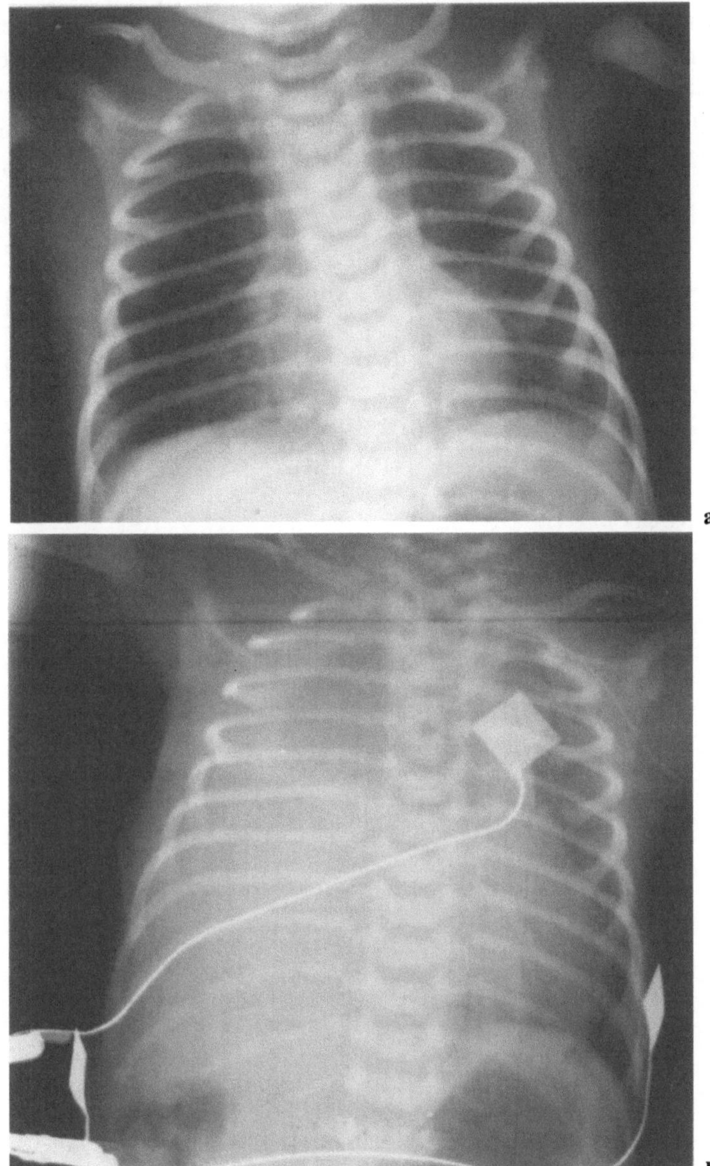

Abb. 28a, b. Neugeborenes mit verzögert auftretender Zwerchfellhernie (Bochdaleksche Hernie) rechts. **a** Normaler Thoraxbefund am 1. Lebenstag. Rechtsseitige Klavikulafraktur. **b** Verschattung des rechten Unter- und Mittelfeldes, Zwerchfellschenkel rechts nicht mehr abgrenzbar. – „Absent-liver-sign"

Die Entstehung des akzessorischen Zwerchfells wird auf einen unvollständigen Deszensus des Septum transversum zurückgeführt (WILLE et al. 1975).

Im *Thoraxbild* stellt sich das akzessorische Zwerchfell nicht direkt dar. Auf diese Anomalie hinweisende Symptome im sagittalen Thoraxbild sind ein verkleinerter Hemithorax, eine Transparenzminderung desselben, vornehmlich medial, eine Unschärfe von Herz- und Mediastinalbegrenzung und eine Verlagerung des Herz und Gefäßbandes zum akzessorischen Zwerchfell hin. In der seitlichen Projektion grenzt sich retrosternal und parallel zu diesem verlaufend eine breite, bandförmige Verdichtung ab, die nach dorsal hin konkavbogig scharf abgegrenzt ist. Diese Verdichtung entspricht nicht dem akzessorischen Zwerchfell, sie ist vielmehr das Korrelat extrapleuralen Fettgewebes, das den Raum der hypoplastischen Lungenanteile einnimmt (Cremin u. Bass 1975; Davis u. Allen 1968; Felson 1970) (Abb. 29a, b). Differentialdiagnostisch ist in erster Linie an eine Lungenhypoplasie sowie an eine partielle Oberlappen- und Mittellappenatelektase zu denken. Weniger wahrscheinlich im Neugeborenenalter ist eine pulmonale Sequestration (Oppermann et al. 1982, S. 127).

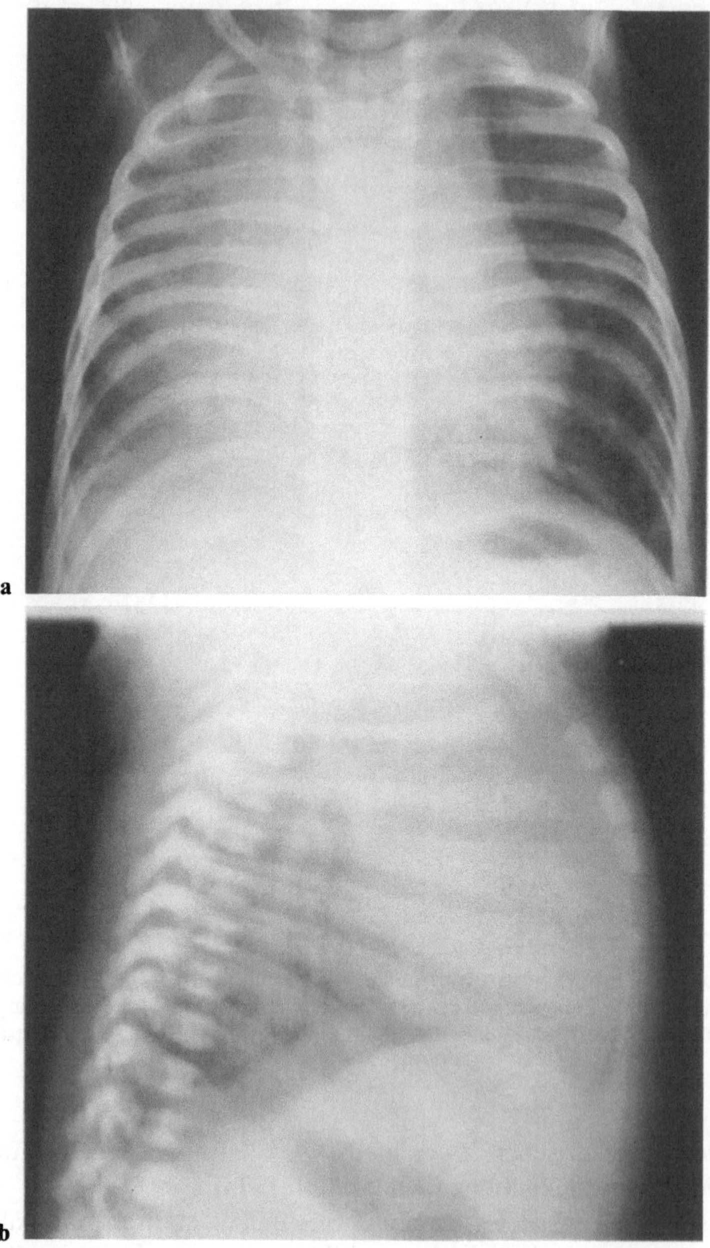

Abb. 29a, b. 4 Monate alter männlicher Säugling mit akzessorischem Zwerchfell rechts. **a** Subtotale schleierige Eintrübung des rechten Hemithorax. **b** Retrosternal bandförmige weichteildichte Verschattung

III. Zwerchfellagenesie

Die schwerste Form einer fetalen Entwicklungsstörung des Zwerchfells stellt die Agenesie dar. Diese kann uni- und bilateral auftreten. Die Ätiologie dieser extrem seltenen Anomalie ist nicht bekannt. Sie wird im Rahmen eines familiären rezessiv-autosomalen Erbleiden, aber meistens sporadisch beobachtet (PASSARGE et al. 1968). FEINGOLD berichtete 1971 über einen Patienten mit einer kongenitalen Rötelnerkrankung und einem membranösen Zwerchfell ohne muskuläre Elemente (FEINGOLD 1971). Die Röntgensymptome der Zwerchfellagenesie entsprechen denen einer kongenital uni-, bzw. bilateralen Zwerchfellhernie.

Literatur

Aaron BL, Doohen DJ (1970) Spontaneous hemothorax in the newborn. Ann Thorac Surg 9:258

Ablow RC (1971) Radiologic diagnosis of the newborn chest. In: Current problems in pediatrics 1. Year Books Medical Publ, Chicago, p 12

Ablow RC, Orzalesi MM (1971) Localized roentgenographie pattern of hyaline membrane disease: evidence that the upper lobes of human lung mature earlier than the lower lobes. AJR 112:23

Ablow RC, Driscoll SG, Effmann EL, Gross I, Jolles CJ, Warshaw JB (1976) Comparison of early-onset group B streptococcal neonatal infection and the respiratory distress syndrome of the newborn. NEJM 294:65

Ablow RC, Gross I, Effmann EL, Uauy R, Driscoll S (1977) The radiographic features of early onset group B streptococcal neonatal sepsis. Radiology 124:777

Adamson TM, Boyd RDH, Normand ICS, Reynolds EOR, Shaw JL (1969) Hemorrhagic pulmonary edema in the newborn ("massive pulmonary hemorrhage"). Lancet 1:494

Aherne W, Dawkins MJR (1964) The removal of fluid from the pulmonary airways after birth in the rabbit, and the effect on this of prematurity and pre-natal hypoxia. Biol Neonate 7:214

Ahvenainen EK, Call JD (1952) Pulmonary hemorrhage in infants. Am J Pathol 28:1

Anderson RW, Strickland MB (1971) Pulmonary complications of oxygen therapy in the neonate. Arch Pathol 91:506

Areechon W, Reid L (1963) Hypoplasia of lung with congenital diaphragmatic hernia. Br Med J 1:230

Arth C, Schmidt B von, Grossman M, Schachter J (1978) Chlamydial pneumonitis. J Pediatr 93:447

Avery ME (1968) The lung and its disorders in the newborn infants. Saunders, Philadelphia, p 190

Avery ME, Clements JA (1963) Pulmonary surfactant and atelectasis. Physiol Physicians 1:1

Avery ME, Fletcher BD (1974) The lung and its disorders in the newborn infant, 3rd edn. Saunders, Philadelphia London Toronto, p 125, 236

Avery ME, Fletcher BA (1981) The lung and its disorders in the newborn infants. Saunders, Philadelphia, p 164

Avery ME, Gatewood OB, Brumley G (1966) Transient tachypnea of the newborn; possible delayed resorption of fluid at birth. Am Dis Child 111:380

Avery ME, Fletcher BD, Williams RGC (1981) The lung and its disorders in the newborn infant, 4th edn. Saunders, Philadelphia London Toronto, p 171, 197, 203, 271, 284, 312

Avnet NL (1962) Roentgenologic features of congenital bilateral anterior diaphragmatic eventration. AJR 88:743

Bale JF, Walkins M (1978) Fulminant neonatal haemophilus influenzae pneumonia and sepsis. J Pediatr 92:233

Bancalari E, Abdenour GE, Feller R, Gannon J (1979) Bronchopulmonary dysplasia: Clinical presentation. J Pediatr 95:819

Banerjee CK, Girling DJ, Wigglesworth JS (1972) Pulmonary fibroplasia in newborn babies treated with oxygen and artifical ventilation. Arch Dis Child 47:509

Barnes ND, Glover WJ, Hull D, Milner AD (1969) Effects of prolonged positive pressure ventilation in infancy. Lancet 2:1096

Barth K, Schnauffer L, Kaufmann HJ (1976) Case report: giant idiopathic thymomegaly. Pediatr Radiol 4:117

Baum GL, Racz I, Bubis JJ, Molho M, Shapiro BL (1966) Cystic disease of the lung. Am J Med 40:578

Bauman WA, Nadelhaft J (1958) Chest radiography of newborns. A planned study of 104 patients including clinico-pathologic correlation of the respiratory distress syndrome. Pediatrics 21:813

Baumgärtner W, Calker H van, Eisenberg W (1980) Konnatale Tuberkulose. Monatsschr Kinderheilkd 128:563

Bawkin H, Bawkin RM (1935) Body build in infants: VI. Growth of the cardiac silhouette and the thoraco-abdominal cavity. Am J Dis Child 49:861

Bean WJ, Jordan RB, Gentry H, Nice CM (1969)

Fissure lines in the pediatric roentgenogram. AJR 106:109

Beau A, Prévot J, Azambourg JP (1969) Acute respiratory distress and bronchogenic cyst in the newborn infant. Ann Chir Infant 10:495

Beem M, Saxon E (1977) Respiratory tract colonization and a distinctive pneumonia syndrome in infants infected with chlamydia trachomatis. NEJM 296:306

Benirschke KK (1960) Routes and types of infection in the fetus and newborn. Am J Dis Child 99:714

Berdon WE, Baker DH (1966) Radiology of the newborn. Pediatr Clin North Am 13:1017

Berdon WE, Baker DH, James LST (1965) The ductus bump (a transient physiologic mass in chest roentgenograms of newborn infants). AJR 95:91

Berdon WE, Baker DH, Amoury R (1968) The role of pulmonary hypoplasia in the prognosis of newborn infants with diaphragmatic hernia and eventration. AJR 103:413

Berg TJ, Pagtakhan RD, Reed MH, Langston C, Chernick V (1975) Bronchopulmonary dysplasia and lung rupture in hyaline membrane disease: Influence of continuous distending pressure. Pediatrics 55:51

Berger G (1968) Zur Differentialdiagnose des Atemnotsyndroms im Neugeborenenalter unter besonderer Berücksichtigung des Hydrothorax. Monatsschr Kinderheilkd 116:507

Binstadt DH, Williams HJ, Jarvis CW (1977) Bronchial stenosis and segmental emphysema in a neonate. J Can Assoc Radiol 28:297

Blystad W, Landing B, Smith C (1951) Pulmonary hyaline membranes in newborn infants. Pediatrics 8:5

Boisset GF (1972) Subpleural emphysema complicating staphylococcal and other pneumonias. J Pediatr 81:259

Bomsel F, Couchard M, Henry E (1951) Respiratory distress in the newborn: Radiological approach, differential diagnosis. J Belg Radiol 63:89

Bomsel F, Couchard M, Larroche JC, Magder L (1975) Diagnostic radiologique de l'hemorrhagie pulmonaire massive du nouveau-né. Ann Radiol (Paris) 18:419

Bonikos DS, Bensch KG, Northway WM, Edwards DK (1976) Bronchopulmonary dysplasia: The pulmonary pathologic sequel of necrotizing bronchiolitis and pulmonary fibrosis. Hum Pathol 7:643

Boothby CB, De Sa DJ (1973) Massive pulmonary hemorrhage in the newborn: changing pattern. Arch Dis Child 48:21

Boyden EA (1955) Developmental anomalies of the lungs. Am J Surg 89:79

Boyden EA (1965) The terminal air sacs and their blood supply in a 37 – day infant lung. Am J Anat 116:413

Brands W, Evertz K (1979) Röntgenologische Aspekte der Zystenlunge beim Neugeborenen. RÖFO 130:153

Brown MD, Reidborg HE (1967) Congenital lymphangiectasis. Am J Dis Child 114:654

Brown ER, Stark A, Sosenko I, Lawson EE, Avery ME (1978) Bronchopulmonary dysplasia: Possible relationship to pulmonary edema. J Pediatr 92:982

Brünner S, Poulsen PT, Vesterdal J (1960) Cysts of the lung in infants and children. Acta Paediatr 49:39

Brundelet PJ, Sucksdorff J (1964) The cardiovascular component of congenital diaphragmatic hernia. Acta Paediatr 53:221

Burnard ED, Grattan-Smith P, Dicton-Warlow CG, Graunang A (1965) Pulmonary insufficiency in prematurity. Aust Paediatr J 7:12

Burney B, Smith WL, Franken EA, Klatte EC (1978) Chest film diagnosis of patent ductus arteriosus in infants with hyaline membrane disease. AJR 130:1149

Buse PJ de, Morris G (1972) Bilateral pulmonary agenesia, oesophageal atresia and the first arch-syndrome. Thorax 28:256

Caffey J (1953) On the natural regression of pulmonary cysts during early infancy. Pediatrics 11:48

Caffey J (1978) Pediatric x-Ray diagnosis 7th edn. Year Book Medical Publ, Chicago, p 511

Campbell DP, Raffensperger JG (1972) Congenital cystic disease of the lung masquerading as diaphragmatic hernia. J Thorac Cardiovasc Surg 64:592

Campbell PE (1969) Congenital lobar emphysema. Aust Paediatr J 5:226

Capitanio MA, Kirkpatrick JA Jr (1966) Pneumocystis carinii pneumonia. AJR 97:174

Cheeseman SH, Hirsch MS, Keller EW, Keim DE (1977) Fatal neonatal pneumonia caused by echovirus type 9. Am Dis Child 131:1169

Ch'in KY, Tang MY (1949) Congenital adenomatoid malformation of one lobe of lung with general anasarca. Arch Pathol 48:221

Clark JM, Lambertson CJ (1971) Pulmonary oxygen toxicity. Pharmacol Rev 23:37

Cleveland RH, Todres ID (1981) Patterns of evolution of X-ray changes in respiratory distress syndrome. Helv Paediatr Acta [Suppl] 34:43

Coceani F, Olley PM, Lock JE (1980) Prostaglandins, ductus arteriosus, pulmonary circulation: current concepts and clinical potential. Eur J Clin Pharmacol 18:75

Cochran ST, Gyepes MT, Smith LE (1977) Obstructions of the airways by the heart and pulmonary vessels in infants. Pediatr Radiol 6:81

Cole VA, Normand ICS, Reynolds EOR, Rivers RPA (1973) Pathogenesis of hemorrhagic pulmonary edema and massive pulmonary hemorrhage in the newborn. Pediatrics 51:175

Comer TP, Clagett OT (1966) Surgical treatment of

hernia of the foramen of Morgagni. J Thorac Cardiovasc Surg 12:149

Conde J, Mendoza E, Rafel E, Parra DM (1979) Congenital bilateral posterolateral and anterior diaphragmatic defects. J Pediatr Surg 14:185

Cooney DR, Menke JA, Allen JE (1977) Acquired lobar emphysema, a complication of respiratory distress in premature infants. J Pediatr Surg 12:897

Corbett DP, Washington JE (1971) Respiratory obstruction in the newborn and excess pulmonary fluid. AJR 112:18

Couchard M, Polge J, Bomsel F (1974) Hyaline membrane disease; diagnosis, radiological observation, treatment, and complications. A radiological study of 589 cases. Ann Radiol 17:669

Craig JM, Kirkpatrick JA, Neuhauser EBD (1956) Congenital cystic adenomatoid malformation of the lung in infants. AJR 76:516

Cramblett HG, Haynes RE, Azimi PH, Hilty MD, Wilder MH (1973) Nosocomial infection with echovirus type II in handicapped and premature infants. Pediatrics 51:603

Cremin BJ, Bass EM (1975) Retrosternal density: a sign of pulmonary hypoplasia. Pediatr Radiol 3:145

Cremin BJ, Movsowitz H (1971) Lobar emphysema in infants. Br J Radiol 44:692

Cronan JJ, Ablow RC (1981) Radiological case of the month. Am J Dis Child 135:369

Culiner MM (1968) Intralobar bronchial cystic disease: The sequestration complex and cystic bronchiectasis. Dis Chest 53:462

Daves ML, Walsh JA (1970) Minihemithorax. AJR 109:528

Davies GM, Reid L (1970) Growth of the alveoli und pulmonary arteries in childhood. Thorax 25:669

Davies MRQ, Rode H, Cywes S (1977) Thoracoschisis associated with an ipsilateral distal phocomelia and an anterolateral diaphragmatic hernia. J Pediatr Surg 12:755

Davis WS, Allen RP (1968) Accessory diaphragm. Radiol Clin North Am 5:253

Dénes J, Lukacs VF, Léb J, Cholnoky P (1974) Angeborene polyzystische Lunge, ein lobäres Emphysem vortäuschend. Z Kinderchir 14:333

Desmond MM, More J, Lindley JE, Brown CA (1957) Meconium staining of the amniotic fluid. A marker of fetal hypoxia. Obstet Gynecol 9:91

Dietzsch HJ, Berger G (1970) Röntgenschaukasten: Zur Differentialdiagnose des Röntgensymptoms „Weißer Thorax" beim Neugeborenen. Kinderärztl Prax 38:137

Dippel WF, Doty DB, Ehrenhaft JL (1973) Tension hemothorax due to patent ductus arteriosus. N E J M 288:353

Diwan RV, Brennan JN, Philipson EH (1983) Ultrasonic prenatal diagnosis of type III congenital cystic adenomatoid malformation of lung. J Clin Ultrasound 11:218

Dixon BK, Houston CS (1978) Radiographic exhibit; fatal neonatal pulmonary candidiasis. Radiology 129:132

Doesel H (1968) Bronchographische Befunde bei angeborenen Fehlbildungen des Bronchialsystems und der Lunge im Kindesalter. RÖFO 109:759

Donald I, Steiner RE (1953) Radiography in the diagnosis of hyaline membrane disease. Lancet 2:846

Doppman JL, Geelhoed GW, DeVita VT (1975) Atypical radiographic features in pneumocystis carinii pneumonia. Radiology 114:39

Dunken J (1927) Mediastinale Pneumatozele nach Pneumonie bei einem Säugling. Z Kinderheilkd 43:339

Easa D (1978) Coagulation abnormalities associated with localized hemorrhage in the neonate. J Pediatr 92:989

Ebel KLD (1980) Zur Röntgenuntersuchung des Thymus im Kindesalter. Radiologe 20:379

Ebel KD, Fendel H (1967) The roentgen changes of pneumocystis pneumonia and their anatomical basis. Progr Pediatr Radiol 1:177

Edwards DK (1979) Radiographic aspects of bronchopulmonary dysplasia. J Pediatr 95:823

Edwards DK, Dyer WM, Northway WH Jr (1977) Twelve years experience with bronchopulmonary dysplasia. Pediatrics 59:839

Edwards DK, Colby TV, Northway WH (1979) Radiographic-pathologic correlation in bronchopulmonary dysplasia. J Pediatr 95:834

Edwards DK, Higgins ChB, Gilpin EA (1981) The cardiothoracic ratio in newborn infants. AJR 136:907

Ellis K, Nadelhaft J (1957) Roentgenographic findings in hyaline membrane disease infants weighting 2000 grams and over. AJR 78:444

Ellison RC, Peckham GI, Lang P, Talner NS, Lerer TJ, Lin L, Dooley NJ, Nadas AS (1983) Evaluation of the preterm infant for patient ductus arteriosus. Pediatrics 71:364

Ehrenhart JL, Taber RE (1953) Progressive infantile emphysema in infancy; surgical emergency. J Thorac Surg 26:1

Ehrenkranz RA, Ablow RC, Warshaw JB (1978) The complication of oxygen use in the newborn infant. Clin Perinatol 5:437

Ekelund H, Palmstierna S, Östberg G (1966) Congenital pulmonary lymphangiectasis. Acta Paediatr Scand 55:121

Ekkelkamp S, Vos A (1980) A newborn with congenital diaphragmatic hernia and congenital cystic adenomatoid malformation of the lung. Z Kinderchir 31:65

Emery JL, Mithal A (1960) The number of alveoli in the terminal respiratory unit of man during late intrauterine life and childhood. Arch Dis Child 35:544

Engelmann C (1975) Zu den Fehlbildungen des

Zwerchfells und der Lunge. Z Erkr Atmungsorgane 142:164

Esterly JR, Oppenheimer EH (1966) Massive pulmonary hemorrhage in the newborn. I. Pathologic considerations. J Pediatr 69:3

Fagan CJ, Swischuk LE (1972) The opaque lung in lobar emphysema. AJR 144:300

Falkenbach KH, Bachmann KD, O'Loughlin BJ (1961) Pneumocystis carinii pneumonia. AJR 85:706

Fauré C, Sauvegrain J, Bomsel F (1971) Hernie congénitale du diaphragme droit avec coupole diaphragmatique en place normale à la naissance. Ann Radiol (Paris) 14:305

Fawcitt J, Lind J, Wegelius C (1960) The first breath. Acta Paediatr Scand [Suppl 123] 49:5

Feingold M (1971) Aplasia of the diaphragm. Pediatrics 47:601

Felman AH, Rhatigan RM, Pierson KK (1972) Pulmonary lymphangiectasia: Observations in 17 patients and proposed classification. AJR 116:548

Felson B (1970) Pulmonary agenesis and related anomalies. Semin Roentgenol 7:17

Fletcher BD, Sachs BF, Kotas RV (1970) Radiologic demonstration of postnatal liquid in the lungs of newborn lambs. Pediatrics 46:252

Fliegel CP, Kaufmann HJ (1972) Problems caused by pneumothorax in congenital diaphragmatic hernia. Ann Radiol 15:159

Floyd FW, Repici A, Gibson ET, Mc George CA (1963) Bilateral congenital lobar emphysema surgically corrected. Pediatrics 31:87

Fox WW, Gewitz MH, Dinwiddie R, Drummond WH, Peckham GJ (1977) Pulmonary hypertension in the perinatal aspiration syndromes. Pediatrics 59:205

Frisch H, Schabel F (1979) Der Hydrothorax in der Neonatalperiode. Monatsschr Kinderheilkd 127:207

Frommell GT, Rothenberg R, Wang S, McIntosh K (1979) Chlamydial infection of mothers and their infants. J Pediatr 95:28

Fronstin MH, Hooper GS, Besse BE, Ferreri S (1967) Congenital pulmonary cystic lymphangiectasis. Am J Dis Child 114:330

Giedion A (1965) Beidseitiger Hydrothorax als Ursache schwerster initialer Atemnot des Neugeborenen. RÖFO 102:29

Giedion A, Haefliger H, Dangel P (1973) Acute pulmonary X-ray changes in hyaline membrane disease treated with artificial ventilation and positive end-expiratory pressure (PEEP). Pediatr Radiol 1:145

Glasson MJ, Barter W, Cohen DH (1975) Congenital left posterolateral diaphragmatic hernia with previously normal chest x-ray. Pediatr Radiol 3:201

Goldman HS, Scarpelli EM (1981) Pattern of clearance of fetal pulmonary fluid from the newborn lung (Abst.) AJR 135:863

Gooding CA, Gregory GA (1971) Roentgenographic analysis of meconium aspiration of newborns. Radiology 100:131

Greenwood RD, Rosenthal A, Nadas AS (1976) Cardiovascular abnormalities associated with congenital diaphragmatic hernia. Pediatrics 57:92

Gregg RH, Bernstein J (1961) Pulmonary hyaline membranes and the respiratory distress syndrome. Am J Dis Child 102:871

Gregory GA, Gooding CA, Phibbs RH, Tooley WH (1974) Meconium aspiration in infants – a prospective study. J Pediatr 85:848

Griscom NT, Harris GBC, Wohl MEB, Vawter GF, Eraklis AJ (1969) Fluid-filled lung due to airway obstruction in the newborn. Pediatrics 43:383

Griscom NT, Wohl MEB, Kirkpatrick JA (1978) Lower respiratory infections: how infants differ from adults. Radiol Clin North Am 26:367

Grohmann W, Riedeberger J (1966) Lungenzysten. Z Ärztl Fortbild (Jena) 60:1–171

Gross RE (1953) The surgery of infancy and childhood. Saunders, Philadelphia, p 428

Grossmann H, Winchester PH, Auld PA (1970) Simultaneous frontal and lateral chest roentgenograms on low birth weight infants. AJR 108:550

Gruenwald P (1958) The significance of pulmonary hyaline membrane in newborn infants. JAMA 166:621

Grundner HG (1974) Doppelseitige parasternale Zwerchfellhernie mit Schilddrüsenaplasie bei einem Säugling. RÖFO 120:362

Gwinn JL, Lee FA (1970) Congenital pulmonary cysts. Am J Dis Child 119:341

Gwinn JL, Lee FA (1973) Radiological case of the month. Am J Dis Child 125:539

Gwinn JL, Lee FA (1974) Radiological case of the month: Intrauterine transfusion of donor blood into right thorax of fetus. Am J Dis Child 128:521

Gwinn JL, Lee FS, Fagan CJ, Swischuk LE (1974) Radiological case of the month: right upper and middle lobar agenesis with accessory diaphragm. Am J Dis Child 128:367

Haller JA jr, Signer RD, Golladay ES, Inon AE, Harrington DP, Shermeta DW (1976) Pulmonary and ductal hemodynamics in studies of simulated diaphragmatic hernia of fetal and newborn lambs. J Pediatr Surg 11:675

Halliday HL, McClure G, Mc Reid M (1981) Transient tachypnea of the newborn: two distinct clinical entities? Arch Dis Child 56:322

Hammersen G, Bartholomé K, Oppermann HC, Wille L, Lutz P (1977) Group B streptococci: A new threat to the newborn. Eur J Pediatr 126:189

Harris H (1977) Pulmonary pseudocysts in the newborn infant. Pediatrics 59:199

Harris GBC (1981) Persönliche Mitteilung

Harrod JR, Heureux PL, Wagensteen OD, Hunt CE (1974) Long-term follow up of severe respiratory distress syndrome treated with IPPB. J Pediatr 84:277

Hartenberg MA, Brewer WH (1983) Cystic adenomatoid malformation of the lung: Identification by sonography. AJR 140:693

Hashida Y, Sherman FE (1961) Accessory diaphragm associated with neonated respiratory distress. J Pediatr 59:529

Hathaway WE (1970) Coagulation problems in the newborn infant. Pediatr Clin North Am 17:929

Hegenbarth R, von der Hardt H, Zimmermann H (1980) Zur röntgenologischen Differentialdiagnose der einseitigen Lungenüberblähung im Neugeborenen- und Säuglingsalter. Röntgenblätter 33:539

Hendren H, McKee DM (1966) Lobar emphysema of infancy. J Pediatr Surg 1:24

Hernandes RJ, Stern AM, Rosenthal A (1980) Pulmonary lymphangiectasis in Noonan syndrome. AJR 134:75

Heymann MA, Rudolph AM (1972) Effects of congenital heart disease on fetal and neonatal circulation. Prog Cardiovasc Dis 15:115

Heymer A (1963) Klinik der zystischen Lungenerkrankungen. Langenb Arch Klin Chir 304:348

Heymer R, Benz-Bohm G, Heimann G (1981) Die kongenitale Wabenlunge beim Kind – ein radiologischer Zufallsbefund. RÖFO 135:381

Higgins CB, Rausch J, Friedmann WF, Hirschklau MJ, Kirkpatrick SE, Goergen TG, Reinke RT (1977) Patent ductus arteriosus in preterm infants with idiopathic respiratory distress syndrome. Radiology 123:189

Highman JH (1969) Staphylococcal pneumonia and empyema in childhood. AJR 106:103

Hilton S, Edwards DK, Hilton JW (1984) Practical pediatric radiology. Saunders, Philadelphia London Toronto

Hinds EA, Linkner LM, Clud DT, Trump DS (1970) Ectopic thymic tissue of the neck. J Pediatr Surg 5:460

Hislop A, Reid L (1970) New pathologic findings in emphysema of childhood. I. Polyalveolar lobe with emphysema. Thorax 25:682

Hislop A, Reid L (1973) Pulmonary arterial development during childhood: branching pattern and structure. Thorax 28:129

Hislop A, Reid L (1976) Persistent hypoplasia of the lung after repair of congenital diaphragmatic hernia. Thorax 31:450

Hislop A, Hey E, Reid L (1979) The lungs in congenital bilateral renal agenesis and dysplasia. Arch Dis Child 54:32

Hitch DC, Minor GR, Mitchell AR, Keats TE (1973) Dilated lymphatics in congenital lobar emphysema. J Thorac Cardiovasc Surg 66:127

Hobson D, Rees E (1977) Chlamydia infection in neonates. NEJM 296:398

Hodgman JE, Mikity VG, Tatter D, Cleland RS (1969) Chronic respiratory distress in the premature infants, Wilson-Mikity syndrome. Pediatrics 44:179

Hoffmann RR, Campbell RE, Decker JP (1974) Fetal aspiration syndrome: clinical roentgenologic and pathologic features. AJR 122:90

Holden KR, Alexander F (1970) Diffuse neonatal hemangiomatosis. Pediatrics 46:411

Holm AL, Söderlund S (1975) Experience of postoperative chylothorax in children. Pediatr Radiol 4:10

Horcher E, Helmer F, Felsenreich G (1979) Kongenitale zystische Adenomatose beim Neugeborenen: Vortäuschung einer Zwerchfellhernie. Z Kinderchir 26:197

Howatt WF, Avery ME, Humphreys PW, Normand ICS, Reid L, Strang LB (1965) Factors affecting pulmonary surface properties in the fetal lamb. Clin Sci 29:239

Hüner H, Mahmoudi I (1970) Die „Zwerchfellhernien" als Ursache lebensbedrohlicher Zustände der Neugeborenenperiode. Geburtshilfe Frauenheilkd 4:327

Humphreys PW, Normand ICS, Reynolds EOR, Strang LB (1967) Pulmonary lymph flow and the uptake of liquid from the lungs of the lamb at the start of breathing. J Physiol (Lond) 193:1

Huxtable KA, Tucker AS, Wedgwood RJ (1964) Staphylococcal pneumonia in childhood. Am J Dis Child 108:262

Ikeda T, Ishihara T, Yoshimatsu H, Kikuchi K, Yamazaki S, Hatakeyma T, Murakami M, Kobayashi K (1972) Accessory diaphragm associated with congenital posteriolateral diaphragmatic hernia, aberrant systemic artery to the right lower lobe, and anomalous pulmonary vein. Review and report of a case. J Thorac Cardiovas Surg 64:18

Irle U, Oelsnitz G vd, Schwede N, Willich E (1969) Zwerchfellbrüche beim Kind. Fortschr Med 31:1–270

Ivemark BI, Wallgren CG (1962) Diffuse interstitial pulmonary fibrosis (Hamman-Rich-Syndrome) in infancy. Acta Paediat Scand [Suppl] 135:97

Jones RWA, Pickering D (1977) Persistent ductus arteriosus complicating the respiratory distress syndrome. Arch Dis Child 52:274

Joshi VV, Escobar MR, Stewart L, Bates RD (1973) Fatal influenza A2 viral pneumonia in a newborn infant. Am J Dis Child 126:839

Josten EA, Haupt H (1956) Hämothorax bei einem Neugeborenen. Kinderärztl Prax 24:204

Kabelka M, Sintakova B, Zitkova M (1977) Dysontogenic accessory lobe of the thymus; a new clinical entity? Z Kinderchir 20:116

Kananoglu A, Tuncbilek E (1978) Accessory diaphragm in the left side. Pediatr Radiol 7:172

Karlberg P (1960) The adaptive changes in the immediate postnatal period, with particular reference to respiration. J Pediatr 56:585

Karlberg P, Cherry RB, Escardó FE, Koch G (1962) Respiratory studies in newborn infants II. Pulmonary ventilation and mechanics of breathing in the first minutes of life, including the onset of respiration. Acta Paediatr 51:121

Kaufmann HJ (1962) Über eine neue Form von Lungenfibrose bei Frühgeborenen. ROFO 97:434

Keith HH (1977) Congenital lobar emphysema. Pediatr Ann 6:34

Kemp FH, Morley HMC, Emrys-Roberts E (1948) A sail-like triangular projection from the mediastinum: A radiographic appearance of the thymus gland. Br J Radiol 21:618

Kenny JD (1977) Right-sided diaphragmatic hernia of delayed onset in the newborn infants. South Med J 70 (3):373

Kerstan J, Schmidt DST (1977) Aneurysma des Ductus arteriosus beim Neugeborenen. Monatsschr Kinderheilkd 125:888

Keutel J, Willich E (1968) Röntgenologische Differentialdiagnostik zystischer und lokalisierter Lungenaufhellungen im Säuglings- und Kindesalter. RÖFO 109:291

Kirchner SG, Burko H, O'Neill JA (1975) Delayed radiographic presentation of congenital right diaphragmatic hernia. Radiology 155:155

Kirkpatrick JA jr (1980) Pulmonary development: Postnatal considerations. Postgraduate Course in Pediatric Radiology Boston, No 3–5

Kirks DR, McCook TA, Serwer GA, Newland Oldham H jr (1980) Aneurysm of the ductus arteriosus in the neonate. AJR 134:573

Kitagawa M, Hislop A, Boyden EA, Reid L (1971) Lung hypoplasia in congenital diaphragmatic hernia. A quantitative study of airway, artery and alveolar development. Br J Surg 58:342

Knapp K (1967) Aortenknopf beim Neugeborenen als Zeichen eines „zirkulatorischen Distress". Z Kinderchir 5:180

Knight L, Tobin J jr, L'Heureux Ph (1974) Hydrothorax: A complication of hyperalimentation with radiologic manifestations. Radiology 111:693

Konrad RM, Fahmy AR (1959) Angeborene Zwerchfellhernien und Zwerchfellprolapse im Kindesalter. Arch Klin Chir 291:253

Korobkin MT, Miller SW, Lorimier AA de, Gordon LS, Palubinskas AJ (1973) Hepatic herniation through the Morgagni foramen. Am J Dis Child 126:217

Köteles GY (1982) X-ray diagnosis in neonates. Akadémia Kiadó, Budapest, p 53, 57, 64

Kozlowski K, Glasson MJ (1980) Geometrical features of the Bochdalek congenital diaphragmatic hernia. RÖFO 133:2

Kramer SS, Taylor GA, Garfinkel DJ, Simmons MA (1981) Lethal chylothoraces due to superior vena caval thrombosis in infants. AJR 137:559

Krous HF, Dietzmann D, Ray CG (1973) Fatal infections with echovirus types 6 and II in early infancy. Am J Dis Child 126:842

Kuhn AP, Fletcher BD, Lemos MRA de (1969) Roentgen findings in transient tachypnea of the newborn. Radiology 92:751

Kuhn JP, Lee SB (1973) Pneumatoceles associated with escherichia coli pneumonias in the newborn. Pediatrics 51:1008

Kundert JG, Willich E (1969) Der idiopathische Chylothorax im Säuglings- und frühen Kindesalter. Dtsch Med Wochenschr 23:1221

Kurpat D, Rothe G (1974) Zystische Lungenveränderungen. Z Erkr Atmungsorgane 140:170

Kwittken H, Reiner L (1962) Congenital cystic adenomatoid malformation of the lung. Pediatrics 30:759

Lanning P, Similä S, Suramo I, Paavilainen T (1978) Lymphatic abnormalities in Noonan's syndrome. Pediatr Radiol 7:106

Laurence KM (1955) Congenital pulmonary cystic lymphangiectasis. J Pathol Bacteriol 70:325

Laurence KM (1959) Congenital pulmonary cystic lymphangiectasis. J Clin Pathol 12:62

Lanuza A (1971) The sign of the cane. Radiology 101:293

Leape LL, Longino LA (1964) Infantile lobar emphysema. Pediatrics 34:246

Leape LL, Ching N, Holder TM (1970) Lobar emphysema and patent ductus arteriosus. Pediatrics 46:97

Leonidas JC, Moylan FMB, Kahn PC, Ramenofsky ML (1978) Ventilation – perfusion scans in neonatal regional pulmonary emphysema complicating ventilatory assistance. AJR 131:243

Leonidas JE, Hall RT, Beatty EC, Fellows RA (1977) Radiographic findings in early-onset neonatal group B streptococcal septicemia. Pediatrics (Suppl) 59:1006

Levy JL, Guynes WA, Louis JE, Linder LH (1969) Bilateral congenital diaphragmatic hernias through the foramina of Bochdalek. J Pediatr Surg 4:557

Lilien LD, Harris VJ, Phildes RS (1977) Significance of radiographic findings in early-onset group B streptococcal infection. Pediatrics 60:360

Loher E, Giedion A (1971) Radiological aspects of massive hemorrhage in the newborn. Report of three surviving cases. Ann Radiol 14:147

Luddy RE, Champion LAA, Schwartz AD (1977) Pneumocystis carinii pneumonia with pneumatocele formation. Am J Dis Child 131:470

Macias EG, Eller JJ, Huber TW, Abraham G, Diserens HW, Crawford ST (1974) Immunofluorescence of tracheal secretions in neonatal syphilis. Pediatrics 53:947

Madewell JE, Stocker JT, Korsower JM (1975) Cystic adenomatoid malformation of the lung; morphologic analysis. AJR 124:436

Mauney MF, Sabiston DC (1970) The role of pulmonary scanning in the diagnosis of congenital lobar emphysema. Am Surg 36:20

McCarten K, Rosenberg HK, Borden SP, Mandell GA (1981) Delayed appearance of rigt diaphragmatic hernia associated with group B streptococcal infection in newborns. Radiology 139:385

McCredi J, Reid IS (1978) Congenital diaphragmatic hernia associated with homolateral upper limb malformation; a study of possible pathogenesis in four cases. J Pediatr 92:762

McKendry JB, Lindsay WL, Gerstein MC (1957) Congenital defects of lymphatics in infancy. Pediatrics 19:21

Mendelsohn G, Hutchin GM (1977) Primary pulmonary hypoplasia. Am J Dis Child 131:1220

Merenstein GB (1969) Congenital cystic adenomatoid malformation of the lung. Am J Dis Child 118:772

Mikity VG, Hodgman JE, Tatter D (1967) The radiologic findings in delayed pulmonary maturation in premature infants. Prog Pediatr Radiol 1:149

Miller BW, Orris HW, Taus HH (1947) Friedländer's pneumonia in infancy. J Pediatr 31:521

Milner AD, Saunders RA, Hopkin IE (1978) Effects of delivery by caesarean section on lung mechanism and lung volume in the human neonate. Arch Dis Child 53:545

Mithal A, Emery JL (1961) Postnatal development of alveoli in premature infants. Arch Dis Child 36:449

Moës CAF, Sondheimer HM, Keith JD, Bloom KR, Gilday DL, Rowe RD (1978) The chest roentgenogram in congenital heart disease. In: Keith JD, Rowe RD, Vlad P (eds) Heart disease in infancy and childhood, 3rd ed. Macmillian, New York Toronto London, p 45

Moffat AD (1960) Congenital cystic disease of the lungs and its classification. J Pathol Bact 79:361

Monin P, Didier F, Vert P, Prevot J, Plenat F (1979) Giant lobar emphysema – neonatal diagnosis. Pediatr Radiol 8:259

Moore PH, Brogdon BG (1962) Granulomatosis infantiseptica. Radiology 79:415

Moss AJ, Emmanoulides G, Duffie ER (1963) Closure of the ductus arteriosus in the newborn infant. Pediatrics 32:25

Moylan FMB, Kramer SK, Todres IS, Shannon DC (1976) Bronchopulmonary dysplasia and mechanical ventilation of RDS. Pediatr Res 10:465

Mulvey RB (1963) The thymic "wave" sign. Radiology 81:834

Nadas AS, Fyler DC (1972) Pediatric cardiology, 3rd ed. Saunders, Philadelphia London Toronto, p 34

Nadelhaft J, Ellis K (1957) Roentgen appearances of the lungs in 1000 apparently normal full term newborn infants. AJR 78:440

Naeye RL, Shochat SJ, Whitman V, Maisels MJ (1976) Unsuspected pulmonary vascular abnormalities associated with diaphragmatic hernia. Pediatrics 58:902

Nash G, Blennerhassett JB, Pontoppidan H (1967) Pulmonary lesions associated with oxygen therapy and artificial ventilation. N E J M 276:368

Neches WH, Williams RL, Mc Namara DG (1972) Pulmonary angiographic findings in infantile lobar emphysema. Am J Dis Child 123:171

Neuhauser EBD, Griscom NT (1967) Aspiration pneumonitis in children. Progr Pediatr Radiol 1:265

Nicole R (1965) Das stehende, geblähte Sigma als typisches Symptom beim angeborenen Zwerchfelldefekt des Neugeborenen. Radiol Clin Biol 34:273

Nielsen HC, Cloherty H, Harris GBC (1980) Group B streptococcal infection with delayed onset right diaphragmatic hernia (DH): Correlation of clinical course and radiographic findings. Pediatr Res 14:516

Nigogosyan G, Ozarda A (1961) Accessory diaphragm: A case report. AJR 85:309

Noonan JA, Walters LR, Reeves JT (1970) Congenital pulmonary lymphangiectasis. Am J Dis Child 120:314

Northway WH, Rosan RC (1968) The radiographic features of pulmonary oxygen toxicity in the newborn: Bronchopulmonary dysplasia. Radiology 91:49

Northway WH jr, Rosan RC, Porter DY (1967) Pulmonary disease following respiratory therapy of hyaline-membrane disease: Bronchopulmonary dysplasia. N E J M 276:357

Obladen M (1979) Tracheale Phospholipid-Zusammensetzung und Atemnotsyndrom des Neugeborenen. Fortschr Med 97:403

Oestreich AE (1973) Air-fluid level detection in neonatal lung cyst identification. Pediatr Radiol 1:244

Oetgen WJ (1979) Chlamydial pneumonia of infancy vs Wilson-Mikity-syndrome. Pediatrics 64:119

O'Hara AE, Libshitz HI (1968) Congenital pulmonary lymphangiectasis. AJR 103:119

Ohi R, Suzuki H, Kato T, Kasai M: Development of the lung in fetal rabbits with experimental diaphragmatic hernia. (1976) J Pediatr Surg 11:955

Olley PM, Coceani F (1981) Prostaglandins and the ductus arteriosus. Annu Rev Med 32:375

Oppermann HC (1983) Die Lungengefäßstruktur bei der bronchopulmonalen Dysplasie – Angiographische Studien –. Habilitationsschrift, Ruprecht-Karls-Universität Heidelberg

Oppermann HC, Wille L (1977) Röntgenologie pulmonal bedingter Lungenveränderungen bei Neu- und Frühgeborenen. Pädiatr Prax 18:569

Oppermann HC, Wille L (1980) Hemothorax in the newborn. Pediatr Radiol 9:129

Oppermann HC, Wille L (1982) Bronchopulmonale Dysplasie. In: Oppermann HC, Wille L, Ulmer HE (Hrsg) Der Neugeborenen-Thorax. Springer, Berlin Heidelberg New York, S. 74

Oppermann HC, Wille L, Bleyl U, Obladen M (1977) Bronchopulmonary dysplasia in premature infants – a radiological and pathological correlation. Pediatr Radiol 5:137

Oppermann HC, Wille L, Ulmer HE (1980) Zur Problematik der Röntgendiagnose des persistierenden Ductus Botalli bei Frühgeborenen mit Atemnotsyndrom. Wissensch Inform (Milupa) 613:69

Oppermann HC, Wille L, Ulmer HE (1982) Der Neugeborenen-Thorax. Springer, Berlin Heidelberg New York, S 5, 47, 80, 91, 98, 105, 109, 127

Oppermann HC, Ulmer HE, Wille L (1983) Radiographic assessment of patent ductus arteriosus in preterm infants. Pediatr Cardiol (Suppl II) 4:43

Oppermann HC, Ulmer HE, Wille L (1984) Die Atemnot des Neugeborenen aus radiologischer Sicht. Monatsschr Kinderheilkd 132:378

Oppermann HC, Wiens A, Wiens ST, Wille L (1986) Ist die röntgenmorphologische Stadieneinteilung der bronchopulmonalen Dysplasie nach Northway noch sinnvoll? In: Hohenauer L (Hrsg) Pädiatrische Intensivmedizin VII. Thieme, Stuttgart, New York, p 21

Opsahl T, Berman EJ (1962) Bronchogenic mediastinal cysts in infants. Case report and report and review of the literature. Pediatrics 30:372

Outerbridge EW, Stern L (1972) Developmental follow-up of artificially ventilated infants with neonatal respiratory failure. Pediatr Res 6:152

Parker JC, Brown AL, Harris LE (1968) Pulmonary hemorrhage in newborn. Mayo Clin Proc 43:465

Passarge E, Halsey H, German J (1968) Unilateral agenesis of the diaphragm. Humangenetik 5:226

Patriquin H, Lebowitz R, Perreault G, Yousefzadeh D (1980) Neonatal candidiasis: Renal and pulmonary manifestations. AJR 135:1205

Patriquin HB, Beauregard G, Dunbar JS (1976) The right pleuromediastinal reflection in children. J Can Assoc Radiol 27:9

Pendarvis B, Swischuk LE (1969) Lung scanning in the assessment of pulmonary disease in children. AJR 107:313

Perlman M, Levin M (1974) Fetal pulmonary hypoplasia, anuria and oligohydramnios; clinicopathologic observations and review of the literature. Am J Obstet Gynecol 118:1119

Peterson HG, Pendleton ME (1955) Contrasting roentgenographic pulmonary patterns of the hyaline membrane and fetal aspiration syndromes. AJR 74:800

Peuckert W, Huys J, Pringsheim W, Reinwein H (1981) Chlamydien-Pneumonie im jungen Säuglingsalter. Monatsschr Kinderheilkd 129:575

Philip AGS (1975) Oxygen plus pressure plus time: The etiology of bronchopulmonary dysplasia. Pediatrics 55:44

Philip AGS, Larson EJ (1973) Overwhelming neonatal infection with ECHO 19 virus. J Pediatr 82:391

Pierce WS, Paredes CG de, Friedman S, Waldhausen JA (1970) Concomitant congenital heart disease and lobar emphysema in infants; incidence, diagnosis, and operative management. Ann Surg 172:951

Pietsch J, Ungeheuer E (1960) Die angeborenen Zwerchfellhernien, ihre frühe Erkennung und Behandlung. Kinderärztl Prax 1:22

Polansky SM, Frank A, Ablow RC, Effmann EL (1978) Congenital tuberculosis. AJR 130:994

Ponhold W (1981a) Die radiologische Symptomatik der respiratorischen Anpassungsstörung („transiente Tachypnoe") und ihre Differentialdiagnose. Röntgenblätter 34:375

Ponhold W (1981b) Die Lungenblutung des Neugeborenen im Thoraxröntgen und ihre Differentialdiagnose. Radiologe 21:455

Ponhold W (1982) Häufigste Ursachen, Komplikationen und Differentialdiagnose neonataler Atemstörungen im Röntgenbild. Pädiatr Pädol 17:715

Potter EL (1961) Pathology of the fetus and infant. Year Book, Chicago

Pusey VA, Mac Pherson RI, Chernick V (1969) Pulmonary fibroplasia following prolonged artificial ventilation of newborn infants. Can Med Assoc J 100:451

Querfeld U, Sandbrink H, Oppermann HC (1984) Iatrogener Hydrothorax bei einem Frühgeborenen und seine Behandlung. Monatsschr Kinderheilkd 132:186

Radkowski MA, Kranzler JK, Beem MO, Tipple MA (1981) Chlamydia pneumonia in infants: Radiography in 125 cases. AJR 137:703

Raminosky ML, Leape LL, Mc Cauley RGK (1979) Bronchogenic cyst. J Pediatr Surg 14:219

Randolph JG, Gross RE (1975) Congenital chylothorax. Arch Surg 74:405

Reed JC, Sobonya RE (1975) Congenital lung cyst. Radiology 177:315

Reed JO, Lang EF (1959) Diaphragmatic hernia in infancy. AJR 82:437

Rehbein F, Röke T (1960) Lufthaltige Lungenzysten beim Säugling und Kleinkind. Monatsschr Kinderheilkd 108:422

Reid L (1977) The lung: its growth and remodeling in health and disease. AJR 129:777

Reid L (1979) Bronchopulmonary dysplasia – pathology. J Pediatr 95:836

Reynolds EOR (1970) Hyaline membrane disease. Am J Obstet Gynecol 106:780

Rhodes PG, Hall RT, Leonidas JC (1975) Chronic pulmonary disease in neonates with assisted ventilation. Pediatrics 55:788

Riggs W, Herschman AA (1970) Absent liver sign in congenital diaphragmatic hernia. South Med J 63:265

Rimmer S, Fawcitt J (1982) Delayed clearance of pulmonary fluid in the neonate. Arch Dis Child 57:63

Robinson AE, Gooneratne NS, Blackburn WR, Brogdon BG (1980) Bilateral antero-medial defect of the diaphragm in children. AJR 135:301

Rogers LF, Osmer JC (1964) Bronchogenic cyst: Review of 46 cases. A J R 91:273

Roghair GD (1972) Nonoperative management of lobar emphysema. Long-term follow-up. Radiology 102:125

Roos R, Peller P, Fendel H, Linderkamp O, Belohradsky BH (1979) Radiologische Befunde bei Neugeborenen mit B-Streptokokken-Sepsis. Herzgröße, Lungenbefunde und ihre klinische Bedeutung. Klin Pädiatr 191:305

Rowe S, Avery ME (1966) Massive pulmonary hemorrhage in the newborn. II. Clinical considerations. J Pediatr 69:12

Rudolph AJ, Smith CA (1960) Idiopathic respiratory distress syndrome of the newborn. J Pediatr 57:905

Rutishauser M, Rouen G, Wyler F (1977) Aneurysm of the nonpatent ductus arteriosus in the newborn. Acta Paediatr Scand 66:649

Saade M, Whitten DM, Necheles TF, Leape L, Darling D (1976) Posterior mediastinal accessory thymus. J Pediatr 88:71

Sagel SS, Ablow RC (1970) The use of umbilical venography for the diagnosis of congenital right-sided diaphragmatic hernia. Radiology 91:797

Saigal S, Wison R, Usher R (1977) Radiological findings in symptomatic neonatal plethora resulting from placental transfusion. Radiology 125:185

Sane SM, Girdany BR (1972) Cysts and neoplasms in the infant lung. Semin Roentgenol 7:122

Saunders RA, Milner AD (1978) Pulmonary pressure/volume relationships during the last phase of delivery and the first postnatal breaths in human subjects. J Pediatr 93:667

Scarpelli EM, Condorelli S, Cosmi EV (1975) Lamb fetal pulmonary fluid. – I. Validation and significance of method for determination of volume and volume change. Pediatr Res 9:190

Schaffer AM, Avery ME (1977) Diseases of the newborn, 4th edn. Saunders, Philadelphia London Toronto, p 116

Schapiro RL, Evans ET (1972) Surgical disorders causing neonatal respiratory distress. AJR 114:305

Schmidt-Redemann B, Pringsheim W, Böhm N, Schaupeter W (1980) Hämodynamik bei kongenitaler pulmonaler Lymphangiektasie. Klin Pädiatr 192:342

Schröder H, Paust H (1979) B-Streptokokken als häufigste Erreger der Neugeborenen-Sepsis. Monatsschr Kinderheilkd 127:720

Schütze U, Vogt-Moykopf I, Krieg M (1972) Lungenzysten und kongenitale Lungenemphyseme im Säuglings- und Kindesalter. Dtsch Med Wochenschr 97:1–462

Schukowski W (1903) Ein Fall von Hämothorax nicht traumatischen Ursprungs bei einem Neugeborenen. Jb Kinderheilkd 58:319

Schumacher G, Klein U, Locher D (1978) Röntgenuntersuchung des Herzens. In: Schumacher G, Bühlmeyer K (Hrsg) Diagnostik angeborener Herzfehler. Perimed, Erlangen, S 61

Seyberth HW (1986) Neue Aspekte zur Pathogenese des persistierenden Ductus arteriosus beim Frühgeborenen. Monatsschr Kinderheilkd 134:432

Shackelford GD, McAlister WH (1976) The aberrantly positioned thymus: a cause of mediastinal or neck masses in children. AJR 120:291

Shanklin DR, Wolfson SL (1967) Therapeutic oxygen as a possible cause of pulmonary hemorrhage in premature infants. N E J M 277:833

Shannon DC, Todres ID, Moylan FMB (1977) Infantile lobar hyperinflation; expectant treatment. Pediatrics 59:1012

Shannon MP, Grantmyre EB, Reid WD, Wotherspoon AS (1974) Congenital pulmonary lymphangiectasis, Report of two cases. Pediatr Radiol 2:235

Shepard FM, Johnston RB, Klatte EC, Burko H, Stahlman MT (1968) Residual pulmonary findings in clinical hyaline-membrane disease. N E J M 279:1063

Siassi B, Blanco C, Cabel LA, Coran AG (1976) Incidence and clinical features of patent ductus arteriosus in low-birth-weight infants. A prospective analysis of 150 consecutively born infants. Pediatrics 57:347

Siegel JD, McCracken GH (1979) Neonatal lung abscess. Am J Dis Child 133:947

Siegel MJ, Shackelford GD, Mc Alister WH (1981) Left-sided congenital diaphragmatic hernia: Delayed presentation. AJR 137:43

Silverman FN (1985) Caffey's Pediatric X-Ray diagnosis, 8th edn. Year Book, Chicago, p 1143

Singleton EB (1967) Respiratory distress syndrome. Prog Pediatr Radiol 1:108

Slovis ThL, Shankaran S (1980) Patent ductus arteriosus in hyaline membrane disease: Chest radiography. AJR 135:307

Sone S, Higashihara T, Morimoto S, Yokota K, Ikezoe J, Masoaka A, Monden Y, Kagotani T (1980) Normal anatomy of thymus and anterior mediastinum by pneumomediastinography. AJR 134:81

Speer M, Rosan RC, Rudolph AJ (1978) Clinical notes: Haemophilus influenzae infection in the neonate mimicking respiratory distress syndrome. J Pediatr 932:295

Stickney RH, Bjelland JC, Capp MP, Harrison RR, Hansen R (1978) Chlamydia trachomatis, a cause of an infantile pneumonia syndrome. AJR 131:914

Stocker JT, Drake RM, Madewell JE (1978) Cystic and congenital lung disease in the newborn. Perspect Pediatr Pathol 4:93

Stocks J, Godfrey S (1976) The role of artificial ventilation, oxygen, and CPAP in the pathogenesis of lung damage in neonates: Assessment by serial measurements of lung function. Pediatrics 57:352

Stoerk O (1897) Über eine angeborene blasige Mißbildung der Lunge. Wien Klin Wochenschr 10:25

Stoker JA, Pyko BE (1978) Congenital hernia of right

side of diaphragm associated with hemothorax. J Am Optom Assoc 77:789

Strang L (1963) Respiratory distress in newborn infants. Br Med Bull 19:45

Strang LB (1977) Neonatal respiration. Physiological and clinical studies. Blackwell, Oxford London Edinburgh Melbourne, p 73

Sulayman R, Thilenius O, Replogle R, Arcilla RA (1975) Unilateral emphysema in total anomalous pulmonary venous return. J Pediatr 87:433

Sundell H, Garrott J, Blankenship W, Shepard F, Stahlman M (1971) Studies on infants with type II respiratory distress syndrome. J Pediatr 78:754

Swischuk LE (1970) Transient respiratory distress of the newborn – TRND: a temporary disturbance of a normal phenomenon. AJR 108:557

Swischuk LE (1971) Anterior tracheal indentation in infancy and early childhood: Normal or abnormal? AJR 95:125

Swischuk LE (1980) Radiology of the newborn and young infant, 2nd edn. Williams and Wilkins, Baltimore London, p 64, 71, 151, 153, 167

Swischuk LE, Hayden CN (1983) The trachea in children. Semin Roentgenol XVIII (1):7

Swischuk LE, Richardson CJ, Nichols MM, Ingman MJ (1979) Primary pulmonary hypoplasia in the neonate. J Pediatr 95:753

Swischuk LE, Hayden CK, Richardson CJ (1981) Neonatal opaque right lung: Delayed fluid resorption. Radiology 141:671

Taber P, Gyepes MT, Lackey DA (1973) Malposition of umbilical vascular catheters in the diagnosis of congenital diaphragmatic hernia. Radiology 109:413

Tausend ME, Stern WZ (1965) Thymic patterns in the newborn. AJR 95:125

Taybi H (1971) Roentgen evaluation of cardiomegaly in the newborn period and early infancy. Pediatr Clin North Am 18:1031

Taylor F jr, Abrams M (1966) Effect of surface active lipoprotein on clotting and fibrinolysis, and of fibrinogen surface tension of surface active lipoprotein with a hypothesis on the pathogenesis of pulmonary atelectasis and hyaline membrane in respiratory distress syndrome of the newborn. Am J Med 40:346

Taylor PM, Allen AC, Stinson DA (1971) Benign unexplained respiratory distress of the newborn infant. Pediatr Clin North am 18:975

Tchou CS, Fletcher BD, Franke P, Outerbridge EW, Dunbar JS (1972) Asymmetric distribution of the roentgen pattern in hyaline membrane disease. J Can Assoc Radiol 23:85

Theros EG (1967) Case of the month from the AFIP. An exercise in radiologic-pathologic correlation. Radiology 89:524

Thibeault DW, Emmanouilides GC, Nelson RJ, Lachman RS, Rosengart RM, Oh W (1975) Patent ductus arteriosus complicating the respiratory distress syndrome in preterm infants. J Pediatr 86:120

Thomas GC, Clitherow NR (1977) Herniation through the foramen Morgagni in children. Br J Surg 64:215

Thomas SF, Dutz W, Khodadad EJ (1966) Pneumocystis carinii pneumonia (plasma cell pneumonia) AJR 98:318

Tipple MA, Beem MO, Saxon EM (1979) Clinical characteristics of the afebrile pneumonia associated with chlamydia trachomatis infection in infants less than 6 months of age. Pediatrics 63:192

Tischer W (1967) Der Chylothorax im ersten Trimenon. Z Kinderchir 5:43

Töndury G (1967) Über die Entwicklung und Anatomie des Zwerchfells beim Menschen. Arch Klin Chir 319:722

Tomashefski JF jr, Oppermann HC, Vawter GF, Reid LM (1984) Bronchopulmonary dysplasia: A morphometric study with emphasis on the pulmonary vasculature. Pediatr Pathol 2:469

Tomisawa M, Goto M, Kimpara K, Onouchi Z, Oga K (1974) Accessory diaphragm; report of a case associated with atrial septal defect. J Pediatr Surg 9:223

Toyama WM (1972) Combined congenital defects of the anterior abdominal wall, sternum, diaphragm, pericardium, and heart: A case report and review of the syndrome. Pediatrics 50:778

Trompeter R, Yu VYH, Aynsley-Green A, Roberton NRC (1975) Massive pulmonary hemorrhage in the newborn infant. Arch Dis Child 50:123

Tucker ThT, Smith WL, Smith JA (1977) Fluid-filled cystic adenomatoid malformation. AJR 129:323

Tyler DC, Murphey J, Cheney FW (1978) Mechanical and chemical damage to lung tissue caused by meconium aspiration. Pediatrics 62:454

Ulmer HE (1982) Erkrankungen des Herzens und der großen Gefäße. In: Oppermann HC, Wille L, Ulmer HE (Hrsg) Der Neugeborenen-Thorax. Springer, Berlin Heidelberg New York, S 131

Vessal K, Post C, Dutz W, Bandarizadeh B (1974) Pneumocystis carinii pneumonia. AJR 120:254

Visintine AM, Oleske JM, Nahmias AJ (1977) Listeria monocytogeneses infection in infant and children. Am J Dis Child 131:393

Wagner IU, Zweymüller E (1973) Chylothorax und Hydrothorax beim Neugeborenen. Bruns' Beitr Klin Chir 220:588

Wallace DB (1977) Radiographic exhibit; intrapericardial diaphragmatic hernia. Radiology 122:596

Walther A (1975) Ungewöhnlicher radiologischer Befund bei rechtsseitiger Zwerchfellhernie und Sequestration des rechten Lungenunterlappens. Z Kinderchir 16:97

Weigel W, Mentzel H (1974) Die angeborene Lymphangiektasie der Lunge. Monatsschr Kinderheilkd 122:85

Weill J, Baruch M, LeBalle J-Ch, Sternberg M (1965)

Hémothorax du nouveau-né. Arch Fr Pediatr 22:888

Weingärtner L (1977) Das kongenitale lobäre Emphysem. Pädiatr Pädol 12:33

Weingärtner L, Reiss HJ, Knolle H (1968) Die interstitielle mononucleäre, herdförmige, fibrosierende Pneumonie (Wilson-Mikity-Syndrom) – keine ausschließliche Erkrankung Frühgeborener. Monatsschr Kinderheilkd 116:581

Weisenbach J, Schultz K, Sarlós P, Noth A (1982) Über die Röntgendiagnostik der Meconiumaspiration. Klin Pädiatr 194:100

Wesenberg RL (1973) The newborn chest. Harper & Row, New York Evanston San Francisco, p 71, 119

Wesenberg RL, Graven SN, McCabe EB (1971) Radiological findings in wet lung disease. Radiology 98:69

Wesenberg RL, Rumack CM, Lubchenco LO, Wirth FH, McGuinness GA, Tomlinson AL (1977) Thick blood syndrome. Radiology 125:181

Wexler HA, Dapena MV (1978) Congenital cystic adenomatoid malformation. Radiology 126:737

Wille L, Wurster K (1974) Congenital cystic adenomatoid pulmonary hamartoma in a newborn infant. Z Kinderheilkd 117:205

Wille L, Holthusen W, Willich E (1975) Accessory diaphragm. Pediatr Radiol 4:14

Willich E (1967a) The roentgenologic appearance of pulmonary listeriosis. Progr Pediatr Radiol 1:160

Willich E (1967b) A new pulmonary manifestation of listeriosis in newborn babies. Ann Radiol 10:285

Willich E, Kundert JG (1971) Chylothorax in the newborn. Radiological features. Ann Radiol 14:155

Wilson AK, Rumel WR, Ross OL (1947) Peritoneopericardial diaphragmatic hernia; report of a case in a newborn infant. AJR 57:42

Wilson M, Mikity VG (1960) A new form of respiratory distress in premature infants. Am J Dis Child 99:489

Wiseman NE, McPherson RI (1977) Acquired congenital diaphragmatic hernia. J Pediatr Surg 12:657

Wittenborg MH, Gyepes MT, Crocker D (1967) Tracheal dynamics in infants with respiratory distress, stridor, and collapsing trachea. Radiology 88:653

Wohlfeld GM (1965) Hyaline membrane disease. AJR 93:425

Wolfson SL, Frech R, Hewitt C, Shanklin DR (1969) Radiographic diagnosis of hyaline membrane disease. Radiology 93:339

Wood BP (1979) Infantile chlamydia trachomatis pneumonia: Radiographic features. Ann Radiol 22:213

Wung JT, Koons AH, Driscoll JM, James LS (1979) Changing incidence of bronchopulmonary dysplasia. J Pediatr 95:845

Yaghmai I (1970) Agenesis of the lung. AJR 108:564

Yancy WS, Spock A (1967) Spontaneous neonatal pleural effusion. J Pediatr Surg 2:313

Young LW (1978) Radiological case of the month: Postnatal appearance of diaphragmatic hernia. Am J Dis Child 132:1137

Young LW (1979) Radiological case of the month, congenital cyst of the lung. Am J Dis Child 133:81

Young R, Pochaczevsky R, Pollak L, Bryk D (1973) Cervicomediastinal thymic cysts. AJR 117:855

Zach M, Ritschl E (1982) Das chlamydienbedingte subakute Pneumoniesyndrom junger Säuglinge. Pädiatr Prax 26:57

Zsebök Z (1958) Röntgenanatomie der Neugeborenen- und Säuglingslunge. Thieme, Stuttgart, p 17

Zumbro GL, Green DC, Brott W, Treasure RL (1974) Pulmonary lung sequestration with spontaneous intrapleural hemorrhage. J Thorac Cardiovasc Surg 68:673–674

II. Sonderformen der Pneumonien

1. Lungenveränderungen auf immunologischer Basis

Von

A. Majewski und H.St. Stender

Mit 27 Abbildungen und 6 Tabellen

A. Einleitung

Zur Aufrechterhaltung des Gasaustausches vereinigt die Lunge eine 200 m² große Atemfläche und das größte Kapillarnetz des Organismus mit einer Oberfläche von 70 m² in sich (Weibel 1963). Täglich passieren 20000 Liter Atemluft das Bronchialsystem und die Alveolen. Atemluft und Blut sind durch eine maximal 0,5 µ dicke Kapillarmembran voneinander getrennt. Diese an Quantität und Qualität äußerst enge Beziehung zwischen der Umwelt und dem Organ(-ismus) erfordert ein kompliziertes Abwehrsystem gegen exogene und endogene Noxen (Huber 1980). Das Abwehrsystem der Lunge besteht aus physikalisch-mechanischen, biochemischen und immunologischen Kompartimenten. Im Nasopharynx werden Partikel mit einer Größe von mehr als 10 µ gefiltert, die Atemluft wird befeuchtet und erwärmt. Der Larynx schützt die Lunge vor der Aspiration von Nahrungsbestandteilen. Der Tracheobronchialbaum wird ausgekleidet durch einen glykoproteinhaltigen Schleim. Das mukoziliare Transportsystem befördert inhalierte Teilchen mit einer Größe von 2–10 µ oralwärts. Die oberflächenaktive Substanz der Alveolen (surfactant) entfaltet eine protektive Wirkung durch Phospholipide, Proteine und Immunglobuline der Klasse IgG. Die systemischen Möglichkeiten einer Immunabwehr mit ihren spezifischen und unspezifischen Mechanismen auf humoraler und zellulärer Basis werden in der Lunge ergänzt durch einen eigenständigen, lokalen Immunapparat. Dieses spezifische lymphatische System des Respirationstraktes wird als BALT (bronchus associated lymphoid tissue) bezeichnet und ermöglicht eine spezielle Immunantwort auf inhalierte Antigene (Bienenstock et al. 1973). Dieses lymphatische Organ begleitet den gesamten Bronchialbaum in Form von Lymphfollikeln, deren Lage unter dem Bronchialepithel den nahen Kontakt zum Bronchiallumen sicherstellt. Es besteht zu 40% aus B-Lymphozyten, die sich überwiegend zu IgA-produzierenden Zellen differenzieren können (Thoma et al. 1981). Die lokale Immunantwort des Respirationstraktes kann selbstverständlich durch Interaktion mit den übrigen lymphatischen Organen über zirkulierende Lymphozyten zu einer systemischen Immunisierung führen. Die wesentliche Schutzfunktion der peripheren Atemwege haben die Makrophagen, deren Phagozytose inhalativ aufgenommener Antigene durch Bereitstellung spezifischer Immunglobuline und Komplement modifiziert werden kann (van Furth 1975).

Die immunologischen Reaktionen erfüllen primär Abwehrfunktionen und beeinflussen dadurch den Verlauf von Lungenerkrankungen. Überschießende Fehlreaktionen des respiratorischen Immunsystems (*allergische Lungenerkrankungen*) führen häufig zu einer Obstruktion der Luftwege. Sie können durch entzündungsbedingte Veränderungen der Alveolarsepten und Alveolarwände zu einer Störung des Gasaustausches führen und schließlich kann durch eine Zerstörung des Lungengerüstes mit Vernarbung eine Restriktion der Ventilation hervorgerufen werden. Eine Unterfunktion der zellulären und/oder humoralen Komponenten des Immunsystems begünstigen die Entwicklung und Ausbreitung infektiöser Prozesse in der Lunge (*Immundefekterkrankungen der Lunge*).

Einer Vielzahl von Lungenerkrankungen auf immunologischer Basis stehen auf der Seite der allergischen Lungenerkrankungen eine überschaubare Zahl definierter Immunmechanismen gegenüber. Dagegen stehen dem begrenzten Spektrum der Immundefekterkrankungen eine Vielzahl definierter Immunmangelzustände angeborener und erworbener Ursache gegenüber.

B. Allergische Lungenerkrankungen

Unter dem Begriff „allergische Lungenerkrankungen" werden alle die Erkrankungen bezeichnet, die entweder als klinisches Syndrom „Asthma" oder als diffuser Lungenparenchymbefall im Sinne einer Alveolitis, Vaskulitis und Granulomatose charakterisiert sind. Sie sind dann Ausdruck einer überschießenden oder fehlgesteuerten Immunantwort auf exogene oder endogene Stimuli (Thoma et al. 1981).

Dieser Überblick benutzt die Einteilung der immunologischen Reaktionstypen nach Coombs und Gell (1968), die nach wie vor eine für klinische und experimentelle Belange brauchbare Vereinfachung darstellt (Schatz et al. 1979; Reynolds 1982).

I. Immunologische Reaktionsformen

Die vier Typen immunologischer Reaktionen (Tabelle 1) werden von Coombs u. Gell (1968) beschrieben. Alle immunologischen Reaktionen führen in der Lunge zu Veränderungen (Roberts 1975; Turner-Warwick 1978; de Haller 1978), die auch im Röntgenbild zur Darstellung kommen können.

1. Reaktionstyp I (anaphylaktische Reaktion)

Die Reaktion von Typ I ist eine Sofortreaktion. Nach erfolgter Sensibilisierung tritt bei erneuter Antigenexposition kurzfristig eine anaphylaktische und reaginabhängige Reaktion auf. Die beteiligten Antikörper gehören überwiegend zur IgE-Gruppe. Diese sitzen in der Bronchialwand an der Oberfläche von Gewebsmastzellen und induzieren bei erneutem Kontakt mit dem Antigen die Freisetzung von in den Mastzellen gebildeten und gespeicherten Mediatoren (Histamin, chemotaktische Peptide, SRS-A (slow reacting substance of anaphylaxis), Leukotrinen und Prostaglandinen (Samuelson 1980; Reeves u. Voelkel 1982; König et al. 1983). Die freigesetzten Mediatoren führen zu Sofortreaktionen mit Spasmen und Hypersekretion an den Bronchiolen, die unter dem klinischen Bild eines Asthmaanfalls in Erscheinung treten.

2. Reaktionstyp II (zytotoxische Immunreaktion)

Die Reaktion vom Typ II wird durch zytotoxische Antikörper vermittelt, die gegen zellständige Antigene gerichtet sind. Während normalerweise gegenüber körpereigenen Geweben und Zellen eine Immuntoleranz besteht, wird diese unter bisher nicht geklärten Bedingungen durchbrochen, so daß Autoantikörper gebildet werden. Vielleicht haben dabei Virusinfektionen eine Schrittmacherfunktion, die zur Änderung von Zellantigenen, z.B. an der Basalmembran der Alveolen, führt (Mc Combs 1972). Betroffen ist immer primär das Lungenparenchym, nicht das Bronchialsystem. Durch die Zellzerstörung kommt es unter Komplementverbrauch zu Membranschäden mit Lungenblutungen (Goodpasture-Syndrom).

3. Reaktionstyp III (Immunkomplexerkrankungen)

Die Reaktion vom Typ III, die exogen oder endogen ausgelöst sein kann, geht mit der Bildung von Immunkomplexen einher. Diese aktivieren die Komplementkette, setzen Mediatorstoffe frei und bewirken eine erhöhte Gefäßpermeabilität auch für Immunkomplexe und polymorphkernige Leukozyten (Keller 1981). Exogene (inhalierte) Antigene reagieren mit Antikörpern (IgM, IgG) in der Alveolarwand und im peribronchialen Interstitium. Sie bilden Immunkomplexe, die phagozytiert werden und über Komplementaktivierung und den Zerfall neutrophiler Granulozyten zu Entzündungsprozessen führen (Arthusreaktion). Klinisch entsteht das Bild der exogen-allergischen Alveolitis mit alveolar-septalen, peribronchialen entzündlichen und granulomatösen Veränderungen (Pepys 1966), die auf die Lunge beschränkt bleiben. Die Folgen dieser Reaktionen werden nach akuter Antigenexposition, klinisch und röntgenologisch verzögert, nach 6–10 h mit Dyspnoe, Husten und Fieber sowie röntgenologischen Lungenveränderungen manifest. Wenn endogen aufgetretene Antigene (Autoantigene) zur Antikörperbildung führen, so entstehen im Antikörperüberschuß Immunkomplexe, die durch das RHS und das mononukleäre Phagozyten-System nicht mehr vollständig eliminiert werden können (Kohler 1983). Sie rufen dann in Gegenwart von aktiviertem Komplement Reaktionen an der Gefäßmembran mit entzündlichen Prozessen, Erhöhung der Permeabilität und Granulombildung hervor. Es entsteht das Bild der Vaskulitis, die auf die Lunge beschränkt bleiben kann, oft aber mit Veränderungen an den Gelenken, der Niere, der Haut und anderer Organe einhergeht.

4. Reaktionstyp IV (zelluläre Immunreaktion)

Die Reaktion vom Typ IV ist zellvermittelt und hat einen verzögerten Ablauf. Sie bestimmt die zellulären immunologischen Veränderungen bei Infektionskrankheiten wie der Tuberkulose und Brucellose. Spezifische Immunglobuline im Serum fehlen allgemein. Die Antigene aktivieren und stimulieren die T-Lymphozyten. Diese sensibilisierten Zellen vermehren sich stark. Die T-Lymphozyten können direkt zytotoxisch über die Aktivierung von Makrophagen oder durch die Stimulierung der K-(Killer-)Lymphozyten wirken. Durch die Freisetzung von Lymphokininen aus den T-Lymphozyten wird die Bildung von mononukleären Infiltrationen und granulomatösen Entzündungen induziert. Die zellvermittelte granulombildende Reaktion tritt häufig in Verbindung mit Immunprozessen vom Typ III, seltener I auf (Cate u. Burell 1974). Die histologischen Veränderungen bei den Reaktionstypen III und IV decken sich größtenteils mit denen der interstitiellen Pneumonie, der Alveolitis und der interstitiell-proliferativen Lungenerkrankungen (Liebow 1973; Otto 1978). Der verzögerte Ablauf dieser pulmonalen Immunreaktion ist verantwortlich für die in der Anfangsphase kaum ausgeprägte klinische Symptomatik dieser Erkrankungen.

II. Pathologisch-anatomische Basis

1. Asthma-Syndrome (Typ I-Reaktion)

Pathologisch-anatomisches Substrat der Asthma-Syndrome ist eine durch bronchiale Obstruktion (Ödem, Bronchospasmus) hervorgerufene Überblähung der Lunge. Es lassen sich mehrere Untergruppen der Asthma-Syndrome bilden. Das wichtigste Asthma-Syndrom ist das immunologisch (Typ I) bedingte exogen-allergische Asthma bronchiale (extrinsic asthma). 10–20% aller Menschen (sog. Atopiker) zeigen nach Allergenkontakt eine Typ I-Reaktion. Die größte Bedeutung als Allergene haben Blütenpollen, Schimmelpilzsporen, Tierepithelien, Hausstaub und Hausstaubmilben, aber auch Metallstäube (Platin, Chrom, Nickel) aus beruflichen Expositionsquellen (Konietzko 1982). Die Ursachen und die immunologischen Grundlagen des Infekt-getriggerten Asthma (intrinsic asthma) sind noch nicht geklärt. Seltene Formen des Asthmas sind das Aspirin-bedingte Asthma (Samter's Syndrom) und der durch körperliche Anstrengung verursachte Bronchospasmus. Auch verursachen einige Chemikalien, wie z.B. Toluen-diisozyanat, Asthma. Auf dem Boden eines langbestehenden Asthma bronchiale kann sich eine Allergie gegen Aspergillus fumigatus entwickeln, ein Krankheitsbild, das als allergische bronchopulmonale Aspergillose bezeichnet wird (Mischform aus Typ I und II).

2. Zytotoxische Reaktion (Typ II-Reaktion)

Die zur Zeit einzige bekannte zytotoxisch vermittelte Immunerkrankung der Lunge vom Reaktionstyp II ist das Goodpasture-Syndrom. Bei dieser sehr seltenen Erkrankung ist die Ursache unbekannt, als auslösendes Agens werden Grippeviren (A 2) angenommen. Es lagern sich gegen die Basalmembran der Nierenglomeruli gerichtete Antikörper (vorwiegend IgG) zusammen mit Komplement an die Basalmembran der Glomeruli an. Dadurch entsteht eine Glomerulonephritis. Durch eine Kreuzreaktion der auslösenden Antikörper mit der Basalmembran der Lungenalveolen kommt es in der Akutphase zu Lungenblutungen in kleineren und größeren Arealen.

3. Diffuse (interstitielle) Lungenerkrankungen auf immunologischer Basis (Kombination von Typ III/IV)

Wie aus Tabelle 1 ersichtlich, können sämtliche immunologisch bedingten, diffusen Lungengerüsterkrankungen (sog. interstitielle Lungenerkrankungen) zu dem Bild einer Lungenfibrose führen. In Tabelle 2 und 3 werden die interstitiellen Lungenerkrankungen mit bekannter und unbekannter Ätiologie zusammengefaßt. Ein lokaler exogener (inhalativer) immunologischer Stimulus (Antigen) führt zu einer chronischen Akkumulation von Entzündungszellen (polymorphkernige Leukozyten, Makrophagen) und immunkompetenter Zellen (T/B-Lymphzyten). Beide Zellarten stellen normalerweise insgesamt 7% aller Zellen des Lungenparenchyms dar (Crystal et al. 1981). Die *Alveolitis* ist definiert als eine Verschiebung der Relation dieser beiden Zelltypen zugunsten der immunkompetenten Zellen (Crystal et al. 1981). Die chronische Alveolitis hat zur Folge eine Veränderung der Zahl der intakten Alveolen und ihrer Form und Anordnung. Wenn die Alveolarstruktur durch zystische Räume und Narbengewebe ersetzt ist, liegt das irreversible Endstadium einer chronisch-interstitiellen Lungenerkrankung, die Lungenfibrose, vor. Das histologische Bild der Lungenfibrose ist bei den verschiedensten Erkrankungen uniform, während das histologische Bild der Alveolitis begrenzt Rückschlüsse auf die Ursache ermöglicht.

Tabelle 1. Immunpathogenetische Reaktionsformen (modifiziert nach REYNOLDS 1982)

Typ I   (Sofortreaktion)   Reaktionszeit: Minuten

Antigen — Zellgebundene AK (IgE, IgG) — Mastzellenaktivierung — Anaphylaxie mit
mit Freisetzung   Kontraktion glatter
von Mediatoren   Muskeln,
(Histamin, SRS-A,   Bronchospasmus,
Leukotriene)   Hypersekretion,
Einstrom von
Eosinophilen

Typ II   (Zytotoxische Reaktion)   Reaktionszeit: Unterschiedlich

Autoantikörper   —   Zellgebundene AG   —   Zellschaden
(IgM, IgG)   Defekte T-Suppressor-   Akt. Komplement
zell-Funktion?

Typ III   (Arthus-Reaktion)   Reaktionszeit: 4–8 h

— Exogenes AG — AG-AK-Komplex — Aktivierung der   — Alveolitis — interstit.   — Fibrose
(B-Lymphozyten)   Alveolarmakrophagen   Entzündung
Komplement

— Endogenes AG — AG-AK-Komplex — Chemotaxe — Vaskulitis   Tox. O_2-   Alterierte
Komplement   Radikale   Kollagen-
Proteolyse   synthese
Kollagenese

Typ IV   (Verzögerte Reaktion)   Reaktionszeit: 48–72 h

Antigen — Aktivierung mono- — Monozyten- — Makrophagen- — Epitheloidzell- — Granulome
nukleärer Zellen   akkumulation   aktivierung   differenzierung
T-Lymphozyten

MIF   Interstit. Entzündung – Fibrose

Tabelle 2. Interstitielle Lungenerkrankungen auf immunologischer Basis
(mit bekannter Ätiologie)

Organische Stäube	*Infektiöse Agentien*
Farmerlunge	Residuen jedweder pulmonalen Infektion
Bagassose	(besonders bei Immunmangel!)
Pilzarbeiterlunge	
Befeuchterlunge	*Medikamente* (s. Kap. III.4.a, S. 225 ff.)
Ahornrindenschälerkrankheit	
Käsewascherkrankheit	Zytostatika
Malzarbeiterlunge	Antibiotika
Sequoise	Sonstige
Paprikaspalterlunge	
Weizenkäferkrankheit	
Suberose	
Vogelzüchterlunge	
Aspergillose	
Lycoperdonose	
Waschmittellunge	
Saunabenutzerlunge	
Kaffeearbeiterlunge	
Neu Guinealunge	

Tabelle 3. Interstitielle Lungenerkrankungen auf immunologischer Basis
(Ätiologie unbekannt)

- Idiopathische interstitielle Pneumonie
- Chronisch-interstitielle Lungenerkrankungen bei Kollagenkrankheiten
  Chronische Polyarthritis
  Sklerodermie
  Lupus erythematodes
  Polymyositis-Dermatomyositis
  Sjögren-Syndrom
- Sarkoidose (s. Kap. III.1, S. 115ff.)
- Goodpasture-Syndrom
- pulmonale Vaskulitiden mit Granulomen
  Wegenersche Granulomatose
  Churg-Strauss-Syndrom
  Lymphomatoide Granulomatose

Ein chronischer endogener, immunologischer Stimulus (Immunkomplex), meist systemischer Natur, führt unter anderem auch an der Lunge zum Auftreten einer *Vaskulitis* und/oder zum Auftreten von *Granulomen*. Die Vaskulitis ist die Folge einer immunologischen Reaktion des Gefäßendothels der Arteriolen und Venolen mit Permeabilitätsstörungen der Blutgefäße und Austritt von Blutplasma in das interstitielle Bindegewebe (fibrinoide Verquellung). Ursache der Vaskulitis ist meist eine Typ III-Reaktion. Dem Reaktionstyp IV ist die Bildung eines aus Lymphozyten und Makrophagen zusammengesetztes, dichtes perivaskuläres Infiltrat, das Granulom, zuzuordnen. Die chronische Vaskulitis und/oder Granulome führen ebenfalls zu dem Bild einer chronischen Lungengerüsterkrankung.

Von Liebow (1975) und Otto (1978) stammen die Einteilung chronisch-interstitieller Lungenparenchymerkrankungen auf der Basis histologischer Befunde 1. in den Typ der Alveolitis, 2. den zwiebelschalenartig proliferierenden Typ, 3. in den sarkoidoseähnlichen Typ und 4. in den lymphofollikulären Typ.

III. Allgemeine Röntgen-Symptomatik

Die Hauptaufgabe der Röntgenuntersuchung bei Lungenerkrankungen auf immunologischer Basis liegt in der Feststellung der Veränderungen, der Abschätzung ihrer Ausdehnung und Art, der differentialdiagnostischen Abgrenzung sowie in der Verlaufsbeobachtung (Stender 1971, 1974, 1977, 1978; Fraser u. Paré 1979). Die Auswertung spezieller Röntgenveränderungen der pathologischen Strukturen, ihrer Anordnung, Verteilung und ihres Verlaufs kann bei einer großen Zahl von Befunden Aussagen darüber ermöglichen, ob die Veränderungen im Alveolarraum, im intralobulären Interstitium oder im extralobulären Zwischengewebe des peribroncho-vaskulären Raumes oder in interlobulären Septen gelegen ist. Außerdem ergeben sich Hinweise, ob die Veränderungen mehr ödematösen, zellulär-entzündlichen oder granulomatösen Prozessen entsprechen. Da es für die verschiedensten immunologischen Lungenerkrankungen keine allein typischen Röntgenbilder gibt, wurde von Freyschmidt (1982) der Versuch unternommen, den vier Haupttypen allergischer Reaktionen der Lunge die entsprechende Röntgensymptomatik zuzuordnen (Tabelle 4). Daraus ist ersichtlich, daß es sich beim Asthma, beim Goodpasture-Syndrom, bei der Rheumalunge und mit Einschränkung bei der akuten Medikamentenreaktion (s. Kap. III.4.a, S. 225ff.) um Krankheitsbilder handelt, die überwiegend einem Reaktionstyp zugeordnet werden können, woraus sich eine definierte Röntgensymptomatik ableiten läßt. Bei den übrigen Erkrankungen handelt es sich

Tabelle 4. Zuordnung verschiedener allergischer Erkrankungen der Lunge zu den vier Haupttypen der allergischen Reaktion und ihrer Kombinationen (Nach FREYSCHMIDT 1982)

	Typ I	Typ II	Typ III	Typ IV
Typ I	Asthma		Allergische bronchiopulmonale Aspergillose	
Typ II		Goodpasture-Syndrom		
Typ III	Chronisch-eosinophile Pneumonie		Rheumalunge	Exogen-allergische Alveolitis (hypersensitive Pneumonitis)
Typ IV			Wegenersche Granulomatose	Akute Medikamentenreaktion (nach 24–48 h)

um Mischformen von einzelnen Basisreaktionen, woraus sich ein vielschichtiges Röntgenbild ergibt. Außerdem muß bei den interstitiellen Lungenerkrankungen auf immunologischer Basis berücksichtigt werden, in welcher Phase der Erkrankung (Alveolitis oder Fibrose) die Röntgenaufnahmen angefertigt wurden. Weiter ist zu berücksichtigen, daß feinfleckige Lungenverschattungen nicht das pathologisch-anatomische Substrat im Röntgenbild abbilden, sondern sein Summationsbild wiedergeben (STENDER u. MAJEWSKI 1979). Im Folgenden werden nun die verschiedenen klinischen Krankheitsbilder und ihre spezielle Röntgensymptomatik abgehandelt.

IV. Spezielle Krankheitsbilder

1. Pulmonale anaphylaktische Reaktionen

Das extrinsische oder IgE vermittelte Asthma bronchiale ist das beste Beispiel für eine allergische Lungenerkrankung mit einem einzigen, gut definierten immunologischen Reaktionsmuster. Hinter dem Begriff „Asthma" verbergen sich mindestens fünf klinische Entitäten, die aus diagnostischen und therapeutischen Gründen differenziert werden müssen.

a) Asthma bronchiale

Wenn das Asthma schon im Kindesalter auftritt, ist bei schweren Fällen auch im anfallsfreien Intervall im Röntgenbild ein Volumen pulmonum auctum mit tieferstehendem Zwerchfell, vergrößertem Thoraxtiefendurchmesser und erweitertem Retrosternalraum nachzuweisen (Abb. 1). Es fallen Unregelmäßigkeiten der Gefäßanordnung in der Peripherie und lokale Überblähungen auf (HEGENBARTH et al. 1978). Einzelne Bronchuswände sind verdickt, so daß sie als Ringschatten oder „Tram lines" auffallen (Abb. 2) (SIMON 1975). Im Anfall kommt es durch Sekretverstopfung der Bronchien zu Atelektasen, die über mehrere Segmente und Lappen springen können. Wenn die Bronchien mit Sekret ausgefüllt sind, können sie als Bandschatten hervortreten, ohne daß eine Atelektase nachzuweisen ist. Die Luftzufuhr erfolgt hier durch kollaterale Ventilation. Die Gefäße sind in diesem Gebiet dann enggestellt. Wenn die Schleimausfüllung (Mukoidimpaktion) proximaler Bronchien längere Zeit besteht, ist es möglich, daß sich durch Schädigung der Bronchuswand zentrale Bronchiektasen entwickeln, deren Wände sich dann als feine lineare oder wellige Strukturen darstellen. Die Besiedlung mit Aspergillen fördert die Resistenz der Impaktate und die Entwicklung der Wandver-

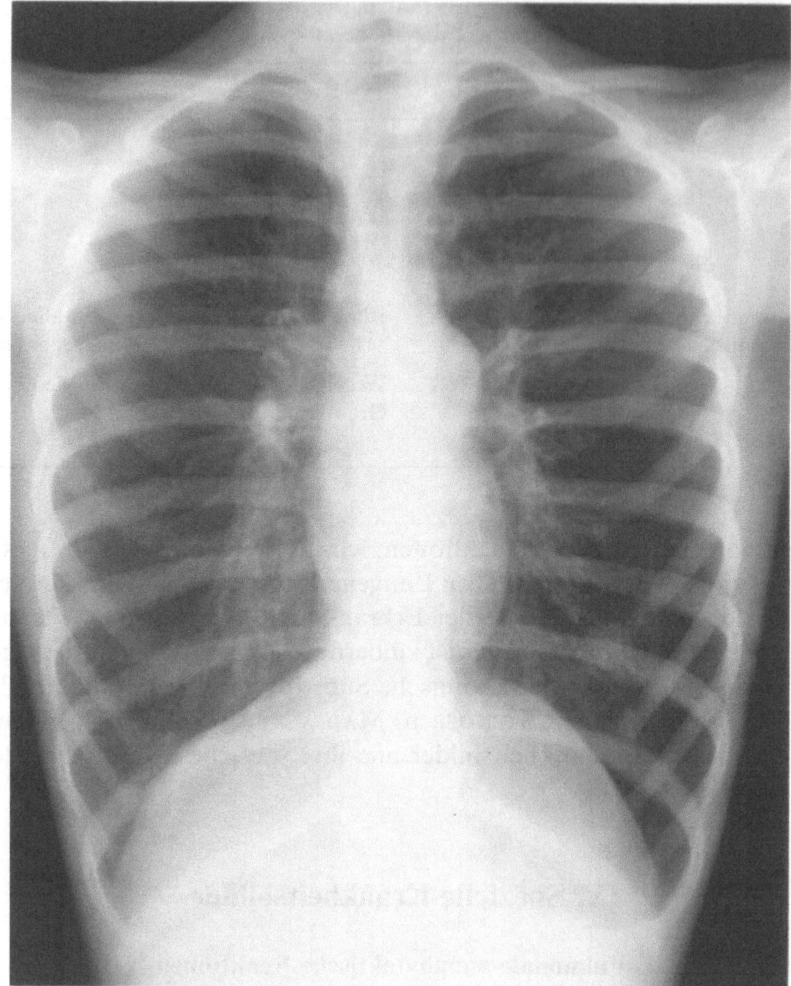

Abb. 1. Volumen pulmonum auctum bei einem 9jährigen Mädchen mit Asthma bronchiale. Zarte Lungengefäße mit aufgehellter Peripherie

änderungen. Bronchogramme lassen die Ausdehnung der Wandveränderungen gut abschätzen. Beim Erwachsenen führt das Asthma bronchiale meist nur im Anfall zu einer Lungenblä-
hung, die auch im Röntgenbild zu erkennen ist. Flüchtige Atelektasen und eosinophile Infiltrate sind selten. Lokale Überblähungen, auf die bogenförmig verlagerte Gefäße hinweisen,
sind auch im anfallsfreien Intervall nachzuweisen.

Wenn ein Asthma bronchiale viele Jahre besteht, kann sich eine Allergie gegen Aspergillus
fumigatus entwickeln, die eine Typ III-Reaktion verursacht. Es kommt im Röntgenbild zu
fleckförmigen Verschattungen durch intraalveoläre Anreicherung von Eosinophilen, die mit
einer deutlichen Eosinophilie einhergeht (Simon 1975). Ein zäher Schleim, der eingedicktes
Bronchialsekret mit eosinophilen Granulozyten, desquamativen Bronchialepithelien und
andere Zellen enthält, füllt große Bronchuslumina (zweiter bis vierter Ordnung distal des
Lappenbronchus) aus und weitet sie auf (Mukoidimpaktion). Das Bild kann einer plastischen
Bronchitis mit ihren Ausgüssen ähneln (Johannson u. Lita-Lumbden 1980). Die Bronchial-
wände sind durch peribronchiale Infiltrate mit eosinophilen Lymphozyten, Plasmazellen und
Lipophagen verdickt und erscheinen im Röntgenbild als tubuläre Schatten. Sekretgefüllte,
meist ausgeweitete Bronchien geben das Bild eines Bandschattens. Kurzstreckige Bronchusdi-
latationen, die meist mit einer Zerstörung des Knorpels und der Muskulatur einhergehen,

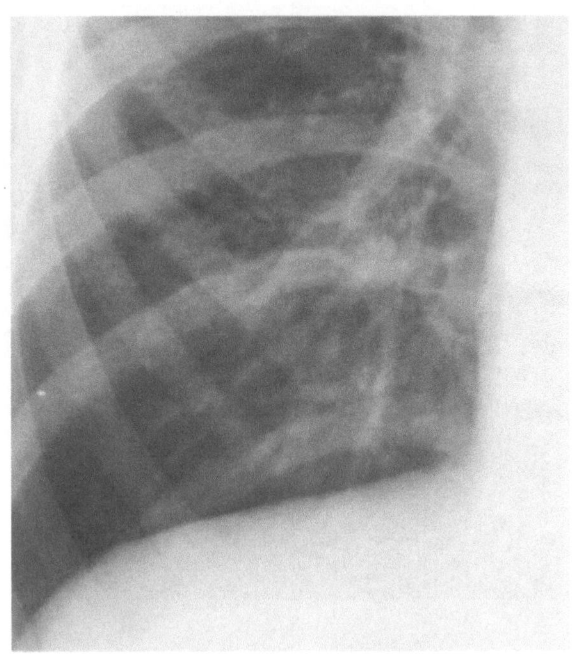

Abb. 2. Verdickte Bronchuswände (tram-lines) bei einem 12jährigen Jungen mit Asthma bronchiale

führen zu runden und ovalen Schatten. Wenn mehrere der großen Bronchien mit zähem Schleim ausgefüllt und erweitert sind, erscheinen sie im Röntgenbild als V-, Y- oder handschuhförmige Struktur (Gloves-finger-shadow, SIMON 1975). Die Basis dieser Schatten steht hilusnahe und die Spitzen verjüngen sich zur Peripherie. Die distal gelegene Lunge wird meist kollateral ventiliert. Länger bestehende Atelektasen sind relativ selten zu beobachten (MC CARTHY et al. 1970). Nach Aushusten des Sekrets treten lineare und ringförmige Schatten hervor, die den ausgeweiteten Bronchuswänden entsprechen. Impaktionen und proximale Bronchiektasen finden sich am häufigsten im Oberlappen. In den bronchiektatische Hohlräumen kann sich ein Aspergillom (Myzetom) bilden. Die Diagnose stützt sich auf eine lange Asthmaanamnese, die Bluteosinophilie, einen hyperergischen Hauttest und die positive Präzipitationsreaktion auf Aspergillus fumigatus.

Mukoide Impaktionen mit deformierenden Bronchusveränderungen sind auch bei Patienten beschrieben, bei denen der mikrobiologische und serologische Nachweis einer Aspergillose nicht zu führen war (BRAMAN u. WHITCOMB 1972). Es muß daher berücksichtigt werden, daß nicht nur die Besiedlungen mit Aspergillen proximale Bronchusausweitungen und Ektasien verursachen.

b) Bronchozentrische Granulomatose

Ähnliche Veränderungen wie bei der Mukoidimpaktion und bronchopulmonalen Aspergillose finden sich bei der bronchozentrischen Granulomatose (LIEBOW 1973; KATZENSTEIN et al. 1975). Die Veränderungen sind aber umschriebener und häufig bei Nichtasthmatikern zu finden. Granulomatöse Veränderungen und nekrotisierende Prozesse in der Wand der Bronchien, die bis in die kleinen Äste reichen, führen zu Obstruktionen, Wanddestruktionen und Infiltrationen aus Plasmazellen, Lymphozyten und Eosinophilen. Von der Peripherie reichen eingedickte Schleimmassen in einzelnen Segmenten und Subsegmenten bis in Hilusnähe.

Klinisch bestehen Husten, Hämoptoe und Fieber. Nur bei einem Teil der Patienten ist die serologische Reaktion auf Aspergillus oder Candida positiv. Das Röntgenbild zeigt lobäre, segmentale und lobuläre Parenchymverdichtungen oder Atelektasen (Abb. 3). Weiter

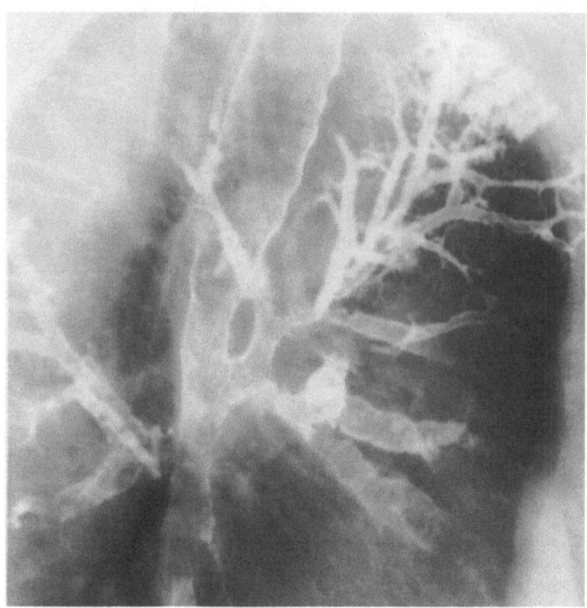

Abb. 3. Bronchozentrische Granulomatose bei einer 55jährigen Patientin. Im Bronchogramm unregelmäßige, dilatierte Bronchuswände

finden sich verdickte und unregelmäßige Bronchuswände sowie Plattenatelektasen. Kleine Hohlräume bilden sich durch dilatierte Bronchien oder Abszesse. Bevorzugt liegen die Veränderungen in den Oberlappen (Fraser u. Paré 1978).

2. Pulmonale zytotoxische Reaktionen

Es gibt bisher lediglich eine allergische Lungenerkrankung, der ätiologisch und pathogenetisch eindeutig und ausschließlich der Reaktionstyp II der allergischen Reaktionen zugrunde liegt – das Goodpasture-Syndrom. Es ist charakterisiert durch eine exzessive Produktion von Autoantikörpern gegen die Basalmembranen von Lunge und Nieren. Wegen der Sonderstellung dieser Erkrankung in Bezug auf die allergischen Grundreaktionen wird dieses Syndrom trotz seiner Seltenheit besonders herausgehoben.

a) Goodpasture-Syndrom

Das ursprünglich von Goodpasture (1919) beschriebene Krankheitsbild ist nicht identisch mit dem Goodpasture-Syndrom. Für dieses Krankheitsbild ist die klinische Trias von Anämie, Hämoptysen ($^3/_4$ aller Patienten) und Hämaturie typisch. Männer sind wesentlich häufiger erkrankt als Frauen. Die Krankheit verläuft schubweise. Die Lungenveränderungen mit Hämoptyse werden entweder gleichzeitig mit der Nephritis erkannt oder gehen dieser voraus. Ein Bluthochdruck ist meist nicht nachzuweisen.

Die Prognose dieser Erkrankung ist vorwiegend durch die Nierenbeteiligung schlecht. Histologisch findet man in den Alveolen Blutungen mit fibrinhaltigen Exsudaten und hämosiderinhaltigen Makrophagen.

Die pulmonalen Symptome können den renalen vorausgehen (bis zu 12 Monaten) oder mit ihnen gleichzeitig auftreten. Das Röntgenbild (Abb. 4) zeigt während der akuten Phase in beiden Lungen diffus verteilt fleckig-konfluierende oder homogenflächenhafte Verschattungen, die vorwiegend in den Mittel- und Untergeschossen oder mehr perihilär liegen. Die Blutungen in die Alveolen können auch einseitig und in umschriebenen Lungenbezirken erfolgen (Slolim 1969; Stadelmann et al. 1968). Ein Luftbronchogramm ist in der Regel

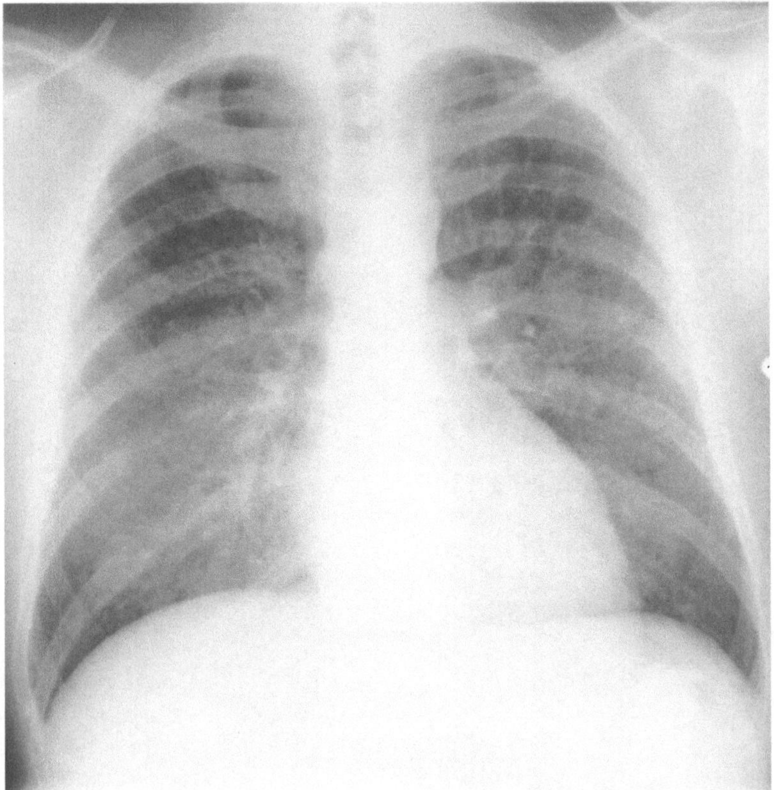

Abb. 4. 27jähriger Mann mit Goodpasture-Syndrom in der akuten Phase. Diffuse fleckig-konfluierende Verschattungen mit positiven Pneumobronchogramm

nachzuweisen. Nach akuten Blutungen hellen sich die Verschattungen infolge des Blutabbaues relativ schnell auf. Anschließend erscheint eine verstärkte oder unregelmäßig-retikuläre Zeichnung mit einer Verdickung der peribronchialen Strukturen als Folge des Abtransportes im Interstitium und in den Lymphbahnen. Schon nach wenigen Tagen kann das Lungenbild wieder normal sein. Je häufiger und kurzfristiger Lungenblutungen auftreten, desto deutlicher bleibt die Grundstruktur der Lunge verstärkt und die Bindegewebsreaktion auf das Hämosiderin schreitet fort. Nur selten entwickelt sich aber bei der relativ kurzen Verlaufszeit (2 Wochen bis 3 Jahre) eine Lungenfibrose. Gaben von Kortison und Immunsuppressiva bewirken meist keine Besserung. Günstigere Ergebnisse werden mit der Plasmapherese erzielt. Hämorrhagien bei Patienten mit einer Niereninsuffizienz und einem Lungenödem können ein Goodpasture-Syndrom vortäuschen.

b) Die idiopathische Lungenhämosiderose

Die idiopathische Lungenhämosiderose ist in ihren klinischen Erscheinungen und röntgenologischen Befunden denen des Goodpasture-Syndroms (FRASER u. PARÉ 1978) sehr ähnlich. Die Erkrankung tritt aber schon in der Kindheit auf. Nur wenige Kranke werden älter als 20 Jahre. Die Ätiologie ist nicht bekannt. Für eine Beteiligung immunologischer Vorgänge gibt es bisher keine verbindlichen Hinweise, sie soll trotzdem hier abgehandelt werden.

Die Folgen der intraalveolären Blutungen bestimmen die Veränderungen im Röntgenbild. Während der akuten Blutungen treten fleckig-konfluierende oder flächenhafte Verschattungen auf (Abb. 5). Durch die Hämosiderinablagerungen im Interstitium entwickelt sich frühzei-

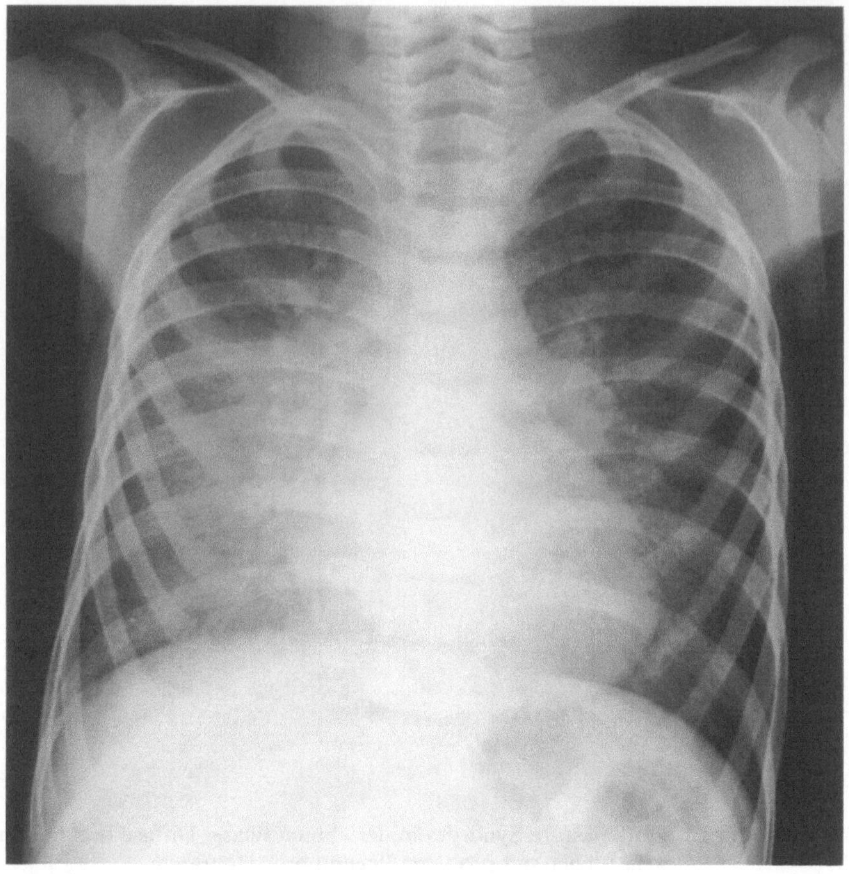

Abb. 5. Idiopathische Lungenhämosiderose bei einem 6jährigen Jungen. Ausgedehnte fleckig-konfluierende
Verschattungen beider Lungenflügel infolge intraalveolärer Blutungen

tig eine diffuse interstitielle Fibrose. Das Röntgenbild kann dann eine grobretikuläre Struk-
turverdichtung mit feinen Fleckschatten und dichterer perivaskulärer Struktur zeigen. Die
Veränderungen sind auffallend gleichmäßig über die Lungen verteilt (ANACKER u. STENDER
1963). Bei langzeitigem Verlauf entwickelt sich eine pulmonale Hypertonie mit dilatierten
zentralen Pulmonalarterien. Die Überlebenszeit nach den ersten Symptomen wird mit 2–20
Jahren angegeben.

3. Allergische Alveolitiden und Fibrosen

Der Begriff „Alveolitis" (SCADDING 1964) beschreibt eine entzündliche, toxische oder
kryptogenetische Alteration der Alveolarwand und sekundär des Lungeninterstitiums. Die
Noxe wirkt dabei primär auf die Alveole ein, das Interstitium wird erst sekundär beteiligt.
Die Alveolitis ist dabei das aktive Stadium des Krankheitsprozesses, die Lungenfibrose das
unspezifische Narbenstadium ätiologischer und pathogenetisch unterschiedlicher Alveolitiden
(VON WICHERT u. HAIN 1974). Alveolitiden können entstehen durch Zufuhr organischer
Stäube durch die Atemwege (exogen allergische Alveolitiden), durch Inhalation oder systemi-
sche Zufuhr chemischer und pharmakologischer Noxen (s. Kap. III.4.b, S. 255) und durch
bisher unbekannte Ursachen (idiopathische pulmonale Fibrose).

a) Exogen allergische Alveolitiden

Die Inhalation pflanzlicher und tierischer Allergene ruft bei vorhergehender Sensibilisierung in der Lunge eine immunologische Reaktion vom Typ III hervor, der verzögert eine Typ IV-Reaktion relativ häufig folgt (PEPYS 1969; HARGREAVE et al. 1972). Bei sensibilisierten Patienten führt der Antigenkontakt zu lokalen Immunkomplexbildungen mit sekundären ödematösen, entzündlichen und granulomatösen Veränderungen in den Alveolarsepten, dem peribronchiolären Gewebe und im peribroncho-vaskulären Interstitium (Immunkomplex-Krankheit).

Für die Zuordnung zum Krankheitsbild der exogenen allergischen Alveolitis (synonym: Hypersensitivitätspneumonitis) fordern FRASER u. PARÉ (1978) die Erfüllung folgender Kriterien:

1. Der antigenhaltige Staub muß so klein sein, daß er bis in die Alveolen vordringen kann (kleiner als 5 μ).
2. Die Reaktion mit Dyspnoe, trockenem Husten und Fieber folgt erst 4–6 h nach der Exposition.
3. Auskultatorisch ist eine bilaterale Krepitation, vor allem basal, festzustellen.
4. Röntgenologisch finden sich retikuläre und feinfleckige Schatten, zu denen in der akuten Phase flächenhafte Infiltrate kommen können. Ein Spätstadium stellt die Honey-comblung (Wabenlunge) dar.
5. Restriktive Ventilationsstörungen und Diffusionsstörungen treten akut auf.
6. Die Intrakutanreaktion entspricht der Arthusreaktion oder der Reaktion vom verzögerten Typ.
7. Präzipitierende Antikörper sind nachzuweisen.
8. In vitro kann auf Lymphozytenstimulation ein mitogener und migrations-inhibierender Faktor demonstriert werden.
9. Der Provokationstest führt nach mehreren Stunden zu pulmonalen Funktionsstörungen und Veränderungen im Röntgenbild.
10. Histologisch nachweisbare Befunde sollen hinreichend zum Krankheitsbild passen.
11. Antigenkarenz führt zum Verschwinden der Symptome und der Präzipitine im Serum. Schon längere Zeit bestehende Funktionseinschränkungen und Röntgenbefunde zeigen keine Progression mehr.

Der Provokationstest kann bei Atopikern eine Sofortreaktion (Typ I) mit Bronchospasmus hervorrufen, der nach 2–3 h verschwunden ist. Es folgt dann 4–10 h später die Typ III-Reaktion mit Fieber, Atemnot und Röntgenbefund. In den ersten 24 h können sich bei diesen Patienten restriktive und obstruktive Ventilationsstörungen kombinieren. Eine positive Präzipitationsreaktion des Serums gibt einen wichtigen diagnostischen Hinweis; sie kann aber auch bei Patienten ohne jeden klinischen Hinweis auf eine allergische Alveolitis beobachtet werden, wodurch ihr Aussagewert eingeschränkt wird.

Die histologische Untersuchung der Lunge gibt Hinweise, daß bei der allergischen Alveolitis nicht nur eine Arthusreaktion sondern auch Elemente der zytotoxischen Reaktion vom Typ II und vor allem vom verzögerten Typ IV wirksam werden (WENZEL et al. 1971).

In der akuten Phase treten neben der Alveolitis und Vaskulitis auch Veränderungen der Bronchiolenwand nach Art einer obstruktiven Bronchiolitis auf (BARROWCLIFF u. ARBLASTER 1976; SEAL et al. 1968).

In der subakuten Phase innerhalb von 1–2 Monaten bilden sich Granulome, die bevorzugt im peribronchiolären Gewebe und Teilen der Alveolarsepten liegen (HARGREAVE et al. 1972). Im chronischen Stadium entwickeln sich fibrosierende Prozesse mit Indurationen und einer emphysematösen Sklerose (OTTO 1977).

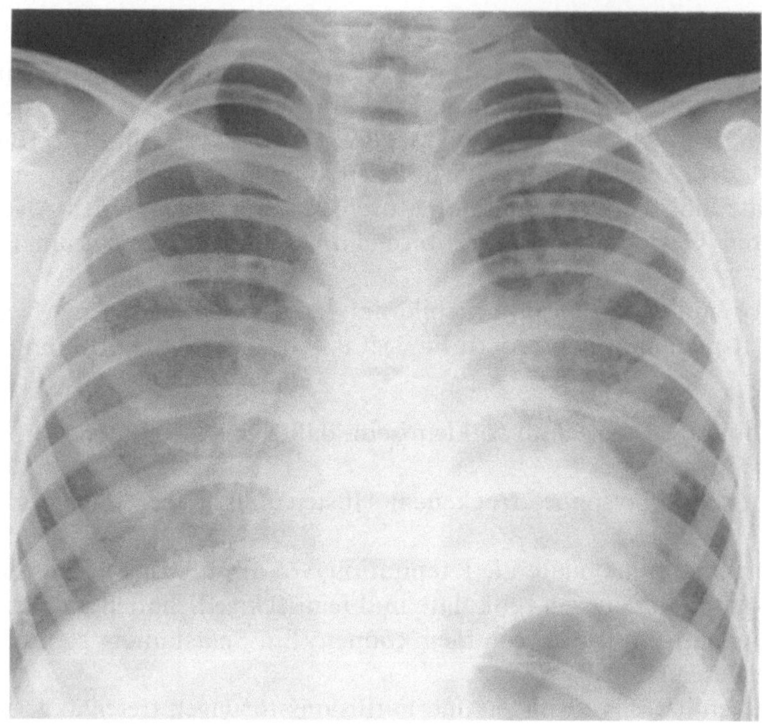

Abb. 6. Akute allergische Alveolitis bei einem 9jährigen Jungen. Mattglasartige Eintrübung beider Lungenhälften

Das Röntgenbild kann in den Frühphasen der Antigenexposition bei geringer Reaktion weitgehend normal bleiben. Akute massive Expositionen von sensibilisierten Patienten verursachen flächenhafte und fleckig konfluierende Verschattungen (Abb. 6), die durch vorwiegend ödematöse, intraalveoläre und interstitielle Prozesse bedingt sind. Diese bilden sich in der Regel innerhalb von 48 h zurück (Unger et al. 1968; Stender et al. 1971, 1977). Im Ablauf dieser Reaktionen können in anderen Lungenabschnitten Überblähungen durch eine bronchiolitische Reaktion erkennbar werden (Seal et al. 1968). Die Alveolitis oder interstitielle Pneumonie führt durch die Infiltrationen in den Alveolarsepten und im peribronchiolären Gewebe, im perivaskulären Raum und in den interlobulären Septen zu fleckigen, retikulären und streifigen Verschattungen, die über die Lunge verteilt sind und in den Untergeschossen betont hervortreten (Unger et al. 1968; Stender et al. 1971; Hargreave et al. 1972; Felix et al. 1973). Seltener zeigt sich die Akzentuierung der Veränderungen auch in den Obergeschossen.

In der subakuten Phase treten die peribronchialen Strukturverdichtungen meist besonders deutlich hervor und die Fleckschatten werden kleiner und schärfer begrenzt. Hiläre Lymphknotenvergrößerungen sind selten nachzuweisen.

Bei fortbestehender Antigenexposition entwickelt sich auf dem Boden akuter und subakuter Reaktionen ein chronisch-fortschreitender proliferierender und fibrosierender Prozeß, vorwiegend im Interstitium. Dabei ist im Röntgenbild eine wechselnde Zunahme kleinfleckiger Verdichtungen und streifiger Strukturen peripher, teils mit atelektatischer Schrumpfung und peribronchialen Verdichtungen zu beobachten. Die fibrosierenden und schrumpfenden Veränderungen sind bevorzugt in den Ober- und Mittelgeschossen ausgebildet und (Abb. 7) zeigen hier einen wabigen Umbau (Hargreave et al. 1972; Felix et al. 1973) oder eine emphysematöse Sklerose (Otto 1977). Bei einem Teil der allergischen Alveolitiden führen diffuse feine Fibrosen, die mit einer starken Restriktion einhergehen, nur zu sehr diskreten

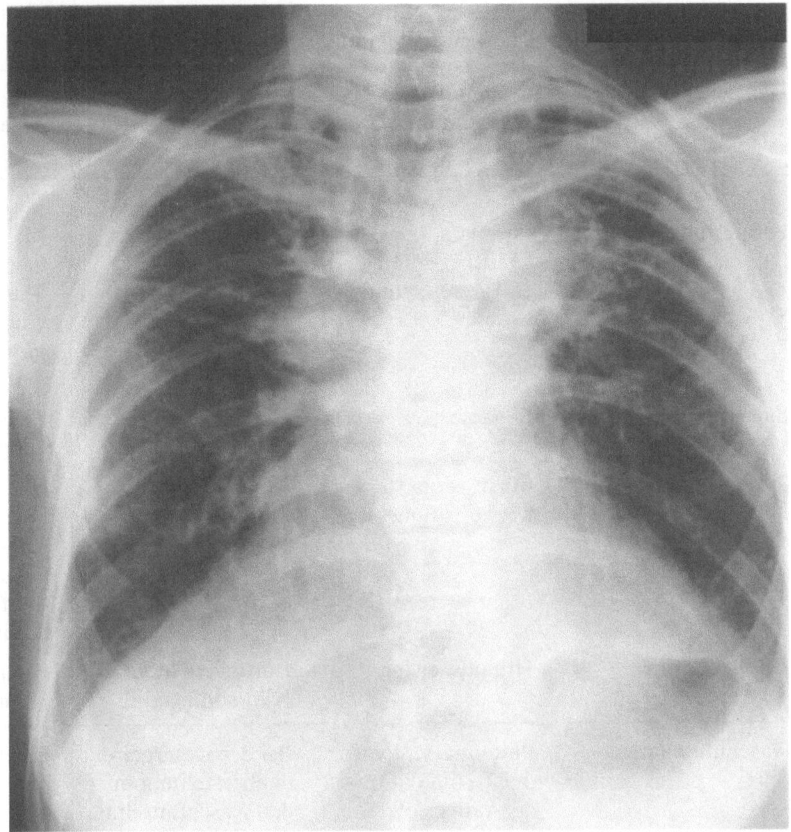

Abb. 7. Ausgeprägte Lungenfibrose bei einer 38jährigen Frau (Vogelhalterin). Ausgeprägte schrumpfende Veränderungen in beiden Obergeschossen

Veränderungen im Röntgenbild (GRANT et al. 1972; FELIX et al. 1973; BRUNNER et al. 1970). Die Zeichen der sekundären pulmonalen Hypertonie mit dilatierten Hilusgefäßen und einem Cor pulmonale chronicum weisen bei diesen Kranken auf die ausgedehnte Lungenfibrose hin (STENDER et al. 1971). Die Antigene, die zu einer allergischen Alveolitis führen, sind in der Tabelle 5 aufgeführt. Der Röntgendiagnostik kommt auch für die Begutachtung beruflich bedingter exogen-allergischer Alveolitiden Bedeutung zu (KENTNER u. HARTUNG 1983).

Einzelne Formen der exogen-allergischen Alveolitis:

α) Farmerlunge

Die Farmerlunge tritt während der Arbeiten in der Landwirtschaft, vor allem nach Einatmen von Staub aus feuchtem Heu oder beim Dreschen auf.

Die klassische Anfangsreaktion mit Husten, Dyspnoe, Fieber und Schmerzen ist nur bei einem Drittel in der Anamnese zu erheben. Die Erkrankung kommt in der Altersgruppe von 40–50 Jahren am häufigsten vor. Präzipitierende Antikörper sind in 90% gegen Thermophile Aktinomyzeten, davon in 87% gegen Mikropolyspora faeni und in 3% gegen andere Aktinomyzeten nachzuweisen (PEPYS 1966, 1969).

Im Röntgenbild (Abb. 8) finden sich abhängig vom Zeitpunkt der akuten Exposition und vom langfristig chronischen Antigenkontakt interstitielle und auch alveoläre Infiltrationen und Fibrosen (SEAL et al. 1968).

Teils fehlen trotz klinischer Symptome Veränderungen im Röntgenbild (GRANT et al. 1972).

Tabelle 5. Zusammenstellung der durch organische Stäube hervorgerufenen exogen-allergischen Alveolitiden (Nach Forschbach 1974 und Cegla 1981)

Ursache	Deutscher Name	Original-bezeichnung bzw. Synonym	Antigenkontakt	Präzipitinbildung gegen
Bakterien Thermophile Aktinomyzeten	Farmerlunge Drescherlunge	Farmer's lung Thresher's lung Harvester's lung	Schimmliges Heu, schimmliges Getreide	Micropolyspora-faeni, Thermoactinomyces vulgaris, Farmerlungenheu-Antigen
	Bagassose	Bagassosis	schimmlige Bagasse	Thermoactinomyces vulgaris
	Pilzarbeiterlunge	Mush-room worker's lung	Kompost aus Pferdemist mit Weizenstroh	Micropolyspora faeni, Thermoactinomyces vulgaris u. andere thermophile Actinomycesarten
	Befeuchterfieber	Humidifier lung	Luftbefeuchter, Klimaanlagen	Micropolyspora faeni
Bazillen	Waschmittellunge	Pulmonary disease due to inhalation of derivatives of bacillus subtilis	Bei der Detergentienherstellung in der Waschmittelindustrie	Bacillus subtilis
Pilze	Sequoiose	Sequoiosis	Beim Sägen amerikanischen Rotholzes (Sequoia sempervirens)	Graphium aureobasidium pullulans
	Suberose	Suberosis	Mit schimmligem Korkstaub bei der Produktion	Penicillum frequentans
	Lycoperdonose	Lycoperdonosis	Bei Instillation gegen Nasenbluten (in USA)	Lycoperdon-Sporen
	Ahornrindenschäler-Krankheit	Maple-Bark-Stripper's disease	Bei der Bearbeitung von Ahorn	Cryptostroma corticale
	Malzarbeiterlunge	Malt-workers's lung	Bei der Verarbeitung von Gerste zu Malz	Aspergillus clavatus, Aspergillus fumigatus
	Paprikaspalterlunge	Paprika splitter's lung	Beim Spalten von schimmligen Paprikaschoten	Nicht nachgewiesen. Pilze: Mucor stolonifer, Penicillium glaucum, Rhizopus nigrans
	Käsewascher-Krankheit	Maladie des laveurs de fromage	Bei Reinigung schimmelnden Käses durch Abreiben mit Tüchern	Penicillium casei

Tabelle 5 (Fortsetzung)

Ursache	Deutscher Name	Original-bezeichnung bzw. Synonym	Antigenkontakt	Präzipitinbildung gegen
Heterologe Eiweiße	Hypophysen-schnupferlunge	Pituitary snufftaker's lung	Bei Inhalation von Schweine- oder Rin-derpulver	Heterologes Eiweiß, Hypophysenantigen
	Vogelzüchterlunge (Tauben-, Hühner-, Wellensittich-züchterlunge)	Bird breeder's lung Pigeon breeder's lung, Budgerigar breeder's lung	Beim Umgang mit Hühnern, Enten, Gänsen, Tauben, Papageien und Wel-lensittichen	Bestandteile von Federn, Kot u. in)
Tierische und pflanzliche Antigene	Weizenkäfer-krankheit	Wheat weevil disease	Beim Kontakt mit Mühlenstaub	Sitophilus granarius (Weizenkäfer)

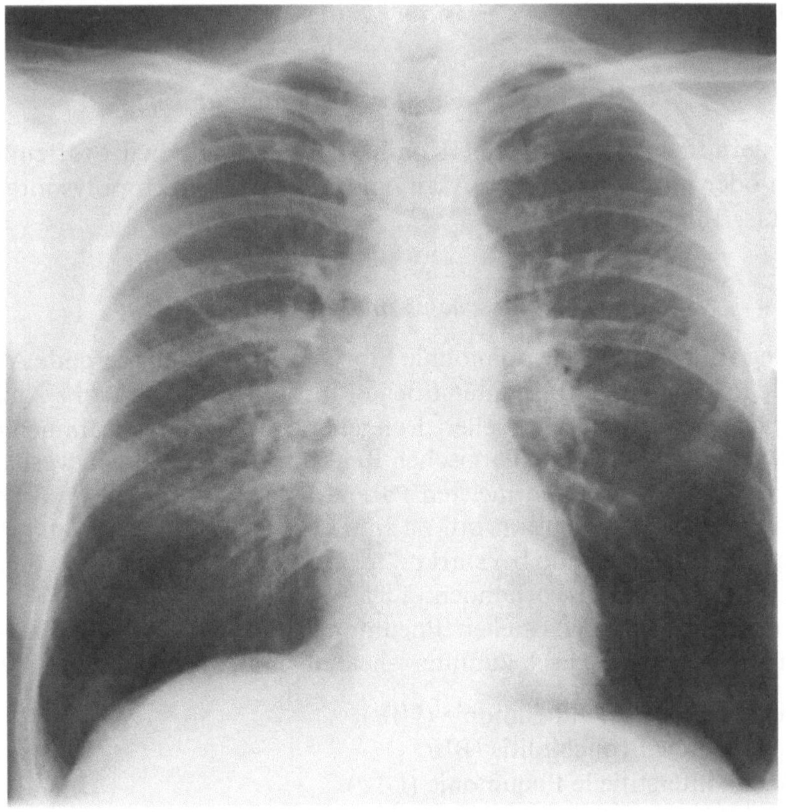

Abb. 8. Farmerlunge bei einem 42jährigen Patienten. In der akuten Phase diffuse feinfleckige Verschattungen und perivaskuläre Verdichtungen

β) Vogelhalterlunge (Bird-franciers lung, Pigeon-breeders lung)

Die Vogelhalterlunge wird bei Taubenzüchtern und Wellensittichhaltern sowie bei Haltern von Gänsen, Hühnern, Enten und Puten, die mit dem Staub Vogeleiweiß aus Serum und Exkrementen einatmen, beobachtet. Während die Taubenzüchter nach den in größeren

Abständen erfolgenden Stallsäuberungen akute Reaktionen mit Atemnot, Fieber sowie flächenhaften und fleckigen Verschattungen im Röntgenbild wenige Stunden nach dieser Arbeit zeigen, wird bei den Haltern kleiner Stubenvögel häufig ein chronisch-schleichender Verlauf ohne akute Ereignisse beobachtet (Brunner et al. 1970; Stender et al. 1971; Felix et al. 1973; Hargreave et al. 1972). Diese Patienten erscheinen oft zur ersten Röntgenuntersuchung, wenn das Lungenbild schon die Zeichen einer Granulomatose oder Fibrose aufweist. Berrill et al. (1975) beschreiben eine Kombination von Vogelhalterlunge mit Dünndarmveränderungen, deren Verlauf der Gluten-Enteropathie sehr ähnelt.

γ) Befeuchterlunge

Eine allergische Alveolitis wird auch durch Anlagen zur Belüftung und Luftbefeuchtung gefördert. Dabei gelangen thermophile Aktinomyzeten aus der Anlage in die Räume und können als Allergene eine Lungenreaktion hervorrufen. Auch unter diesen Bedingungen entwickelt sich meist eine chronische Lungenreaktion mit diffus verteilten fleckigen und streifigen Verschattungen. Wenn ein sensibilisierter Patient nach einer längeren Unterbrechung (Urlaub) in den alten klimatisierten Raum zurückkehrt, kann eine akute Reaktion mit klinischen Erscheinungen, Fieber und flächenhaften und fleckigen Lungenveränderungen im Röntgenbild auftreten (Fruhmann u. Baur 1986).

δ) Weitere exogen allergische Alveolitiden

Sind bei wiederholtem und längeren Kontakt mit biologischen Stoffen, die selbst als Antigene wirken oder mit thermophilen Aktinomyzeten bzw. Mikropolysporen verschmutzt sind, beobachtet (s. Tabelle 5).

b) Die idiopathische pulmonale Fibrose (IPF)

Unter dem Begriff idiopathische pulmonale Fibrose (diffuse fibrosierende Alveolitis, chronisch interstitielle Pneumonie, diffuse interstitielle Fibrose) wird eine große Anzahl von Spätstadien ätiologisch unklarer interstitieller Lungenerkrankungen zusammengefaßt. Einige Fälle sind dem Reaktionstyp III der allergischen Reaktionen zuzuordnen, weshalb das Krankheitsbild hier erwähnt wird. Bei den meisten Patienten ist IgG im Blut und Sekret in Form von Immunkomplexen erhöht (Hunninghake et al. 1979). Pathologisch-anatomisch besteht eine Verdickung der Alveolarwände bei starker Tendenz zur Fibrose und in den Alveolarräumen sind mononukleäre Zellen vorhanden. Liebow u. Carrington (1969) unterscheiden fünf Subtypen der diffusen interstitiellen Pneumonie, die alle in eine Fibrose einmünden und die klinisch und röntgenologisch zu unterscheiden sind (Mc Loud et al. 1983):

1. Die gewöhnliche interstitielle Pneumonie (UIP)
2. UIP mit aufgepfropfter Bronchiolitis (BIP)
3. Die desquamative interstitielle Pneumonie (DIP)
4. Die lymphoide interstitielle Pneumonie (LIP)
5. Die interstitielle Riesenzellpneumonie (GIP)

Funktionell finden sich die Zeichen der Restriktion, patho-physiologisch bestehen Ventilations- und Perfusionsstörungen. Die auf den Reaktionstyp III zurückzuführenden Krankheitsbilder sind durch Steroide in der Regel günstig beeinflußbar.

Röntgenologisch finden sich bei der UIP zuerst bilateral supradiaphragmal kleine lineare oder irreguläre Fleckschatten (Abb. 9). Auch bei der DIP liegen die Veränderungen in den basalen Lungenabschnitten (Mc Loud et al. 1983) (Abb. 10).

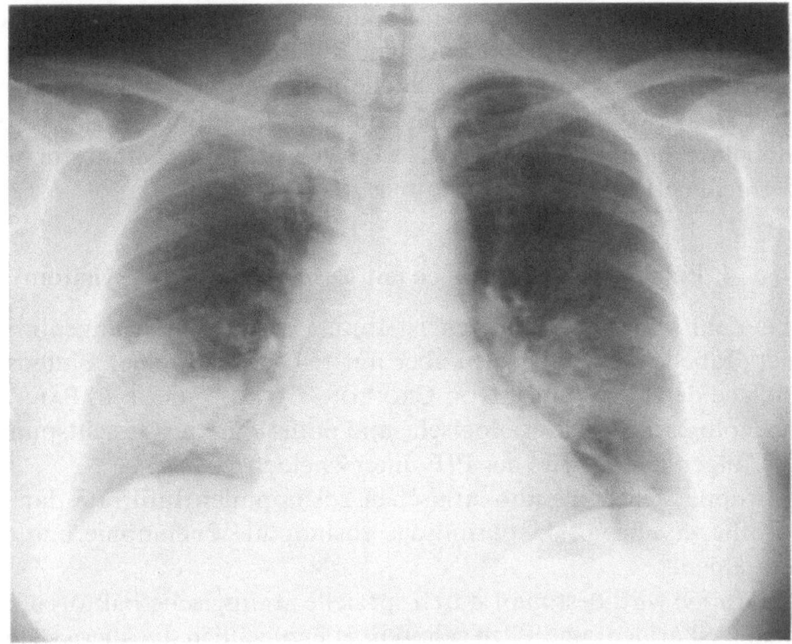

Abb. 9. Idiopathische interstitielle Pneumonie vom histologischen Typ einer UIP mit flächenhaften basalen Verschattungen bei einer 60jährigen Patientin

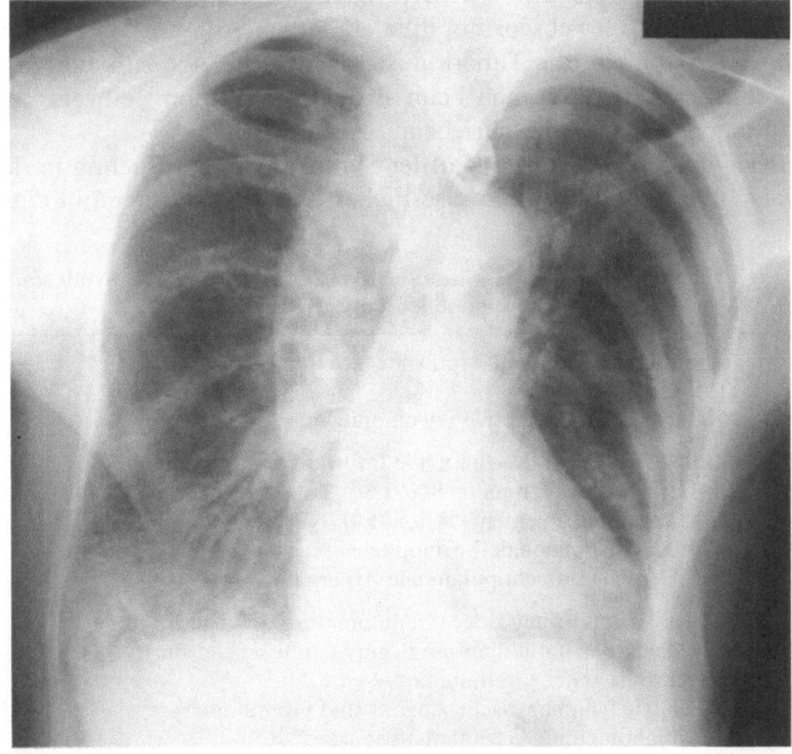

Abb. 10. Desquamative interstitielle Pneumonie (DIP) bei einer 80jährigen Frau mit überwiegend basaler Lungenfibrose (idiopathische pulmonale Fibrose)

Später wird durch Beteiligung des extralobulären Interstitiums das Verschattungsmuster gröber, schließlich kommt es bei fortschreitender Fibrose zum Bild der Honigwabenlunge. Infolge der Schrumpfung treten die Zwerchfelle höher, ihre Beweglichkeit ist eingeschränkt (Carrington et al. 1978). Bei einigen interstitiellen Lungenfibrosen sind die Veränderungen auf das intralobuläre Interstitium begrenzt, wodurch im Röntgenbild nur sehr diskrete oder keine Veränderungen erkennbar sind (Stender 1978).

4. Pulmonale Infiltrationen mit Eosinophilie (PIE-Syndrom)

Eine große Zahl von Erkrankungen ist durch eosinophile Lungeninfiltrationen (PIE) gekennzeichnet (Tabelle 6). Diese gehen aber nur teilweise mit einer Bluteosinophilie einher. Auf der Grundlage der Einteilungen von Crofton, Citro, Fraser u. Paré (1978), die klinische und röntgenologische sowie ätiologische und pathologische Gesichtspunkte berücksichtigen, lassen sich folgende Gruppen der PIE unterscheiden:

Die erste Gruppe stellen die idiopathischen eosinophilen Infiltrate dar, zu denen lokale Infiltrate als Löffler-Syndrom, die chronische eosinophile Pneumonie und das hypereosinophile Syndrom zählen.

Die zweite Gruppe wird bestimmt durch spezielle ätiologische Faktoren, zu denen Arzneimittel, Parasiten (Askariden) und Pilze gehören. Hierzu zählen die allergische bronchopulmonale Aspergillose und die Arzneimittelreaktionen mit eosinophilen Infiltrationen.

Die dritte Gruppe umfaßt die Erkrankungen, bei denen eosinophile Lungenveränderungen bei einer Vaskulitis und Granulomatose vorhanden sind. Hierzu werden gezählt die allergische Granulomatose (Churg-Strauss), die nekrotisierende „sarkoidähnliche" Granulomatose, die benigne lymphozytische Angiitis und Granulomatose, die lymphomatoide Granulomatose und die Wegenersche Granulomatose.

Differentialdiagnostisch ist zu berücksichtigen, daß eine große Zahl weiterer Erkrankungen mit einer Blut- und Gewebseosinophilie einhergehen kann. Hierzu gehören die Sarkoidose, der Morbus Hodgkin, die Tuberkulose, chronische Arthritis und Kokzidioidmykose. Extreme Bluteosinophilien sind auch beim Bronchialkarzinom teilweise in Verbindung mit eosinophilen Lungeninfiltraten beschrieben.

Die *eosinophilen Lungeninfiltrate* (Löffler-Syndrom) treten flüchtig in der Lunge auf und gehen mit einer Bluteosinophilie, teilweise Fieberschüben und Atemnot einher. Im Röntgen-

Tabelle 6. Pulmonale Infiltrationen mit Eosinophilie (PIE-Syndrom, sog. eosinophile Lungenerkrankungen)

1. Idiopathische eosinophile Infiltrate
   a) Löffler-Syndrom
   b) Chronische eosinophile Pneumonie

2. Ätiologisch bekannte eosinophile Infiltrate
   a) Extrinsisches Asthma (s. S. 69)
   b) Akute Medikamentenreaktion (z.B. Nitrofurantoin)
   c) Tropische pulmonale Eosinophilie
   d) Allergische bronchopulmonale Aspergillose

3. PIE bei Vaskulitis und/oder Granulomatose
   a) Allergische Granulomatose (Churg-Strauss-Syndrom)
   b) Nekrotisierende Granulomatose
   c) Benigne lymphozytische Angiitis und Granulomatose
   d) Lymphomatoide Granulomatose
   e) Wegnersche Granulomatose (s. S. 85)

bild finden sich weiche Flächenschatten oder konfluierende Fleckschatten in der Lungenperipherie, die als Einzelherde oder häufiger als verstreute Verschattungen erscheinen. Das Auftreten der einzelnen Herde kann zeitlich versetzt sein, so daß die Infiltrate über die Lunge wandern. Rezidive sind häufig (LÖFFLER u. MAIER 1943; HENNEK u. SUSSMAN 1945). Die Hiluslymphknoten sind oft beteiligt und erscheinen im Röntgenbild mäßig vergrößert. Das Syndrom kann ohne Nachweis eines Allergens idiopathisch auftreten. Als exogene Ursache kommen Medikamente (z.B. Penizillin, Sulfonamide, Nitrofurantoin, Salizylsäure) und Parasiten (Ascariden, Nematoden und Ancylostoma) in Frage. Die Passage der Larven durch die Lunge ruft die eosinophilen Infiltrate hervor. Beim Asthma bronchiale sind eosinophile Infiltrationen relativ selten nachweisbar. Atelektasen durch Schleimverstopfung von Bronchien sind beim Asthma, vor allem bei Kindern und Jugendlichen, häufiger vorhanden. Die Beseitigung der exogenen Allergene (Medikamente und Parasiten) und Kortisongaben führen zur Rückbildung und vermeiden Rezidive.

Die chronische eosinophile Pneumonie, die wahrscheinlich auf heterogene Ursachen zurückzuführen ist, zeigt entgegen dem flüchtigen Löffler-Syndrom im Röntgenbild längere Zeit bestehende, in der Regel nicht wandernde homogene oder aufgelockerte Flächenschatten, seltener auch Fleckschatten in der Lungenperipherie (Abb. 11).

Diese sind durch eine massive Anreicherung von Eosinophilen, Lymphozyten, Makrophagen, Granulozyten und auch Histiozyten verursacht (CARRINGTON et al. 1969; ROBERTSON et al. 1971). Die Erkrankung, deren Ätiologie unklar ist, und die bevorzugt bei Frauen beobachtet wird, tritt mit hohem Fieber, Dyspnoe, Gewichtsverlust und seltener auch Hämoptysen auf. Nach Kortisonbehandlung erfolgt meist ein schneller Rückgang der Lungeninfiltrationen.

Beim *hypereosinophilen Syndrom*, das fast ausschließlich bei Männern nachgewiesen wurde, bilden sich eosinophile Infiltrate nicht nur in der Lunge sondern auch im Bindegewebe anderer Organe, und vor allem im Herzmuskel (endomyokardiale Fibroelastose, CHUSID et al. 1973). Diese Erkrankung, die auch disseminierte eosinophile Kollagenkrankheit oder fibroblastische Endokarditis Löffler genannt wird, hat eine schlechte Prognose.

Die *tropische pulmonale Eosinophilie* ist häufig durch Mikrofilarien verursacht (NEVA u. OTTESEN 1978). Sie wird vor allem in Südostasien, Südamerika und Nordafrika beobachtet. Die teils anfallsartig auftretende Dyspnoe kann sich zu schweren Asthmaanfällen steigern. Hämoptysen, Fieberschübe, geringe Leber- und Milzvergrößerungen kennzeichnen weiter das klinische Bild. Die Eosinophilen sind im Blut deutlich vermehrt. Der Antigennachweis auf Dirofilaria immitis und W. bancrofti im Hauttest und die Komplement-Bindungsreaktion sind in über 90% positiv (DENARAJ et al. 1959). Außer einem akuten Beginn ist auch ein schleichender Verlauf bekannt (VISWANATHAN 1948). Auf dem Boden der Allergie entwickeln sich vor allem interstitielle sowie peribronchiale und perivaskuläre Infiltrationen mit zahlreichen Eosinophilen und Histiozyten. Das Röntgenbild zeigt feinfleckige, diffus verbreitete Verschattungen, streifige perivaskuläre Strukturverdichtungen, die bevorzugt in den Mittel- und Unterfeldern zu beobachten sind. Die Hiluslymphknoten können vergrößert sein (FRASER u. PARÉ 1978). Unter Behandlung mit Diäthylcarbamazin bilden sich die Lungenveränderungen zurück, soweit sich noch keine Lungenfibrose entwickelt hat.

5. Die respiratorischen Vaskulitiden

Die klassische systemische Vaskulitis, die von KUSSMAUL u. MAIER (1866) beschriebene Panarteriitis nodosa, weist lediglich in einigen Fällen eine Beteiligung von Bronchialarterien auf, jedoch keine Beteiligung der Pulmonalarterien (DE REMEE et al. 1978; FAUCI et al. 1978).

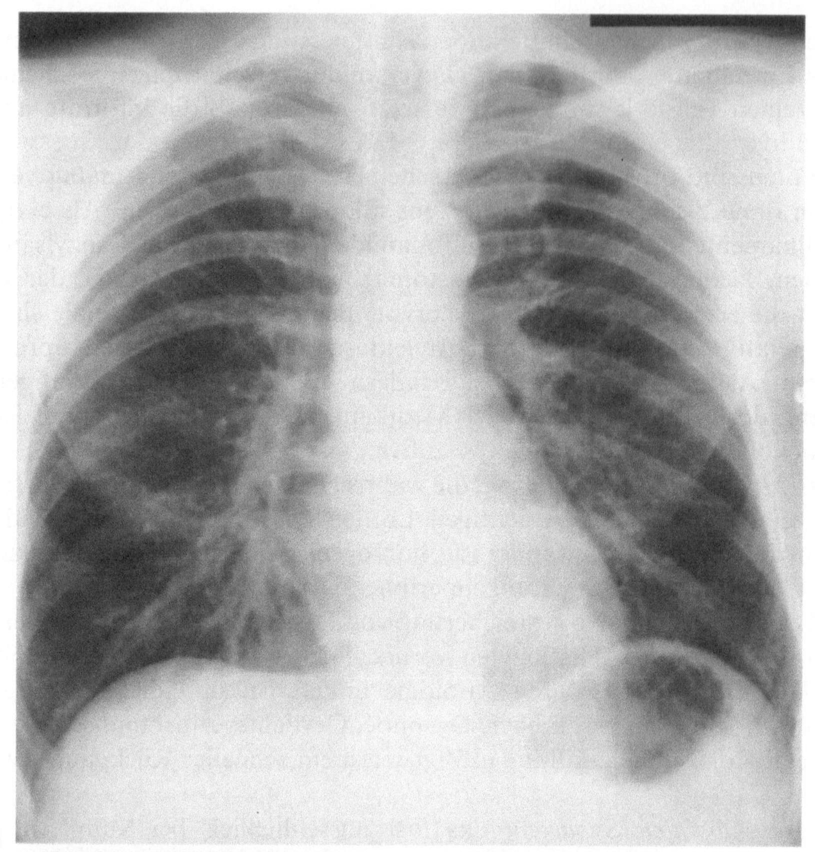

a

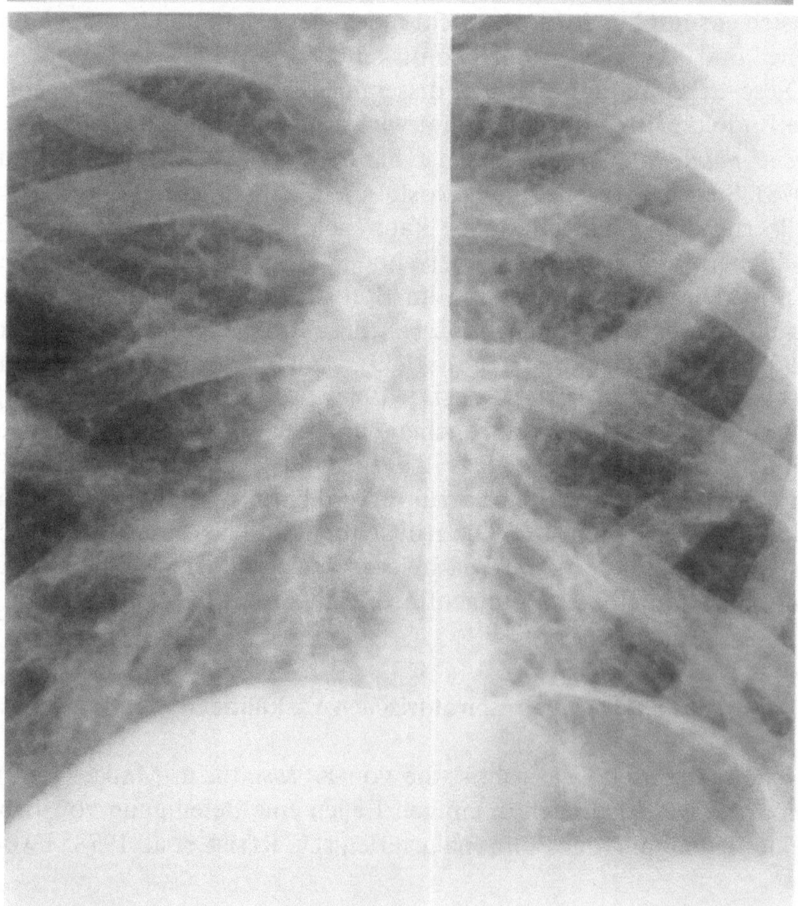

b

Respiratorische Vaskulitiden zeigen im Gegensatz zur Panarteriitis nodosa die Bildung von Granulomen. Folgende Typen von respiratorischen Vaskulitiden werden unterschieden:

a) Die Wegenersche Granulomatose,
b) die allergische Granulomatose und Angiitis (Churg-Strauss-Syndrom),
c) die lymphomatoide Granulomatose,
d) Überlappungs-Syndrome

Gemeinsame Ursache dieser Syndrome sind immunologische Reaktionen vom Typ III und IV (FAUCI et al. 1978), eine immunsuppressive Therapie beeinflußt die Krankheitsverläufe günstig.

a) Wegenersche Granulomatose

Diese Erkrankung ist definiert durch das Vorkommen von nekrotisierenden Granulomen auf dem Boden einer Vaskulitis von Venen und Arterien des oberen und unteren Respirationstraktes gemeinsam mit dem Auftreten einer fokal nekrotisierenden Glomerulonephritis (WEGENER 1939). Als „limited Wegeners' Granulomatose" (CARRINGTON u. LIEBOW 1966) wird der isolierte Befall des Respirationstraktes ohne Nierenbeteiligung aufgefaßt. Klinisch besteht bei der Wegenerschen Granulomatose entweder ein schleichender Verlauf unter dem Bild einer chronischen sanguiolenten Rhinitis oder es zeigt sich ein dramatisches Krankheitsbild mit schweren respiratorischen Störungen und einer progressiven Glomerulonephritis. Die Krankheit befällt Frauen und Männer gleich häufig und manifestiert sich in der vierten und fünften Dekade. Entsprechend dem obligaten Lungenbefall kommt der Röntgenaufnahme des Thorax eine besondere Bedeutung zu (PRUSZEWICZ u. JAROWSZESKI 1970). Die Erkrankung manifestiert sich durch runde Verschattungen sehr unterschiedlicher Größe (Abb. 12). Andererseits können auch kleinfleckige, teilweise konfluierende Herde bestehen. In der Hälfte der Fälle kommt es im Verlauf zu Einschmelzungen mit Höhlenbildungen (Abb. 13). Die Höhlenwand ist meist unregelmäßig. Granulome in den Bronchien können zu Atelektasen, Gefäßverschlüsse zu infarktähnlichen Bildern führen.

b) Allergische Granulomatose

Die von CHURG u. STRAUSS (1951) beschriebene allergische Granulomatose mit nekrotisierender Vaskulitis führt meist zu Veränderungen der Lunge, Haut, peripheren Nerven, Magen und Darm. In der Anamnese dieser sehr seltenen Erkrankung finden sich häufig allergische Erkrankungen. Sie wird vor allem bei Asthmatikern beobachtet. Immunologische Reaktionen vom Typ I, III und IV sind an der Gestaltung des Krankheitsverlaufes beteiligt. Die Lunge weist pathologisch-anatomisch eine Vaskulitis der kleinen Arterien und Venen, extravaskuläre Granulome und perivaskuläre Infiltrate mit Eosinophilen auf (SALDANA 1982). Klinisch geht diese Erkrankung mit einer Luftwegobstruktion sowie mit einer stärkeren Bluteosinophilie einher (mehr als 30%). Im Röntgenbild der Lunge führen diese Prozesse zu fleckigen, aber auch grobknotigen und flächenhaften Verschattungen sowie perivaskulären Verdichtungen (Abb. 14). Das Krankheitsbild zeigt sowohl Verwandtschaft mit der Wegenerschen Granulomatose als auch mit der Panarteriitis nodosa, bei der aber extravaskuläre Granulome in der Regel fehlen. Selten bilden sich als Folge von Nekrosen Hohlräume aus.

Abb. 11a, b. 55jähriger Mann mit chronisch eosinophiler Pneumonie. Aufgelockerte fleckig-streifige und retikuläre Verschattungen sowie perivaskuläre Verdichtungen (**a**), die sich besonders auf den tangentialen Zielaufnahmen beider Unterfelder gut nachweisen lassen (**b**)

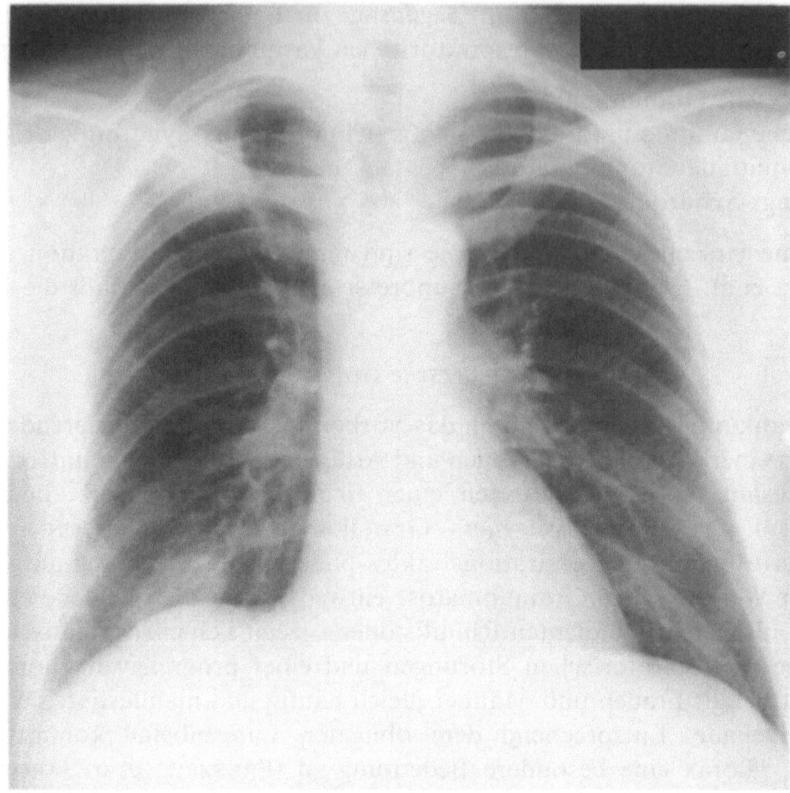

Abb. 12. Wegenersche Granulomatose bei einem 46jährigen Patienten. Große, unregelmäßige Verdichtungen im rechten Ober- und Unterfeld

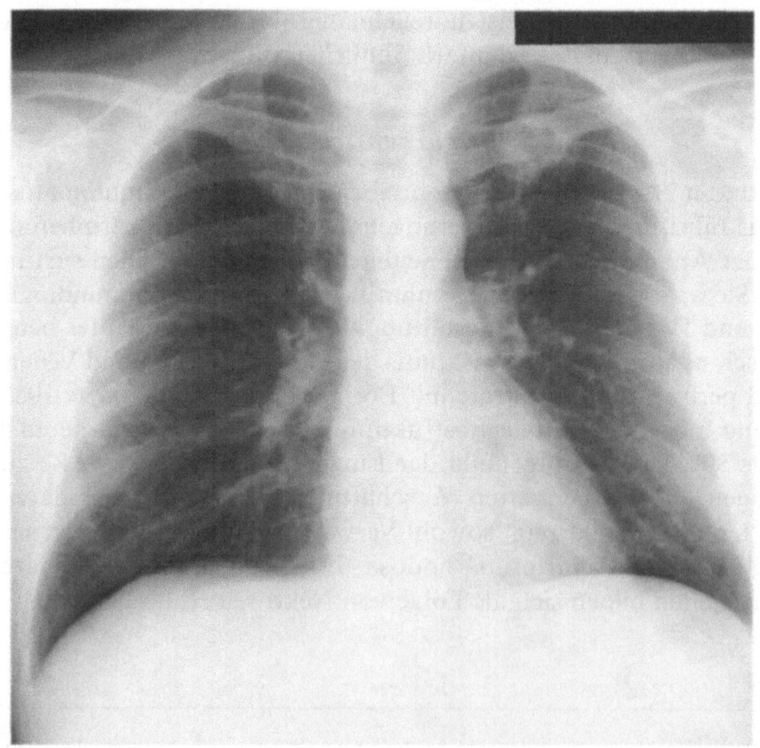

Abb. 13. 38jähriger Mann mit Wegenerscher Granulomatose. Rundherd im linken Spitzen-Oberfeld mit zentraler Einschmelzung

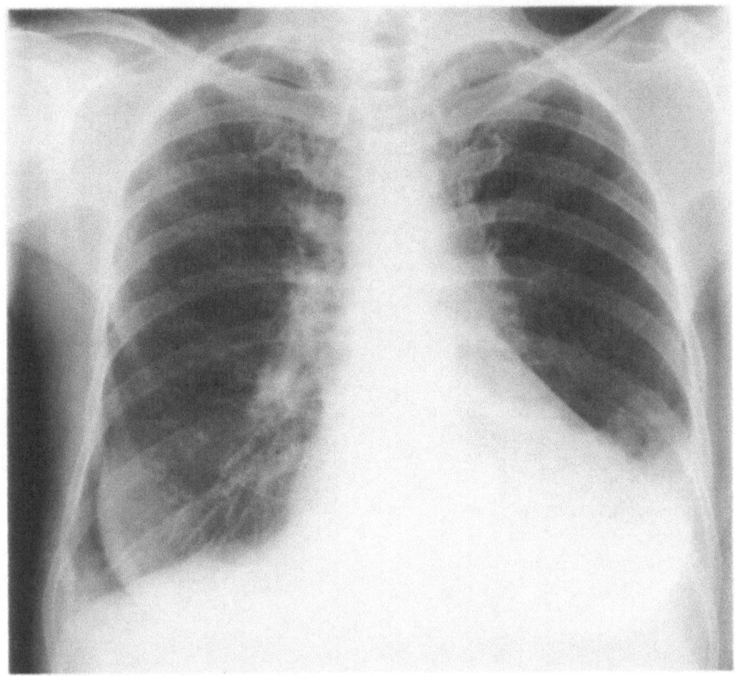

Abb. 14. Allergische Granulomatose Churg-Strauss bei einer 48jährigen Frau. Unregelmäßige Streifen- und Strichschatten in der Lungenperipherie mit Pleuraergüssen

c) Lymphomatoide Granulomatose

Die lymphomatoide Granulomatose ist die ungewöhnliche Form einer Vaskulitis, die mit einer die Gefäße verschiedener Organe zerstörenden Granulombildung, atypischen Lymphozyten und plasmozytoiden Zellen (LIEBOW 1973) einhergeht. Das Krankheitsbild zeigt Ähnlichkeiten mit einer lymphoproliferativen Erkrankung und wird auch als polymorphe Retikulose (DE REMEE et al. 1978) oder als „midline granuloma" nach STEWART (1933) bezeichnet. Eine Lungenbeteiligung ist bei der lymphomatoiden Granulomatose obligatorisch, in abnehmender Häufigkeit findet man eine Beteiligung der Haut, der Nieren (jedoch im Gegensatz zur Wegenerschen Granulomatose keine Glomerulonephritis sondern Zellinfiltrate im Parenchym!) und des Zentralnervensystems. Unbehandelt hat diese Erkrankung eine sehr schlechte Prognose. Fieber, Nachtschweiß, Arthralgien und Abgeschlagenheit sind die unspezifischen Symptome dieser Erkrankung. In der Röntgenaufnahme der Lunge erkennt man relativ große, unscharf-begrenzte Knoten, vorwiegend in den basalen Abschnitten (Abb. 15). Manchmal kommt es zur Einschmelzung und Höhlenbildung. Eine Mediastinalverbreiterung oder vergrößerte Lymphknoten im Lungenhilus werden nicht beobachtet.

6. Die Kollagen-Krankheiten (Kollagenosen)

Eine Gruppe chronisch-rezidivierender und progredient verlaufender Erkrankungen mit entzündlichen Gefäßveränderungen und auffälligen diagnostischen und therapeutischen Gemeinsamkeiten hat KLEMPERER unter dem heuristischen Begriff der „Kollagenosen" zusammengefaßt. Es gibt viele Anhaltspunkte dafür, daß autoimmunologische Prozesse das Krankheitsgeschehen bestimmen (ROBERTS 1975). Die Lunge ist in Form einer Vaskulitis ohne Granulome, einer Alveolitis und Fibrose an diesen Prozessen in unterschiedlicher Häufigkeit beteiligt. Im Serum sind oft abnorme Immunglobuline, Rheumafaktoren und antinukleäre

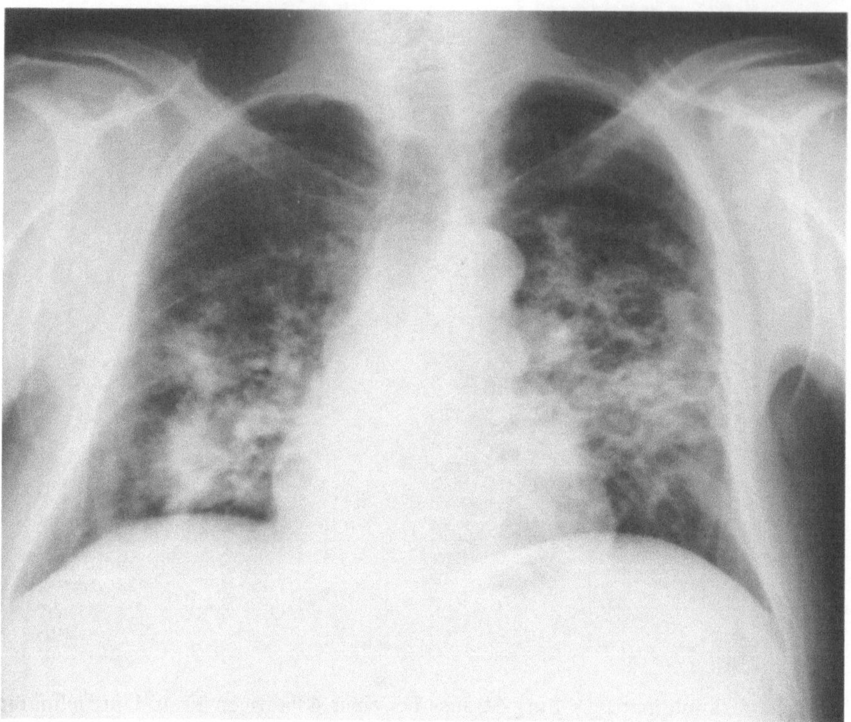

Abb. 15. Lymphomatoide Granulomatose bei einem 55jährigen Mann. Progrediente unscharfe Verdichtungen mit Bevorzugung der Unterfelder

Antikörper nachzuweisen (Turner-Warwick u. Doniach 1965). Zu diesen Erkrankungen sind zu rechnen: Lupus erythematodes disseminatus, Pseudolupus erythematodes, „mixed connective tissue disease", Sklerodermie, Dermatomyositis und chronische Arthritis (Hartmann u. Deicher 1973).

a) Chronische Arthritis (rheumatoide Arthritis)

Die rheumatischen Gelenkprozesse können von Veränderungen der Lunge und Pleura begleitet werden. Während eine Pleuritis häufig vorkommt, wird die Zahl der Prozesse im Lungenparenchym sehr unterschiedlich angegeben (1–20% nach Ellman u. Ball 1948). Folgende Erscheinungsformen rheumatoider Lungen- und Pleuraveränderungen werden beobachtet:

α) Pleuritis,
β) Rheumaknoten,
γ) Caplan-Syndrom,
δ) Diffuse interstitielle Pneumonie,
ε) Lungenbeteiligung bei M. Bechterew.

Die Veränderungen, die im Lungenbild nachzuweisen sind, können sekundär und Folge einer gleichzeitig bestehenden Herzerkrankung in Form von Lungenödem, Lungenstauung, Lungeninfarkt und Pleuraerguß oder Ausdruck einer Arzneimittelreaktion sein. Bei den Patienten mit rheumabedingten Lungenveränderungen sind im Serum die Rheumafaktoren in der Regel vermehrt und z.T. auch antinukleäre Antikörper nachzuweisen (Gordon et al. 1973).

α) *Pleuritis rheumatica*

Ein Pleuraerguß im Rahmen einer rheumatischen Erkrankung kommt relativ häufig vor. In der Anamnese finden sich oft entsprechende Angaben oder das Röntgenbild zeigt die vernarbten Residuen. Männer sind häufiger betroffen als Frauen. Die Pleuraflüssigkeit ist proteinreich und hat einen geringen Zuckergehalt, der auch nach intravenöser Glukosegabe nicht ansteigt (CAMPBELL u. FERRINGTON 1968; BERGER u. SECKLER 1966). Auch Rheumafaktoren können im Erguß nachgewiesen werden. Die Pleuritis geht entweder den Gelenkveränderungen voraus, ist mit einem Schub der Arthritis verbunden oder tritt mit den Lungenveränderungen gleichzeitig auf. Die Pleuraergüsse bilden sich relativ langsam zurück. Zeitsynchron kann sich auch eine Perikarditis entwickeln.

β) *Rheumaknoten*

Rheumaknoten in der Lunge entsprechen den subkutanen Knoten. Sie sind in der Regel erst bei fortgeschrittenen Arthritiden nachzuweisen. Im Röntgenbild haben sie einen Durchmesser von 3–50 mm. Sie zeigen eine glatte Begrenzung und liegen meist im Lungenmantel pleuranahe. Häufig bestehen Einzelknoten (Abb. 16) aber auch multiple Rundherde (Abb. 17) in den Mittel- und Unterfeldern wurden beobachtet (PORTNER u. GRACIES 1966). Die Knoten zeigen infolge Nekrotisierung zu zentraler Höhlenbildung, wobei meist ein dicker Randwall stehen bleibt. Beim Rückgang des akuten rheumatischen Prozesses verschmälert sich der Rand des Hohlraums (BURROWS 1967). Die Knoten und Nekrosen können vernarben. Begleitende Pleuraergüsse oder in Spontan-Pneumothorax stellen eine relativ seltene Komplikation dar.

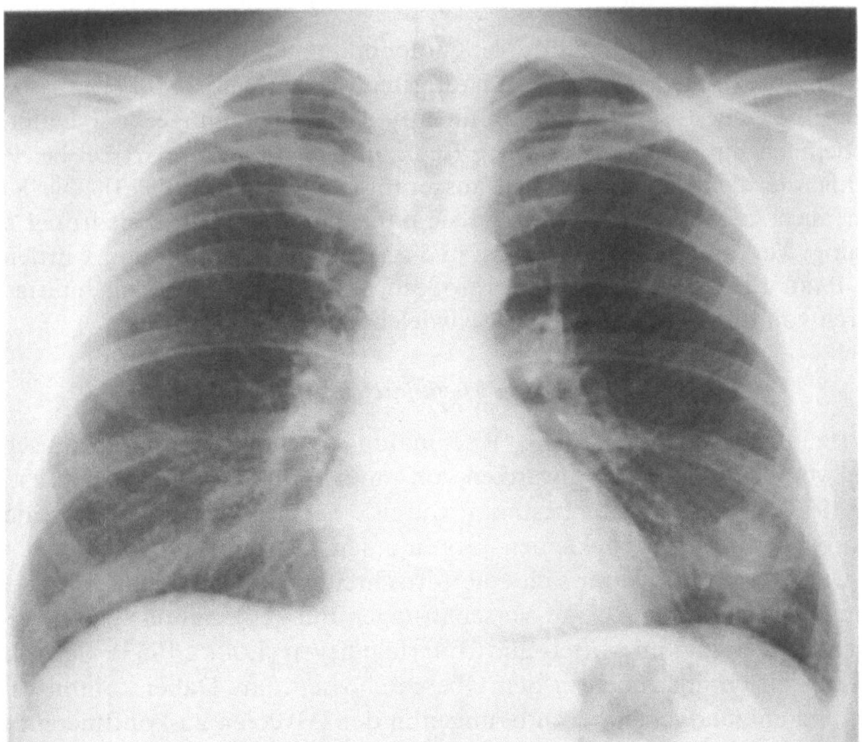

Abb. 16. Rheumalunge bei einem 38jährigen Mann mit lange bestehender chronischer Polyarthritis. Rheumaknoten links basal sowie ein feines retikuläres Verschattungsmuster in der Peripherie

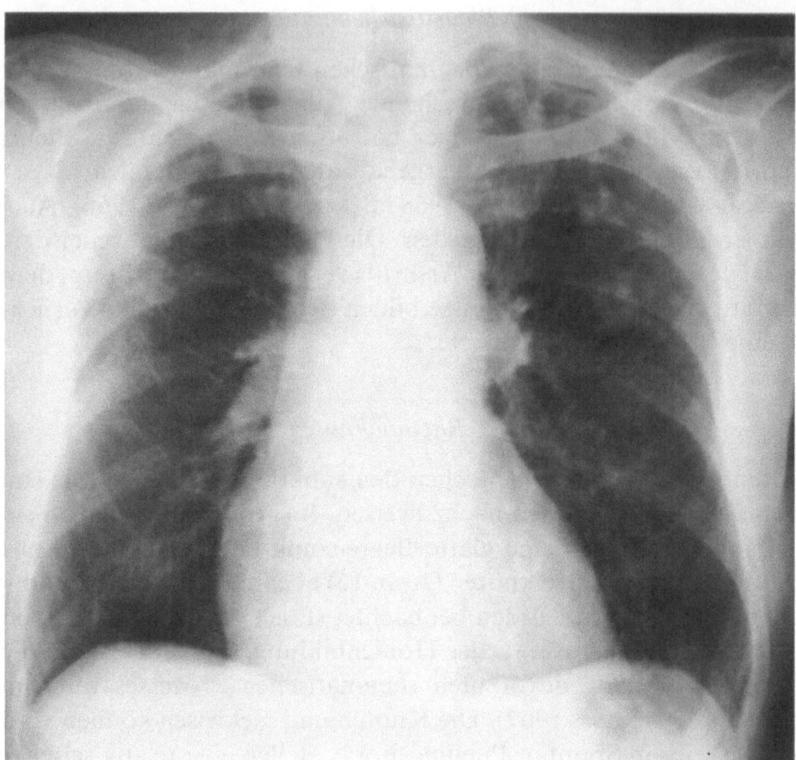

Abb. 17. Rheumalunge bei einem 73jährigen Patienten. Subpleurale Knoten im Lungenmantel der Oberfelder

γ) Caplan-Syndrom

Das Caplan-Syndrom zeigt pulmonale Knotenbildungen bei Patienten mit einer Arthritis und Pneumokoniose (Caplan 1953). Am häufigsten werden sie bei Silikosen und Mischstaublungen, selten bei Asbestose, Aluminiumlunge und Hartmetallunge beobachtet. Es handelt sich wahrscheinlich um eine hyperergische Reaktion auf die Staubpartikel bei Patienten mit einer Arthritis, die nicht immer deutlich ausgeprägt ist (Benedek 1973). Die Knoten treten einzeln oder auch in Mehrzahl auf, wobei sie dann haufenförmig angeordnet sein können. Einschmelzung, Verkalkung, Fibrosierung und narbenlose Rückbildung wurden beobachtet (Fraser u. Paré 1978). Die Knoten vergrößern oder verkleinern sich häufig schnell und sind hierdurch von pneumokoniotischen Schwielen zu unterscheiden.

δ) Interstitielle rheumatische Pneumonie

Die diffuse interstitielle Pneumonie (Rheumalunge) kommt bei der chronischen Arthritis relativ selten vor. Die Angaben schwanken von unter 1–20% (Ellman u. Ball 1948; Tillmann et al. 1977). Das Bild wird bestimmt durch eine Vaskulitis mit interstitiellem Ödem, mononuklearen Infiltraten und kleinen Granulomen, die im Aufbau den Rheumaknoten ähneln. Im weiteren Verlauf kann sich eine fortschreitende interstitielle Fibrose entwickeln.

Im Röntgenbild sind feinfleckige Verschattungen mit retikulären Strukturverdichtungen zu erkennen, die bevorzugt im Mittel- und Unterfeld liegen (Locke 1963). Bei akuten Erscheinungen stellen sie sich aber auch in den Obergeschossen dar. Dabei kommt es infolge von ödematösen und entzündlichen Veränderungen in den Alveolen zu konfluierenden Verschattungen und zum perivaskulärem Ödem. Die mehr herdförmigen Veränderungen zeigen eine wechselnde Intensität, liegen in der Lungenperipherie teils subpleural und gehen in grobretikuläre und streifige Verdichtungen mit wabigem Strukturumbau oder eine interstitielle

Fibrose über (Abb. 18). Die fibrosierenden Prozesse bestehen vor allem in der unteren Lungenhälfte. Das Zwerchfell tritt dabei höher und ist in seiner Bewegung eingeschränkt. Klinisch besteht dann eine restriktive Ventilationsstörung. Später entwickelt sich auch ein pulmonaler Hochdruck.

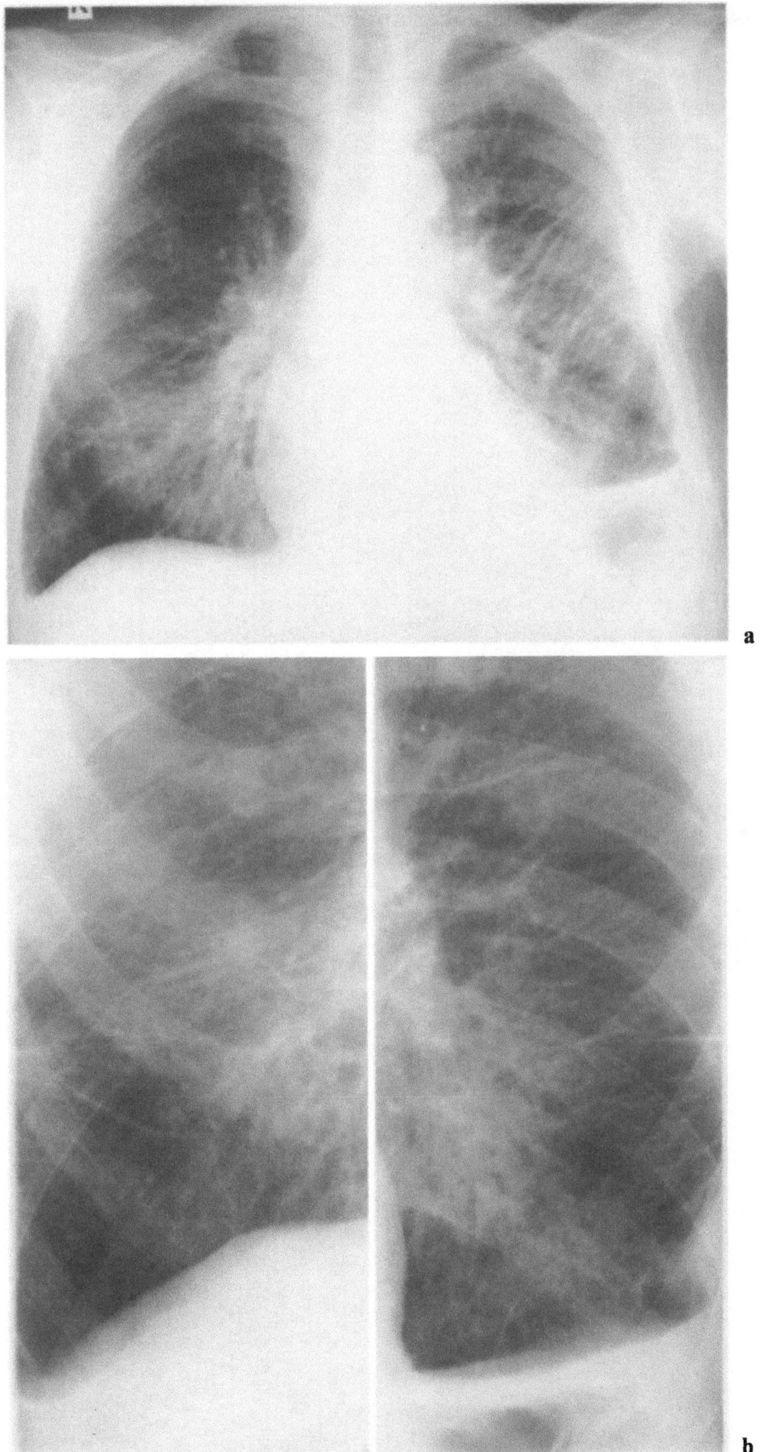

Abb. 18a, b. 56jähriger Mann mit chronischer Polyarthritis. Rheumalunge mit interstitieller Fibrose und einzelnen Rheumaknoten (**a**). Die Zielaufnahmen (**b**) zeigen die subpleuralen Streifenschatten auf beiden Seiten

ε) *Lungenveränderungen beim Morbus Bechterew*

Pulmonale Manifestationen bei Spondylitis ankylopoetica sind relativ selten (1,5–13% nach Lauritzen et al. 1969). Sie treten erst im 3. Jahrzehnt nach Beginn der Wirbelsäulenerkrankungen auf (Rosenow et al. 1977). Im Vordergrund steht eine interstitielle Fibrose mit zystischem Umbau, die vor allem die Oberlappen befällt und sich im Lungenmantel entwik-

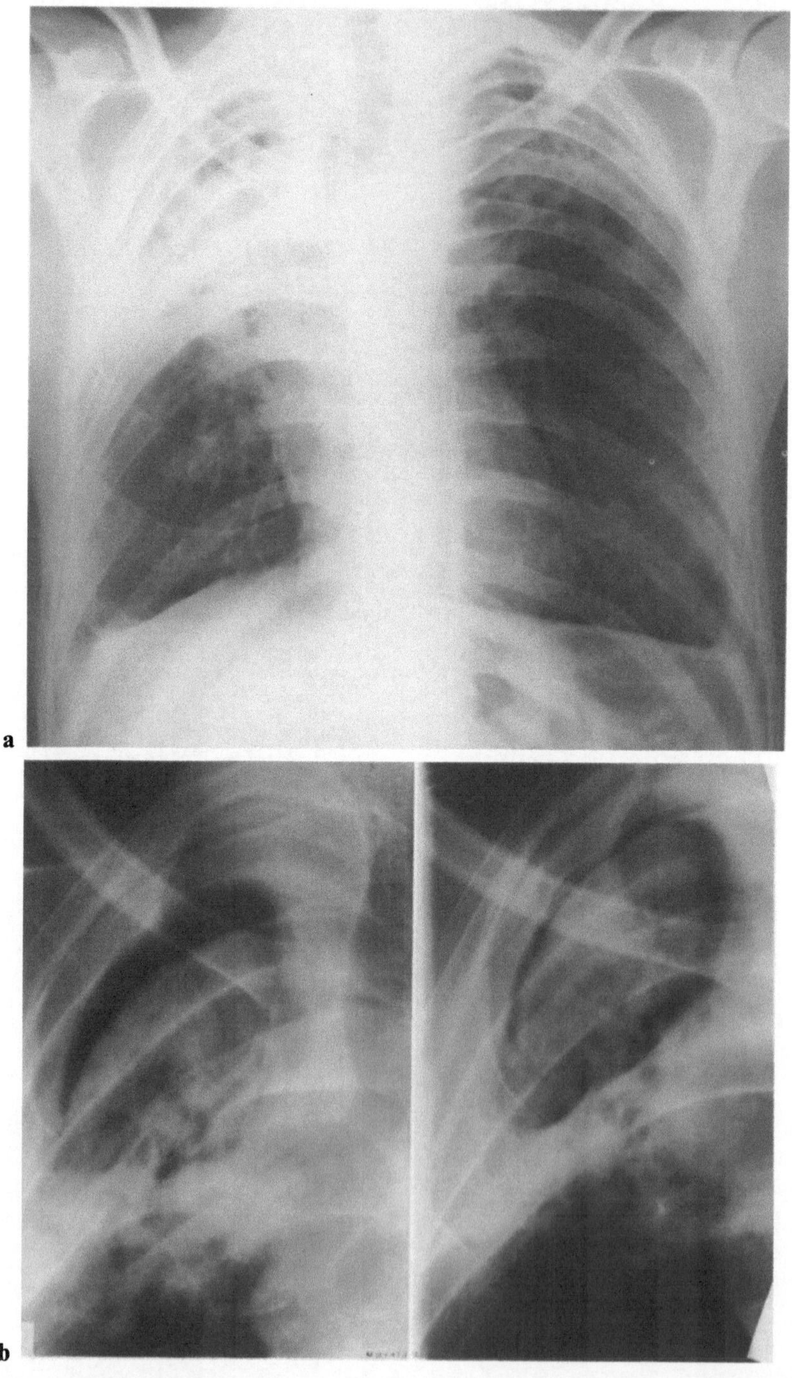

Abb. 19a, b. 45jähriger Mann mit M. Bechterew. Ausgeprägte Verschattungen in beiden Spitzen-Oberfeldern mit Schrumpfung (**a**). Im rechten Oberfeld zusätzlich Höhlenbildung mit großem Pilzballen (Aspergillom!), was auf den Zielaufnahmen deutlicher zur Darstellung kommt (**b**)

kelt. Die Hohlraumbildungen gehen, wie das Röntgenbild erkennen läßt, mit erheblichen Schrumpfungen des Parenchyms einher und führen zu starken Verziehungen der Hili (Abb. 19). Die zystischen Hohlräume können von Aspergillus fumigatus aber auch von atypischen Mykobakterien besiedelt werden (GACAD u. MASSARO 1974). Da die Erscheinungen im Röntgenbild einer Lungentuberkulose mit Zirrhose sehr ähneln können, ist ihre richtige diagnostische Einordnung wichtig.

b) Systemischer Lupus erythematodes (SLE)

Beim disseminierten LE sind die Haut und innere Organe befallen. Dabei können kutane Manifestationen, Arthritiden und Myalgien, Endo- und Myokarditis, Perikarditis, Lupusnephritis, Lymphadenopathien, Milz- und Leberveränderungen (lupoide Hepatitis), Pleuritis und Lungenprozesse bestehen. Diese werden begleitet von starkem Krankheitsgefühl und nicht selten auch hohen Temperaturen. Die Erkrankung verläuft in der Regel mit Exazerbationen und Remissonen über einen längeren Zeitraum. Vieles spricht dafür, daß autoaggressive immunologische Reaktionen die Erkrankung mitgestalten. Dabei können genetische Faktoren festlegen, ob autologe oder heterologe Antigene die Krankheit auslösen. Im Blut sind LE-Zellen und Antikörper gegen native Doppelstrang-DNS aber auch andere Autoantikörper (Rheumafaktoren, Kryoglobuline u.a.) nachgewiesen worden (BARDANA et al. 1975; ROBERTS 1975; VORLÄNDER 1979). Pleurale Manifestationen mit Ergußbildung kommen häufig (50%) vor, teils im Rahmen einer Polyserositis. Wesentlich seltener ist ein pulmonaler Befall (LEVIN 1971). Im Röntgenbild (Abb. 20) führen die spezifische Vaskulitis und interstitielle Pneumonie mit Ödem und entzündlichen Infiltraten im Interstitium und Alveolarraum zu grobnetzförmigen und fleckigen Verdichtungen (LEVIN 1971; GOULD u. DAVES 1958; TILLMANN et al. 1977). Plattenatelektasen sind die Folge von Veränderungen in kleinen Bronchien oder einer Pleurareaktion, die die Beweglichkeit des Zwerchfells einschränkt. Die Lungenprozesse betreffen meist die basalen Partien. Diffus verteilte Verschattungen von meist fleckig konfluierendem Charakter sind selten (FRASER u. PARÉ 1978). Wenn die uncharakteristischen Veränderungen nicht auf Antibiotika aber auf Kortison und Immunsuppressiva rea-

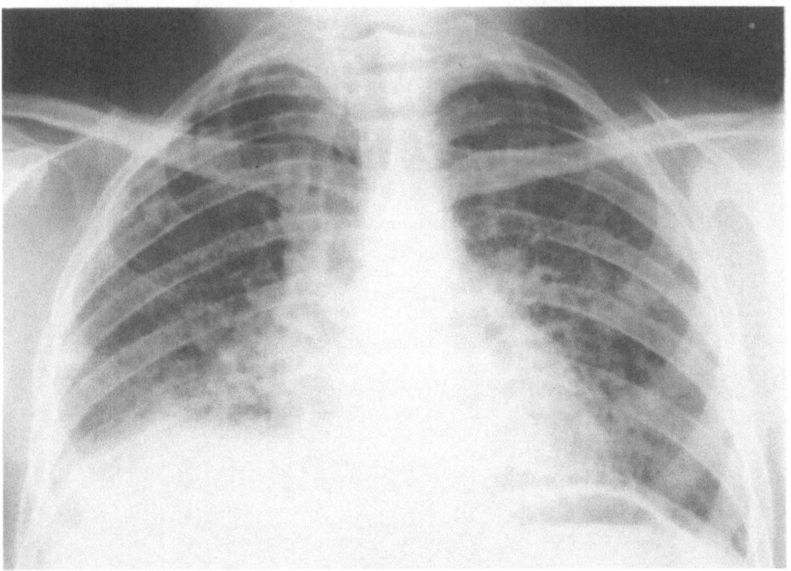

Abb. 20. 37jährige Patientin mit pulmonaler Beteiligung bei systemischen Lupus erythematodes (SLE). Ausgeprägte fleckig-retikuläre Verdichtungen mit Bevorzugung der Mittel- und Unterfelder beider Lungenflügel

gieren, kann dieses Verhalten für eine spezifische LE-Genese verwertet werden. Obwohl die röntgenologischen Befunde gering sind, kann eine erhebliche Einschränkung der Lungenfunktion bestehen. Pleuraergüsse kommen ein- oder doppelseitig beim LE häufig vor. Die Flüssigkeitsmenge ist in der Regel gering und eiweißreich. Im Erguß können LE-Zellen meist nachgewiesen werden.

Bei der Beurteilung der Lungenveränderungen muß man berücksichtigen, daß Lungenstauungen und Ödeme infolge der Herz- und Nierenbeteiligung beim LE zu Befunden führen, die einen Lungenbefall vortäuschen können.

Das *Pseudolupus erythematodes-Syndrom* (Pseudo-LE) ist eine generalisierte Immunkrankheit, vor allem gegen Medikamente (Jones et al. 1978). Klinisch treten Myalgien und Polyarthalgien, Arthritiden, Peri-, Myo- und Endokarditis, Pleuritiden und interstitielle Lungenveränderungen auf. Eine Beteiligung der Nieren und des zentralen Nervensystems fehlt meistens. Rezidivierende Fieberschübe begleiten die Krankheitserscheinungen. In der Regel fehlen LE-Zellen und DNS-Antikörper (Rohlfing u. Stauffer 1980; Vorländer 1979). Bei einem Teil können aber antimitochondriale Antikörper festgestellt werden.

Die Veränderungen im Röntgenbild der Lunge entsprechen den Zeichen der interstitiellen Pneumonie mit grobstreifigen und fleckigen Verschattungen (Abb. 21). Auf Kortisongabe bilden sich die Lungenprozesse gut und z.T. unter Narbenbildung zurück.

c) Mixed connective tissue disease (Sharp-Syndrom)

Das Krankheitsbild einer Mischkollagenose, das Symptome des SLE, der Sklerodermie und Dermatomyositis enthält, wurde 1972 von Sharp beschrieben. Fieber, Lymphknotenvergrößerungen, Raynaud-Symptomatik und Motilitätsstörungen des Ösophagus (Silver et al. 1976) finden sich häufig. Nierenveränderungen werden meistens vermißt. In den bisherigen Fällen sind Lungenveränderungen kaum beschrieben wurden. Gelegentlich lassen sich diskrete interstitielle Veränderungen in den basalen Lungenabschnitten nachweisen (Abb. 22).

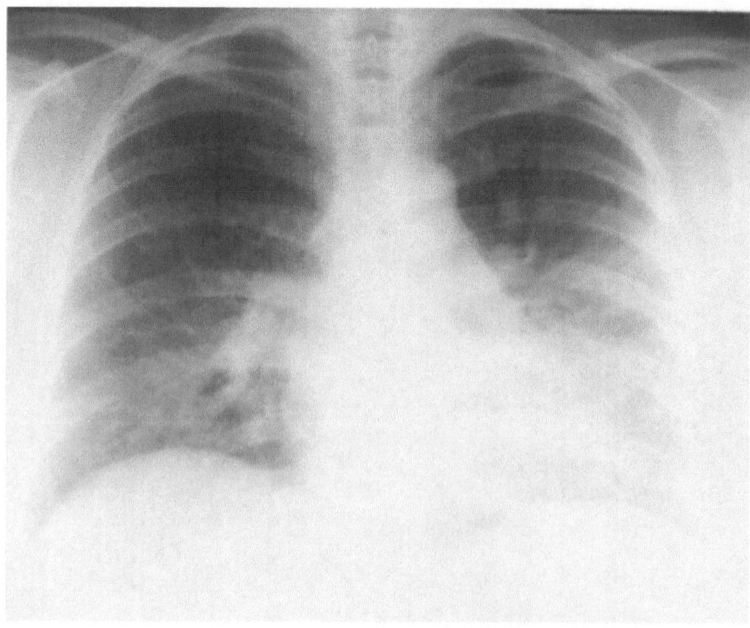

Abb. 21. Interstitielle Pneumonie bei einer 49jährigen Frau mit Pseudo-LE-Syndrom. Grobnetzige und fleckigkonfluierende Verdichtungen in den Unterfeldern

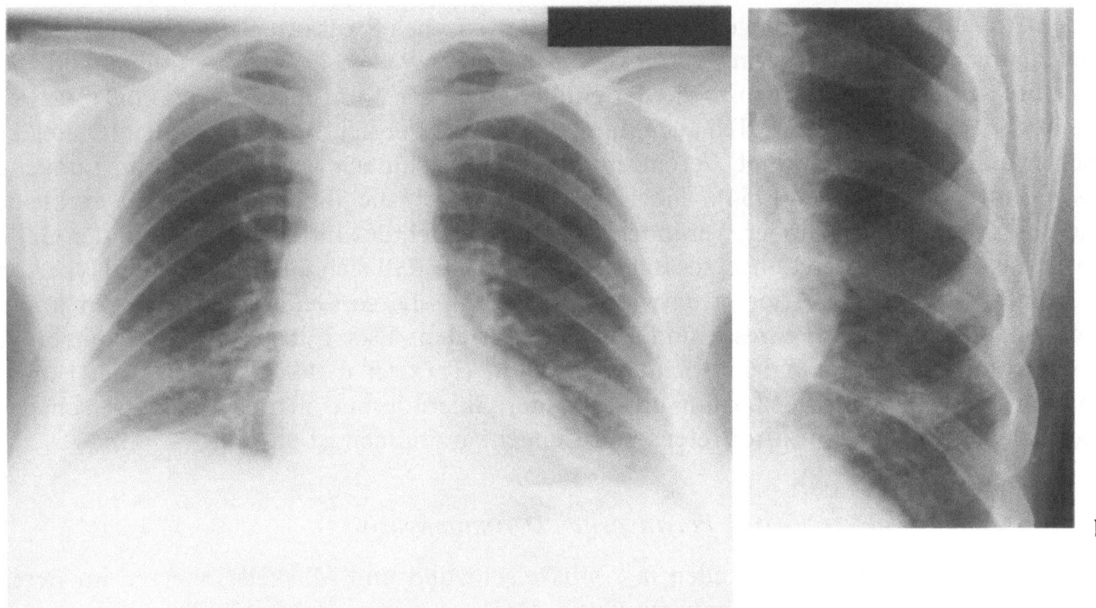

Abb. 22 a, b. 43jährige Patientin mit einer Mischkollagenose (Sharp-Syndrom). In beiden Unterfeldern feinherdige, retikuläre Verschattungen mit Zwerchfellhochstand (**a**). Auf der tangentialen Zielaufnahme des linken
Unterfeldes (**b**) erkennt man die diskreten interstitiellen Veränderungen

d) Progressive Sklerodermie

Die Erkrankung befällt das Bindegewebe und die Gefäße, vor allem von Haut, Lunge,
Speiseröhre, Dünndarm und Herz. Anfangs besteht eine vaskuläre Dysfunktion mit Ödemen,
der eine Verquellung der kollagenen Bindegewebsfasern und eine Atrophie und Sklerosierung
folgen. Autoimmunologische Reaktionen gestalten wahrscheinlich die Pathogenese. Anfangs
bestehen Durchblutungsstörungen der Finger (Raynaud-Syndrom), der Zehen und des
Gesichts, die dann auf Arme und Beine übergreifen. Die Gammaglobuline (IgG, -A und
-M) sind vermehrt. Kryoglobuline können auftreten. Die Rheumafaktoren im Serum sind
in 30–40% positiv (CLARK et al. 1971). Das Arteriogramm der Hand zeigt zunächst funktionelle Engstellungen, denen Stenosen und Obliterationen der peripheren Arterien folgen
(WAGNER u. ALEXANDER 1985). Im weiteren Verlauf entwickeln sich fibröse Indurationen
und Atrophien der Haut mit akralen Osteolysen. Die Beweglichkeit der Finger wird eingeschränkt (Sklerodaktylie). Die Speiseröhre zeigt Motilitätsstörungen und Weitstellung. Der
Säuberungsakt der Speiseröhre ist verlängert. Die fibrösen Veränderungen greifen auch auf
den Magen und häufiger den Dünndarm über. Eine Mitbeteiligung des Myokards und der
Niere verschlechtern die Prognose erheblich. Verkalkungen in der Subkutis und den Schleim-
beuteln sind als Thiebierge-Weißenbach-Syndrom bekannt. Eine Calcinosa circumscripta findet sich periartikulär. Verhärtungen sind auch im Bindegewebe, in der Muskulatur und
seltener periartikulär nachzuweisen.

Lungenveränderungen können schon frühzeitig auftreten (13–90%, PIPER u. HELWIG
1955). Sie führen zu restriktiven Ventilationsstörungen und zu einer Veränderung der Diffu-
sion sowie zur pulmonalen Hypertension.

Im Röntgenbild sind Veränderungen bevorzugt in den basalen Lungenpartien in Form
retikulärer Verdichtungen nachzuweisen, während kranial eine Überblähung mit zunehmender caudaler Schrumpfung erfolgt. In 10% entwickeln sich die Veränderungen aber primär
in der kranialen Lungenhälfte. Mit Fortschreiten der pulmonalen Sklerodermie führen die
Bindegewebsprozesse zu Alveolaruntergängen und einem kleinzystischen Umbau mit einer

feinen Wabenstruktur im Lungenbild. Die feinen zystischen Strukturen sind peripher gelegen. Die Pleura ist dabei nur gering verdickt. Nach Getzowa (1945) ist das Lungenbild nicht nur durch eine zystische Fibrose, die der emphysematösen Lungensklerose von Otto (1977) entspricht, sondern bei einem Teil auch durch kompakte Verdichtungen nach Art der atelektatischen Indurationen bestimmt. Vereinzelt entwickeln sich auch Verkalkungen im Lungengerüst (Garland u. Sisson 1954). Die Lunge wird durch die Fibrose insgesamt verkleinert und das Zwerchfell tritt höher, Veränderungen im Bereich der Intima und Media der Gefäße engen das Strombett der Lunge zusätzlich stark ein, so daß sich eine pulmonale Hypertonie mit zentral erweiterten Arterien entwickelt (Abb. 23). Diese Gefäßveränderungen können auch ohne interstitielle Prozesse und Fibrose auftreten. Das Lungenbild ist dann bis auf Hinweise auf den pulmonalen Hochdruck stumm (Kazemi u. Nash 1972). Eine Lungenstauung bei Herzinsuffizienz kann das Bild der Sklerodermie in der Lunge verschleiern. Die Wahrscheinlichkeit des Auftretens von Lungenkarzinomen ist erhöht.

e) Polymyositis, Dermatomyositis

Diese Erkrankung ist verbunden mit Muskelschwund und Muskelschmerzen im Bereich der Extremitäten und der Nackenmuskulatur. Meist sind auch Hautveränderungen zu beobachten. In geringer Zahl finden sich maligne Tumoren. Diese Erkrankung kommt als Polymyositis, Dermatomyositis und in Verbindung mit einer Vaskulitis bei anderen Kollagenerkrankungen vor. Sie wird zu den Autoimmunerkrankungen gerechnet, die durch Störungen der zellvermittelten Immunität hervorgerufen sind.

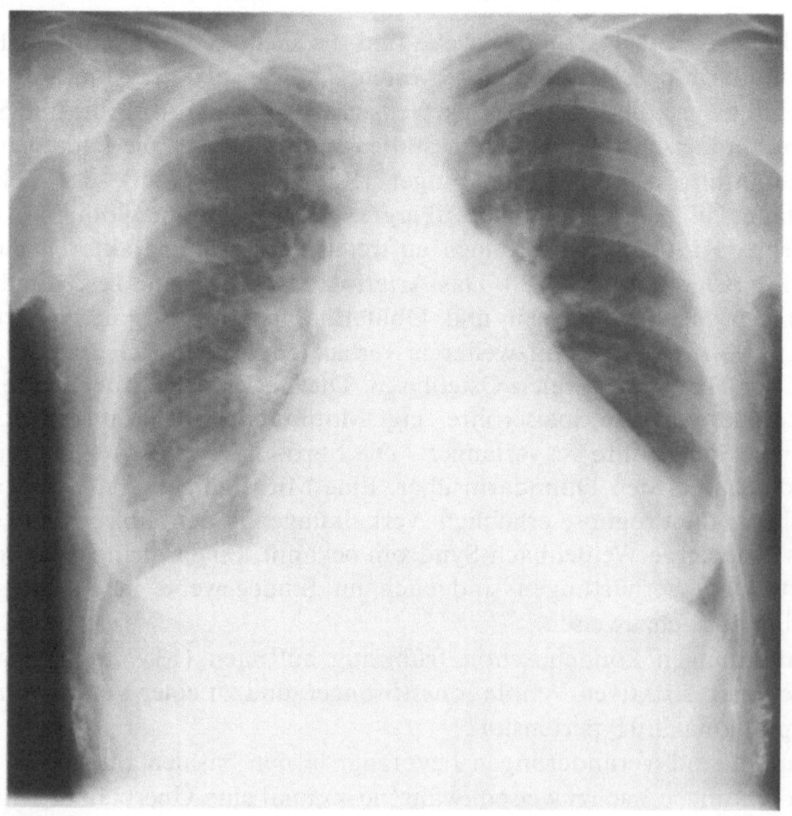

Abb. 23. 38jährige Patientin mit progressiver Sklerodermie. Lungenfibrose mit relativ diskreten interstitiellen Veränderungen. Zeichen einer ausgeprägten pulmonalen Hypertonie. Bemerkenswert sind die ausgedehnten Verkalkungen im Subkutangewebe der Thoraxwand

Folgende diagnostische Kriterien sollten zur Diagnosestellung erfüllt sein (BOHAN u. PETER 1975):

1. Muskelschwäche der Extremitäten mit oder ohne Einschluß der Schlund- (Dysphagie) und Atemmuskulatur.
2. Zeichen von Muskeldegeneration und Nekrosen im bioptischen Bild.
3. Verminderung der Muskelenzyme, Kreatinphosphorkinase und Aldolase, weniger auch von SGOT, SGPT und LDH.
4. Elektromyographische Veränderungen.
5. Hautbeteiligung mit erythematöser Dermatitis von Handrücken, Knie, Ellenbogen und Gesicht sowie Verfärbung der Augenlider mit periorbitalem Ödem.

Die Lunge ist selten (5%) beteiligt (FRAZIER u. MILLER 1974). Das Röntgenbild zeigt dann retikuläre Verdichtungen, vorwiegend im basalen Lungendrittel. Die Veränderungen bilden sich zurück oder gehen in eine interstitielle Fibrose mit Strukturverdichtungen und Volumenminderung über (Abb. 24). Wenn die Schlundmuskulatur mitbetroffen ist, kommt es öfter zu Aspiration mit Folgeveränderungen in der Lunge in Form von Atelektasen und Pneumonien. Die Beteiligung der Atemmuskulatur führt zu Zwerchfellhochstand und Volumenminderung der Lunge mit Störung des Abhustens, die Plattenatelektasen und hypostatische Pneumonien hervorruft (TILLMANN et al. 1977).

Bei einer Polymyositis besteht in ungefähr 10% ein maligner Tumor, der die Myositis durch eine abnorme Immunreaktion hervorruft. Es handelt sich vorwiegend um Karzinome des Magens, des Bronchus, der Prostata, des Pankreas oder des Ovars (ROSE u. WALTON 1966).

f) Sjögren-Syndrom

Dieses fast nur bei Frauen vorkommende Syndrom ist gekennzeichnet durch die Trias der Polyarthritis, Keratokonjunktivitis und Xerostomie. Ursache sind Lymphozyteninfiltrate in den Speichel- und Tränendrüsen. Etwa 60% der Sjögren-Syndrome sind vergesellschaftet

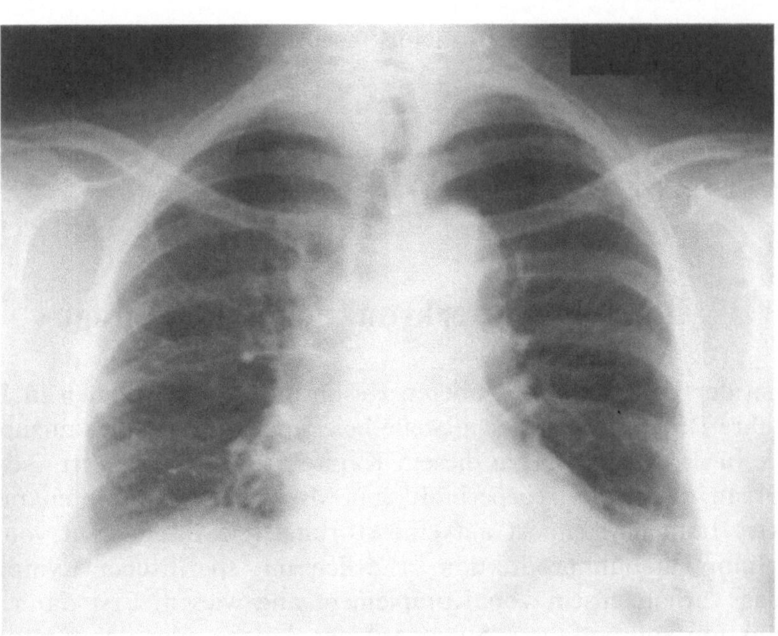

Abb. 24. Lungenbeteiligung bei Polymyositis. Die Thoraxaufnahme der 65jährigen Patientin zeigt retikuläre Verdichtungen beidseits basal mit Volumenminderung

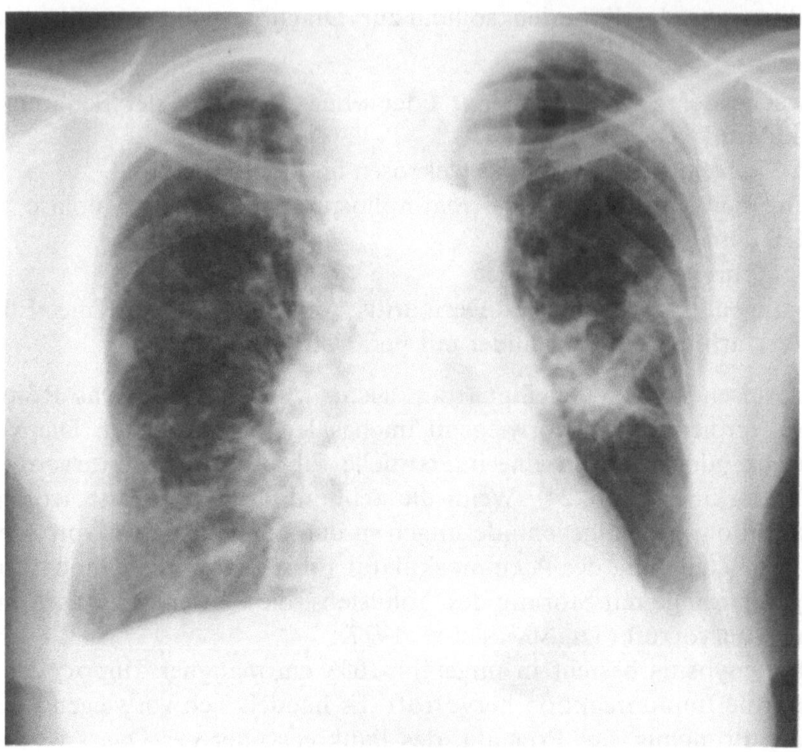

Abb. 25. Sjögren-Syndrom bei einer 66jährigen Frau. Rundliche Verdichtungen in beiden Lungenhälften mit teilweise unscharfen Konturen

mit einer Kollagenose, meist einer chronischen Arthritis. Durch die Beteiligung der Speicheldrüsen besteht eine Gefahr sekundärer Infektionen (Denko 1960), der Verlauf ist in der Regel protrahiert.

Die Lungenbeteiligung setzt sich zusammen aus:

1. Rezidivierenden Bronchitiden und Bronchiektasen mit der Tendenz zu Bronchopneumonien.
2. Interstitielle Lungenmanifestation.

Das Röntgenbild zeigt retikuläre und fleckige Verschattungen bis zum Bild der Fibrose (Silbinger u. Peterson 1967) (Abb. 25).

C. Immundefekterkrankungen der Lunge

Erkrankungen der Lunge und des oberen Respirationstraktes stehen in Bezug auf ihre Häufigkeit und ihre Bedeutung an erster Stelle bei Patienten mit einer unzureichenden Immunabwehr. Wie in der Einleitung zu diesem Kapitel bereits ausgeführt, ist die Lunge ein lymphatisches Organ, das die Antikörperbildung in Milz und Lymphknoten quantitativ übertrifft. Ein intaktes Immunsystem ist auf eine störungsfreie Interaktion von B-Zellen mit entsprechender Immunglobulinproduktion, T-Zellen mit spezifischer Lymphokininfreisetzung und auf das Vorhandensein von Komplement angewiesen. Erst dann kann sich die Makrophagenfunktion voll entfalten. Störungen der Anlage oder der Funktion der unterschiedlichen Faktoren einer effektiven Immunabwehr wirken sich besonders in einer Verminderung der Infektresistenz der Lunge aus. Nach dem Zeitpunkt des Auftretens unterscheidet man angeborene und erworbene Immundefekte, nach den Ursachen primäre und im Gefolge anderer Schäden auftretende, sekundäre Störungen (BLÄKER 1984). Allerdings soll nicht unerwähnt bleiben, daß ein Immundefekt unter den Ursachen einer gesteigerten pulmonalen Infektanfälligkeit eine untergeordnete Rolle spielt. Bei rezidivierenden oder chronischen pulmonalen Infektionen sind in erster Linie an Störungen der Zirkulation (z.B. Herzvitien), an anatomische oder funktionelle Obstruktionen (z.B. Adenoide, Asthma, zystische Fibrose), an Schleimhautdefekte (z.B. immobile Zilien), an mikrobielle Faktoren (z.B. Pathogenität, Resistenzentwicklung) und an mechanische Faktoren (z.B. Aspiration, Fisteln) zu denken.

I. Primäre Immundefekte

Primäre Immundefekterkrankungen sind selten. Ihre Häufigkeit wird auf 1–2 auf 100 000 Geburten geschätzt (BLÄKER 1984). Einige definierte Immundefekte sind heriditär (X-chromosomal rezessiv, autosomal rezessiv). Bei primären Immundefekten liegen in 50% Störungen der humoralen Immunität, in 10% Störungen der zellulären Immunität, in 30% kombinierte Defekte und in 10% Störungen der Verstärkermechanismen immunologischer Reaktionen (Phagozytose, Komplementsystem) vor. Die größte praktische Bedeutung haben humorale Immundefekte, da heutzutage eine gezielte Substitution möglich ist.

1. Humorale Immundefekte

Humorale Immundefekte (Immunglobulinmangel) können das IgG, IgA oder beide Immunglobulinklassen betreffen. Patienten mit einem humoralen Immundefekt leiden gehäuft an Infektionen mit Kapselbakterien (Pneumokokken, Hämophilus, Streptokokken, Meningokokken), weniger an Infektionen mit gramnegativen Bakterien, Viren oder Pilzen. Allerdings treten bei diesen Patienten bei Virusinfekten häufiger bakterielle Superinfektionen auf. Rezidivierende und chronische sinu-bronchiale Infektionen treten bei diesen Patienten weitaus am häufigsten auf (VORLÄNDER 1983). Im Röntgenbild können chronische und atypische Verläufe entzündlicher Lungenprozesse mit bleibenden Residuen beobachtet werden (STENDER u. WAGNER 1978). Auch mit dem Auftreten von Bronchiektasen muß gerechnet werden. Lungenerkrankungen auf dem Boden eines isolierten IgE- oder IgD-Mangels sind nicht bekannt (THOMA et al. 1981).

2. Zelluläre Immundefekte

Bei Störungen der zellvermittelten Immunität treten gehäuft Infektionen mit Pilzen (z.B. Candidiasis, Aspergillosis) und Viren (z.B. Zytomegalie) auf. Auch die Infektion durch intrazelluläre Keime (z.B. Tuberkulose) wird gehäuft beobachtet. Das Auftreten einer plasmazellulären Pneumonie durch Pneumocystis carinii ist eine schwerwiegende Komplikation eines zellulären Immundefektes. Zu den reinen zellulären Immundefekten gehört das Di-George-Syndrom mit Thymusaplasie bzw. -hypoplasie und verschiedenen assoziierten Mißbildungen. Typisch für dieses Syndrom ist der fehlende Thymusschatten auf der Röntgenaufnahme des Thorax. Kombinierte Defekte von zellulärer und humoraler Immunität haben die gravierendsten Auswirkungen zur Folge. So kann es z.B. bei der Ataxia teleangiectatica (Louis-Barr-Syndrom) im Rahmen des vorliegenden Immundefektes nicht nur zu schweren irreversiblen Residuen pulmonaler Infektionen kommen, sondern es treten auch maligne lymphoproliferative Neoplasien der Lunge auf (Abb. 26). Auf einer fehlenden Stimulierbarkeit der Lymphozyten basiert das Krankheitsbild der mukokutanen Candidiasis mit rezidivierenden Pneumonien und Bronchiektasen.

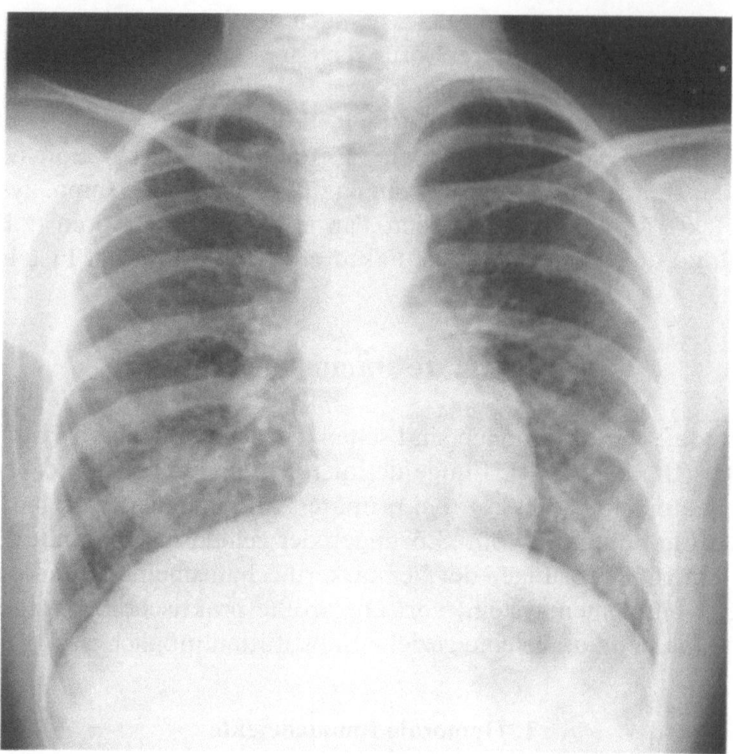

Abb. 26. 14jähriger Junge mit Ataxia teleangiectatica (Louis-Barr-Syndrom). Diffuse fleckförmige Verschattungen beider Lungenflügel. Pathologisch-anatomisch handelte es sich um eine diffuse maligne Proliferation der Lymphozyten im Rahmen eines NHL

3. Störung der Phagozytenfunktion

Zu den leukozytären Enzymdefekten gehört die progressive septische Granulomatose (Berendes et al. 1959). Hierbei werden Pneumonien, Empyeme und pulmonale Abszesse beobachtet. Pulmonale Erkrankungen entstehen auch auf dem Boden von Komplementmangel. Die Komponenten des Komplement begünstigen durch Chemotaxis und Opsonierung die Phagozytose (Thoma et al. 1981).

II. Sekundäre Immundefekte

Ein ursprünglich intaktes Immunsystem ist das Kennzeichen für eine sekundäre gravierende Beeinträchtigung der Immunabwehr. Ein sekundärer Immundefekt tritt im wesentlichen bei malignen Erkrankungen des lymphatischen Systems, bei medikamentöser Hemmung der Immunabwehr (Immunsuppression) und als erworbenes Immundefekt-Syndrom (acquired immundeficiency syndrome oder AIDS) in Erscheinung.

1. AIDS

Das Krankheitsbild einer schweren Störung der zellulären Immunabwehr auf erworbener Basis ist als AIDS (acquired immundeficiency syndrome) seit 1980 bekannt (Durack 1981; Gottlieb 1981). Der erworbene Immundefekt hat schwere opportunistische Infektionen prinzipiell aller Körperorgane insbesonders der Atemwege und der Lunge zur Folge (Koch u.

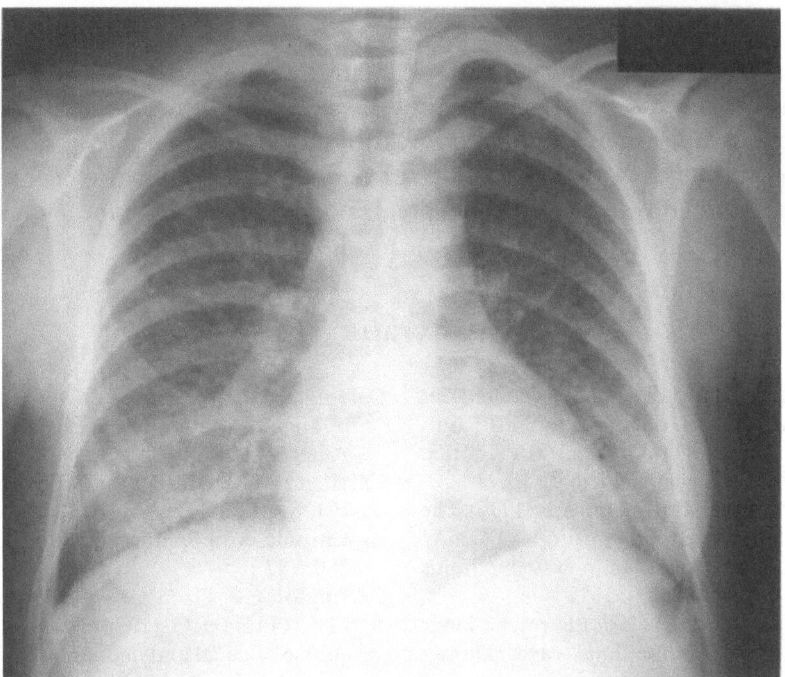

Abb. 27. Pneumocystis-carinii-Pneumonie bei einer 19jährigen Patientin mit AIDS. Perivaskuläre feinfleckige Verdichtungen mit symmetrischer Bevorzugung des perihilären Lungenkerns

L'AGE-STEHR 1985). Die Störung der zellulären Abwehr wird durch eine veränderte Relation der T-Helfer-Lymphozyten zu den T-Suppressor-Lymphozyten zugunsten der letzteren bewirkt. Als Vorstufe des AIDS wird das Lymphadenopathiesyndrom angesehen, das auch als AIDS-related-complex (ARC) bezeichnet wird, wenn es zusammen mit Symptomen wie Fieber oder Abgeschlagenheit auftritt. AIDS wurde bisher bei männlichen Homosexuellen, Drogenabhängigen, Empfängern von Blutbestandteilen sowie Partnern dieser Risikogruppen beobachtet, so daß als Ursache dieser Erkrankungen eine virale Infektion vermutet und 1983 nachgewiesen wurde. Regelmäßig mit AIDS assoziiert ist ein lymphotropes Retrovirus, das als „humanes Immundefizitvirus" (HIV-virus) bezeichnet wird (GALLO et al. 1984). Im wesentlichen ist beim AIDS der Respirationstrakt bzw. die Lunge durch humanpathogene Erreger und fakultativ pathogene Keime betroffen, die zu röntgenologisch faßbaren Veränderungen führen (MC CAULEY et al. 1982; HILL et al. 1983; COHEN et al. 1984; WEISKE et al. 1986). In 65% ist Pneumocystis carinii der am weitaus häufigste Erreger pulmonaler Komplikationen bei AIDS. Dabei werden in $^2/_3$ der Fälle die typischen röntgenologischen Veränderungen (Abb. 27) mit Ausbildung interstitieller perihilärer Verschattungen und später konfluierenden alveolären Verdichtungen beobachtet (COHEN et al. 1984). In $^1/_3$ der Fälle mit AIDS und nachgewiesener Infektion durch Pneumocystis carinii findet man jedoch auch normale oder wenig charakteristische Befunde im Röntgenbild der Lunge. Außer dem Befall der Lunge durch Protozoen (Pneumocystis carinii) findet man bei AIDS auch die Infektion durch Viren (Zytomegalie, Varizellen), durch Bakterien (Mycobacterium tuberculosis, Mycobacterium avium), durch Pilze (Aspergillusgruppe) und durch Mykoplasmen (Mycoplasma pneumoniae). Weitere pulmonale Komplikationen bei AIDS sind das Auftreten eines immunoblastischen Lymphoms und eines Kaposi-Sarkoms der Lunge (STOVER et al. 1985; SUSTER et al. 1986).

2. Sonstige

Die pulmonalen Veränderungen bei sekundären Defektimmunopathien im Rahmen maligner Erkrankungen des lymphoretikulären Gewebes und im Rahmen einer Immunsuppression (sog. opportunistische pulmonale Infektionen) sind häufig. Sie besitzen jedoch prinzipiell keine eigenständigen, radiologischen Charakteristika, abgesehen von einem besonderen Erregerspektrum. Deshalb wird auf die entsprechenden Kapitel im Handbuch verwiesen.

Literatur

Anacker H, Stender HSt (1963) Krankheiten der Lunge. In: Haubrich R (Hrsg) Klinische Röntgendiagnostik innerer Krankheiten, Bd I Thorax. Springer, Berlin Göttingen Heidelberg

Bardana EJ, Harbeck RJ, Hoffmann AA (1975) The prognostic and therapeutic implications of DNA: Anti DNA immune complexes in systemic lupus erythematosus. Am J Med 59:515

Barrowcliffe DF, Arblaster PJ (1968) Farmer's lung; A study of an early acute fatal case. Thorax 23:490

Benedek TG (1973) Rheumatoid pneumoconiosis. Dokumentation of onset and pathogenetic considerations. Am J Med 55:515

Berendes H, Bridges RA, Gold RA (1959) A fatal granulomatous disease of childhood. Am J Dis Child 97:387

Berger HW, Seckler SG (1966) Pleural and pericardial effusions in rheumatoid disease. Ann Intern Med 64:1291

Berrill WF, Eade OE, Fitzpatrick PF, Hyde J, MacLeod WM, Wright R (1975) Bird-Fancier's lung and jejunal villons atrophy. Lancet 2:1006

Bienenstock J, Johnston N, Percy DYE (1973) Bronchial lymphoid tissue. I. morphologic characteristics. Lab Invest 28:686

Bläker F (1984) Defektimmunopathien. Internist (Berlin) 25:21

Bohan A, Peter JB (1975) Polymyositis and dermatomyositis. N Engl J Med 292:344

Braman SS, Whitcomb ME (1973) Mucoid impaction of the bronchus. JAMA 223:641

Brunner A, Gartmann J, Ochs D (1970) Diffuse interstitielle Lungenerkrankungen, verursacht durch Vogelproteine. Schweiz Med Wochenschr 100:1823

Bütikofer E, de Weck AL (1969) Hühnerzüchterlunge. DMW 94:2627

Burrows FGO (1967) Pulmonary nodules in rheumatoid disease. Br J Radiol 40:256

Campbell GD, Ferrington E (1968) Rheumatoid pleuritis with effusion. Dis Chest 53:521

Campbell JM (1932) Acute symptoms following work with hay. Br Med J 1:1143

Caplan A (1953) Certain unusual radiological appearences in the chest of coalminers suffering from rheumatoid arthritis. Thorax 8:29

Carrington CB, Liebow AA (1966) Limited forms of angiitis and granulomatosis of Wegener's type. Am J Med 41:497

Carrington CB, Addington WW, Goff AM, Madoff IM, Marks A, Schwaber JR, Gaenssler EA (1969) Chronic eosinophilic pneumonia. N Engl J Med 280:787

Carrington CB, Gaensler EA, Coutu RE, Fitzgerald MX, Gupta RG (1978) Natural history treated course of usual and dequamative interstitial pneumonia. N Engl J Med 298:801

Cate CC, Burell R (1974) Lung antigen induced cell-mediated immune injury in chronic respiratory disease. Am Rev Respir Dis 109:114

Cegla UH (1981) Immunologische Lungenerkrankungen unter besonderer Berücksichtigung der exogen-allergischen Alveolitis. Allergologie 6:314

Churg J, Strauss L (1951) Allergic granulomatosis, allergic angiitis and periarteriitis nodosa. Am J Pathol 27:277

Chusid MJ, Dale DC, West BC, Wolff SM (1973) The hypereosinophilic syndrome. Medicine 54:1

Citro LA, Gordon ME, Miller WT (1973) Eosinophilic lung disease (or know to slice P.I.E.). Am J Roentgenol 117:787

Clark JA, Winkelmann RK, Ward LE (1971) Serologic alterations in scleroderma and sclerodermatomyositis. Mayo Clin Proc 46:104

Cohen BA, Pomeranz S, Rabinowitz JG, Rosen MJ, Train JS, Norton KI, Mendelson DS (1984) Pulmonary complications of AIDS. Radiologic features AJR 143:115

Coombs RRA, Gell PGH (1968) Classification of allergic reactions responsible for clinical hyperdensitivity and disease. In: Gell PGH, Coombs RRA (eds) Clinical concepts of immunology. Blackwell, Oxford, p 575

Crofton JW, Livingstone JL, Oswald NC, Roberts AT (1952) Pulmonary eosinophilia. Thorax 7:1

Crystal RG, Gadek JE, Ferrans VJ, Fulmer JD, Line BR, Hunninghake GW (1981) Interstitial lung disease: Current concepts of pathogenesis, staging and therapy. Am J Med 70:542

Denaraj TJ, Da Silva IS, Schacher JF (1959) The serological diagnosis of eosinophilic lung (tropical eosinophilia) and its etiological implications. Am J Trop Med 8:151

De Remee RA, Weiland LH, Mc Donald TJ (1978) Polymorphic reticulosis, lymphomatoid granulomatosis: two diseases or one? Mayo Clin Proc 53:634

Denko CW (1960) The sicca syndrome. Arch Intern Med 105:849

Durack DT (1981) Opportunistic infections and Karposi's sarcoma in homosexual males. N Engl J Med 305:1465

Ellman P, Ball RE (1948) Rheumatoid disease with joint and pulmonary manifestations. Br Med J 2:816

Fauci AS, Haynes BF, Katz P (1978) The spectrum of vasculitis: Clinical, pathologic, immunologic and therapeutic considerations. Ann Intern Med 89:690

Felix R, Sennekamp J, Schwabe H (1973) Ein Beitrag zur exogenen allergischen Alveolitis. ROFO 119:711

Forschbach G (1974) Organische Staublungen. Internist (Berlin) 15:379

Fraser RG, Paré AP (1978) Diagnosis of diseases of the chest. Saunders, Philadelphia, p 953

Frazier AR, Miller RD (1974) Interstitial pneumonitis in association with polymyositis and dermacomyositis. Chest 65:403

Friedmann PJ (1975) Idiopathic and an autoimmun Typ III – like reactions: Interstitial fibrosis, vasculitis and granulomatosis. Semin Roentgenol 10:43

Freyschmidt J (1982) Radiologie allergischer Lungenerkrankungen. Internist (Berlin) 23:514

Fruhmann G, Baur X (1986) Humidifier lung – Results of clinical and immunological investigations. Prax Klin Pneumol 40:252

Furth R van (1975) Mononuclear phagocytes in immunity, infection and pathology. Blackwell Scientific Publications, Oxford

Gacad G, Massaro D (1974) Pulmonary fibrosis and group IV mycobacteria infection of the lungs in ankylosing spondylitis. Am Rev Respir Dis 109:274

Gallo RC, Salahuddin SZ, Popovic M (1984) Frequent detection and isolation of cytopathic retroviruses (HTLV-III) from patients with AIDS and at risk for AIDS. Science 224:500

Garland LH, Sisson MA (1954) Roentgen findings in the "collagen diseases". Am J Roentgenol 71:581

Getzowa S (1945) Cystic and compact pulmonary sclerosis in progressive scleroderma. Arch Pathol (Chicago) 40:99

Goodpasture WE (1919) The significance of certain pulmonary lesions in relation of influency. Am J Med 158:863

Gordon DA, Stein JL, Broder J (1973) The extra-articular features of rheumatoid arthritis. Am J Med 54:445

Gottlieb MS, Schroff R, Schanker HM (1981) Pneumocystis carinii pneumonia and mucosal candidiasis in previously healthy homosexual men: evidence of a new acquired cellular immunodeficiency. N Engl J Med 305:1425

Gould DM, Daves ML (1958) A review of roentgen findings in systemic Lupus erythematosis (SLE). Am J Med Sci 235:596

Grant JWB, Blyth W, Wardrop VE et al. (1972) Prevalence of farmer's lung in Scotland. Br Med J [Clin Res] 1:530

Haller R de (1978) Alveolitiden und Lungenfibrose: Immunologie. Fortbildung in Thoraxkrankheiten 8:167

Hargreave F, Hinson KF, Reid L et al. (1972) The radiological appearences of allergic alveolitis due to bird sensitivity (bird farmer's lung). Clin Radiol 23:1

Hartmann F, Deicher H (1973) Erworbene Störungen der Bindegewebe. In: Siegenthaler W (Hrsg) Klinische Pathophysiologie, 2. Aufl. Thieme, Stuttgart, S 858

Hegenbarth R, Hardt H von der, Stender HSt (1978) Veränderungen des Lungengefäßbildes bei Asthma bronchiale im Kindesalter. Fortschr Röntgenstr 129:752

Hennek H, Sussman ML (1945) The roentgen features of eosinophilic infiltrations in the lungs. Radiology 44:328

Hill CHA, Harle TS, Mansell PWA (1983) The prodrome, Kaposi sarcoma, and infections associated with AIDS: radiologic findings in 39 patients. Radiology 149:393

Huber GL (1980) Immunologic lung reactions. In: Huber GL (ed) Seminars in respiratory medicine – Respiratory tract defenses, vol 1, No. 3. Thieme-Stratton

Hunninghake GW, Gadek JE, Kawanami O, Ferrans VJ, Crystal RG (1979) Inflammatory and immune processes in the human lung in health and disease: Evaluation by bronchoalveolar lavage. Am J Pathol 97:149

Israel H, Patchefsky A, Saldana M (1977) Wegener's granulomatosis, lymphomatoid granulomatis and benigne lymphocytic angiitis and granulomatosis. Am Intern Med 87:691

Johnson RS, Sita-Lumbsden EG (1980) Plastic bronchitis. Thorax 15:325

Jones WN, Tinca CE, Walson PD (1978) Drug-induced systemic lupus erythematosis. Ariz Med 35:16

Katzenstein AL, Liebow AA, Fridman PJ (1975) Bronchocentric granulomatosis, mucoid impaction and hypersensitivity reactions to fungi. Am Rev Respir Dis 111:497

Kazemi H, Nash G (1972) Progressive systemic sclerosis and pulmonary Hypertension. N Engl J Med 286:91

Keller R (1981) Immunologie und Immunpathologie. Thieme, Stuttgart

Kentner M, Hartung M (1983) Beruflich verursachte exogen-allergische Alveolitiden – Probleme der

Diagnostik und Begutachtung. Zbl. Arbeitsmedizin 33:102

Koch MA, L'age-Stehr J (1985) Aids. Der heutige Stand unseres Wissens. Dtsch. Ärzteblatt 82:2560

König W, Bohn A, Theobald K, Bremm KD, Knöller J (1983) Die Mastzelle – zentraler Effektor bei allergischen Reaktionen. Klinikarzt 12:53

Kohler RF (1973) Clinical immune complex disease. Medicine 52:419

Konietzko H (1982) Asthma bronchiale und Metallstäube. Dtsch Med Wochenschr 107:555

Kussmaul A, Maier R (1866) Über eine bisher nicht beschriebene eigenthümliche Arterienerkrankung (Periarteriitis nodosa), die mit Morbus Brightii und rapid fortschreitender allgemeiner Muskellähmung einhergeht. Dtsch Arch Klin Med 1:484

Lauritzen H, Medina J, Loken MD, Mac Donald FM (1969) Pulmonary disease in patients with ankylosing spondylitis. Am Rev Respir Dis 98:126

Levin DC (1971) Proper interpretation of pulmonary roentgen changes in systemic lupus erythematosus. Am J Roentgenol 111:510

Liebow AA (1973) Pulmonary angiitis and granulomatosis. Ann Rev Respir Dis 108:1

Liebow AA, Carrington CB (1969) The eosinophilic pneumonias. Medicine 48:251

Locke CB (1963) Rheumatoid lung. Clin Radiol 14:43

Löffler W, Maier C (1943) Das flüchtige Lungeninfiltrat mit Bluteosinophilie. Ergeb Inn Med Kinderheilkd 63:195

Mc Carthy DS, Simon G, Hargreave FE (1970) The radiological appearences in allergic broncho-pulmonary aspergillosis. Clin Radiol 21:366

Mc Cauley DI, Naidich DP, Leitmann BS, Reede DL, Laubenstein LJ (1982) Radiographic patterns of opportunistic lung infections and Karposi sarcoma in homosexual men. AJR 139:653

Mc Combs RP (1972) Diseases due to immunologic reactions in the Lungs. II. N Engl J Med 286:1245

Mc Loud TC, Carrington CB, Gaensler EA (1983) Diffuse infiltrative lung disease: A new scheme for description. Radiology 149:353

Neva F, Ottesen E (1978) Tropical (filarial) eosinophilia. N Engl J Med 298:1129

Nolte D (1980) Immunologische und allergische Lungenerkrankungen. 1. Exogen-allergisches Asthma. Fortschr Med 6:196

Nolte D (1980) Immunologische und allergische Lungenerkrankungen. 2. Endogene und exogene Immunkomplex-Erkrankungen. Fortschr Med 13:481

Otto H (1977) Die Morphologie der interstitiellen Lungenerkrankungen. Radiologe 17:17

Pepys J (1966) Pulmonary hypersensitivity disease due to inhaled organic antigens. Am Intern Med 64:943

Pepys J (1969) Hypersensitivity diseases of the lungs due to fungi and anorganic dusts. Karger, Basel

Pestalozzi C (1959) Febrile Gruppenerkrankungen in einer Modellschreinerei durch Inhalation von mit Schimmelpilzen kontaminiertem Befeuchterwasser. Schweiz Med Wochenschr 89:710

Piper WN, Helwig EB (1955) Progressive systemic sclerosis. Visceral manifestations of generalized scleroderma. Arch Dermatol 72:535

Portner MM, Gracies WA (1966) Rheumatoid lung disease with cavitary nodules, pneumothorax and eosinophilia. N Engl J Med 275:697

Pruszewicz A, Jarowszeski F (1970) Radiologische Lungenveränderungen beim Wegenerschen Syndrom. ROFO 112:204

Reed CE, Sosman A, Barbes RA (1965) Pigeon breeder's lung. J Am Med Ass 193:261

Reeves JT, Voelkel NF (1982) Die Bedeutung des Arachidonsäure-Metabolismus für die Kontrolle des Pulmonalkreislaufs. Atemw.-Lungenkrkh 8:28

Reynolds HY (1982) Immunologic lung disease (Part 1). Chest 81:626

Reynolds HY (1982) Immunologic lung disease (Part 2). Chest 81:745

Roberts SR (1975) Immunology and the lung: An overview. Semin Roentgenol 10:7

Robertson CL, Shackelford GD, Armstrong JD (1971) Chronic eosinophilic pneumonia. Radiology 101:57

Rohlfing DM, Stauffer JL (1980) Drug-induced pulmonary disease. In: Preger L (ed) Induced disease – drug. Irradiation, occupation. Grune and Stratton, New York

Rose AL, Walton JN (1966) Polymyositis: A survey of 89 cases. Brain 89:747

Rosenow EC, Strimlan CV, Muhn JR, Gerguson RH (1977) Pleuropulmonary manifestations of ankylosing spondylitis. Mayo Clin Proc 52:641

Saldana MJ (1982) Pulmonary vasculitides and related granulomatosis. Semin Respir Med 4:113

Samuelson B (1980) The leukotrienes: a new group of biological active compounds including SRS-A. Trends in Pharmacological Sciences 227

Scadding JG (1964) Fibrosing alveolitis. Br Med J 11:686

Schatz M, Patterson R, Fink J (1979) Immunologic lung desease. N Engl J Med 23:1310

Seal RM, Hapke EJ, Thomas GO et al. (1968) The pathology of the acute chronic stages of farmer's lung. Thorax 23:469

Sharp CC, Troin WS, Tan EM, Gould RG, Holman HR (1972) Mixed connective tissue disease-apparently distinct rheumatic disease syndrom associated with a specific antibody to an extractable nuclear antigen (ENA). Am J Med 52:148

Silbinger ML, Peterson CC (1967) Sjörgren's syndrome. Am J Roentgenol 100:554

Silver IM, Farber SJ, Bole GG, Martel W (1976) Radiological features of mixed connective tissue disease and sclerodermasystemic lupus erythematosus overlap. Radiology 120:269

Simon G (1975) Typ I immunologic reactions in the lung. Semin Roentgenol 10:21

Slolim L (1969) Goodpasture's syndrom and its radiological features. Aust Radiol 13:164

Stadelmann O, Frik W, Breining H (1968) Goodpasture-Syndrom. Fortschr Röntgenstr 108:457

Stender HSt (1977) Das Röntgenbild der interstitiellen Pneumonie und allergischen Alveolitis. Radiologe 17:21

Stender HSt (1978) Röntgendiagnostik der Lungenerkrankungen. In: Erkrankungen des Lungenparenchym. Thieme, Stuttgart

Stender HSt, Majewski A (1979) Feinfleckige Lungenverschattungen bei entzündlichen und granulomatösen Prozessen. Radiologe 19:461

Stender HSt, Mellmann J (1974) Röntgendiagnostik interstitieller Pneumonien und ihrer Folgen. Radiologe 14:487

Stender HSt, Töllner D (1974) Erscheinungsformen interstitieller Lungenprozesse im Röntgenbild. Rontgenblatter 27:295

Stender HSt, Wagner HH (1978) Entwicklungen und Residuen bei entzündlichen Lungenprozessen. Radiologe 18:330

Stender HSt, Wettengel R, Fabel H (1971) Röntgenbefunde allergischer pulmonaler Reaktion bei Vogelhaltern. Fortschr Röntgenstr 114:589

Stover DE, White DA, Romano PA, Gellene RA, Robeson WA (1985) Spectrum of pulmonary disease associated with AIDS. Am J Med 78:429

Suster B, Akerman M, Orenstein M, Wax MR (1986) Pulmonary manifestations of AIDS: Review of 106 episodes. Radiology 161:87

Thoma R, Dienst C, Gross R (1981) Immunerkrankungen der Lunge: I. Immundefekte. Dtsch Ärzteblatt 46:2186

Thoma R, Dienst C, Gross R (1982) Immunerkrankungen der Lunge: II. Hyperimmunreaktionen. Dtsch Ärzteblatt 11:29

Tillmann U, Fuchs WA, Bachofen H (1977) Lungen- und Pleurabefall bei Kollagenosen. Radiologe 17:37

Turner-Warwick M (1978) Immunology of the lung. Arnold, London

Turner-Warwick M, Doniach D (1965) Auto-antibody studies in interstitial pulmonary fibrosis. Br Med J 1:886

Unger JDB, Fink JN, Unger GF (1968) Pigeon breeder's disease. Radiology 90:683

Varriale P, Minogne WF, Alfenito JC (1964) Allergic granulomatosis. Arch Intern Med 113:235

Viswanathan R (1948) Pulmonary eosinophilosis. Q J Med 17:257

Vorländer KO (1979) Ordnungsprinzipien chronischer Gefäßerkrankungen nach Morphologie und Klinik. Therapiewoche 29:2794

Vorländer KO (1983) Immunologie. Grundlagen – Klinik – Praxis. Thieme, Stuttgart New York

Wagner HH, Alexander K (1985) Der differentialdiagnostische Stellenwert des Handarteriogrammes beim primären und sekundären Raynaud-Syndrom. Fortschr Röntgenstr 142:1

Wegener F (1939) Über eine eigenartige rhinogene Granulomatose mit besonderer Beteiligung des Arteriensystems und der Nieren. Beitr path Anat 102:36

Weibel ER (ed) (1963) Morphometry of the human lung. Springer, Berlin Göttingen Heidelberg

Weiske R, Buck J, Schneider R, Hannemann T, Krauss B (1986) Lungenkomplikationen bei AIDS. Radiologe 26:3

Wenzel FJ, Emanuel DA, Gray RL (1971) Immunofluorescent studies in patients with farmer's lung. J Allergy 48:224

Wichert P von, Hain E (1974) Alveolitiden und Lungenfibrosen. Versuch einer Synopsie. Internist 15:370

Zylak CJ, Dyck DR, Warren P, Tse KS (1975) Hypersensitive lung disease due to avian antigens. Radiology 114:45

2. Die Pneumonie bei atypischen Masern

Von

H.-G. GRUNDNER

Mit 3 Abbildungen

A. Definition und Allgemeines

Unter atypischen Masern versteht man eine fieberhafte Erkrankung mit einem ungewöhnlichen Exanthem nach Maserninfektion bei Kindern und Jugendlichen, die als Kleinkinder gegen Masern geimpft worden waren. Das Krankheitsbild kommt nach Impfung sowohl mit abgetötetem Masernvirus allein als auch mit abgetötetem Masernvirus, gefolgt von abgeschwächtem Lebendvirus vor (FULGINITI et al. 1967; MC LEAN et al. 1970; BRODSKY 1972; CHERRY et al. 1972; NICHOLS et al. 1976; LAPTOOK et al. 1978; FULGINITI u. HELFER 1980). Die Erstbeschreibung erfolgte durch RAUH u. SCHMIDT 1965. In Deutschland berichteten IRTEL VON BRENNDORFF et al. (1973), HAGGE et al. (1974), HAUKE u. HOLTHUSEN (1975), GRUNDNER u. LEITER (1983/84) sowie BALL (1985) über dieses Krankheitsbild.

B. Krankheitsbild

Die Erkrankung beginnt akut mit hohem Fieber, Husten, Kopfschmerzen. Weitere Symptome können Übelkeit, Pleuraschmerzen, Muskelschmerzen, Schnupfen, allgemeines Schwächegefühl sein. Nach 2–3 Tagen tritt regelmäßig ein Exanthem auf, das im Unterschied zu den echten Masern an den Extremitäten beginnt und über den Rumpf zum Kopf hin fortschreitet. Sein Bild ist vielgestaltig. Ausnahmsweise kann es fehlen (YOUNG et al. 1970; SHERKOV 1980). In mehr als dreiviertel der Fälle sind röntgenologisch pneumonische Lungeninfiltrate nachweisbar. Bei Erwachsenen scheint die Krankheit weniger schwer als bei Kindern zu verlaufen (HALL u. HALL 1979).

C. Pathogenese

Die Entstehungsweise der Krankheit konnte bis heute noch nicht eindeutig erklärt werden. Im wesentlichen gibt es 2 Hypothesen: 1. Es handelt sich um eine Reaktion vom Typ des Arthusphänomens (BUSER 1967). 2. Die Serumantikörper gegen Masern-Antigen sind etwa 10 Jahre nach der Impfung stark abgefallen, während eine zunehmende protrahierte Sensibilisierung von Lymphozyten eingesetzt hat (FULGINITI u.

ARTHUR 1969; KRAUSE et al. 1978). Insbesondere in den Atemwegen kommt es nach Impfung mit Totimpfstoff zu einer hyperergischen Reaktion (BELLANTI et al. 1969), die bis ins Erwachsenenalter hinein zu erwarten ist (WELLIVER et al. 1977).

D. Röntgendiagnostik

Die radiologischen Befunde sind gekennzeichnet durch pneumonische Lungeninfiltrate, häufig begleitet von Hiluslymphknotenvergrößerungen und Pleuraerguß sowie persistierende Rundherde, die sich an der Stelle der Lungeninfiltrate entwickeln.

Im Beginn der Erkrankung zeigen die meist unscharf begrenzten Lungeninfiltrate (Abb. 1a) eine große Formenvielfalt und können lobär, segmental oder lobulär ohne Segmentzuordnung sein (YOUNG et al. 1970; MARGOLIN u. GANDY 1979). Sie sind ein- und doppelseitig. Alle Lungenabschnitte können zufallsverteilt betroffen sein. Gelegentlich zeigen die Infiltrate ein positives Luftbronchogramm (ANNUNZIATO et al. 1982). CHUN (1978) fand bei transbronchialen Biopsien ein chronisch entzündliches Exsudat mit Lymphozyten und Plasmazellen in den Alveolarsepten, die den Bronchien und Bronchiolen benachbart sind.

In mehr als der Hälfte der Fälle sind die Hiluslymphknoten deutlich vergrößert und bilden sich allmählich zurück (Abb. 2a, b). Ein Pleuraerguß kommt bei über einem Drittel der Fälle vor. Beide Befunde treten immer auf der Seite der Lungeninfiltrate auf.

Verlaufsbeobachtungen zeigen, daß in knapp der Hälfte der Fälle die Lungeninfiltrate auch ohne antibiotische Behandlung rasch innerhalb von Tagen verschwinden (GOKIERT u. BEAMISH 1970; MARTIN et al. 1979; MARGOLIN u. GANDY 1979; ZAHRADNIK et al. 1979). In der Mehrzahl der Fälle jedoch bilden sie sich nur zögernd unter dem Auftreten von Rundherden zurück (Abb. 1a, b), ein Verlauf, der zuerst von YOUNG et al. (1970) beschrieben worden ist. Man kann Rundherde aber auch schon im akuten Krankheitsstadium beobachten (HAUKE u. HOLTHUSEN 1975; WOOD u. BERNSTEIN 1978). Sie können solitär oder multipel über alle Lungenabschnitte verteilt sein. Anfangs sind sie häufig unscharf begrenzt und teilweise konfluierend. Ihre Größe beträgt 1,5 bis 4,0 cm. Unter allmählicher Größenabnahme werden ihre Konturen schärfer, so daß sie an Metastasen erinnern (Abb. 1b), und sie können über mehrere Monate auf dem Röntgenbild nachweisbar sein (Abb. 3). MITNICK et al. (1980) beobachteten einen Rundherd noch nach 5 Jahren. Einschmelzung und Verkalkung sind beschrieben (MITNICK et al. 1980; YAMAMOTO et al. 1982). Histologische Untersuchungen sind in der Literatur nicht mitgeteilt. WOOD u. BERNSTEIN (1978) vermuteten, daß es sich um narbige Granulome handelt.

E. Diagnose

Pulmonale Rundherde oder Lungeninfiltrate, aus denen sich diese entwickeln, sind verdächtig auf eine Lungenbeteiligung bei atypischen Masern, wenn sie im Verlauf oder nach einer hochfieberhaften Erkrankung mit Husten, Kopf- und Brustschmerzen auftreten. Hiluslymphknotenvergrößerungen und Pleuraergüsse gehören häufig dazu. Entscheidende Hinweise liefern die Impf- und Expositionsanamnese. Die Diagnose wird durch ansteigende Titer der Masern-KBR und des Masern-Hämagglutinations-Hemmtests sowie durch erhöhte Titer von Masernvirus-spezifischen IgG-Antikörpern gesichert.

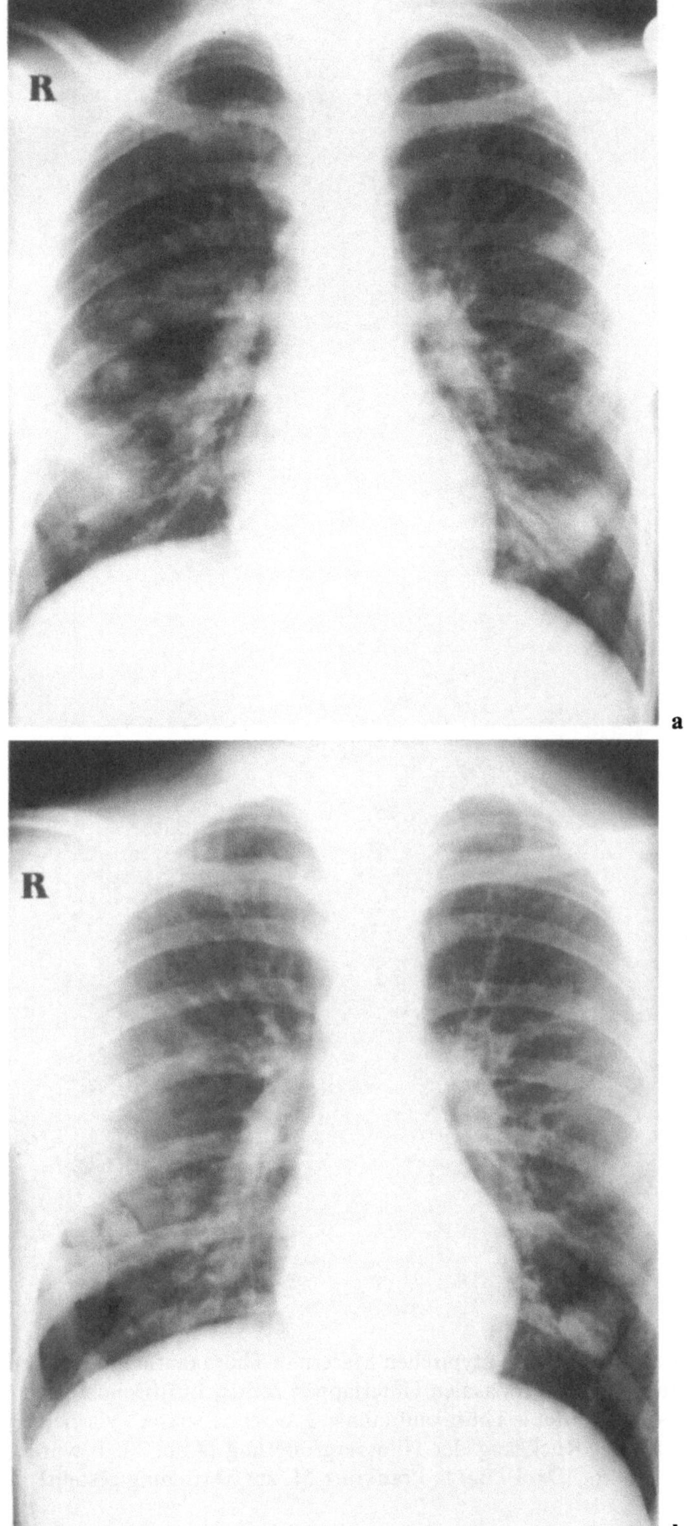

Abb. 1a, b. 14 Jahre alter Knabe mit atypischen Masern. **a** Thoraxaufnahme am 7. Krankheitstag. Pneumonische Infiltrate in beiden Unterlappen mit positivem Luftbronchogramm links. Rundherde im rechten Mittelfeld. Hilusverbreiterung auf beiden Seiten. **b** Thoraxaufnahme am 11. Krankheitstag. Aus den Infiltraten haben sich Rundherde entwickelt

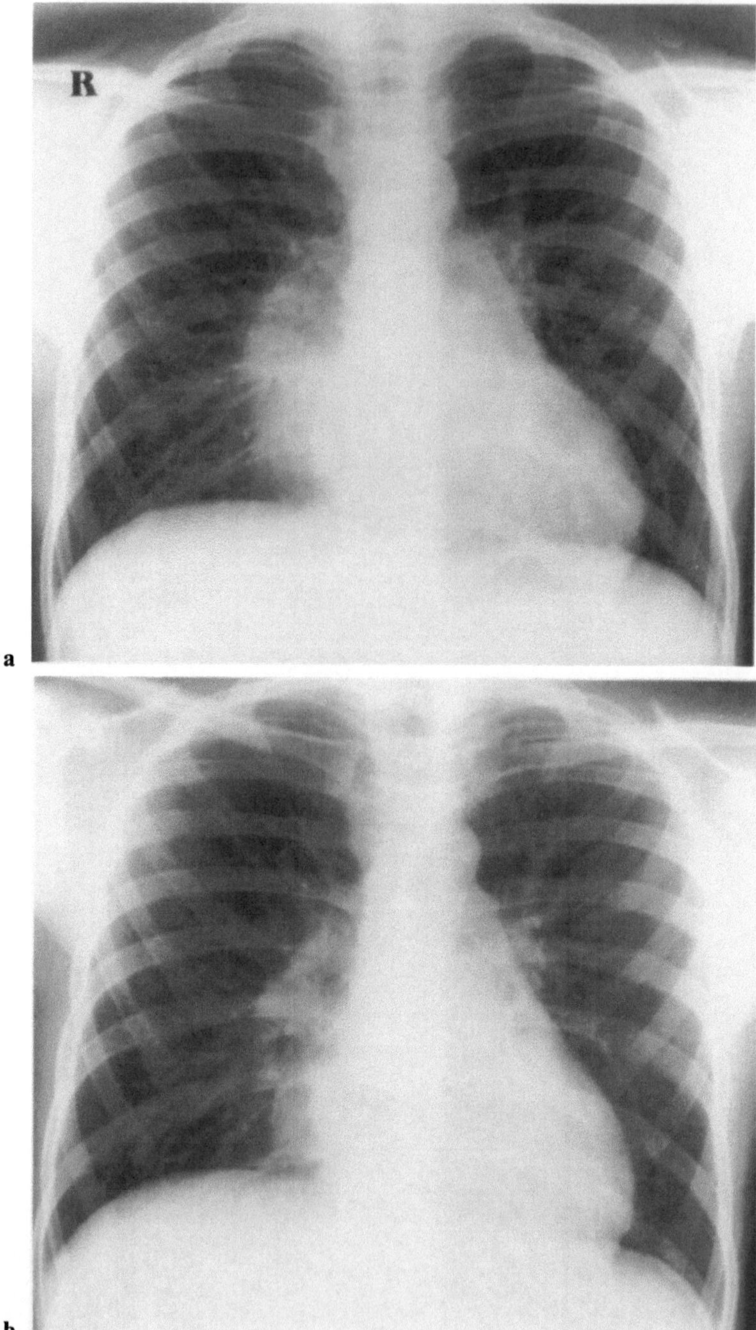

Abb. 2a, b. 12 Jahre altes Mädchen mit atypischen Masern. **a** Thoraxaufnahme im akuten Krankheitsstadium. Pneumonische Infiltration im posterobasalen Unterlappen rechts, Luftbronchogramm und erhebliche Hilusvergrößerung auf der selben Seite. **b** Thoraxaufnahme 3 Wochen später: Verkleinerung der Infiltration mit runder, scharfer Begrenzung. Rückgang der Hilusvergrößerung (Abb. 2a, b wurden freundlicherweise von Prof. Dr. F. BALL, Frankfurt/M. zur Verfügung gestellt)

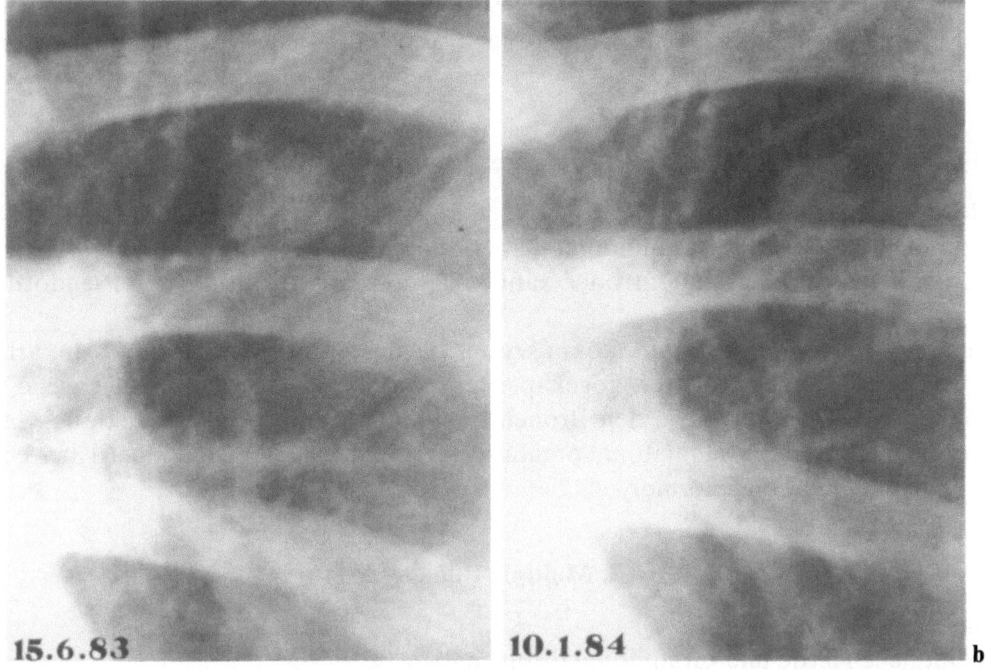

Abb. 3a, b. 15 Jahre altes Mädchen mit atypischen Masern. **a** 3 Wochen nach einer Pneumonie hatte sich im linken Lungenoberfeld ein Rundherd gebildet. **b** 7 Monate später war der Rundherd noch nachweisbar und hatte sich verkleinert

F. Differentialdiagnose der Röntgenbefunde

I. Die pneumonischen Infiltrate

Die pneumonischen Lungeninfiltrate bei den atypischen Masern treten wesentlich häufiger als bei echten Masern und immer schon auf dem Höhepunkt der Erkrankung auf. Die Lungenbeteiligung bei echten Masern zeigt zu Beginn in der Regel eine Hiluslymphknotenvergrößerung, vermehrte interstitielle perihiläre bronchovaskuläre und retikulonoduläre Zeichnung und Lungenüberblähung als Ausdruck einer Virusinfektion und Bronchiolitis (PREUSS u. PADELT 1970; NEMIR 1983). Erst im Verlauf einer Superinfektion entwickeln sich bronchopneumonische und lobäre Infiltrate und Atelektasen (FAWCITT u. PARRY 1957; GREMILLION u. CRAWFORD 1981). AUGUSTIN (1959) beobachtete bei Masernerkrankungen in 5,5% segmentale Verschattungen. Ein Pleuraerguß ist bei einer Pneumonie der echten Masern ungewöhnlich (DE CARLO u. STARTZMAN 1954).

II. Die Rundherde

Rundherde im Thorax-Röntgenbild des Kindes sind, verglichen mit anderen pathologischen Veränderungen, selten. Deshalb ist es schwierig, eine verbindliche Reihenfolge der Häufigkeiten der differentialdiagnostischen Möglichkeiten aufzustellen. Mehrere Autoren haben die Differentialdiagnosen für pulmonale Rundherde allgemein und für solche bei atypischen Masern mit unterschiedlicher Gewichtung angegeben (HAUKE u. HOLTHUSEN

1970; Young et al. 1970; Mitnick et al. 1980; Swischuk 1984; Färber 1985). Die am häufigsten zu berücksichtigenden Erkrankungen sind pulmonale Metastasen sowie entzündliche und granulomatöse Herde.

1. Solitärer Rundherd

a) Metastase

b) Entzündliche Herde und Granulome: Tuberkulose, Pilzinfektionen, Pneumonien, entzündliches Plasmazellgranulom oder xanthomatöser postentzündlicher Pseudotumor, Lungenabszeß.

c) Seltenere Erkrankungen: Echinokokkuszyste, Hamartom, bronchogene Zyste, arteriovenöse Fistel, Lungensequester, abgekapselter Pleuraerguß, Hernie, Wegenersche Granulomatose, Schleimpfropf in den Bronchien (mucoid impaction) bei Asthma, Sarkoidose, intrapulmonales Hämatom, organisierter Lungeninfarkt, Rundherd bei echten Masern, primärer Lungentumor.

2. Multiple Rundherde

a) Metastasen

b) Entzündliche Herde und Granulome, Lungenabszesse.

c) Seltenere Erkrankungen: Echinokokkuszysten, Hamartome, Wegenersche Granulomatose, Schleimpfröpfe in den Bronchien, Lymphome.

Literatur

Annunziato D, Kaplan MH, Hall WW, Ichinose H, Lin JH, Balsam D, Paladino VS (1982) Atypical measles syndrome: pathologic and serologic findings. Pediatrics 70:203–209

Augustin V (1959) Segmentale Röntgenschatten bei Masern. Tuberkulózis:133–137

Ball F (1985) Die atypische Masernpneumonie. Vortrag Jahrestagung d Hess Ges f Med Strahlenkunde u Vereinigung Südwestdeutsch Radiologen u Nuklearmediziner 27.–29.09.85, Giessen

Bellanti JA, Sanga RL, Klutinis B, Brandt B, Artenstein MS (1969) Antibody responses in serum and nasal secretions of children immunized with inactivated and attenuated measles-virus vaccines. N Engl J Med 280:628–633

Brodsky AL (1972) Atypical measles. Severe illness in recipients of killed measles virus vaccine upon exposure to natural infection. JAMA 222:1415–1416

Buser F (1967) Side reaction to measles vaccination suggesting the Arthus phenomenon. N Engl J Med 277:250–251

Cherry JD, Feigin RD, Lobes LA, Shackelford PG (1972) Atypical measles in children previously immunized with attenuated measles virus vaccines. Pediatrics 50:712

Chun PKC (1978) Multiple pulmonary nodules in a young man. Chest 73:527–528

Carlo J De jr, Startzman HH jr (1954) The roentgen study of the chest in measles. Radiology 63:849–852

Färber D (1985) Differentialdiagnose von Rundherdverschattungen im Thorax-Röntgenbild des Kindes. Vortrag Jahrestagung d Hess Ges f Med Strahlenkunde u Vereinigung Südwestdeutsch. Radiologen u. Nuklearmed. 27.–29.09.85. Giessen

Fawcitt J, Parry HE (1957) Lung changes in pertussis and measles in childhood. A review of 1894 cases with a follow-up study of the pulmonary complications. Br J Radiol 30:76–82

Fulginiti VA, Arthur JH (1969) Altered reactivity to measles virus. J Pediatr 75:609–616

Fulginiti VA, Helfer RE (1980) Atypical measles in adolescent siblings 16 years after killed measles virus vaccine. JAMA 244:804–806

Fulginiti VA, Eller JJ, Downie AW, Kempe CM (1967) Altered reactivity to measles virus: atypical measles in children previously immunized with inactivated measles virus vaccines. JAMA 202:1075–1080

Gokiert JG, Beamish WE (1970) Altered reactivity to measles virus in previously vaccinated children. Can Med Assoc J 103:724–727

Gremillion DH, Crawford GE (1981) Measles pneumonia in young adults. Am J Med 71:439–542

Grundner H-G, Leiter J (1983/84) Rundherde in den Lungen nach Pneumonie bei atypischen Masern. Pädiatr Prax 29:287–290

Hagge W, Enders-Ruckle G, Irtel von Brenndorff A (1974) Atypische Masern nach Immunisierung mit inaktiviertem Masernimpfstoff (Spaltvakzine). Monatsschr Kinderheilkd 122:504–506

Hall WJ, Hall CB (1979) Atypical measles in adolescents: evaluation of clinical and pulmonary function. Ann Intern Med 90:882–886

Hauke J, Holthusen W (1975) Die Pneumonie bei atypischen Masern. Vortrag 12. Jahrestagung d Ges f Päd Radiologie 23.–25.10.75 Wien

Irtel von Brenndorff A, Enders-Ruckle G, Hagge W (1973) Atypische Masern nach Immunisierung mit inaktiviertem Masernimpfstoff (Spaltvakzine). Med Monatsschr 27:265–268

Krause PJ, Cherry JD, Naiditch MJ, Deseda-Tous J, Walbergh EH (1978) Revaccination of previous recipients of killed measles vaccine: clinical and immunologic studies. J Pediatr 93:565–571

Laptook A, Wind E, Nussbaum M, Shenker RJ (1978) Pulmonary lesions in atypical measles. Pediatrics 62:42–46

Margolin FR, Gandy ThK (1979) Pneumonia of atypical measles. Radiology 131:653–655

Martin DB, Weiner LB, Nieburg PhJ, Blair DC (1979) Atypical measles in adolescents and young adults. Ann Intern Med 90:877–881

Mc Lean DM, Kettyls GDM, Hingston J, Moore PS, Paris RP, Rigg JM (1970) Atypical measles following immunization with killed measles vaccine. Can Med Assoc J 103:743–744

Mitnick J, Becker MH, Rothberg M, Genieser NB (1980) Nodular residua of atypical measles pneumonia. AJR 134:257–260

Nemir RL (1983) Measles pneumonia. In: Kendig EL, Chernick V (eds) Disorders of the respiratory tract in children, 4th edn. Saunders, Philadelphia London Toronto Mexico City Rio de Janeiro Sydney Tokyo, pp 783–795

Nichols EM, Chin J, Lennette EH (1976) Atypical measles-California, 1974–1975. Morbidity and mortality weekly report 25:245–246

Preuss HJ, Padelt H (1970) Einige röntgenologische Aspekte der Keuchhusten- und Masernpneumonien der Jahre 1959–1969. Radiol Diagn (Berl) 11:655–666

Rauh LW, Schmidt R (1965) Measles immunization with killed virus vaccine. Am J Dis Child 109:232–237

Swischuk LE (1984) Differential diagnosis in pediatric radiology. Williams & Wilkins, Baltimore London, p 55

Sherkov L (1980) Pulmonary residuum 14 months after skin rash and pneumonia. JAMA 243:65–66

Welliver RC, Cherry JD, Holtzman AE (1977) Typical, modified, and atypical measles. An emerging problem in the adolescent and adult. Arch Intern Med 137:39–41

Wood BP, Bernstein RM (1978) Pulmonary nodular "pneumonia" during the acute atypical measles illness. Ann Radiol 21:193–198

Yamamoto M, Torii Y, Kodama M, Sugiura T, Takada K, Morishita M, Aoki H, Ichimura K, Hashigami H, Suzuki M (1982) Atypical measles pneumonia in adolescents: pulmonary residual nodular lesion with cavity (in Japanese, Engl abstr). Nippon Kyobu Shikkan Gakkai Zasshi 20:896–901

Young LW, Smith DJ, Glasgow LA (1970) Pneumonia of atypical measles. AJR 110:439–448

Zahradnik JM, Cherry JD, Rachelefsky G (1979) Atypical measles acquired abroad. Foreign travel and pseudoexotic disease. JAMA 241:1711–1712

III. Gerüsterkrankungen der Lunge

1. Pathologie und Radiologie der Lungenfibrosen

Von

W. S. Rau

Mit 15 Abbildungen und 4 Tabellen

A. Definition des Krankheitsbildes

Die Lungenfibrose ist das narbige Endstadium der entzündlichen Reaktionen des Lungenparenchyms auf Schädigungen der Alveolarwand.

Zwar kann jede Entzündung in jedem Gewebe eine Fibrosierung auslösen, wenn sie nur lange genug einwirkt und ausreichend schwere Läsionen hervorruft. Die diffusen, nicht infektiös bedingten Alveolarwandschäden und Alveolitiden nehmen jedoch eine Sonderstellung ein, weil sie eine uncharakteristische monotone Reaktion des Lungenparenchyms auslösen, die in stereotyper Weise abläuft und sich selber perpetuieren kann – unabhängig von der initialen physikalischen, chemischen, metabolischen oder immunologischen Noxe.

Im Schrifttum existiert eine verwirrende Vielfalt von Bezeichnungen für die einzelnen Ausprägungen des Entzündungsprozesses. Zuerst wurde das Endstadium beschrieben, und zwar unter den Begriffen „pulmonale Zirrhose", „fötale Bronchiektasie" und „Cirrhosis cystica pulmonum" (von Guhl 1872; Rindfleisch 1897; Sandoz 1907). Als wichtigste pathophysiologische Folge hat Ludolf Brauer die Diffusionsstörung erkannt und 1932 korrekt als „Herabsetzung der Sauerstoffdurchlässigkeit" bezeichnet.

Die von Hamman und Rich 1935 und 1944 veröffentlichten vier Kasuistiken schildern erstmals den interstitiellen Umbauprozeß, der der Fibrose vorausgeht und sie verursacht. Leider ist weder der foudroyante Krankheitsverlauf dieser vier Patienten typisch für die Lungenfibrose, noch drückt die von den Autoren gewählte Bezeichnung „akute diffuse interstitielle Fibrose der Lunge" den histologischen Befund treffend aus: Der zugrundeliegende Krankheitsprozeß ist eine Entzündung, die die *gesamte Alveole* betrifft – einschließlich Pneumozyten, Kapillaren, Endothelien, Alveolarmakrophagen und Alveolarlumen – also nicht nur das Interstitium. Diese sprachliche Unschärfe schmälert nicht das Verdienst von Hamman und Rich, die Lungenfibrose als Folge einer abakteriellen entzündlichen Reaktion erkannt zu haben. Sie zogen auch bereits Parallelen zu ganz ähnlichen Veränderungen, die nach Strahlentherapie im Lungenparenchym auftreten können.

In der Literatur wurde von Seiten der Pathologie zahlreiche Versuche unternommen, die unterschiedlichsten Krankheitsbezeichnungen für Alveolitis und Fibrose in einer Konkordanz gegenüberzustellen (Meesen 1949; Heppleston 1956; Knipping u. Venrath 1963; Spencer 1968; Scadding 1974; Uehlinger 1976; Dalquen et al. 1978; Fishman 1978; Cottier 1980; Keogh u. Crystal 1982; Rubin 1982; Cantin u. Crystal 1985).

So sind offenbar die von Liebow 1965 und 1968 beschriebenen Krankheitsbilder der *desquamativen interstitiellen Pneumonie* und der *gewöhnlichen interstitiellen Pneumonie* nur das akute (luminale oder zelluläre) und das chronische (murale oder fibrotische) Stadium der Alveolitis (Scadding u. Hinson 1967; Tubbs et al. 1977; Gebbers et al. 1977; Fishman et al. 1978; Dalquen et al. 1978). Der deskriptive Begriff der „fibrosierenden Alveolitis" (Scadding 1964, 1974, 1978; Fishman 1968) vermeidet Kontroversen über noch unklare ätiologische Zuordnungen (von Wichert et al. 1973; von Wichert u. Hain 1974; Gebbers et al. 1977; Rosen 1979; Dalquen et al. 1978; Lillington 1981; Burkhardt u. Gebbers 1983). Entsprechend der Empfehlung des gemeinsamen Nomenklatur-Komitees des American College of Chest Physicians und der American Thoracic Society (Editorial 1975) wird die Bezeichnung „diffuse fibrosierende Alveolitis" inzwischen weitgehend benutzt.

Die Fibrosierung der Lunge ist zwar ein diffuser Prozeß, in der Regel sind aber verschiedene Krankheitsstadien gleichzeitig nebeneinander anzutreffen. Auch bei fortgeschrittenem wabigen Umbau der Lunge sind stets einzelne Areale mit normalen Alveolen und Herde mit florider Entzündung eingestreut. Somit sind nicht nur zum allgemeinen Verständnis der Lungenfibrose, sondern auch zur Beurteilung individueller Befunde Kenntnisse der pathologischen Veränderungen der Lungengewebsstruktur erforderlich, die bei den Alveolitiden unterschiedlicher Ätiologie eintreten.

Die Ursache einer fibrosierenden Alveolitis bleibt in 65% aller Fälle unklar. Die verbleibenden 35% aller Alveolitiden sind mindestens 130 verschiedenen Krankheitsbildern zuzuordnen (Keogh u. Crystal 1982). Doch so verschiedenartig die Ursachen auch sind, die entzündlichen Reaktionsmechanismen der Lunge sind *monoton*. Als morphologisches Untersuchungsverfahren ist die Röntgendiagnostik in ihren ätiologischen Aussagen daher nicht weniger eingeschränkt als die pathologische Anatomie. Ziel der radiologischen Thoraxuntersuchung kann es also nicht sein, bei jeder entzündlichen oder fibrotischen Lungenveränderung die spezifische Ursache zu erkennen. Die Aufgaben der Röntgendiagnostik sind:

– Nachweis alveolitischer oder fibrotischer Frühveränderungen bei klinisch unklarer Symptomatik;
– Differentialdiagnostische Hinweise aus der Beurteilung des Verschattungsmusters, der Lokalisation der Veränderungen und der Mitbeteiligung von Pleura, Mediastinum, Hili, Gefäßen, Bronchien oder Knochen;
– Verlauf- und Therapiekontrolle;
– Nachweis einer malignen Umwandlung.

Nicht zuletzt besteht die Möglichkeit, eine bronchoalveoläre Lavage auf besonders schonende Weise in bronchographischer Technik mit Hilfe eines Metras-Katheters durchzuführen.

B. Erkrankungen, die eine Lungenfibrose hervorrufen können

In Tabelle 1 sind die Krankheitsgruppen systematisch aufgeführt, deren entzündliche Veränderungen in eine Lungenfibrose einmünden können. Diese sehr vereinfachte Übersicht dient insbesondere dazu, den Unterschied zwischen infektiösen und nicht infektiösen Alveolitiden hervorzuheben.

In Tabelle 2 sind die derzeit bekannten Noxen und Erkrankungen zusammengefaßt, die eine Fibrosierung des Lungenparenchyms herbeiführen können. In den meisten Fällen handelt es sich um sehr selten vorkommende Erkrankungen. Es ist zu erwarten, daß durch sorgfältige Beobachtung noch weitere Noxen und pathologische Mechanismen bekannt werden, die zu einem fibrotischen Umbau der Lunge führen können.

Tabelle 1. Systematik entzündlicher Lungenerkrankungen. (Nach BURKHARDT u. GEBBERS 1983)

Ätiologie	Lokalisation	Zell- bzw. Reaktionstyp	Fibrosierungsvorgang
Bronchopneumonie Bakterien	Bronchien Bronchioli Alveolarlumen	Neutrophile Granulozyten	Karnifizierende Pneumonie, luminal-murale Fibrose
Lobärpneumonie Bakterien	Alveolarlumen		
Interstitielle Pneumonie Viren Rickettsien Mykoplasmen	Alveolarwand	Lymphozyten	Murale Fibrose
Alveolitis physikalisch, chemisch, metabolisch, immunologisch, vaskulär	Gesamte Alveole (Lumen und Wand)	Alveolarmakrophagen	Diffuse fibrosierende Alveolitis
Exogen-allergische Alveolitis Allergisch-immunologische Reaktion	Alveolarwand, (peri)vaskulär, (peri)bronchiolär	Lymphozyten, Plasmazellen; Follikel, Granulome	

Tabelle 2. Fibrosierende Alveolitiden und andere Ursachen der Lungenfibrose

I. Kryptogene fibrosierende Alveolitis (idiopathische Lungenfibrose)
   (Untergruppe: Familiäre Lungenfibrose)

II. Exogen allergische Alveolitiden

Farmerlunge	Feuchtes Heu
Vogelhalterlunge	Staub aus Federn und Exkrementen bei Tauben, Hühnern, Enten, Puten, Wellensittichen, Papageien usw.
Bagassose	Schimmelige Abfälle der Zuckerrohrverarbeitung
Pilzarbeiterlunge	Kompost von Champignon-Kulturen
Luftbefeuchterlunge	Kontaminierte Klimaanlagen
Suberose	Schimmeliger Kork oder Korkeichenrinde
Ahornschälerlunge	Rinde von über Winter gelagerten Ahornstämmen
Sequoiose	Sägestaub von Mammutbäumen
Waldarbeiterlunge	Sägemehl von Eichen, Zedern und Rotholz
Papierarbeiterlunge	Verarbeitung von Nadelholz zur Papierherstellung
Käsewascherlunge	Schimmelige Käserinde
Malzarbeiterlunge	Schimmelige Gerste, schimmeliges Malz
Paprika-Spalterlunge	Schimmelige Paprikaschoten

Tabelle 2 (Fortsetzung)

Neu-Guinealunge	Schimmeliges Stroh von Hausdächern in Neu-Guinea
Kaffee-Arbeiterlunge	Kaffeebohnenstaub
Cannabiose	Hanfstaub
Byssinose	Baumwollstaub
Kürschnerlunge	Staub von Pelzhaaren
Fischmehlarbeiterlunge	Staub von Fischmehl
Waschmittellunge	Enzyme von Bacillus subtilis in „biologisch aktiven" Waschmitteln
Pitruitin-Schnupferlunge	Schnupfpulver aus Hypophysenhinterlappen von Rindern und Schweinen
Lycoperdonose	Sporen des Pilzes Lycoperdon bovista („Hasen-Bovist") (Hausmittel gegen Nasenbluten)
Getreidearbeiterlunge	Antigene des Weizenrüsselkäfers Sitophilus granarius
Aspergillose	Infektion der Luftwege mit Aspergillus fumigatus, meist bei vorbestehender Bronchitis. Allergische Reaktion auf die Pilzinfektion

III. Lungenfibrosen bei Systemerkrankungen

Sarkoidose

Kollagenosen
  Rheumatoide Arthritis und rheumatisches Fieber
  Progressive Systemsklerose (Sklerodermie)
  Systemischer Lupus erythematodes disseminatus (einschließlich medikamentös ausgelöster Fälle)
  Polymyositis/Dermatomyositis
  Sjøgren-Syndrom
  Ankylosierende Spondylitis (Morbus Bechterew)

Immunvaskulitiden
  Periarteriitis nodosa
  Pulmonale allergische Granulomatose (Morbus Churg-Strauss)
  Wegenersche Granulomatose
  Eosinophile Pneumonien
  Histiocytosis X (Hand-Schüller-Christian-Lipoidgranulomatose, eosinophiles Granulom, Letterer-Siwe-Säuglingsretikulose)
  Goodpasture-Syndrom
  Idiopathische Lungenhämosiderose (Morbus Ceelen)

Lymphoproliferative Läsionen
  Pseudolymphom
  Lymphomatoide interstitielle Pneumonie
  Lymphomatoide Granulomatose

Lungenbeteiligung bei tumorartigen Läsionen
  Tuberöse Sklerose
  Neurofibromatose
  Diffuse Form der Lungenamyloidose
  Lymphangioleiomyomatose

Lungenbeteiligung bei anderen Erkrankungen
  Veno-okklusive pulmonale Hypertonie
  Primäre biliäre Zirrhose
  Chronisch aktive Hepatitis
  Renale tubuläre Azidose
  Dysproteinämie
  Makroglobulinämie
  Hämolytische Anämie

Tabelle 2 (Fortsetzung)

Thrombozytopenische Purpura
Myasthenie
Morbus Whipple
Morbus Weber-Christian
Hermansky-Pudlak-Syndrom

IV. Fibrosierende Alveolitiden durch physikalische und chemische Noxen

  Lungenkontusion

  Ionisierende Strahlen (Strahlenpneumonitis)

  Lungenveränderungen durch toxisch wirkende Gase, Dämpfe, Aerosole und Rauch
    Sauerstoff
    Ozon
    Stickoxide
    Industriell genutzte giftige Gase, z.B. Schwefeldioxid, Ammoniak, Chlor, Phosgen, Lösungsmittel
    „Kampfgase", „Reizgase"
    Tabakrauch
    Sprays mit Haarfestiger, Backofenreiniger, Rostentferner, Schmiermitteln, Desinfektionsmitteln, Lakken und Farben, Medikamenten, Insektiziden usw.
    Versprühte Pflanzenschutzmittel (z.B. Kupfersulfat im Weinbau)
    „Nachschwaden" bei Sprengungen
    Smog, Auspuffgase, Verbrennungsprodukte, Pyrolyse-Produkte von Kunststoffen
    Quecksilberdampf
    Dämpfe von Kunstharzen, Kunststoffen, Farbstoffen, Staub von synthetischen Fasern
    Rauch von Metalloxiden: Zink, Kupfer, Mangan, Cadmium, Eisen, Magnesium, Nickel, Selen, Zinn, Antimon
    Rauch von Zinkchlorid (Nebelkerzen)
    Mangan und Mangansalze in Rauch und Staub von Thomasschlacke

  Lungenveränderungen durch Inhalation anorganischer Stäube (Pneumokoniosen)
    Quarz (Silikose)
    Mischstäube mit Quarzanteil
    Silikate (Silikatosen), z.B. Asbest, Talk, Kaolin, Diatomeen-Erde, Glimmer
    Hartmetalle, Aluminium, Bauxit, Korund, Eisen und Eisenoxide, Cer, Zinnoxid, Kobalt, Titan und Titanoxid, Cadmium, Beryllium, Wolfram, Antimonoxide und -legierungen
  Lungenveränderungen durch Aspiration, Ingestion oder parenterale Einbringung toxisch wirkender Substanzen
    Aspiration von Mageninhalt (Mendelson-Syndrom)
    Aspiration von Bariumsulfat oder alveoläre Instillation kristalliner Bronchographie-Kontrastmittel
    Aspiration von Benzin oder andern Kohlenwasserstoffen, Möbelpolitur
    Verunreinigtes oder verfälschtes Olivenöl als Nahrungsbestandteil
    Orale oder perkutane Aufnahme von Paraquat
    Fettembolie bei Frakturen, Lipiodolembolisation bei der Lymphographie, Dekompressionsunfälle beim Tauchen
    Heroin- und Methadon-Injektionen, evtl. kompliziert durch Verunreinigungen

---

V. Lungenfibrosen als Residuen von Infektionen

  Über längere Zeit bestehende infektiöse (Broncho-)Pneumonien jeder Art

---

VI. Durch Schock- und Kreislaufstörungen induzierte Lungenfibrosen

  Chronisches Lungenödem (z.B. bei Linksherzinsuffizienz)
  Chronische Urämie
  Schocklunge (Atemnot-Syndrom des Erwachsenen, ARDS)
  Transfusion zu alter Blutkonserven (Mikroembolien)

Tabelle 2 (Fortsetzung)

VII. Medikamentös induzierte Lungenfibrosen

    Zytostatika
      Busulfan
      Cyclophosphamid
      Chlorambucil
      Melphalan
      Carmustin
      Lomustin
      Procarbacin
      Teniposid
      Methotrexat
    Mercaptopurin
    Azathioprin
    Bleomycin
    Mitomycin

    Ganglienblocker
      Hexamethomium
      Pentamethonium
      Mecamylamin

    Lipidose-induzierende Medikamente
      Appetitzügler (z.B. Menocil)

    Medikamente verschiedener Stoffklassen
      Nitrofurantoin
      Sulfasalacin
      Methysergid
      Pindolol
      Tocainid
      Salizylate
      Gold-Präparate
      Diphenylhydantoin
      Propranolol

(s. auch zusammenfassende Literatur: SPENCER 1977; CRYSTAL et al. 1981; MATTHYS 1982; RUBIN 1982; BURKHARDT u. GEBBERS 1983; HARTUNG u. MORGENROTH 1983; KLEIN u. WILDS 1983)

C. Pathogenese der diffusen fibrosierenden Alveolitis

Im Verlauf der entzündlichen Reaktionen, die in eine Lungenfibrose einmünden, können drei verschiedene Phasen unterschieden werden:

1. Initiierende Schädigungen
2. Protrahierende Mechanismen
3. Fibrotischer Umbau

Auslösend für den Prozeß der Alveolitis sind spezifische Noxen, z.B. Pilzsporen, Sauerstoffbeatmung, Bestrahlung, Schock, toxisch wirkende Medikamente, Gase oder Stoffwechselprodukte. Diese initiierenden Faktoren rufen relativ typische, voneinander abgrenzbare Schäden in der Alveole hervor.

Prinzipiell gilt dies auch für die sog. idiopathische – besser: kryptogene – Alveolitis (TURINO et al. 1974; GEBBERS et al. 1977; BURKHARDT u. GEBBERS 1983).

Demgegenüber weist der stereotype, völlig uncharakteristische Ablauf der protrahierenden Mechanismen auf die begrenzten Reaktionsmöglichkeiten des Lungenparenchyms hin. Auch kurzfristige Funktionsstörungen können eine Reaktionskette auslösen, in deren Verlauf frustrane Reparationsvorgänge neue Schädigungen hervorrufen, die sich auch nach Wegfall der initiierenden Noxe selbst perpetuieren. Wird dieser Circulus vitiosus nicht durchbrochen und verstirbt der Patient nicht schon vorher in der respiratorischen Insuffizienz, schreitet der Krankheitsverlauf in gesetzmäßigen Schritten fort, bis das irreversible, narbige Endstadium der Fibrose erreicht ist (GROSS 1960; SEIFERT 1967; SPENCER 1977; AMTHOR 1979).

I. Initiierende Schädigungen

Art und Ausmaß einer initialen Läsion der Alveolarwand hängen in charakteristischer Weise vom auslösenden Agens ab und lassen sich in vielen Fällen durch histologische, zytologische oder immunologische Merkmale voneinander differenzieren. Die einzelnen Bestandteile der Alveole – Kapillarendothel und Alveolarepithel, Makrophagen und Lymphozyten – können dabei in unterschiedlicher Intensität betroffen sein (GROSS 1960; AMTHOR 1979).

Gemeinsam ist allen Alveolitiden die Ansammlung von Entzündungszellen im unteren Respirationstrakt. Regelmäßig und am schwersten befallen sind die Alveolen, gelegentlich sind aber auch kleine Arterien, Venen und Bronchiolen mit erfaßt.

Zur näheren Abklärung des Entzündungsprozesses stehen fünf verschiedene Methoden zur Verfügung:

Die Röntgendiagnostik,
die Lungenfunktionsprüfung,
die Lungenbiopsie,
die bronchoalveoläre Lavage und
die Szintigraphie mit ^{67}Ga.

Je nach angewandter Methode können unterschiedliche Charakteristika einzelner Typen der Alveolitiden abgegrenzt werden. Mit histologischen Verfahren lassen sich die am Kapillarendothel von den am Alveolarepithel einwirkenden Noxen unterscheiden und das Ausmaß des fibrotischen Umbaues erfassen. Mit zytologischen Verfahren sind die in der Alveole vorhandenen Zellen zu differenzieren, wobei allen Alveolitiden gemeinsam die Vermehrung der Zellzahl auf das Zwei- bis Vierfache die Norm ist, während das Verhältnis der Entzündungszellen untereinander charakteristische Unterschiede für die einzelnen Entzündungsformen aufweist.

Die Lungenfunktionsprüfung erfaßt die globalen Funktionsveränderungen durch die Verdickung der Alveolarmembranen infolge Exsudat oder Fibrose, durch die Abnahme der Dehnbarkeit und der spirometrischen Volumina infolge fibrotischen Umbaus, durch die Gefäßrarefizierung und das Narbenemphysem der Wabenlunge. Sie quantifiziert die Abnahme der Diffusionskapazität und die Verminderung des arteriellen Sauerstoffdrucks, vor allem unter Belastung.

Die Szintigraphie mit ^{67}Ga wird vor allem eingesetzt, um die Aktivität einer kryptogenen fibrosierenden Alveolitis oder einer Sarkoidose zu bestimmen. ^{67}Ga reichert sich in normalem Lungengewebe nicht an. Eine erhöht Nuklidaufnahme ist dagegen bei einer großen Zahl meist entzündlicher Erkrankungen zu beobachten:

Sarkoidose,
kryptogene fibrosierende Alveolitis,
Bleomycin-Fibrose,
Asbestose,
Silikose,
Wegenersche Granulomatose,
Histiocytosis X,
bakterielle Infektionen,
Neoplasmen.

Die größten Erfahrungen in bezug auf die fibrosierenden Erkrankungen liegen für die Aktivitätsbeurteilung der Sarkoidose und der kryptogenen fibrosierenden Alveolitis vor.

Sowohl die erhöhte Gallium-Aufnahme durch aktivierte T-Lymphozyten bei der Sarkoidose als auch durch neutrophile Granulozyten bei der kryptogenen Alveolitis korrelieren mit der Intensität der fibrosierenden Entzündung (Niden et al. 1976; Line et al. 1978; Crystal et al. 1981).

1. Schädigungen des Kapillarendothels

Das Kapillarendothel ist bevorzugter Angriffsort für initiale Schädigungen bei toxisch wirkenden Medikamenten (z.B. Busulfan und anderen Zytostatika), bei Perfusionsstörungen (z.B. Schock) und beim sog. neurogenen Lungenödem. Es ist mitbetroffen bei der Inhalation toxisch wirkender Gase in hoher Konzentration (z.B. Sauerstoffbeatmung) und bei der Einwirkung ionisierender Strahlen.

Normalerweise stellt die Epithelauskleidung der Alveolen eine dichte Flüssigkeitsbarriere dar, während die Endothelzellen der Kapillaren in begrenztem Umfang Plasmaproteine und Flüssigkeit in das Interstitium austreten lassen (Weibel 1981). Bei einer Endothelschädigung wird diese selektive Schrankenfunktion zerstört, und eiweißreiche Flüssigkeit tritt unkontrolliert in das Interstitium über (Pietra 1978) (Abb. 1, 2). Die alveolo-kapilläre Diffusionsstrecke verbreitert sich, und der Gasaustausch ist erschwert. Die Compliance der Lunge wird geringer, und die Atemarbeit nimmt zu. Strömungsverlangsamung in den Kapillaren und Eröffnung von Kurzschlußverbindungen vermindern die Sauerstoffsättigung. Hypoperfusion und Hypoxie verstärken die Schädigung des Kapillarendothels und ziehen auch das Alveolarepithel in Mitleidenschaft. Besonders bei Schrankenstörungen infolge Sepsis und anderen Schockformen behindern zusätzliche Mikrothromben die Perfusion. Durch Sauerstoff- und Substratmangel setzt dann bei den Pneumozyten ein weiterer Schädigungsmechanismus ein (Bachofen u. Weibel 1974; Turino et al. 1974; Pietra 1978; Bleyl 1979; Sibbald et al. 1979; Kuhn 1980; Rau et al. 1984).

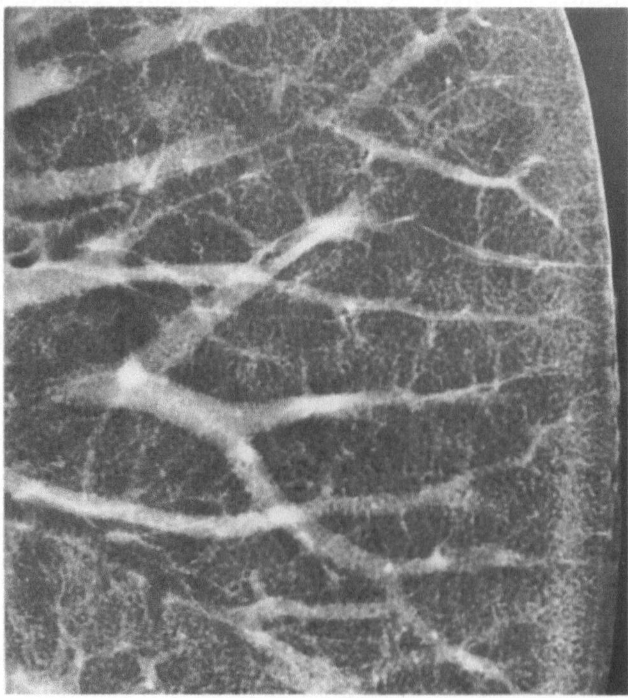

Abb. 1. Normales Lungenparenchym (Nativaufnahme einer 1 cm dicken Scheibe einer mit Formalindampf fixierten Lunge)

a) Strahlenpneumonitis

Der stadienhafte Ablauf der Lungenparenchymveränderungen nach Schädigung durch ionisierende Strahlen wurde bereits in der ersten tierexperimentellen Studie von ENGELSTAD (1934) beobachtet. Die Ähnlichkeit mit Schäden durch andere Agentien war ein wichtiger Grund zur Einführung des Oberbegriffs „fibrosierende Alveolitis" (EGER u. GREGL 1965; CARRINGTON 1968; BENNET et al. 1969; COTTIER 1980).

Die initiale Schädigung betrifft das Kapillarendothel. JENNINGS u. TURNER (1964) wiesen elektronenmikroskopisch nach, daß das Endothel der Kapillaren strahlensensibler als das Alveolarepithel ist. Eine Permeabilitätssteigerung mit muralem und luminalem Ödem sowie kleinherdige Blutungen sind die Folge (PENNEY u. RUBIN 1977; GROSS 1980; BURKHARDT u. GEBBERS 1983). Die Endothel- und später auch die Epithelzellen werden nekrotisch und lösen sich von der Basalmembran ab (JENNINGS u. TURNER 1964).

Desquamation von Pneumozyten und Austritt von Plasmoproteinen in das Alveolarlumen führen zu hyalinen Membranen und Atelektasen.

Ein bis zwei Monate nach der Strahlenexposition bildet sich das Vollbild der „Pneumonitis" aus, d.h. einer floriden, exsudativen Alveolitis. In den Alveolarwänden sind Lymphozyten, Plasmazellen, Makrophagen und Leukozyten vermehrt, in den Alveolarlumina finden sich neben Ödem und hyalinen Membranen große, teilweise mehrkernige Makrophagen (ENGELSTAD 1934; BURKHARDT u. GEBBERS 1983).

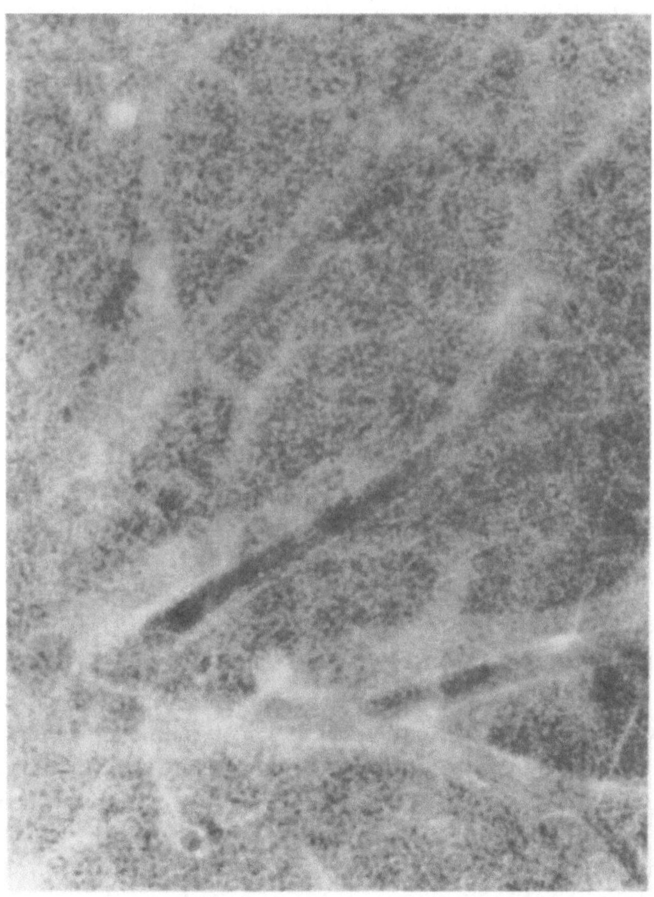

Abb. 2. Eiweißreiches, vorwiegend interstitielles Ödem als Folge einer Endothelschädigung im Verlauf einer Schocklunge (mit Formalindampf fixierte Lunge)

b) Sauerstoff

Wenn Sauerstoff mit höherem Partialdruck als in der atmosphärischen Luft (ca. 150 mm Hg) inhaliert wird, entstehen intrazellulär Radikale (vor allem das Superoxid-Anion und das Hydroxyl-Radikal) in schädigender Menge. Wichtigster Angriffspunkt scheint die membranzerstörende Lipidperoxidation zu sein. Ebenso wie bei der Einwirkung ionisierender Strahlen weist das Kapillarendothel eine größere Empfindlichkeit auf als das Alveolarepithel (KAPPUS u. SIES 1981; BURKHARDT u. GEBBERS 1983). Gehen nach den Endothelien auch die membranösen Alveolardeckelzellen (= Pneumozyten I) zugrunde, bilden sich hyaline Membranen, und die Prognose verschlechtert sich sprunghaft (ADAMSON et al. 1970; ADAMSON u. BOWDEN 1976). Die kompakten, Surfactant-sezernierenden und noch teilungsfähigen Pneumozyten II überdauern zwar in der Regel die Pneumozyten I, Reparationsvorgänge können von ihnen jedoch nur dann ausgehen, wenn der primäre Membranschaden überlebt wird. Für den weiteren Verlauf ist von Bedeutung, daß Fibroblasten und Fibrozyten die höchste Sauerstofftoleranz besitzen.

c) Medikamentös induzierte Lungenfibrosen

Medikamente können – wie andere chemische Substanzen auch – allergische Reaktionen in der Lunge auslösen oder unmittelbar toxisch wirken. Die Medikamente mit den häufigsten pulmonalen Nebenwirkungen sind Zytostatika: Bleomycin, Busulfan und Methotrexat. Nitrofurantoin ruft sowohl eine akute, reversible Alveolitis hervor, die als Allergie gedeutet wird als auch chronische fibrosierende Veränderungen, die auf toxische Wirkung zurückgeführt werden.

Besonderheiten der Zytostatika-induzierten Lungenschäden sind:

1. Eine Dosis-Wirkungsbeziehung läßt sich nicht regelmäßig nachweisen.
2. Die Lungenschäden werden gelegentlich erst nach Beendigung der Therapie manifest und schreiten dann fort, so daß die einzig wirksame Gegenmaßnahme – das sofortige Absetzen der Medikation – nicht mehr möglich ist.
3. Es besteht ein Synergismus mit ionisierenden Strahlen und unter Umständen auch mit der Toxität von Sauerstoff bei hohem Partialdruck.

Die Empfindlichkeit der Endothelzellen ist offenbar etwas größer als die der Alveolarepithelien. Die medikamentös induzierte fibrosierende Alveolitis kann histologisch nur schwer von den Schädigungen durch Sauerstoff oder Bestrahlung unterschieden werden (GILLET u. FORD 1978; MEDICI 1979; FISCHER et al. 1981; BURKHARDT u. GEBBERS 1983) (Abb. 3, 15).

Trotzdem gibt es zwischen einzelnen Medikamenten charakteristische Unterschiede:

Methotrexat soll eher gutartige, selbst-limitierende und reversible Lungenschäden hervorrufen (ROBERTSON 1970). Eine immunologisch-allergische Reaktion wird von den meisten Autoren angenommen (GILLET u. FORD 1978). Toxische Verlaufsformen bis hin zur tödlichen Lungenfibrose sind jedoch ebenfalls beschrieben (BURKHARDT u. GEBBERS 1983).

Bleomycin ruft als initiale Läsion einen toxischen Endothelschaden hervor. Die Lungentoxizität ist nicht eindeutig dosisabhängig. Die Fibrosierungsvorgänge können auch nach Absetzen der Medikation progredient sein. Andere Zytostatika, Strahlentherapie und Sauerstoff wirken unabhängig vom Zeitpunkt ihrer Anwendung synergistisch oder sogar potenzierend (BURKHARD et al. 1977; CATANE et al. 1979; WEISS u. MUGGIA 1980). *Nitrofurantoin* ruft als akute Erkrankung ein „Nitrofurantoin-Fieber" hervor, das mit Eosinophilie einhergeht und nach Absetzen der Medikation rasch reversibel ist. Die chronische Verlaufsform zeichnet sich durch eine makrophagenreiche fibrosierende Alveolitis mit Riesenzellen aus,

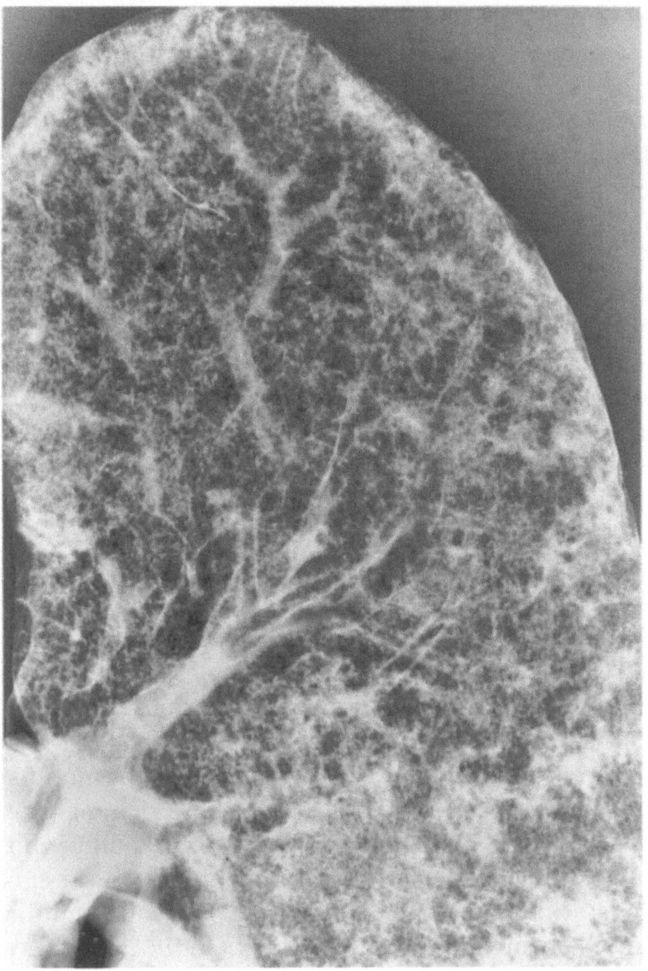

Abb. 3. Busulfan-Fibrose, vorwiegend murale Alveolitis, daneben unscharfe konfluierende Fleckschatten der luminalen Alveolitis (mit Formalindampf fixierte Lunge)

die Monate bis Jahre nach Therapiebeginn einsetzen kann. Im Gegensatz zum „Nitrofurantoin-Fieber" handelt es sich bei der zur Fibrose führenden Alveolitis offenbar nicht um einen allergischen, sondern um einen toxischen Prozeß (MÜLLER et al. 1970; HAAS et al. 1973; BONE et al. 1976; BURKHARDT u. GEBBERS 1983).

2. Schädigungen des Alveolarepithels

Pneumozyten werden unmittelbar durch Inhalation toxischer Gase geschädigt (z.B. Ozon, Phosgen, Stickoxide). Andere für das Epithel toxische Substanzen erreichen auf dem Blutweg die Alveolenwand, z.B. des Unkrautvernichtungsmittel Paraquat.

Die flach ausgebreiteten, überwiegend nur 0,1–0,2 µm dicken, membranösen Alveolardeckzellen (Pneumozyten I) sind empfindlicher als die in den Nischen zwischen ihnen gelegenen, zylinderförmigen, 9 µm dicken Pneumozyten II, die noch teilungsfähig sind und von denen Reparationsvorgänge ausgehen können. Aber schon bei einer noch reversiblen Funktionsstörung der Pneumozyten II wird kein Surfactant mehr gebildet. Herdförmige Atelektasen und kompensatorische Überblähungen in der Nachbarschaft sind die Folge. Das Gleichgewicht zwischen Ventilation und Perfusion geht verloren, die Sauerstoffsättigung des Blutes nimmt ab.

Durch das zerstörte Epithel tritt eiweißreiche Flüssigkeit in die Alveolen aus. Aus Fibrinvorstufen, Zelltrümmern und Ödemresten bilden sich hyaline Membranen (Bachofen u. Weibel 1974; Büsing u. Bleyl 1974; Pietra 1978; Cottier 1980).

Im weiteren Verlauf werden die hyalinen Membranen organisiert: Einsprossende Fibroblasten bauen das Material in die Alveolenwand ein, die sich dementsprechend zum alveolären Lumen hin verdickt („accretive fibrosis", Spencer 1968). Alveolarwände mit irreversibler Schädigung der Pneumozyten verkleben miteinander. Diese „atelektatische Induration" bedingt eine weitere Zunahme des kompensatorischen Emphysems und der Perfusion nicht belüfteter Areale (Otto 1975; Cottier 1980).

Ozon: Das instabile Ozon (O_3) bildet bereits spontan und nicht nur intrazellulär freie Radikale. Der Wirkungsmechanismus ist somit dem Sauerstoff (O_2) ähnlich, die Toxizität jedoch stärker. Wegen seiner besseren Schleimlöslichkeit setzt die Wirkung bereits in den Bronchioli terminales und den zentroazinären Alveolen ein (Bils u. Christie 1980). Die LD_{50} für kleine Nager liegt zwischen 6 und 20 ppm Ozon (Burkhardt u. Gebbers 1983).

Für den Menschen wichtiger sind langdauernde Expositionen mit geringer Ozonkonzentration. In diesem Fall sind die Schäden vorwiegend in den Bronchiolen lokalisiert: Bronchitis, Bronchiolitis, Lungenemphysem und rezidivierende bakterielle Pneumonien sind die Folge (Burkhardt u. Gebbers 1983). Dementsprechend entwickelt sich weniger eine alveoläre als vielmehr eine peribronchioläre Fibrose.

Stickoxide: Die verschiedenen Stickoxide (NO, NO_2, N_2O_4, N_2O_5) sind besser wasserlöslich als Ozon. Schäden an den Bronchiolen können beim Menschen bereits durch Konzentrationen von 1–5 ppm Stickstoffdioxid verursacht werden (Mustafa u. Tierney 1978).

Neben dem akut zum Tode führenden Lungenödem oder Atemnotsyndrom (z.B. durch Inhalation der bei Sprengungen oder Explosionen entstehenden Gase) ist der subakute Verlauf klinisch am bedeutsamsten: Nach einem akuten Reizstadium mit trockenem Husten entwickelt sich nach einem freien Intervall von Stunden oder Tagen ein Lungenödem. Morphologisch findet sich dasselbe Bild der „fibrosierenden Alveolitis mit bronchiolitischen Veränderungen" wie nach Ozoneinwirkung (Lamotte et al. 1968; Yockey et al. 1980; Burkhardt u. Gebbers 1983). Auch anfangs als leicht erscheinende Schäden durch inhalierte Stickoxide können nach dem freien Intervall einen progredienten, inkurablen Verlauf nehmen.

Paraquat: Ausgeprägtes Beispiel für Noxen, die die Lunge *nach Aufnahme durch den Magen-Darm-Trakt* erreichen, ist das als Unkrautvernichtungsmittel eingesetzte Paraquat.

Bei Pflanzen interferiert es infolge seines niedrigen Reduktions-Oxidations-Potentials mit dem Elektronen-Übertragungssystem von Chlorophyll a. Paraquat-Ionen bilden freie stabile Radikale und hemmen auf diese Weise kompetitiv die Elektronenübertragung auf energiereiche Phosphate.

Beim Menschen greift Paraquat in das Zytochrom-System ein. Freie Paraquat-Radikale zerstören Enzyme und (lysosomale) Membranen durch Peroxidation (Reinbold et al. 1984).

Paraquatvergiftungen kommen meist in *suizidaler Absicht* zustande. Bei beruflicher Exposition ist aber auch die Aufnahme über Schleimhautkontakt oder durch die Inhalation von Sprühnebeln möglich. Bereits Dosen unter 5 mg/kg Körpergewicht sind tödlich. Eine wirksame Therapie existiert nicht. Durch den Synergismus der Paraquatwirkung mit Sauerstoff führt die im Krankheitsverlauf regelmäßig notwendige Beatmungstherapie mit höheren Sauerstoffkonzentrationen zu einer weiteren Beschleunigung des Lungenversagens.

Pathophysiologische Bedeutung besitzt Paraquat durch die Selektivität der initiierenden Läsion: Es handelt sich um eine alleinige Schädigung der Pneumozyten I. Sie werden nekrotisch und lösen sich von der Basalmembran ab, die Alveolen füllen sich mit fibrinreichem Exsudat. Im Reparationsstadium wird das luminale Material organisiert, d.h. auch die Fibrosierungsvorgänge nehmen ihren Ausgang vom Lumen der Alveolen. Eine diffuse Lungenfibrose kann sich bereits zwei bis drei Wochen nach Intoxikation ausbilden. Durch diesen raschen Verlauf lassen sich die einzelnen Stadien der fibrosierenden Alveolitis wie mit einem Zeitraffereffekt verfolgen. Besonders deutlich ist die Protraktion der Veränderungen während der Organisation des fibrinreichen alveolären Exsudates, wenn die Wirkung des Paraquat längst abgeklungen sein müßte: Ein weiterer Hinweis auf die sich verselbständigende Perpetuation der fibrosierenden Alveolitis durch den einmal in Gang gesetzten Krankheitsprozeß (DEARDEN et al. 1978; PARKINSON 1980; BURKHARDT u. GEBBERS 1983; REINBOLD et al. 1984).

3. Alveolarmakrophagen, Lymphozyten und Leukozyten als Effektor-Zellen der Alveolitis

Während die Schädigung von Endothel und Epithel nur durch histologische Untersuchungen an Lungenbiopsien nachzuweisen ist, kann eine Differenzierung der Alveolitiden nach der im Vordergrund stehenden, die Entzündung vermittelnden und aufrechterhaltenden Zellart auch mit Hilfe der weniger invasiven broncho-alveolären Lavage erfolgen. In der Spülflüssigkeit spiegelt die relative Verteilung der einzelnen Zellarten die Veränderungen in den Alveolen exakt wider.

In der normalen Lunge sind pro Alveole ca. 80 Zellen vorhanden, die in einen entzündlichen Prozeß eingreifen oder eine immunologische Reaktion auslösen können (sog. Effektorzellen). Diese Zellen befinden sich teilweise im alveolären Interstitium und teilweise an der Oberfläche des Alveolarepithels. In der normalen Lunge sind ca. 90% der luminalen Effektorzellen Alveolarmakrophagen, knapp 10% sind Lymphozyten (davon 73% T-Lymphozyten, 6% aktivierte T-Lymphozyten und 8% B-Lymphozyten). Neutrophile, eosinophile und basophile Granulozyten machen weniger als 1% der Effektorzellen in der normalen Lunge aus (CRYSTAL et al. 1981) (Tabelle 3). Neben Einwirkungsdauer, Zahl und Typ der Effektorzellen ist es vor allem ihr Aktivierungszustand, der die Unterschiede im Ausmaß und in der Aggressivität der einzelnen Alveolitiden bestimmt. So sind z.B. die ruhenden *Alveolarmakrophagen*

Tabelle 3. Normalbefunde bei der bronchoalveolären Lavage

	DANIELE et al. (1985)	RUBIN (1985)
Zellen		
Anzahl Zellen in 100 ml Lavageflüssigkeit	$10\ldots15 \times 10^6$	$5\ldots10 \times 10^6$
Makrophagen	$84\pm1\%$	$93\pm3\%$
Lymphozyten	$11\pm1\%$	$7\pm1\%$
T Zellen	$(62\pm2\%)$	(73%)
Helfer	$46\pm3\%$	
Suppressor	$25\pm2\%$	
B Zellen	(5 ± 27)	(7%)
Null-Zellen		(19%)
Granulozyten	$<1\%$	
Neutrophile		$<1\%$
Eosinophile		$<1\%$
Basophile		$<1\%$
Eiweiße		
IgG, IgA	$+$	
IgM	$-$	
C4, C3, Faktor B	$+$	
C5	$-$	

Bei Rauchern finden sich bereits deutliche Abweichungen von der Norm: Die absolute Zellzahl kann bis zu vierfach höher sein, vor allem aber finden sich 1–4% neutrophile Granulozyten. Der Gehalt an Makrophagen ist unverändert, an Lymphozyten gering vermindert.

harmlose, weitgehend funktionslose Zellen. Sie können jedoch durch eine große Zahl entzündlicher und immunologischer Reize aktiviert werden. Sie sind dann in der Lage, Mediatoren und Enzyme freizusetzen (Superoxid-Radikale, Hydroxyl-Radikale, Komplementbestandteile, Prostaglandine, Kollagenase, Elastase, neutrale Protease, Plasminogenaktivator, β-Glukuronidase, Angiogenesisfaktor, Fibroblasten-Wachstumsfaktor, Neutrophilen-chemotaktischer Faktor, Lymphozyten-chemotaktischer Faktor). Sie steuern die Wirkungsweise der Lymphozyten und die Ansammlung von Entzündungszellen. Sie vermitteln die Antikörper-abhängige zelluläre Zytotoxizität (CRYSTAL et al. 1981).

Neben den Makrophagen sind die *Lymphozyten* die zweithäufigste Zellpopulation in den Alveolen. (Im Interstitium sind sie zahlreicher vertreten als im Alveolarlumen.) Etwa zwei Drittel der Lymphozyten sind T-Zellen, von denen 6% aktiviert sind. Aktivierte T-Lymphozyten sezernieren Lymphokine, die die Ansammlung und die Aktivitätsentfaltung anderer Entzündungszellen regulieren (Makrophagen-migrationsinhibierender Faktor, Leukozyten-inhibierender Faktor, Monozyten-chemotaktischer Faktor, Makrophagen-aktivierender Faktor). Sie modulieren die Funktion der B-Lymphozyten.

5–8% der Lymphozyten sind B-Zellen. Von diesen sezernieren 0,1–0,3% Immunglobuline (IgA, IgG oder IgM) (CRYSTAL et al. 1981).

Am gravierendsten können *Leukozyten* die Alveolarstrukturen schädigen. Sie setzen Superoxid-Radikale, Hydroxyl-Radikale, Myeloperoxidase, Kollagenase, Elastase, Kathepsin D und G sowie β-Glukuronidase frei. Sie greifen in das Komplementsystem und die Gerinnungskaskade ein. Sie vermitteln die zelluläre Zytotoxizität (CRYSTAL et al. 1981). Diese von den Leukozyten freigesetzten Substanzen wirken einerseits zytotoxisch und führen als erstes zum Untergang der empfindlichen membranösen Alveolardeckzellen (Pneumozyten I). Zum anderen zerstören sie Basalmembranen und Gerüststrukturen, so daß Reparationsversuche zum Scheitern verurteilt sind.

Die verschiedenen Alveolitiden unterscheiden sich durch das Verhältnis, in dem diese Effektorzellen vermehrt sind.

4. Die bronchoalveoläre Lavage

Seit ihrer Einführung durch REYNOLDS u. NEWBALL (1974) hat sich die bronchoalveoläre Lavage rasch als zuverlässiges Verfahren zur Diagnostik und Verlaufskontrolle interstitieller Lungenerkrankungen erwiesen. Zwar wird die Lavage im allgemeinen mit Hilfe eines Fiberbronchoskops durchgeführt, genauso gut läßt sich jedoch der (üblicherweise bei der Bronchographie eingesetzte) Metras-Katheter verwenden. Dieser Katheter ist dünner, weicher und somit schonender als das Fiberbronchoskop. Darüber hinaus bestehen keine Probleme einer zuverlässigen Sterilisierung.

Bronchoskop oder Metras-Katheter werden in einen Subsegmentbronchus von Mittellappen oder Lingula eingestemmt. 100 ml körperwarme, physiologische Kochsalzlösung werden in 5 Einzelportionen à 20 ml instilliert. Bei korrekter Lokalanästhesie der oberen Luftwege ruft die Flüssigkeit in den Alveolen keinen Hustenreiz oder andere Mißempfindungen hervor. In der Regel gelingt es, mehr als die Hälfte der instillierten Flüssigkeit wieder zu aspirieren, wobei die Menge bei der ersten 20 ml-Portion noch gering ist und dann kontinuierlich zunimmt.

In der gewonnenen Flüssigkeit finden sich 5 bis 15 Millionen Zellen, doch schwankt die Absolutzahl je nach Patient und Untersuchungsgang sehr stark. Wichtigstes Ergebnis der Lavage ist die *relative Häufigkeitsverteilung* der einzelnen Zellarten.

Neben den Veränderungen im relativen Anteil der bei der bronchoalveolären Lavage gewonnenen Zellen sind auch einige spezifische Befunde zu erheben:

– Asbestkörperchen (Asbestnadeln in Makrophagen, unter Umständen Hantelform durch Makrophagen an beiden Enden);

- Quarzeinschlüsse in Makrophagen;
- Klassifizierung anderer Pneumokoniosen durch Röntgen-Spektralanalyse und Raster-Elektronenmikroskopie phagozytierter anorganischer Materialien;
- Langerhans-Zellen (atypische Makrophagen) bei der Histiocytosis X. Nachweis elektronenmikroskopisch oder durch Reaktion dieser Zellen mit dem monoklonalen Antikörper OKT 6;
- Tumorzellen bei Lymphangiosis carcinomatosa, Lymphominfiltration oder Alveolarzellkarzinom;
- Entzündungen durch Pneumocystis carinii, Zytomegalie-Viren, Pilze, Mykobakterien und andere Erreger opportunistischer Infektionen (DANIELE et al. 1985).

5. Alveolitiden mit relativer Vermehrung der Lymphozyten

Typische Beispiele für den lymphozytären Typ der Alveolitis sind:

Sarkoidose,
Exogen-allergische Alveolitis,
Tuberkulose,
Berylliose und andere Pneumokoniosen.

Die *Sarkoidose* befällt verschiedene Organsysteme des Körpers, weist jedoch eine Prädilektion für Thoraxorgane auf. Primäre Läsion der Sarkoidose ist eine Alveolitis (ROSEN et al. 1978). Die Ausbildung von Granulomen im Parenchym oder der Befall von Lymphknoten kommt erst später hinzu (RUBIN 1985).

Die Stadieneinteilung von WURM (1960) muß somit modifiziert werden: Auch wenn im Stadium I nur ein bihilärer Lymphknotenbefall im Röntgenbild erkennbar ist, besteht oder bestand eine (inapperzente) Alveolitis mit einer diffusen mononukleären Zellinfiltration der Alveolarsepten, wie sich durch die in größerem Umfang durchgeführte transbronchiale Biopsie und bronchoalveoläre Lavage gezeigt hat (RUBIN 1985).

Die aktive Erkrankung ist in der bronchoalveolären Lavage charakterisiert durch einen Anstieg der absoluten Zellzahl auf das zwei- bis vierfache der Norm. T-Lymphozyten sind auf durchschnittlich 36%, Eosinophile auf ca. 4% vermehrt. Der Anteil der B-Lymphozyten beträgt unverändert etwa 4%. Neutrophile machen 1% der Zellen aus. Trotz einer relativen Verminderung der Alveolarmakrophagen auf 55% steigt ihre Absolutwert wegen der allgemeinen Zellvermehrung auf das zwei- bis dreifache an. Innerhalb der T-Lymphozyten erhöht sich das Verhältnis von Helfer- zu Suppressor-Zellen von 1,8:1 auf bis zu 10:1. (Im peripheren Blut sind die Lymphozyten dagegen nicht vermehrt oder es besteht sogar eine Lymphopenie.)

Die Relation von Helfer- zu Suppressor-Zellen kann als differentialdiagnostisches Unterscheidungskriterium zur exogen-allergischen Alveolitis dienen: Bei dieser Erkrankung ist die Relation Helfer- zu Suppressor-Zellen normal oder erniedrigt.

Wenn die Sarkoidose in das Stadium III mit Fibrosierung übergeht oder wenn Granulome destruierende Bronchusläsionen hervorrufen, können in der Lavageflüssigkeit vermehrt neutrophile Granulozyten vorhanden sein.

Nach CRYSTAL et al. (1981) kann der Lymphozytengehalt in der Lavageflüssigkeit zur Aktivitätsbeurteilung der Sarkoidose herangezogen werden:

Ein Lymphozytenanteil von mehr als 28% spricht für eine „Alveolitis hoher Intensität", während weniger als 28% Lymphozyten eine „Alveolitis niedriger Intensität" anzeigen.

Aus dieser Einteilung werden Konsequenzen für die Therapiebedürftigkeit der Erkrankung abgeleitet. Da jedoch unterschiedliche Arbeitsgruppen je nach Methodik schon für die normalen Prozentsätze der einzelnen Zellarten unterschiedliche Werte angeben, muß jede Institution ihre eigenen Normwerte ermitteln.

Der Wert der Aktivitätsbeurteilung einer Sarkoidose mittels Zelldifferenzierung in der Lavageflüssigkeit ist jedoch umstritten. Insbesondere Aussagen zur Prognose, zur Therapienotwendigkeit und zum zu erwartenden Therapieerfolg bedürfen der Ergänzung durch die Gallium-Szintigraphie, die Röntgendiagnostik und die Lungenfunktionsprüfung.

Bei der *exogen-allergischen Alveolitis* sind die Lymphozyten noch stärker (auf 60–70% der Zellen) vermehrt. Es handelt sich vorwiegend um T-Zellen (90%). Im Gegensatz zur Sarkoidose dominieren bei den T-Lymphozyten die Suppressorzellen. Das Verhältnis von Helfer- zu Suppressorzellen kehrt sich um und kann Werte bis 1:10 erreichen.

Neben der mononukleären Infiltration der Alveolarsepten ist die exogen-allergische Alveolitis durch die Ausbildung von Granulomen gekennzeichnet. Die nichtverkäsenden Granulome sind scharf begrenzt und liegen unter anderem auch an den Wänden der Bronchiolen und kleineren Gefäße. Sie beeinträchtigen das Lungengewebe kaum durch Destruktion, sondern im wesentlichen durch ihr Volumen, mit dem sie z.B. Bronchiolen einengen können (Crystal et al. 1981).

6. Alveolitiden mit relativer Vermehrung der Leukozyten

Die massivste Ansammlung von neutrophilen Leukozyten im Alveolarlumen findet sich bei der Lobärpneumonie. In der Regel heilt diese bakterielle Entzündung jedoch ohne Fibrosierung aus, weil die Einwirkungsdauer der aus den Leukozyten freigesetzten Mediatoren und zytotoxischen Substanzen zu kurz ist.

Im Gegensatz dazu schwelt der Entzündungsprozeß bei

der kryptogenen fibrosierenden Alveolitis,
der progressiven Systemsklerose oder
der Histiozytosis X

über Monate oder sogar Jahre. Da die mittlere Überlebenszeit von neutrophilen Leukozyten außerhalb der Blutbahn jedoch nur Stunden beträgt, muß ein beständiger Zustrom von Leukozyten in die Alveole erfolgen, der offenbar von Alveolarmakrophagen gesteuert wird. Der wahrscheinliche Mechanismus dieser kontinuierlichen Chemotaxis scheint seinen Ausgangspunkt in B-Lymphozyten der Lunge zu haben, die Immunglobuline produzieren. IgG-Antigen-Antikörper-Komplexe stimulieren nun Makrophagen, die sowohl chemotaktische Faktoren für den Leukozyteneinstrom produzieren als auch diese Leukozyten aktivieren (Crystal et al. 1981).

Histiozytosis X: Bei einer pulmonalen Manifestation der Histiozytosis X finden sich histologisch eine interstitielle Zellvermehrung mit eosinophilen und neutrophilen Granulozyten, Lymphozyten, vielkernigen Riesenzellen und atypischen Histiozyten (Makrophagen vom Langerhans-Typ) sowie Granulome perivaskulär, peribronchial und in subpleuralen Septen.

Die Langerhanszellen besitzen einen eingekerbten Kern und bei der Elektronenmikroskopie charakteristische 40–45 nm große lamellär aufgebaute X-Körperchen. Die Zell-Membran der Langerhanszellen reagiert mit dem monoklonalen Antikörper OKT 6.

In der Lavage findet sich eine ähnliche Zellverteilung wie im Interstitium mit bis zu 20% Langerhanszellen. Der Nachweis dieser atypischen Makrophagen gilt als diagnostisch wertvoll.

II. Protrahierende Mechanismen

Die initiierenden Faktoren, die Endothelien oder Pneumozyten schädigen, rufen durch diese Läsionen neue Funktionsstörungen hervor, die in einer Reaktionskette zu immer ausgeprägteren Schäden führen und so den Krankheitsprozeß verstärken. Da sich diese Mechanismen zum Teil gegenseitig bedingen, kann ein Circulus vitiosus in Gang gesetzt werden.

Die Perfusionsstörung kann ausgelöst sein durch:
- Drosselung der Durchblutung und Shuntperfusion in Atelektasen;
- Vasokonstriktion im Initialstadium des Schocks infolge von Mediatoren, die aus dem großen Kreislauf in die Lunge eingeschwemmt werden;
- Eröffnung von Kurzschlußverbindungen (thoroughfare channels (BLEYL 1979)) im Anschluß an die initiale Vasokonstriktion der Lungengefäße. Dadurch Minderperfusion der alveolären Kapillaren bis hin zur Stase und Abnahme der Sauerstoffsättigung in den Pulmonalvenen;
- Mikrothromben, die sich z.B. durch die Gerinnungsstörung vor allem beim septischen Schock ausbilden.

Die Perfusionsstörung bewirkt:
- reflektorische Minderventilation (Euler-Liljestrand-Mechanismus), lokale Hypoxie;
- Azidose und Substratmangel bei Endothelien und Pneumozyten;
- Schädigung der Kapillarendothelien mit Austritt eiweißreicher Flüssigkeit in das Interstitium;
- Schädigung der Pneumozyten I mit Austritt eiweißreicher Flüssigkeit in das Alveolarlumen. Ausbildung hyaliner Membranen;
- Schädigung der Pneumozyten II mit Ausbildung von Atelektasen infolge Surfactant-Mangel. Verminderung der Compliance, Erhöhung der Atemarbeit. Funktionell mangelhafte Reparation durch kuboide Metaplasie oder aber: Atelektatische Induration, wenn keine intakte Basalmembran als Gerüst für Reparationsvorgänge mehr vorhanden ist.

Die Schädigung der Endothelzellen
- erfolgt durch initiierende Noxen, durch Hypoperfusion, Sauerstoff- und Substratmangel, intravasale Gerinnung und fibrotischen Umbau;
- verbreitert das Interstitium durch ein eiweißreiches interstitielles Ödem.

Die Schädigung der Pneumozyten I
- erfolgt durch initiierende Noxen, durch aktivierte Makrophagen, Leukozyten usw., durch Minderperfusion, Sauerstoff- und Substratmangel;
- führt zu eiweißreichem, alveolärem Exsudat, in dem sich Fibrin polymerisiert und das zusammen mit Zelldetritus hyaline Membranen bilden kann;
dadurch Aktivierung von Makrophagen und Fibroblasten;
- läßt bei erhaltener Basalmembran eine kuboide Metaplasie, andernfalls eine atelektatische Induration entstehen.

Atelektasen bewirken
- Verkleinerung der Gasaustauschfläche,
- herdförmiges kompensatorisches Emphysem,
- Zunahme der Shuntperfusion, Abnahme der Sauerstoffsättigung,
- reflektorische Minderperfusion, Verstärkung der Endothel- und Pneumozytenschädigung.

Das interstitielle Ödem bewirkt
- Verlängerung der Diffusionsstrecke,
Abnahme der Diffusionskapazität,
Abnahme der Sauerstoffsättigung,
- Abnahme der Compliance, erhöhte Atemarbeit.

Alveoläres eiweißreiches Ödem
- verkleinert die Gasaustauschfläche, führt zu Shuntperfusion,
- aktiviert Makrophagen (Pneumozytenschädigung).

Hyaline Membranen und atelektatische Induration
- aktivieren Makrophagen und Fibroblasten;

- zerstören die Alveolararchitektur, führen zum fibrotischen Umbau mit Verplumpung der terminalen Lufträume und Narbenemphysem;
- lassen Kapillaren veröden, steigern den pulmonalarteriellen Druck, bewirken Rechtsherzbelastung;
- verkleinern die Gasaustauschfläche, verbreitern die Diffussionsstrecke, vergrößern den Rechts-Links-Shunt, vermindern die Sauerstoffsättigung, verstärken die Schädigung der noch erhaltenen Endothelzellen und Pneumozyten.

Auch wenn die fibrosierende Alveolitis als „diffus" bezeichnet wird, sind nicht alle Alveolen gleichzeitig und gleich schwer betroffen. In derselben Lunge sind stets aktive Entzündung und normales Parenchym neben ausgebrannter Fibrose zu finden. Dies ist auch dann der Fall, wenn die initiierende Noxe längst nicht mehr einwirkt: Ein Beweis für den sich verselbständigenden und nicht zur Ruhe kommenden Krankheitsprozeß. (CARRINGTON 1968, 1976; LIEBOW 1968; BLEYL u. BUESING 1971; BACHOFEN u. WEIBEL 1974; SPENCER 1977; VON WICHERT 1977, 1978; MITTERMAYER et al. 1978; BLEYL 1979; RIEDE et al. 1980; CAMPBELL et al. 1981; CRYSTAL et al. 1981; BURKHARDT u. GEBBERS 1983; RAU et al. 1984.)

III. Fibrotischer Umbau

Das narbige, irreversible Endstadium der Fibrose ist gekennzeichnet durch 1. Bindegewebsvermehrung, 2. Atelektatische Induration, Narbenemphysem und Bronchiektasie, 3. Gefäßrarefizierung.

1. Bindegewebsvermehrung

Die Alveolarsepten sind verdickt, das alveoläre, das interlobuläre und das bronchovaskuläre Bindegewebe sind vermehrt. Compliance und Vitalkapazität sind vermindert, wodurch sich die Atemarbeit vermehrt. Pleuraschwielen können zu einer zusätzlichen Fesselung der Lunge beitragen. Die Diffusionsstrecke für die Atemgase ist durch die verbreiterten Septen verlängert. Die ursprünglichen Alveolen von ca. 300 µm Durchmesser sind ersetzt durch starre, plumpe terminale Lufträume, die von kuboidem Epithel ohne ausreichende Fähigkeiten zur Surfactant-Bildung ausgekleidet sind. Dieses Endstadium des fibrotischen Umbaus wurde von verschiedenen Autoren unterschiedlich bezeichnet (fibrozystische Dysplasie, muskuläre Lungenzirrhose, honeycomb lung, bronchioläres Emphysem, polyzystische Lunge usw.). In Übereinstimmung mit der neueren pathologischen Literatur möchten wir im folgenden den rein deskriptiven Begriff der *„Wabenlunge"* verwenden, der nichts über die Ätiologie aussagt.

Diese erworbene Form der Wabenlunge ist zu unterscheiden von einer generalisierten Entwicklungshemmung der bronchiolären Aufzweigung in der Fetalzeit, bei der multiple dünnwandige Zysten eine schwammartige Konsistenz des Lungengewebes hervorrufen: eine Fehlbildung, die auch als *kongenitale Wabenlunge* bezeichnet wird. Die Übergänge zur fetalen Bronchiektasie einerseits und zur zystischen Alveolardysplasie andererseits sind fließend. Ätiologisch klar abzugrenzen ist die erworbene broncho-pulmonale Dysplasie im Gefolge eines postpartalen Atemnot-Syndroms (MEESEN 1949; HEPPLESTON 1956; TURNER-WARWICK et al. 1974) (Abb. 4, 5, 6, 10, 11, 12).

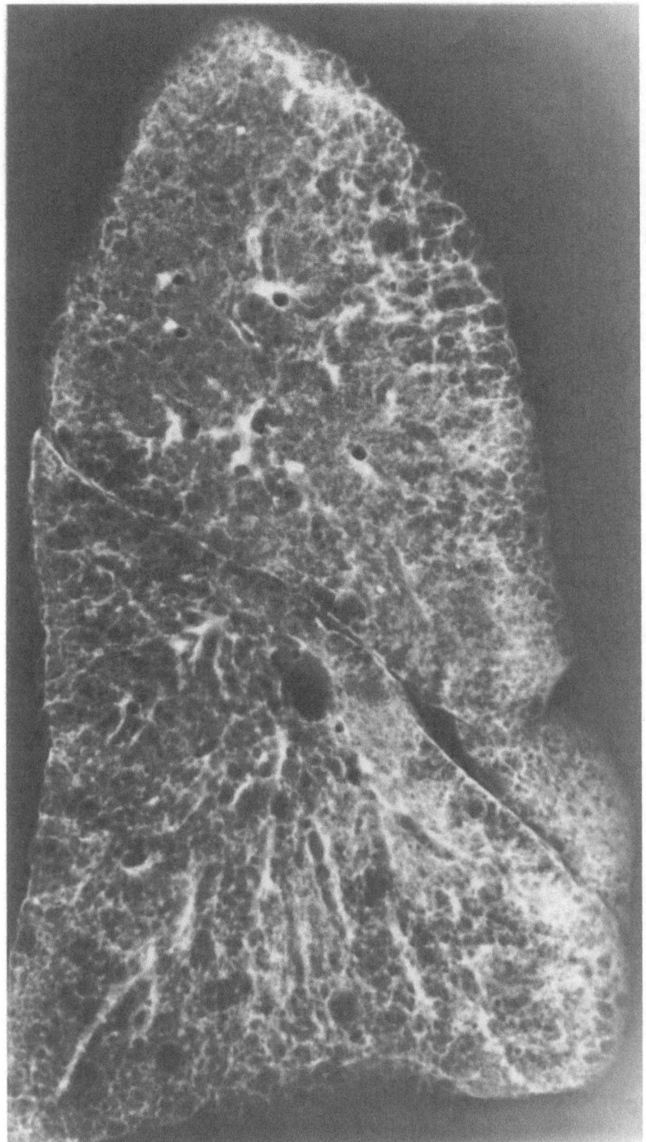

Abb. 4. Kryptogene fibrosierende Alveolitis. Die vergrößerten terminalen Lufträume stehen in diesem Fall mehr im Vordergrund als die verbreiterten Septen (mit Formalindampf fixierte Lunge)

2. Atelektatische Induration, Narbenemphysem und Bronchiektasie

Die Lungenarchitektur ist insgesamt vergröbert und verplumpt. Die Alveolen werden einerseits durch die Organisation hyaliner Membranen und die Verdickung der Alveolarwände eingeengt, andererseits gehen terminale Lufträume durch die atelektatische Induration verloren. Durch beide Vorgänge werden die noch erhaltenen Alveolen in der Nachbarschaft kompensatorisch überdehnt. Dieser Vorgang läßt sich als „Narbenemphysem" auffassen (GIESE 1959). Das Resultat ist eine drastische Verminderung der Zahl terminaler Lufträume. Der größere Durchmesser dieser plumpen Bläschen oder Waben kann den Verlust an Gasaustauschfläche nicht ausgleichen. Durch einfache Volumenberechnung läßt sich zeigen, daß bei einem konstanten Lungenvolumen von 5 Litern durch Erweiterung der terminalen Lufträume von 0,3 auf 1 mm Durchmesser die Gasaustauschfläche von 89 auf 27 m^2 reduziert

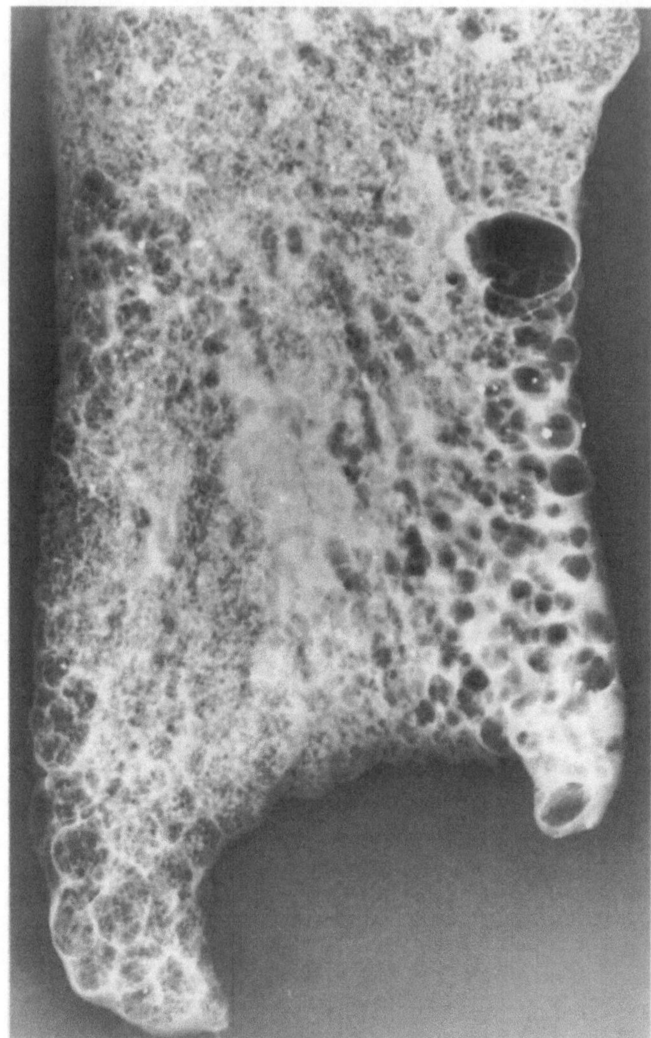

Abb. 5. Vogelhalterlunge. Die fibrotische Bindegewebsvermehrung steht im überwiegenden Teil der Lunge im Vordergrund. Neben der Bronchiektasie sind nur wenige vergrößerte terminale Lufträume vorhanden. Lediglich in den kranialen Lungenpartien noch angedeutete Alveolarstruktur

wird. Ein Narbenemphysem selbst in dieser noch relativ geringen Ausprägung hat somit einen schwererwiegenden Effekt als eine rechtsseitige Pneumonektomie (Rau 1980).

Die morphometrischen Untersuchungen von Bignon et al. (1969, 1975) bestätigen, daß die Vergrößerung der terminalen Lufträume bei der Fibrose funktionell wirksamer ist als die Membranverdickung und am stärksten zur Verminderung der Sauerstoffdiffusionskapazität beiträgt (Abb. 4).

Die verplumpenden fibrotischen Umbauprozesse erfassen nicht nur die Alveolen, sondern auch die kleineren Bronchien. Jede diffuse Lungenfibrose weist eine periphere Bronchiektasie auf. Diese allgemeine Beobachtung läßt sich am wahrscheinlichsten auf den Narbenzug der umliegenden schrumpfenden Alveolarstrukturen zurückführen (Abb. 7, 8). Gelegentlich greift der Entzündungsprozeß oder der narbige Umbau auch auf die Bronchuswand über. Aus der dadurch entstehenden Stenose entwickelt sich in der Folge eines klassischen Ventilmechanismus eine bronchiolostenotische Bulla (Abb. 9). Ist ein terminaler Luftraum erst einmal vergrößert, kann eine weitere Größenzunahme unter Umständen sogar durch unzureichende

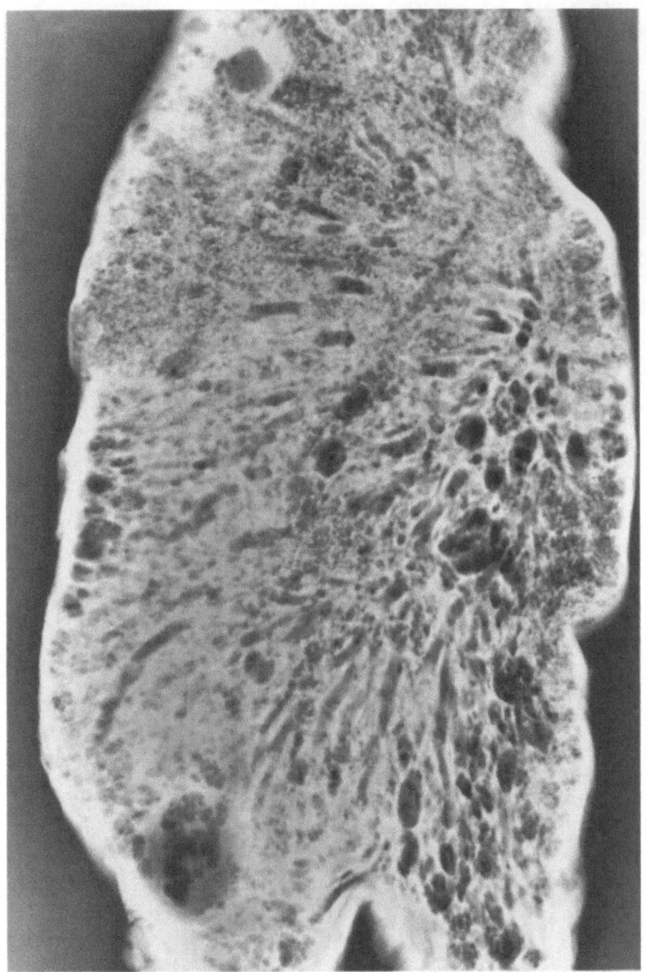

Abb. 6. Kryptogene fibrosierende Alveolitis. Inhomogene Parenchymveränderungen: Bullös vergrößerte terminale Lufträume, Bronchiektasie, frische luminale Alveolitis und verbreiterte Bindegewebssepten

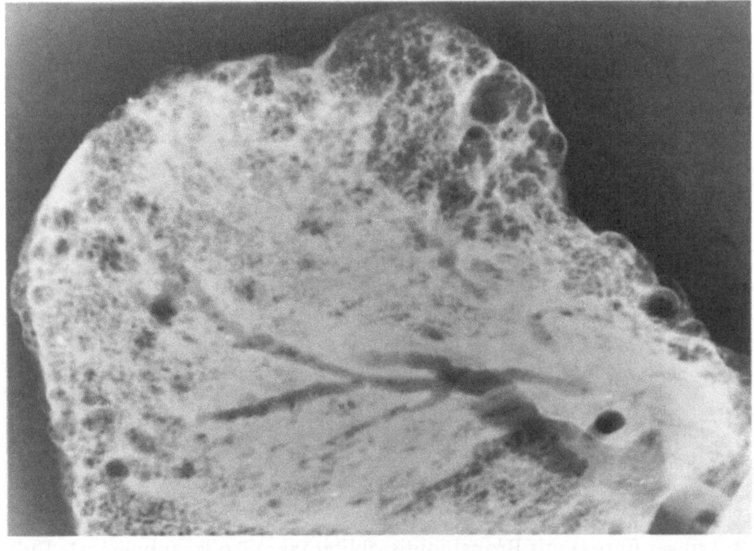

Abb. 7. Bronchiektasie bei fortgeschrittener Lungenfibrose

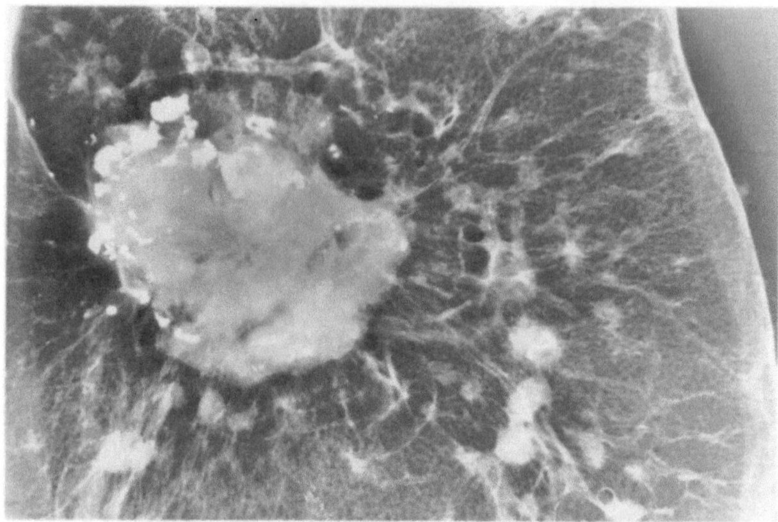

Abb. 8. Traktionsemphysem in der Umgebung silikotischer Knoten

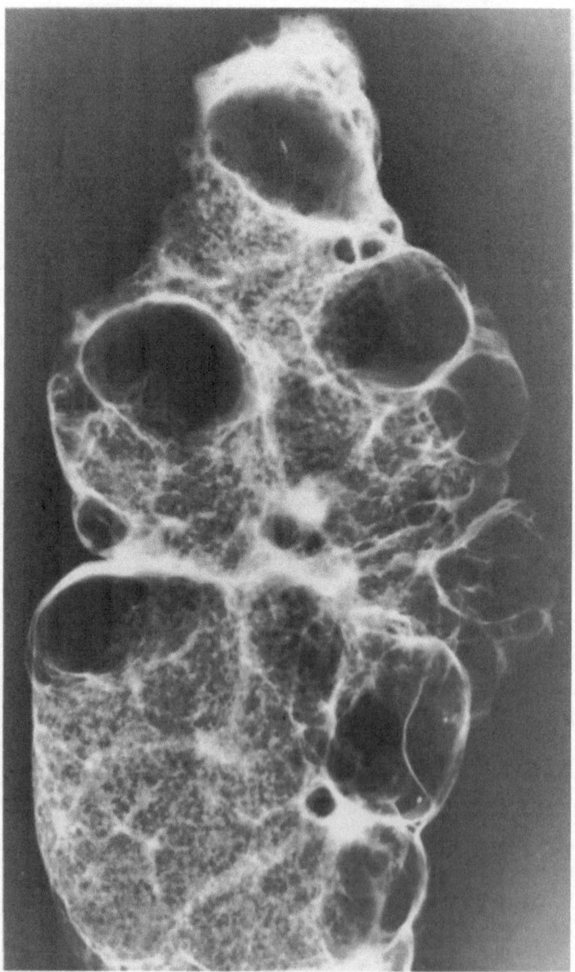

Abb. 9. Lungenfibrose mit Bronchiolitis obliterans: Große, subpleurale Bullae

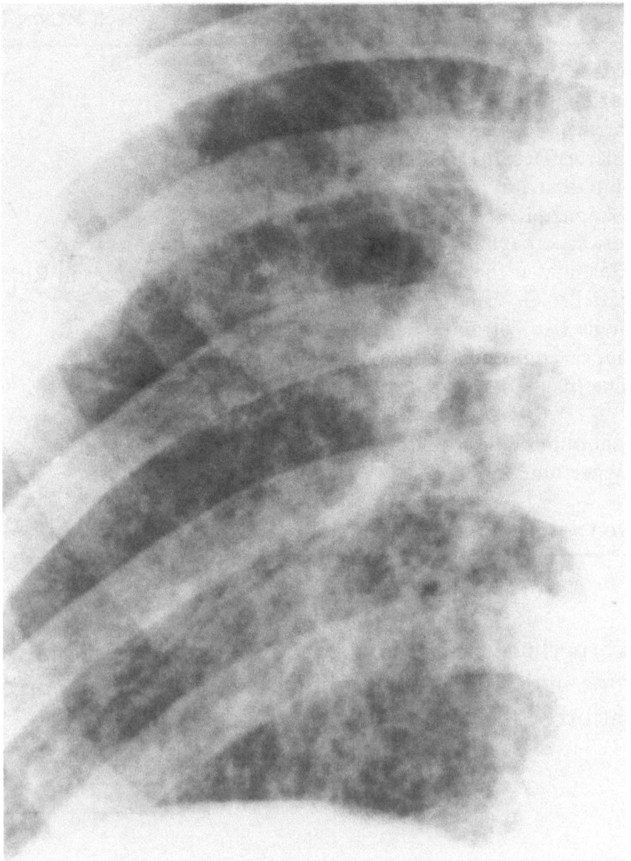

Abb. 10. Endstadium einer Schocklunge mit retikulärem Verschattungsmuster als Ausdruck der eingetretenen irreversiblen Fibrose

Retraktionskräfte ausreichend erklärt sein, ohne daß ein bronchostenotischer Ventilmechanismus weiter erforderlich wäre (BENZER et al. 1970).

Je schleichender und chronischer die Fibrosierungsprozesse ablaufen, desto ausgeprägter ist der verplumpende Umbau bis hin zur Wabenlunge (Abb. 14, 15).

3. Gefäßrarefizierung

Die kleineren Pulmonalgefäße und die Kapillaren sind stenosiert, thrombotisch verschlossen oder verödet. Die Zahl der Kapillaren hat stark abgenommen. Das Kapillarnetz liegt nicht mehr unmittelbar unter dem Alveolarepithel sondern ist in die Tiefe der bindegewebig verbreiterten Septen zurückgedrängt („mural application" oder „accretive growth" durch Organisation hyaliner Membranen (GROSS 1960; SPENCER 1968)). Die Bronchialarterien sind hypertrophiert und vermehrt. Es bestehen zahlreiche Anastomosen zu den kleinen Pulmonalgefäßen (HEATH et al. 1968; SPENCER 1977; RAU 1980; BURKHARDT u. GEBBERS 1983; RAU et al. 1984) (Abb. 13).

Der periphere Strömungswiderstand ist erhöht. Der pulmonalarterielle Druck steigt an und ruft ein Cor pulmonale hervor. Die Durchblutungsdrosselung ist regional unterschiedlich. Diese Verteilungsstörung sowie arteriovenöse Kurzschlüsse sind ein wichtiger Faktor

Tabelle 4. Funktionelle Folgen der Lungenfibrose (Nach RUBIN 1982)

---

1. Restriktive Ventilationsstörung
    Reduzierte Vitalkapazität
    Reduzierte Totalkapazität
    Normales oder reduziertes Residualvolumen
    Normale forcierte Vitalkapazität
 . Verminderte Diffusionskapazität
    Reduzierte CO-Diffusionskapazität
    Arterielle Hypoxie (Partialinsuffizienz, zunächst unter Belastung, später in Ruhe)
    Erhöhter alveolo-arterieller O_2-Gradient
    Vergrößerter physiologischer Totraum
    pCO_2 normal oder hyperventilatorisch erniedrigt
    Globale respiratorische Insuffizienz (spätes Krankheitsstadium)
3. Komplikationen
    Rezidivierende bronchopulmonale Infekte
    Pulmonalarterielle Hypertonie
    Cor pulmonale
    Maligne Entartung von dysplastischen Regeneraten des Alveolarepithels

---

für die besonders bei körperlicher Belastung stark abfallende pulmonalvenöse Sauerstoffsättigung. Belastungsdyspnoe und Höhenunverträglichkeit sind dementsprechend frühe klinische Symptome der Lungenfibrose (Tabelle 4).

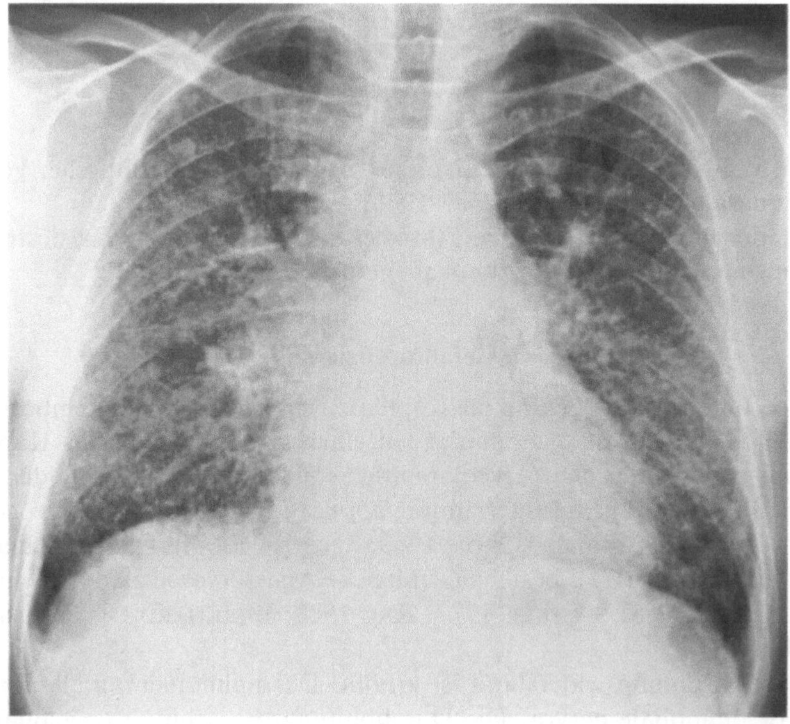

Abb. 11. Kryptogene fibrosierende Alveolitis: Vorwiegend retikuläre, interstitielle Strukturvermehrung, unscharfe Herz- und Gefäßkonturen (gleicher Fall wie Abb. 4)

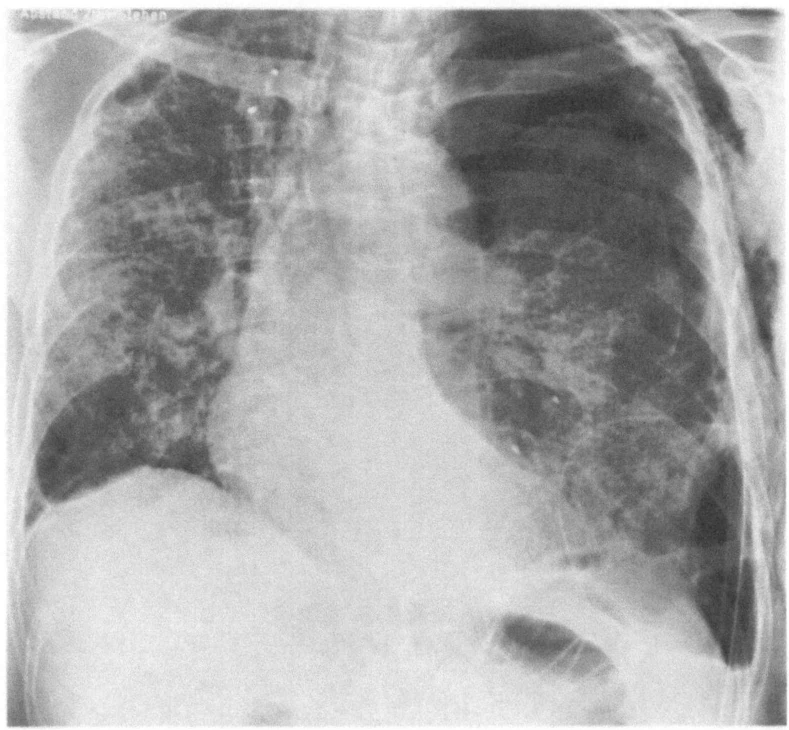

Abb. 12. Vogelhalterlunge. Spontaner Spannungspneumothorax mit Verlagerung des Mediastinums nach rechts. Die linke Lunge ist infolge der Fibrose so starr, daß sie trotz des Spannungspneumothorax nicht kollabieren kann

D. Die kryptogene fibrosierende Alveolitis (idiopathische Lungenfibrose)

Bei ca. 65% aller Patienten mit fibrosierender Alveolitis bleibt die Ursache der Erkrankung unbekannt (CRYSTAL et al. 1981). In Analogie zu den Alveolitiden mit bekannter Ätiologie wird ein initiierender Prozeß angenommen, bei dem es sich um ein immunologisches Geschehen handeln dürfte. Autoantikörper, Antikörper gegen Lungengewebe, IgG-sezernierende Zellen, Immunkomplexe, IgG, IgA und C3 sind vermehrt nachweisbar (TURNER-WARWICK et al. 1980a; CAMPBELL et al. 1981; EISENBERG et al. 1979; RYAN et al. 1981; BURKHARDT u. GEBBERS 1983). Bei einigen Patienten scheint die Erkrankung mit einer Virusgrippe begonnen zu haben (PINSKER et al. 1981). Die immunologische Genese ist jedoch nicht bewiesen. Nach BURKHARDT u. GEBBERS (1983) könnte es sich „bei den Immunphänomenen zum Teil um Epiphänomene im Rahmen der Gewebszerstörung handeln, die zur Protraktion des Krankheitsprozesses beitragen würden".

I. Pathologie und Klinik

Histologisch lassen sich fünf verschiedene Typen der kryptogenen Alveolitis unterscheiden (LIEBOW et al. 1965; HINSON 1970; BURKHARDT u. GEBBERS 1983):

Die luminale, die murale, die lymphozytäre, die riesenzellige und die bronchiolitische Alveolitis.

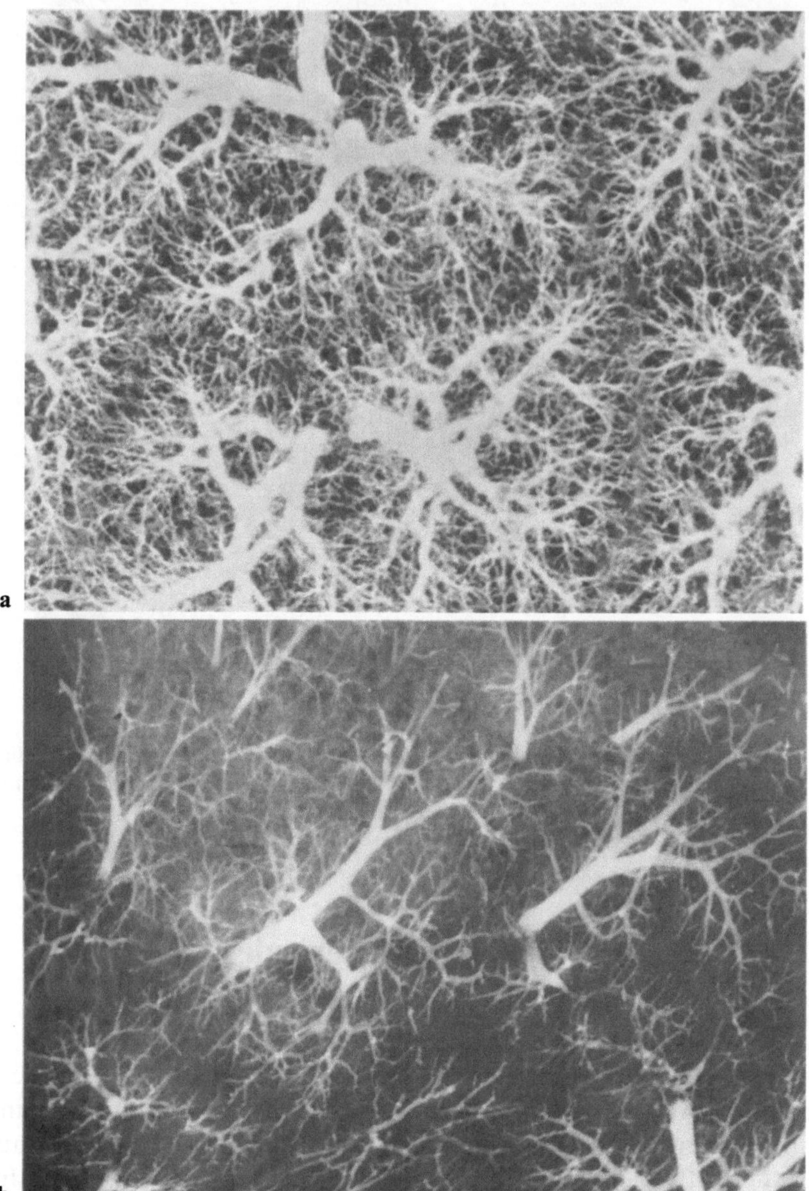

Abb. 13a–e. Gefäßveränderungen bei Lungenfibrosen. **a** Normale Pulmonalarterien (Aufnahme eines fixierten Lungenpräparates nach Angiographie mit Bariumsulfat). **b** Gefäßrarefizierung einer Schocklunge im Stadium der Fibrose (gleicher Fall wie Abb. 10). **c** Gefäßrarefizierung bei Lungenfibrose infolge Sklerodermie. Im Gegensatz zur Schocklunge keine allgemeine Fesselung, Engstellung und Rarefizierung der Gefäße sondern ausgeprägter Kalibersprung und Rarefizierung der Gefäße unterhalb eines Durchmessers von 200 μ. **d** Anastomosen der Pulmonalarterien *p* mit Bronchialarterien *br*. **e** Hypertrophierte Bronchialarterien

Die luminale und die murale Alveolitis sind nach übereinstimmender Auffassung neuerer Publikationen nur zwei verschiedene Stadien derselben Erkrankung. Die Beobachtung Lie-bows (1968), daß die luminale oder zelluläre Phase („desquamative interstitielle Pneumonie", DIP) besser auf eine Kortison-Therapie anspricht und eine günstigere Prognose aufweist als die murale oder fibrotische Phase („gewöhnliche interstitielle Pneumonie", UIP), ist durch die weitgehende Reversibilität des noch frühen Erkrankungsstadiums bedingt.

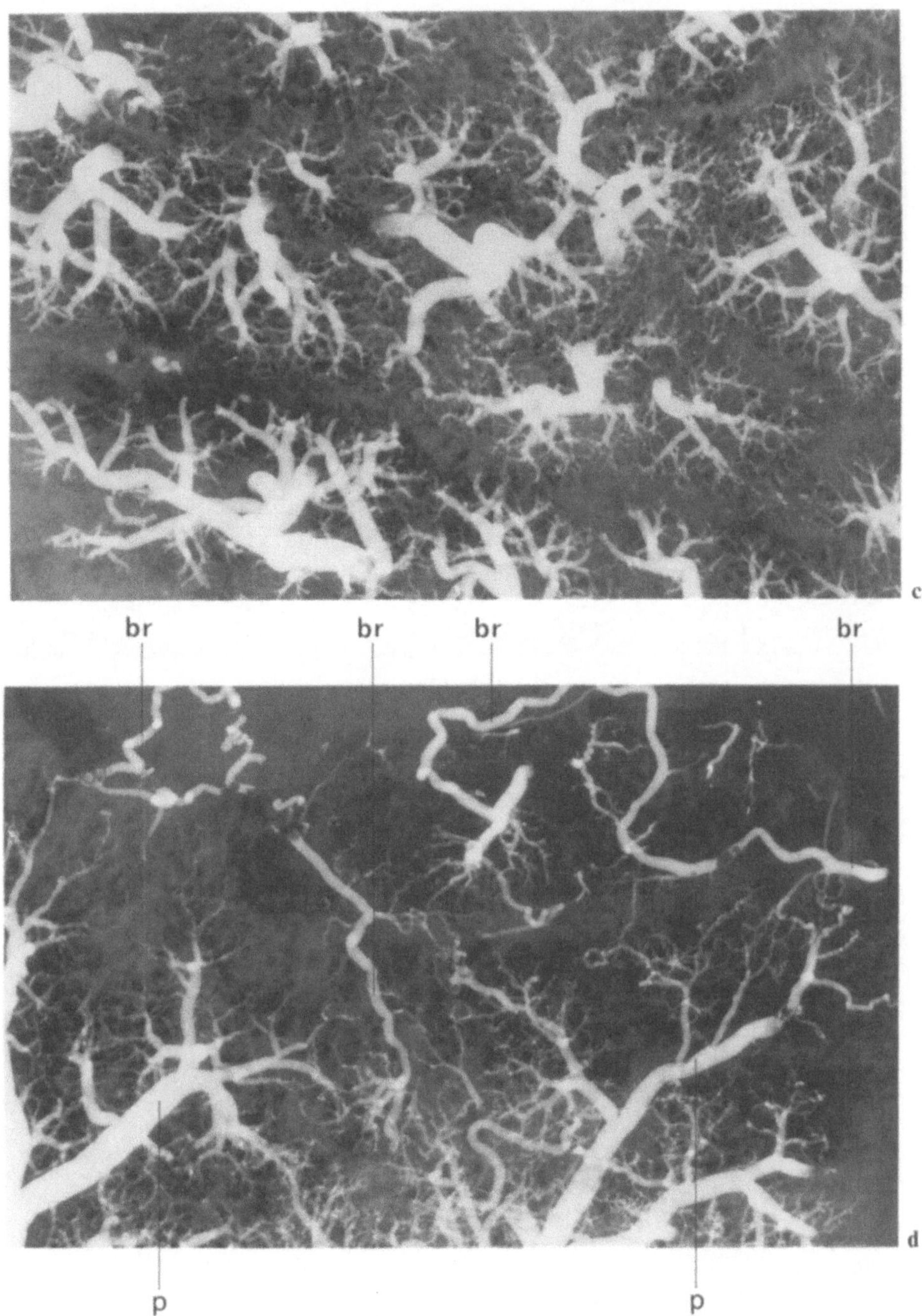

1. Die luminale Alveolitis

Bei der luminalen Alveolitis ist das Alveolarlumen mit Alveolarmakrophagen (95%), desquamierten Pneumozyten, neutrophilen und eosinophilen Granulozyten sowie Lymphozyten ausgefüllt. Pneumozyten I werden durch Pneumozyten II ersetzt. Es besteht noch keine interstitielle Fibrose, das Kapillarbett ist intakt.

2. Die murale Alveolitis

Diese Form zeigt ein sehr viel uneinheitlicheres Bild als die luminale Frühform. Neben normalen Bezirken und Arealen mit luminaler zellulärer Entzündung finden sich fibrotisch

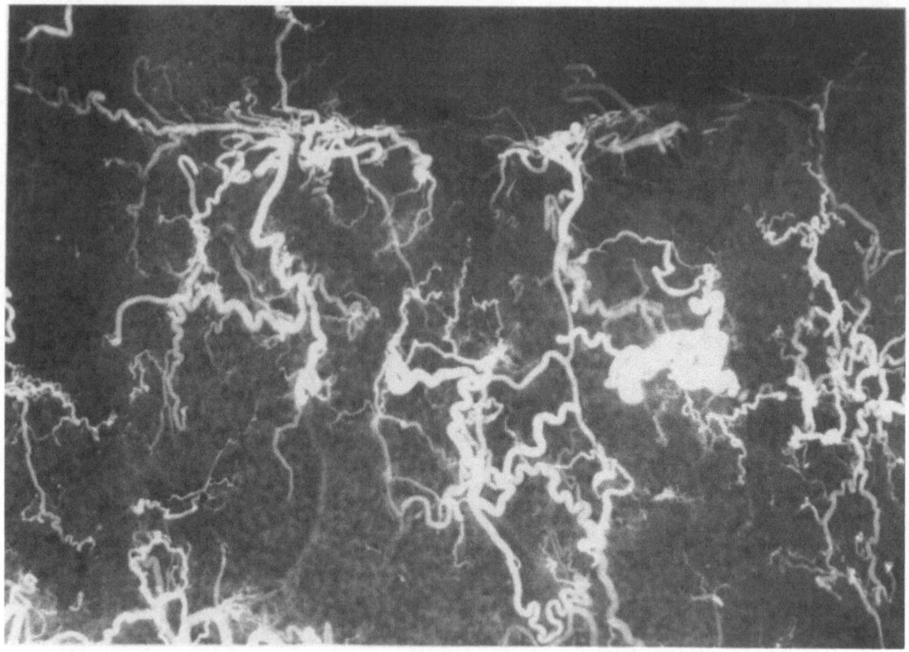

Abb. 13e

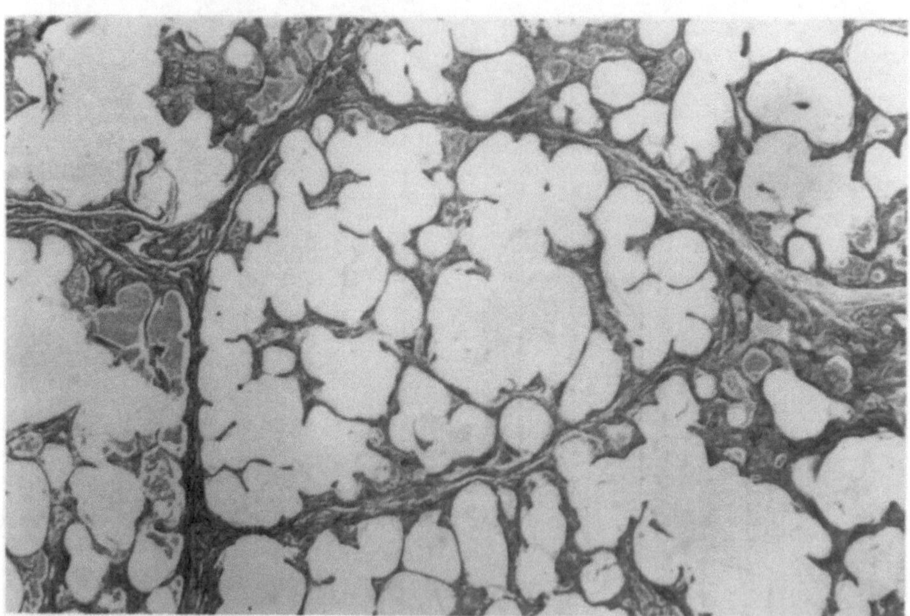

Abb. 14. Fibrotischer Umbau der terminalen Lufträume in einem durch verbreiterte Bindegewebssepten begrenzten Lobulus

verdickte Alveolenwände und leukozytäre Infiltrate. Im Alveolarlumen der fibrotisch umgewandelten Bezirke können weiterhin Makrophagen, Lymphozyten und neutrophile Granulozyten gefunden werden. Die Alveolen sind teilweise von Pneumozyten II unter dem Bild der kuboiden Metaplasie ausgekleidet (HINSON 1970; CRYSTAL et al. 1981; BURKHARDT u. GEBBERS 1983). Bronchioläres Epithel oder später eine Metaplasie in Schleim- oder Plattenepithel sind sichere Hinweise auf Irreversibilität.

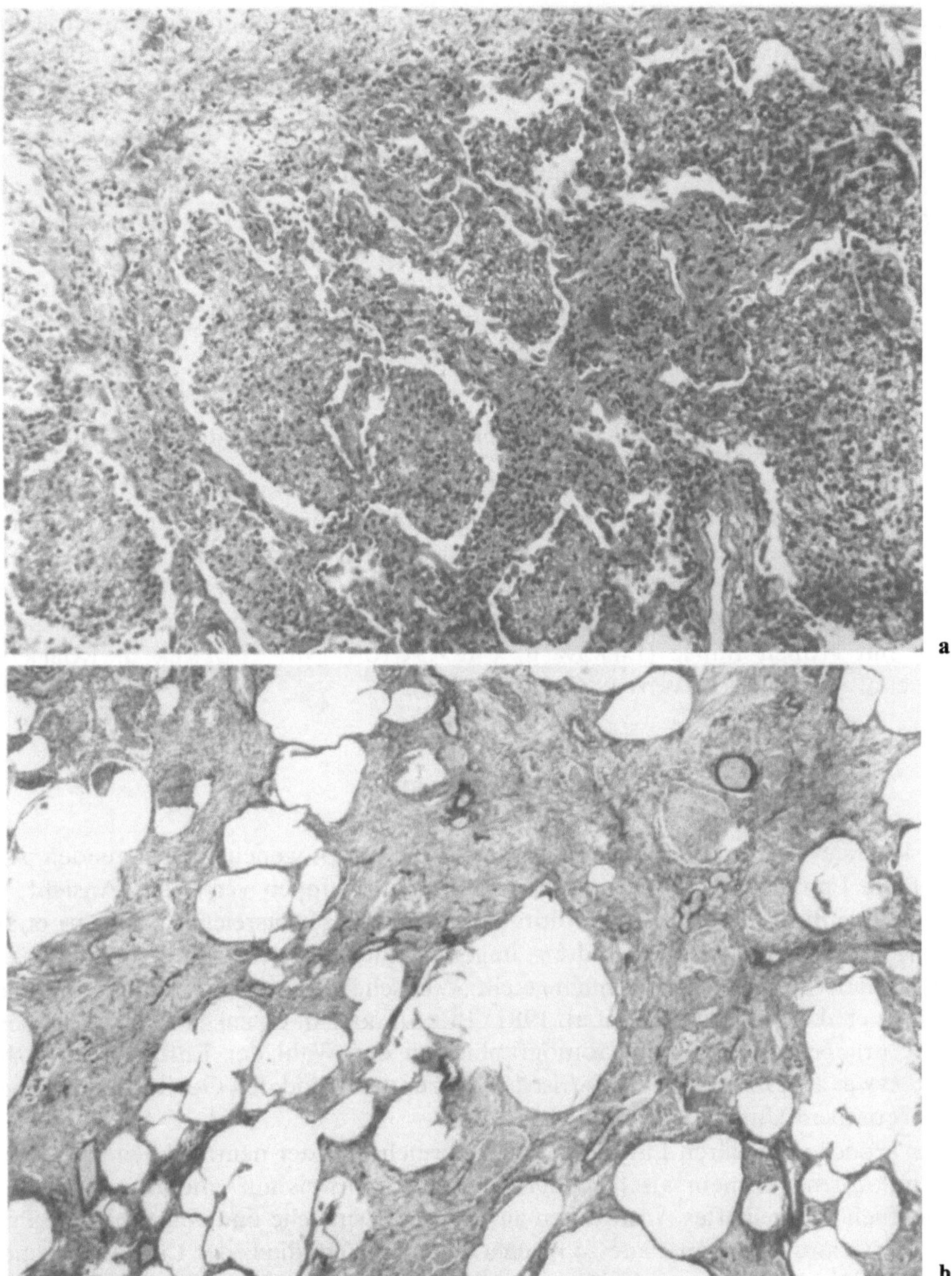

Abb. 15a, b. Busulfan-Fibrose (gleicher Fall wie Abb. 3). **a** Luminale Alveolitis; **b** Nicht mehr aktive murale Alveolitis

3. Die lymphozytäre fibrosierende Alveolitis

Sie wurde von ihren Erstbeschreibern, CARRINGTON u. LIEBOW (1966) als „lymphozytäre interstitielle Pneumonie", LIP, bezeichnet und ist durch eine auffällige diffuse Vermehrung der Lymphozyten gekennzeichnet, die sich ausschließlich interstitiell vom peribronchialen und perivaskulären Bindegewebe bis in die Alveolenwände ausbreiten. Im pathoanatomischen Bild gleicht diese Krankheit der muralen fibrosierenden Alveolitis. Sie kommt vor bei Dysproteinämien, bei der Agammaglobulinämie, dem Sjögren-Syndrom, der chronisch aggressiven Hepatitis oder der Myasthenie. Wegen des Lymphozytenreichtums wird eine immunologische Ätiologie angenommen (STRIMLAN et al. 1978; BURKHARDT u. GEBBERS 1983).

4. Die riesenzellige fibrosierende Alveolitis (GIP)

Sie ähnelt der luminalen Form der gewöhnlichen Alveolitis. Im Alveolarlumen finden sich zusätzlich mehrkernige Riesenzellen. Bei Kindern wurden entsprechende Veränderungen bereits 1910 (HECHT) und 1945 (PINKERTON et al.) als Viruspneumonie, unter anderem bei Masern, gedeutet. Im Erwachsenenalter konnte LIEBOW (1968) allerdings keine Viren nachweisen (BURKHARDT u. GEBBERS 1983).

5. Die fibrosierende Alveolitis mit bronchiolitischen Veränderungen (BIP)

Diese tritt typischerweise bei Lungenschäden durch Stickoxide und Ozon auf. Sie ist charakterisiert durch Epithelnekrosen der Bronchiolen mit Granulationsgewebe zusätzlich zu den Veränderungen der luminalen oder muralen Form der Alveolitis. Eine Mitbeteiligung der distalen Luftwege ist jedoch auch bei Alveolitiden unbekannter Ätiologie möglich. Als Folge des bronchiolitischen Granulationsgewebes kommt es zu Ventilstenosen der peripheren Luftwege mit großen Bullae (LIEBOW u. CARRINGTON 1967; FULMER u. ROBERTS 1980; CRYSTAL et al. 1981; BURKHARDT u. GEBBERS 1983).

II. Diagnostik

Der sicherste Weg zur definitiven Diagnose der kryptogenen fibrosierenden Alveolitis ist die offene Lungenbiopsie. Die von einigen Arbeitsgruppen vertretene Ansicht, daß die transbronchiale Biopsie oder die transthorakale Stanzbiopsie ausreichen (WRIGHT et al. 1981; RUBIN 1982), wird mit der Begründung ungenügenden Materials und nicht repräsentativ erfaßter Veränderungen nicht allgemein geteilt. Wünschenswert ist Biopsiematerial von 4 cm^3 Größe (RAY et al. 1976; CRYSTAL et al. 1981; BURKHARDT u. GEBBERS 1983). Gegebenenfalls kann eine präoperative Computertomographie bei der Wahl der Entnahmestelle hilfreich sein (MÜLLER et al. 1986): Areale mit frischer Entzündung sind den Gebieten mit fortgeschrittenem fibrotischem Umbau vorzuziehen.

In der bronchoalveolären Lavage gilt eine Vermehrung der neutrophilen (und eosinophilen) Granulozyten auf mehr als 10% der Zellen als Hinweis auf eine aktive Alveolitis, ein voraussichtlich mangelhaftes Ansprechen auf Therapieversuche und eine schlechte Prognose. Je höher der Granulozytenanteil desto rascher ist eine Progredienz der Lungenveränderungen zu erwarten. Die Vermehrung der Granulozyten streut beim Vergleich einzelner Patienten stark: Die Werte liegen zwischen 1 und 65%, im Durchschnitt bei 24±18%. Bei diesen Granulozyten handelt es sich vorwiegend um Neutrophile, jedoch kann der Anteil der Eosinophilen bis zu einem Drittel betragen.

In den seltenen Fällen der lymphozytären fibrosierenden Alveolitis, bei denen gleichzeitig mit der Vermehrung der Granulozyten auch die Lymphozyten vermehrt waren, soll die medikamentöse Therapie gegen den Entzündungsprozeß und den fibrotischen Umbau besser wirksam gewesen sein.

Allgemein ist festzustellen, daß mit zunehmender Schwere der fibrotischen Umbauprozesse nicht nur die histologischen sondern auch die zytologischen Ergebnisse in der bronchoalveolären Lavage immer größere Überschneidungen und eine dementsprechend schlechtere Differenzierbarkeit aufweisen.

Röntgendiagnostisch können initiale Veränderungen allenfalls als Zufallsbefund beobachtet werden, da die klinischen Krankheitssymptome bei den Patienten erst nach Einsetzen der Fibrosierungsvorgänge auftreten.

Selbst bei klassischer Klinik mit Belastungsdyspnoe, Gewichtsverlust und trockenem Husten zeigt die Thoraxübersichtsaufnahme bei 7–15% der Patienten einen völlig normalen Befund (DAVIS et al. 1976).

In den Anfangsstadien (luminale Form der Alveolitis, „desquamative interstitielle Pneumonie") finden sich eine diffuse milchglasartige Trübung und eine Konturunschärfe besonders der zentralen Gefäße. Das Zwerchfell tritt als Folge der verkleinerten Lungenvolumina höher, die Atemexkursionen nehmen ab. Mit beginnender Fibrosierung wird ein feinretikuläres Verschattungsmuster in den basalen Lungenpartien sichtbar. Zu diesem Zeitpunkt kann es noch vorkommen, daß die Patienten asymptomatisch sind, obwohl Lungenfunktionstests – besonders bei Belastung – bereits eine deutliche Einschränkung zeigen.

Genauso ist es möglich, daß ein Patient mit typischen klinischen Beschwerden und histologisch nachgewiesener Fibrosierung einen normalen Befund im Thoraxröntgenbild aufweist.

Mit fortschreitender Fibrosierung wird das retikuläre Verschattungsmuster gröber, es treten unregelmäßige Streifenschatten und fokale Überblähungen hinzu, bis das Endstadium der Wabenlunge erreicht ist (HANY u. BÜHLMANN 1973; FRASER u. PARÉ 1977). Wegen der Konturunschärfe von Herz und Gefäßen muß mit besonderer Aufmerksamkeit auf die Entwicklung einer pulmonalarteriellen Hypertonie und eines Cor pulmonale geachtet werden.

Lymphknotenvergrößerungen oder Pleuraergüsse gehören nicht zum Krankheitsbild der kryptogenen fibrosierenden Alveolitis. Sind sie vorhanden, muß die Diagnose überprüft oder aber nach einem Karzinom gefahndet werden. Wegen der bei den Reparationsvorgängen der Alveolitis stets auftretenden Epithelmetaplasien und -dysplasien ist das Karzinomrisiko bei Patienten mit fibrosierender Alveolitis erhöht (TURNER-WARWICK et al. 1980 b; KITAMURA u. TSUGU 1982). Pleuraergüsse können auch eine zusätzliche Herzinsuffizienz oder eine Pneumonie begleiten.

E. Die exogen-allergische Alveolitis

I. Pathologie und Klinik

Die Inhalation von Pilzsporen oder von Staub mit anderen organischen Bestandteilen kann bei Personen mit einer angeborenen oder erworbenen Idiosynkrasie gegen dieses spezielle Eiweiß eine allergische Reaktion vom Typ III auslösen (GELL u. COOMBS 1968). In den meisten Fällen erfolgt die Exposition beim beruflichen Umgang mit organischen Materialien, die im feuchten oder schimmeligen Zustand Nährboden für Pilze, Aktinomyzeten, Bakterien usw. sein können. Im Staub von Heu (Farmer-Lunge), Baumwolle (Byssinose), Zuckerrohrabfällen (Bagassose), Pilzkompost, Sägespänen, Baumrinde, Kork (Suberose), Käserinde, Malz, Paprika usw., aber auch in kontaminierten Klimaanlagen und Luftbefeuchtern finden sich in kaum vorstellbarer Zahl Mikroorganismen oder ihre Sporen, die in entsprechenden Mengen inhaliert werden können. Weitere Allergene sind eiweißhaltiger Staub aus Federn oder Kot von Tauben, Wellensittichen, Papageien oder Hühnern, Staub von Kaffee, Fischmehl, enzymhaltigen „biologisch aktiven" Waschmitteln oder Pitruitin-Schnupfpulver, das früher aus Schweine- oder Rinderhypophysen hergestellt und zur Behandlung des Diabetes insipidus verwandt wurde.

Bereits 1831 wurde eine Baumwoll-Spinner-Phthise beschrieben, bei der es sich nach heutiger Kenntnis nicht um eine tuberkulöse Schwindsucht oder eine Bronchitis, sondern um eine Byssinose handelte, d.h. die exogen-allergische Alveolitis nach Inhalation von Staub aus kurzen Baumwoll- oder Flachsfasern, die besiedelt sind mit Gram-negativen Bakterien, Pilzsporen und sporenbildenden Bodenbakterien (Kay 1831). Einige Staubarten lösen nicht nur einen immunologischen Prozeß sondern auch Fremdkörperreaktionen mit Granulombildung aus: Zum Beispiel Staubpartikel aus Baumwollfasern und Kompostbestandteilen oder die in manchen Pflanzen enthaltenen mineralischen Partikel. In der Bagasse (Abfall aus der Zuckerrohrverarbeitung) sind zum Beispiel 1–2% amorphe Silikate und 0,1–0,2% Quarzpartikel von 20–30 μm Größe enthalten (Hunter u. Perry 1946), vor allem jedoch pro Gramm über 240 Millionen Pilzsporen verschiedener Spezies.

Klinisch sind ein akuter und ein subakuter bis chronischer Verlauf zu unterscheiden, die beide in das Endstadium der Fibrose einmünden können.

Akute Krankheitssymptome sind besonders nach mehrtägiger Allergen-Karenz auffällig: Zum Beispiel Rückkehr an einen staubbelasteten Arbeitsplatz oder turnusmäßiges Ausmisten eines Taubenschlages. Mit einem reproduzierbaren Intervall von 4–8 h kommt es zu asthmaartiger Atemnot, trockenem Husten, spastischen oder bronchitischen Rasselgeräuschen, evtl. Schüttelfrost, Fieber und Dyspnoe.

Die Lungenfunktion zeigt neben einer nur leichten obstruktiven vor allem eine ausgeprägte restriktive Ventilationsstörung. Die Diffusionskapazität ist stark vermindert.

Histologisch steht ein ausgeprägtes interstitielles Ödem mit kräftiger lymphozytär-plasmozellulärer Infiltration im Vordergrund. Eine Bronchiolitis – teilweise als Bronchiolitis obliterans – ist in 25–100% nachzuweisen (Seal et al. 1968).

Bei *subakutem Verlauf* treten ab der dritten Woche nach Krankheitsbeginn nicht verkäsende, „histiozytäre" Granulome, ähnlich wie bei der Sarkoidose auf. Sie bilden sich in der Regel innerhalb von 12 Monaten zurück. Daneben treten Riesenzellen vom Langhans- und vor allem vom Fremdkörpertyp auf. In schweren Fällen findet sich ein intraalveoläres Exsudat (Fruhmann 1976). In diesem Stadium der Erkrankung ist eine anfangs kaum merkliche Belastungsdyspnoe das einzige klinische Symptom.

In der Lunge ist die Deposition von Immunkomplexen nachzuweisen. Zirkulierende Antikörper sind praktisch immer vorhanden, jedoch auch bei 50% der Exponierten ohne Krankheitssymptome. Neben der Reaktion von IgG- und IgM-Antikörpern werden auch zellulär vermittelte Immunreaktionen angenommen, die für die Granulombildung und die Wandinfiltration von Bronchiolen und Alveolen verantwortlich wären.

Im *chronischen Stadium* verschwinden die Granulome, und die Fibrose tritt in den Vordergrund. Die fibrotischen Umbauvorgänge sind in den kranialen Lungenpartien etwas stärker ausgeprägt. Je nach Krankheitsverlauf können Fibroseherde bevorzugt peribronchial auftreten, oder es handelt sich um diffus verteilte narbige Knoten mit umgebendem Traktionsemphysem. Schließlich kann die Fibrosierung auch nahezu ubiquitär eintreten, allenfalls mit kleinen Zysten oder Waben wie bei der kryptogenen fibrosierenden Alveolitis (Fruhmann 1976; Spencer 1977).

II. Diagnostik

Noch viel stärker als bei der Sarkoidose sind in der bronchoalveolären Lavage bei der exogen allergischen Alveolitis die Lymphozyten vermehrt (60 bis 70%), und zwar vorwiegend (90%) T-Zellen. Im Gegensatz zur Sarkoidose dominieren bei den T-Lymphozyten die Suppressorzellen (T8).

Der Eiweißgehalt in der Lavageflüssigkeit ist vermehrt, vor allem durch IgG und IgM (IgM ist bei Normalpersonen und bei Patienten mit Sarkoidose nicht vorhanden).

Allerdings scheint die bronchoalveoläre Lavage bei der exogen allergischen Alveolitis zur Bestimmung der Krankheitsaktivität und zur Therapiekontrolle schlechter geeignet zu sein als bei der Sarkoidose.

Im Röntgenbild ruft die akute Form der allergischen Alveolitis nach plötzlicher Inhalation großer Antigen-Mengen weiche, diffus über beide Lungen verteilte unscharfe feinfleckige Verdichtungen hervor, die durch die Überlagerung einer milchglasartigen Verschattung mit multiplen alveolären Einzelverdichtungen entstehen.

Im Gegensatz zum *eiweißarmen Transsudat* (z.B. bei einer Linksherzinsuffizienz), das sich zunächst in den lockeren Verschiebeschichten und Bindegewebsscheiden um die großen Hilusgefäße und Bronchien ansammelt („peribronchial cuffing"), dann die Interlobularsepten und Lymphgefäße dilatiert (Kerley-Linien) und erst nach maximaler Ausfüllung des interstitiellen Kompartimentes in das Lumen der Alveolen übertritt, hängt die Verteilung *eiweißreichen Exsudates* nicht so sehr von der Menge der ausgetretenen Flüssigkeit als vielmehr von der Schwere und dem Stadium des Membranschadens ab.

Regelmäßig sind die Alveolenwände so sehr verdickt, daß sie im Röntgenbild durch Summation die sogar noch stärker verbreiterten Interlobularsepten überdecken. Es resultiert eine schleierartige, milchglasähnliche Trübung, innerhalb derer keine Kerley-Linien abzugrenzen sind. Alveoläre Verschattungen entstehen, wenn nach den Kapillarendothelien auch die Pneumozyten geschädigt sind und sich das Alveolarlumen mit Exsudat, Zellen, Fibrin und Detritus füllt. Diese alveolären Verschattungen sind zunächst feinfleckig und unregelmäßig verteilt; sie zeigen anfangs keine Beziehung zu anatomischen Einheiten wie z.B. die azinären Verschattungen zu Beginn einer Bronchopneumonie (RAU et al. 1980, 1984).

In den basalen Partien können die feinstfleckigen alveolären Herde später auch zu größeren, „azinär" erscheinenden Verschattungen mit einem Durchmesser von mehreren Millimetern konfluieren. Mit abklingender klinischer Symptomatik bilden sich die alveolären oder „azinären" Verdichtungen vollständig zurück.

Die *subakute Form* ist durch ein sehr feines retikuläres oder retikulonoduläres Verschattungsmuster gekennzeichnet. Bei klinischer Exazerbation wird es (reversibel) von den unscharfen feinfleckigen bis azinären Verdichtungen der akuten Form überlagert.

Bei langdauernder Exposition und chronischer Aufnahme geringer Antigen-Mengen werden die kleinknotigen Verschattungen härter, und das retikuläre Muster mit Schrumpfungstendenz tritt in den Vordergrund. Grobe Streifenschatten, vorwiegend in basalen Arealen, mit Traktionsemphysem und eventuell herdförmigen Infiltraten durch komplizierende Bronchopneumonien zeigen den fortschreitenden fibrotischen Umbau an, bis das Vollbild der Wabenlunge erreicht ist.

Literatur

Adamson IYR (1984) Drug-induced pulmonary fibrosis. Environ Health Perspect 55:25–36

Adamson IYR, Bowden DH (1976) Pulmonary injury and repair. Organ culture studies of murine lung after oxygen. Arch Pathol Lab Med 100:640–643

Adamson IYR, Bowden DH, Wyatt JP (1970) A pathway to pulmonary fibrosis: an ultrastructural study of mouse and rat following radiation to the whole body and hemithorax. Am J Pathol 58:481–498

Adamson IYR, Bowden DH, Wyatt JP (1970) Oxygen poisoning in mice. Ultrastructural and surfactant studies during exposure and recovery. Arch Pathol 90:462–472

Amthor M (1979) Die Stellung der Liebowschen Desquamativpneumonie innerhalb der chronischen interstitiellen Pneumonien. Prax Pneumol (Suppl 1) 33:647–650

Bachofen M, Bachofen H (1979) Der Heilungsverlauf des schweren „adult respiratory distress syndrome". Schweiz Med Wochenschr 109:1982–1989

Bachofen M, Weibel ER (1974) Basic patterns of tissue repair in human lungs following unspecific injury. Chest 65:14–19

Basset F, Ferrans VJ, Soler P, Takemura T, Fukuda Y, Crystal RG (1986) Intraluminal fibrosis in interstitial lung disorders. Am J Pathol 122:443–461

Bennet DE, Million RR, Ackerman LV (1969) Bilateral radiation pneumonitis, a complication of the radiotherapy of bronchogenic carcinoma. (Report and analysis of seven cases with autopsy). Cancer 23:1001–1013

Benzer H, Baum M, Tölle W (1970) Bedeutung der Oberflächenspannung bei cystischen Lungenerkrankungen. Pneumologie 143:127–130

Bignon J, Khoury F, Even P, Andre J, Brouet G (1969) Morphometric study in chronic obstructive bronchopulmonary disease. Pathologic, clinical, and physiological correlations. Am Rev Respir Dis 99:669–695

Bignon J, Hem B, Molinier B (1975) Morphometric and angiographic studies in diffuse interstitial pulmonary fibrosis. In: Basset F, Georges R (eds) Alveolar interstitium of the lung. Pathological and physiological aspects. Karger, Basel, pp 141–160

Bils RF, Christie BR (1980) The experimental pathology of oxidant and air pollutant inhalation. Int Rev Exp Pathol 21:195–293

Bleyl U (1971) Pathomorphologie und Pathogenese des Atemsyndroms. Verh Dtsch Ges Pathol 55:39–79

Bleyl U (1979) Die Histophysiologie und Histopathologie der terminalen Lungenstrombahn bei akutem Lungenversagen. In: Ahnefeld FW, Bergmann H, Burri C, Dick W, Halmágyi M, Hossli G, Rügheimer E (Hrsg) Akutes Lungenversagen. Springer, Berlin Heidelberg New York (Klinische Anästhesiologie und Intensivmedizin, Bd 20)

Bleyl U, Buesing CM (1971) Perpetuation des Schocks durch die Schocklunge. Z Prakt Anästh Wiederbeleb 6:240–262

Bone RC, Wolfe J, Sobonya RE, Kerby GR, Stechschulte D, Ruth WE, Welch M (1976) Desquamative interstitial pneumonia following long-term nitrofurantoin therapy. Am J Med 60:697–701

Bowden DH, Adamson IYR (1984) The role of cell injury and the continuing inflammatory response in the generation of silicotic pulmonary fibrosis. J Pathol 144:149–161

Brunner A, Gartmann J, Ochs D (1970) Diffuse interstitielle Lungenerkrankungen verursacht durch Vogelproteine. Schweiz Med Wochenschr 100:1823

Burkhardt A, Gebbers J-O, Höltje W-J (1977) Die Bleomycin-Lunge. Systematische pathologisch-anatomische Untersuchungen an 15 Fällen. Dtsch Med Wochenschr 102:281–289

Burkhardt A, Gebbers J-O (1983) Pathogenetisch komplexe Lungenerkrankungen (mit Betonung der Alveolitis und Fibrose). In: Doerr W, Seifert G (Hrsg) Pathologie der Lunge. Springer, Berlin Heidelberg New York Tokyo (Spezielle pathologische Anatomie, Bd 16/II, S 809–986)

Büsing CM, Bleyl U (1974) Oxygen induced pulmonary hyaline membranes (PHM) and disseminated intravascular coagulation (DIC). Virchows Arch [Pathol Anat] 363:113–122

Campbell EJ, Harris B, Avioli LV (1981) Idiopathic pulmonary fibrosis. Arch Intern Med 141:771–774

Cantin A, Crystal RG (1985) Interstitial Pathology. An Overview of the Chronic Interstitial Lung Disorders. Int Arch Allergy Appl Immunol (Suppl 1) 76:83–91

Carrington CB (1968) Organizing interstitial pneumonia. Definition of the lesion and attempts to devise an experimental model. Yale J Biol Med 40:352–363

Carrington CB (1976) Conference summary. 18th Aspen conference. Chest (Suppl) 69:322–327

Carrington CB, Liebow AA (1966) Lymphocytic interstitial pneumonia. Am J Pathol 48:36a

Catane R, Schwade JG, Turrisi AT, Webber BL, Muggia FM (1979) Pulmonary toxicity after radiation and bleomycin: A review. Int J Radiat Oncol Biol Phys 5:1513–1518

Cegla UH (1977) Idiopathisch fibrosierende Alveolitis. Fortschr Med 95:2157–2161

Coalson JJ (1982) The Ultrastructure of human fibrosing alveolitis. Virchows Arch (Pathol Anat) 395:181–199

Colba TV, Churg AC (1986) Patterns of pulmonary fibrosis. Pathol Annu 21:Pt 2, 277–309

Collins FF, Sieker HO (1978) Fibrosing alveolitis. DM 24:1–35

Costabel U, Matthys H (1985) Die klinische Bedeutung der bronchoalveolären Lavage. Dtsch Ärztebl 82:3693–3700

Costabel U, Bross KJ, Marxen J, Matthys H (1984) T-lymphocytosis in bronchoalveolar lavage fluid of hypersensitivity pneumonitis. Chest 85:514–518

Cottier H (1980) Pathogenese. Springer, Heidelberg New York

Crystal RG, Fulmer JD, Roberts WC, Moss ML, Line BR, Reynolds HY (1976) Idiopathic pulmonary fibrosis. Clinical, histologic, radiographic, physiologic, scintigraphic, cytologic and biochemical aspects. Ann Intern Med 85:769–788

Crystal RG, Gadek JE, Ferrans VJ, Fulmer JD, Line BR, Hunninghake GW (1981) Interstitial lung disease: Current concepts of pathogenesis, staging and therapie. Am J Med 70:542–568

Dalquen P, Elke M, Füllemann HG, Matthys H (1978) Lungenfibrose. Praxis 67:1696–1708

Daniele RP, Elias JA, Epstein PE, Rossman MD (1985) Bronchoalveolar lavage: Role in the pathogenesis, diagnosis, and management of interstitial lung disease. Ann Intern Med 102:93–108

Davis GS, Brody AR, Landis JN, Graham WGB, Craighead JE, Green GM (1976) Quantitation of inflammatory activity in interstitial pneumonitis by bronchofiberscopic pulmonary lavage. Chest 69:265

Dearden LC, Fairshter RD, Mc Rae DM, Smith WR, Glauser FL, Wilson AF (1978) Pulmonary ultrastrucure of the late aspects of human paraquat poisoning. Am J Pathol 93:667–680

Desjardins AU (1926) The reaction of the pleura and lungs to roentgen rays. Am J Roentgenol 16:444–453

Eger W, Gregl A (1965) Die Strahlenpneumonitis. Hippokrates. Stuttgart

Eisenberg H, Simmons DH, Barnett EV (1979) Diffuse pulmonary interstitial desease; an immuno-histologic study. Chest (Suppl 2) 75:262–264

Engelstad RB (1934) Über die Wirkung der Röntgenstrahlen auf die Lungen. Acta Radiol (Suppl) 19:1–94

Engelstad RB (1940) Pulmonary lesions after roentgen and radium irradiation. Am J Roentgenol 43:676–681

Epler GR, Mc Loud TC, Gaensler EA, Mikus JP, Carrington CB (1978) Normal chest roentgenograms in chronic diffuse infiltrative lung disease. N Engl J Med 298:934–939

Felson B (1979) A new look at pattern recognition of diffuse pulmonary disease: Am J Roentgenology 133:183–189

Fischer G, Wöltjen H-H, Schauer A (1981) Lungenschäden durch Zytostatika und Paraquat. Röntgenblatter 34:331–337

Fishman AP (1978) UIP, DIP, and all that (editorial). N Engl J Med 298:843–845

Fraser RG, Paré JAP (1977) Diagnosis of diseases of the chest. Saunders, Philadelphia London Toronto

Freyschmidt J (1982) Radiologie allergischer Lungenerkrankungen. Internist 23:514–528

Fruhman G (1976) Pneumokoniosen durch Inhalation organischer Stäube. In: Ulmer WT, Reichel G (Hrsg) Pneumokoniosen. Springer, Berlin Heidelberg New York (Handbuch der inneren Medizin, Bd IV/1, S 543–598)

Fulmer JD, Roberts WC (1980) Small airways and interstitial pulmonary disease. Chest 77:470–472

Fulmer JD, Roberts WC, Gal Er von, Crystal RG (1979) Morphologic-physiologic correlates of the severity of fibrosis and degree of cellularity in idiopathic pulmonary fibrosis. J Clin Invest 63:665–676

Gaensler EA (1980) Open and closed lung biopsy. In: Sackner MA (ed) Diagnostic techniques in pulmonary disease, Part II. Marcel Dekker, New York, pp 579–622

Gaensler EA, Carrington CB (1980) Open lung biopsy for chronic diffuse infiltrative lung disease: clinical, roentgenographic, and physiologic correlations in 502 patients. Ann Thorac Surg 30:411–426

Gebbers J-O, Seifert G, Riesner K (1977) Die fibrosierende Alveolitis. Ein Beitrag zur Ultrastruktur und Pathogenese interstitieller Lungenerkrankungen. Röntgenblätter 30:539–550

Gell PHG, Coombs RRA (1968) Clinical aspects of immunology. Blackwell, Oxford Edinburgh

Giese W (1959) Einteilung und Abgrenzung der Emphyseme. Verl dtsch Ges Path 43:269–271

Gillett DG, Ford GT (1978) Drug-induces lung disease. In: Thurlbeck WM, Abell MR (eds) The lung. Williams and Wilkins, Baltimore

Gould DM, Dalrymple GV (1959) A radiological analysis of disseminated lung disease. Am J Med Sci 238:621–637

Gross NJ (1980) Experimental radiation pneumonitis. IV. Leakage of circulatory proteins onto the alveolar surface. J Lab Clin Med 95:19–31

Gross P (1960) Chronic interstitial pneumonitis: a histogenetic study. AMA Arch Pathol 69:706–715

Haas W, Münzenmaier R, Loewe KR (1973) Beitrag zur Frage der Nitrofurantoin-induzierten chronischen Lungenfibrose. Dtsch Med Wochenschr 98:1867–1871

Hamman L, Rich AR (1935) Fulminating diffuse interstitial fibrosis of the lungs. Trans Am Clin Climatol Assoc 51:154–163

Hamman L, Rich AR (1944) Acute diffuse interstitial fibrosis of the lungs. Bull Hopkins Hosp 74:177–212

Hammar SP, Winterbauer RH, Bockus D, Remington F, Friedman S (1985) Idiopathic Fibrosing Alveolitis: A review with emphasis on ultrastructural and immuno-histochemical features. Ultrastruct Pathol 9:345–372

Hany A, Bühlmann AA (1973) Erkrankungen des Lungengerüstes. In: Schinz HR, Baensch WE, Frommhold W, Glauner R, Mehlinger E, Wellauer J (Hrsg) Lehrbuch der Röntgendiagnostik, Bd IV/2 Pleura, Mediastinum und Lunge. Thieme, Stuttgart

Hartung W, Morgenroth K (1983) Lungenbeteiligung bei Systemkrankheiten. In: Doerr W, Seifert G (Hrsg) Pathologie der Lunge. Springer, Berlin Heidelberg New York Tokyo. (Spezielle pathologische Anatomie Bd 16/II, S 1053–1080)

Heath D, Gillund TD, Kay JM, Hawkins CF (1968) Pulmonary vascular disease in honeycomb lung. J Pathol Bacteriol 95:423–430

Hecht V (1910) Die Riesenzellenpneumonie im Kindesalter. Eine histologisch-experimentelle Studie. Beitr Pathol Anat 48:263–309

Heppleston AG 61956) The pathology of honeycomb lung. Thorax 11:77–93

Hines LE (1922) Fibrosis of the lung following roentgen-ray treatments for tumor. JAMA 79:720–722

Hinson KFW (1970) Diffuse pulmonary fibrosis. Hum Pathol 1:275–288

Hunninghake GW, Gadek JE, Kawanami O, Ferrans VJ, Crystal RG (1979) Inflammatory and immune processes in the human lung in health and disease: evaluation by bronchoalveolar lavage. Am J Pathol 97:149–206

Hunter, Perry (1946) zit. nach Spencer (1977)

Jackson LK (1982) Idiopathic pulmonary fibrosis. Clin Chest Med 3:579–592

Jennings FL, Turner RA (1964) Radiosensitivity of epithelium and endothelium in the lungs. Radiat Res 22:201

Kappus H, Sies H (1981) Toxic drug effects associated with oxygen metabolism: redox cycling and lipid peroxidation. Experimentia 37:1233–1241

Kay (1831) zitiert nach Spencer H (1977)

Keogh BA, Crystal RG (1982) Editorial. Alveolitis:

the key to interstitial lung disorders. Thorax 37:1–10

Kerr IH (1984) Interstitial lung disease: The role of the radiologist. Clin Radiol 35:1–7

Kitamura H, Tsugu S (1982) Combined epidermoid and adenocarcinoma in diffuse interstitial pulmonary fibrosis. Hum Pathol 13:580–583

Klein DS, Wilds PR (1983) Pulmonary toxicity of antineoplastic agents: Anaesthetic and postoperative implications. Can Anaesth Soc J 30:399–405

Knipping HW, Venrath H (1963) Die Pneumonose Brauers. Internist (Berlin) 4:281–286

Könn G, Schejbal V, Oellig W-P (1983) Pneumokoniosen. In: Doerr W, Seifert G (Hrsg) Pathologie der Lunge. Springer, Berlin Heidelberg New York Tokyo (Spezielle pathologische Anatomie Bd 16/II, S 647–807)

Kreel L (1982) Computed tomography of interstitial pulmonary disease. CT 6:181–199

Kuhn Ch (1980) The lung. In: Johannessen JV (ed) Electron microscopy in human medicine, vol 4. McGraw-Hill, New York

Lamotte M, Segrestaa J-M, Caulin C, Fabiani J-M (1968) Pneumopathies par vapeurs nitreuses. A propos d'une cas récemment observé. Sem Hôp Paris 44:103–108

Lasch H-G (1978) Klinik und Pathophysiologie des Schocks. Verh Dtsch Ges Pathol 62:2–10

Lauweryns JM, Baert JH (1977) Alveolar clearance and the role of the pulmonary lymphatics. Am Rev Respir Dis 115:625–683

Lee CT, Fein AM, Lippmann M, Holtzman H, Kimbel P, Weinbaum G (1981) Elastolytic activity in pulmonary lavage fluid from patients with adult respiratory-distress syndrome. N Engl J Med 304:192–196

Liebow AA (1968) New concepts and entities in pulmonary disease. In: Liebow AA, Smith DE (eds) The lung. Williams & Wilkins, Baltimore, Chapt 24, pp 332–365

Liebow AA, Carrington CB (1967) Alveolar diseases: the interstitial pneumonias. In: Simon M, Potchen EJ, Le May M (eds) Frontiers of pulmonary radiology. Grune & Stratton, New York, pp 102–141

Liebow AA, Steer A, Billingsley JG (1965) Desquamative interstitial pneumonia. Am J Med 39:369–404

Lillington GA (1981) Ban the boomerang. Chest 80:122

Lillington GA, Siefkin AM (1982) Fibrosing alveolitis. Causes, characteristics, and consequences. Postgrad Med 71:128–137

Line BR, Fulmer Jd, Reynolds HY (1978) Gallium 67 citrate scanning in the staging of idiopathic pulmonary fibrosis: correlation with physiologic and morphologic features and bronchoalveolar lavage. Am Rev Respir Dis 118:355–365

Matthys H (1982) Pneumologie. Springer, Berlin Heidelberg New York

Mc Loud T, Gaensler EA, Carrington CB (1984) Chronic diffuse infiltrative lung disease. Newer approaches. Clin Chest Med 5:329–344

Medici TC (1979) Medikamentös bedingte Pneumopathien. Fortschr Med 97:1611–1616

Meessen H (1949) Über Lungencirrhose. Beitr Path Anat 110:1–14

Mittermayer C, Riede UN, Bleyl U, Herzog H, Wichert P v, Riesner K (1978) Schocklunge. Verh Dtsch Ges Pathol 62:11–65

Mönkäre S, Ikonen M, Haahtela T (1985) Radiologic findings in farmer's lung: prognosis and correlation to lung function. Chest 87:460–466

Müller NL, Miller RR, Webb WR, Evans KG, Ostrow DN (1986) Fibrosing alveolitis: CT-pathologic correlation. Radiology 160:585–588

Müller U, Abbühl K, Bisig J, Baumgartner H, Mühlberger F, Scherrer M, Hoigné R (1970) Überempfindlichkeitsreaktionen der Lunge auf Nitrofurantoin. Schweiz Med Wochenschr 100:2206–2212

Mustafa MG, Tierney DF (1978) Biochemical and metabolic changes in the lung with oxygen, ozone, and nitrogen dioxide toxicity. Am Rev Respir Dis 118:1061–1090

Niden AH, Mishkin FS, Khurana ML (1976) [67]Gallium citrate lung scans in interstitial lung disease. Chest 69:266–268

Niewochner DE, Hoidal JR (1982) Lung fibrosis and emphysema: divergent responses to a common injury? Science 217:359–360

Otto H (1975) Zur Morphologie des Endbildes und der behandlungsbedürftigen Frühphasen interstitieller Lungenfibrosen. In: Hamm J (Hrsg) Interstitielle Lungenerkrankungen-Lungenfibrosen. Thieme, Stuttgart

Parkinson C (1980) The changing pattern of paraquat poisoning in man. Histopathology 4:171–183

Parvinen LM, Kilkku P, Mäkinen E, Liukko P, Grönroos M (1983) Factors affecting the pulmonary toxicity of bleomycin. Acta Radiol (Oncol) 22:417–421

Penney DP, Rubin P (1977) Specific early fine structural changes in the lung following irradiation. Int J Radiat Oncol Biol Phys 2:1123–1132

Pietra GG (1978) The basis of pulmonary edema, with emphasis on ultrastructure. In: The lung: IAP Monograph No 19. Williams & Wilkins, Baltimore, pp 215–233

Pinkerton H, Smiley WL, Anderson WAD (1945) Giant cell pneumonia with inclusions. A lesion common to Hecht's disease, distemper, and measles. Am J Pathol 21:1–15

Pinsker KL, Schneyer B, Becker N, Kamholz SL (1981) Usual interstitial pneumonia following Texas A 2 influenza infection. Chest 80:123–126

Rau WS (1980) Röntgenuntersuchung der normalen und pathologischen Feinstruktur exstirpierter Lungen. Habilitationsschrift, Albert-Ludwigs-Universität Freiburg i.Br.

Rau WS, Mittermayer C (1980) Die röntgenologische Feinstruktur der Lunge. I Volumenkontrollierte Fixierung isolierter Lungen mit Formalindampf. Fortschr Röntgenstr 133:233–239

Rau WS, Wybitul K, Tassinari A (1980) Die röntgenologische Feinstruktur der Lunge. III Lobulus und Acinus. Fortschr Röntgenstr 133:571–577

Rau WS, Renz G, Tassinari-Renz A, Friedburg H, Riede UN, Wenz W (1984) Pulmonary edema and shock lung: Roentgengraphic observations on pathologic fine structure of the lung. In: Baert AL, Boijsen E, Fuchs WA, Heuck FHW (eds) Frontiers in european radiology 3. Springer, Berlin Heidelberg New York Tokyo

Ray JF III, Lawton BR, Myers WO (1976) Open lung biopsy. Nineteen-year experience with 416 consecutive operations. Chest 69:43–47

Reinbold WD, Rau WS, Hellerich U (1984) Röntgenologische Strukturveränderungen der Lunge nach Paraquat-Intoxikation. Prax Klin Pneumol 38:549–553

Reiser KM, Last JA (1986) Early cellular events in pulmonary fibrosis. Exp Lung Res 10:331–355

Reynolds HY (1979) Immunologic concepts relating to the pathogenesis of diffuse interstitial lung diseases (emphasizing granulomatous forms and idiopathic pulmonary fibrosis). Trans Am Clin Climatol Assoc 91:16–31

Reynolds HY, Newball HH (1974) Analysis of proteins and respiratory cells obtained from human lungs by bronchial lavage. J Lab Clin Med 84:559

Riede UN, Mittermayer C, Horn R, Friedburg H, Sandritter W (1980) Funktionelle Pathologie der menschlichen Schocklunge. Eine histologische, ultrastrukturelle und morphometrische Studie. Med Welt 31:491–501

Robertson JH (1970) Pneumonia and methotrexate. Br Med J 2:156

Rosan RC (1977) Alveolitis – a functional tip for the morphologic crutch. Chest 72:134–135

Rubin R (1982) Fibrosierende Alveolitiden (interstitielle Pneumonien). Prax Pneumol 36:167–182

Rubin R (1985) Bronchoalveoläre Lavage. Z Erkr Atmungsorgane 164:4–18

Rumansik WM, Firooznia H, Davis MS, Leitman BS, Golimbu C, Rafii M, Mc Cauley DI (1984) Fibrobullous disease of the upper lobes: an extraskeletal manifestation of ankylosing spondylitis. J Comput Tomogr 8:225–229

Ryan SF, Liau DF, Bell All, Hashin SA, Barrett CR (1981) Correlation of lung compliance and quantities of surfactant phospholipids after acute injury from N-nitroso-N-methylurethane in the dog. Am Rev Respir Dis 123:200–204

Sandritter W, Mittermayer C, Riede UN, Freudenberg N, Grimm H (1978) Shock lung syndrome (a general review). Pathol Res Pract 162:7–23

Scadding JG (1964) Fibrosing alveolitis. Br Med J 2:941

Scadding JG (1970) The late stages of pulmonary sarcoidosis. Postgrad Med J 46:530–536

Scadding JG (1974) Diffuse pulmonary alveolar fibrosis. Thorax 29:271–281

Scadding JG (1978) Talking clearly about diseases of the pulmonary acini. Br J Dis Chest 72:1

Scadding JG, Hinson KFW (1967) Diffuse fibrosing alveolitis (diffuse interstitial fibrosis of the lungs): correlation of histology at biopsy with prognosis. Thorax 22:291–304

Schermuly W, Behrend H (1978) Sarkoidose. In: Diethelm L, Heuck F, Olsson O, Strnad F, Vieten H, Zuppinger A (eds) Handbuch der Medizinischen Radiologie Band IX Teil 5a. Springer, Berlin Heidelberg New York, pp 249–422

Seal RME, Hapke EJ, Thomas GO, Meek JC, Hayes M (1968) The pathology of the acute and chronic stages of farmer's lung. Thorax 23:469

Seifert G (1967) Einteilung und Pathologie der Lungenfibrosen. Kongreßbericht 10. wiss Tgg d Nordd Ges f Tbk und Lungenkrankheiten, S 19–35

Sibbald WJ, Anderson RR, Holliday RL (1979) Pathogenesis of pulmonary edema associated with the resoiratory distress syndrome. Can Med Assoc J 120:445–450

Snider GL (1983) Editorial. Interstitial pulmonary fibrosis – which cell is the culprit? Am Rev Respir Dis 127:535–539

Spann RW, Rosenow EC, De Remee RA, Miller WE (1971) Unilateral or paratracheal adenopathy in sarcoidosis. A study of 38 cases. Thorax 26:296–299

Spencer H (1968) Chronic interstitial pneumonia. In: Liebow AA, Smith DE (eds) The lung, chap 10. Williams & Wilkins, Baltimore, pp 134–150

Spencer H (1977) Pathology of the lung. Pergamon Press, Oxford New York Toronto Sydney Paris Frankfurt

Stender HS, Wettengel R, Fabel H (1971) Röntgenbefunde allergischer pulmonaler Reaktionen bei Vogelhaltern. ROFO 114:589

Strimlan CV, Rosenow EC, Weiland LH, Brown LR (1978) Lymphocytic interstitial pneumonitis. Review of 13 cases. Ann Intern Med 88:616–621

Sutinen S, Rainio P, Sutinen S, Huhti E, Pokela R (1980) Ultrastructure of terminal respiratory epithelium and prognosis in chronic interstitial pneumonia. Eur J Respir Dis 61:325–336

Thomas P (1978) Fibrosing alveolitis. Can Med Assoc J 119:1211–1216

Tubbs RR, Benjamin SP, Reich NE, McCormack LJ, Vanordstrand HS (1977) Desquamative interstitial pneumonitis – cellular phase of fibrosing alveolitis. Chest 72:154–158

Turino GM, Rodriguez JR, Greenbaum LM, Mandl I (1974) Mechanisms of pulmonary injury. Am J Med 57:493–505

Turner-Warwick M (1968) Fibrosing alveolitis and chronic liver desease. Q J Med 37:133–149

Turner-Warwick M (1974) A perspective view on widespread pulmonary fibrosis. Br Med J 2:371–376

Turner-Warwick M (1986) Staging and therapy of cryptogenic fibrosing alveolitis. Chest (Suppl 3) 89:148–150

Turner-Warwick M, Burrows B, Johnson A (1980a) Cryptogenic fibrosing alveolitis: clinical features and their influence on survival. Thorax 35:171–180

Turner-Warwick M, Lebowitz M, Burrows B, Johnson A (1980b) Cryptogenic fibrosing alveolitis and lung cancer. Thorax 35:496–499

Uehlinger E (1976) Die interstitielle Lungenfibrose. Therapiewoche 26:3614–3622

Vetter N (1985) Idiopathische fibrosierende Alveolitis: Korrelation klinischer, röntgenologischer, hämatologischer, serologischer und funktioneller Befunde mit der Zellverteilung in der bronchoalveolären Lavage. Wien Klin Wochenschr 97:897–900

Watters LC, King TE, Schwarz MI et al. (1986) A clinical, radiographic, and physiologic scoring system for the longitudinal assessment of patients with idiopathic pulmonary fibrosis. Am Rev Respir Dis 133:97–103

Weibel ER (1981) Topology and barrier function of membranes in the lung. Pediatr Res 15:1167–1172

Weiss RB, Muggia FM (1980) Cytotoxic drug-induced pulmonary disease: update 1980. Am J Med 68:259–266

Wichert P von (1972) Allergische und fibrosierende Alveolitiden und Lungenfibrosen. Ursachen und Einteilung. Dtsch Med Wochenschr 97:341–344

Wichert P von (1977) Klinik der sogenannten interstitiellen Lungenerkrankungen. Roentgenblatter 30:551–557

Wichert P von (1978) Alveolarwandphysiologie und Surfactant. Verh Dtsch Ges Pathol 62:29–34

Wichert P von, Hain E (1974) Alveolitiden und Lungenfibrosen – Versuch einer Synopsis. Internist 15:370–378

Wichert P von, Morr H, Sill V (1973) Moderne Vorstellungen über die Ätiologie und Pathogenese von Lungenfibrosen. Münch Med Wochenschr 115:1784–1788

Wright PH, Heard BE, Steel SJ, Turner-Warwick M (1981) Cryptogenic fibrosing alveolitis = Assessment by graded trephine lung biopsy histology compared with clinical, radiographic, and physiological features. Br J Dis Chest 75:61–70

Wright PH, Buxton-Thomas M, Kreel L, Steel SJ (1984) Cryptogenic fibrosing alveolitis: pattern of disease in the lung. Thorax 39:857–861

Wurm K (1960) Die Bedeutung der Stadieneinteilung der Sarkoidose. Dtsch Med Wochenschr 85:1541–1548

Yockey CC, Eden BM, Byrd RB (1980) The McConnell missile accident. Clinical spectrum of nitrogen dioxide exposure. JAMA 244:1221–1223

2. Die pleuralen Röntgenzeichen der Pneumokoniosen

Von

H. BOHLIG und H. OTTO

Mit 37 Abbildungen

A. Die Pleura als Reaktionsorgan

Wenn von Pleuraveränderungen bei Staubinhalationsschäden resp. Staublungen die Rede ist, so sind hier unter „Pleura" die als Gleitfronten ausgebildeten Blätter der pl. pulmonalis et costalis mit allen dazugehörenden Schichten zu verstehen: sie werden durch die adäquaten Lagen der pl. diaphragmatica et mediastinalis ergänzt. Jede Pleurafront hat einen mehrschichtigen, individuellen Aufbau. Unter einer flachen Deckzellschicht liegt eine lockere mesenchymale Struktur mit äußerer und innerer Grenzlamelle, deren pulmonale Schichtdicke z.B. durch Staubspeicherung beträchtliche Verdickung aufweisen kann (Abb. 1). Darüberhinaus können Störungen des Wasserhaushaltes, interstitielles Ödem, Tumorbefall oder Fibrosen Pleuraverbreiterungen bewirken, die sich in die Lobulus- und Segmentgrenzen fortsetzen, deren Klaffen wiederum ihre Röntgendarstellung als sog. Kerley-B-Linien im seitlichen Unterfeld der Lungen ermöglicht (s. Abschnitt B.II.4.). Die pl. costalis dagegen kann in erster Linie bei Adipositas die Distanz ihrer mesenchymalen Oberfläche zur inneren Rippenfassade erheblich variieren (GIESE 1960; MÜLLER 1983; OTTO 1963).

Bei der Atmung gleiten die sich gegenüber liegenden Pleurafronten auf mesothelialen Deckzellen, welche bei einem Durchmesser von 20–30 μm sich auch im eigenen Strukturverband den Verformungen ihrer Unterlage bei der Atembewegung anpassen: Das Ausmaß ist unterschiedlich und hängt unter anderem von der thorakalen Motilität ab. Einige Kubikzentimeter seromuzinöser Flüssigkeit, von den Deckzellen sezerniert, sorgen als Gleitmittel für einen minimalen Reibungswiderstand; sie sind röntgendiagnostisch nicht zu erfassen. Beide Pleurablätter, bevorzugt jedoch die pl. pulmonalis!, verfügen über ein engmaschiges Netz von Lymphbahnen, das die Lobulusgrenzen z.B. bei pigmentierender Staubspeicherung markiert (Abb. 1 b, 37).

Idiopathische Erkrankungen der Pleura sind abgesehen von primären Tumoren kaum bekannt. Die meisten Veränderungen sind sekundäre, d.h. pleurale Beteiligungen bei anderen Grundkrankheiten, vor allem bei primär pulmonalen Prozessen oder als Begleitreaktionen rheumatoider Erkrankungen. Lymphangisch sich ausbreitende Geschehen lassen die pl. pulmonalis frühzeitiger reagieren als viele infektiöse, selbst pleuranahe Parenchymerkrankungen wie z.B. bronchopulmonale Infekte oder sekundärinfizierte Lungeninfarkte.

Eigentümlicherweise gehören dazu *nicht* die interstitiellen, entzündlichen Lungenparenchymerkrankungen vom Typ der Alveolitis. Hier bleibt, obgleich es sich morphologisch um lymphangisch-entzündliche Prozesse handelt, die pl. pulmonalis meist unbeteiligt. Sogar in der Spätphase progredienter Fibrosen kommt es lediglich zu einer diskreten Fibrosierung der Lymphwege. Die Pleuraoberfläche erhält makroskopisch die Oberflächenstruktur einer

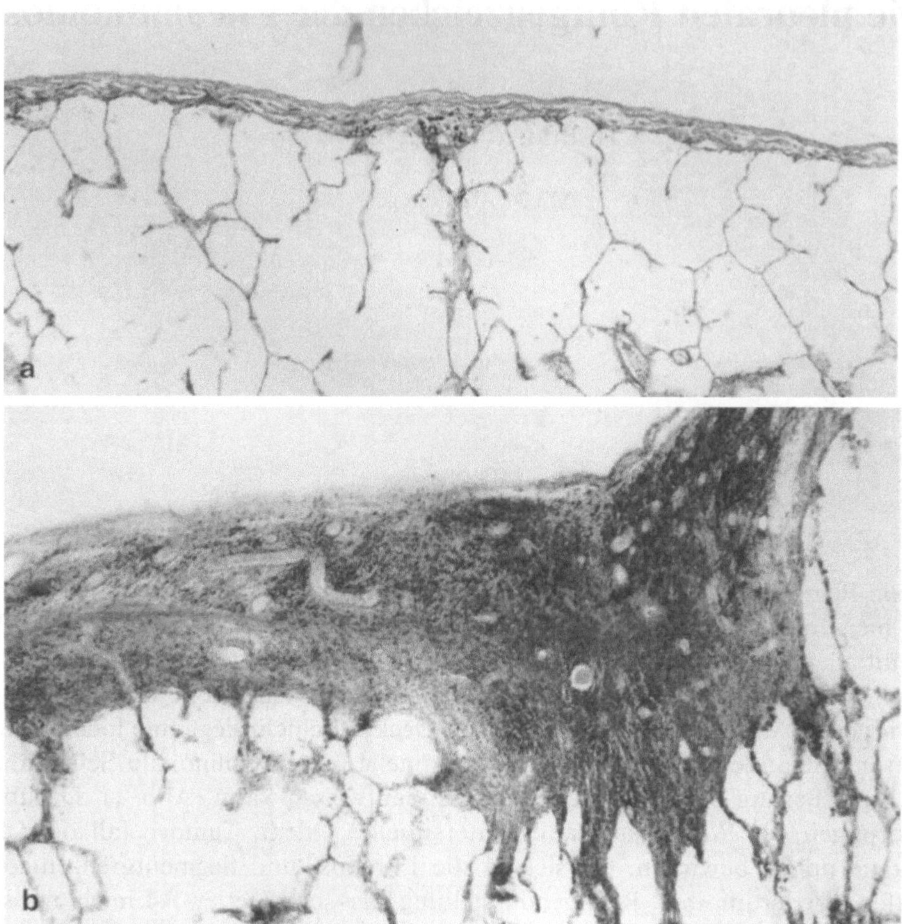

Abb. 1a, b. Normale pl. pulmonalis mit einzelnen Staubspeicherzellen: Das pleurale Interstitium ist nicht verbreitert (**a**). Staubspeicherung und Vaskularisierung führen zu erheblicher Pleuraverbreiterung (**b** Gleiche Vergrößerung wie **a**!)

kleinknotigen Leberzirrhose; manche Beschreiber sprechen von einem „Hammerschlag"-ähnlichen Aspekt. Diese röntgenologisch nur selten erfaßbare Pleurabeteiligung produziert ohne Komplikationen fast niemals Ergüsse und/oder Obliteration (Otto 1970; s. Abschnitt B.II.4. u. Abb. 37).

Eine der Hauptursachen obliterierender, umschriebener oder diffuser Pleuraschwarten ist fraglos die Lungentuberkulose. Ihr Morbiditätsrückgang hat wahrscheinlich auch für die Abnahme von Prävalenz und Inzidenz der früher häufigen Pleuraverwachsungen über Spitzen und Oberfeldern beider Lungen gesorgt (Blaha 1976; Lock 1981). Solitäre Verwachsungsstränge können dabei im Gegensatz zu flächenhafter Obliteration eindrucksvoll das Ausmaß der Verschiebungsmöglichkeit der beiden Pleurablätter dokumentieren (Abb. 2).

Die pl. pulmonalis ist notwendigerweise an Staublungenerkrankungen mitbeteiligt, weil der Staub auch die pleuralen Lymphbahnen passieren muß. Die meisten beruflichen Staubexpositionen zeigen darum makroskopisch eine mehr oder minder intensive, dunkle Pigmentierung der pulmonalen Pleuraoberfläche; Interlobärspalte und die pulmonale pl. diaphragmatica sind dabei am wenigsten beteiligt. Bei Anwesenheit quarzhaltiger Stäube können sogar silikotische Einzelknötchen auf der pulmonalen Pleura entstehen. Umfangreiche pleurale Staubspeicherung bewirkt allein bereits durch die Makrophagenproliferation eine erhebliche Schichtverbreiterung der pulmonalen Pleura, die bei wenigen mm Schichtdicke ihre röntgen-

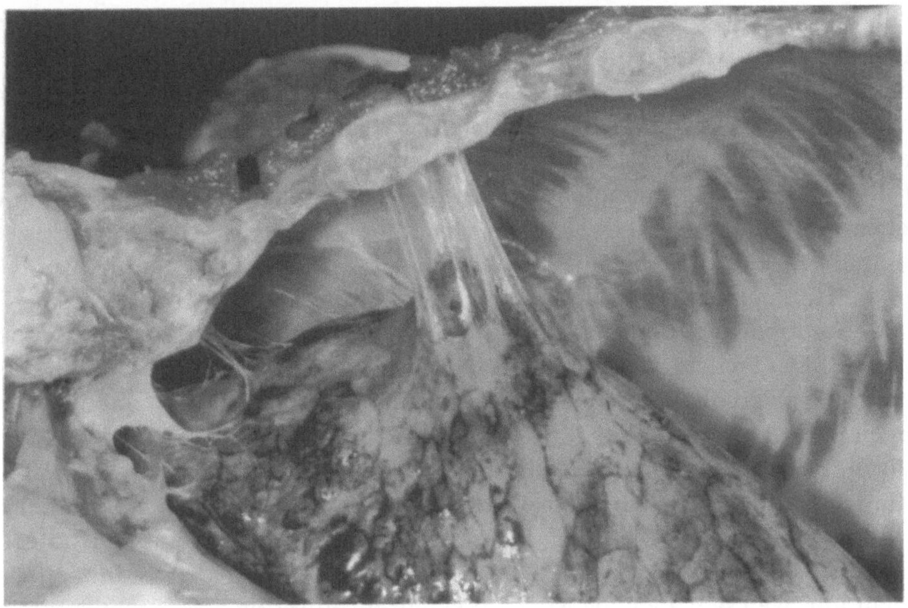

Abb. 2. Solitäre Pleuraverwachsungen zeigen die Distanz der pleuralen Verschiebestrecke

diagnostische Erfassung gestattet. Konkrete morphologische Erfahrungen hierzu liegen in erster Linie aus dem Formenkreis der häufigeren Staublungenerkrankungen aus Bergbau, Porzellan- und Asbestindustrie vor (MÜLLER 1983; OTTO u. BREINING 1961; OTTO u. BOHLIG 1985). Die Kenntnis pleuraler Beteiligungen bei den selteneren Staublungenerkrankungen, insbesondere den Lungenfibrosen ohne erkennbare Staubablagerungen (Aluminium, Beryllium, Hartmetall; s. Abschnitt B.II.4.) ist dagegen verständlicherweise überlagert von kritischen Einwänden, zumal geringe Fallzahlen und häufiges Fehlen autoptischer Bestätigung eine ausreichende Dignität der Aussagen vermissen lassen.

B. Pleurale Antworten auf berufliche Staubbelastung

I. Anteil der Pleura am Selbstreinigungsvermögen der Lunge

Gegenüber inhaliertem Staub hat die Lunge ein beachtliches Selbstreinigungsvermögen. Die Effektivität dieses Systems liegt in der Größenordnung von mehr als 99%! Bei beruflicher Staubexposition, z.B. im Ruhrkohlen-Bergbau, werden im Laufe eines Berufslebens ca. 8–10 kg Staub inhaliert (EINBRODT u. HIRSCH 1967; WORTH 1969). Der größte Teil davon wird fraglos von der haftfreudigen Schleimauskleidung der Luftwege mittels Ziliarmotorik zum Kehlkopf transportiert und abgehustet. Alle zwei Stunden wird beim Gesunden die innere Oberfläche der Atemwege erneuert, ohne daß dies subjektiv bewußt wird. In der Lunge von Staublungenkranken sind aber in tabula maximal noch 100 g Staub nachgewiesen worden (OTTO 1963). Konkurrierende Risiken zur beruflichen Staubexposition müssen beachtet werden: so enthält z.B. 1 cm³ Zigarettenrauch etwa 1000mal mehr Partikel als ein Äquivalent der Atemluft eines staubgefährdeten Arbeitsplatzes, und diese Rauchpartikel werden keineswegs als „inert" eliminiert, sondern verursachen protrahierte chemische Irritationen der Mukoziliarfunktion!

Lediglich ein Teil des inhalierten Staubes überwindet die Barriere der Selbstreinigung und erreicht die lebenswichtigen Strukturen des gasaustauschenden Systems; aber auch von hier werden die Stäube weiter eliminiert (Abb. 3). Dieser „endogene" Reinigungsmechanismus benutzt als Transport*mittel* die Makrophagen und als Transport*weg* die pulmonalen Lymphbahnen. Wären die letzteren nicht längst bekannt, könnte schwerlich eine instruktivere Methode ihrer Darstellung ersonnen werden als die pigmentierende Imprägnation mittels Staubteilchen.

Der lymphogene Abtransport aus dem alveolären Parenchym erfolgt in zwei Richtungen: *hilipetal* in die Hiluslymphknoten und *hilifugal* in die subpleuralen Lymphräume; Transportfähigkeit der Staubpartikel und offene Lymphbahnen sind allerdings Voraussetzung hierfür (MÜLLER 1983). Der weitere Weg über den Ductus thoracicus mit Übergang in die Blutbahn oder auch direkte alveolokapilläre Passage sind eindeutig erwiesen, z.B. durch diskrete Staubablagerungen in Makrophagen der Milz und des Knochenmarkes bei schweren Staublungenerkrankungen, bleiben aber für die Effektivität der Lungenreinigung ohne Belang.

Der Staubanteil, der zur Pleura gelangt und dort verbleibt, ist limitiert. Von allen endogenen Faktoren ist die Transportkapazität entscheidend: massive Staubangebote können zu akuter Verstopfung der Lymphbahnen und so zu intrapulmonalen Staubdepots führen – und das nicht nur, weil sich auch die Makrophagenreproduktion erschöpfen kann. Die exogenen, staubseitigen Faktoren kommen in den folgenden Abschnitten zur Sprache.

Selbst bei offenen Transportwegen erfahren die Lungenstäube durch den Makrophagentransport eine Teilchenselektion, wie separate Untersuchungen der Teilchengrößen von Lungenstäuben aus alveolären Depots im Vergleich mit hilären und subpleuralen Staubteilchen gezeigt haben (OTTO 1963).

Die Kapazität der Pleura als „Enddeponie" für Staub ist aber nicht überall gleich: Weitaus der meiste Staub findet sich üblicherweise in der kostalen Fassade der pl. pulmonalis; gerin-

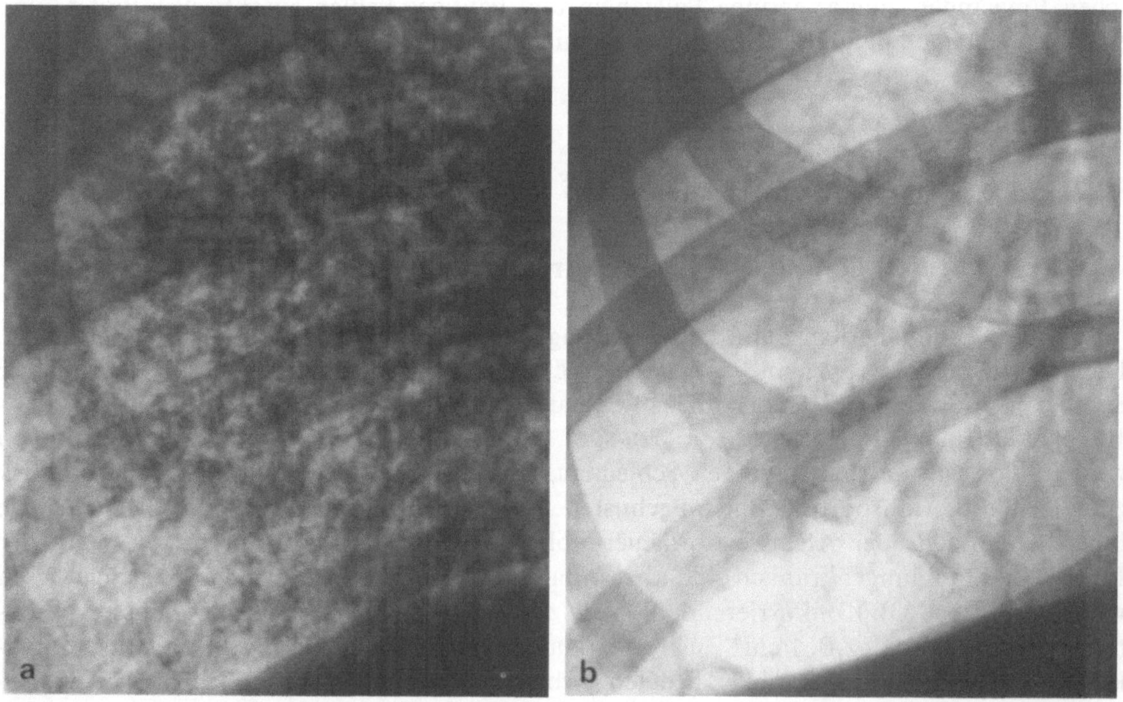

Abb. 3a, b. Reinigung des Lungenfeldes von Schwerspatdepots bei einem Schwerspatmüller vor (**a**) und nach (**b**) Beendigung der Staubarbeit; zwischen den beiden Aufnahmen liegt ein Zeitraum von 17 Jahren (gleicher Fall wie Abb. 6)

gere Mengen sind in der mediastinalen und diaphragmalen Fassade nachzuweisen, und am geringsten ist die Aufnahme in den interlobären Pleuraflächen. Diese morphologische Erfahrung findet ihr radiologisches Äquivalent in der Tatsache, daß neuerdings auch die Röntgendiagnostiker zwar den Pleurabegleitsaum zur Brustwand häufiger diskutieren, staubbedingte Veränderungen der Interlobien dagegen sehr viel seltener registrieren.

Radiologisch ist die normale Pleura (= 1 Lage mesothelialer Deckzellen samt unterliegendem gefäßhaltigen Interstitium) nicht sichtbar und das leuchtet ein, wenn man das Bild der pulmonalen Pleura bei einem Pneumothorax betrachtet: die hauchdünne Grenzschicht (Abb. 1a) ist selbst in der Summation von pl. pulmonalis et costalis an der Brustwand nicht anzusprechen. Lediglich zwei Ausnahmen sind bekannt: fast in jedem Thoraxübersichtsfilm findet sich in den Spitzen der sogenannte „Begleitsaum zur zweiten Rippe", der als Schatten den beiden Pleurablättern entspricht (SAUPE 1949), welche die Lungenspitze bedecken; offenbar wird hier die größte Pleurafläche in orthograder Projektion und bei nur geringer Weichteilüberlagerung abgebildet. Dieser Begleitsaum zur 2. Rippe ist aber nur dann ein „oB"-Befund, wenn er symmetrisch, nicht mehr als 3–5 mm dick ist und parallel zum Rippenrand verläuft; arkadenförmige Deformierung und Asymmetrie weisen auf ältere entzündliche Prozesse hin und gehören in den Bereich der Narbenbefunde. In ähnlicher Weise werden Pleuraduplikaturen bei orthograder Erfassung im Bereich normaler und abnormer Lappenspalten sichtbar (z.B. bei L. venae azygos, L. cardiacus etc.).

In diesem Kontext wird verständlich, daß eine Verbreiterung des Pleuraorgans von einer gewissen Ausbildung an radiologisch erfaßbar werden muß, und wir wissen seit Einführung der Hartstrahltechnik in die Lungendiagnostik, daß mit dieser Methode sehr viel mehr pleurale Befunde entdeckt werden als früher, da die pleurale Grenzlinie zwischen knöcherner Brustwand und Lungenfeld eigentlich allein auf überbelichteten Weichstrahlaufnahmen sichtbar geworden ist (vergl. Abb. 9).

Die radiologische Routinediagnostik erfaßt jedoch die pathologische Verbreiterung der Pleura ohne Differenzierungsmöglichkeit, ob pulmonale oder kostale Pleura betroffen sind, und welches Substrat die Verdickung hervorruft (SARGENT et al. 1984). Bei Adipositas liegen z.B. subpleurale Fettdepots fast ausschließlich unter der kostalen, andererseits Tumormassen, z.B. bei Lymphangosis carcinomatosa, überwiegend unter dem pulmonalen Blatt (vergl. Abb. 37b).

Eine Differenzierungsmöglichkeit ist allenfalls bei Pneumothorax (vergl. Abb. 23) gegeben, ohne ihn führen Computertomographie und Sonographie weiter. Darüberhinaus können Staubdepots im Einzelfall bei hohem spezifischen Gewicht ihres Substrates z.B. Hinweise auf metallische Stäube (BEINTKER 1944; DUNDON u. HUGHES 1950; ROBERTSON et al. 1961), Schwerspat (BOHLIG 1957; DOIG 1976; HUPPERTZ 1958; ZORN 1966) o.ä. geben. Abgesehen von solchen seltenen Fällen ist eine Differentialdiagnose des verbreiterten Pleurasaumes im Rahmen radiologischer Routinediagnostik nicht möglich. In dieser Hinsicht unterscheiden sich Lunge und Pleura nicht: Die Röntgenstrahlung wird hier wie dort durch Staub *und* Weichteile absorbiert, und die resultierende Filmschwärzung gestattet keine Differenzierung der Anteile dieser beiden Substrate am Zustandekommen des integrierenden Röntgenschattens. Das gilt für die meisten Staublungen aus Bergbau, Porzellan- und Asbestindustrie (Abb. 4). Bei Einwirkung metallhaltiger Stäube oder Schweißrauche werden die Röntgenbefunde häufig überschätzt, weil hier Metalle den Pleurasaum etwas dichter und auffälliger machen können.

Das Ausmaß der Pleuraverdickung durch subpleurale Staubdepots hängt von der Zusammensetzung des Staubes ab; aus der Silikosebekämpfung wissen wir, daß Mischstäube bzw. Stäube mit geringerem Quarzgehalt vergleichsweise größere Pleuradicken (Abb. 10a) hervorrufen können als z.B. die hochprozentigen Quarzstäube, welche infolge ihrer starken fibrogenen Wirkung meist sehr früh pulmonale Fibrose induzieren, bevor sie die Pleura erreichen (BOHLIG 1969; REINL 1965; OTTO u. BREINING 1961; Abb. 7, 8).

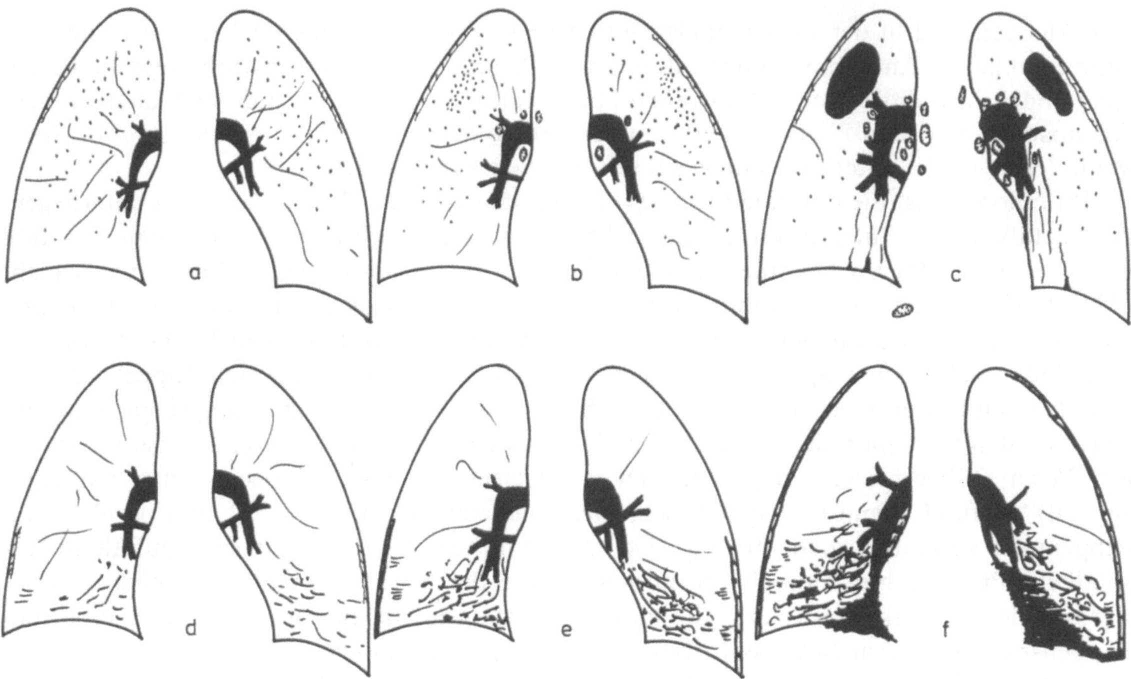

Abb. 4a–f. Halbschematische Bildreihen einer Eierschalensilikose (**a–c**) und einer Lungenasbestose (**d–f**) mit entsprechender Pleurareaktion. Die diskretere silikotische Pleuraverdickung repräsentiert neben Staub auch verdickte, verödete Lymphbahnen und Silikoseknötchen; bei der Asbestose überwiegen Kollagenmassen (vergl. Abb. 20)

II. Pleurareaktionen bei beruflich erworbenen Staublungen

1. Quarzstaublunge

a) Silikose

Silikose und Anthrakosilikose = Coal Workers Pneumoconiosis der Englisch sprechenden Länder, sind nach Entstehung, Verlauf und radiologischer Semiotik in den letzten Jahren vielfach und erschöpfend dargestellt worden (Bohlig 1964; Klippel 1967; Lanza 1963; Otto 1963; Worth u. Schiller 1954; unter anderem auch in diesem Handbuch: Schulze 1973; Worth 1969). Der Pleura wurde in diesem Rahmen dabei allerdings vergleichsweise wenig Beachtung geschenkt. In erster Linie haben Pathologen auf die staublungenbedingten Pleuraveränderungen aufmerksam gemacht (Otto u. Breining 1961; Müller 1983), und das ist verständlich: zu der Zeit, da die Röntgendiagnostik begann, sich mit Thoraxkrankheiten bezw. Staublungen zu befassen, blieben Feinheiten der pathologisch-anatomischen Details mit Ausnahme des oben erwähnten Begleitsaums zur 2. Rippe, der Pleuraergüsse und ihrer Folgen sowie einiger neoplastischer Veränderungen der Klinik lange verborgen. Da der normale Begleitsaum zur 2. Rippe als zu vernachlässigender Normalbefund (s. Abschnitt B.I.) seit vielen Jahrzehnten praktisch kaum mehr diskutiert worden ist, sind auch heute noch viele Röntgendiagnostiker aller Fachrichtungen nicht bereit, die in den übrigen Etagen der Brustwand zu registrierenden Pleuraerscheinungen zu erwähnen, geschweige denn diagnostisch zu würdigen.

Gegenüber den bisher geschilderten Möglichkeiten des Staubtransports aus dem alveolären Raum in die submesotheliale Endopleura (Müller 1983) verlaufen die Verlagerungen silikogener Stäube zur Pleura hin weniger problemlos, da sie sich diesen Weg in Abhängigkeit

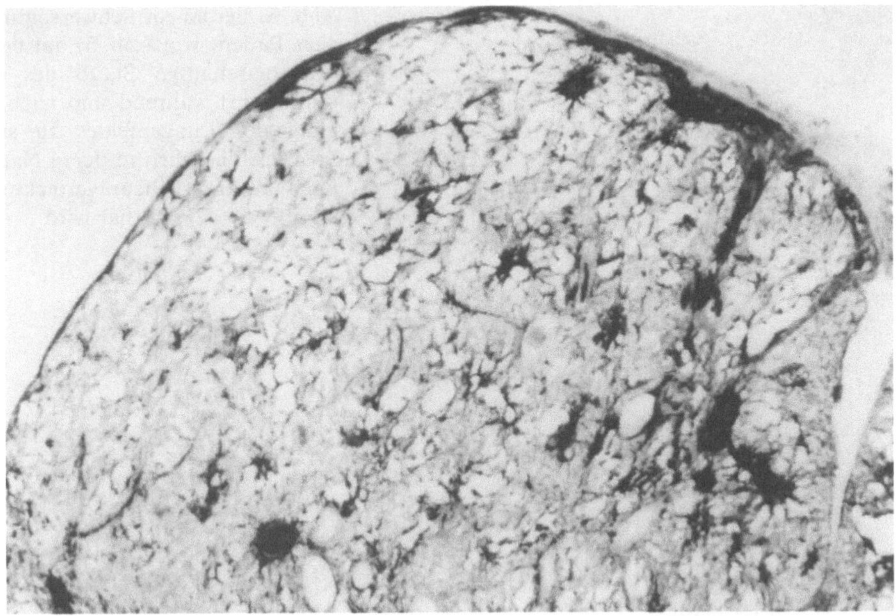

Abb. 5. Pleurale Mantelschwiele bei Porzellinersilikose mit nur einer Lage Silikoseknötchen bei ausgeprägtem, unterliegenden Emphysem. Am rechten Bildrand beginnende Ballung silikotischer Knötchen mit erstem Hinweis auf Einziehung der benachbarten Pleuraoberfläche

von ihrem Quarzgehalt selbst verbauen, indem sie die Transportmöglichkeiten durch zwei wichtige Einwirkungen erschweren: Erstens bringen sie die Makrophagen zum Absterben, zweitens erzeugen sie am Ort ihres Verbleibens ihre fibrogene Wirkung mit dem daraus resultierenden Einbau ins konzentrisch geschichtete Silikoseknötchen.

Quarzärmere Stäube, welche sich intrapulmonal durch ausgedehnte Makrophagenpopulationen im Randgebiet silikotischer Knötchen zu erkennen geben, was sich im Röntgenbild gegebenenfalles durch eine gewisse Randunschärfe der kleinen rundlichen Schatten ankündigt, haben wegen geringerer Makrophagenschädlichkeit und verzögerterer Fibrosewirkung etwas mehr Chancen die Pleura zu erreichen, weshalb bei diesen Silikosen radiologisch auch die ersten Pleuraverdickungen beschrieben worden sind (BOHLIG 1969, 1979).

Silikogene Mischstäube wie z.B. in der Porzellanindustrie (meist über 10% Quarzanteil) entwickeln bereits bei kleineren pleuralen Staubdepots auch silikotische Knötchen auf der Pleura selbst (MÜLLER 1983; OTTO u. BREINING 1961). In der Lunge dagegen können disseminierte subpleurale Knötchen verschwielen und zeigen dann zwei verschiedene Schicksale: Entweder folgen sie dem mechanischen Zug pleuraler Insertionsstränge zur Pleura hin (BOHLIG 1979; REINL 1965; Abb. 5), oder sie werden umgekehrt durch Traktion in die Tiefe des Lungenparenchyms „versenkt"; hierdurch entstehen zunächst zeltförmige, später lappenspaltartige Pleuraduplikaturen (vergl. Abb. 13), welche zum Bild der Pulmo multilobatum führen, ohne daß irgendwelche Pleuraverwachsungen vorzuliegen brauchen. Die pleuralen Fixationen können schließlich Anlaß zum subpleuralen Emphysem sein, wenn eine entsprechende kinetische Texturbelastung vorliegt (OTTO u. BREINING 1961; vergl. Abb. 14, 18; s. auch Abschnitt B.II.2.a).

Die Abb. 5 zeigt die subpleurale Lage der Knötchen im Präparat sehr viel deutlicher, als sie eine Röntgenaufnahme (Abb. 6, 7, 8, 9) ansprechen ließe, denn scheinbare Pleuraverdickung resp. -verkalkung (O'BRIEN 1972) durch subpleural angelagerte Noduli von der echten Verdickung der Endopleura durch Staubdepots oder silikotisch verödete Lymphgefäße

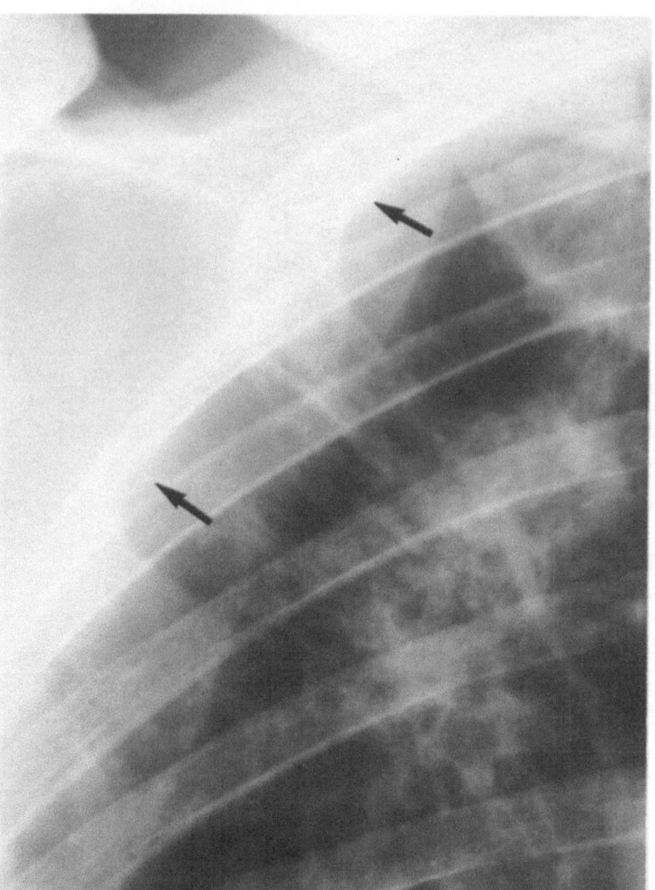

Abb. 6. Bei einem Schwerspatmüller (gleicher Patient wie Abb. 3) hat der hochgradig quarzhaltige Staub des Mühlsteins (Sandstein) während und nach der Reinigung des Lungenfeldes zu silikotischen Schwielen geführt, in deren Nachbarschaft noch diskrete Pleuraverdickung (*Pfeile*) sichtbar wird

Abb. 7. Die subpleurale Lage verkalkter Silikoseknötchen bei Besteckschleifern, die noch mit Sandsteinscheiben geschliffen haben, kann Pleuraverkalkungen vortäuschen

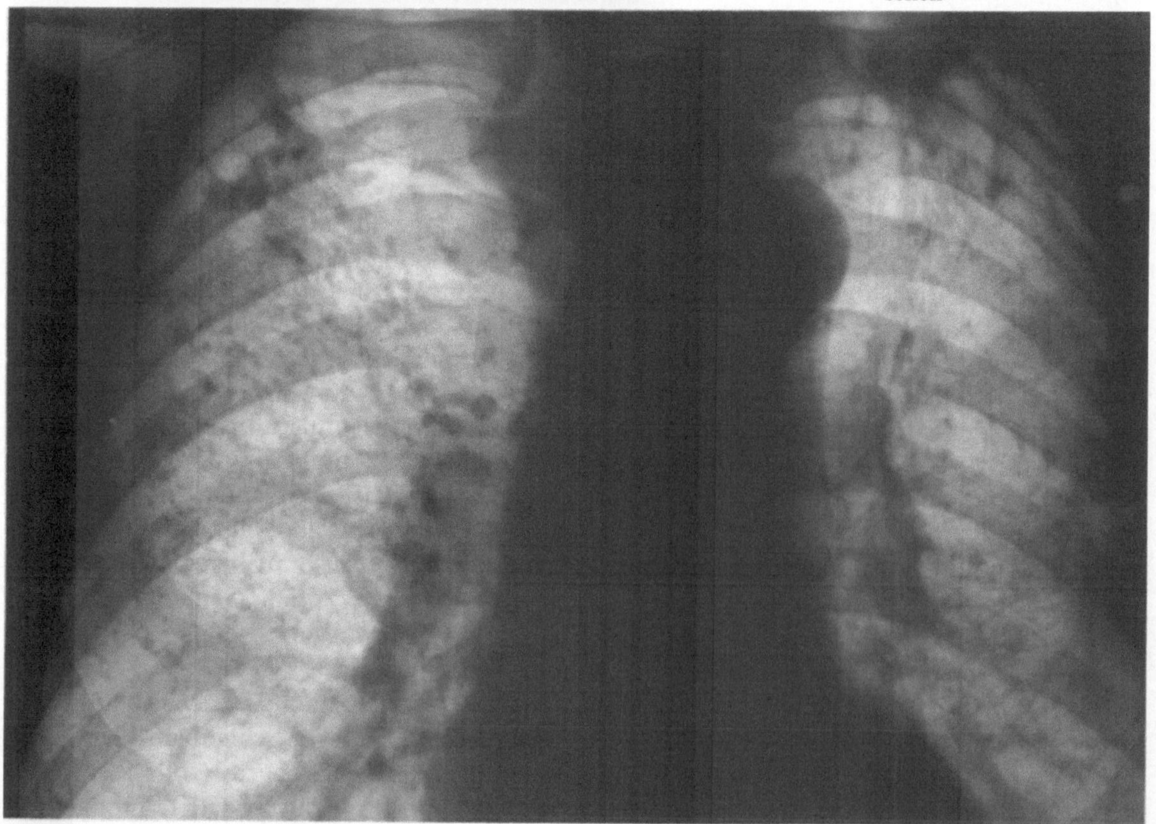

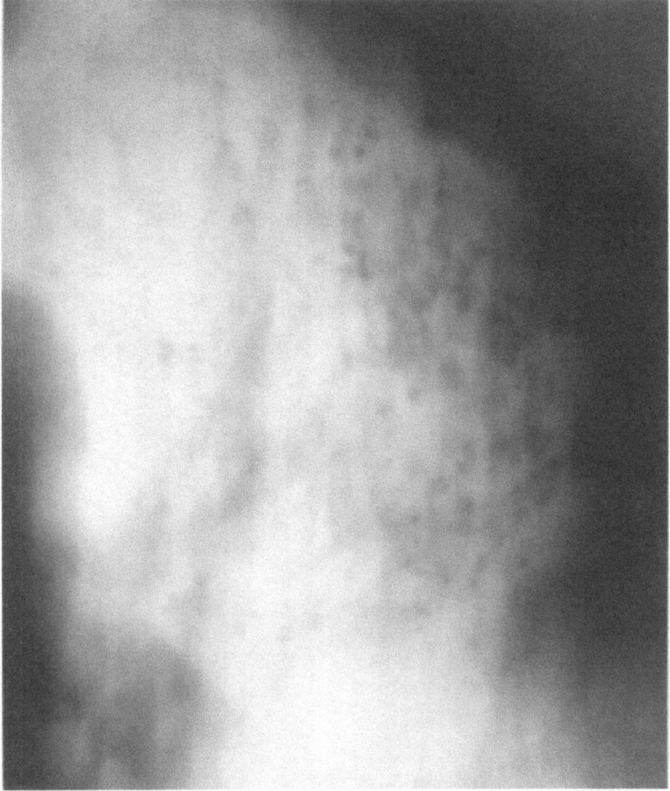

Abb. 8. Die Schrotkornsilikose eines ehemaligen Sandstrahlers führt zu subpleuraler Ballung, die besonders im Schichtbild deutlich wird und auch die subpleurale Lage der verkalkten Einzelknötchen erkennen läßt

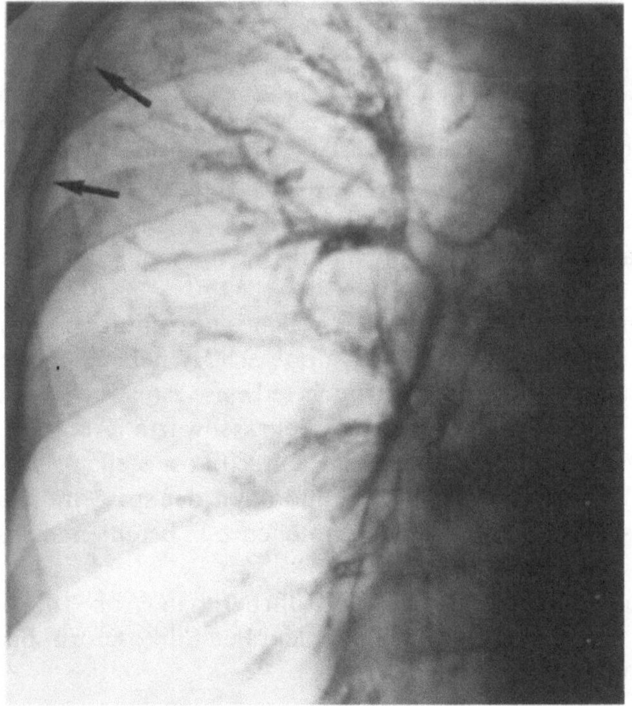

Abb. 9. Eine disseminierte Porzellinersilikose vom Typ 3/3 mm läßt nur im härter belichteten Bronchogramm den silikotischen Pleurasaum (*Pfeil*) ansprechen

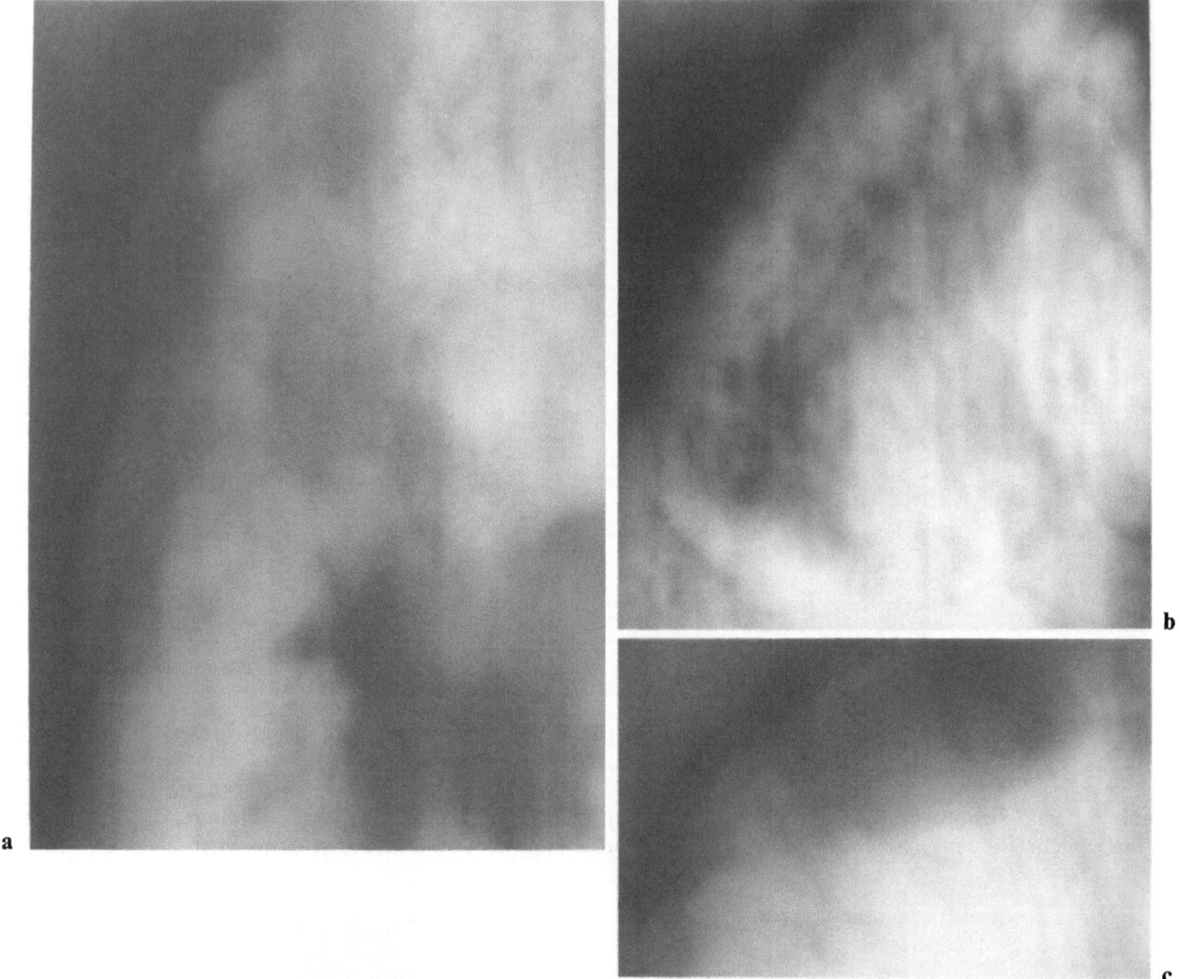

Abb. 10a–c. Verschwielende Silikosen eines früheren Ruhrbergmannes (**a**), eines Granitsteinbrechers (**b**) und einer Fliesenpresserin (**c**) zeigen im Schichtbild neben den parallel zur Brustwand ausgerichteten Schwielen auch deutliche Pleuraverdickung in der Nachbarschaft, meist von einem schmalen Emphysemsaum getrennt

abzugrenzen, ist der radiologischen Routine häufig nicht einmal mit Hilfe der Schichtuntersuchung möglich (Abb. 10).

Lediglich in Fällen wie der Abb. 8 und 13, welche subpleural verlagerte, *verkalkte* Silikoseknötchen (sog. „Schrotkorn-Silikose" = Symbol „cn"!) nebeneinander subpleural ausgerichtet dokumentieren, sind die Knötchen noch teilweise isoliert voneinander anzusprechen und lassen gegenüber der schollig verkalkten Pleuraschwarte (Abb. 29) und lagenartig verkalkten Plaques die Differentialdiagnose einer Pleurasilikose stellen (Abb. 11, 12, 13). Autoptisch ist in solchen Fällen der Pleuraspalt frei, und unter der spiegelnd glatten, kaum verdickten pl. pulmonalis lassen sich die einzelnen Knötchen z.T. bereits makroskopisch ausmachen (Reinl 1965).

Inzwischen sind solche Fälle auch aus dem Ruhrbergbau (Abb. 10a, 12) bekannt (Bohlig 1979; Müller 1983), wo die Existenz einer subpleuralen Silikoseform bis vor wenigen Jahren weitgehend negiert worden ist.

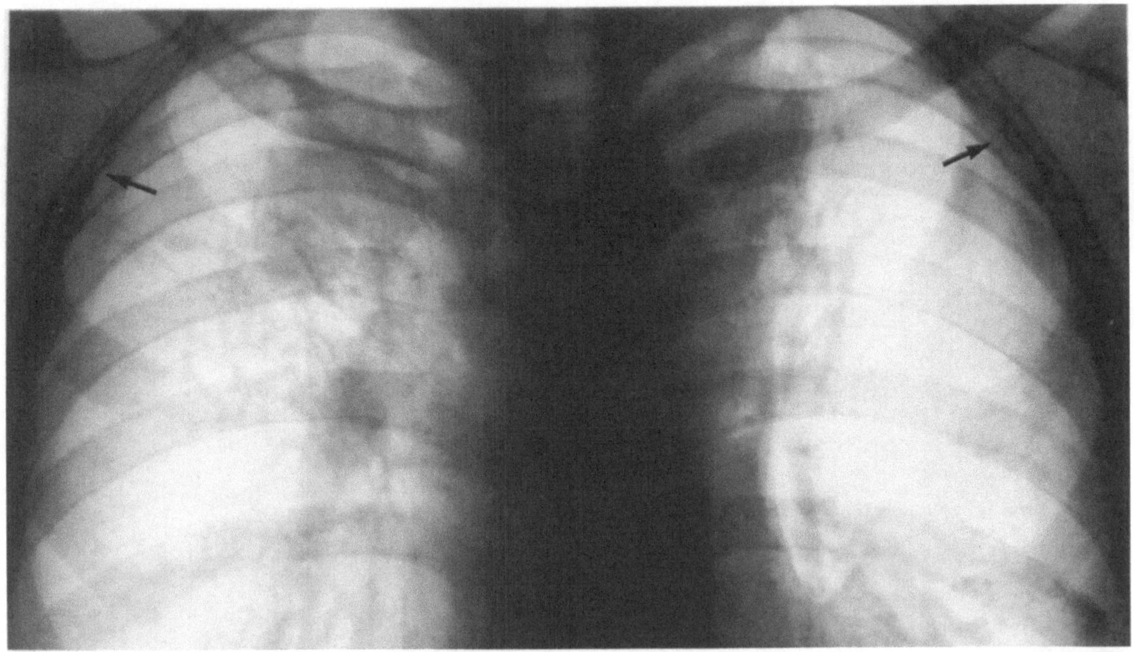

Abb. 11. Auch wenn sich die Schwielen einer Sandstrahler-Silikose infolge Distorion dem oberen Mediastinum anlegen, bleibt die silikotische Pleuraverdickung beiderseits nachweisbar (*Pfeile*)

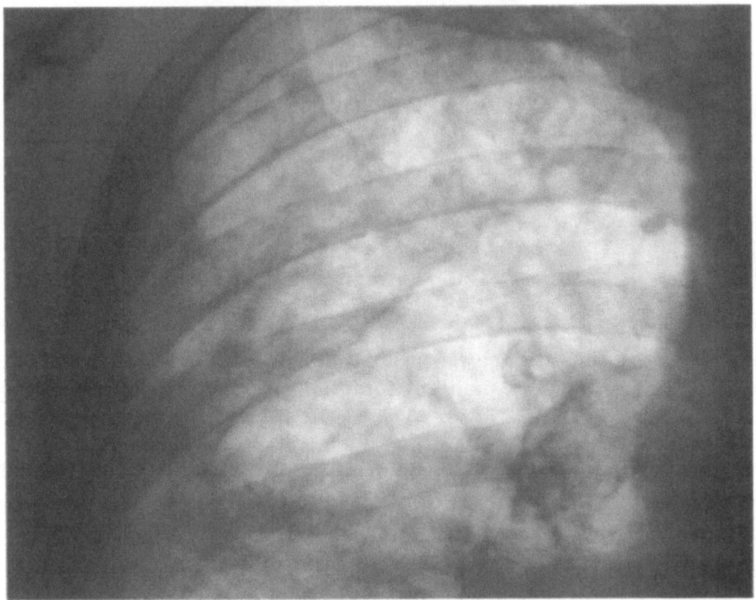

Abb. 12. Die im Mittelfeld verschwielte Eierschalensilikose eines Ruhrbergmannes läßt Pleuraverdickung im Bereich der Unterlappenspitze erkennen

b) Silikotuberkulose

Die Silikotuberkulose (BLAHA 1976; BOHLIG 1964; WORTH u. STAHLMANN 1976) wird demgegenüber ein vielseitigeres Bild der Pleura bieten, da sowohl die silikosetypischen wie auch die der Tuberkulose eignenden Pleurareaktionen unabhängig neben- und miteinander vermischt auftreten. Was in diesem Zusammenhang für die Silikose-Lunge gilt, nämlich

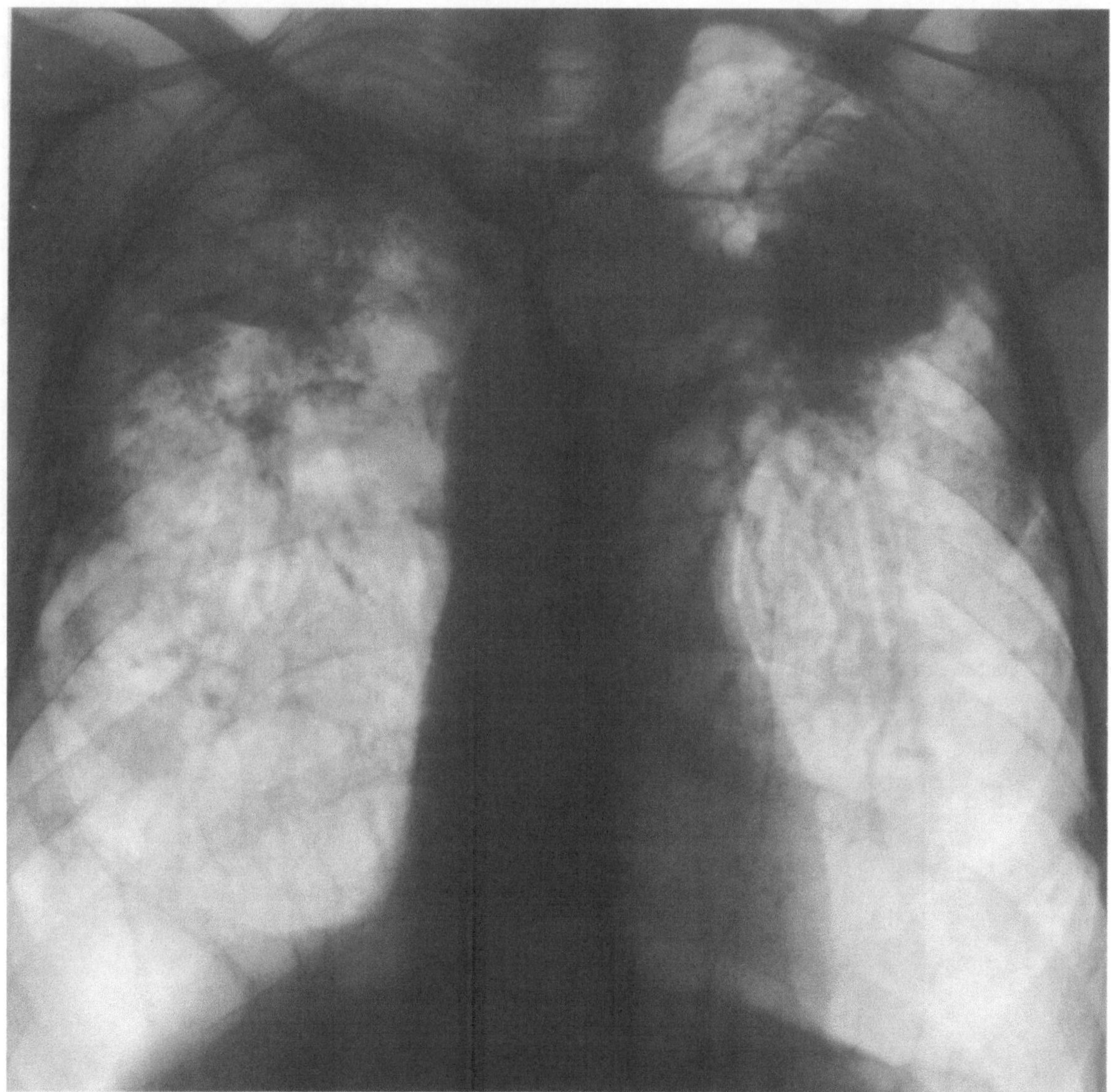

Abb. 13. Die spitzenwärts geschrumpfte Schwielensilikose aus dem Kupfererzbergbau zeigt basal pleurale Streifen im Sinne einer pulmo multilobatum; links großbullöses Spitzenemphysem

daß ein „buntes" Bild, d.h. die gleichzeitige Anwesenheit von Schatten unterschiedlicher Größe und Schärfe, an Silikotuberkulose denken lassen sollte (Worth u. Stahlmann 1976), gilt auch für silikotuberkulöse Pleurareaktionen.

So werden neben den für die Silikose geschilderten Pleurazeichen alle Formen der Pleurakomplikation bei akuter und chronischer Lungentuberkulose zu erwarten sein. d.h. daß wir mit freien und abgekapselten Ergüssen und ihren mannigfachen Restzuständen zu rechnen haben, wozu auch massivere Schwartenbildungen mit und ohne Verkalkungen gehören (vergl. auch Abb. 36).

Bei der Silikotuberkulose kommt aber noch eine weitere Schwierigkeit hinzu, die zwar nicht unmittelbar zu den Pleurazeichen zu rechnen ist, aber differentialdiagnostisch im Einzelfall von großer Bedeutung sein kann. Die silikotuberkulöse Kaverne neigt gelegentlich zu exzessivem Gewebsuntergang, welcher im Überlebensfalle ganze Lungenlappen zugrunde gehen läßt, wonach dann leicht die gereinigte Kaverne das Bild einer riesigen Bulla unter einer Pleuraverdickung vortäuschen kann (Gaubatz u. Gaubatz-Trott 1983; Abb. 14, 15, 16).

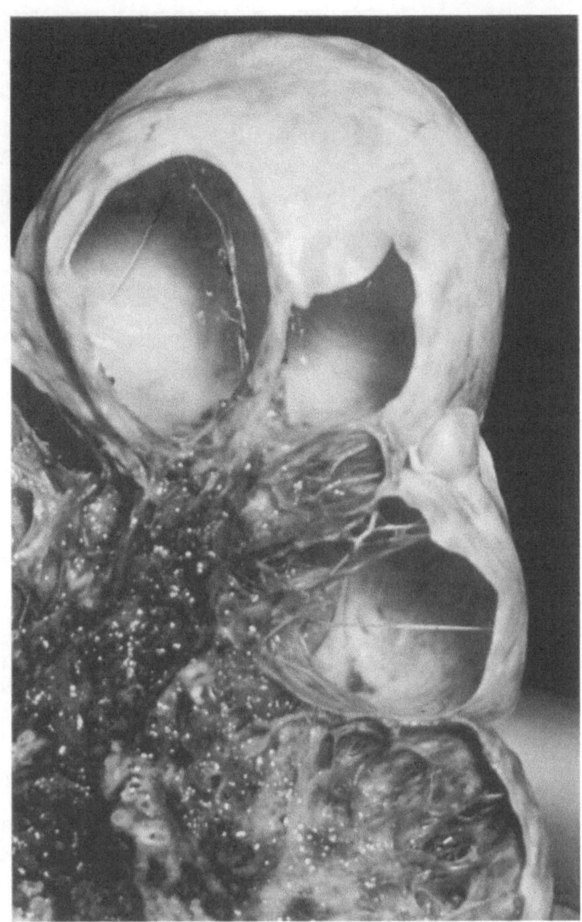

Abb. 14. Subpleurales Mantelemphysem kann durch unterliegende Schwielen zu faustgroßen, röntgenologisch kavernenähnlichen Bullae konfluieren (vergl. Abb. 13 u. 15)

Während Aufgabenteilung und reaktive Möglichkeiten der beiden Pleurablätter für die Klinik noch immer weitgehend unklar erscheinen, lernen wir aus der Pathologie, daß die Pleura parietalis offenbar mehr resorptive Aufgaben und Möglichkeiten hat (LEGRAND u. PERIENTE 1974, 1975; LEGRAND et al. 1971; VON HAYEK 1970), so daß aus klinischer Sicht zu schließen ist, daß vorwiegend die pl. pulmonalis die Exsudation übernimmt. Im Falle darunterliegender infektiöser Prozesse, wie z.B. bei einer Silikotuberkulose, ist das leicht einzusehen, so daß in einem solchen Falle mit einer Lymphozytenpopulation im Erguß zu rechnen sein wird (ENGEL u. HAIN 1977; HAIN u. ENGEL 1971). Wie und ob die Pleura noch mit einem Erguß reagieren kann, wenn sie z.B. durch Staubspeicherung oder silikotische Verdickung verändert ist, entzieht sich bislang unserer Kenntnis.

Die *Aktivitätsbeurteilung* der Tuberkulose in einem silikotuberkulösen Prozeß ist im pleuralen Bereich nicht minder schwierig als im pulmonalen. Während im letzteren Fall radiologisch vor allem die „Bewegung", d.h. die Statusveränderungen zwischen zwei Röntgenaufnahmen entscheidende Hinweise zur Aktivität gibt, kann zur Aktivität der Pleurabeteiligung die Radiologie meist nicht, allenfalls die Synopsis aller klinischen Daten weiterhelfen, weil chronische Erkrankungen im Pleurabereich wegen der meist zwangsläufigen Pleuraverdikkung das reagible Organ häufig in ein schwerfälliges Substrat verwandeln, so daß radiologische Hinweise trotz Florität vollständig fehlen können.

Bei der Silikotuberkulose kann auch die Pleurabeteiligung in Schüben verlaufen, deren Rhythmik und Gewicht u.a. von Immunitätslage und Widerstandskraft des Kranken abhängen. So produziert die Pleura nicht nur ihren Begleiterguß bei unterliegenden spezifischen Herden, sie wird auch durch lymphogene oder hämatogene Streuung betroffen und erkrankt

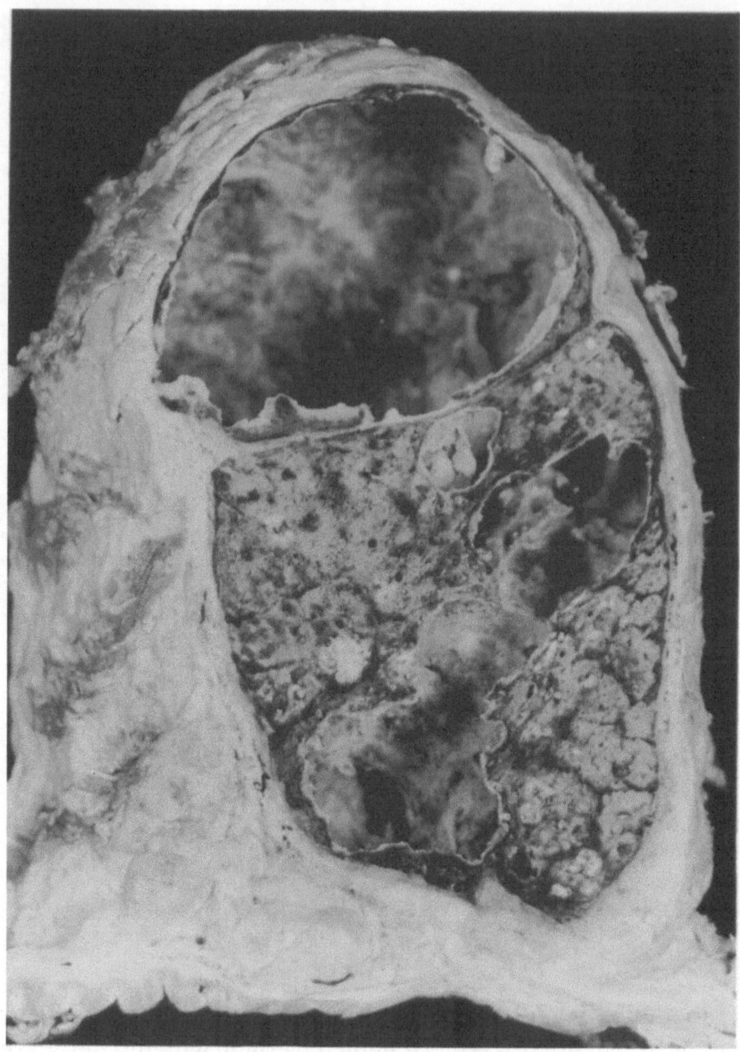

Abb. 15. Weitgehend kavernöse Zerstörung silikotuberkulöser Konfluenzschwielen bei massiver Pleuraverschwartung (Porzellinerlunge); im erhaltenen Lungengewebe sind noch silikotische Knötchen erkennbar
(Sagittalschnitt)

dann an einer tuberkulösen Organmanifestation, wobei die Tuberkel auf der Pleura selbst
erscheinen und mit dem Erguß die Gesamtsituation erschweren. Das Spektrum reicht von
der spezifischen Pleuritis sicca bis zum käsigen Pleuraempyem (Müller 1983); Zytologie
und Zusammensetzung der Pleurahöhleninhalte solcher Fälle schildern Engel u. Hain (1971),
Hain u. Engel (1971) und Müller (1983).

Obgleich die Morbidität der Tuberkulose an Bedeutung verloren hat, bleibt die aktive
Tuberkulose bei Silikose immer eine risikoreiche Komplikation, denn die Mortalität unter
den Erkrankten ist gegenüber früher nicht zurückgegangen. Bei der Silikotuberkulose ist
dies zweifellos mit dadurch begünstigt, daß die Pneumokoniose von vornherein für eine
Ausheilung ungünstige Voraussetzungen schafft, indem sie in vielen Fällen den erforderlichen
Gewebsspiegel des Chemotherapeutikum am Erkrankungsort verhindert.

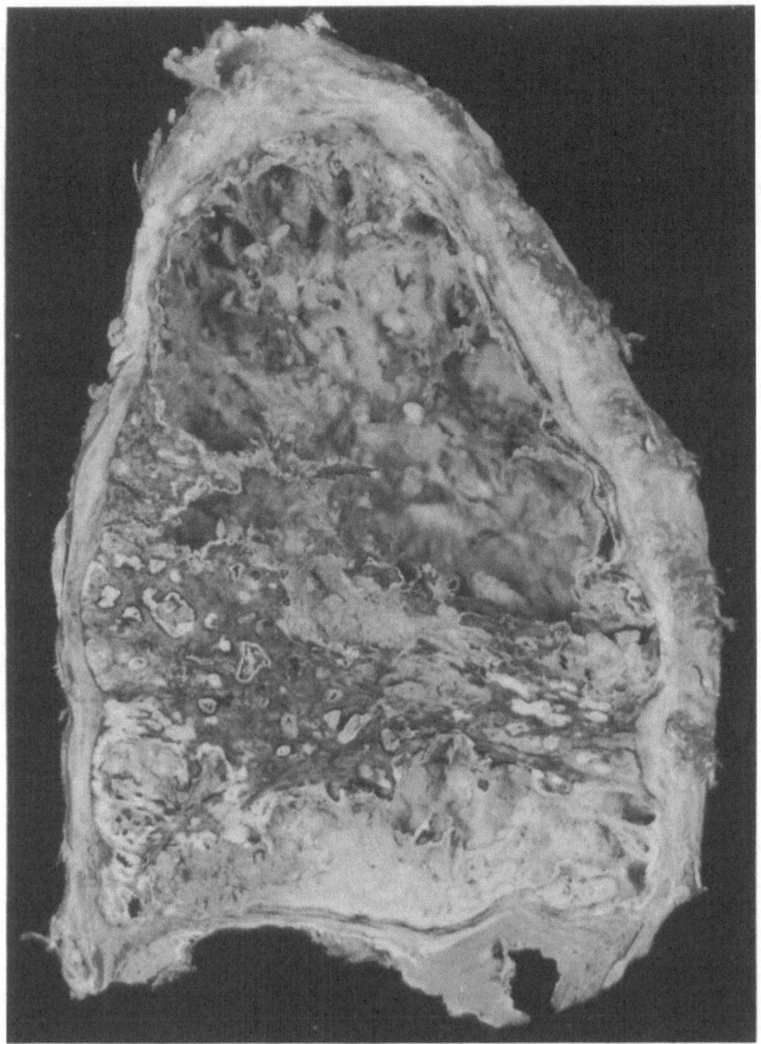

Abb. 16. Silikotuberkulöse Kavernisierung eines Oberlappens mit persistierenden Kavernenbalken bei tuberkulöser Pleuraschwarte (Sagittalschnitt)

2. Asbestose

Die Lungenasbestose (BOHLIG et al. 1960; SAUPE 1938) und die der Asbeststaubinhalation angelastete onkogene Wirkung (BOHLIG u. OTTO 1975) waren Anlaß genug, nicht allein die Internationale Silikoseklassifikation seit 1964 konsequent in eine Staublungenklassifikation weiterzuentwickeln (International Labour Office 1971 u. 1980), wir verdanken ihr auch, daß von den asbestbedingten Pleurazeichen seit 1955 sich allmählich das Interesse auch der Pleura bei anderen Pneumokoniosen zugewendet hat.

So wären der morphologische Befund des hyalinen Zuckergusses auf der Pleura (MÜLLER 1936) und die verkalkten „Pleuraringe" der frühen Röntgendiagnostiker nach dem ersten Weltkrieg zunächst nichts anderes als kasuistische Details geblieben – und es ist wiederum kein Zufall, daß zuerst die Kalkplaques der Pleura epidemiologische Zusammenhänge mit der Asbestexposition festzustellen gestatteten, weil dies gerade mit den Mitteln der Weichstrahldiagnostik entdeckt werden konnte (JACOB u. BOHLIG 1955). Zu dieser Zeit befand sich die Praxis der Hartstrahltechnik quasi erst in statu nascendi, ihre Anwendung war auf wissenschaftliche Einrichtungen beschränkt. So wurde die häufigere, den Pathologen längst geläufige, diffuse Pleuraverdickung für die röntgenologische Thoraxdiagnostik erst später entdeckt und eine Anerkennung der sogenannten Asbestpleuritis durch die Klinik erfolgte sogar erst nach 1971, als die Vorsorgeuntersuchungen für die Exponierten bei uns intensiviert worden sind (Grundsatz G 1.1 u. 1.2, Hauptverband d. gewerbl. Berufsgenossenschaften 1981).

Die genannten Erscheinungen seien hier in umgekehrter Reihenfolge besprochen.

a) Asbestpleuritis

Bis in die dritte Dekade dieses Jahrhunderts war die Diagnostik der Asbestose kaum Gegenstand der radiologischen Diagnostik (BOHLIG et al. 1960; SAUPE 1938) und erst nach technischer Verbesserung wurde sie auch Objekt des klinischen Interesses. Jedoch eine so flüchtige, gleichwohl mitunter folgenschwere Erscheinung wie die Asbestpleuritis konnte erst sehr viel später wahrgenommen werden.

Nach dem zweiten Weltkrieg wurden zuerst in den USA, dann auch in anderen Ländern (CHAHINIAN et al. 1973; NYIREDY 1975; SLUIS-CREMER u. WEBSTER 1972) exsudative Pleuraergüsse bei Asbestarbeitern beschrieben, welche klinisch unterschwellig verliefen, häufig Spontanrückbildung zeigten, aber auch rezidivieren konnten und dann zu schwereren Verschwartungen mit Verklebung des Pleuraspaltes führten (Abb. 17, 18). Obwohl EISENSTADT (1964, 1974) das Primat der Entdeckung in diesem Zusammenhang zukommt, ist das Phänomen gleichwohl bei uns unter dem Namen Gaensler-Pleuritis bekannt geworden (EPLER et al. 1982; GAENSLER u. KAPLAN 1971).

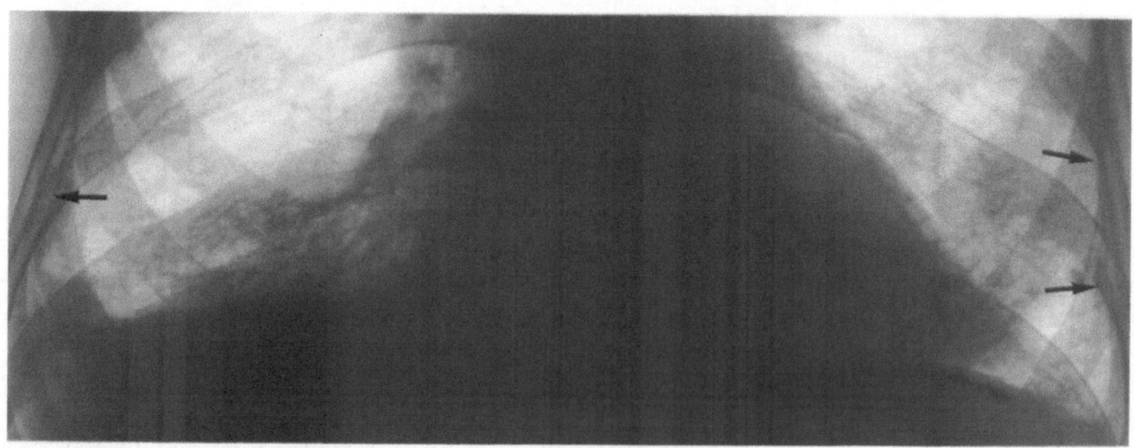

Abb. 17. Asbestose 2/3 st mit Kalkplaques in beiden Zwerchfellen und linkem Unterfeld; beiderseits diffuse Pleuraverdickung (*Pfeile*) nach Asbestpleuritis

Dignität und Häufigkeit wurden in Deutschland erst nach 1971 realisiert. So verursachen winzige flüchtige Sinusverschattungen in den Routinefilmen entweder überhaupt keine Residuen oder allenfalls kleine Sinusausziehungen als radiologischen Hinweis bei der nächsten Vorsorgeuntersuchung 2–3 Jahre später, ohne daß der Proband zwischenzeitlich „krank" gewesen zu sein braucht. Die teilweise diskreten Residuen dürfen nicht mit Anomalien verwechselt werden (Abb. 19). Die Punktate sind meist steril und enthalten keine Entzündungszellen, insbesondere gelingt niemals der Asbestnachweis, und die anfängliche Hoffnung auf signifikante Hyaluronsäuregehalte enttäuschte (HAIN 1975 persönl. Mitteilung, s. ENGEL u. HAIN 1984).

Rezidivieren solche Ergüsse – sie sind fast nie hämorrhagisch, aber oft fibrinreich, zellarm und lymphozytenfrei! – können sie zu progredienter und funktionell folgenschwerer Verschwartung führen (HILLERDAL et al. 1984; McGAVIN u. SHEERS 1984; MILLER et al. 1983; OTTO u. BOHLIG 1985). Tritt diese Verlötung des Pleuraspaltes noch *vor* Ausbildung der pulmonalen Asbestose auf, so führt das bisweilen zu besonders eindrucksvollen und funktionell bedeutsamen, lokalisierten Emphysemformen offenbar als Folge der gestörten Kinetik (OTTO 1963; Abb. 18).

Von der Asbestpleuritis wird berichtet, daß die Ergüsse u.U. schon nach nur sehr kurzer Expositionszeit auftreten, so daß auch in diesem Zusammenhang die empfindliche Reaktionsbereitschaft der Pleura auf Asbest- oder Faserstaubeinwirkung sich einmal mehr abzeichnet (EPLER et al. 1982), was die Abb. 18 ebenfalls belegt.

Diese Erfahrung könnte sich mit der Erkenntnis decken, daß die diffuse Pleuraverdickung (s. Abschnitt B.II.2.b) der Asbestose heute in Reihenuntersuchungen unter arbeitsmedizinisch wesentlich verbesserten Staubbedingungen in den Betrieben sich im Hartstrahlfilm quasi synchron bereits nach wenigen Jahren Einwirkungszeit über den Mittelfeldern abzuzeichnen beginnt (BOHLIG u. CALAVREZOS 1983), so daß es nahe liegen könnte, Asbestpleuritis und diffuse Pleuraverdickung wenigstens z.T. als zwei Facetten ein und desselben Phänomens zu betrachten. Fibrinreiche Ergüsse lagern ihr Fibrin zwar ab, pathologisch-anatomisch in ausgeprägten Fällen aber regelmäßig mehr auf der pl. pulmonalis als auf der kostalen Front. Der Effekt beruht wahrscheinlich auf der bevorzugten Insertion kondensationswilliger Fibrinisomere auf dem pulmonalen Pleurablatt als dem Teil mit dem höheren Motilitätsgrad.

Umschriebene Verwachsungen mit Faltenbildung im Zwerchfellsinus können zu diagnostisch verwirrenden „Rundherden" oder „Pseudoatelektasen" führen (BOHLIG 1988; HANKE 1971; HILLERDAL u. HEMMINGSSON 1980; MINTZER u. CUGELL 1982; SCHNEIDER et al. 1980; Abb. 17, 32).

b) Diffuse Pleuraverdickung

Eine Verdickung der Pleura pulmonalis ist die am längsten bekannte Asbeststaubinhalationsfolge der Pleura und lange vor dem 2. Weltkrieg beschrieben worden (Abb. 20). Sie galt damals als „Verschwartung" und „Komplikation" der Lungenasbestose; sie wurde vielfach als Folge spezifischer oder unspezifischer, bronchitischer und bronchopneumonischer Begleiterscheinungen der schweren Asbestosen angesehen.

Heute wissen wir, daß sie eine unmittelbare Asbestwirkung an der Pleura darstellt und in den letzten Jahren wurde deutlich, daß die pleuralen Folgen der Asbeststaubeinwirkung häufig zeitlich vor den pulmonalen Veränderungen registrierbar werden. Dies legt nahe, daß die asbestbedingten Pleurabefunde nicht lediglich eine Komplikation der Asbestose sein können. Dafür spricht auch, daß diese Pleuraverdickungen sich ganz anders verhalten als Pleuraschwarten (Abb. 29).

Die Pleuraverdickung war zunächst ein in-tabula-Befund, und wer den Asbestose-Atlas von 1938 (SAUPE) zur Hand nimmt, wird das verstehen. Die damalige Röntgentechnik ließ mit Ausnahme gewisser Teile die knöcherne Brustwandgrenze als bevorzugte Referenzstelle der verdickten Pleura gar nicht erkennen.

Alle pathologisch-anatomischen Befunde zeigen, daß die Pleuraverdickung mit der makroskopisch milchig-weiß getrübten Oberfläche vorzugsweise auf der pl. pulmonalis der Unterlappenfassade entsteht; sie zeigt im Gegensatz zu den üblichen Pleuraschwarten nahezu immer Progredienz, wird demnach im Laufe der Jahre dicker und neigt anders als die Pleuraplaques *nicht* zu Verkalkungen. Die diffuse Pleuraverdickung verdankt ihren Namen dieser flächenhaften Ausbreitung, welche keine radiologisch erkennbaren Grenzen bietet, und führt primär *nicht* zur Verlötung des Pleuraspalts. Sie kann, wie die Abb. 18 eindeutig belegt,

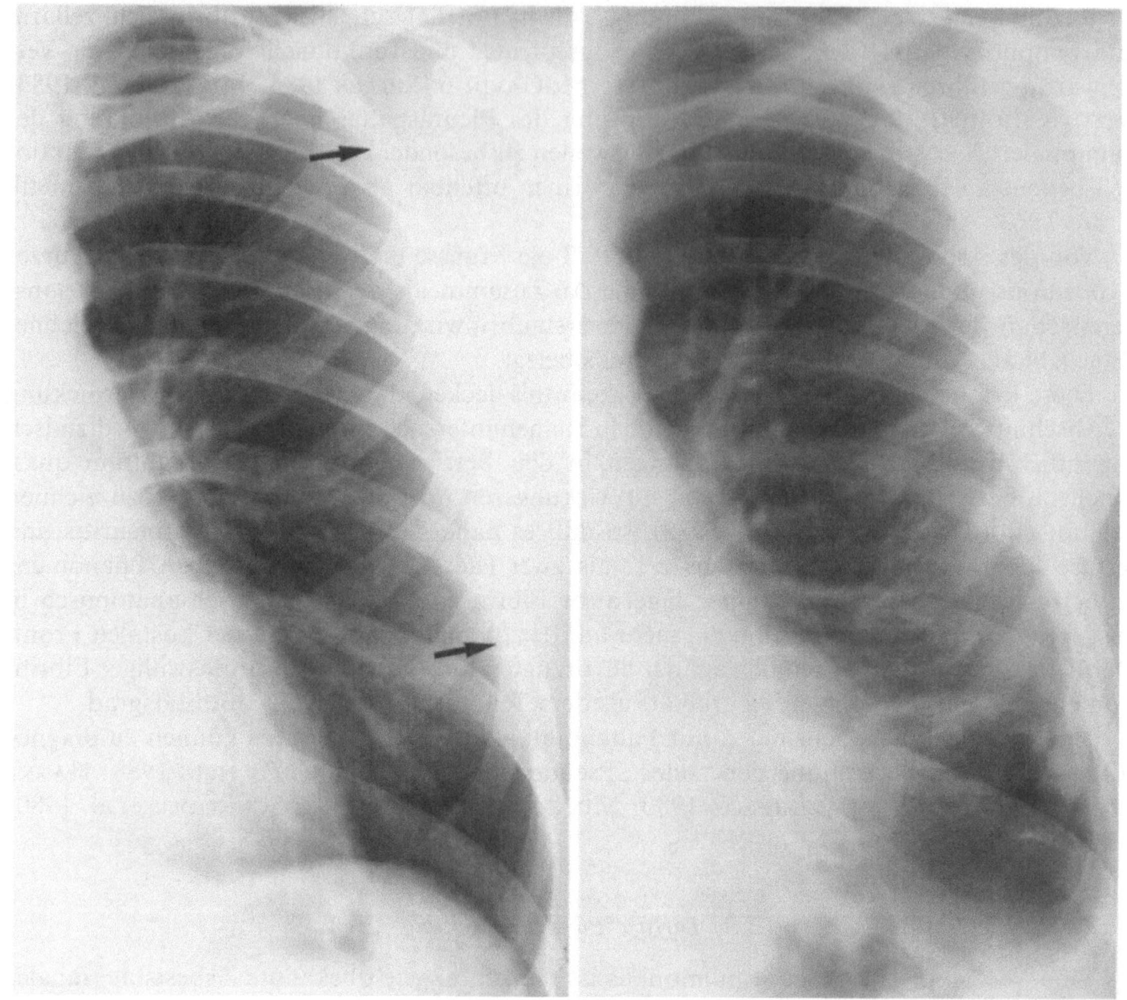

a   b

Abb. 18a, b. Der ungelernte Arbeiter nahm im Alter von 18 Jahren eine 8 Monate währende Tätigkeit in einem Dämmstoffwerk auf, bei der er z.T. beschädigte Asbestsäcke zu transportieren und zu entleeren hatte; 20 Zigaretten pro die. Wegen bronchitischer Beschwerden wurde 14 Monate nach der Exposition ein Thoraxfilm (a) als „oB" befundet; retrospektiv läßt sich jedoch eine diffuse Pleuraverdickung in allen Feldern erkennen (*Pfeile*), die Sinus sind noch frei. Nach 6 weiteren Jahren anhaltende Atemnot! Die neue Aufnahme (b) zeigt symmetrisch exzessive Bullae, Pleuraverschwartung, Sinusverlötung und Verdickung interlobärer Septen

zeitlich noch vor der Asbestpleuritis erscheinen. Funktionelle Rückwirkungen treten erst bei stärkerer Ausbildung nach Verklebung des Pleuraspalts auf (Abelda et al. 1982; Cookson et al. 1983; Francis et al. 1977; s. Abschnitt B.II.2.a).

Der Begleitsaum zur seitlichen Brustwand ist im normalen pa-Film das einzige Zeichen der diffusen Pleuraverdickung (Abb. 17, 23, 24, 25). Er kann geringe Kaliberschwankungen, aber nie eine klar definierte obere oder untere Grenze ansprechen lassen. Seine Signifikanz ist vergleichsweise gering (Bohlig u. Calavrezos 1983; McLoud et al. 1985), weil im Gefolge vieler Erkrankungen Pleuraergüsse und/oder pleurale Verschwartungen auftreten, welche sich radiologisch gleichfalls lediglich als pleuraler Saum wahrnehmen lassen (Abb. 36).

Viele Röntgendiagnostiker halten den Pleurasaum deshalb für nicht beachtenswert, vor allem wohl, weil er im Bereich der Lungenspitzen, wo er praktisch nie fehlt, ohne diagnosti-

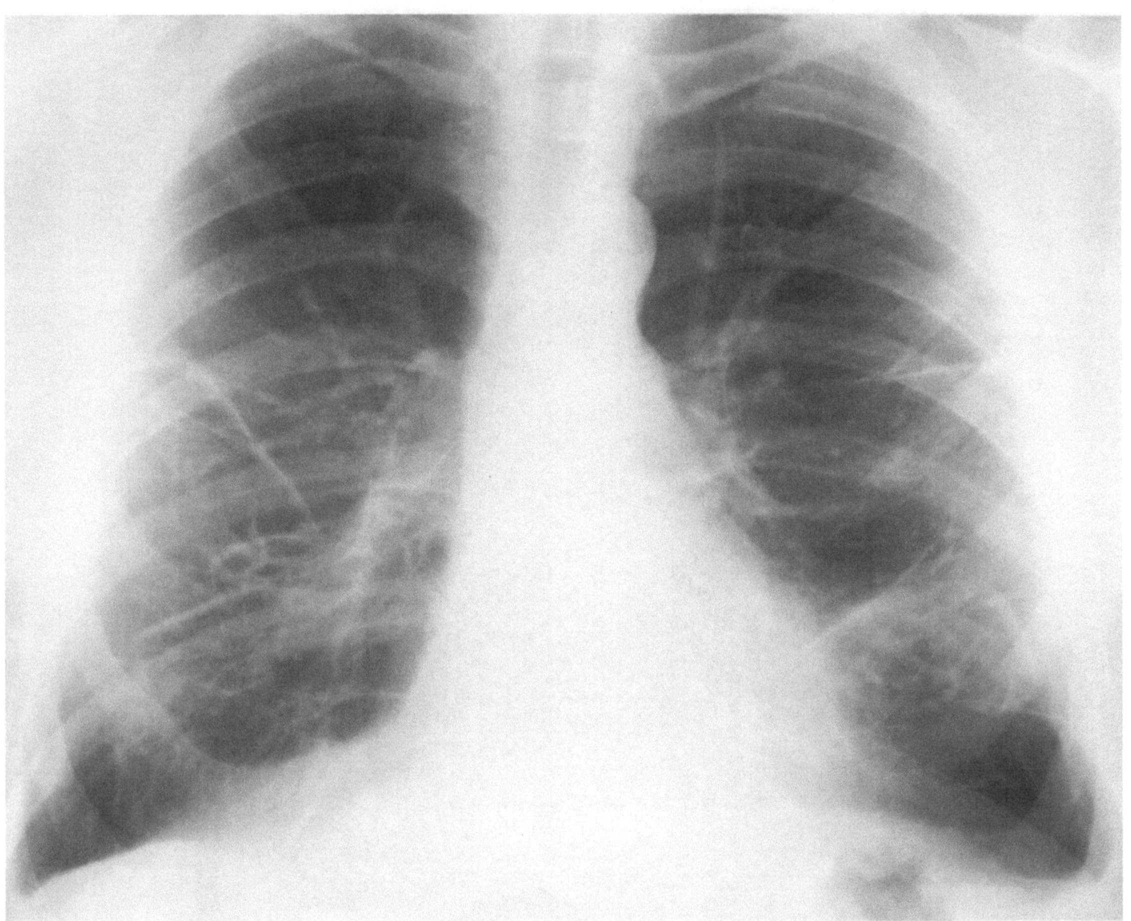

c

Abb. 18c. 2 Jahre später haben sich kleine unregelmäßige Schatten und Kalkplaques im linken Unterfeld eingestellt. ILO 80-Formel: Lunge „1/0 ss 4 Felder", Pleura „RL 3b", Pleurakalk „L 2", Symbole „bu, id, pi". Computertomographisch waren lediglich die Bullae, funktionsanalytisch restriktive und obstruktive Ventilationsstörungen erfaßt. *Diagnose*: Lungenasbestose mit Pleurareaktionen und Bullae. Sammlung Dr. A. KORSCH, Pneumologe, Wolfsburg

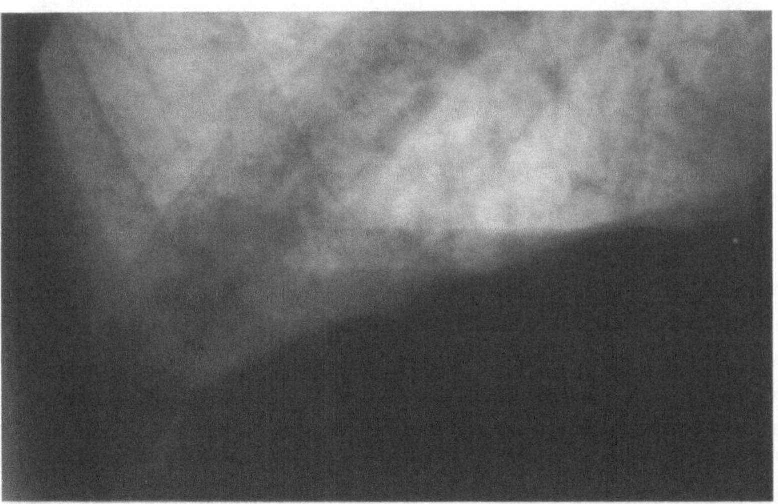

Abb. 19. Asbestose 1/2 ts. Die laterale Fiederung des Zwerchfells ist ein Normalbefund und gibt einzelne Muskelursprünge wieder, die von den Rippen ins Zwerchfell einstrahlen. Der Befund ist nicht mit Obliteration des kostophrenischen Winkels gleichzusetzen

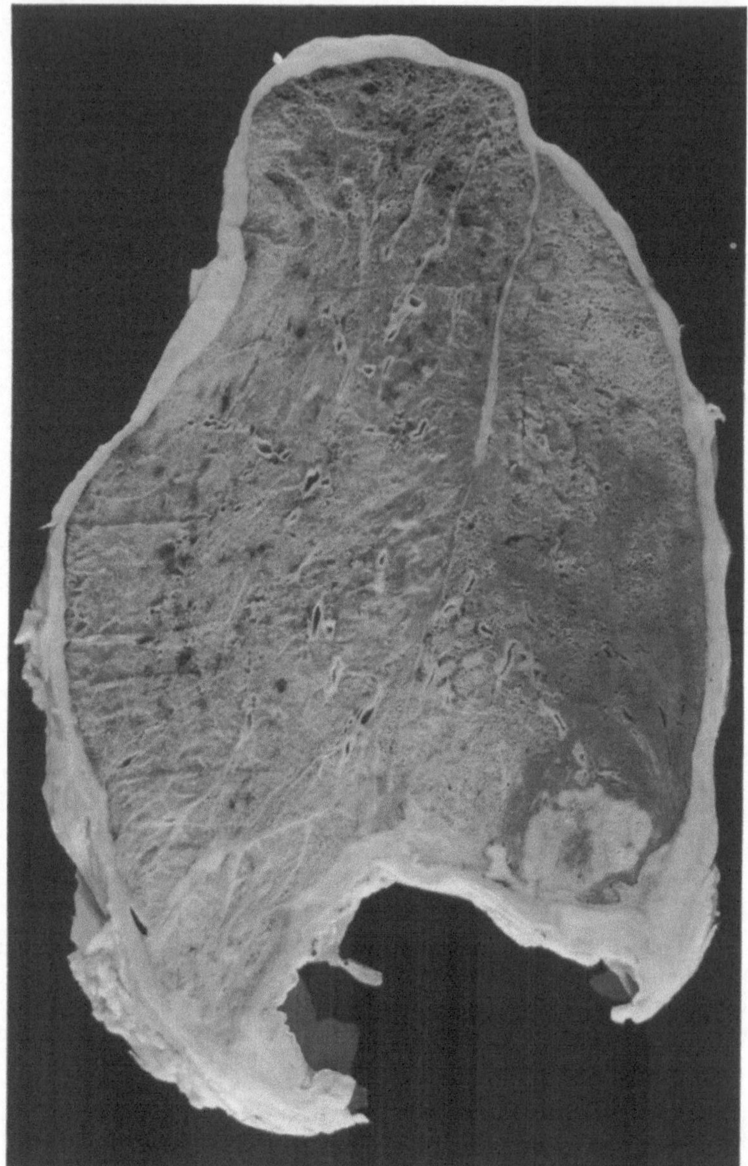

Abb. 20. Sagittalschnitt durch eine fortgeschrittene Lungenasbestose mit diffuser Pleuraverdickung, Verlötung des Pleuraspalts und peripherem Bronchialkarzinom im Unterlappen

sche Relevanz bleibt. Bisher war Lehrmeinung, daß der Begleitsaum zur 2. Rippe beiderseits normal und zu vernachlässigen sei (Bohlig 1976; Saupe 1949), sofern er symmetrisch, parallel zum unteren Rippenrand auftritt und nicht mehr als 5 mm breit ist; im Falle der Anwendung der Internationalen Staublungenklassifikation (ILO U/C 1971 bezw. ILO 1980) heißt dies auch, daß es sich um einen „oB"-Befund handelt, der unter „O" zu berichten ist.

Diese Auffassung ist nun aber zu modifizieren; denn der normale Begleitsaum reicht, wie die Hartstrahlroutine enthüllt, sehr häufig weiter herab als bloß bis zur 2. Rippe. Der bisher in der EDV gespeicherte Bestand von Pleurabefunden der Formeln „1a" und „2a" wird deshalb überhaupt nichts hinsichtlich seiner Korrelation zur Asbesteinwirkung aussagen können (Bohlig u. Calavrezos 1983, 1987).

Das wird aber anders, sowie sich solche Pleurasäume als erstes über Mittel- und Unterfeldern manifestieren oder ausdehnen. Neuere Untersuchungen belegen sogar in Korrelation mit Dauer der Staubbelastung, daß pleurale Säume bei alleinigem Auftreten in den Oberfeldern nicht ohne weiteres der Asbesteinwirkung zur Last gelegt werden können (BOHLIG u. CALAVREZOS 1987), so daß sich für die Weiterentwicklung der Internationalen Staublungenklassifikation (ILO 1980) zwangsläufig die Notwendigkeit ableiten dürfte, bei der nächsten Revision nicht nur für die diffuse Pleuraverdickung eine Lokalisations- bezw. Feldangabe einzuführen, sondern auch die Pläne zu überdenken, das Lungenfeld künftig in vier Quadranten statt in sechs Felder zu unterteilen.

Die Erfahrungen weisen nämlich auch aus, daß Mittel- und Unterfelder nach Asbestinhalation Unterschiede von Prävalenz und Inzidenz der diffusen Pleuraverdickung erkennen lassen, die bei der vom ILO unter anderem ins Auge gefaßten Viertelung des Thoraxfilms wahrscheinlich untergehen würden. Diese Erwägungen zur Dignität der radiologisch ansprechbaren Pleuraverdickung in Abhängigkeit von der Lokalisation vollziehen lediglich nach, was den Pathologen seit langem bekannt ist.

In diesem Zusammenhang ist die diffuse Pleuraverdickung schließlich noch einmal im Lichte dessen zu würdigen, was über die Asbestpleuritis gesagt worden ist (s. Abschnitt B.II.2.a). Die durch die intensivierte arbeitsmedizinische Vorsorge nach G 1.2 festgestellten flüchtigen Pleuraergüsse ohne Residuen korrelieren mit der Tatsache, daß die asbestinduzierte diffuse Pleuraverdickung sich vor allem auf der pl. pulmonalis einstellt (Abb. 23). Erst fibrinhaltigere Ergüsse lassen dann die Pleurablätter verkleben. Jedenfalls ist an der Phase der fibrösen Trübung der pl. pulmonalis das kostale Pleurablatt morphologisch nicht beteiligt.

Sichtbare, obliterierte Pleuraduplikaturen der Interlobien können sich bei Schrumpfung des asbestotischen Lungenparenchyms in der Röntgenprojektion überschneiden und vogelfuß-ähnliche Figuren bilden; sie sind aber von parenchymalen Strukturen im Bereich verdickter Segmentgrenzen oder indurierter Bulla-Wandungen streng zu unterscheiden (Abb. 18 b, c u. 20), welche im englischsprachigen Schrifttum auch als „connective strands" und Krähenfüße („crow's feet") bezeichnet werden (JÄRVHOLM et al. 1986).

Ob freilich die flüchtigen Ergüsse auch kausal an die Entstehung der persistierenden Verdickung der pl. pulmonalis gekoppelt sind, ist noch ungeklärt. Einzelfälle wie der der Abb. 18 lassen vorerst zumindest an der Ausschließlichkeit einer solchen Aussage zweifeln.

Wichtig für die Klinik erscheint noch der Hinweis, daß der Pathologe tunlichst immer über die Asbestbelastung des Probanden informiert werden muß, wenn von einer bioptischen Untersuchung Klärung erwartet wird. Auch sollte bei technischer Zugängigkeit neben dem Pleuragewebe möglichst auch alveoläres Parenchym mitgewonnen werden (OTTO u. BOHLIG 1985). Ohne Hinweis auf stattgehabte Faserstaubexposition hat der Pathologe nämlich keine Veranlassung, die aufwendige Fasersuche einzuleiten; ferner sollten Endoskopie-Experten und Operateure nicht außer acht lassen, daß selbst in offenkundig asbestbedingten Pleuraveränderungen sich Asbestfasern in aller Regel mikroskopisch nur selten nachweisen lassen (FRANCIS et al. 1977). Dieser Typ der Pleuraverdickung zeigt histologisch eine zellarme, fibröse Textur und ist morphologisch sehr vieldeutig; reine Pleurabiopsien zur Objektivierung einer vermuteten Berufskrankheit sind deshalb in diesem Zusammenhang für alle Beteiligten wenig ergiebig; diese Ausführungen gelten übrigens im vollen Umfange auch für die noch zu besprechenden Plaques!

Für die Röntgendiagnostik bleibt abschließend zu vermerken, daß die konventionelle Röntgenuntersuchung trotz der fehlenden differentialdiagnostischen Möglichkeit, einen Pleurasaum durch subpleurales Fett von einer Pleuraverdickung durch Asbest zu differenzieren, im Allgemeinen für die Vorsorge nach G 1.2 voll ausreicht. Bei schwieriger Differentialdiagnose oder Gutachtenproblematik vermögen jedoch computertomographische Verfahren und Sonographie klärende Hinweise zu geben (KATZ u. KREEL 1979; KREEL 1978; SARGENT et al. 1984; SCHMITT u. HÜBENER 1981).

c) Umschriebene Pleuraverdickung (Plaques)

Obwohl die Zuckergußpleura der Brustwand (Abb. 21) ein vertrauter Autopsiebefund war, allerdings zunächst ohne Korrelation mit Staub, wurde erst 1955 ihre verkalkte, röntgenologisch besser zu erfassende Spätform als Asbestinhalationsfolge angesprochen (Jacob u. Bohlig 1955; Abb. 22); im Schrifttum sind sie bis dahin kasuistisch gelegentlich als „Pleuraringe" oder ähnliches aufgetaucht.

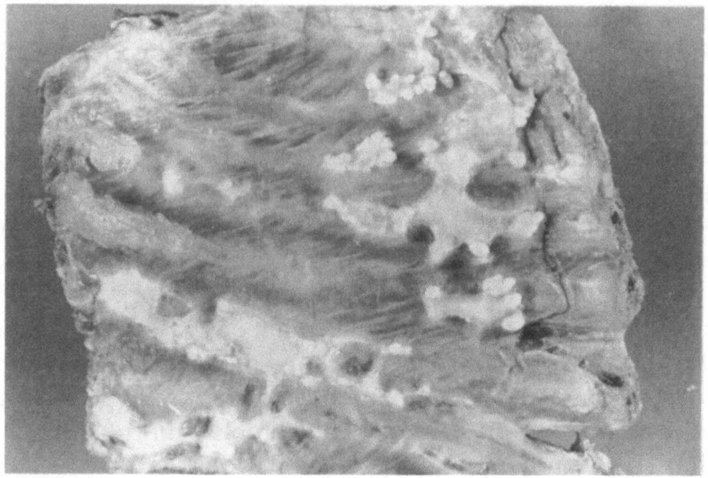

Abb. 21. Zuckergußpleura (Plaques) der Brustwand mit stippchenförmigen Verkalkungen nach Asbeststaubeinwirkung

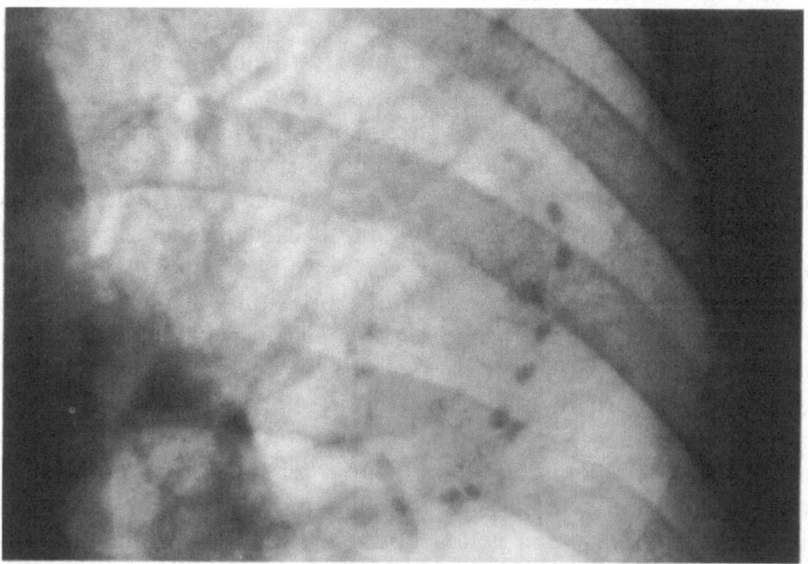

Abb. 22. Stippchenförmige Kalkplaques in grobparalleler Ausrichtung zum vorderen Rippenverlauf bei asbestbedingtem Mesotheliom der kontralateralen Pleura

Plaques treten im Unterschied zur diffusen Pleuraverdickung meist auf der pl. parietalis (i.e. pl. costalis, diaphragmatica et mediastinalis! Abb. 23) als hügelige oder tafelbergartige Pleuraschatten auf (Bohlig 1976; Hillerdal 1980; Kiviluoto 1960), und werden deshalb neuerdings als „umschriebene" Pleuraverdickung bezeichnet (ILO 1980). Auch Plaques zeigen

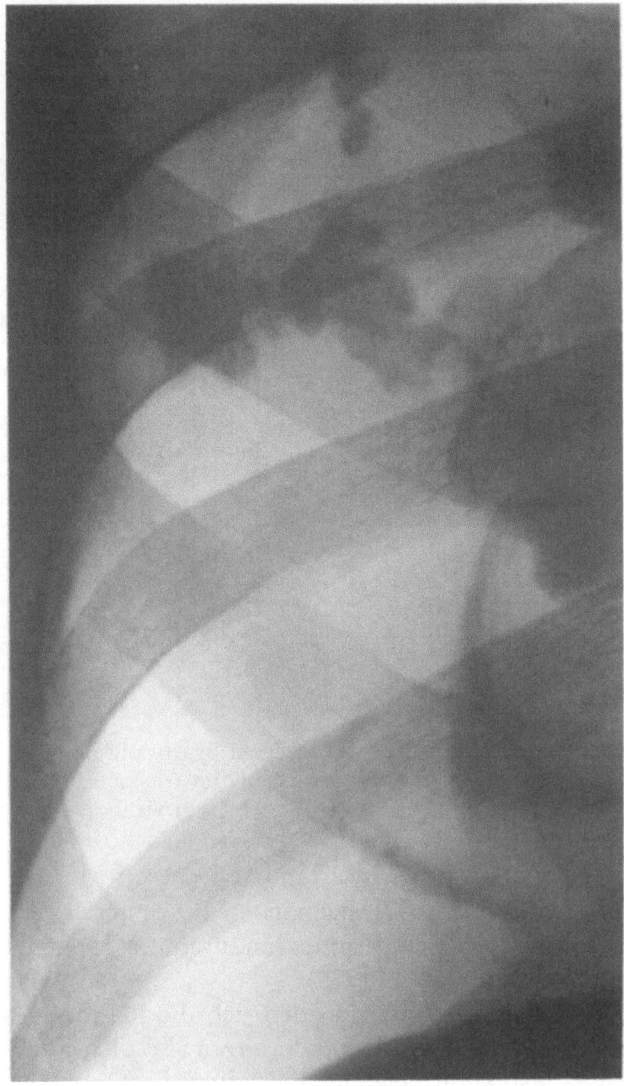

Abb. 23. Das Röntgenbild bei Spontanpneumothorax nach Asbestexposition deckt die kostale Lagerung verkalter Plaques ebenso wie den pulmonalen Sitz der diffusen Pleuraverdickung auf

deutliche Progredienz von Umfang und Dicke, die auch nach Beendigung der Exposition anhält (OTTO u. BOHLIG 1985). Ihre innere Oberfläche erscheint glatt, spiegelnd und weiß, verursacht durch die unterliegenden Kollagenmassen (Abb. 21), in welchen Asbest ebenfalls fast immer fehlt. Sie kommen zusammen mit diffuser Pleuraverdickung vor – auch im Röntgenbild (Abb. 17, 25)! Von der diffusen Pleuraverdickung unterscheiden sie sich hier dadurch, daß sie klare obere und/oder untere Grenzen aufweisen, d.h. daß die Begleitsäume erkennbar wieder zum Niveau der Lungenfeldgrenze zurückkehren (Abb. 24, 25).

Hyaline Plaques (Abb. 26, 27, 28, 29) sind radiologisch meist nicht vor dem 5. Jahr nach Expositionsbeginn zu entdecken; Verkalkungen zeigen sich frühestens nach weiteren 4–5 Jahren. Das erscheint – übrigens für beide Arten asbestbedingter Pleuraverdickung! – gegenüber früher eine auffällig kurze „Latenzzeit" (BOHLIG et al. 1960; SAUPE 1938), aber damals war wegen der überlagernden Lungenasbestosen eine solche Zeitspanne kaum festzulegen. Abzuwarten bleibt, ob sich diese Latenz für die benignen Asbeststaubinhalationsfolgen mit zunehmender Verbesserung der Staubhygiene in den Betrieben nicht sogar verlängern wird. Vieles scheint für eine solche Möglichkeit zu sprechen.

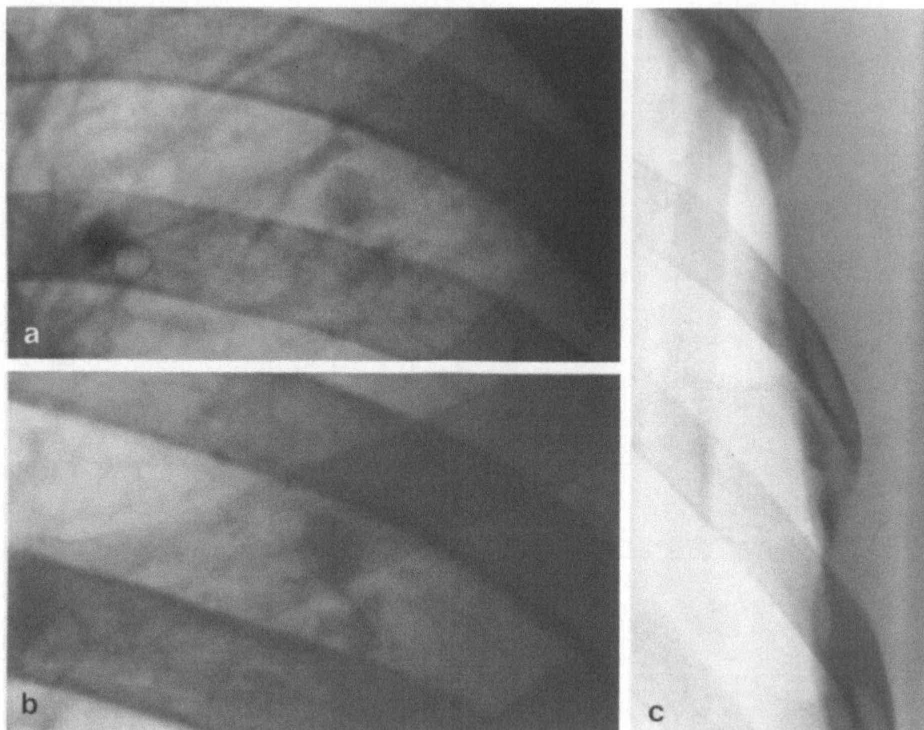

Abb. 24a–c. Kalkplaques der vorderen Brustwand (en face) bei Hart- (**a**) und Weichstrahltechnik (**b**) zeigen den Kalk bei letzterer Technik klarer. Im Inneren des Plaques kommt er aber im Profil auf dem Zielbild (**c**) sehr viel besser zur Darstellung

Anders als bei Schwarten (Abb. 29) tritt in Plaques der Kalk in der Kollagen-Mittellage auf (Abb. 24, 25, 27), niemals an der inneren Grenzfront zum Pleuraspalt oder gar durch die Gesamtdicke des Plaques hindurch. Im Tangentialbild des Plaques ist dies deutlich erkennbar (Bohlig u. Otto 1975).

Histologisch unterscheiden sich die Plaques – auch in der Biopsie! – von allen anderen fibrosierenden Pleuraveränderungen (Meurman 1977; Ulrich 1971). Ihre lamellär geschichteten, fast kernfreien, hyalinisierten Faserbündel sind die Voraussetzung für die häufige, metabolisch bedingte Verkalkung; ihre monomorphen Strukturen zeigen allenfalls in den Grenzfronten mitunter lymphofollikuläre Infiltrate. Bei klinischen Hinweisen ist ein solcher Befund für Faserstaubexposition beweisend; seine Signifikanz ist in dieser Hinsicht sehr viel größer als die der diffusen Pleuraverdickung.

Gewöhnlich bleibt der Pleuraspalt frei, auch wenn diffuse und umschriebene Pleuraverdickungen gleichzeitig bestehen; für die radiologische Routine stellt sich dies erst im Falle eines Pneumothorax dar. Plaques können sich auch einmal auf der pl. pulmonalis vor allem im Bereich der Interlobien ansiedeln, was gelegentlich zum Bild verkalkter Lappensepten führt.

Von der Staublungenklassifikation (ILO 1980 und ILO 1980/Bundesrepublik) werden die hyalinen Plaques mit einer befremdlichen Logik behandelt: Sie sind als Durchmessersumme in Vierteln resp. Hälften einer Brustwandlänge nach gleichem Maß wie die diffuse Pleuraverdickung anzugeben, obwohl die umschriebenen Pleuraverdickungen gerade zu Beginn sehr viel kleiner sind und nichts anderes als Vorläufer der Kalkplaques darstellen, welche ihrerseits zwar auch per Durchmessersumme, aber adäquater in cm-Angaben kodiert werden. Dieser Stilbruch im Klassifikationsschema sollte anläßlich einer kommenden Revision ebenfalls besser beseitigt werden, da er bislang zu viele initiale Plaquesformationen für die Epidemiologie vollständig außer acht gelassen hat!

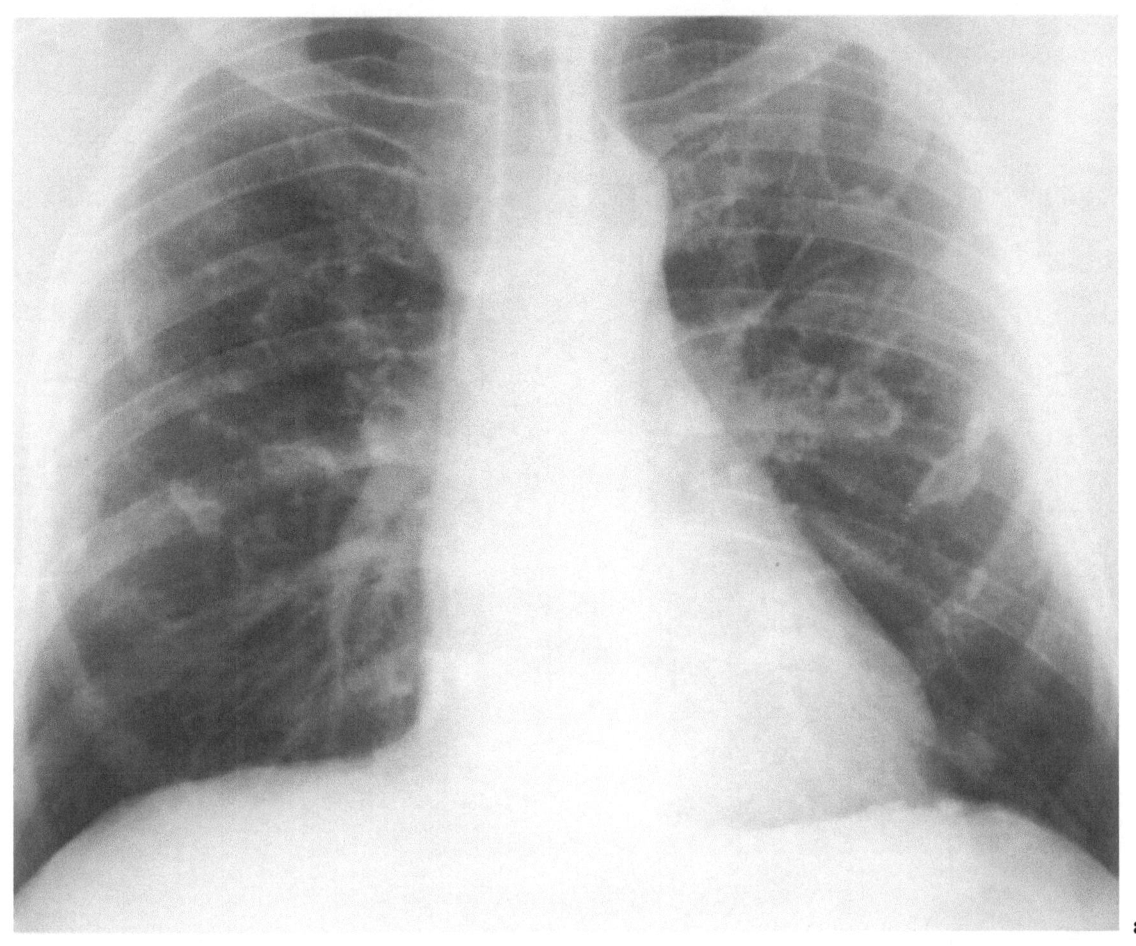

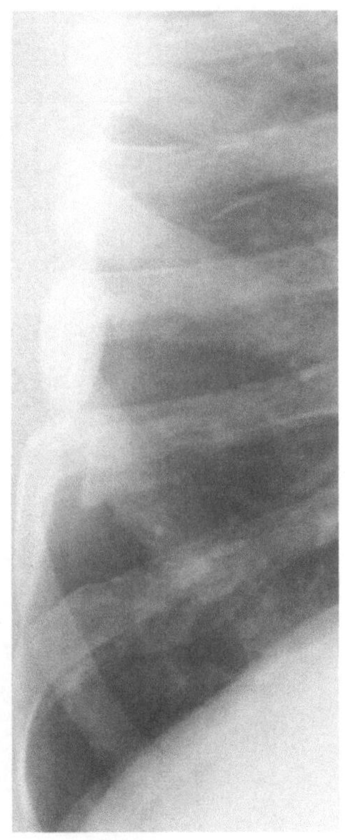

Abb. 25a, b. Multiple Plaques auf Brustwand, Zwerchfell und Mediastinum, z.T. verkalkt, bei beginnender Asbestose 1/0 ts (**a**); das Tangentialbild (**b**) zeigt, daß Plaques sich tafelbergartig über das Niveau der gleichfalls vorhandenen diffusen Pleuraverdickung erheben und ihren Kalk in der mittleren Schicht der Kollagenlagen entwickeln

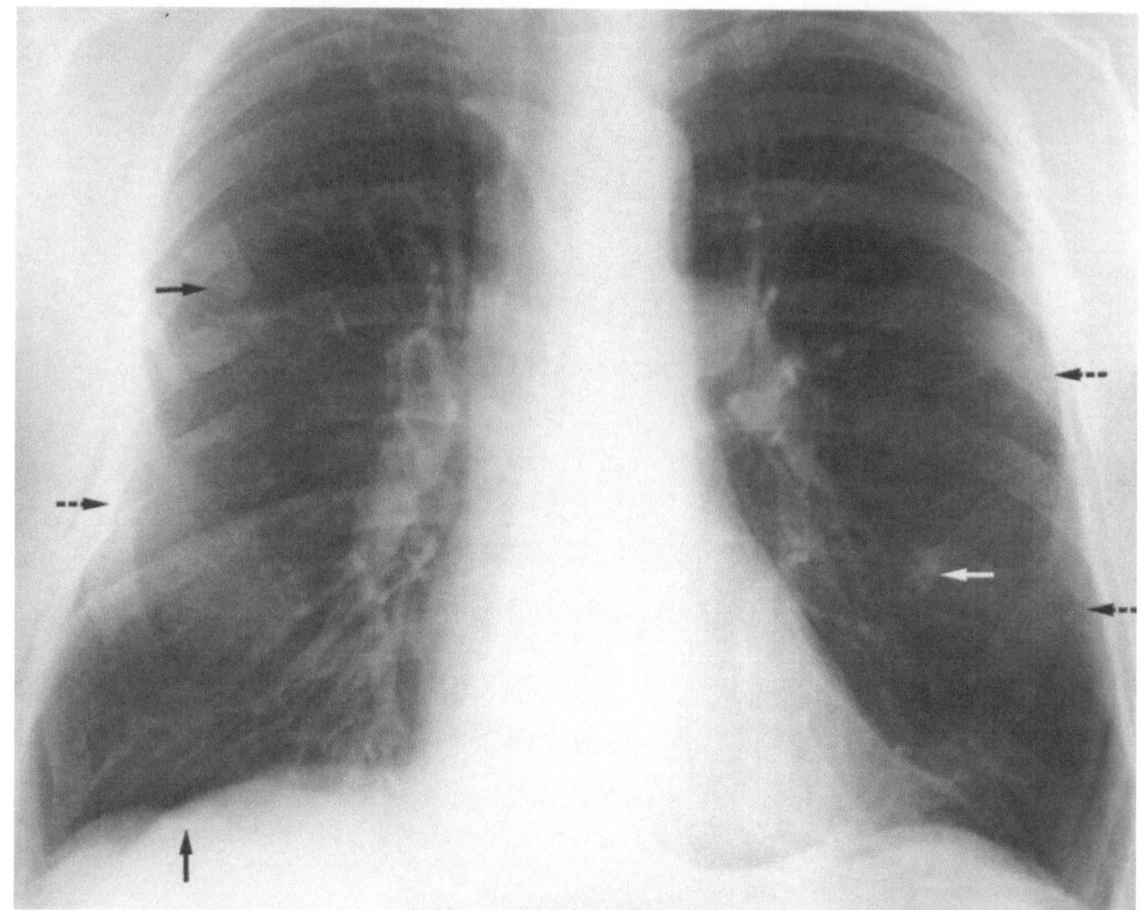

a

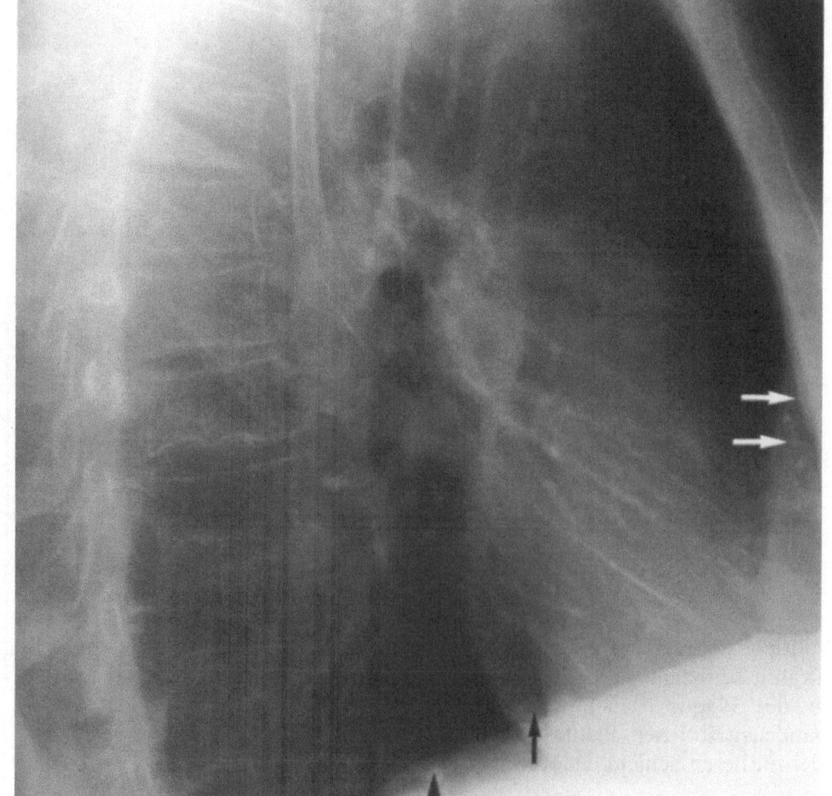

b

Plaques sind primär kein Krankheitsfaktor. Bei großer Ausbreitung können sie allerdings das Rippengitter versteifen und so zur Restriktion funktionell in bescheidenem Ausmaß beitragen. Außerdem kann ihre Dicke bei Maximalhöhen bis zu 2 cm das unterliegende Lungengewebe beeinträchtigen. Plaques treten zwar meist symmetrisch auf, jedoch ist das besonders initial keine conditio sine qua non.

Hyaline Plaques entziehen sich einer diagnostischen Ansprache in der Routine sehr viel leichter als die verkalkten Formen (Abb. 28); sie erscheinen deshalb in tabula auch häufiger als in röntgendiagnostischen Zusammenstellungen (GERLACH u. TIMMEL 1972; PLAMENAC et al. 1974; ROBINSON 1972). Millimeterdünn und von der Dichte der umgebenden Brustwandweichteile können sie lediglich dort auffallen, wo sie zufällig im technisch einwandfreien Hartstrahlbild tangential als umschriebene, beetartige Brustwandbegleitsäume anzusprechen sind – und das ist im Routinefilm der allergeringste Teil der Brustwand. Wer demnach Früherfassung hyaliner Plaques betreiben möchte, muß sich schon zusätzlicher Techniken bis hin zu modernen, bildgebenden Verfahren bedienen, wobei sich die Frage erhebt, ob für die Routine eine solche Diagnostik über ihren Selbstzweck hinaus einem praktischen Nutzen dient.

Warum unter Asbesteinwirkung einmal diffuse, zum anderen umschriebene Pleuraverdikkungen, nicht selten sogar zusammen vorkommen, ist unbekannt. Auch hier liegt die Annahme nahe, daß die Asbestpleuritis für die Vielfalt der Erscheinungsformen verantwortlich ist. Ihr klinisch unterschwelliges, flüchtiges Auftreten trägt jetzt, da die massiven, ebenso eindrucksvollen wie deletären Lungenasbestosen unter dem Einfluß effektiver arbeitsmedizinischer Kontrolle aus dem Gesichtsfeld allmählich verschwinden, dazu bei, daß die pleuralen Asbeststaub-Inhalationsfolgen leichter zu analysieren sind (Abb. 30, 31, 32).

Pleurale Asbeststigmata gehen den pulmonalen dann voraus (Abb. 18), wenn die Einwirkung mit geringer Faserstaubmenge einsetzt und länger anhält, oder aber initial vereinzelt Spitzenbelastungen mit sog. „Peak-Konzentrationen" stattgefunden haben, welche zur Lungenfibrosierung noch nicht ausreichen (BRITTON 1982). Selektiver Lymphtransport kürzerer Faserfraktionen ist lange nach dem in regionäre Lymphknoten (STEWART 1928) nunmehr auch in die subpleuralen Lymphbahnen (BIGNON et al. 1978) nachgewiesen. Weil daneben aber auch immer noch diskutiert wird, daß Fasern mechanisch befördert, quasi durchs Parenchym „gewalkt" werden und so die Pleura nicht nur erreichen, sondern sogar durchspießen können, müssen hier Zweifel angemeldet werden, ob ein so hypothetischer Weg angesichts der Pleuradicke z.B. der Abb. 20 selektiv für die Entstehung kostaler Pleuraverdickung verantwortlich gemacht werden darf (BOHLIG et al. 1960; KIVILUOTO 1960), weil die Vorstellung von der Durchspießung der Pleura durch Faserbruchstücke nur schwer nachzuvollziehen ist.

Auch die Tatsache, daß früher unter uneingeschränkter Staubbelastung die Lungenfibrose im Mittelpunkt der Diagnostik gestanden hat, und Plaques etc. vergleichsweise seltene Befunde waren, unterstreicht, daß heute Pleuraerscheinungen als empfindliche Indikatoren für geringgradige Asbestexposition immer mehr im Vordergrund des ärztlichen Interesses stehen. Auch auf Exposition gegen mehrere Staubarten ist in diesem Zusammenhang zu achten (Abb. 33).

Die radiologische Symptomatik der Plaques ist zwar eindrucksvoll, beschränkt sich aber auf die ausgeprägteren Fälle von Kalkplaques, welche bereits vor Jahrzehnten unter plakativen Schlagwörtern wie „arabeskenhaft", „stechpalmenblattähnlich" oder „landkartenartig" ins Schrifttum Eingang gefunden haben (BOHLIG et al. 1960; DALQUEN et al. 1970; JACOB

Abb. 26a, b. Ein Film mit asbestbedingten Lungenstrukturen der Formel 1/0 ss zeigt Plaques der Brustwand und des Zwerchfells bei Hartstrahltechnik (**a**; *Pfeile*). Das Seitenbild (**b**) demonstriert die diaphragmale und ventrale Lage der Plaques (*Pfeile*)

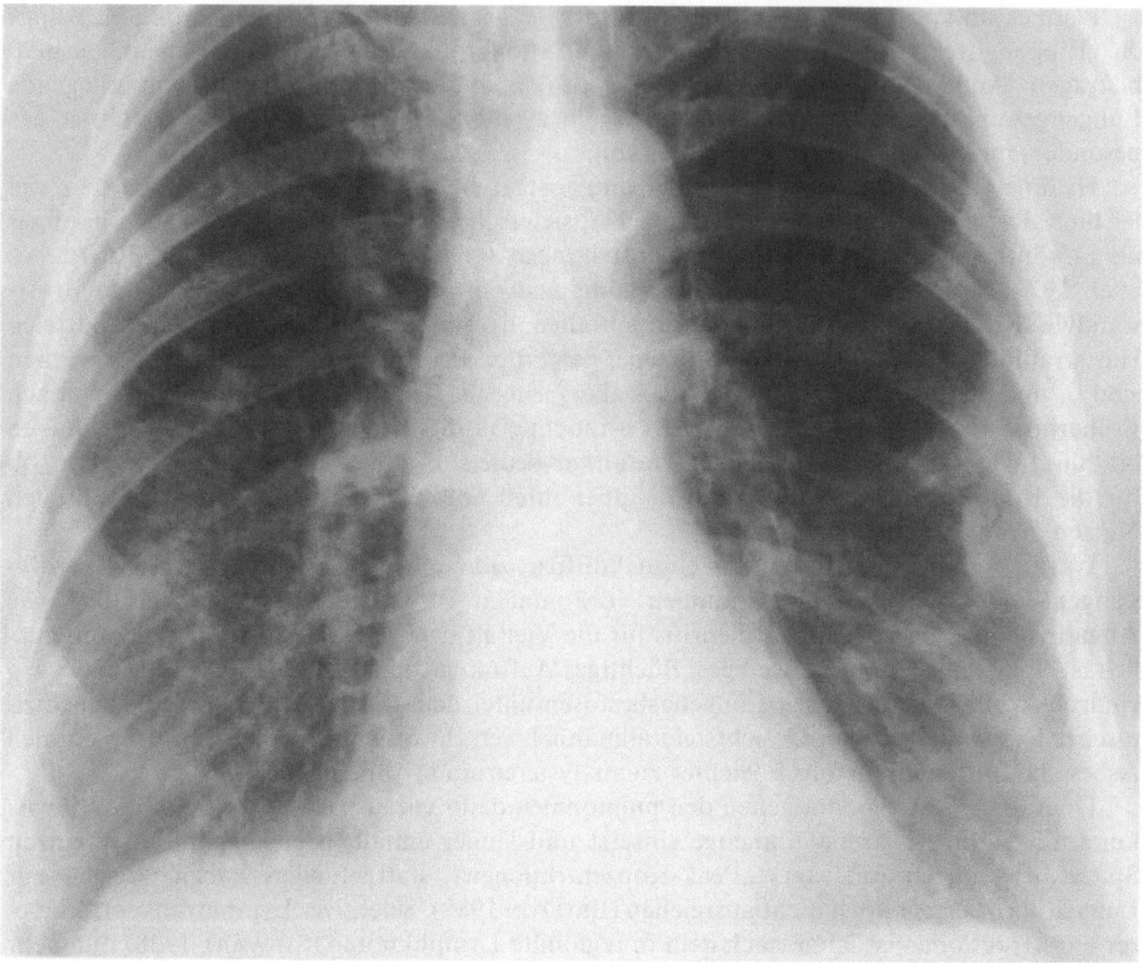

Abb. 27a. Im Hartstrahlbild hyaline Plaques auf dem Zwerchfell und Kalkplaques der Brustwand in Projektion auf die Lungenfelder, im rechten Mittelfeld eventuell Parenchymprozesse vortäuschend

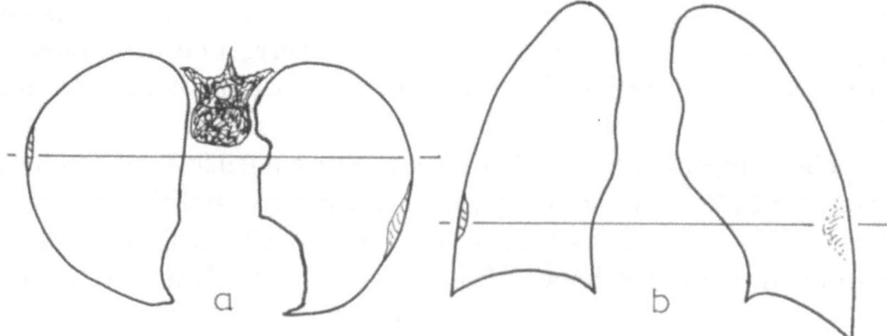

Abb. 28a, b. Plaques, die nicht streng tangential (en profil) erfaßt sind, wie hier im Thoraxquerschnitt (**a**) und im Filmschema links (**b**) dargestellt, erscheinen als mehr oder weniger deutlich nach medial abgrenzbare, durchscheinende Flächenschatten – vielfach ohne laterale Begrenzung (s. auch Abb. 26a)

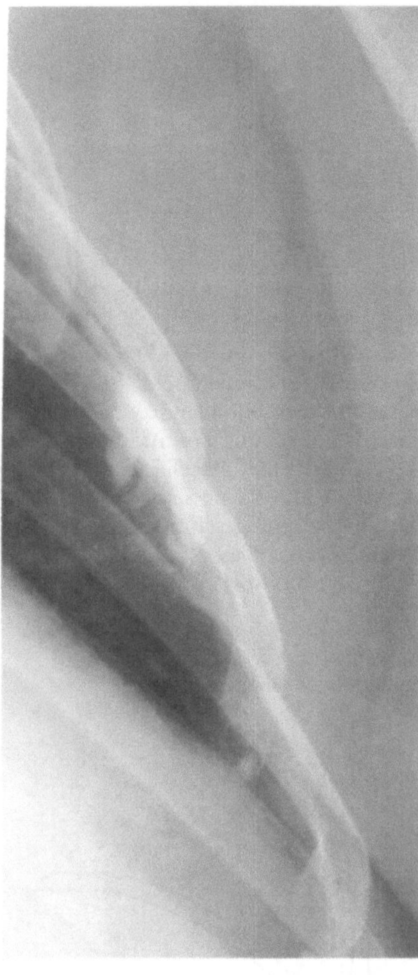

Abb. 27b. Die Plaquesdiagnose ergibt sich leicht aus gezielten Schrägaufnahmen

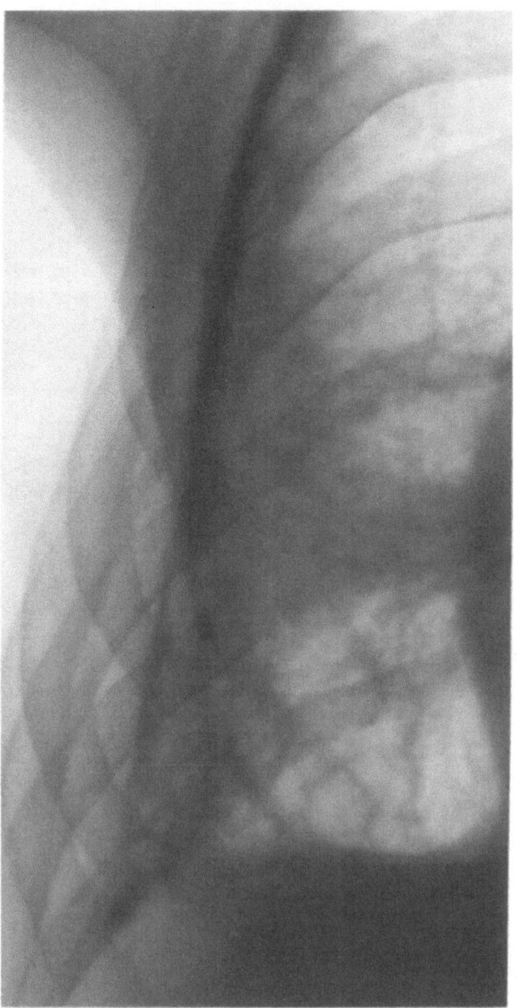

Abb. 29. Verkalkende Pleuraschwarten zeigen anders als Plaques (vergl. Abb. 24 u. 25) den Kalk entweder in der ganzen Schwarte verteilt oder wie hier nach metapneumonischem Empyem ausschließlich an der pulmonalen Grenzschicht. Sammlung R. KIVILUOTO, M.D., Radiologe, Turku, Finnland

Abb. 30a, b. Diaphragmale Plaques sitzen immer *auf* dem Zwerchfell, können sich aber je nach Sitz über, unter oder in die Zwerchfellkontur hineinprojizieren

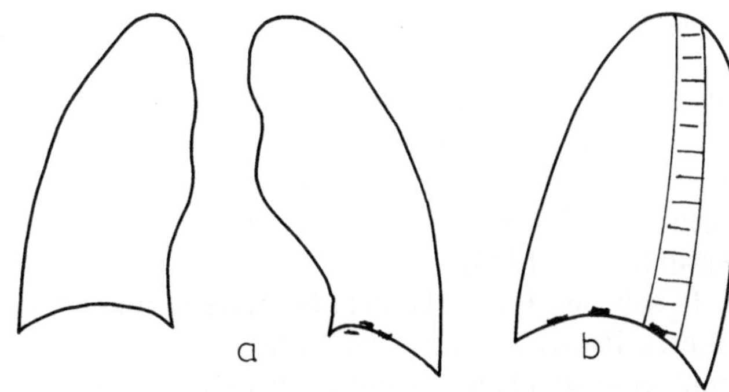

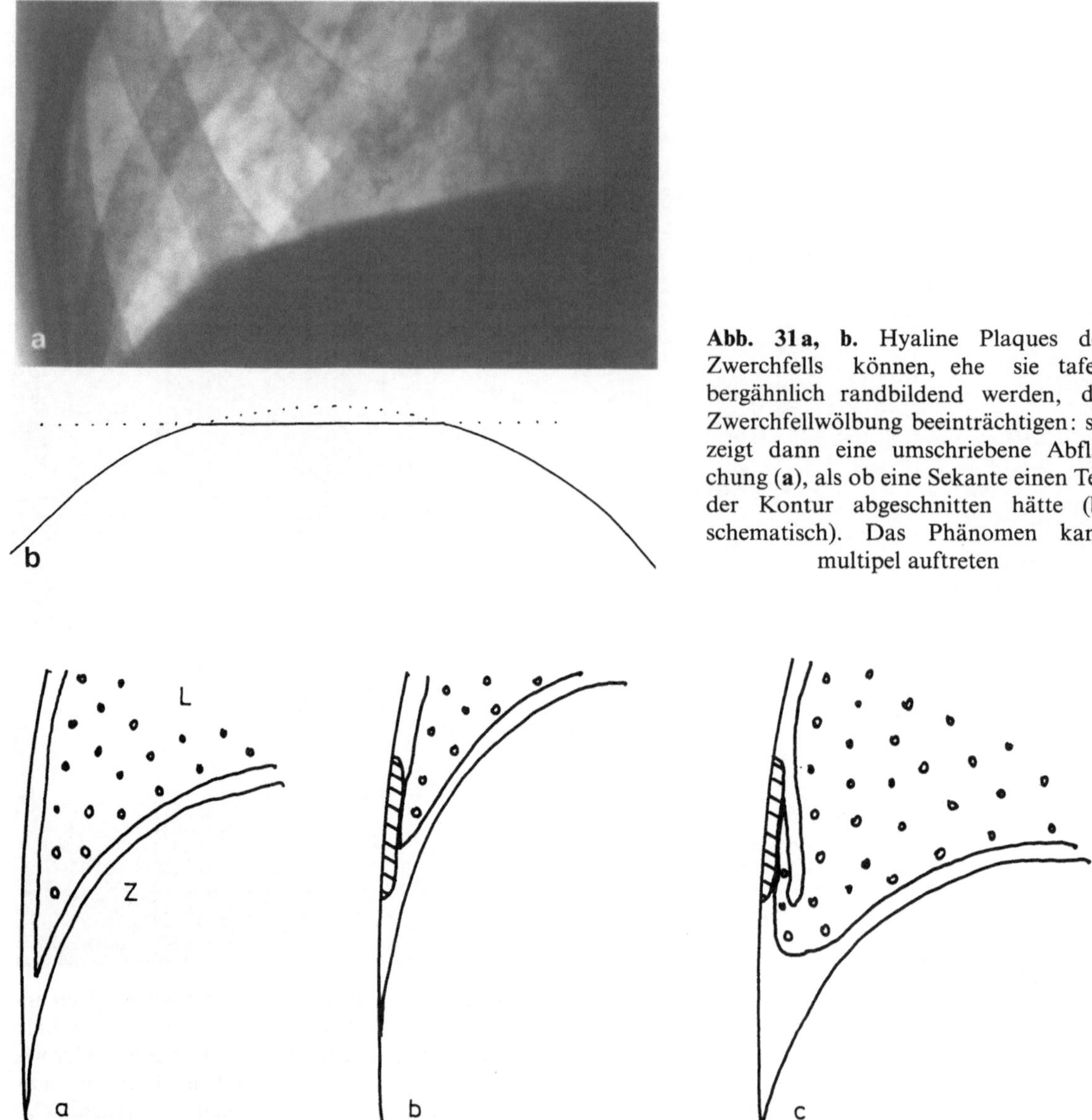

Abb. 31a, b. Hyaline Plaques des Zwerchfells können, ehe sie tafelbergähnlich randbildend werden, die Zwerchfellwölbung beeinträchtigen: sie zeigt dann eine umschriebene Abflachung (**a**), als ob eine Sekante einen Teil der Kontur abgeschnitten hätte (**b**; schematisch). Das Phänomen kann multipel auftreten

Abb. 32a–c. Der normale Lappenrand im kostophrenischen Winkel (**a**) kann durch Fibrinauflagerung verkleben (**b**) und so durch Inspiration umgebörtelt werden (**c**). Der Vorgang ist reproduzierbar, aber *nicht* staublungenspezifisch, wird jedoch bei Asbeststaubeinwirkung häufig angetroffen (s. Abb. 17, rechts)

u. Bohlig 1955; Kiviluoto 1960; Abb. 25, 27). Solche Befunde haben jedoch einmal als ganz uncharakteristische, rundliche Kalkflecken (Abb. 17, 22) begonnen, die sich später allenfalls zunächst kommaförmig oder bindestrichähnlich modifizieren; multipel können sie eine Art Ausrichtung etwa grob parallel zum Rippenverlauf erkennen lassen (Abb. 22). Gegen eine Verkennung als intrapulmonaler Kalk schützen Durchleuchtung oder Schichtdarstellung, gegebenenfalles auch mittels Computertomographie (Katz u. Kreel 1979; Kreel 1978; Sargent et al. 1984).

In seltenen Fällen können besonders singulär auftretende Plaques an der vorderen oder hinteren Brustwand bei einer Höhe resp. Dicke von mehr als 7 mm an auch intrapulmonale Rundherde simulieren (Kiviluoto 1966; Tivenius 1963).

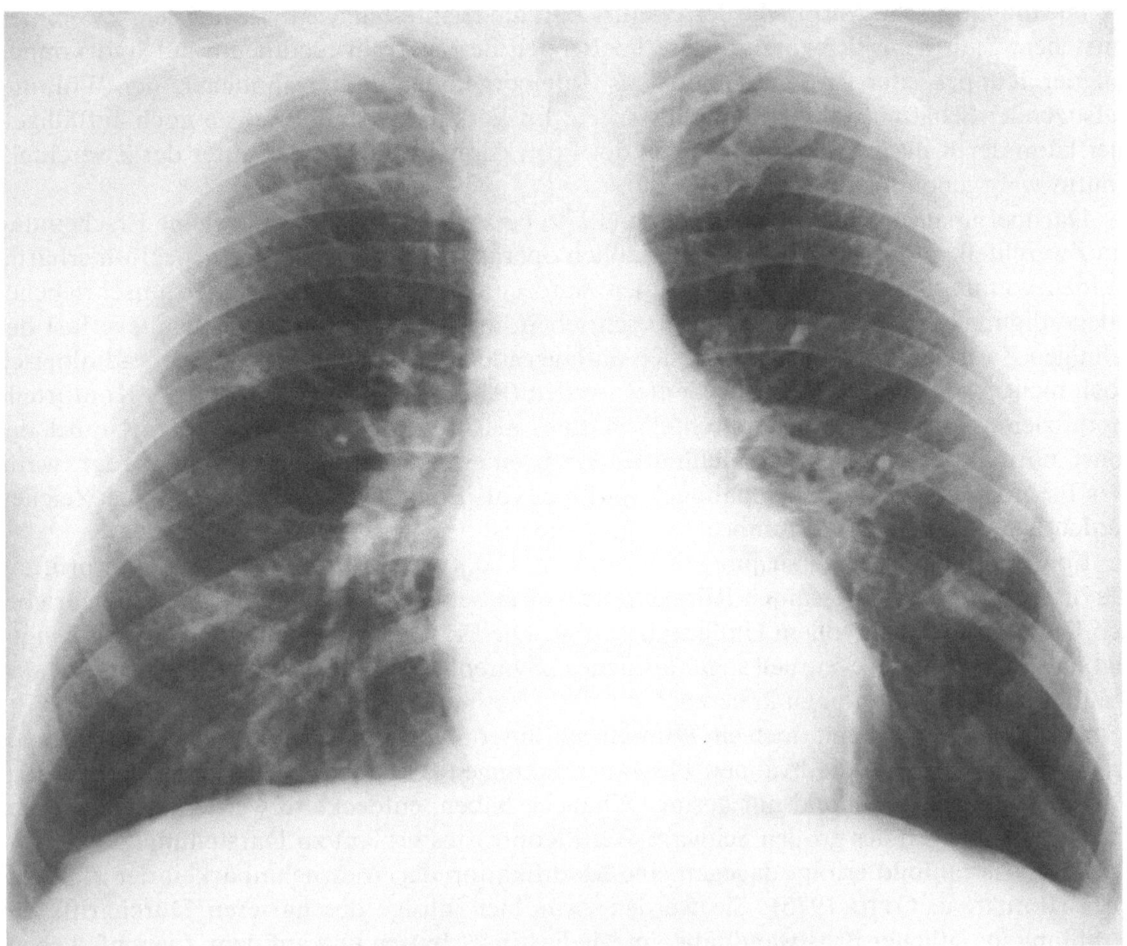

Abb. 33. 53jähriger Patient mit Exposition gegen zwei Staubarten: Eine 10jährige Tätigkeit im Grauwacke-Steinbruch hat zu subpleuralen Silikoseherden in beiden Ober- und Mittelfeldern geführt 1/0 qq. Anschließend 15 Jahre Asbestexposition in einem Bremsbelagwerk: 1/0 tt in beiden Mittelfeldern. Lunge insgesamt 1/1 tq, Pleura diffus RL 3a, 6 Felder, Abflachung der Zwerchfelle und Plaques-Verdacht auf der rechten Zwerchfell-hälfte. Sammlung Prof. Dr. H. LANGE, Internist, Gummersbach

Die oben erwähnten diagnostischen Schwierigkeiten bei der Erfassung der diskreteren hyalinen Plaques gaben Anlaß zur Abb. 28, welche die etwas unschärferen Grenzen der nicht exakt tangential erfaßten Plaques verdeutlicht: sie können Rippenstrukturen (vor allem den Rippensulkus!) oder Muskelüberlagerung vortäuschen (GILMARTIN 1979), oder sind quasi „en face" bei geringerer Dicke innerhalb der Lungenfelder als umschriebene Schleier sichtbar. Zusammen mit der diffusen Pleuraverdickung tragen sie zur „milchglasähnlichen Trübung" oder „groundglasappearance" der Unterfelder bei; eine laterale Grenze fehlt beinahe immer (HOSODA 1979; HILLERDAL 1980).

Mediastinale (Abb. 25) und perikardiale Plaques sind lediglich im Falle der Verkalkung anzusprechen; im hyalinen Zustand sind sie selten wahrzunehmen, was durch die Herzaktion, aber auch durch den kleineren Krümmungsradius der Herzkontur im Vergleich mit der Brustwand bedingt sein könnte. Kalkplaques des Perikards müssen gegen die Concretio pericardii calcificata, solche im oberen Mediastinum von Aortenverkalkungen abgegrenzt werden.

Die diagnostische Ansprache der Plaques fällt am leichtesten, wenn sie auf dem Zwerchfell entstehen. Sie treten hier vorzugsweise im Bereich des centrum tendineum auf und können auf der Kuppel jeder Zwerchfellhälfte als Tafelberg- oder Krater-ähnlicher, der Wölbung aufsitzender Schatten wahrgenommen werden. Im Verkalkungsfalle sind sie noch auffälliger, hier kann der Kalk in Abhängigkeit von der Projektion auf, über oder unter der Zwerchfellkontur wahrgenommen werden (Abb. 30).

Darüberhinaus machten Hirsch et al. (1979) bei Asbestexponierten auf eine Erscheinung am Zwerchfell aufmerksam, die auch anläßlich operativer Eingriffe durch Inspektion erhärtet werden konnte. Die Beobachtung, von den Autoren als eine Art lokaler oder umschriebener „Begradigung" der Zwerchfellkontur beschrieben, muß zweifellos als Elastizitätsverlust des sehnigen Zwerchfellteiles im Bereich sich auflagernder Bindegewebsmassen von radiologisch noch nicht prominenten Plaques gedeutet werden (Abb. 31). Die etwas starreren Konturteile modifizieren den gewölbten Zwerchfellschatten, als ob ein flaches Stück der Kuppel der sonst normal gewölbten Zwerchfellhälfte durch eine Sekante abgeschnitten worden wäre. Das Phänomen kommt manchmal auch multipel vor. Eine Strichzeichnung soll das Zeichen verdeutlichen, das lange Zeit unbeachtet geblieben ist.

Epidemiologische Untersuchungen (Bohlig u. Calavrezos 1983, 1987) zur Überprüfung des diskreten, aber interessanten Röntgenzeichens haben die in Frankreich zuerst beschriebenen Beobachtungen in vollem Umfang bestätigt. Die Prävalenz im untersuchten Krankengut legt nahe, das Zeichen eventuell sogar als neues „Symbol" für das Schema der Internationalen Staublungenklassifikation zu kreieren.

Abschließend erscheint noch ein Hinweis auf die röntgentechnische Erfassung der Plaques erforderlich. Während die hyalinen Pleuraverdickungen – unabhängig ob umschrieben oder diffus! – im Weichstrahlbild nur geringe Chancen haben, entdeckt zu werden, kommen hier Kalkplaques wegen des großen Schwarz-Weiß-Kontrastes brillant zu Darstellung.

Im Hartstrahlbild erfolgt dagegen eine Modifikation der Wahrnehmbarkeit der Kalkplaques (Bohlig u. Otto 1975): Sie werden zwar hier infolge des härteren Durchgriffs der Strahlung in seitlicher Brustwandnähe, im Mediastinalschatten und auf dem Zwerchfell ebensogut, wenn nicht besser wahrgenommen, erleiden aber wegen des niedrigeren Kontrastes der Hartstrahlaufnahme eine gewisse diagnostische Einbuße überall dort, wo sie in en-face-Projektion auf das Lungenfeld erscheinen, also bei Sitz auf vorderer oder hinterer Brustwand (Abb. 27). Dann projizieren sie sich als vergleichsweise unauffällige Fleckschatten und sind nicht immer sofort als Plaques ansprechbar; sie können leicht als intrapulmonale Herde verkannt werden. Ihr Auffälligkeitsgrad ist von ihrer Dicke, d.h. von Umfang der Strahlenschwächung abhängig.

d) Malignes Mesotheliom

Mitte bis Ende der 50er Jahre wurde neben dem Lungenkrebs bei Asbestose ein weiteres, man kann sagen unheimliches Malignomrisiko der Asbestexponierten bekannt, das diffuse, maligne Mesotheliom (Wagner et al. 1960), anfangs bei einer Zusammenstellung aus dem Internationalen Schrifttum noch als maligner Serosatumor bezeichnet (Jacob u. Bohlig 1955; Abb. 34). Klinisch stehen Schmerzen und Atemnot, röntgenologisch Ergüsse und evtl. die auf mehrere cm Breite angewachsenen, vielfach polyzyklisch begrenzten Säume (Abb. 35) entlang der Brustwandgrenzen im Vordergrund der schweren Krankheitsverläufe, welche trotz Krankenhausbehandlung in der überwiegenden Zahl der Fälle noch innerhalb des ersten Krankheitsjahres zum Exitus führen (Elmes 1973; Hain u. Calavrezos 1982, 1985; Hain et al. 1974; Schulze 1973). Bereits beim ersten Verdacht auf ein Pleuramesotheliom sollte mit dem Einsatz der Computertomographie nicht gezögert werden (Grant et al. 1983).

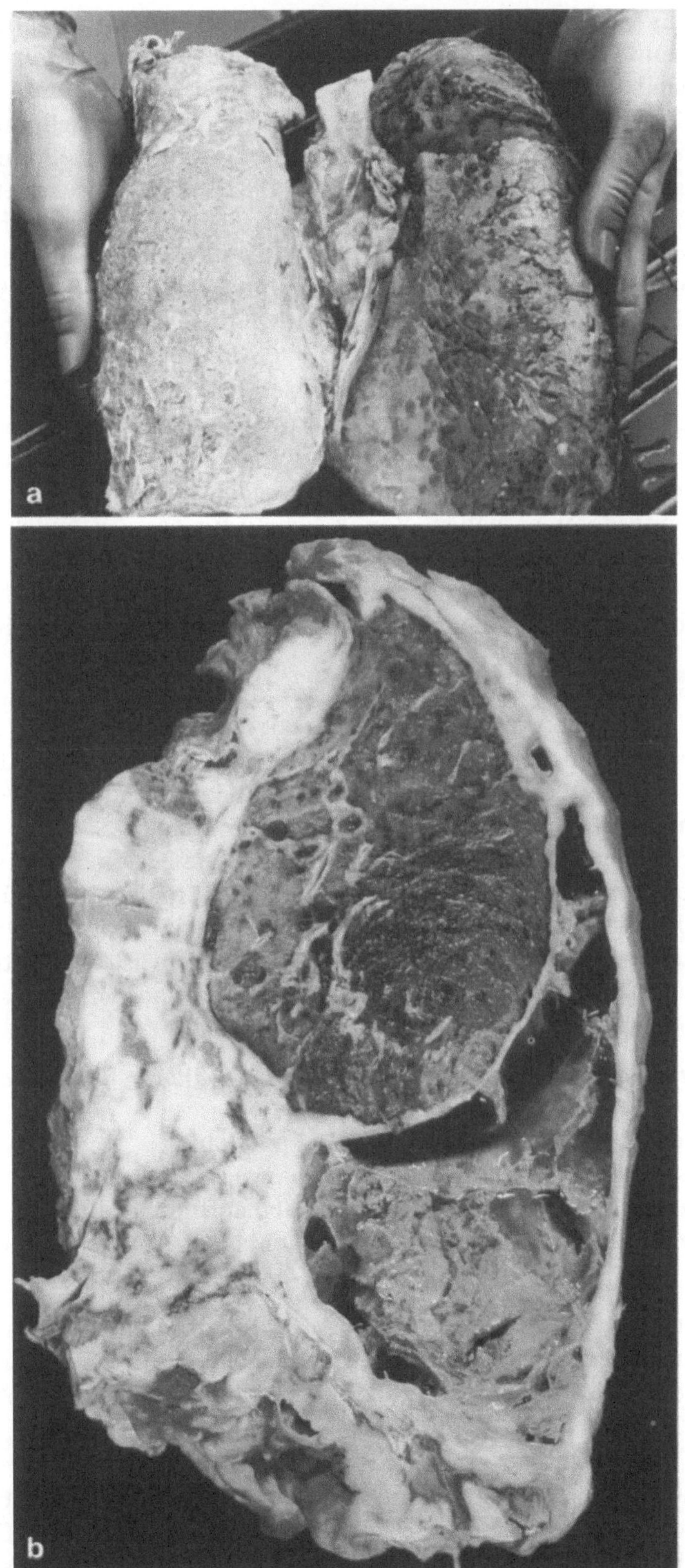

Abb. 34a, b. Asbestbedingtes Mesotheliom: Außenansicht (**a**) und Sagittalschnitt durch die rechte Lunge (**b**), der neben der Lungen-Ummauerung auch den teilgelatinierten, eiweißreichen Erguß erkennen läßt

Real erscheint das Mesotheliomrisiko überwiegend nach kurzzeitiger, aber massiver Exposition mit ungewöhnlich langer, klinisch stummer Latenz. Fälle mit nur wenigen Wochen Expositionsdauer sind bekannt, die Latenzzeit währt meist mehr als 15, oft 30–40 Jahre (Bohlig u. Otto 1975) und mehr. Die Diskussion über das Mesotheliomrisiko heute wird überschattet von dem Tatbestand, daß noch auf Jahre hinaus Mesotheliomfälle aus früheren Belastungen auftauchen werden (Baba 1983; Weill 1983). Eine kritische retrograde Prüfung einschlägiger Expositionen der im Dortmunder Mesotheliom-Register erfaßten Fälle hat indessen ergeben, daß kaum einer solcher Arbeitsplätze von damals heute noch in gleicher Form existiert. Auch gutartige Mesotheliome sind beschrieben (Stark 1981), stellen aber Raritäten dar und lassen epidemiologische Zusammenhänge mit Faserstaubeinwirkung nicht erkennen.

Zweifellos sind auch Mesotheliomfälle unter den schwerer exponierten Arbeitern mit fortgeschrittenen Lungenasbestosen bekannt geworden, sie stellen jedoch eine Minderheit im Gesamtkrankengut dieses Tumors dar (Bohlig et al. 1960); sie dürften aus Kollektiven stammen, die in der asbestverarbeitenden Industrie zunächst unter lokal geringerer Asbestbelastung die Arbeit aufgenommen haben. Voraussetzung für das Zustandekommen des malignen diffusen Mesothelioms dürfte hier auch gewesen sein, daß Asbestpleuritis und diffuse Pleuraverdickung zumindest Teile des Pleuraspaltes mit erhaltenem Mesothel übrig gelassen haben. Die Koinzidenz von Mesotheliom und Plaques (Abb. 17) stellt keine Seltenheit dar (Fletcher 1972).

Das Mesotheliom dürfte ein Effekt jener Faserfraktionen sein, welche gerade noch durch die Lymphbahnen der Lunge transportabel sind (Pott u. Friedrichs 1972). Am pleuralen Ende des langwierigen Transportweges entfalten sie ihren irritativen Reiz zur malignen Umformung der pluripotenten Pleuradeckzellen. Am anderen Ende des Weges, den aus der Lunge versorgten hilären Lymphknoten passiert offenbar nichts.

Die Vorstellung vom besonderen Risiko einer in ihren Dimensionen sehr speziellen, gerade noch transportablen Faserfraktion (s. Abschnitt B.II.2.c) findet ihre Stütze in folgenden Erwägungen: Im Unterschied zum Asbestlungenkrebs (Otto u. Bohlig 1985) ist das Mesotheliom nicht an die Existenz einer Asbestose gebunden. Die meisten asbestinduzierten Pleuratumoren lassen vielmehr eine Lungenasbestose vermissen und bei fortgeschrittenen Asbestosen ist das Mesotheliom geradezu eine Seltenheit: so war

unter 108 Mesotheliomen (71mal BK 4105, 37mal spontan!) der Jahre 1973–78 (Otto 1980)

3mal eine Lungenasbestose zu Lebzeiten als BK anerkannt,

18mal konnte histologisch eine Minimalasbestose erwiesen werden,

30mal waren histologisch einzelne Asbestkörperchen auffindbar, und

20mal konnte die berufliche Einwirkung lediglich durch Lungenstaubuntersuchungen nachgewiesen werden!

Die Hälfte der asbestbedingten Mesotheliome ist deshalb lediglich durch zusätzliche Lungenstaubanalysen zu entdecken, weil Faserzahlen, die eine berufliche Exposition objektivieren lassen, unterhalb der Nachweisgrenze histologischer Schnitte bleiben. Die Asbestose verhindert wahrscheinlich bei massiver Initialbelastung durch Blockierung intrapulmonaler Lymphbahnen den Transport onkogener Fraktionen zur Pleura.

Die Hinweise auf höhere Mesotheliomraten durch bestimmte Asbestarten sind nicht unumstritten. Manche Untersuchungen beweisen geradezu das Gegenteil. Diese Diskrepanz könnte dafür sprechen, daß die höhere Faserrigidität des Krokydolithasbest bei besonderen Aufarbeitungsmethoden größere Anteile onkogener Faserfraktionen liefert, während adäquate Prozesse beim weicheren Chrysotil geringere Konzentrationen, ergo ein geringeres Mesotheliomrisiko ergeben.

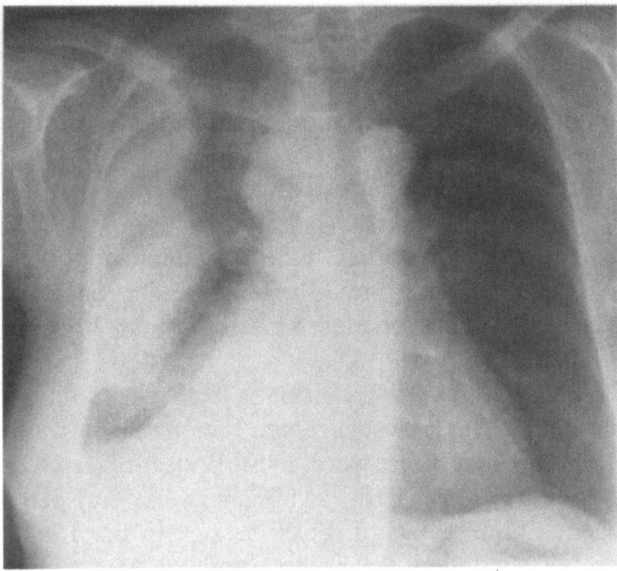

Abb. 35. Asbestbedingtes Mesotheliom der rechten Lunge nach beruflicher Herstellung von „IT"-Platten mit typischer, polyzyklisch begrenzter Pleuraverschattung und massiver Ummantelung der Lunge. Röntgenologisch keine Asbestosezeichen. Sammlung Prof. Dr. E. HAIN, Pneumologe, Hamburg-Harburg

Offenkundig aber kann sogar jede andere mineralische Faser entsprechender Teilchengröße einen ähnlichen onkogenen Effekt wie Asbest erzeugen. So existieren Beweise, daß Mesotheliome beim Menschen auch durch andere Mineralfasern ausgelöst werden (s. Abschnitt B.II.4.). Darüberhinaus kommt aus staubbelasteten Berufen ein hoher Anteil der nicht asbestbedingten Mesotheliome der Bundesrepublik: Im Dortmunder Mesotheliom-Register (Prof. Dr. H. OTTO), welches seit 1.8.1987 in Bochum weitergeführt wird (Prof. Dr. K.M. MÜLLER) stammt etwa ein Viertel der Tumoren aus Staubberufen *ohne* Asbesteinwirkung (OTTO 1982).

Untersuchungen pleuraler Tumorbiopsien zur Frage nach der Asbestbedingtheit der Mesotheliome müssen schon deshalb nichtssagend bleiben, weil Tumorgewebe „neugebildetes", innerhalb kurzer Zeit entstandenes Material ist. Wenn aus diesem ein bioptisches Exzidat von ca. Stecknadelkopfgröße entnommen wird, so ist die Suche nach Asbest zur Erfolglosigkeit verdammt. Sie kann nur dann effektiv sein, wenn pleuranahes, tumorinfiltriertes Lungengewebe gleichzeitig mituntersucht wird. Die Resultate der Asbestfahndung im Mesotheliomgewebe sind deshalb verständlicherweise sehr divergent (OTTO u. BOHLIG 1985).

Das diffuse maligne Mesotheliom tritt nach Asbestexposition nicht allein pleural, sondern auch peritoneal auf. Prävalenz und Inzidenz dieser Tumorlokalisationen sind in den verschiedenen Industrienationen recht unterschiedlich. Ein abschließendes Urteil hierüber ist noch nicht möglich. Für die Rarität „Perikardmesotheliom" (ANDERSON u. FISCHER-HANSEN 1974; FOREST u. KOZONIS 1960) ist eine Korrelation mit Faserstaubexposition epidemiologisch bisher nicht erkennbar (LÜDERS 1984).

Die therapeutischen Chancen für die Mesotheliomkranken sind leider gering. Die Pleurektomie hat vereinzelt vorübergehend subjektiv Linderung bringen können, eine Lebensverlängerung ist mit dem schweren Eingriff kaum zu erreichen. Für die Strahlentherapie ist praktisch ähnliches erwiesen. In Hamburg ist die Überprüfung der wirksamsten Kombinationen für eine aussichtsreiche Chemotherapie im Rahmen einer überörtlichen Gemeinschaftsstudie an 132 Fällen 1987 abgeschlossen worden; danach ist bei günstigen Vorbedingungen Ermutigendes für eine Lebensverlängerung in der Größenordnung von einigen Monaten zu erwarten (CALAVREZOS et al. 1988).

3. Talkose

Die Steatitlunge oder Talkose ist Proteus unter den Staublungen: wegen der quarz- oder asbestträchtigen Bestandteile des Talkum kann sie je nach vorherrschendem Substrat wie Silikose oder Asbestose auftreten (Bohlig 1976; Di Biasi 1951; Einbrodt et al. 1965; Gaubatz u. Gaubatz-Trott 1973; Jaques u. Benirschke 1952; Nuck 1950; Ott 1978; Rubino et al. 1976).

Darüberhinaus ist reiner Steatit, ein nadel-, blättchen- oder schuppenförmig kristallisiertes Magnesium-Silikat, als Verursacher von Staublungenveränderungen nicht unumstritten. Er unterscheidet sich in dieser Hinsicht von den weiteren, staubförmigen Inhalations-Noxen praktisch kaum.

Morphologisch sind relevante Talkumexpositionen leicht erkennbar an der hohen Doppelbrechung ihrer Staubteilchen, welche in ausgeprägten Fällen massenweise in granulationsähnlichen Makrophagenverbänden abgelagert werden. Silikotische Verschwielungen (Ehrhardt u. Güthert 1962) sind nach Talkumexposition üblicherweise eine Konsequenz zusätzlicher Exposition gegen silikogene Staubbeimengungen, wie z.B. in der Elektroporzellanindustrie. Nach allen Erfahrungen besteht jedenfalls kein Grund zu der Annahme, daß Exposition gegen reines Talkum silikotische Reaktionen verursacht.

Die asbestspezifischen Befunde nach Talkumexposition sind dagegen dadurch bedingt, daß Speckstein als Ausgangsmaterial zur Gewinnung von Talkum in seinen Lagerstätten sehr häufig stark mit Asbest „verunreinigt" vorkommt. Bei vielen Verarbeitungsprozessen sollte deshalb von der technischen Seite her diese Verunreinigung nicht vernachlässigt werden, denn sie könnte die biologischen Konsequenzen solcher Expositionen maßgeblich auch in die Richtung der diversen Asbeststaubinhalationsfolgen (s. Abschnitt B.II.2.) beeinflussen. Auf der anderen Seite haben sie das Bewußtsein verschiedentlich mit Vorstellungen über „Talkumrisiken" genährt, welche reinem Talkum gar nicht innewohnen.

Hier bleibt indessen festzuhalten, daß Pleuraveränderungen durch Talkum etwa zur gleichen Zeit wie die bei der Asbestose erstmals beschrieben worden sind (Fehre 1956; Siegal et al. 1943). Da die Steatitbestände der Welt häufig Asbeste enthalten (Heidermanns 1969; Kleinfeld et al. 1974; Lamar 1974; Langer 1974; Mulryan 1974; Nicholson 1974; Oulton 1974; Van Ordstrand 1974; Thompson 1974), könnten solche Veränderungen von den Talkumteilchen selbst wie auch von etwelchen Asbestverunreinigungen herrühren, zumal die Form der Talkumkristalle ähnliche Selektionsvorgänge für das Erreichen der Pleura voraussetzt wie beim Asbest. So könnten die bei uns gelegentlich aufgetretenen Kalkplaques bei Operationspersonal als Folge des früher üblichen „Talkumierens" von Gummihandschuhen ebensogut von tremolitartigen Hornblenden-Verunreinigungen wie vom Talkum selbst herrühren.

Das Kollektiv der autoptisch kontrollierten Talkosen ist aber weltweit sehr klein geblieben (Berner et al. 1981; Ratzenhofer 1963), so daß in-tabula-Befunde aus neuerer Zeit mit arbeitshygienisch kontrollierten Produktionsbedingungen für überzeugende Darstellungen fehlen – auch z.B. im Hinblick auf parallel vorgelegte exakte Staubanalysen (Coscia et al. 1963; Einbrodt 1963; Einbrodt et al. 1965; Kleinfeld et al. 1974; Scansetti et al. 1963).

Die bivalente Erscheinungsform der Talkose läßt radiologisch mit allen Typen der bisher erörterten Pleuraverdickungen rechnen, d.h. mit diffusen pleuralen Begleitsäumen und/oder Plaques. Über eine Talk-Pleuritis in Analogie zur Asbestpleuritis (s. Abschnitt B.II.2.a) ist allerdings bisher nichts bekannt geworden; bei stärkerem Tremolitgehalt des Substrats wäre durchaus mit Entsprechendem zu rechnen.

Ob und inwieweit aber faserfreies, „reines" Talkum über eine subpleurale Staubspeicherung hinaus (s. Abschnitt A.) überhaupt reaktive Pleuraverdickungen verursachen kann, ist vorerst ungeklärt (Boundy et al. 1979; Dement u. Zumwalde 1979; Ehrhardt u.

GÜTHERT 1962; HAMMER et al. 1976; KRAUSE u. ASHTON 1977; LÜCHTRATH u. SCHMIDT 1959; SCHEPERS 1974; SMITH 1974) – in jedem Falle wird man wie beim Asbest die Transportfähigkeit bestimmter Größenordnungen der Talkumpartikel für die theoretisch mögliche Staubspeicherung im Bereich des Interstitiums der Pleura voraussetzen müssen, denn nur so wäre die pleurale Röntgensymptomatik nach der Aufnahme auch faser- resp. asbestfreier Steatitmengen zu erklären.

Ähnlich wie beim Asbest sind auch dem Talkum onkogene Wirkungen zugeschrieben worden. Im Falle des Mothelioms (s.o.) sicher kein unvorstellbarer Gedanke, doch lassen die bisher mitgeteilten geringen Fallzahlen, auch im Zusammenhang mit Lungenkrebs (RATZENHOFER 1963) oder abdominellen Karzinomformen (KLEINFELD et al. 1974) noch keine abschließende Bewertung zu. Gleichwohl sollte in keinem Falle heute noch die therapeutische Anwendung von Asbest und/oder Talkum, z.B. zur Verödung ausgerechnet des Pleuraspaltes, vorgenommen werden.

Im Zusammenhang mit der möglichen Pathogenität des „Talkum" ist hier aber auch darauf hinzuweisen, daß die Gleitfähigkeit, welche die Kristallisationsform des Steatit so beliebt fürs „Talkumieren" in Industrie, Kosmetik (GENEREUX u. EMSON 1975; GRACEY 1972; MOORHEAD u. OEI 1978; WELLS et al. 1979) und Medizin gemacht hat, durch andere Mineralien und Gleitmittel gleichermaßen gewährleistet werden kann. Aus dem gleichen Grunde braucht längst nicht alles, was zur Erzielung trockenen Gleitens eingesetzt worden ist, de facto auch mineralisch Talkum gewesen zu sein (WEISS u. BÖTTNER 1967). In Deutschland sind z.B. während der beiden Weltkriege statt Talkum in großem Umfang Schiefermehle verwendet worden. Staublungen aus solchen Quellen wären dann auch eher als Schiefersilikosen zu bezeichnen (BOHLIG 1976).

4. Andere Inhalationsschäden durch mineralische Stäube

Seit der Industrialisierung im vorigen Jahrhundert sind immer wieder Pneumokoniosen beschrieben worden, deren Namen sich entweder vom angeschuldigten Beruf (z.B. Schleiferlunge: HEUER u. KÜHNE 1968; HUBLET 1967; ISRAELI u. THIELEN 1968) oder vom vermuteten schädlichen Agens ableitet (z.B. Kaolinlunge: BOHLIG 1976; HALE u. GOUGH 1956; Bentonitlunge: BASSERMANN 1966; PHIPPS et al. 1971; Berylliumlunge: AMBROSI et al. 1968; CONRADI et al. 1971; HASAN u. KAZEMI 1975; HOFFMANN u. AHLENDORF 1962; KÜHNE et al. 1975; NEEF 1958; PREUSS u. OSTER 1980). Diese „Staublungen" sind teilweise echte Pneumokoniosen, teilweise Staubspeicherungen, verdienen aber durch die Erfolge der Arbeitsmedizin seit dem zweiten Weltkrieg überwiegend historisches Interesse. Sie sind 1954 von WORTH u. SCHILLER mit nie erreichter Vollständigkeit und Akribie zusammengestellt worden.

Große Teile dieser Entitäten sind aus dem Schrifttum nahezu verschwunden – sei es, daß das Krankheitsbild infolge geänderter Produktionsmethoden (z.B. Korundschmelzerlunge: BOHLIG 1955; HAGEN 1950) resp. Modernisierung der Staubbekämpfungsmaßnahmen (Aluminiumlunge: BAADER 1949; EDLING 1961; GORALEWSKI 1950; JÖTTEN u. EICKHOFF 1943; KOELSCH 1964; LEICHER 1956; MITCHELL et al. 1961; MUSK et al. 1980) nicht mehr auftritt, sei es, daß die Diagnose auf einem Trugschluß der Erstbeobachter beruhte, welche als schädigendes Agens bestimmte Stäube herausgestellt hatten, von denen später aber lediglich die quarzhaltigen Verunreinigungen als Ursache erhärtet werden konnten.

Hat es sich um reine Speichereffekte gehandelt, werden inerte Stäube nach Expositionsschluß in Monaten resp. Jahren ihre „Staublungenschatten" aus dem Lungenröntgenbild wieder verschwinden. Voraussetzungen zu einer solchen „Reinigung des Lungenfeldes" im Röntgenbild (Abb. 3) sind allerdings intaktes Selbstreinigungsvermögen der Lunge einerseits (s. Abschnitt A. u. B.I.) und Quarz- resp. Faserfreiheit des inhalierten Mineralstaubs andererseits.

Ein Prototyp dieser Veränderungen ist die Siderose aus dem Eisenerzbergbau des Siegerlandes (Lippert 1965). Hoher Metall- und extrem niedriger Quarzgehalt solcher Grubenstäube oder auch von Schweißrauchen (Barhod et al. 1972; Bassermann 1964; Brun et al. 1972; Buckup 1973; Elster 1974; Slepička et al. 1970; Wendel 1972) haben zu radiologisch faßbaren Staubdepots in den Lungen dieser Arbeiter geführt, die sich mit Schluß der Staubarbeit z.T. wieder verflüchtigten.

Über die Pleura ist bei solchen Staubspeicherungen nicht viel erwähnt worden, weil kaum mit Hartstrahltechnik gearbeitet wurde. Wer sich jedoch die Abbildungen vieler der hier zitierten Originalarbeiten einmal daraufhin anschaut, wird gleichwohl manchen unbeachteten Pleurasaum in den Reproduktionen entdecken. Die Abb. 36 mag dies bei einer Kieselgurlunge nochmals verdeutlichen (Cooper u. Cralley 1958; Wende 1962).

Wenn auch ausreichende autoptische und epidemiologische Sicherungen zu den hier genannten Staubwirkungen fehlen, darf doch als sicher gelten, daß selbst bei reinen Staubspeichereffekten – hinreichende Staubaufnahme vorausgesetzt! – Pleurasäume nachweisbar gewesen sein müssen, denn die Pleura hat keine andere Reaktionsmöglichkeit auf den durch Makrophagen antransportierten Staub als die depotartige Ablagerung in Speicherfronten.

Mehr hierüber werden wir erst dann erfahren, wenn sich die Röntgendiagnostiker dazu bereitfinden, vorhandene Pleurasäume nicht bloß wahrzunehmen, sondern auch nach Sitz,

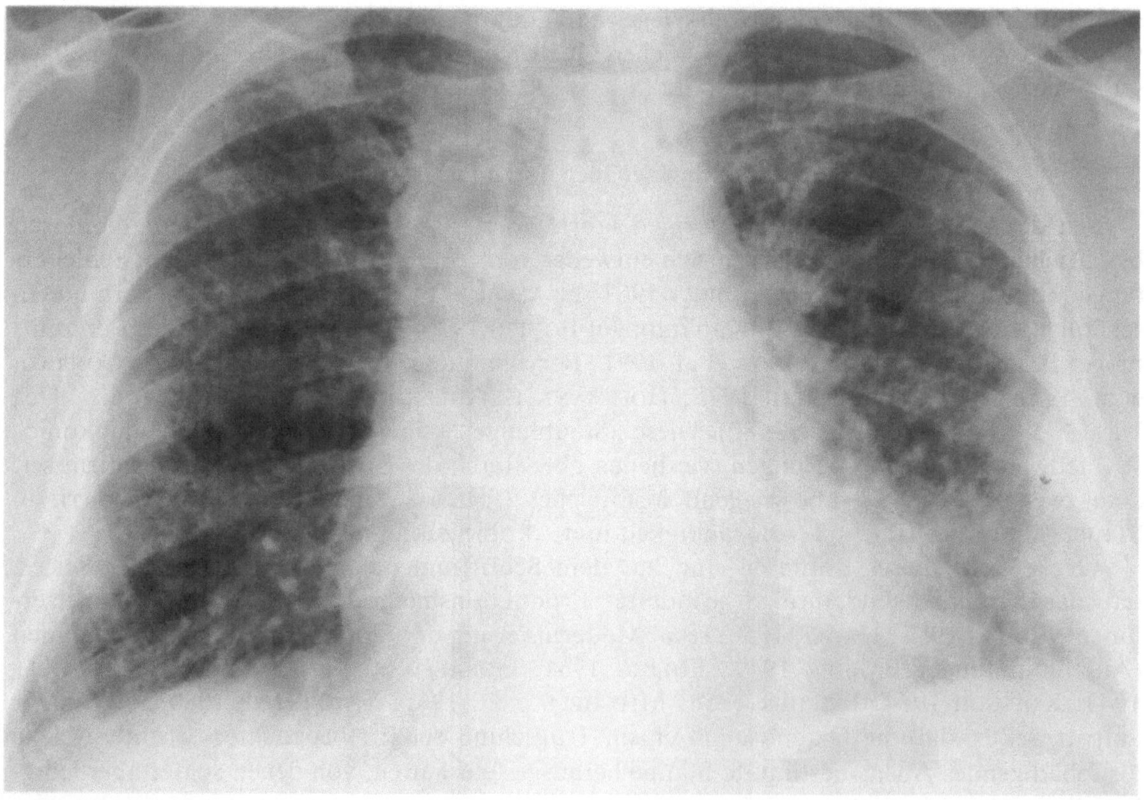

Abb. 36. Ein 62jähriger Arbeiter zeigt bereits kurz nach Beendigung einer 23jährigen Exposition gegen kalzinierte Gur in einem Chemiewerk eine silikose- bzw. kieselgurlungenverdächtige Herdansammlung von 1/0 tq, Pleuraverdickung und Progredienz. 2 Jahre später findet sich der hier vorgestellte, schwere Befund: Lunge 2/3 tq 6 Felder, Pleura RL3a 6 Felder mit einem abgekapselten Resterguß links nach akuter Pleuritis 4 Monate vor der hier gezeigten Aufnahme. Die Kieselgurlunge wurde bioptisch gesichert, andere Fibrose-Ursachen konnten klinisch ausgeschlossen werden. Sammlung Dr. Vollhaber, Pneumologe, Heidelberg-Rohrbach

Dicke, Ausdehnung und Gestalt zu beschreiben – und zwar möglichst in Analogie zur ILO 1980 Staublungenklassifikation bezw. ihrer künftigen Revisionen, deren semiquantitatives Schema allein verläßliche epidemiologische Daten liefern kann.

Eine der hierhergehörenden Erkrankungen, nämlich die Hartmetallunge, hat in den letzten Jahren infolge der zunehmenden Verbreitung dieses hochwertigen technischen Materials an aktuellem Interesse gewonnen (BAUDOUIN et al. 1975; FOREST et al. 1978; FRANK u. NISSL

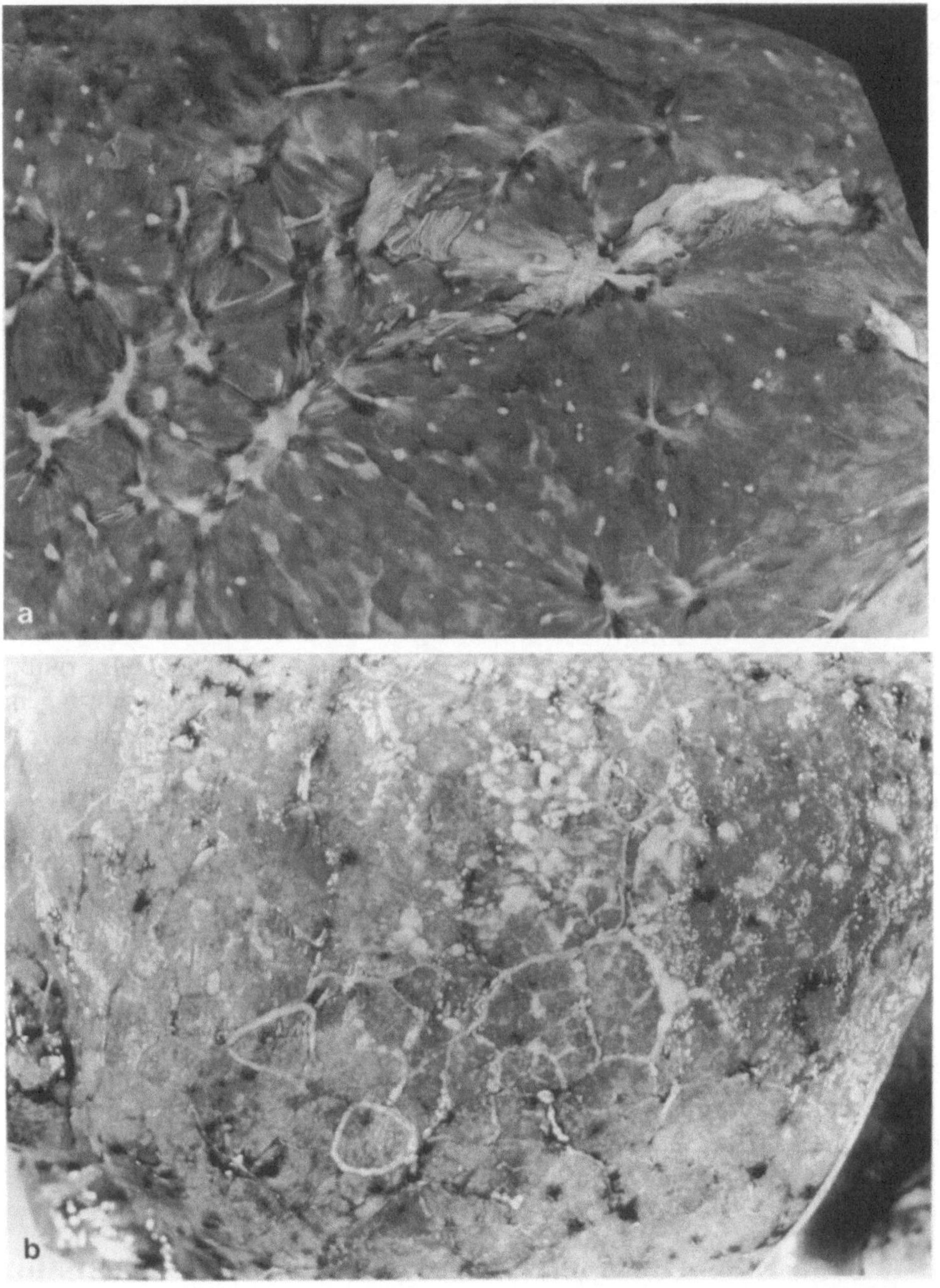

Abb. 37a, b. Y-förmige Insertion membranartiger Pleuraverwachsungen und einzelne Silikoseknötchen auf der pl. pulmonalis; die linearen Strukturen entsprechen z.T. den pleuralen Basen der interlobulären Lungenläppchen (a). Eine ähnliche Markierung kann bei idiopathischer Lungenfibrose oder Lymphangiosis carcinomatosa (b, Magenkarzinom) auftreten. In beiden Fällen wirkt die Pleuraoberfläche „hammerschlagähnlich" gefeldert

1980; Hartung et al. 1980; Konietzko et al. 1980; Kühne 1962; Reber & Burckhardt 1970; Reichel 1976; Reinl et al. 1979; Sjögren et al. 1980) und gibt Veranlassung, auf einen Typ von Pleurareaktion einzugehen, der bisher lediglich den Pathologen im Zusammenhang mit den sog. idiopathischen Lungenfibrosen bekannt ist.

Diese Fibrosen befallen neben dem Lungenparenchym im subpleuralen Bereich besonders auch die interlobulären Septen und zeigen im Gegensatz zu den beschriebenen Pleuraverdikkungen zunächst keine flächenhafte Ausbreitung in der pl. costalis. Die Fibrosierung der Pleura beschränkt sich hier vielmehr auf die basalen Leisten, in denen die interlobulären Septen im subpleuralen Interstitium verankert sind. Diese Art der Pleurafibrose zeigt deshalb makroskopisch eine mehr netzartige Ausbreitung, welche in tabula zwar gut zu erkennen ist (Abb. 37), röntgenologisch aber, wenn überhaupt, als diskreter, dünner, unscheinbarer Pleurasaum in der tangentialen Summation des Röntgenbildes auftreten kann; dieser Pleurasaum ist *nicht* progredient und praktisch an den Nachweis der Kerley-B-Linien gebunden, welche als radiologische Entsprechung der verdickten interlobulären Septen zwar in allen fibrotisch befallenen Lungenabschnitten auftreten, sich aber in der Routinediagnostik gewöhnlich ausschließlich in den seitlichen Unter- und Mittelfeldern in unmittelbarer Brustwandnähe auffinden lassen. Nur hier ist die äußerste Lage der subpleuralen Lungenläppchen derart ausgerichtet, daß ihre Septen z.T. etwa planparallel zum Nutzstrahlenbündel liegen und durch Summation im Röntgenbild erscheinen können.

Makroskopisch tritt dieses Pleurabild als Synopsis von unverdickter, spiegelnder Oberfläche mit dem weißlich verdickten Leistennetz der Septenbasen unter einem „Hammerschlag"-ähnlichen Aspekt auf, welcher sich freilich radiologisch selbst mittelt Computertomographie bisher nicht differenzieren läßt. Für die Differentialdiagnose dieser Art des pleuralen Begleitsaumes ist die manchmal nur vage zu registrierende Unschärfe seiner Grenze zum Lungenfeld hin ein nur wenig verläßlicher Hinweis – er wird durch die von der Pleura lungenwärts ausstrahlenden, verdickten Läppchensepten hervorgerufen.

Da als Substrat für radiologisch anzusprechende Kerley-B-Linien generell Erguß, Tumorgewebe wie auch Fibrose infragekommen, wissen wir über ihre Prävalenz bei Lungenfibrosen und Pleuraerkrankungen bisher viel zu wenig, erst recht wenn sie röntgendiagnostisch als fibrosebedingt angesprochen werden sollen.

Die Hartmetallunge nimmt darüberhinaus ohnehin im Umfeld der Lungenfibrosen unbekannter Ursache eine Schlüsselstellung ein – nicht allein, weil auch immunologische bzw. asthmatiforme Reaktionen im Zusammenhang mit einzelnen Komponenten des Hartmetalls diskutiert werden (Coates u. Watson 1971; Güthert et al. 1965; Konietzko et al. 1980), sondern auch, weil die Krankheit infolge der erwiesenen Staubnoxe zwar im Formenkreis der Pneumokoniosen festgeschrieben ist, andererseits aber Pleurastrukturen vorweist, welche als staubunspezifisch eher den idiopathischen Lungenfibrosen zuzuordnen wären.

Dieses Beispiel verdeutlicht, wie wichtig die Beachtung jeder Art von pleuraler Veränderung im Zusammenhang mit Lungenfibrosen beruflicher wie anderer Genese ist, und andererseits, wie bedeutungsvoll ihre radiologische Registrierung für die Aufklärung der noch weithin unbekannten Pathogenese vieler Lungenfibrosen und ihrer Epidemiologie wäre.

C. Pleurale Erscheinungen als Folge einer Umweltbelastung durch Staub

Die hier in Rede stehenden Stäube sind zunächst eine Folge des Alterns der Erdkruste unter der Einwirkung der Atmosphärilien. Was Frost und Sonneneinwirkung aufgebrochen haben, wurde von Wind und Wasser verlagert und findet sich, teilweise nach Größe selektiert, als Kies, Sand, Lehm etc. an anderer Stelle abgelagert wieder. Der Mensch hat in diese Entwicklung seit jeher nach Kräften eingegriffen, und industrielle Möglichkeiten potenzieren seine diesbezüglichen Fähigkeiten – nicht zuletzt in Richtung einer Vermehrung der lungengängigen Feinstäube. Gleiches gilt auch für mineralischen Faserstaub: aus Serpentin und Hornblenden werden durch Verwitterung auf natürlichem Wege Asbestfasern frei.

Trotzdem sind z.B. „endemische" Silikosen bis zum heutigen Tage nirgendwo überzeugend auf der Erde bekannt geworden, obgleich die Erde größtenteils aus kieselsäurehaltigem Material besteht. Dies ist wahrscheinlich dadurch erklärt, daß unter natürlichen Bedingungen keine ausreichenden Konzentrationen lungengängiger Schadstäube mit hinreichend langer Einwirkungsmöglichkeit zustandekommen. Erst bei anhaltender und gezielter, ergo beruflicher Beschäftigung mit staubliefernden Materialien und Methoden treten solche Konzentrationen auf und können gegebenenfalles nicht allein den Betreffenden sondern auch unmittelbar Benachbarte schädigen. Staublungenveränderungen solcher Genese werden immer mal wieder röntgendiagnostisch erfaßt.

Selbst unter Wüstenbewohnern, Nomaden etc. gibt es bis heute keine Lungen- oder Pleurasilikosen; sogar der Saharastaub, der gelegentlich nach Sandstürmen bis in unsere Breiten gelangt und sich aus großen Höhen als gelber Feinstaub auf Dächer, Straßen und Gärten senkt, hat keine typischen silikotischen Veränderungen hervorzubringen vermocht. Kasuistische Berichte haben sich bislang immer als Täuschung erwiesen und hielten keiner Überprüfung stand. Wenn hier also festzuhalten ist, daß im Zusammenhang mit endemischer Einwirkung isomorpher Schadstäube weder Staublungen noch entsprechende Pleuraveränderungen bekanntgeworden sind, so kann dies für mineralische *Faser*stäube nicht in gleichem Umfange aufrecht erhalten werden.

Seit rund 25 Jahren sind zunächst aus Südafrika (WAGNER et al. 1960), Finnland (KIVILUOTO 1960) und Deutschland (BOHLIG et al. 1972) Pleuraveränderungen durch Asbeststäube bekannt, die nicht unmittelbar am Arbeitsplatz entstanden sind; hier wurden die Faserstäube, z.T. in beträchtlicher Entfernung von vielen Kilometern von ihrem Ursprungsort (asbesthaltigen Halden, Asbesttagebau und Asbesttextilfabrik), bei Anwohnern infolge einer quasi unterschwelligen Einwirkung teilweise während der gesamten Lebenszeit wirksam und verursachten neben Pleuraverdickungen in großem Umfang Kalkplaques und z.T. sogar maligne Mesotheliome. Auch Tiere sind mit betroffen worden: So wurden in Südafrika z.B. Staubinhalationsfolgen u.a. bei Pavianen gefunden, welche in der Umgebung der Halden des Krokydolitasbest-Bergwerks in der Kap-Provinz gelebt hatten (WEBSTER 1963; s. auch BOHLIG et al. 1960).

Ähnlichlautende Erfahrungen sind inzwischen auch in der Umgebung anderer Produktionsstätten mit Asbestgewinnung oder -verarbeitung gemacht worden (NAVRATIL u. TRIPPÉ 1973), traten aber gleichwohl immer zumindest in mittelbarem Zusammenhang mit diesen Aktivitäten auf, so daß in diesem Kontext die Befunde am besten als Nachbarschafts-Asbestosen etc. zu bezeichnen wären.

Im Gegensatz hierzu sind in verschiedenen Gegenden pleurale Asbeststaubinhalationsfolgen bekannt geworden, wo der verursachende Faserstaub als Bestandteil des Bodens angetroffen wird, so daß sich Anwohner und landwirtschaftliche Bevölkerung einer nach Intensität minimalen, gegebenenfalls aber bereits mit der Geburt einsetzenden und ein Leben lang anhaltenden Faserstaubeinwirkung ausgesetzt gefunden haben. Die ersten dieser endemischen Fälle wurden aus Bulgarien bekannt (BURILKOV u. BABADJOV 1970), ihnen folgten bald ähnliche Berichte aus der Sowjetunion (GINZBURG et al. 1973), Österreich (NEUBERGER et al. 1978) und Nordgriechenland (GILSON 1983). Meist handelte es sich bei den feststellbaren Befunden um typische Kalkplaques, welche bei Röntgenreihenuntersuchungen aufgefallen waren.

Andere lokale Häufungen von Kalkplaques, wie z.B. in der Tachechoslowakei (Rous u. Studený 1970) sowie aus dem Ruhrgebiet (Heine u. Krickau 1973), sind entweder wegen mangelnder Bodenbefunde nicht ganz überzeugend geblieben, oder stammen wie die letztere Aussage aus einem Gebiet mit hochgradiger industrieller Ballung incl. asbestverarbeitender Industrie, welche früher ihre Abluft weitgehend ungefiltert der Außenluft zugeführt hatte, so daß hier wieder eher an industrielle Nachbarschaftswirkungen zu denken wäre.

An der Schwelle der Achtziger Jahre kamen aber alarmierende Meldungen aus der Türkei: Dort finden sich neben Faserstaub-Inhalationsfolgen im Bereich geringer Asbestvorkommen im südwestlichen Anatolien (Artvinli u. Baris 1979) ostwärts davon in Kappadozien ebenfalls Häufungen von doppelseitigen Pleura- (Ergüsse, diffuse und umschriebene Verdickungen, maligne Mesotheliome) *und* Lungenbefunden (Baris et al. 1979), welche auf im Boden befindliche nadelförmige Kristallstrukturen aus amorpher Kieselsäure, sog. Zeolithe, zurückgeführt werden mußten, die mineralogisch ganz anderer Natur als der Asbest sind und als Erionit-Nadeln bestimmt wurden (Förster 1982). Die betroffenen türkischen Landschaften liegen größtenteils auf vulkanischem Untergrund, und an bestimmten Stellen (speziell im Dorf Karain) finden sich die Erionitkristalle so reichlich im tuffartigen Grundgestein, daß die Einwohner in erster Linie durch den Staub ihrer in den weichen Tuff eingegrabenen Unterkünfte (!) exponiert gewesen sind.

Diese Beobachtungen wurden wegen der vergleichsweise großen Prävalenz und Inzidenz maligner Mesotheliome der Pleura und des Peritoneum durch WHO bezw. IARC (International Agency for Research on Cancer in Lyon; Sarraci 1980) überprüft, wobei die türkischen Feststellungen in vollem Umfang bestätigt werden mußten. Bei internationalen Leseversuchen von rund 600 Filmen der gefährdeten Bevölkerung wurde eine große Häufigkeit von Lungen- und Pleurabefunden konstatiert, wobei besonders die Pleuraveränderungen in dieser Form bisher lediglich von industriellen Populationen aus der Zeit vor der Staubbekämpfung in der asbestverarbeitenden Industrie geboten worden sind, während bei den Lungenbefunden in erster Linie die größere Prävalenz kleiner rundlicher Schatten imponierte, wie sie nach beruflicher Asbeststaubbelastung zumindest bei uns ungewöhnlich ist.

Morphologische Untersuchungen an Mesotheliomfällen aus dieser Gegend zeigen die Erionitfasern in den gleichen Hüllen wie die Asbestkörperchen. Allerdings ist der Achsenfaden der „Erionitkörperchen" dünner als die Fasern aus üblichen Asbestoselungen; ohne Kenntnis der Herkunft wären sie leicht mit Asbestkörperchen zu verwechseln. Die Situation in Karain belegt deutlich, daß auch anderen Fasern das Risikospektrum des Asbestes zu Eigen ist.

In anderen Gebieten vulkanischen Untergrunds, wie z.B. in Italien oder auf den kanarischen Inseln, sind bisher keine ähnlichen Erfahrungen gemacht worden. Allerdings werden im Umkreis der Bucht von Neapel Staublungen-ähnliche Erkrankungen beim beruflichen Umgang mit den dort vorkommenden weichen Tuffen und harten Bimssteinen unterschiedlicher Zusammensetzungen beobachtet (Liparitose: Nunziato-Cesaro u. Cagliatore 1971; Rizzo 1968). Der Quarzgehalt dieser Gesteine kann stark wechseln, über Beimengungen von mineralischem Fasermaterial ist nichts bekannt. Die Erkrankungen imponieren demnach röntgendiagnostisch wie eine Quarzstaublunge bzw. Silikose, morphologisch sehen sie aber eher wie eine Granulomatose aus, bei der allerdings auffällig ist, daß sie teilweise von beachtlichen, meist diffusen Pleuraverdickungen begleitet wird. Epidemiologische Hinweise auf endemische Faserstaubwirkungen aus anderen Bevölkerungsgruppen in Gebieten vulkanischen Ursprungs sind bisher nicht bekannt geworden.

Literatur

Abelda SM, Epstein DM, Gefter WB, Miller WT (1982) Pleural thickening: Its significance and relationship to asbestos dust exposure. Am Rev Respir Dis 126:621

Ambrosi L, Sartorelli E, Sbertoli C, Secchi GC (1968) Su due casi di granulomatosi polmonare cronica da berillio. Med Lav 59:321

Anderson JA, Fischer-Hansen B (1974) Primary pericardial mesothelioma. Dan Med Bull 21:195–200

Artvinli M, Baris YI (1979) Malignant mesothelioma in a small village in the Anatolian region of Turkey: An epidemiological study. J Nat Cancer Inst 63:17–22

Baader EW (1949) Die Aluminiumlunge. Z Unfallmed Berufskr 42:79

Baba K (1983) Indications of an increase of occupational pleural mesothelioma in Japan. JKOEH 5:3

Barhod B, Teconlesev D, Craciun O (1972) Siderose des Schweißers. Zbl Arbeitsmed 24:257

Baris YI, Artvinli M, Sahin AA (1979) Environmental mesothelioma in Turkey. Ann NY Acad Sci 330:423–432

Bassermann FJ (1964) Die Eisenstaublunge der Elektro- und Autogenschweißer. Praxis Pneumologie 18:638–644

Bassermann FJ (1966) Die Bentonitstaublunge. Zbl Arbeitsmed und Arbeitsschutz 16:327–328

Baudouin J, Jobard P, Moline J, Lavandier M, Roullier A, Homasson JP, Dezile G et al (1975) Les troubles pulmonaires observés chez les ouvries dé l'industrie des metaux durs. Rev Franc Mal Resp 3:343–362

Beintker E (1944) Die Zinnoxydlunge. Reichsarbeitsblatt 3:37

Berner A, Gylseth B, Levy F (1981) Talc dust pneumoconiosis. A case report. Acta Pathol Microbiol Immunol Scand [A] 89:17–21

Biasi W Di (1951) Zur pathologischen Anatomie der Talk-Staublunge, Virchows Arch [A] 319:505

Bignon J, Sebastien P, Gaudichet A (1978) Measurement of asbestos retention in the human respiratory system related to health effects, US Nat Bureau of Standards, Proc Workshop Asbestos, Gaithersburg MD, July 1977. Spec Publ 505:95

Blaha H (1976) Die Lungentuberkulose im Röntgenbild. Springer, Berlin Heidelberg New York

Bohlig H (1955) Röntgenologische Lungenbefunde bei Korundschmelzern. Fortschr Röntgenstr 83:678–686

Bohlig H (1957) Schwere Mischstaubsilikose bei einem Schwerspatmüller. XII Int Kongr Arbeitsmed, Helsinki, Kongreßber Bd III:310

Bohlig H (Hrsg) (1964) Staublungenerkrankungen und ihre Differentialdiagnose. Thieme, Stuttgart

Bohlig H (1969) Die pleuralen Röntgenzeichen im Wandel von Therapie und Umwelt. Praxis Pneumologie 23:531–547

Bohlig H (1976) Pneumokoniosen nach Inhalation vorwiegend silikathaltiger Stäube. In: Ulmer WT, Reichel G (Hrsg) Pneumokoniosen. Handbuch der Inneren Medizin, 5. Aufl, Bd IV/1. Springer, Berlin Heidelberg New York, S 389–466

Bohlig H (1979) Die Bedeutung der Herdwanderung für das Erscheinungsbild kleinfleckiger Lungenerkrankungen am Beispiel der Silikose. Radiologe 19:468–474

Bohlig H (1988) Inhalationsschäden durch anorganische Stäube. In: Schinz HR et al (Hrsg) Lehrbuch der Röntgendiagnostik, 7. Aufl, Bd V. Thieme, Stuttgart. S. 653–728

Bohlig H, Calavrezos A (1983) Localization of pleural thickening and its relation to asbestos dust exposure: First results of a cohort study. VI. Internationale Pneumokoniose-Konferenz 1983, Bochum/BRD 2:890–898

Bohlig H, Calavrezos A (1987) Development, radiologic zone patterns and significance of diffuse pleural thickening in relation to occupational asbestos exposure. Br J Ind Med 44:673–681

Bohlig H, Otto H (1975) Asbest und Mesotheliom. Fakten, Fragen, Umweltprobleme. Thieme, Stuttgart

Bohlig H, Jacob G, Müller H (1960) Die Asbestose der Lungen: Genese, Klinik, Röntgenologie. Thieme, Stuttgart

Bohlig H, Dalquen P, Hain E (1972) Epidemiologie asbestbedingter Gesundheitsschäden. Internist 13:318

Boundy MG, Gold K, Kenneth WM, Burgess WA, Dement JM (1979) Occupational exposures to non-asbestiform talc in Vermont. In: Dement JM, Lemen R (eds) Dusts and diseases. Pathotox Publishers, Illinois, pp 365–378

Britton MG (1982) Asbestos pleural disease. Br J Dis Chest 76:1

Brun J, Cassan G, Kofman J, Gilly J (1972) Die Siderosklerose der Lichtbogenschweißer unter dem Bild der interstitiellen diffusen Fibrose und dem des Pseudotumors. Praxis Pneumologie 26:737

Buckup H (1973) Die Schweißerlunge. Differente oder indifferente Lungenveränderungen. Zbl Arbeitsmed 23:286–293

Burilkov T, Babadjov L (1970) Ein Beitrag zum endemischen Auftreten doppelseitiger Pleuraverkalkungen. Praxis Pneumologie 24:433–438

Calavrezos A, Koschel G, Hüsselmamnn H, Taylessani A, Heilmann H-P, Fabel H, Schmoll H-J, Dietrich H, Hain E (1988) Malignant mesothelioma of the pleura, a prospective therapeutic study of 132 patients from 1981–1985. Klin Wochenschr 66:607

Chahinian P, Hirsch A, Bignon J, Choffel C, Pariente R, Brouet G, Chrétien J (1973) Les pleurésies asbestosiques non tumorales. Rev Franc Mal Resp 1:5–39

Coates EO, Watson JHL (1971) Diffuse interstitial lung disease in tungsten carbide workers. Ann Intern Med 75:709

Conradi C, Burri PH, Kapanaci Y, Farrel R, Wright-Patterson R, Weibel ER (1971) Lung changes after beryllium inhalation. Ultrastructural and morphometric study. Arch Environ Health 23:348–358

Cookson WOC, Musk AW, Glancy JJ (1983) Pleural thickening and gas transfer in asbestosis. Thorax 38:657

Cooper WC, Cralley LJ (1958) Pneumoconiosis in diatomite mining and processing, US Publ Hlth Serv Publ No 601, Governm Printing Office, Washington

Coscia GC, Perelli G, Linari F, Martino P (1963) Aspetti clinici, radiologici, elettrocardiographici e spirografici in lavoratori dell' industria estrattiva del talco. Arch Scienze Med 116:329–335

Dalquen P, Hinz I, Dabbert AF (1970) Pleuraplaques, Asbestose und Asbestexposition, eine epidemiologische Studie aus dem Hamburger Raum. Pneumonologie 143:23–42

Dement JM, Zumwalde RD (1979) Occupational exposures to talc containing asbestiform minerals, In: Dement JM, Lemen L (Hrsg) Dusts and diseases. Pathotox Publishers, Illinois, pp 237–305

Doig AT (1976) Baritosis: a benign pneumoconiosis. Thorax 31:30–39

Dundon CC, Hughes JP (1950) Stannic oxide pneumoconiosis. Am J Roentgenol 63:797

Edling PG (1961) Aluminium Pneumoconiosis. Acta Radiol 56:170–178

Ehrhardt WE, Güthert H (1962) Zur Klinik und pathologischen Anatomie der tumorförmigen Talkum-Staublunge. Int Arch Gewerbepath Gewerbehyg 19:465

Einbrodt HJ (1963) Untersuchungen an Lungenstäuben aus Talkumlungen. In: Reploh H, Klosterkötter W (Hrsg) Fortschritte der Staublungenforschung. Niederrheinische Druckerei, Dinslaken, S 177–182

Einbrodt HJ, Hirsch E (1967) Untersuchungen zur Bronchialreinigung der menschlichen Lunge. ASA 2:139–141

Einbrodt HJ, Metze H, Klosterkötter W (1965) Elektronen- und lichtmikroskopische Korngrößenbestimmungen an Lungen- und Lymphknotenstäuben von Talkumarbeitern. Arch Hyg Bakt 149:407–412

Eisenstadt HB (1964) Asbestos pleurisy. Dis Chest 46:78–81

Eisenstadt HB (1974) Pleural effusion in asbestosis. N Engl J Med 290:1020

Elmes PC (1973) The natural history of diffuse mesothelioma. In: Bogovski P, Gilson JC, Timbrell V, Wagner JC (eds) Biological effects of asbestos. IARC Publ, no 8, Lyon, pp 267–272

Elster J (1974) Gesundheitsgefährdung beim Schweißen. Dtsch Med Wochenschr 99:1606

Engel J, Hain E (1977) Krankheiten der Pleura. In: Hornbostel H, Kaufmann W, Siegenthaler W (Hrsg) Innere Medizin in Praxis und Klinik, 2. Aufl Teil 3. Thieme, Stuttgart, S 3201–3209

Engel J, Hain E (1984) Krankheiten der Pleura. In: Hornbostel H, Kaufmann W, Siegenthaler W (Hrsg) Innere Medizin in Praxis und Klinik, Bd I. Thieme, Stuttgart, S 3223

Epler GR, McLoud TC, Gaensler EA (1982) Prevalence and incidence of benign asbestos pleural effusion in a working population. JAMA 247:617–622

Fehre W (1956) Über doppelseitige Pleuraverkalkungen infolge beruflicher Staubeinwirkungen. Fortschr Röntgenstr 85:16

Fletcher DE (1972) A mortality study of shipyard workers with pleural plaques. Br J Ind Med 29:142–145

Forest JL, Kozonis MC (1960) Primary mesothelioma of the pericardium. Am J Cardiol 5:126–128

Forest ME, Skerker LB, Nemiroff MJ (1978) Hard metall pneumoconiosis: another cause of interstitial fibrosis. Radiology 128:609

Förster H (1982) Eine mineralogisch-petrographische Untersuchung über mögliche Ursachen von Mesotheliomen in Kappadozien, Türkei. Zbl Arbeitsmed 32:18

Francis D, Jussuf A, Mortensen T, Sikjaer B, Viskum K (1977) Hyaline pleural plaques and asbestos bodies in 198 randomized autopsies. Scand J Resp Dis 58:193

Frank A, Nissl H (1980) Hartmetall-Lunge. Fortschr Röntgenstr 133:240

Gaensler EA, Kaplan AI (1971) Asbestos pleural effusion. Ann Intern Med 74:178–191

Gaubatz E, Gaubatz-Trott H (1973) Staublungenerkrankungen bei Arbeitern in der Puderabteilung einer Kautschukwarenfabrik. Röntgenologische und histologische Untersuchungen. Prax Pneumol 27:740

Gaubatz E, Gaubatz-Trott H (1973) Zur Differentialdiagnose der silikotischen Schwielen-Einschmelzung (Kasuistischer Beitrag). Pneumonologie 149:311–315

Genereux GP, Emson HE (1974) Talc granulomatosis and angiothrombotic pulmonary hypertension in drug addicts. J Can Assoc Radiol 25:87

Gerlach H, Timmel H (1972) Hyaline Pleuraplaques im Obduktionsgut. Zentralbl Allg Pathol 115:517–521

Giese W (1960) Die Atemorgane, Spezielle Pathologie. De Gruyter, Berlin

Gilmartin D (1979) The Serratus Anterior Muscle on Chest Radiographs. Radiology 131:629–635

Gilson JC (1983) Mündliche Mitteilung

Ginzburg EA, Silova MV, Kornejewa MJ, Levtonova EV, Sergejew AM, Romanov VM, Filonenko MS, Ivonowa ES, Altynowa MP, Tolgskaya MS (1973) Röntgenbild der nicht berufsbedingten Asbestose der Pleura. Radiol Diagn (Berl) 14:307–312

Goralewski G (1950) Die Aluminiumlunge. Eine klinische Studie, Arbeitsmedizin Heft 26. Barth, Leipzig

Gracey DR (1972) Pulmonary talcosis from cosmetic talcum powder. JAMA 221:492–493

Grant DC, Seltzer SE, Antman KH, Finberg HJ, Koster K (1983) Computed tomography of malignant pleural mesothelioma. J Comput Assist Tomogr 7:626

Güthert H, Einbrodt HJ, Heuer W (1965) Weitere Untersuchungen zur Hartmetallexposition beim Menschen. Int Arch Gewerbepath Gewerbehyg 21:379

Hagen J (1960) Über Lungenveränderungen bei Korundschmelzern. Dtsch Med Wochenschr 75:399

Hain E, Engel J (1971) Zur Diagnose, Differentialdiagnose und Epidemiologie der Pleuraergüsse. Pneumonologie 145:175–184

Hain E, Dalquen P, Bohlig H, Dabbert A, Hinz I (1974) Katamnestische Untersuchungen zur Genese des Mesothelioms. Int Arch Arbeitsmed 33:15–37

Hain E et al (1978–1984) Mündliche Mitteilungen

Hale L, Gough J (1956) Pneumoconiosis in caolin workers. Br J Industr Med 13:251

Hammer DH, Rolle FR, Schelz JP (1976) Characterization of talc and associated minerals. Am Ind Hyg Assoc J 37:296–304

Hanke R (1971) Rundatelektasen (Kugel- und Walzenatelektasen). Ein Beitrag zur Differentialdiagnose intrapulmonaler Rundherde. Fortschr Röntgenstr 114:164–183

Hartung M, Lang C, Matthai P (1980) Aktuelle Aspekte zur Anerkennung einer Hartmetallfibrose der Lunge als Berufskrankheit. Verhandl Dt Ges Arbeitsmed Jg 20. Gentner, Stuttgart

Hasan FM, Kazemi H (1975) Chronic beryllium disease: a continuing epidemiologic hazard. Chest 65:289–293

Hauptverband der gewerblichen Berufsgenossenschaften (1980) BK-DOK, Dokumentation des Berufskrankheitengeschehens in der Bundesrepublik Deutschland. Hauptverb d gew BGen, Bonn

Hauptverband der gewerblichen Berufsgenossenschaften (1981) Berufsgenossenschaftliche Grundsätze für arbeitsmedizinische Vorsorgeuntersuchungen, 2. Ausgabe. Gentner, Stuttgart

Hauptverband der gewerblichen Berufsgenossenschaften (ed) (1981) Erläuterungen zur Durchführung arbeitsmedizinischer Vorsorgeuntersuchungen. Gentner, Stuttgart

Hauptverband der gewerblichen Berufsgenossenschaften (ed) (1985) Das Berufskrankheitengeschehen. Eine exemplarische Darstellung über ausgewählte Berufskrankheiten. Sutter, Essen

Hayek H von (1970) Die menschliche Lunge. Springer, Berlin Heidelberg New York

Heidermanns G (1969) Silikosegefährdung bei der Verwendung einiger technisch genutzter feinteiliger Materialien. Staub-Rheinh Luft 29:45

Heine F, Krickau G (1973) Verkalkte Pleuraplaques. Prax Pneumol 27:11–22

Heuer W, Kühne W (1968) Die Schmalkaldener Schleiferlunge. Barth, Leipzig

Hillerdal G (1980) Pleural plaques. Occurence, exposure to asbestos, and clinical importance. Dissertation 363, Uppsala

Hillerdal G, Hemmingsson H (1980) Pulmonary pseudotumours and asbestos. Acta Radiol [Diagn] (Stockh) 21:615

Hillerdal G, Zitting A, Assendelft AHWv, Kunsela T (1984) Rarity of mineral fibre pleurisy among persons exposed to Finnish anthophyllite and with low risk of mesothelioma. Thorax 39:608

Hirsch A, Menza Di L, Dorbon F, Carre A, Bignon J (1979) Diaphragmatic straightness in 302 asbestos exposed patients. In: Wagner JC (ed) Biological effects of mineral fibres. IARC Scient Publ No 30, Lyon, pp 523–526

Hoffmann K, Ahlendorf W (1962) Berylliose der Lungen. Mschr Tbk-Bekmpf 5:286–291

Hosoda Y (1979–1983) Mündliche Mitteilungen

Hublet P (1967) Etude du risk de pneumoconiose par les abrasives artificiels dans une fabrique de meules, ref (1969). Zbl Arbeitsmed 11:356

Huppertz A (1958) Barytlunge. Fortschr Röntgenstr 89:146–149

International Labour Office (ILO) (1972) ILO U/C International Classification of Radiographs of Pneumoconioses 1971, ILO Occup Safety and Health Series 22 (rev), Genf

International Labour Office (ILO) (1980) Guidelines for the use of ILO International Classification of Radiographs of Pneumoconioses, Revised Edition 1980, ILO Occup Safety and Health Series 22, Genf

Israeli R, Thielen RG (1968) Gesundheitliche Gefährdung bei Flämmern, Putzern und Schleifern in der eisenschaffenden Industrie, 1. Mittg. Gentner, Stuttgart

Jacob G, Bohlig H (1955) Die röntgenologischen Komplikationen der Lungenasbestose. Fortschr Röntgenstr 83:516

Järvholm B, Arvidsson H, Bake B, Hillerdal G, Westrin CG (1986) Pleural plaques – asbestos – ill-health. Eur J Respir Dis [Suppl] 68:145

Jaques WE, Benirschke K (1952) Pulmonary talcosis with involvement of the stomach and the heart. Report of a case. AMA Arch Industr Hyg 5:451–463

Jötten KW, Eickhoff W (1943) Die Lungengefährlichkeit des Aluminiumstaubes. Arch Hyg 130:1

Katz D, Kreel L (1979) Computed tomography in pulmonary asbestosis. Clin Radiol 30:207

Kiviluoto R (1960) Pleural calcification as a roentgenologic sign of nonoccupational endemic anthophyllite-asbestosis. Acta Radiol, Suppl 194, Stockholm

Kiviluoto R (1966) Radiological aspects of pleural hyalo-serositis. Br J Radiol 39:299

Kiviluoto R, Meurman LO, Hakama M (1979) Pleural plaques and neoplasia in finland. Ann NY Acad Sci 330:31–33

Kleinfeld M, Messite J, Langer AM (1973) A study of workers exposed to asbestiform minerals in commercial talc manufacture. Environ Res 6:132

Kleinfeld M, Messite J, Zaki MH (1974) Mortality experience of New York talc miners and millers. A follow up study. J Occup Med 16:345

Klippel J (1967) Klinisches und röntgenologisches Erscheinungsbild der Porzellanstaublunge. Dietrich, Selb

Koelsch F (1964) Das Aluminium in der Arbeits- und Versicherungsmedizin. Zbl Arbeitsmed 7, Beiheft 3

Konietzko H, Fleischmann R, Reill G, Reinhard U (1980) Lungenfibrosen bei der Bearbeitung von Hartmetallen. Dtsch Med Wochenschr 105:120–123

Krause JB, Ashton WH (1977) Misidentification of asbestos in talc. In: US Nat Bureau of Standards Spec Publ 506. Proc NBS Workshop on Asbestos, July 1977, Gaithersburg/MD, pp 339–353

Kreel L (1978) Computed tomography of the lung and pleura. Semin Roentgenol XIII:213–225

Kühne W (1962) Die pathologische Anatomie der Lungenfibrose durch Hartmetall. Int Arch Gewerbepath Gewerbehyg 19:633

Kühne W, Ahlendorf W, Hoffmann K (1975) Chronische Berylliose der Lungen unter besonderer Berücksichtigung der Pathomorphologie. Z Erkr Atmungsorgane 143:263–269

Lamar RS (1974) The nature of commercial talc. In: Goodwin A (ed) Proceed sympos talc. US Bureau of Mines, Washington/DC, p 12

Langer AM (1974) Aspects of mineralogy of talc. In: Goodwin A (ed) Proceed sympos talc. US Bureau of Mines, Washington/DC, p 82

Lanza AJ (ed) (1963) The pneumoconioses. Grune & Stratton, New York London

Legrand M, Pariente R (1974) Ultrastructural study of pleura fluid in mesothelioma. Thorax 29:164

Legrand M, Pariente R (1975) Application de la microscopie électronique au diagnostic de tumeurs de la plèvre II. Etude des liquides pleraux. Nouv Presse Med 4:2191

Legrand M, Pariente R, Chretien J, Brouet G (1971) Ultrastructure de la plèvre parietale. Presse Med 79:197

Leicher F (1956) Zur Differentialdiagnose zwischen Aluminiumlunge und Morbus Boeck. Fortschr Röntgenstr 84:571–574

Léophonte P, Fabre J, Pous J, Albaréde JL, Delaude A (1975) Les pneumoconioses par le talc. Rev Franc Mal Resp 3:363–384

Lippert E (1965) Über Pneumokoniosen im Eisenerzbergbau, insbesondere im Roteisensteingebiet Lahn-Dill, und andere Eisen- und Eisenstaublungen. Manuskript I u II, Gießen

Lochner B, Loddenkemper R, Clausen C, Wegener OH (1983) Thorakoskopische und computertomographische Befunde beim Pleuramesotheliom. Fortschr Röntgenstr 138:570

Lock W (1981) Die Epidemiologie der Tuberkulose. In: Jentgens H (Hrsg) Lungentuberkulose. Springer, Berlin Heidelberg New York (Handbuch der Inneren Medizin, 5. Aufl, Bd IV/3, S 189–280)

Lüchtrath H, Schmidt KG (1959) Über Talkum und Steatit, ihre Beziehungen zum Asbest sowie ihre Wirkung beim intratrachealen Tierversuch an Ratten. Beitr Silikose-Forsch H61, Bochum

Lüders CJ (1984) Mündliche Mitteilung

McGavin CR, Sheers G (1984) Diffuse pleural thickening in asbestos workers: disability and lung function abnormalities. Thorax 39:604

McLoud T, Woods BO, Carrington CB, Epler GR, Gaensler EA (1985) Diffuse pleural thickening in an asbestos exposed population: prevalence and causes. Am J Roentgenol 144:9

Meurman LO (1977) Asbestosens patologi. CIBA Läkemedel, Mölndal, pp 31–36

Miller A, Teirstein AS, Selikoff IJ (1983) Ventilatory failure due to asbestos pleurisy. Am J Med 75:911

Mintzer RA, Cugell DW (1982) The association of asbestos-induced pleural disease and rounded atelectasis. Chest 81:457–460

Mitchell J, Manning GB, Molyneux M, Lane RE (1961) Pulmonary fibrosis in workers exposed to finely powdered aluminium. Br J Ind Med 18:10–20

Moorehead WR, Oei TO (1978) Talc in drugs. N Engl J Med 298:1365–1366

Müller E (1936) Untersuchungen über Wesen und Entstehungsbedingungen des bindegeweblichen Hyalins. Beitr Path Anat 97:41

Müller KM (1983) Pleura. In: Doerr W, Seifert G (Hrsg) Pathologie der Lunge I/II. Springer, Berlin Heidelberg New York Tokyo (Spezielle pathologische Anatomie, Bd XVI, S 1295)

Mulryan HT (1974) Characterization and occurence of talc. In: Goodwin A (ed) Proceed sympos talc. US Bureau of Mines, Washington/DC, pp 16–21

Musk AW, Greville HW, Tribe AE (1980) Pulmonary disease from occupational exposure to an artificial aluminium silicate used for cat litter. Br J Ind Med 37:367–372

Navratil M, Trippé (1973) Epidemiological study of pleural calcification in persons living in the area closed to an asbestos factory. In: International Labour Office (ed) IV Int Pneumoconiose Conf, Bukarest 1971. Apimondia, Bukarest, pp 277–279

Neef W (1958) Chronische Berylliumgranulomatose der Lungen mit allmählichem Übergang in interstitielle Fibrose. Zschr Tuberk 111:330–333

Neuberger M, Grundorfer W, Haider M, Königshofer R, Müller HW, Raber A, Riedmüller G, Schwaighofer B (1978) Umweltbedingte endemische Pleuraplaques. Zbl Bakt Hyg 167:391–404

Nicholson WJ (1974) Applicability of asbestos standard to fibrous talc, In: Goodwin A (ed) Proceed sympos talc. US Bureau of Mines, Washington/DC, pp 77–81

Nuck K (1950) Die Talkumstaublunge. In: Jötten KW, Gärtner H (Hrsg) Die Staublungenerkrankungen. Steinkopff, Darmstadt, S 165

Nunziato-Cesaro A, Cagliatore J (1971) La pneumoconiose de la pierre ponce. Arch Mal Prof Méd 32:432

Nyiredy G (1975) Benigne Asbestpleuritis. Prax Pneumologie 29:166–169

O'Brien RJ (1972) Pleural calcification in coal miners. J Occup Med 14:922–924

Ordstrand HS van (1970) Talc pneumoconiosis. Chest 58:2

Ott G (1978) Talkum-pneumokoniosen. Dtsch Med Wochenschr 103:2085–2086

Otto H (1963) Morphologie und pathologisch-anatomische Begutachtung der Silikose. Grasser, Würzburg

Otto H (1970) Morphologische Aspekte der Autoimmunkrankheiten von Lunge und Pleura. In: Dt Ges Tbk u Lungenkrht, Verhandl Bericht 24, 211. Springer, Berlin Heidelberg New York

Otto H (1980) Das berufsbedingte Mesotheliom in der BRD. Pathologe 2:8

Otto H (1982) Häufigkeit und Epidemiologie nicht asbestbedingter Mesotheliome. Atemw Lungenkrht 8:157

Otto H, Bohlig H (1985) Morphologie und Röntgenologie der Asbestose. Radiologe 25:9–21

Otto H, Breining H (1961) Die Veränderungen der Pleura bei Porzellanstaublungen. Beitr Pathol Anat 124:361–375

Oulton TD (1974) Mineralogy, identification, and quantitation of airborne talc dust. In: Goodwin A (ed) Proceed sympos talc. US Bureau of Mines, Washington/DC, pp 89–96

Phipps BP, Sundin RE, Mitchell RS (1971) Silicosis in Wyoming bentonite workers. Am Rev Respir Dis 103:1–17

Plamenac P, Tomic I, Pikula B, Kahviĉ M, Markoviĉ Z, Selak I, Zeger-Vidovĉ Z (1974) Pleural plaques and splenic capsular sclerosis in urban and rural series of autopsy cases. Acta Med Jugosl 28:201–217

Pott F, Friedrichs KH (1972) Tumoren der Ratte nach ip-Injektion faserförmiger Stäube. Naturwissenschaften 59:318

Preuß O, Oster H (1980) Zur Gesundheitsgefährdung durch Beryllium aus heutiger Sicht. ASA 15:270–275

Ratzenhofer M (1963) Morphologie der Talkose. In: Reploh H, Klosterkötter W (eds) Fortschritte der Staublungenforschung. Niederrhein Druckerei, Dinslaken, S 163–176

Reber E, Burckhardt P (1970) Über Hartmetallstaublungen in der Schweiz. Respiration 27:120–153

Reichel G (1976) Auf anorganische Stäube mit geringem oder fehlenden Quarzgehalt zurückgehende Lungenveränderungen. In: Ulmer WT, Reichel G (Hrsg) Pneumokoniosen. Springer, Berlin Heidelberg New York (Handbuch der inneren Medizin, 5. Aufl, Bd IV/1, S 467–508)

Reinl W (1965) Über doppelseitige Pleuraverkalkungen im Röntgenbild bei Silikose der Quarzsandsteinschleifer. Int Arch Gewerbepath Gewerbehyg 21:419–429

Reinl W, Schnellbächer F, Rahm G (1979) Lungenfibrose und entzündliche Lungenkrankheiten nach Einwirkung von Kobaltkontaktmasse. Zbl Arbeitsmed 29:318–325

Rizzo A (1968) Sulla pneumoconiosi da pomice. Med Lav 59:641

Robertson AJ, Rivers D, Nagelschmidt G, Duncump P (1961) Stannosis, benign pneumoconiosis due to tin oxide. Lancet 20:1089–1093

Robinson JJ (1972) Pleural plaques and splenic capsular sclerosis in adult male autopsies. Arch Path 93:118–122

Rous V, Studený J (1970) Aetiology of pleural plaques. Thorax 25:270–284

Rubino GF, Scansetti G, Piolatto G, Romano CA (1976) Mortality study of talc miners and millers. J Occup Med 18:186–193

Saracci R (1980) Epidemiology of groups exposed to other mineral fibres. In: Wagner JC (ed) IARC Scientific Publ No 30, Vol 2. IARC, Lyon, pp 951–964

Sargent EN, Boswell WD, Ralls PW, Markovitz A (1984) Subpleural fat pads in patients exposed to asbestos: Distinction from non-calcified pleural plaques. Radiology 152:273

Saupe E (1938) Röntgenatlas der Asbestose der Lungen. Thieme, Leipzig

Saupe E (1949) Die Röntgenbildanalyse. Thieme, Stuttgart

Scansetti G, Rasetti L, Ghemi F (1963) Evoluzione clinica e radiologica delle pneumoconiosis dell' industria estrattiva del calco. Med Lav 54:746

Schepers GHW (1974) The biological action of talc and other silicate minerals. In: Goodwin A (ed) Proceed sympos talc. US Bureau of Mines, Washington/DC, pp 49–76

Schmitt WGH, Hübener KH (1981) Verkalkte Pleuraschwarte und Pleuraempyem mit Wandverkalkung. Differentialdiagnostik unter besonderer Berücksichtigung der Computertomographie. Fortschr Röntgenstr 134:619–625

Schneider HJ, Felson B, Gonzalez LL (1980) Rounded atelectasis. Am J Roentgenol 134:225

Schulze W (1973) Geschwülste der Bronchien, Lungen und Pleura, Teil 4a. In: Strnad R (red. von) Röntgendiagnostik der oberen Speise- und Atemwege, der Atemorgane und des Mediastinums. Springer, Berlin Heidelberg New York

(Handbuch der medizinischen Radiologie, Bd IX/4a, S 255)

Siegal W, Smith AR, Greenburg L (1943) Dust hazard in tremolite talc mining, including roentgenological findings in talc workers. Am J Roentgenol 49:11

Sjögren I, Hillerdal G, Anderson A, Zetterström O (1980) Hard metal lung disease: importance of cobalt in coolants. Thorax 35:653–659

Slepička J, Kadlec K, Tešar T, Skoda V, Mirejovsky P (1970) Beitrag zur Problematik der Elektroschweißerpneumokoniose. Int Arch Gewerbemed Gewerbehyg 27:257–280

Sluis-Cremer GK, Webster I (1972) Acute pleurisy in asbestos exposed workers. Environ Res 5:380–392

Smith WE (1974) Experimental studies on biological effects of tremolite talc im hamsters. In: Goodwin A (ed) Proceed sympos talc. US Bureau of Mines, Washington/DC, pp 43–48

Stark P (1981) Das fibröse Pleuramesotheliom (Pleurafibrom). Fortschr Röntgensstr 134:614

Stewart MJ (1928) Pulmonary asbestosis. Br Med J 3536:675

Thompson CS (1974) Discussion of the mineralogy of industrial talcs. In: Goodwin A (ed) Proceed sympos talc. US Bureau of Mines, Washington/DC, pp 22–37

Tivenius L (1963) Benign pleural lesions simulating tumour. Thorax 18:39–44

Ulmer WT, Reichel G (Hrsg) (1976) Pneumokoniosen. In: Handbuch der inneren Medizin, 5 Aufl, Bd IV/1. Springer, Berlin Heidelberg New York

Ulrich P (1971) Pathologische Anatomie der hyalinen Pleuraplatten. Pneumonologie 146:159–177

Wagner JC, Sleggs CA, Marchand P (1960) Diffuse pleural mesothelioma and asbestos exposure in the north western cape province. Br J Ind Med 17:260

Webster J (1963) Asbestosis in non-experimental animals in South Africa. Nature 197:506

Weill H (1983) Asbestos-associated disease. Science, public policy and litigation. Chest 84:601

Weiss B, Boettner EA (1967) Commercial talc and talcosis. Arch Environ Health 14:304

Wells JP, Dubbins PA, Whimster WF (1979) Pulmonary disease caused by the inhalation of cosmetic talcum powder. Br J Radiol 52:586–588

Wende E (1962) Gewerbehygiene und Klinik der Kieselgurlunge. Steinkopff, Darmstadt

Wendel H (1972) Pulmonale Siderose und irritativ-entzündliche Bronchial-Wanderkrankung bei Elektroschweißern. Mschr Lungenkh u Tuberk-Bekmpf 15:315

Worth G (1969) Pneumokoniosen. In: Strnad R (red von) Röntgendiagnostik der oberen Speise- und Atmungsorgane des Mediastinums. Springer, Berlin Heidelberg New York (Handbuch der medizinischen Radiologie, Bd IX/2, S 255–344)

Worth G, Schiller E (1954) Die Pneumokoniosen. Staufen, Kamp-Lintfort

Worth G, Stahlmann W (1976) Silikose und Tuberkulose. In: Ulmer WT, Reichel G (Hrsg) Pneumokoniosen. Springer, Berlin Heidelberg New York (Handbuch der inneren Medizin, 5. Aufl, Bd IV/1, S 321–387)

Zorn O (1966) Barytose und Zinnoxydlunge. Zbl Arbeitsmed Arbeitsschutz 16:133–135

3. Lungenveränderungen bei der Cer-Pneumokoniose

Von

F. Heuck und R. Hoschek

Mit 9 Abbildungen und 3 Tabellen

A. Einleitung

Eine jahrelange berufliche Exposition im Rauche von Kohlenbogenlampen führt zu Lungenveränderungen, die als feinfleckige Herde und streifig-indurative Verdichtungen im Röntgenbild bekannt geworden sind. Das morpologische Bild der Herdschatten zeigt eine gewisse Ähnlichkeit mit den in den Frühstadien der Silikose beschriebenen Lungenveränderungen, doch fallen die Herde durch eine sehr hohe Dichte auf. Diese feinfleckigen Verschattungen kommen als Folgen der Gewebsreaktionen nach Einlagerungen von Seltenen-Erden-Metallen (SEM) in das Lungengewebe zustande. Die Kohlenstifte der Bogenlampen besitzen zur Erhöhung ihrer Leuchtkraft einen Docht, welcher zum größten Teil aus Fluoriden des Seltenen-Erden-Metalles CER besteht. Der Gehalt der Kohlenstifte an Ceritfluoriden ist bei den einzelnen Typen unterschiedlich. In der Hitze des Lichtbogens verdampfen die Ceritfluoride und die Flugasche schlägt sich später am Lampengehäuse, an der Decke und den Wänden des Arbeitsraumes als gelblich-weißer Belag nieder. Die Seltenen Erden werden aus den Monazitrückständen gewonnen und enthalten daher noch Reste von radioaktiven Elementen der Thoriumzerfallsreihe.

In der älteren Literatur finden sich vereinzelte Angaben, welche nachträglich als eine Cer-Pneumokoniose angesehen werden können. Im technischen Schrifttum sind Hinweise enthalten darauf, daß eine Einatmung von Bogenlampenrauch nicht unbedenklich sei (Meyer u. Seitz 1949). In anderen Mitteilungen haben Ärzte zwar silikoseähnliche Röntgenbefunde festgestellt, doch sind diese falsch gedeutet worden oder ätiologisch ungeklärt geblieben. Shepers erwähnt 1958 ,,Lungenverschattungen" bei Arbeitern einer Fabrik in Fostoria (Ohio), welche mit Ceritfluoriden zu tun hatten. Möglicherweise gehören hierhier auch Beobachtungen von ,,Graphit-Pneumokoniose", über welche Okutani et al. (1963) berichtet haben. Diese Arbeiter stammten aus einer Fabrik für Elektrokohlen, also vermutlich auch von Bogenlampen. Zwei ähnliche Beobachtungen aus einer Fabrik für Bogenlampenkohlen wurden 1964 im Jahresbericht der bayerischen Gewerbeaufsicht erwähnt, aber nicht näher analysiert, sondern als Anthrakosen und Anthrakosilikosen aufgefaßt. Die Befunde eines weiteren Mitarbeiters aus dem gleichen Betriebe wurden aus pathologisch-anatomischer Sicht von Otto u. Einbrodt (1958) beschrieben, doch haben die enormen Mengen von Kohlestaub im Lungengewebe im Vordergrund gestanden.

B. Berufliche Expositionen

Im Schrifttum sind kaum Angaben über die Toxikologie und arbeitsmedizinische Bedeutung der Seltenen-Erden-Metalle zu finden (Patty 1963). Neben Scandium, Yttrium und Lanthan sind 14 weitere Elemente, die eigentlichen Lanthanide, von Interesse (Tabelle 1). Das Cer (Ordnungszahl 58) ist sowohl in den Seltenen-Erden-Mineralien als auch in den daraus gewonnenen Handelsprodukten mengenmäßig der wichtigste Bestandteil. Samarium, Europium und Gadolinium sind als Material für Reaktorkontrollstäbe von Bedeutung. Neodym und Praseodym dienen zur Herstellung und zum Polieren von Farbgläsern. Das Cerium-Mischmetall ist für Zündsteine und als Legierungsbestandteil für Gußeisen, Leichtmetalle und Heizleiter wichtig.

Die Verwendung von Cerverbindungen in den „Dochtkohlen" für Bogenlampen, welche früher in Kinos und bis vor wenigen Jahren in der Fotoreproduktion der Druckereien und Klischeeanstalten in großem Umfang eingesetzt wurden, hat ihren Grund in dem sog. „Beck-Effekt", der darin besteht, daß durch den Zusatz von Cer-Verbindungen zu der aus Kohlepulver bestehenden Masse die Leuchtkraft der Kohlen um etwa das Zwanzigfache gesteigert werden kann. Die Belichtungszeit wird entsprechend verkürzt, wodurch nicht nur teure

Tabelle 1. Lanthaniden (seltene Erden). Nach: Wissenschaftliche Tabellen Geigy, 7. Auflage

Z Ordnungszahl	Symbol	Element	Atomgewicht (1967)[1]	Valenz	Schmelzpunkt 760 Torr (wenn nichts anderes vermerkt) °C	Siedepunkt 760 Torr (wenn nichts anderes vermerkt) °C	Dichte — Gase: g/l bei 760 Torr und 0° C; Feste Stoffe: g/cm² oder spezifisches Gewicht 20° C/4° C wenn nichts anderes vorgemerkt		Relative Verbreitung — Erdkruste, Hydrosphäre und %	Weltall (Atome pro 10⁴ Si-Atome)
57	La	Lanthan	138,91	3	920	3469	Fest	5,98–6,186	0,0017	2,00
58	Ce	Cer	140,12	3,4	795	3468	Kubisch Hexagonal	α8,23 β6,66	0,0043	2,26
59	Pr	Praseodym	140,907	3,4	935	3127	Hexagonal Kubisch	α6,782 β6,64	$5,2 \times 10^{-4}$	0,40
60	Nd	Neodym	144,24	3	1024	3027	Hexagonal Kubisch	α7,004 β6,80	0,0022	1,44
61	Pm	Promethium	(147)*	3	1035	2730				
62	Sm	Samarium	150,35	2,3	1072	1900	edrisch	α7,536 β7,40	6×10^{-4}	0,664
63	Eu	Europium	151,96	2,3	826	1439	Fest	5,259	$9,9 \times 10^{-5}$	0,187
64	Gd	Gadolinium	157,25	3	1312	~3000	Hexagonal Kubisch	α7,895 β7,80	$5,9 \times 10^{-4}$	0,684
65	Tb	Terbium	158,924	3,4	1356	2800	Fest	8,272	$8,5 \times 10^{-4}$	0,0956
66	Dy	Dysprosium	162,50	3	1407	2600	Fest	8,536	$4,2 \times 10^{-4}$	0,556
67	Ho	Holmium	164,930	3	1461	2600	Fest	8,803	$1,1 \times 10^{-4}$	0,118
68	Er	Erbium	167,26	3	1497	2900	Fest	9,051	$2,3 \times 10^{-4}$	0,316
69	Tm	Thulium	168,934	2,3	1545	1727	Fest	9,332	$1,9 \times 10^{-3}$	0,0318
70	Yb	Ytterbium	173,04	2,3	824±5	1427	Kubisch	α6,977 β6,54	$2,5 \times 10^{-4}$	0,220
71	Lu Cp	Lutetium Cassiopeium	174,97	3	1652	3327	Fest	9,842	7×10^{-4}	0,050

Arbeitszeit, sondern auch hohe Kosten für den elektrischen Strom gespart werden. Die bei der Bildreproduktion beschäftigten Chemigraphen (Reprophotographen) atmen in der Regel den Staub oder Rauch jahrzehntelang täglich mehrere Stunden ein. Erst vor wenigen Jahren wurden die Bogenlampen fast überall durch Xenonlampen ersetzt, welche keinen Rauch mehr erzeugen. Das erst kürzlich bekannt gewordene röntgenmorphologische Erscheinungsbild der Cer-Pneumokoniosen wird bei den älteren Reprophotographen noch mehrere Jahrzehnte lang eine differentialdiagnostische Bedeutung behalten.

I. Entdeckung und Analyse der Staubexposition

Die ersten Kenntnisse über die Cer-Pneumokoniose sind einem Zufall zu verdanken. Im Rahmen der gesetzlich vorgeschriebenen Röntgen-Schirmbilduntersuchungen, zu welchen jeder Einwohner der Bundesrepublik seit 1953 in regelmäßigen Abständen gebeten wird, war 1963 ein Betriebsangehöriger („Reprophotograph" einer älteren Offsetdruckerei) mit einem ungewöhnlichen Röntgenbefund aufgefallen, welcher zunächst auf eine Miliartuberkulose verdächtig erschien. Die daraufhin sofort durchgeführten Umgebungsuntersuchungen bei den Mitarbeitern der gleichen Abteilung (Reprophotographen und Kopierer) ergaben ähnliche Röntgenbefunde, wobei jedoch keinerlei weitere Befunde oder Anhaltspunkte für eine Lungentuberkulose gefunden werden konnten. Wegen dieser vorerst rätselhaften Häufung von Beobachtungen aus einer Betriebsabteilung (Reprophotographie) tauchte der Verdacht auf eine Silikose auf und es erfolgte im Rahmen der gesetzlichen Bestimmungen die Meldung eines „Verdachtes auf eine Berufskrankheit" an den zuständigen staatlichen Gewerbearzt. Dieser konnte zwar, trotz genauer Befragung der Betriebsangehörigen zur persönlichen Vorgeschichte, keine Quarzstaubexposition feststellen. Er fand hingegen bei einer Besichtigung des dunkelkammerartigen und daher schlecht belüfteten Arbeitsraumes überall an den Wänden und auf den Einrichtungsgegenständen einen feinen gelblich-weißen, staubförmigen Belag, der sich aus dem Rauch niederschlägt, welcher beim Abbrennen der Bogenkohlenlampen aufsteigt und dann natürlicherweise auch eingeatmet wird (HOSCHEK 1964). Zur weiteren Klärung dieser ungewöhnlichen und bisher noch unbekannten pulmonalen Veränderungen wurden 67 beruflich in ähnlicher Weise exponierte Männer untersucht. Von diesen waren 7 nicht in graphischen Betrieben tätig, sondern Angehörige solcher Betriebe, die Rohstoffe zur Herstellung von Kohlenstiften für Kohlenbogenlampen verarbeiten. Von 60 dem Bogenlampenrauch und -staub jahrzehntelang exponierten Männern aus graphischen Betrieben waren 46 in verschiedenen Betrieben mit sehr unterschiedlich starker Staubexposition in der Zeiteinheit tätig (Tabelle 2). Mit zunehmender Dauer der Exposition werden die röntgenologisch nachweisbaren Veränderungen der Lungen deutlicher. Ähnliche Beobachtungen konnten bei röntgenologischen Untersuchungen von Arbeitern mit Grafit-Pneumokoniosen erhoben werden, die Kohlenbogenelektroden herstellten (OKUTANI et al. 1963). Verlaufskontrollen der Lungenveränderungen über mehrere Jahre ergaben, daß sich die morphologischen Befunde wandeln und neben typischen feinfleckigen, *sehr dichten Herdschatten* allmählich fibröse, indurative Lungenprozesse in Erscheinung treten können. Als Begleitbefund ist gelegentlich eine Mitreaktion der Pleura festzustellen.

Die chemische Untersuchung dieser Stäube aus Reprophotographie-Abteilungen verschiedener Druckereibetriebe und Klischeeanstalten ergab – je nach der Herkunft – eine „lungengängige" Korngröße unter 5 μ in einem Anteil von 70–80% des Staubes und einem Gehalt von 25–67% Cer-Verbindungen (Oxyde und Fluoride). Damit war allerdings noch nicht erwiesen, daß die entdeckten Lungenverschattungen durch Einlagerungen von Cer-haltigen Stäuben im Sinne einer Pneumokoniose bedingt waren. Es mußten auch andere Möglichkeiten in Betracht gezogen werden. Da zu diesem Zeitpunkt weder Sektionsbefunde noch biopti-

Tabelle 2. Untersuchungsergebnisse von 46 Männern aus graphischen Betrieben, die jahrzehntelang dem Bogenlampenrauch und dem sich niederschlagenden Staub exponiert waren

Berufsjahre grob geschätzt = Lebensalter −14 Jahre	Ausprägung des Röntgenbefundes				
	0	±	+	+ +	+ + +
10 Jahre	−	1	−	−	−
11–20 Jahre	2	3	1	−	−
21–30 Jahre	1	2	1	2	−
31–40 Jahre	4	1	2	1	1 (1)[a]
41–50 Jahre	2	−	−	3	− (2)
50 Jahre	7	2	7	1	2 (4)
Summe:	16	9	11	7	3 (7)

[a] Die Zahlen in Klammern geben die Beobachtungen einer gleichzeitig vorhandenen Tuberkulose an.

sches Material zur Verfügung standen, konnte der Nachweis von Cer-haltigem Staub als Ursache der Lungenveränderungen nur indirekt geführt werden, nämlich durch Nachweis der Strahlung der Folgeprodukte des Thoriums im Ganzkörperzähler, in der Ausatmungsluft und im Urin (Hoschek 1968). Da jedoch – wie durch spätere Veröffentlichungen bekannt wurde (Nappée et al. 1972) – gelegentlich auch thoriumfreie (aus Bastnäsit hergestellte) Cer-Verbindungen in Betracht kommen, wird man sich bei solchen Beobachtungen mit dem indirekten Nachweis – der Untersuchung der Arbeitsstoffe – begnügen müssen, wenn eine bioptische Untersuchung des Lungengewebes nicht möglich ist oder nicht vertretbar erscheint. Nach den ersten Veröffentlichungen durch Hoschek (1964, 1966, 1968) sowie Heuck u. Hoschek (1967, 1968) sind *weitere Beobachtungen* bekannt geworden, welche die bisher erhobenen Befunde bestätigen und die vorhandenen Kenntnisse erweitern konnten. So berichteten Menz u. Kaufmann (1972) aus der Schweizerischen Unfallversicherungsanstalt (SUVA) über Autopsiebefunde bei 3 Reprophotographen, die aus verschiedenen Ursachen gestorben waren (1 Bronchialkarzinom bei einem starken Zigarettenraucher mit Lungenfibrose, 1 „Lungenfibrose besonderer Art" und 1 Duodenalblutung mit dem autoptisch erhobenen Befund einer herdförmigen Fibrose der Alveolarsepten der Lunge). Durch *histologische Studien* und Röntgenfluoreszenzuntersuchungen konnte bei den 3 Patienten eine Cer-Pneumokoniose diagnostiziert werden. Nappée et al. (1972) haben zwei Beobachtungen mit den typischen Röntgenbefunden eine Cer-Pneumokoniose mitgeteilt. Beide Patienten hatten entweder 11 oder 15 Jahre lang als Arbeiter in der chemischen Industrie Ceritoxyde hergestellt. Der Staub von den Arbeitsplätzen zeigte keine Radioaktivität (vermutlich stammten die SEM nicht aus Monazitsand, sondern aus Bastnäsit). Kappenberger u. Bühlmann (1975) haben drei weitere klinische Beobachtungen mit typischen Röntgenbefunden einer Cer-Pneumokoniose veröffentlicht, wobei einmal *eine Biopsie des Lungengewebes* durchgeführt werden konnte und histologisch zunächst eine „idiopathische Siderose" angenommen wurde. Nach Revision des Befundes wurden SEM gefunden. Mit dem Ganzkörperzähler konnte bei den 3 Patienten eine *erhöhte Aktivität im Thoriumbereich* nachgewiesen werden.

II. Staubexposition in Industriebetrieben

Neben der Exposition durch den Flugstaub der Kohlenbogenlampen sind *auch bei der industriellen Extraktion von Verbindungen Seltener-Erden-Metalle* aus Rohstoffen ähnliche Veränderungen bekannt geworden (SÝKORA et al. 1966; BERROD et al. 1971; NAPPÉE et al. 1972). In Industriezweigen, in denen Arbeiter den Staub von SEM einatmen können, wie zum Beispiel in Aufbereitungsbetrieben dieser Art, werden Lungenbefunde wie bei der Cer-Pneumokoniose auch auftreten können. Bereits beim Abbau, beim Verladen, Transport und Zerkleinern (Mahlen) des cerithaltigen Rohmaterials (Monazitsand u.a.) können Staubentwicklung und Staubinhalation nicht immer vermieden werden. Selbst bei der weiteren Verarbeitung und Gewinnung der SEM aus den Monazitrückständen (nach der Extraktion des für die Reaktorindustrie wichtigen Thoriums) tritt in verschiedenen Phasen des Herstellungsprozesses eine *Staubentwicklung* auf, und zwar vor allem an den Mühlen (Kugelmühlen, Strahlmühlen). Eine besonders starke, wenn auch zeitlich begrenzte Staubexposition besteht für den damit beauftragten Arbeiter beim Entladen der Kugelmühle. Als weitere Staubquelle ist dann das Einschaufeln des Materials von Hand im Mischraum zu nennen. Dabei entwickeln besonders die Ceritoxalate viel Staub, wenn man sie zu Oxyden glüht. Es ist anzunehmen, daß der Herstellungsprozeß für Ceritverbindungen überall in der Welt der gleiche ist und daß die Staubexposition überall an den gleichen kritischen Stellen auftritt. Bei diesen Tätigkeiten wurden bereits 1967 mittels Strahlenschutzplaketten *erhebliche Dosisüberschreitungen* durch die Gammastrahlung einzelner Thorium-Folgeprodukte festgestellt. Mit diesen Arbeiten werden in der Regel ungelernte Hilfskräfte beschäftigt, deren häufiger Arbeitsplatzwechsel dazu führt, daß im Falle verdächtiger Röntgenbefunde die Erhebung einer eindeutigen Arbeitsvorgeschichte sehr erschwert wird. Bekanntlich sind auch die Arbeiter bei Rückfragen nicht immer sehr mitteilsam. In solchen Fällem empfiehlt sich eine Anfrage bei der zuständigen Arbeitsschutzbehörde. In Deutschland ist hierfür der „Staatliche Gewerbearzt" zuständig.

Der Sammelbegriff der SEM im engeren Sinne umfaßt, wie erwähnt, eine Gruppe von 14 Elementen mit den gleichen chemischen Eigenschaften, jedoch verschieden hohen Ordnungszahlen, die zwischen 58 und 71 liegen. Hierbei ist Cer mengenmäßig weitaus vorherrschend. Der Name SEM ist etwas irreführend, da es keine Erden im eigentlichen Sinne, sondern Metalle sind, die gar nicht so selten vorkommen, sondern in der Erdrinde häufiger als Blei und andere Elemente zu finden sind. SEM sind enthalten in mehr als 100 verschiedenen Mineralien. Es finden sich auch Spuren in der Asche von Pflanzen, die sie vermutlich selektiv aus dem Boden aufnehmen und anreichern. Als wichtigstes Rohmaterial für die technische Gewinnung der SEM sind der erwähnte Monazitsand (vor allem Brasilien, Ceylon und Nyassaland) und der Bastnäsit (Kalifornien, Colorado und Madagaskar) zu nennen. Die Jahresförderung für beide Mineralien beträgt 1968 grob geschätzt mehrere 100 000 Tonnen. Monazit enthält etwa 60–70% Cer und 6–28% Thorium. Das natürliche Thorium 232 läßt sich in einem relativ einfachen technischen Verfahren vollständig von den SEM abtrennen, nicht aber die Folgeprodukte des Thoriums, wie Radium 228 und deren Folgeprodukte. Seit 1950 sind in Indien, Brasilien und den USA, wahrscheinlich auch in der Sowjetunion moderne Anlagen zur Gewinnung des Kernbrennstoffes Thorium erstellt worden, wobei als Abfallprodukt zwangsläufig mehr SEM anfallen als verbraucht werden können.

Die aus den Rohstoffen gewonnenen Handelsprodukte sind *Ceritfluoride* und *Ceritoxyde*. Die pulverförmigen Materialien werden in anderen Industriezweigen weiter verarbeitet. Das wichtigste Produkt ist das Cer-Mischmetall (enthält Cer und Lanthan). Ein Zusatz von Eisen ergibt den Rohstoff für *Feuersteine*, die ein sehr begehrter Handelsartikel für die Tropen sind (Regenzeit!). Als weitere Verwendungen für Cermischmetalle sind vor allem Zusätze zu Eisen und Leichtmetallegierungen, für zunderfeste Halbleiterdrähte (Kochplatten etc.), ferner Zusätze zu Glasschmelzen für optische Gläser zu nennen.

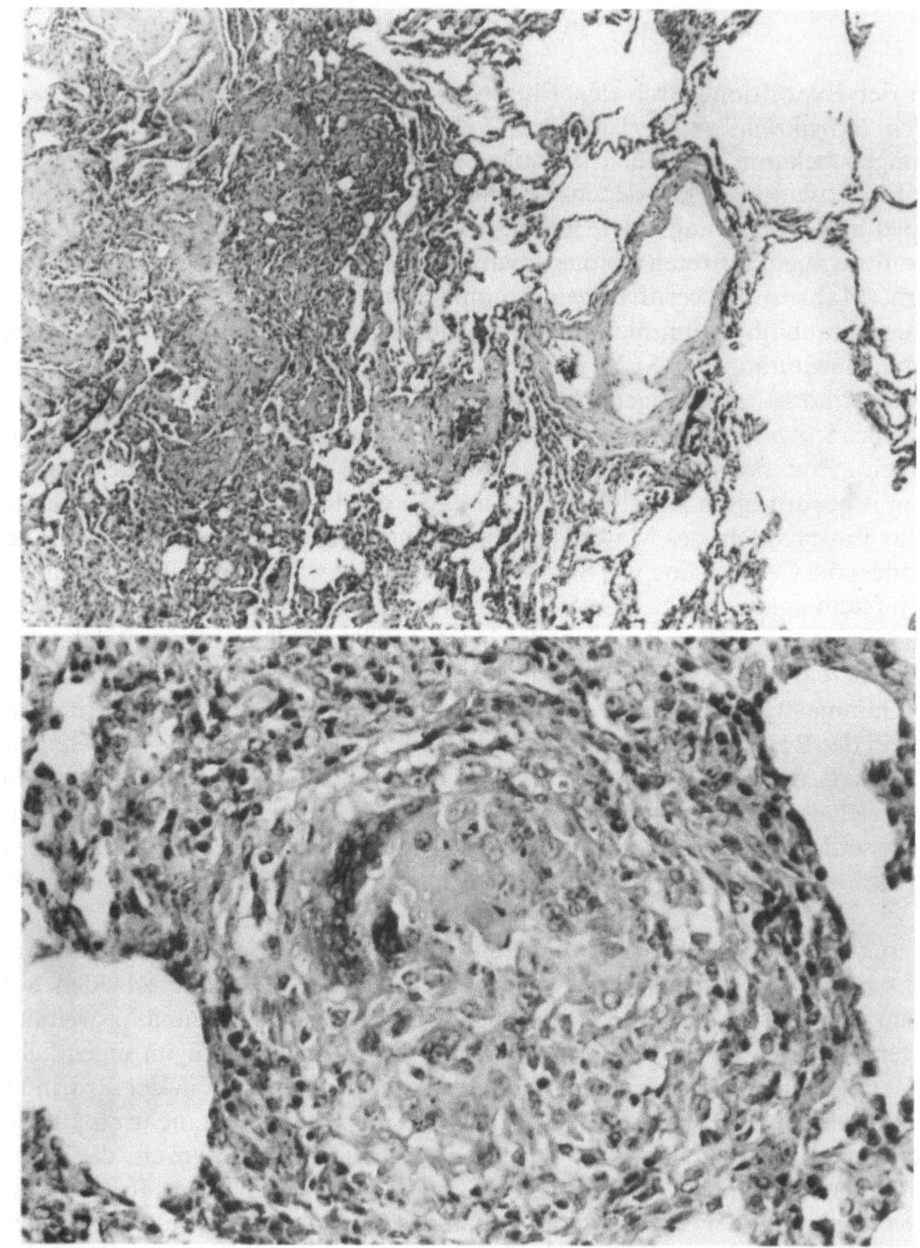

Abb. 1 a–d. Histologische Befunde, die in einer Keilexzision aus dem linken Lungenoberlappen eines 52jährigen Reprophotographen gefunden worden sind. **a** Cerstaubhaltige, herdförmige interalveoläre und perivasale Fibrose. Pulmonalarteriensklerose. Perinoduläres Emphysem. HE 80 ×. **b** Granulom aus großen, z.T. mehrkernigen Histiozyten mit intrazytoplasmatischen Cer-Ablagerungen, Lymphozyten, Plasmazellen. HE × 330. **c** Cer-haltige mehrkernige Riesenzellen mit Asteroidbodies in einem interalveolären Septum. HE × 330. **d** Alveolarmakrophage. HE × 1200. (Nach Cain et al. (1977)

C. Patho-Anatomie und Histologie

Eine Cer-Pneumokoniose wurde bisher röntgenologisch nur dann diagnostiziert, wenn der Untersucher aufgrund von fundierten Kenntnissen sowie einer gezielten und fachkundig erhobenen Arbeitsvorgeschichte auch an eine derartige Lungenveränderung gedacht hat. Aus den Totenscheinen geht der Beruf eines „Kopierers" oder eines „Reprophotographen" nicht hervor. Es war infolgedessen bisher nur selten möglich autoptisch oder bioptisch gewonnenes

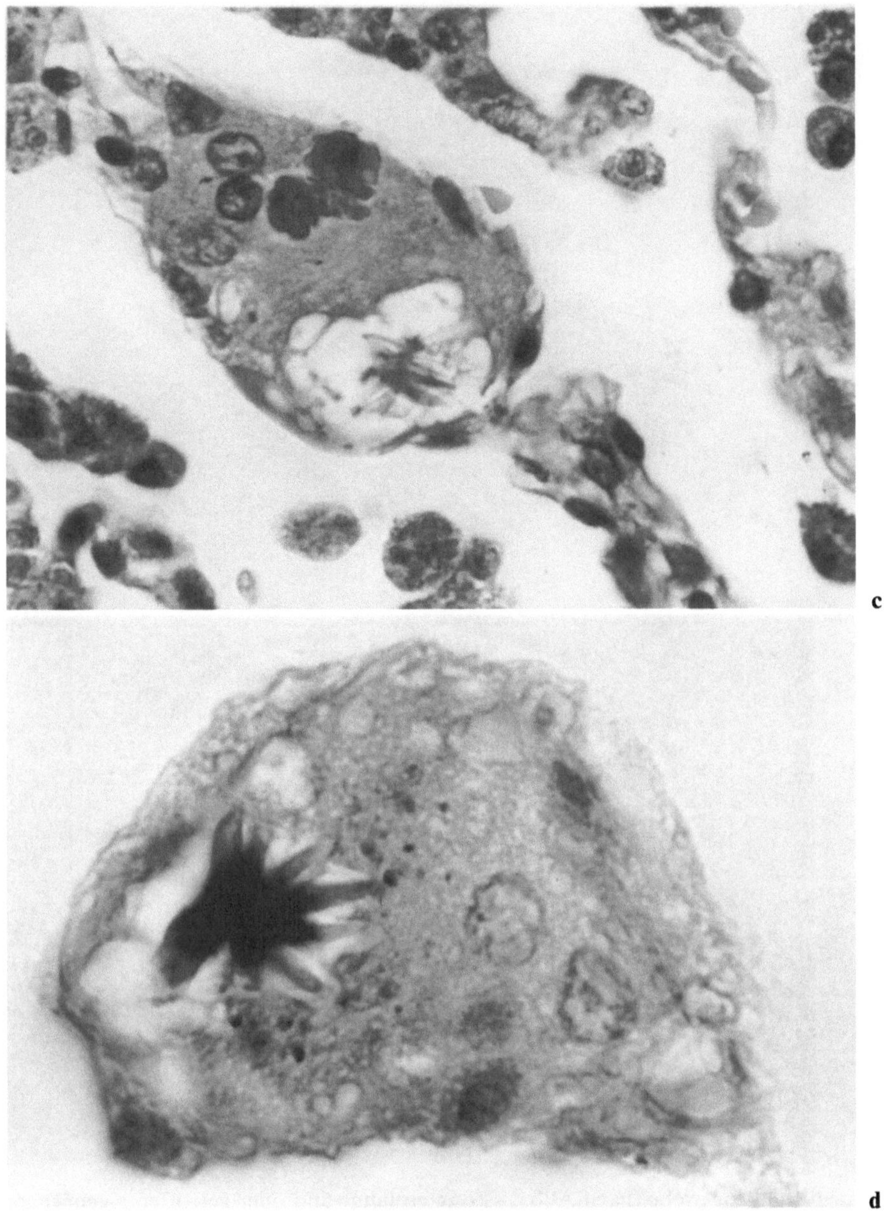

c

d

Abb. 1 c, d

Gewebsmaterial der Lungen vom Menschen zu untersuchen. So wurden von Hoschek (1966) Tierversuche an Meerschweinchen durch intratracheale Eingabe von SEM durchgeführt.

I. Befunde der menschlichen Lunge

Die bisher im Schrifttum zu findenden Resultate pathologisch-anatomischer und histologischer Untersuchungen der menschlichen Lunge sind sehr gering. Das Gewebsexzisat der Lunge eines 52jährigen Reprophotographen haben Cain et al. (1977) sowohl histologisch als auch autoradiographisch und biochemisch untersucht. Neben streifenförmiger Verbreiterung der intraalveolären Septen durch Neubildung kollagener Bindegewebsfasern fanden sich perivasale Granulome aus Fibroblasten, Lymphozyten, Plasmazellen und große Histiozyten, so daß die Alveolen etwas eingeengt werden (Abb. 1). Das in den Alveolarsepten und

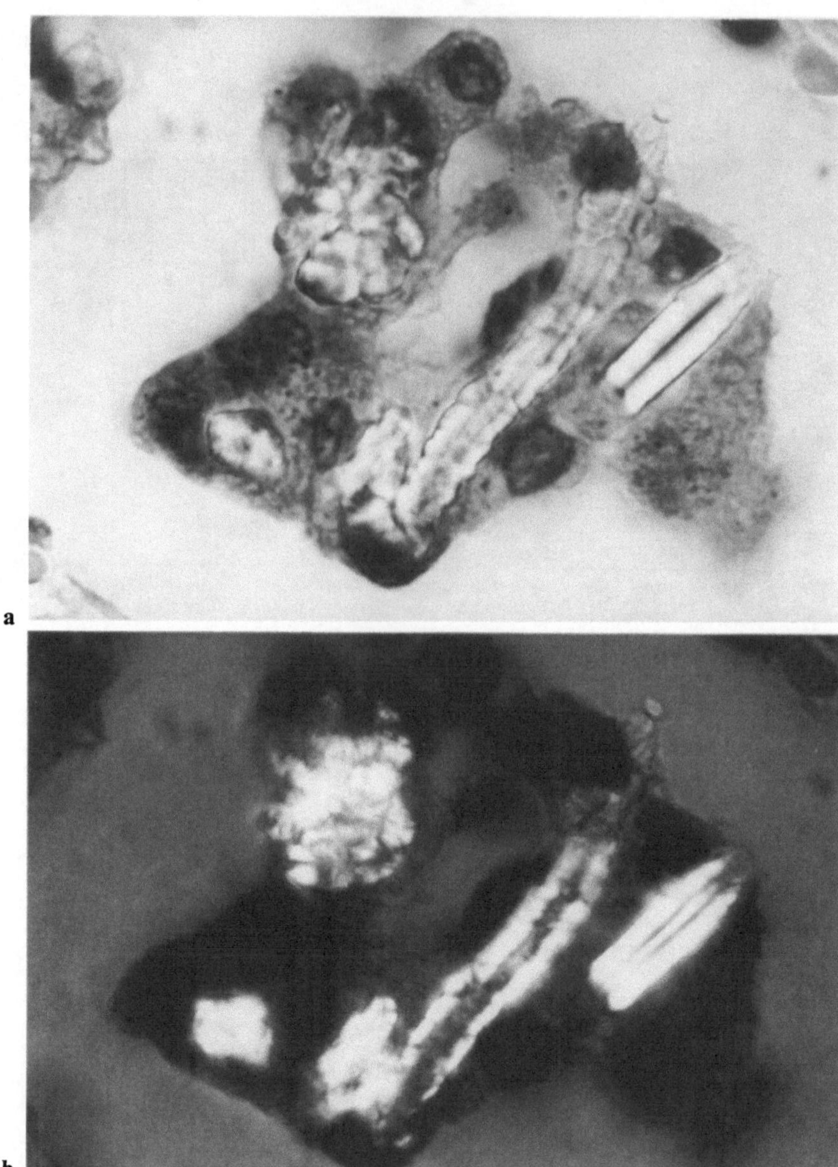

Abb. 2a, b. In dem Lungengewebe (nach Abb. 1) konnten längs und quer getroffen eigenartige, stäbchenförmige, stärker doppelbrechende Gebilde mit zentralem Achsenfaden und anorganischer, sphärokristalliner Hülle in Phagozyten gefunden werden, die bis 50 μm lang und bis 7 μm breit sind. **a** Darstellung im normalen Licht. **b** Zwischen gekreuzten Polarisatoren. HE × 1320. (Nach Cain et al. 1977)

in den perivasalen Knötchen neugebildete Bindegewebe enthält zahlreiche durchsichtig-farblose oder gelbliche bis bräunliche, kristalline Fremdkörper von geringer Größe. Sie zeichnen sich größtenteils durch mehr oder weniger schwache Doppelbrechung aus. Ferner sieht man in Phagozyten wurstförmige, kompliziert gebaute, stärker doppelbrechende Gebilde, die bis 50 μm lang und bis 7 μm breit sind (Abb. 2). Sie bestehen aus einem kristallinen Achsenfaden mit positiver Doppelbrechung in bezug zur größten Längsausdehnung. Dieser Achsenfaden ist von einer mit Eosin anfärbbaren Hülle aus Eiweiß umgeben. Dann folgt nach außen eine wechselnd breite kristalline und teilweise Eisen enthaltende anisotrope Schicht mit etwas wulstiger Oberfläche. Trotz einer gewissen Ähnlichkeit mit Asbestonkörperchen hatte die Berufsvorgeschichte keinen Anhalt für eine zusätzliche Asbestexposition ergeben. Aufgrund ihrer Polarisationsoptik kommen dafür zwei sphärokristalline Bautypen in Frage: Radialstrahlige Anordnung zu ihrer Längsachse, positiv anisotrope Einzelelemente oder konzentrische Schichtung zur Längsachse negativ doppelbrechender Teilchen. Die Hülle wird innerhalb einer Woche von heißem Formamid nicht angegriffen und ist somit anorganischer Natur. Manche Granulome machen einen schon alten, narbigen Eindruck, andere sind frisch. Öfter enthalten auch Alveolarepithelien *Kristalle* der beschriebenen Art. Die Phagozyten sind auch mehrkernig und besitzen große „Asteroid-bodies". Die Pleuraoberfläche ist stellenweise bindegewebig verdickt und enthält ebenfalls Staubgranulome. Insgesamt erweist sich die Lungenfibrose als diskret. Es besteht ein geringes perinoduläres Emphysem. Einige Pulmonalarterienäste lassen eine mäßige Fibrose und Hyalinose ihrer Wandung mit dadurch bedingter Einengung der Gefäßlichtung erkennen. In anderen Abschnitten sind die Alveolen und ihre Septen normal gebaut. Nirgends finden sich Nekrosen. Die Bronchien zeigen geringe entzündliche Zellinfiltrate unspezifischer Art.

Untersuchungen mit der *Elektronenmikrosonde* ergaben größere, doppelbrechende, stäbchenförmige Gebilde, die sich nicht identifizieren lassen. Es fanden sich zahlreiche ungeformte Partikel, in denen die Elemente Phosphor, Kalzium, Lanthan, Cer, Samarium, Neodym, Dysprosium und Thulium vorlagen. Die *Autoradiographie* ergab nach einer Expositionszeit von 40 Tagen keinen Anhalt für Thorium im Lungengewebe. *Röntgenographische Untersuchungen* des aus dem Gewebe isolierten Lungenstaubes (Debye-Scherrer-Verfahren) ergaben unscharfe Linien des Pulverdiagrammes von Monazit ($CePO_4$) und einer dem Monazit sehr ähnlichen Verbindung sowie die Linien des Weddellit ($CaC_2O_4 \cdot 2H_2O$), die eine geringe Schärfe aufweisen. Eine wesentliche Komponente des Lungenstaubes bildeten Rußpartikel, glasähnliche Substanzen mit Schwermetallen und Stoffe, die Kalziumphosphat entsprechen könnten.

Von HECHT u. WESCH (1979) wurde ein weiterer pathologisch-histologischer Beitrag zur Kenntnis der Cer-Pneumokoniose vorgelegt. Bei einem 69 Jahre alt gewordenen Mann, der 45 Jahre lang ununterbrochen als Reprophotograph arbeitete, bestand eine 40jährige Cer-Exposition. 9 Jahre nach Beendigung der Exposition zeigte eine Röntgenaufnahme uncharakteristische fibrotische Veränderungen. Wenig später verstarb der Patient an einem metastasierenden Gallengangskarzinom. Bei der Obduktion fand sich eine hochgradige anthrakotisch-fibrotische Induration beider Lungenhälften sowie ein randbetontes, chronisch-substantielles Lungenemphysem. Die *Histologie* zeigte zahlreiche kristalline Fremdkörperchen, die teils in Narbenfeldern abgelagert, teils von mehrkernigen Riesenzellen eingeschlossen waren, aber auch frei im alveolären Raum lagen. Die Kristalle zeigten einen zentralen Achsenfaden, um den wechselnd breite, wulstige, angedeutet schalenförmige Schichten lagen. Manche Kristalle waren durchsichtig farblos, andere wiesen eine bräunlich-gelbe Farbe auf. Im polarisierten Licht leuchteten sie hell auf. Autoradiographische Untersuchungen mit einer Expositionszeit von 10 Wochen bzw. 5 Monaten blieben ergebnislos. Mit Hilfe der Neutronenaktivierungsanalyse wurde der Gehalt von Cer und Lanthan in verschiedenen Organen quantitativ bestimmt. In den Organen fand sich folgender Cer- und Lanthangehalt (Maßeinheit µg/g Trockengewicht):

1. Lunge – 10400 Cer, 4200 Lanthan
2. Thorakaler Lymphknoten – 960 Cer, 935 Lanthan
3. Leber – 160 Cer, 162 Lanthan
4. Milz – 30 Cer, 33 Lanthan
5. Gallenblasenbett – 8 Cer, 7 Lanthan
6. Niere – 1 Cer, 2 Lanthan.

Die Meßergebnisse zeigen, daß bei massiver, jahrelanger Cer-Inhalation ein offenbar lymphogener Abtransport der Seltenen Erden aus der Lunge in andere Organe stattfindet. Diese Untersuchungsmethode erlaubte erstmalig, das Ausmaß der histologischen Veränderungen mit der Menge der abgelagerten SEM in Beziehung zu setzen. Berichte über quantitative Bestimmungen der eingelagerten SEM an frischen Leichenlungen stehen noch aus.

Colombo et al. (1983) haben aus einem bioptisch gewonnenen Lungenpräparat einen Gehalt von 275 mg Seltener Erden für die ganze Lunge hochgerechnet. Es wird der Standpunkt vertreten, daß die gefundenen Thoriummengen von 175 ppb ($=0,175$ ppm gemäß ICRP) nicht ausreichen könnten, eine Strahlenfibrose zu erzeugen. Hierbei wurde aber nicht berücksichtigt, daß nur 5% der in anderen Fällen gemessenen Gesamtaktivität aus dem natürlichen Thorium (^{232}Th) stammt, während die technischen Produkte und daher auch die Flugasche hauptsächlich Thorium-Isotope mit wesentlich kürzerer HWZ enthalten, welche im Laufe der Jahre bereits im Lungengewebe unter Abgabe von α-Strahlen zerfallen sind und daher nicht mehr nachgewiesen werden können.

II. Lungenbefunde im Tierversuch

In den von Hoschek (1964) durchgeführten Versuchen an Meerschweinchen konnten durch subtile histologische Studien des Lungengewebes durch Cain et al. (1977) keine groben fibrotischen Gewebsreaktionen nach einer Expositionszeit bis zu 9 Monaten gefunden werden. Im Vergleich mit den bekannten Wirkungen des Quarzstaubes auf das Lungengewebe kann dieser feine Staub der Cer-Verbindungen als *inert* bezeichnet werden. Ähnliche Befunde nach Exposition mit SEM konnte Shepers (1958) erheben. Inwieweit Auswirkungen der Radioaktivität des beigemischten *Thorium* die Entstehung einer *Lungenfibrose* fördern kann, läßt sich aus diesen zeitlich begrenzten Tierversuchen nicht feststellen. Es fanden sich Staubdepots in der Umgebung von Bronchiolen und Blutgefäßen sowie Staubeinlagerungen in den intraalveolären Septen (Abb. 3). Die Ceritoxyde erscheinen im durchfallenden Licht als dunkelbraune schollige Gebilde, im polarisierten Licht leuchten sie hellgelb bis orangegelb auf. Im Gegensatz dazu erscheinen anisotrope Ceritfluoride im durchfallenden Licht farblos, ähnlich wie Quarz. Gröbere Gebilde sind offenbar sekundär durch Aggregation entstanden. In der Umgebung der Staubdepots treten zahlreiche keimzentrenhaltige Lymphfollikel auf. Staubreiche Makrophagen besitzen oft mehrere Kerne. Nach 9 Monate langer Überlebenszeit ist eine geringgradige Progredienz der histologischen Veränderungen festzustellen. Die Fibrose hat etwas zugenommen. Am Gefäßsystem ist eine Wandverdickung mit Einengung der Gefäßlichtung nicht sichtbar. Die Autoradiographie hat bei allen Tieren nach 30 Tage langer Exposition in der Lunge ein stark positives Ergebnis gebracht (Abb. 4). Dies spricht für den Thoriumgehalt der eingegebenen Substanzen. Von besonderer Bedeutung ist auch in der Technik der unterschiedlich hohe Gehalt an Thoriumverbindungen, die sich wegen ihrer chemischen Ähnlichkeit mit den SEM nur schwer abtrennen lassen (Sýkora et al. 1966). Im Lungengewebe von Reprophotographen läßt sich der Thoriumgehalt von SEM autoradiographisch nachweisen. Nach Einatmung von SEM-Verbindungen können beim Menschen und im Tierversuch feinste Staubteilchen auf dem Luftwege bis in die Alveolen gelangen, werden dort von Makrophagen aufgenommen und in den intraalveolären Septen abgelagert. Die Staubteilchen werden nicht aufgelöst, sondern bleiben im Zytoplasma der Zellen gespeichert. Ein Transport kann entweder lymphogen in die lymphoretikulären Zellen der Umgebung erfolgen oder die Teilchen werden direkt in die Umgebung kleinerer Bronchien abwandern. Am Ort der Ablagerung entstehen entzündliche Prozesse als Fremdkörperreaktionen und Lymphozyten, Plasmazellen, Histiozyten und Fibroblasten bilden Granulome, in denen sehr bald epitheloide Zellen mit reichlichem rauhem endoplasmatischem Retikulum auftreten. Von wesentlicher Bedeutung für die Frage eines Fortschreitens der Veränderungen ist nach den vorgelegten Beobachtungen der Thoriumgehalt des Staubes. Thoriumdioxyd ist ausgesprochen stark fibroplastisch und in dieser Eigenschaft dem Siliziumdioxyd vergleich-

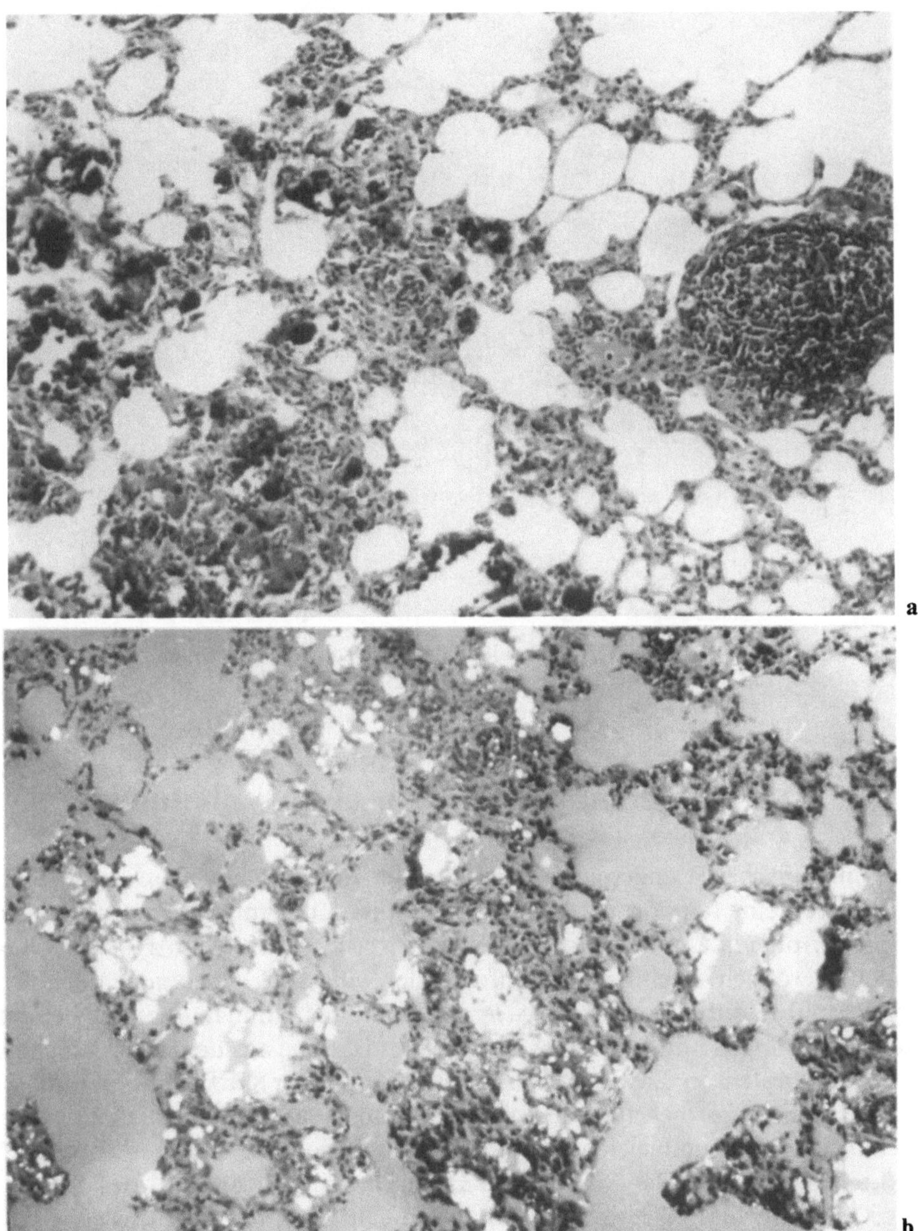

Abb. 3a, b. Histologische Befunde der Meerschweinchenlunge 9 Wochen nach experimenteller Einbringung von **a** Ceritoxyden. Darstellung im normalen Licht. Es sind lymphatische Reaktionen erkennbar. HE ×80. **b** Ceritfluoriden. Darstellung im polarisierten Licht. HE ×80. (Nach CAIN et al. 1977)

bar (BRUNNER u. RÜTTNER 1957). Thoriumfreie Cerit-Erden führen in Abhängigkeit von der Dauer und Intensität der Exposition zu unterschiedlich starken „Begleitreaktionen" in Gestalt verstreutherdiger Granulome und einer septalen Fibrose. Diese patho-anatomischen und histologischen Befunde sind von besonderer Bedeutung für die spätere Beurteilung der Cer-Pneumokoniose oder ähnlicher Lungenveränderungen im Sinne einer Berufserkrankung, da offenbar nur eine stärkere Beimengung von Thoriumverbindungen zu bemerkenswerten Fibrosen in der Lunge Anlaß geben kann.

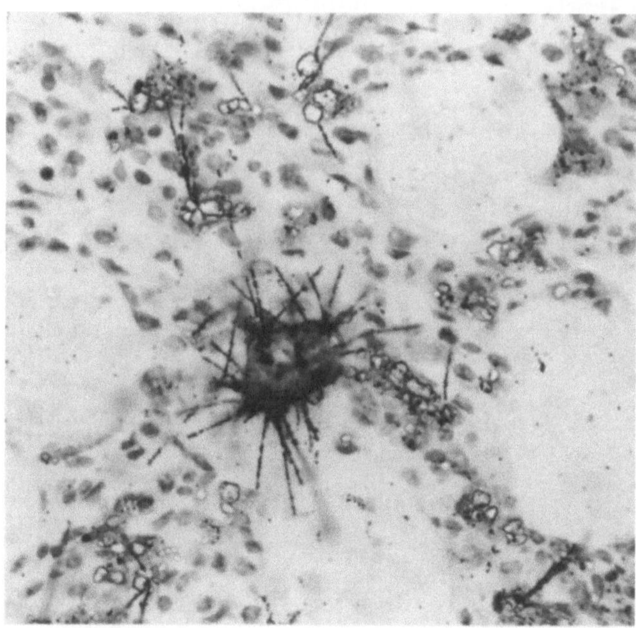

Abb. 4. Ablagerungen thoriumhaltiger Ceritfluoride in der Meerschweinchenlunge. Nachweis mit der Autoradiographie, 30 Tage lang exponiert. (Nach CAIN et al. 1977)

D. Röntgenmorphologische Lungenbefunde

Die morphologischen Lungenveränderungen der „Cer-Pneumokoniose" (C.P.) sind im Röntgenbild durch eine feinkörnige Verschattung aller Lungenfelder charakterisiert, die vor allem in dem peripheren Lungenmantel gefunden werden (HEUCK u. HOSCHEK 1967, 1968). Diese kleinen Herdchen zeichnen sich infolge der *hohen Ordnungszahl* der Elemente des eingelagerten Staubes durch eine *große Schattendichte* aus, ähnlich wie dies bei der Siderose durch Eisenablagerungen im Lungengewebe bekannt ist. Wie aus den Tierversuchen geschlossen werden kann, besteht in der Regel keine Neigung zu einer stärkeren fibrotischen Gewebsreaktion der Lunge, wie dies für die Silikose bekannt geworden ist, sondern es handelt sich um reaktionsarme Staubspeicherungen im Lungengewebe. Die herdförmige Verteilung erklärt sich, ebenso wie bei der Silikose, auch durch den Abtransport des Staubes auf dem Lymphwege peribronchial bis zu den intrapulmonalen Lymphfollikeln, welche bei kleineren Versuchstieren, wie den Meerschweinchen, deutlicher erkennbar sind als beim Menschen. Obwohl die C.P. in den Anfangsstadien zu keinen klinischen Erscheinungen führt und daher ähnlich wie die Siderose lediglich eine „Tätowierung" der Lunge darstellt, ist ihre Kenntnis für die *Differentialdiagnostik* unklarer, besonders feinfleckiger Lungenverschattungen erforderlich.

Im Laufe von Jahrzehnten kann es durch die andauernde Alpha-Strahlung einiger Folgeprodukte des natürlichen ^{232}Th, die aus der Zerfallsreihe ersichtlich sind, zu einer zusätzlichen *Strahlenfibrose der Lungen* kommen, die durch einen hierfür typischen Röntgenbefund charakterisiert ist. Diese Zusammenhänge sind in einem der von HEUCK u. HOSCHEK (1967) mitgeteilten Cer-Pneumokoniose-Beobachtungen anzunehmen. Durch eingehende Betriebsuntersuchungen wurden 18 C.P. gefunden, von denen drei Beobachtungen typische und instruktive Röntgenbefunde aufweisen. Das Resultat der Lungenbefunde bei 6 besonders schwer exponierten Betriebsangehörigen aus mehreren Reprophoto-Betrieben ist – nach der internationalen Silikoseklassifikation – in Tabelle 3 zusammengestellt.

Tabelle 3. Röntgenbefunde der Lungen von 6 Mitarbeitern aus einem Kopierbetrieb, in dem Kohlen-Bogen-lampen eingesetzt worden sind

	Name		Beruf	Röntgenbe- fund[a]	Expos. Dauer
1.	A.H.	geb. 28.5.1900	Retuscheur(!)	3m/3m[a]	1946–65
2.	St.J.	geb. 15.4.1909	Chemigraph	0–1m/0–1m	1951–65
3.	W.W.	geb. 25.3.1912	Betriebsleiter	2m/2m	1954–65
4.	B.K.	geb. 14.5.1925	Reprophotograph	1m/1m	1946–65
5.	N.H.	geb. 07.5.1938	Chemiegraph	0	1954–58
6.	B.H.-P.	geb. 05.6.1944	Chemiegraph	„verstärkte Zeichnung in der Peripherie 0–1m/0–1m	1958–65

[a] Entsprechend der internationalen Silikose-Klassifikation Genf, 1958.

An einem besonders eindrucksvollen Beispiel sollen die Röntgenbefunde der Lunge erläutert werden.

Ein 66 Jahre alter Mann war seit der Schulentlassung in der Photoreproduktionsabteilung einer Offset-Druckerei als Retuscheur beschäftigt. Obgleich er eigentlich mit den Bogenlampen selbst nichts zu tun gehabt hat, mußte er infolge eines Bombenschadens im Krieg und Verzögerung des Wiederaufbaues des Betriebes nach dem Zweiten Weltkrieg viele Jahre lang bis 1965 im gleichen Raum mit den Kopierern arbeiten. Er stand seit etwa 1930 in Überwachung des Gesundheitsamtes. Durch Zufall wurde anläßlich einer sportärztlichen Untersuchung eine „vernarbte Tuberkulose" der rechten Lungenspitze festgestellt. Das Schirmbild selbst war nicht auffindbar. Auf einer Papieraufnahme von 1955 erkennt man erstmals eine *beginnende Fleckzeichnung*, die später deutlicher wird. Eine Filmaufnahme zeigte 1959 eine deutliche silikoseähnliche Lungenzeichnung, welche vermutlich zunächst den Verdacht auf eine Miliartuberkulose erweckte, da eine Umgebungsuntersuchung im Betrieb durchgeführt worden ist. Die daran anschließende Betriebsbesichtigung und die genaue Befragung aller Mitarbeiter zur persönlichen Vorgeschichte ergab keinerlei Anhalt für eine Silikose. Der im Arbeitsraum abgelagerte Staub bestand in der Hauptsache aus Verbindungen der Seltenen-Erden-Metalle wie Ceritfluoride und Ceritoxyde und stammte aus dem Rauch der Bogenlampen. Normalerweise sind in einem solchen Betrieb nur die Kopierer dem Rauch der Bogenlampen ausgesetzt. Der genannte Mitarbeiter dieses Betriebes hatte trotz der röntgenologischen Lungenbefunde keinerlei Beschwerden seitens der Atmungsorgane, fühlte sich entsprechend seinem Alter wohl und voll leistungsfähig.

Der erste Röntgenbefund vom 25.11.1959 entsprach einer feinkörnigen Silikose II (3m/3m). In der Folgezeit wurden jährlich Kontrollaufnahmen angefertigt, die kein weiteres *Fortschreiten*, aber auch keine Rückbildung, sondern stets gleichbleibende röntgenmorphologische Veränderungen ergaben (Abb. 5a–d). Die *Direktvergrößerungsaufnahmen* der Mittelfelder zeigen besonders eindrucksvoll die gleichmäßige Anordnung der Knötchen im Gewebe (Abb. 6a, b). Die *Schichtaufnahmen* ergaben dicht stehende Schattenfleckchen in der gesamten Peripherie der Lunge (Abb. 7). Die sehr hohe Schattendichte der kleinen Herdchen im Röntgenbild wird durch die Ordnungszahlen der SEM verständlich, die mit 58 bis 71 höher liegen als die des Barium mit 56, das in der Radiologie als Kontrastsubstanz Verwendung findet.

Schalenförmige Verkalkungen der Hiluslymphknoten, wie sie bei der Silikose als charakteristischer Befund oft zu finden sind, fehlten im Schichtbild. Es sind beiderseits geringfügige Pleuraschwarten entwickelt mit Adhäsionen des Zwerchfells und interlobären Verdichtungen der Pleura. Der Röntgenbefund des Herzens und der großen Gefäße war dem Alter entsprechend unauffällig, eine Vergrößerung des rechten Herzens (Cor pulmonale) lag nicht vor. Die Röntgenuntersuchung der Leber und der Milz ergab keinerlei Hinweise auf Ablagerungen von schweren Elementen in diesen Organen (SEM oder Thorium), wie wir sie von Thorotrastpatienten kennen.

Eine Kontrolluntersuchung der Lungen konnte nach 20 Jahren durchgeführt werden. Verglichen mit der letzten Voraufnahme vom 30.8.1966 haben am 24.4.1985 die Größe und die Zahl der kleinfleckigen Herde im Bereich beider Lungenhälften etwas zugenommen (Abb. 8). Man hat den Eindruck einer inhomogenen Trübung im rechten Unterlappen als Ausdruck eines Zusammentretens der hier entstandene pneumokoniotischen Areale. Die im rechten Spitzen- und Infraklavikulargebiet gelegenen gröberen Herde zeigen im Vergleich mit der Voruntersuchung keine wesentliche Befundänderung. Ein Pleuraerguß ist nicht aufgetreten.

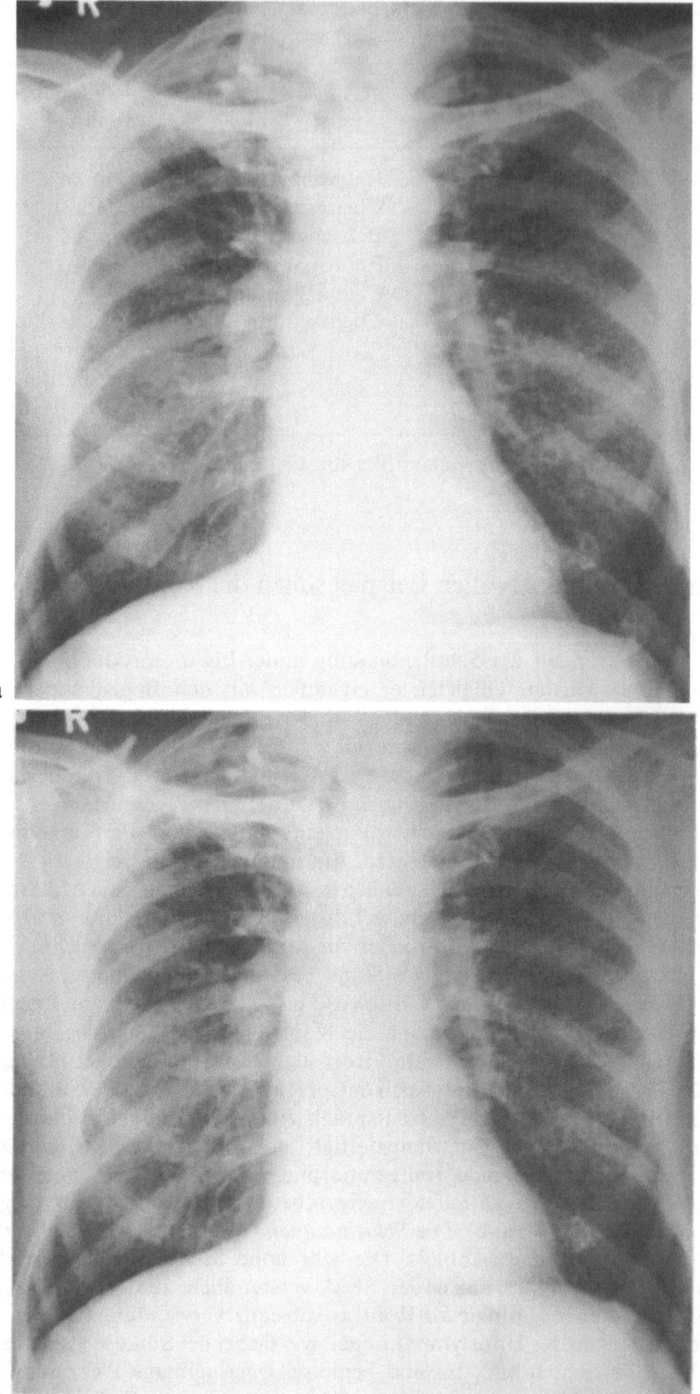

Abb. 5a–d. Feinfleckige, sehr dichte Herdschatten im Bereich beider Lungenhälften bei Cer-Pneumokoniose, die über 20 Jahre kontrolliert worden ist. Die relativ scharf begrenzten Herde werden von einer feinsträngigen, fibrös-indurativen Lungenzeichnung begleitet, die sich gleichmäßig über beide Lungenhälften ausdehnt und im Laufe der Beobachtungszeit zunimmt (s. auch Abb. 8). Im rechten Spitzenfeld des Oberlappens finden sich alte tuberkulöse, partiell verkalkte, gröbere Herde. 64jähriger Mann. **a** Die Thoraxübersichtsaufnahme im Jahre 1964 läßt den Befund neben der rechtsseitigen Oberlappentuberkulose mit Beteiligung der Hiluslymphknoten bereits angedeutet erkennen. **b** nach 1 Jahr zeigt die Kontrollaufnahme keine wesentliche Befundänderung. **c** Weitere 16 Monate danach werden die kleinfleckigen Herdschatten deutlicher und sind auch auf dem **d** Seitenbild des Thorax zu erkennen

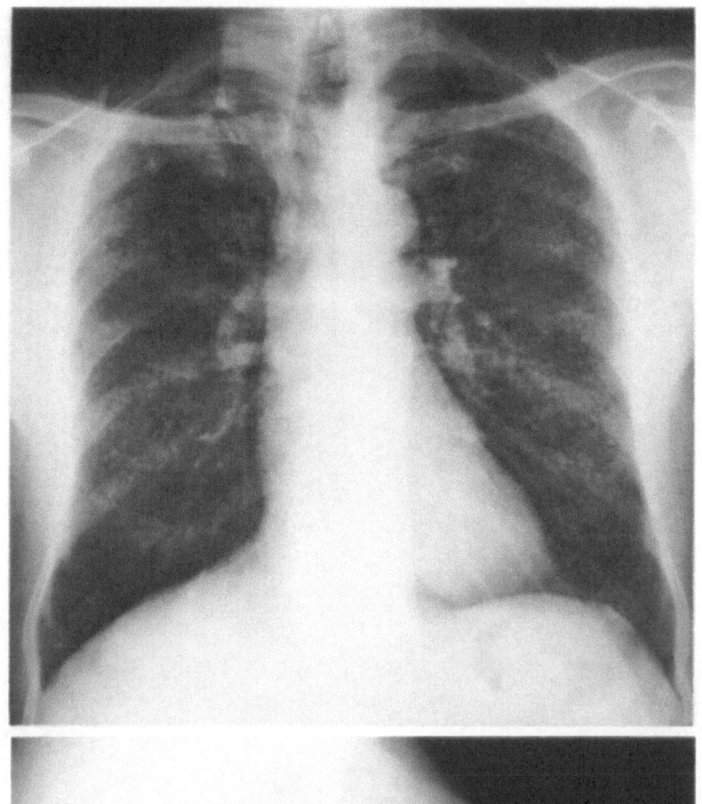

c

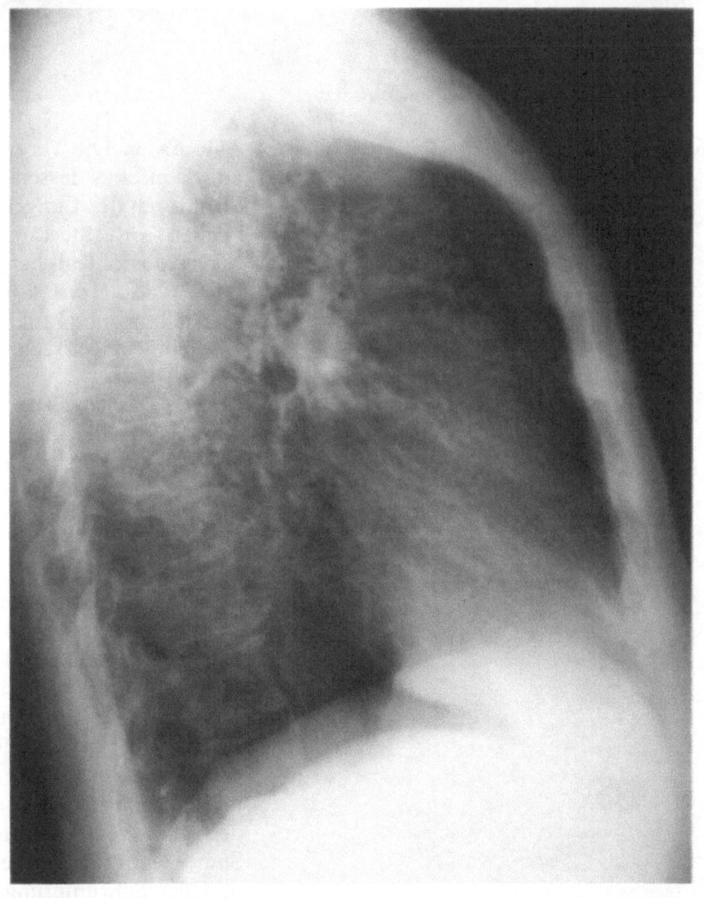

d

Abb. 5c, d

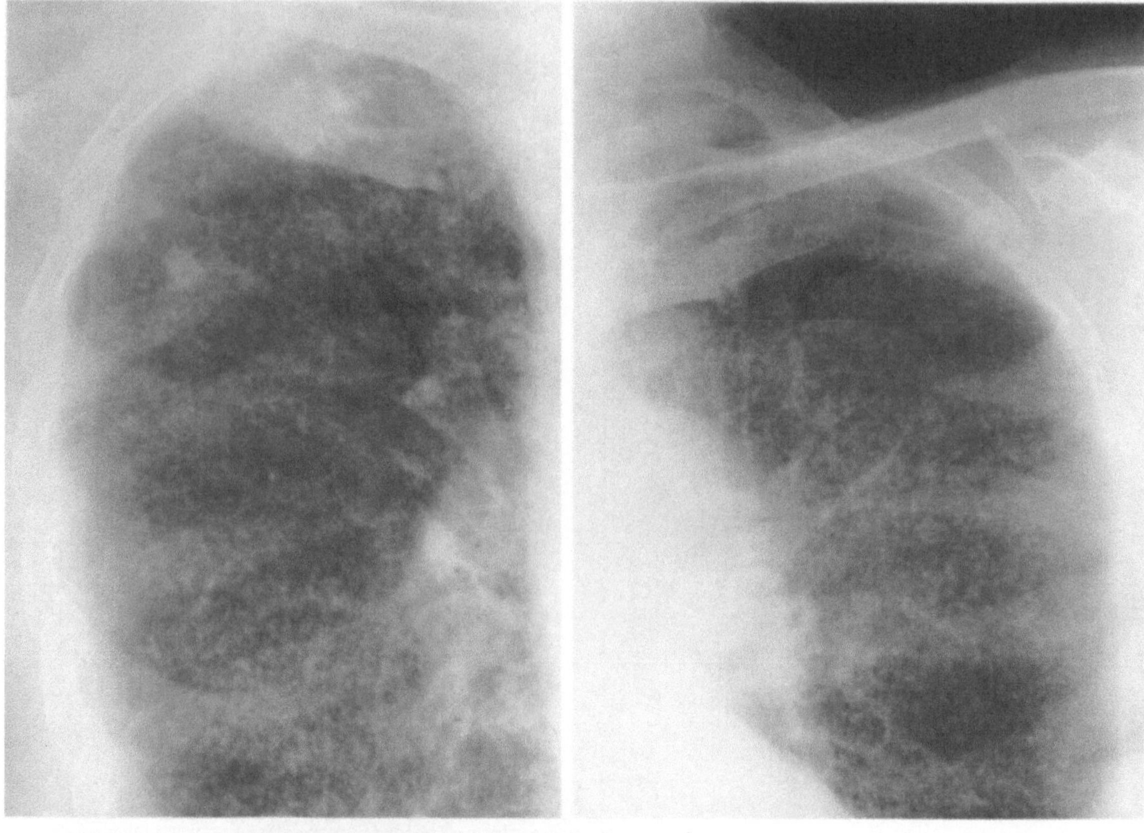

a   b

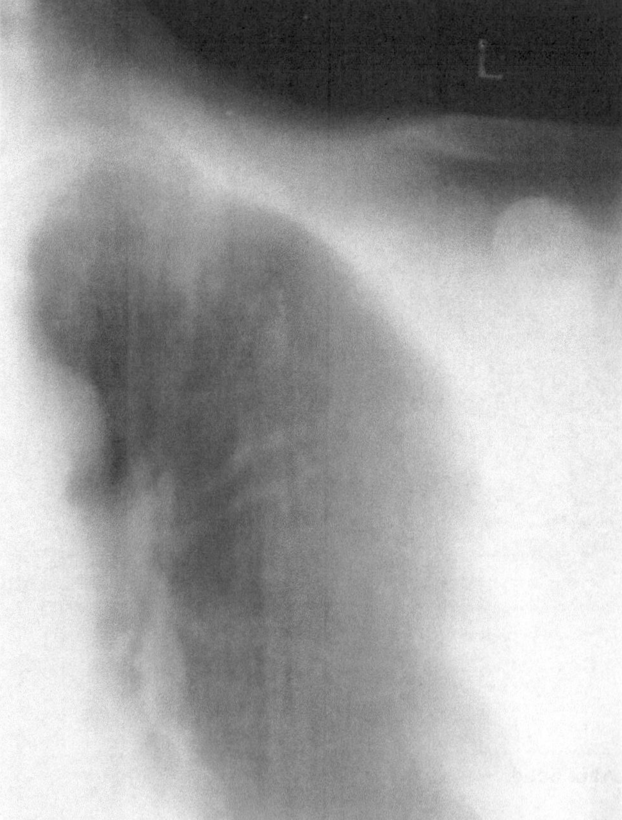

7

▲
Abb. 6a, b. Die Vergrößerungsaufnahmen mit Feinfokus lassen die fleckig-wabigen Strukturen der Lungen noch deutlicher erkennen. **a** Rechte Lungenhälfte. Die alten, tuberkulösen Kalkherde und die Verdichtungen des Hilus kommen ebenfalls zur Darstellung. **b** Linke Lungenhälfte mit feinfleckigen, sehr dichten Herden

Abb. 7. Die Schichtaufnahmen weisen aus, daß die kleinfleckigen dichten Herde vorwiegend im Bereich der Lungenperipherie zu finden sind

Abb. 8a, b. Eine weitere Kontrolluntersu- ▶ chung nach annähernd 20 Jahren zeigt, daß Größe und Zahl der kleinfleckigen Herde und die retikuläre Zeichnung der Lunge etwas zugenommen haben. Schrumpfung und Raffung der Oberfelder, Schwartenbildung der Pleura. **a** Die p.a.-Aufnahme läßt im Vergleich zu den Voruntersuchungen die deutliche Veränderung des Befundes im Sinne einer Zunahme der Herdschatten und der Schrumpfungsprozesse erkennen. **b** Im Seitenbild sind die Strukturveränderungen des Lungengewebes neben zarten interlobären Pleuraschwarten sichtbar

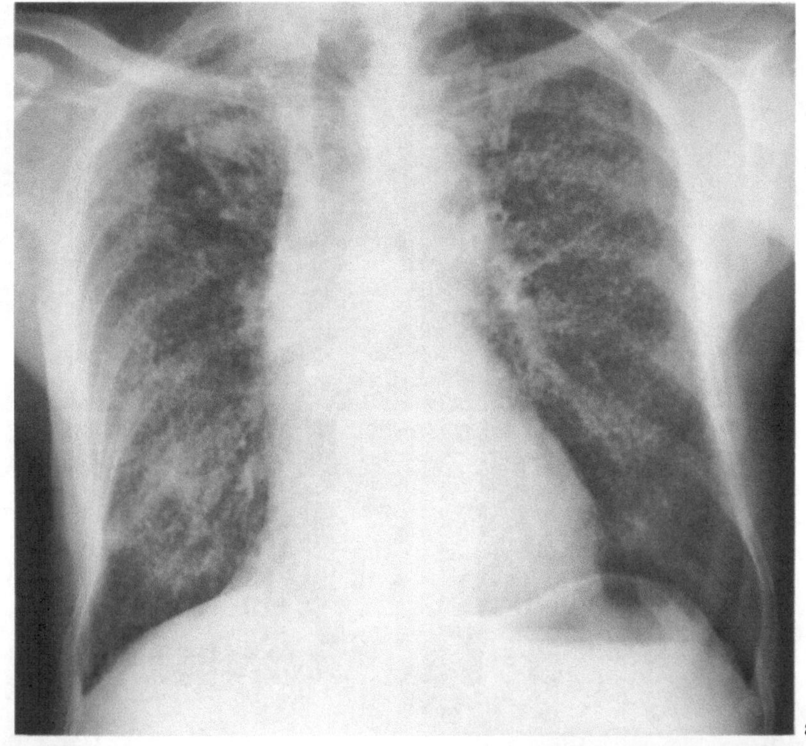

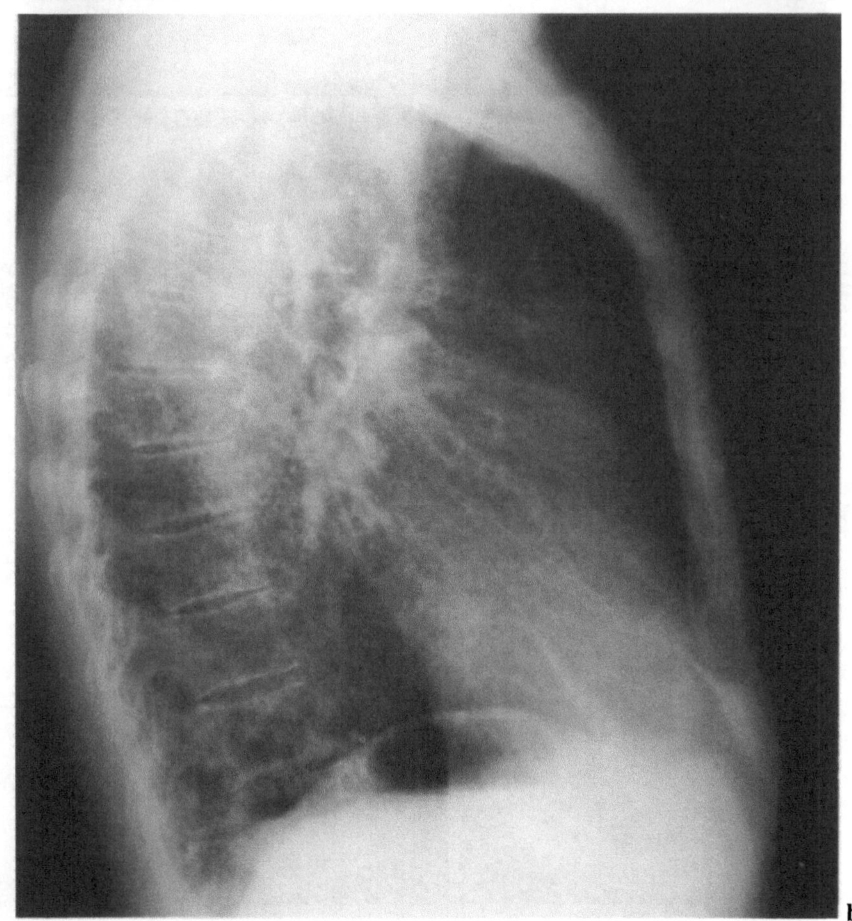

Abb. 8a, b

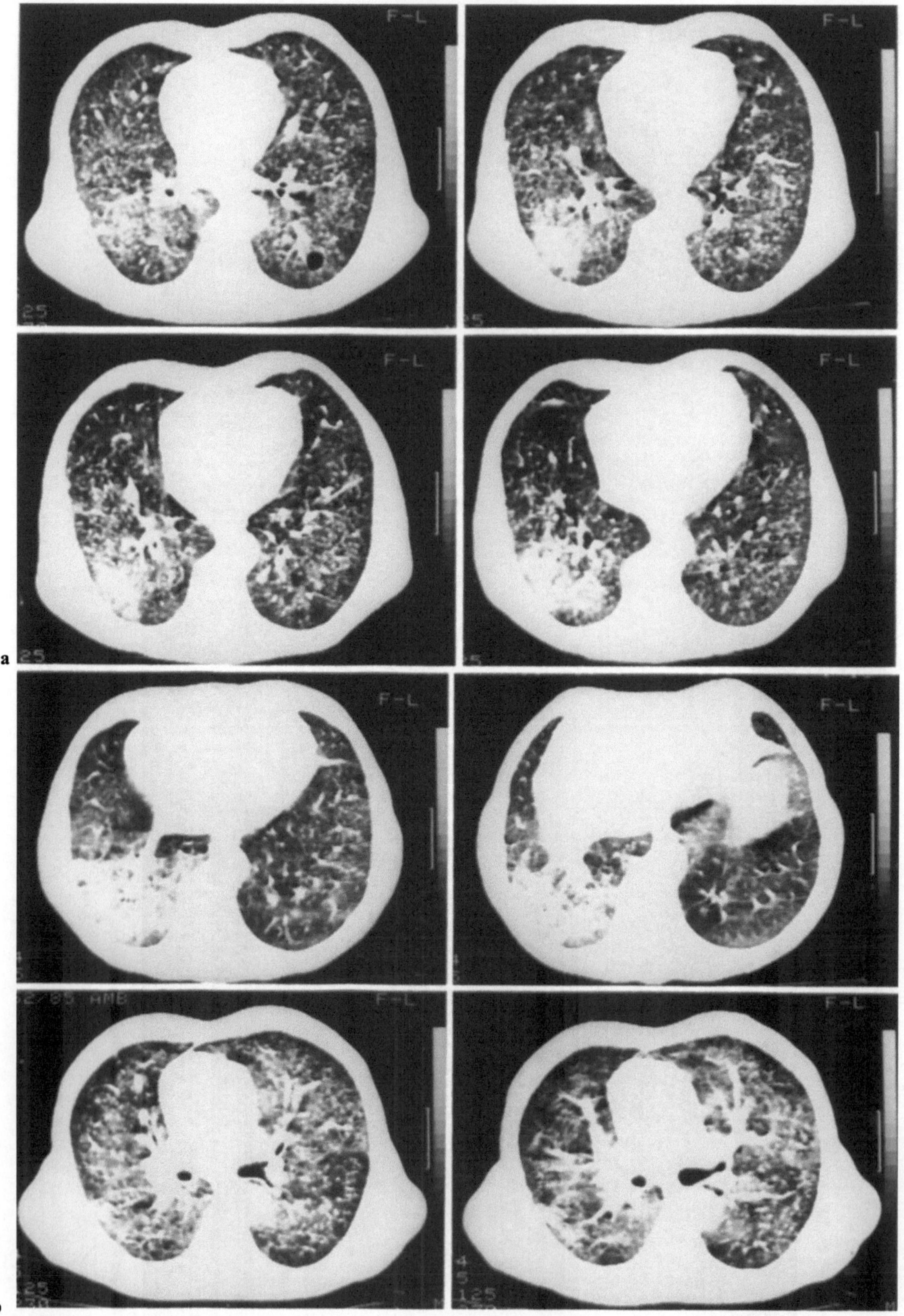

Schwartenbildungen der Pleura sind nur sehr diskret ausgebildet. Im Bereich beider Hili sind Lymphknoten-vergrößerungen oder -verkalkungen hier entstandener Ballungen nicht nachweisbar. Das Herz hat an Größe geringfügig zugenommen und ist leicht linksbetont. Die Aorta ist erweitert und elongiert, so daß die Aorta descendens auf der linken Seite über eine größere Strecke randbildend wird.

Die zur weitergehenden Analyse der Lungenveränderungen durchgeführte Röntgen-Computer-Tomographie läßt in der dritten Dimension die gleichmäßig, disseminierte Verteilung der Pneumokonioseherde erkennen. Daneben liegen in einigen Arealen beider Lungenhälften großblasig-emphysematös veränderte Lungengewebsbezirke vor (Abb. 9). Dieses „fokale Emphysem" ist auch bei andersartigen Pneumokoniosen beobachtet worden. Das interstitielle Bindegewebe ist deutlich vermehrt, so daß die peripheren Gefäß- und Bronchial-Strukturen betont sind. Im rechten Unterlappen findet sich eine inhomogene Trübung, die wahrscheinlich durch konfluierende Herde bei Schrumpfungstendenz des Lungengewebes zustande gekommen ist. Es handelt sich nicht um „Ballungen", wie sie bei einer Silikose auftreten können. Vergrößerte und zentral verkalkte Lymphknoten finden sich nicht. Diskrete, narbige Strukturen sind ventral-basal in den peripheren Lungenabschnitten neben geringfügigen Pleuraschwarten lateral und perikardial erkennbar.

Die Lungenfunktionsprüfungen ergaben eine fast noch normale Ventilationsleistung, später eine geringe Obstruktion. Ausreichende Lungenvolumina, gesteigertes Atemvolumen und Atemminutenvolumen bei entsprechend erhöhtem O_2-Verbrauch. Dementsprechend sind auch die Werte für den O_2-Ausnutzungsquotienten, das Atemäquivalent und die Atemreserve etwas verändert. (Dr. Koch, Stuttgart aus Heuck u. Hoschek 1967). Die Laborwerte einschließlich spezieller Laboruntersuchungen ergaben keinen krankhaften Befund.

Bei allen bisher beobachteten Lungenveränderungen im Sinne einer Cer-Pneumokoniose handelte es sich meist nicht um reine Inhalationsschäden durch SEM, sondern um Mischerkrankungen unter Beteiligung einer Sekundärreaktion der Lunge, einer Tuberkulose oder andersartiger Veränderungen, wie sie häufig auch bei der Silikose zu finden sind. Zur Sicherung der Annahme, daß bei entsprechend positiver Berufsanamnese das röntgenmorphologische Bild der Lunge *nicht nur* durch die bekannten Sekundärveränderungen geprägt wird, sondern auch einen Inhalationsschaden durch Cer-Staub mit oder ohne Thoriumbeimengungen darstellt, können Messungen von Thoron in der Ausatmungsluft hilfreich sein (Hoschek 1968; Heuck u. Hoschek 1967, 1968). Bei einem 67jährigen Kopierer einer graphischen Kunstanstalt und einem 30jährigen Chemiewerker aus einem mustergültig eingerichteten Herstellungsbetrieb von SEM konnten in der Ausatmungsluft „Thoron" (= Syn. ^{220}Rn) und im Ganzkörperzähler ^{228}Th gemessen werden.

Eine sorgfältige Analyse des Arbeitsmilieus von Reprofotografen haben Cardani et al. (1975) vorgelegt und über drei Beobachtungen von diskreten Lungenveränderungen berichtet. Der Nachweis von Seltenen-Erde-Metallen in dem sich entwickelnden Staub ist mit spektrometrischen Methoden gelungen.

Über diskrete, kleinknotige, sehr dichte Lungenveränderungen bei einem 34jährigen Mann haben Hamid Husain et al. (1980) berichtet, der mehr als 10 Jahre in einer Fabrik tätig war, die Seltene-Erden-Metalle, insbesondere auch Cerium aufbereitete. Die Gamma-Spektrometrie ergab geringe, aber meßbare Radioaktivität, insbesondere des ^{228}Th mit 0,81 $\pm$ 0,13 × 10^{-4} µCig^{-1}. Bei anderen Mitarbeitern des Betriebes konnten keine Lungenveränderungen gefunden werden, doch waren deren Tätigkeiten unterschiedlich. Ein Mitarbeiter hatte bei annähernd gleichartiger Tätigkeit über einen ähnlich langen Zeitraum keine röntgenmorphologisch nachweisbaren Lungenveränderungen, doch hat er die vorgeschriebene Schutzmaske getragen.

Die Beobachtung von Hecht u. Wesch (1980) stützt sich auf einen röntgenmorphologischen Lungenbefund fleckig-fibrotischer Veränderungen entsprechend dem Stadium I der Silikose (nach Zorn-Worth) und dem Code t 1/0, RO, RM, RU, LO, LM, LU, po/1 RO,

---

Abb. 9a, b. Die Röntgen-Computertomographie der Lungen zeigt, daß eine gleichmäßige Verteilung der kleinen dichten Herde und eine emphysematöse Umwandlung des Lungenparenchyms erfolgt ist. Durch konfluierende Herdschatten entstehen inhomogene Trübungen vor allem im Bereich des rechten Unterlappens

RM, LO, LM, em, tbu der ILOU/C 1971 Staublungenklassifikation. Das Röntgenbild zeigt eine vermehrte fibrös-indurative streifige Zeichnung parakardial im Unterfeld. Parahilär finden sich vereinzelte hirsekorngroße Herde und in der Peripherie des Lungenmantels liegt ein Emphysem vor.

E. Röntgenologische Differentialdiagnose

Der beschriebene röntgenmorphologische Befund der Lungen bei „Cer-Pneumokoniose" wird durch kleinfleckige, sehr schattendichte und schärfer begrenzte Herde charakterisiert, die nach der Röntgenklassifikation der Silikose (Reichel 1976) dem Stadium I zugeordnet werden können. Nur ganz selten erreichen die Spätbefunde nach besonders starker Exposition einmal den Röntgenbefund des Stadium II, doch finden sich keine Veränderungen an den Hiluslymphknoten und die Pleura ist meist auch nur sehr diskret beteiligt. Die Überlegungen zur Differentialdiagnose lassen sich daher einschränken auf einige typische Erkrankungen wie die Miliartuberkulose in dem Stadium der beginnenden Abheilung (Numberger 1974; Heuck u. Maurer 1978) und die miliare Form der Sarkoidose (Schermuly u. Behrend 1978; Stender 1978), bei der meist noch streifig-indurative Strukturen vorkommen. Unter den Staublungenerkrankungen erinnert der Röntgenbefund etwas an die Hartmetall-Staublunge, deren Veränderungen in diskreten feinfleckigen Herden bestehen (Bohlig et al. 1964). Die reaktionslose Einlagerung des Fremdstaubes und die hohe Dichte der miliaren Herde erinnert an die Befunde, wie sie bei der Siderose und der Barytose vorkommen, die durch eine hohe Strahlenabsorption auffallen (Bohlig et al. 1964; Parkes 1974; Reichel 1976).

Das Muster der Verschattungen bei *interstitiellen Lungenveränderungen* ist nicht einheitlich, sondern es setzt sich zusammen aus miliaren und nodulären Schatten mit retikulären Verdichtungen, die Ausdruck einer Fibrose sind. Im Verlaufe des Transformationsprozesses im Lungengewebe findet ein fibrös-zystischer Umbau mit fokalem Emphysem statt (Uehlinger u. Schoch 1957) und es kommt zu einer emphysematösen Lungensklerose (Otto 1977; Otto u. Hausser 1975), wie sie nach allergischer Vaskulitis oder Alveolitis, nach entzündlichen Prozessen im Interstitium und nach toxischen und immunologischen Reaktionen auftreten (Stender 1978). Bei der Lymphangiosis carcinomatosa oder einer miliaren Form der Metastasierung (Heuck u. Roloff 1979) sind die einzelnen Herdschatten deutlich größer und meist unregelmäßig konfiguriert. Das Allgemeinbefinden dieser Kranken ist wesentlich stärker beeinflußt als es bei der Cer-Pneumokoniose festgestellt werden kann. Für die miliare Tuberkulose gilt der gleiche Befund, doch müssen röntgenmorphologisch die kleinen Herde der Infiltrate differentialdiagnostisch berücksichtigt werden. Die interstitiellen granulomatösen Befunde des Lungengewebes werden sich von den infiltrativen Veränderungen meist durch eine schärfere Randkontur abtrennen lassen. Im Stadium der abklingenden Infiltration wird das Bild der Miliartuberkulose Ähnlichkeiten mit der röntgenmorphologischen Struktur bei einer Cer-Pneumokoniose aufweisen. Die genaue Kenntnis des röntgenmorphologischen Befundes der Cer-Pneumokoniose wird in der Differentialdiagnose eine Abgrenzung der verschiedenen Erkrankungen leichter möglich machen.

F. Ergebnisse der Lungenfunktionsprüfungen

Die Untersuchungen zur Lungenfunktion haben bei den Cer-Pneumokoniosen keine bedeutenden Einschränkungen der verschiedenen Parameter ergeben. Vogt et al. (1986)

berichteten über fünf Fälle mit gesicherter Diagnose, bei denen langsam progrediente Lungenfunktionsstörungen durch eine diffuse, interstitielle Lungenfibrose eingetreten waren. Mit der nur sehr langsam fortschreitenden, interstitiellen Fibrose des Lungengewebes geht ein *regionales* Emphysem einher, das bei älteren Menschen nicht gegenüber dem physiologischen Altersemphysem abgegrenzt werden kann. Wenn auch der Staub von reinen Cer-Verbindungen für das Lungengewebe inert sein dürfte, sind die handelsüblichen Fabrikate in der Regel durch Folgeprodukte des Thoriums verunreinigt und geben dadurch ständig eine meßbare Alpha-Strahlung an das umliegende Gewebe ab. Bei Einlagerung größerer Mengen kann es in Einzelfällen und nach jahrzehntelanger Einwirkung zu einer Lungenfibrose kommen. (HOSCHEK 1964, 1966; KAPPENBERGER u. BÜHLMANN 1975; HECHT u. WESCH 1980; SABBIONI et al. 1982; COLOMBO et al. 1983; VOGT et al. 1986) Der Thoriumgehalt solcher Mineralien, aus welchen die S.E.M gewonnen werden (Monazitsand) kann in weiten Grenzen schwanken oder gelegentlich ganz fehlen (Bastnäsit),

G. Prognose der Berufserkrankung

Die Cer-Pneumokoniose kann nicht als silikoseähnliche Staublungenerkrankung betrachtet werden, da die schattengebenden Partikel höherer Ordnungszahl *mehr oder weniger reaktionslos eingelagert* werden – ähnlich wie es von der Siderose oder Barytose bekannt ist –, ohne daß es zu schweren, fibrösen Reaktionen des Lungengewebes kommt. Bisher sind schwere bleibende Schäden der Lungen und/oder anderer Organe nach Inkorporation von Seltenen-Erden-Metallen bei Industriearbeitern und von Cer-Verbindungen bei Reprophotographen nicht bekannt geworden. Die mit der Exposition gleichzeitig verbundene Aufnahme von Thorium (einem Alpha-Strahler) weist auf die Möglichkeit hin, daß im Lungengewebe durch Strahlung bedingte Schäden induziert werden können. So sind in den späteren Stadien der Reaktion des Lungengewebes auf den Bogenlampenstaub ein perifokales Ödem und eine geringe Fibrose des Lungengewebes aufgetreten. Es handelt sich dabei möglicherweise um Strahlenfibrosen, wie sie auch nach Gabe von Thorotrast zur Kontrastdarstellung der Gefäße und nach gewerblichen Radiumvergiftungen beschrieben worden sind (MUTH u. SCHRAUB 1957; BACKMANN u. GRÜTER 1967; REICHEL 1976). Die aus pathologisch-anatomischer Sicht wesentlich agressiveren Formen der *klassischen oder reinen Silikose*, wie sie bei Steinhauern, Sandstrahlarbeitern oder Grubenarbeitern in Goldbergwerken vorkommen, sowie die Mischstaubsilikose der Grubenarbeiter in Kohlebergwerken lassen eine andere Dynamik der Gewebsreaktion in der Lunge und an der Pleura erkennen.

Mit den als „inert" im eigentlichen Sinne des Wortes von HOSCHEK (1966) bezeichneten Staubpartikeln sind nur sehr diskrete Gewebsveränderungen erklärbar. Nach Inhalation bilden sich in dem Lungengewebe reaktionslose Staubdepots, wie dies auch im Tierversuch nachgewiesen werden konnte. Die Einatmung von Lanthaniden ist harmlos, sofern diese nicht als Fluoride vorliegen. Die geringfügige Einschränkung der Lungenfunktion, das meist gute Allgemeinbefinden und die nur geringen Atembeschwerden stehen im Gegensatz zu den im Röntgenbild nachweisbaren, relativ eindrucksvollen morphologischen Veränderungen der Lunge.

Ein vorbeugender Schutz vor Staubinhalation von SEM-Verbindungen erscheint auch dann sinnvoll, wenn noch keine schweren, bleibenden Schäden im Sinne der fortschreitenden oder malignen Fibrose beobachtet worden sind. Die zunehmende industrielle Verwendung von Produkten der Lanthaniden und die Aufbereitung von Monazit lassen im Hinblick auf den Thoriumgehalt dieser Substanzen eine *Prävention* sinnvoll erscheinen.

H. Schlußbetrachtungen

Eine „Cer-Pneumokoniose" kann nur röntgenologisch festgestellt und objektiv nachgewiesen werden. Das dem Röntgenbefund zugrundeliegende anatomische Substrat ist eine zumindest anfangs beinahe reaktionslose Speicherung des Staubes von Seltenen-Erden-Metallen (hauptsächlich Cer) in den Alveolen und in den interalveolären Septen. Ein Weitertransport der Verbindungen ist nur in geringen Mengen nachgewiesen worden. Infolge der hohen Ordnungszahl der SEM und der dadurch bedingten Schattendichte ist der Befund im Röntgenbild kaum zu übersehen. Er ist in den Randpartien der Lungen am frühesten erkennbar. Nach den bisherigen Kenntnissen sind klinische Erscheinungen so lange nicht festzustellen, bis durch die Wirkung der Alpha-Strahlen der fast immer begleitenden Folgeprodukte des Thoriums allmählich eine Lungenfibrose eintritt. Die Cer-Pneumokoniose hat in erster Linie eine differentialdiagnostische Bedeutung gegenüber anderen knötchenförmigen Staublungenformen. Der Verdacht auf eine Cer-Pneumokoniose ergibt sich zu Lebzeiten zunächst aufgrund einer eingehenden Arbeitsvorgeschichte, welche die Kenntnis der spezifischen Risiken in den verschiedenen Berufen voraussetzt. Im bioptischen Präparat bereitet die Erkennung keine Schwierigkeiten, insbesondere bei histologischen Untersuchungen im polarisierten Licht. Bei Cer-Pneumokoniose kann ferner durch autoradiographischen Nachweis oder Messung der Alpha-Strahlung der Thorium-Folgeprodukte im Ganzkörperzähler oder durch Messung des Thorons in der Ausatmungsluft indirekt der Beweis eines Depots von SEM erbracht werden. Diese Methoden versagen nur dann, wenn es sich um SEM handelt, welche aus *thoriumfreiem* Bastnäsit gewonnen worden sind. In der Regel stammen die SEM jedoch aus dem Rohmaterial Monazit. Der Nachweis von SEM oder von Folgeprodukten des Thoriums ist möglich:

1. In Arbeitsmaterialen spektrographisch.
2. Im Auswurf: nur bei noch laufender Exposition, also im Rahmen der betriebsärztlichen Überwachungsuntersuchungen (nicht für Begutachtungsfälle), mikroskopisch im polarisierten Licht oder autoradiographisch.
3. Mit dem Ganzkörperzähler: Nachweis der Gamma-Strahlung von ^{208}Th oder ^{212}Pb.
4. In der Ausatmungsluft als ^{220}Rn (Thoriumemanation). Diese Methode ist empfindlicher als die Ganzkörpermessung. Wegen der kurzen HWZ ist jedoch die persönliche Anreise des Probanden erforderlich.
5. Im Urin als ^{224}Ra (Thorium X), welches aber auch eine relativ kurze HWZ (3,64 Tage) hat.
6. In bioptischen Präparaten: histologisch im Hellfeld und im polarisierten Licht, autoradiographisch oder mittels der Elektronenmikrosonde und Neutronenaktivierung.

In der Schweiz ist die Cer-Pneumokoniose als entschädigungspflichtige Berufskrankheit bereits anerkannt worden. In der Bundesrepublik käme zunächst nur eine Anerkennung gemäß § 551/2 RVO in Betracht, weil die Cer-Pneumokoniose noch nicht in der Liste der Berufskrankheiten aufgeführt worden ist. Voraussetzung für eine Entschädigung (Rente wegen Berufskrankheit) wäre aber, daß die Erkrankung bereits (in Analogie zur Silikose) zu *meßbaren Funktionsstörungen* der Lunge geführt hat.

Literatur

Bachofen H, Voegeli E (1976) Disseminated nodular and miliary lesions of the lung. Pneumonologie 153:249

Backmann R, Grüter H (1967) Strahlenfibrose der Lungen bei extrapulmonaler Thorotrastinkorporation. In: Reploh H, Einbrodt HJ (Hrsg) Fortschr der Staublungenforschung, Bd 2. Niederrhein Druckerei, Dinslaken, S 511

Berrod J, Bobrie J, Thoyer G (1971) A propos de lesions á type de pneumoconiose chez deux ouvriers travaillant au contract de poudre d'oxyde de cerium. IV Internat Pneumonoconiosis Conference, Bukarest. Apimondia, Bukarest, p 147

Bohlig H (1979) Die Bedeutung der Herdwanderung für das Erscheinungsbild kleinfleckiger Lungenerkrankungen am Beispiel der Silikose. Radiologe 19:468–474

Bohlig H, Jacob G, Kiviluoto R, Müller H (1964) Staublungenerkrankungen und ihre Differentialdiagnose. Thieme, Stuttgart

Bohlig H, Hain E, Woitowitz HJ (1972) Die ILO U/C 1971 Staublungenklassifikation und ihre Bedeutung für die Vorsorgeuntersuchung staubgefährdeter Arbeiter. Prax Pneumologie 26:688–700

Brunner HE, Rüttner JR (1957) Die Gewebsreaktion auf Thoriumdioxyd im Peritonealtest. Arch Gew Path 15:236–240

Cain H, Egner E, Ruska J (1977) Ablagerungen seltener Erden in der menschlichen Lunge und im Tierexperiment. Virchows Arch [A] 374:249–261

Cardani A, Cirla A, Sala C, Saporiti F, Zedda S (1975) La pneumoconiosi da cerio rivista dell' instituto vaccinogeno e alli consozzi provinciali antitubercolazi (Milano) 25/4:332–347

Colombo F, Zanoni M, Vocaturo G, Rodi F, Satta A, Pietra R, Sabbioni E (1983) Pneumoconiosi da terre rare. Med Lav 74:191–197

Fischbach H, Gerhardt P, Haertel M, Heilmann H-P, Hilpert P, Matthys H, Otto H, Rösler H, Schnabel K, Schulze W, Seidel H, Stender HSt, Vogt-Moykopf I, Willich E (1978) Erkrankungen des Lungenparenchyms. Thieme, Stuttgart

Grillmaier R, Muth H, Oberhausen E (1964) Eine Anordnung zur Messung kleinerer Thoronkonzentrationen in der Ausatmungsluft. Z Angew Phys 18:112–114

Haley ThJ, Komesu N, Efros M, Koste L, Upham HC (1964) Pharmacology and toxicology of praseodymium and neodymium chlorides. Toxial Appl Pharmacol 6:614–620

Hamid Husain M, Dick JA, Kaplan YS (1980) Rare Earth Pneumoconiosis. J Soc Occup Med 30:15–19

Hecht FM, Wesch H (1979) Zur Diagnostik der Cer-Pneumokoniose. Verh Dtsch Ges Pathol 63:689

Hecht FM, Wesch H (1980) Beitrag zum röntgenologischen Bild der Cer-Pneumokoniose. Prax Pneumologie 34:169–172

Hecht FM, Wesch H (1981) Beitrag zur Diagnostik der sogenannten Cer-Pneumokoniose. Prax Pneumologie 35:728–731

Heuck F, Hoschek R (1967) Die morphologischen Lungenveränderungen der „Cer-Pneumokoniose" im Röntgenbild. Fortschr Röntgenstr 106:489–502

Heuck F, Hoschek R (1968) Cer-Pneumoconiosis. The Amer Journal of Roentgenology, Radium Therapy and Nuclear Medicine CIV:778–783

Heuck FHW, Maurer H (1978) Die Dynamik des morphologischen Röntgenbefundes am Beispiel der Miliar-Tuberkulose. Radiologe 18:349–353

Heuck FHW, Roloff FW (1979) Die kleinfleckigen Formen primärer und sekundärer Lungengeschwülste. Radiologe 19:475–483

Heuck FHW, Ulbricht D (1982) Zur Problematik des radiologischen Nachweises versteckter Lungenbefunde. Radiologe 22:300–309

Holleman AF, Wiberg E (1964) Lehrbuch der anorganischen Chemie. de Gruyter, Berlin, S 766

Hoschek R (1964) Röntgenologische Lungenveränderungen durch Seltene Erden. Vorläufige Mitteilung. Zbl Arb Med 14:281–284

Hoschek R (1966) Die biologische Wirkung von Seltenen Erden. Tierversuche mit intratrachealer Anwendung. Zbl Arb Med 16:168–172

Hoschek R (1968) Die Cer-Pneumokoniose nach Einatmung von natürlichen seltenen Erden. Eine bisher unbekannte Berufskrankheit. Fortschr Med 86/22:973–976

Hoschek R, Fritz W (1978) Taschenbuch für den medizinischen Arbeitsschutz und die betriebsärztliche Praxis. Enke, Stuttgart

Houtermans FG (1959) Über die Gefahren und nötigen Vorsichtsmaßnahmen bei der Herstellung und Verarbeitung von thoriumhaltigen Gläsern in der optischen Industrie. Glas-Email-Keramo-Technik 10:429–433

Jahresbericht der Gewerbeaufsicht-Bayern (1964) S 54

Kappenberger L, Bühlmann AA (1975) Lungenveränderungen durch Seltene Erden. Schweiz Med Wochenschr 105:1799–1801

Kröker P (1973) Inhalationsschäden der Lunge. Seltene Erden. In: Schinz HR, Baensch WE, Frommhold W, Glauner R, Uehlinger E, Wellauer J (Hrsg) Lehrbuch Röntgendiagnostik, Bd IV/2. Plaure, Mediastinum und Lunge. Thieme, Stuttgart, S 479–480

Kyker GC, Cress EA (1957) Acute toxicity of yttrium, lanthanum and other rare earths. Arch Ind Health 16:475–479

Menz M, Kaufmann E (1972) Lungenveränderungen durch Seltene Erden bei Reprophotographen. Z Unfallmed Berufskrankh 1:62–73

Meyer AEH, Seitz EO (1949) Ultraviolette Strahlen. De Gruyter, Berlin

Mitchell RA (1962) Ventilation and cooling of Arc lamps. Internat. Projectionist 37/4:4–7

Musshoff K, Weinreich J, Willmann H (1979) Differentialdiagnose seltener Lungenerkrankungen im Röntgenbild. Springer, Berlin Heidelberg New York

Muth H, Schraub A (1957) Über einen neuen Fall von gewerblicher Radiumvergiftung mit tödlichem Ausgang. Strahlentherapie 102:575

Nappée J, Bobrie J, Lambard D (1972) Pneumoconiose au Cérium. Arch Mal Prof 33:13–18

Numberger E (1974) Das miliare Röntgenbild der Lunge. Fortschr Med 92:6

Okutani H, Shima S, Sano T (1963) Graphite pneumoconiosis in carbon electrode makers. Proc 14. internat Congr Occ up Health, Madrid, pp 626–632

Otto H (1963) Morphologie und pathologisch-anatomische Begutachtung der Silikose. Berufsgenossenschaft der keramischen und Glas-Industrie. Graßer Würzburg

Otto H (1977) Die Morphologie der interstitiellen Lungenparenchymerkrankungen. Radiologe 17:17

Otto H, Einbrodt HJ (1958) Lungenstaubanalyse bei exzessiver Anthrakose und ihre versicherungsrechtliche Bedeutung. Frankf Zschr Path 69:404–415

Otto H, Hausser R (1975) Zur Pathologie und Klinik der interstitiellen Lungenerkrankungen. Verh Dtsch Ges Inn Med 81:339

Parkes WR (1974) Occupational lung disorders. Butterworth, London

Patty FH (ed) (1972) Industrial hygiene and toxicology, 2nd edn, vol 2. The Lanthanous. Wiley, New York, pp 1058–1067

Reichel G (1976) Die Silikose (Anthrakosilikose). III. Röntgenklassifikation der Silikose. In: Ulmer WT, Reichel G (Hrsg) Pneumokoniosen. Springer, Berlin Heidelberg New York (Handbuch der inneren Medizin, 5. Aufl, Bd IV/1, S 180–186)

Reichel G (1976) Auf anorganische Stäube mit geringem oder fehlendem Quarzgehalt zurückgehende Lungenveränderungen. Die Cer-Pneumokoniose. In: Ulmer WT, Reichel G (Hrsg) Pneumokoniosen. Springer, Berlin Heidelberg New York (Handbuch der inneren Medizin, 5. Aufl, Bd IV/1, S 491–495)

Sabbioni E, Pietra R, Gaglione P (1982) Longterm occupational risk of rare earth pneumoconiosis. Sci Total Environ 26:19–32

Schermuly W, Behrend H (1978) Sarkoidose. In: Strnad F (red. von) Röntgendiagnostik der oberen Speise- und Atemwege und des Mediastinums. Springer, Heidelberg New York (Handbuch der medizinischen Radiologie, Bd IX/5a, S 249–382)

Shepers GWH (1955) The biological action of rare earths. I. und II. Arch Ind Health 12:301–316

Shepers GWH (1958) The biological action of rare earth. IAMA Arch Ind Health 8:306–316

Shepers GWH, Delahant AB, Redlin AJ (1955) An experimental study of the effects of rare earth on animal lungs. Arch Ind Health 12:297–316

Stender HSt (1978) Röntgendiagnostik der Lungengerüsterkrankungen. In: Erkrankungen des Lungenparenchyms. Thieme, Stuttgart, S 108–119

Stender HSt, Majewski A (1979) Feinfleckige Lungenverschattungen bei entzündlichen und granulomatösen Prozessen. Radiologe 19:461–467

Sýkora J, Hůzl F, Kubát A, Vykročil M (1966) Berufsgefahren bei der Verarbeitung von seltenen Erden und Zirkon. Zbl Arb Med 16:3–9

Trautmann H (1962) Lunge und Berufskrankheiten. Thieme, Stuttgart

Uehlinger E, Schoch G (1957) Zur Diagnose und Differentialdiagnose der Lungengerüsterkrankungen: Entzündungen und Dystrophien. In: Schinz HR, Glauner R, Uehlinger E (Hrsg) Röntgendiagnostik Ergebnisse 1952–1956. Thieme, Stuttgart, S 309–360

Vogt P, Spycher MA, Rüttner JR (1986) Pneumokoniose durch seltene Erden (Cer-Pneumokoniose). Schweiz Med Wochenschr 116:1303–1308

Worth G, Schiller E (1954) Die Pneumokoniosen. Kamp Lintfort, Staufen-Verlag, Köln

4. Iatrogene und exogen bedingte Lungenerkrankungen

a) Arzneimittelbedingte Lungenerkrankungen

Von

B. HAUBITZ

Mit 12 Abbildungen und 1 Tabelle

A. Einleitung

Der klinisch tätige Radiologe ist in neuerer Zeit durch eine immer differenziertere und auch aggressivere Chemotherapie bei bösartigen Erkrankungen mit einer größeren Vielfalt von arzneimittelbedingten Lungenveränderungen konfrontiert als früher. Als mögliche Ursachen kommen ein breites Spektrum von physikalisch-chemischen Reaktionsabläufen und immunologische Vorgänge (BLAHA u. DOLD 1973) in Frage. Hierbei ist auch heute noch die Feststellung der Ursachen des pathologisch-anatomischen Substrats, welches den röntgenmorphologischen Veränderungen zu Grunde liegt, schwierig.

B. Allgemeine Arzneimittelreaktionen der Lunge

CHRIST u. ROSENTHAL (1984) teilen Erkrankungen der Atmungsorgane, die als Folge der Verabreichung von Arzneimitteln auftreten, in drei Gruppen ein:

1. *Allergische Reaktionen* des Patienten auf das Arzneimittel oder seine Metaboliten, z.B. allergische Rhinitis, Tracheitis, Bronchitis und Asthma bronchiale, Larynxödem, flüchtiges eosinophiles Lungeninfiltrat, Lungenödem.
2. *Infektionswechsel* oder *Superinfektion* infolge chemotherapeutischer Behandlungsmaßnahmen sowie die Ausbreitung bakterieller Infektionen durch Kortikoidgabe oder medikamentös induzierte Immunsuppression.
3. *Direkte pharmakologisch-toxische Wirkungen* der Medikamente, z.B. Obstruktion der Atemwege, Lungenödem, Lungenfibrose, Lipoidpneumonie.

Die genannten Mechanismen sind in ihrer Relevanz bei den einzelnen Patienten infolge der ungenügend bekannten Primärwirkungen selten eindeutig festzustellen. Das Lungenparenchym zeigt hinsichtlich der genannten Noxen, trotz differenzierter ätiologischer Mechanismen, relativ uniforme Reaktionsmuster. Hierbei ist zwischen *akuten* und *chronischen* Reaktionen zu unterscheiden (BARGON 1984). Die akuten transitorischen Reaktionen sind im wesentlichen auf allergisch-immunologische Vorgänge an den Alveolen und den Kapillarendothelien zurückzuführen und meist voll reversibel. Die chronischen Prozesse sind meist durch Schädigung der Alveolarepithelien und Alveolarsepten mit konsekutiver Fibrose bedingt.

Nach Rosenow (1980) kommen als Ursache für Lungenveränderungen immunologische Mechanismen in weniger als 25% der Fälle in Frage. Anaphylaktisch-allergische Reaktionen sind dosisunabhängig, während bei direkt-toxischen Wirkmechanismen eine Beziehung zur Dosis des Arzneimittels besteht. Rosenow (1980) gibt eine Einteilung der Arzneimittelreaktionen der Lunge auf Medikamente, in der er die Dosis mit einbezieht:

1. Überdosierung durch Enzymdefekte oder Anreicherung des Medikaments infolge einer Abbau- oder Ausscheidungsstörung.
2. Wirkungssteigerung durch Intoleranzphänomene oder Vorschädigungen bei normaler Dosis.
3. Immunsuppression durch Kortikoide oder Zytostatika als Sekundärwirkungen des therapeutischen Effektes.
4. Veränderungen im Lungengewebe durch Medikamenteninteraktion, beispielsweise eine Verstärkung der Bleomycin-Wirkung durch Sauerstofferhöhung in der Atemluft.
5. Genetisch determinierte anaphylaktische Reaktion auf eine normale Dosis des Medikaments, beispielsweise nach Gabe von Röntgenkontrastmitteln.
6. Allergische Reaktionen mit Antikörperbildung oder Lymphozytensensibilisierung (akute Ödeme, interstitiell-proliferative Prozesse oder eosinophile Infiltrate).

Hinsichtlich der *Komplexität* immunologischer Arzneimittelreaktionen muß auf das Kapitel Majewski und Stender in diesem Band verwiesen werden. Eine arzneimittelbedingte allergische Lungenreaktion besteht klinisch in der Kombination von Bronchialasthma, Lungeninfiltration mit Eosinophilie, hilärer Adenopathie und Lungenödem, welches schwerpunktmäßig häufig in den perihilären Arealen gelegen ist (Abb. 1) (Parker 1965). Eine wohl für Arzneimittelreaktionen typische Lungenveränderung liegt im Pseudo-Lupus-Erythematodes-Syndrom (Jones et al. 1978) vor. Uthgenannt et al. (1973) betonen, daß die arzneimittelallergische Reaktion der Lunge eine Erkrankung des Lungengerüstes *vom Typ der interstitiellen Pneumonie oder der Alveolitis* ist, und stellen heraus, daß bei bestimmten Medikamenten die Lunge das entscheidende Schock- oder Reaktionsorgan sein kann.

Sie führen aus, daß die röntgenologische Symptomatik beim allergischen Arzneifieber ziemlich diskret verläuft und in *feinstreifigen* Verschattungen mit stellenweise *kleinflächigen* Schatten besteht. Nach Beobachtung dieser Autoren sind in den bevorzugten Unterfeldern häufig Septumlinien vorhanden, die unschärfer begrenzt sind als die Kerley-Linien beim chronischen interstitiellen Lungenödem. Außerdem fanden diese Autoren subpleurale Insudationsstreifen. In fast allen Fällen sind *beide* Lungen betroffen, meist die Unterfelder, manchmal auch die Mittelfelder und überwiegend der Lungenmantel. Beim „Nitrofurantoinfieber" sind die beschriebenen Befunde intensiver und ausgedehnter und kommen in Verbindung mit begleitenden Pleuritiden vor. In allen akuten Fällen ist nach Absetzen des auslösenden Medikaments eine Normalisierung des Lungengefäßbildes zu beobachten. Die Autoren weisen gleichzeitig darauf hin, daß ein vorliegendes interstitielles Lungenödem ein häufiger Befund bei einer allergischen Reaktion sein kann (Abb. 2) und daß es zur entscheidenden Aufgabe des Radiologen gehört, im Einzelfall auf solche Reaktionstypen hinzuweisen, da durchaus nicht in jedem Fall das Lungenödem klinisch in Erscheinung tritt. Später werden entsprechende Reaktionstypen von Pannier (1983) auch für das Amiodaron und Sulfasalazin diskutiert. Häufiger bestehen Arzneimittelwirkungen an der Lunge in direkt-toxischen Effekten. Eine Übersicht über histologische und klinische Befunde nach Arzneimittelnebenwirkungen an der Lunge gibt Tabelle 1.

Rosenow (1972) schätzt, daß 5% der hospitalisierten Patienten wegen einer therapiebedingten Begleiterscheinung in ein Krankenhaus kommen, 10–18% im Krankenhaus eine therapiebezogene Nebenwirkung erleiden und ca. 3% aller Krankenhaustodesfälle therapiebedingt sind. Diese Zahlen wird man heutzutage in der Zeit einer immer aggressiveren Che-

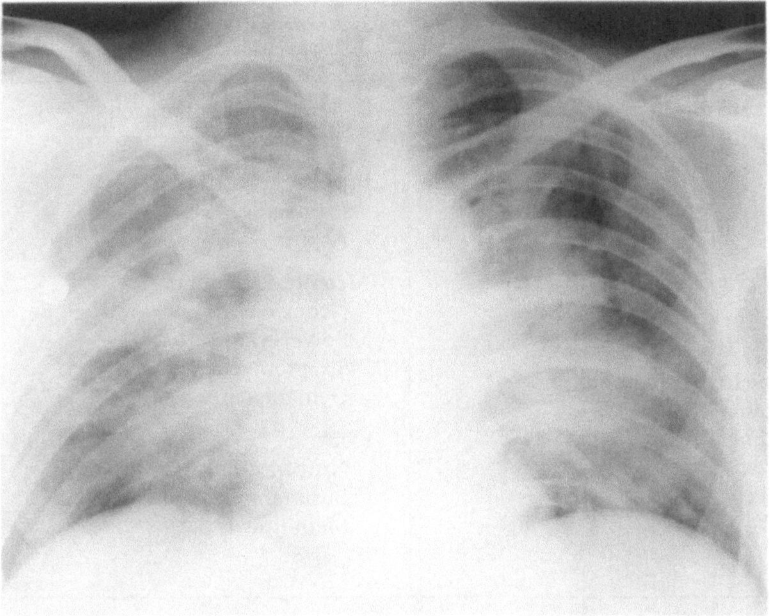

Abb. 1. Arzneimittelbedingtes allergisches zentrales Lungenödem nach Penicillin-Gabe

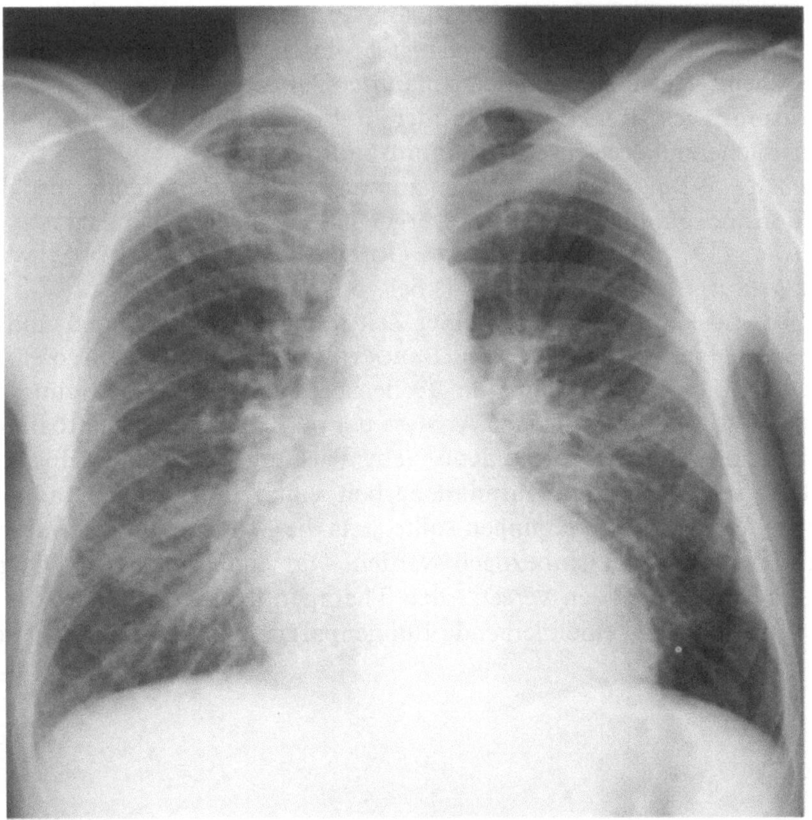

Abb. 2. Interstitielles Lungenödem als Ausdruck einer allergischen Arzneimittelreaktion

Tabelle 1. Histologische und klinische Befunde nach Arzneimittelnebenwirkungen an der Lunge.
(Aus Rosenow 1972)

Diffuse Lungenerkrankungen
  Busulfan, Cyclophosphamid
  Methotrexat
  Bleomycin
  Nitrofurantoin (akut und chronisch)
  Methysergid
  Ganglienblocker (Hexamethonium)
  Kortikosteroide
  Blut
	Pulmonale Verkalkungen
	  Vitamin D
	
	Bronchokonstriktion
	  Propanolol
	  Aspirin
	
	Atemmuskellähmung
	  Neomycin
	  Polymyxin
	  Streptomycin
	  Gentamycin

Mediastinale und hiläre Veränderungen
  Diphenylhydantoin,
  Methotrexat-bedingte Adenopathie
  Kortikosteroide
	Fieber
	  Nitrofrantoin
	  Busulfan, Cyclophosphamid
	  Methotrexat

Pleuraerguß
  Nitrofurantoin
  Methysergid	

motherapie bei malignen Erkrankungen eher höher ansetzen dürfen. Der therapeutische
Fortschritt in der Arzneimitteltherapie wird in letzter Zeit mit einer größeren Inzidenz von
toxischen Reaktionen erkauft (Ansell 1969). Dieser Autor stellt als weiteren Mechanismus
für arzneimittelbedingte Lungenveränderungen die Auswirkungen eines kardiodepressiven
Defekts einzelner Pharmaka heraus und nennt in diesem Zusammenhang unter anderem
Steroide, Salizylate, Phenylbutazon, Propranolol, Antidepressiva und Hexamethonium.

Negative Wirkungen auf den *Lungensurfactant* beschreiben Curti u. Renovanz (1981).
Diese Begleiterscheinungen sind nach den genannten Autoren typisch für Zytostatika, Diaze-
pam und Pilocarpin. Diese Reaktionen beruhen in ihrer Genese auf dem gleichen Mechanismus wie das kindliche und erwachsene Atemnotsyndrom.

Zusammenfassende Darstellungen der genannten Reaktionsmechanismen, die sich direkt
aus der Funktionsmorphologie der Lunge ergeben, finden sich bei Hugues u. Mougeot
(1983), bei Medici (1979), bei Morrison u. Goldman (1979), bei Rohlfing u. Stauffer
(1980), bei Stender u. Fritsch (1987) sowie bei von Wichert (1978).

Zusammenfassend kann man sich in einer Zeit immer differenzierterer und aggressiverer
Arzneimitteltherapie der Forderung von Bargon (1984) nach besonderer Wachsamkeit
anschließen. Dem Radiologen kommt die Rolle zu, unter Berücksichtigung der sorgfältig
erhobenen Anamnese und der kritischen Analyse der im Röntgenbild sichtbaren Strukturveränderungen erste Hinweise auf vorhandene Nebenwirkungen der eingeschlagenen Therapie
aufzuzeigen. Dies setzt eine enge Zusammenarbeit von Kliniker und Radiologen voraus.
In differentialdiagnostische Überlegungen sollte stets die Möglichkeit einer arzneimittelindu-
zierten Lungenschädigung mit einbezogen werden. Nur eine frühzeitige Diagnose medikamentös bedingter Lungenschäden versetzt den Therapeutiker in die Lage, die notwendigen
Konsequenzen zu ziehen und eine bleibende Lungenparenchymschädigung zu verhindern.

C. Spezielle Lungenveränderungen durch einzelne Arzneimittel

I. Appetitzügler

Diese Medikamente, die heutzutage nur noch bedingt zum ärztlichen Verordnungsspektrum gehören sollten, haben vor einigen Jahren durch Induktion von *malignen pulmonalen Hypertonien* Aufmerksamkeit erregt. Einzelne Präparate sind seither aus dem Handel genommen worden, so daß entsprechende Lungenveränderungen nur noch selten beobachtet werden. ROSENOW (1972) beschreibt, daß die genannte Symptomatik etwa erst neun Monate nach Beginn der Medikation feststellbar ist. Viele dieser Erkrankungen – die meisten Patienten waren Frauen – haben einen letalen Verlauf genommen. Man nahm an, daß Appetitzügler eine direkte Vasokonstriktion der kleinen Pulmonalarterien über eine Stimulation von adrenergen α-Rezeptoren hervorrufen. Offensichtlich liegt für diese Arzneimittelreaktion eine genetische Prädisposition vor. Das Röntgenbild zeigt ein chronisches Cor pulmonale. Die zentralen Pulmonalarterien sind dilatiert, die peripheren Arterien enggestellt, was zu einer Strukturarmut der Lungenperipherie führt.

II. Analgetika

1. Narkoanalgetika

Narkoanalgetika vom Morphintyp werden ausführlich von BRASHEAR (1980) dargestellt. Der Autor führt an, daß bei der Autopsie von Morphin- und Heroinabhängigen in etwa 75% der Fälle ein Lungenödem festgestellt wird. Dieses Lungenödem steht teilweise im Zusammenhang mit einer heroin-induzierten Kardiomyopathie. Häufig sind bei Heroinabhängigen von der Lunge her Komplikationen wie Infektionen oder Aspirationspneumonien festzustellen. BRASHEAR (1980) führt weiterhin als Folge einer Heroinüberdosierung eine nekrotisierende Bronchitis und Bronchiektasen an. Auch Methadon, ein suchterzeugendes Morphinderivat, auf das in den USA Heroinabhängige wegen der besseren Resozialisierungsmöglichkeit umgestellt worden sind, bewirkt pulmonale Veränderungen mit Lungenödem und Atemnotsyndrom (HUBLITZ u. SHAPIRO 1974). Eine genaue Darstellung des Methadon-induzierten Lungenödems findet sich bei WILEN et al. (1975). Diese Autoren stellen heraus, daß bei differentialdiagnostischen Problemen die Reversibilität eines Lungenödems in einem Zeitraum von weniger als 48 h für eine Methadon-Induktion spricht. Das sog. „Schmetterlingsödem" ist dabei relativ selten. In den meisten Fällen besteht ein beidseitiges alveoläres Lungenödem mit asymmetrischen Verschattungen. Bei fünf von acht Patienten war die rechte Lunge mehr betroffen als die linke.

TAFF (1983) beschreibt einen Fall eines herzgesunden Patienten, bei dem nach Gabe von Naloxon, einem reinen Morphinantagonisten ohne morphinartigen Effekt, ein Lungenödem aufgetreten ist.

In einem weiteren Case-Report beschreibt RICE (1984) ein Lungenödem bei einem drei Wochen alten Neugeborenen, dem ein Opioid zur Behandlung einer Diarrhö verabreicht worden war.

Nach STENDER u. FRITSCH (1987) kann dem Lungenödem eine akute Atemdepression mit Hypoxämie und Hyperkapnie vorausgehen. Das Lungenödem zeigt nach diesen Autoren beiderseits flächenhafte oder fleckig-konfluierende Verschattungen, die infolge einer länger anhaltenden Seitenlagerung des Patienten einseitig betont sein können (STERN et al. 1968).

2. Andere starke Analgetika

Das starke Analgetikum Pentacocin, welches in den letzten Jahren in die Betäubungsmittelverschreibungsverordnung aufgenommen worden ist, kann ähnlich wie die beschriebenen Morphinderivate ein Lungenödem auslösen (Verma 1983).

3. Analgetika/Antirheumatika

Als Nebenwirkung des Phenylbutazon, eines Antirheumatikums, das auch beim akuten Gichtanfall angewendet wird, sind multiple Rundherde in der Lunge beschrieben worden (Thurston et al. 1976). Diese Veränderungen traten in dem von den Autoren beschriebenen und durch ein Röntgenbild dokumentierten Fall 18 Tage nach Therapiebeginn auf. Das Lungenbild zeigte multiple Rundherde über beiden Lungen. Die Veränderungen waren nach Absetzen des Medikaments und nach Prednison-Gabe rückläufig. Die Autoren vermuten, daß es sich bei den von ihnen beobachteten Veränderungen um eine immunologisch bedingte Reaktion handelt und verweisen darauf, daß andere Autoren im Zusammenhang mit einer Phenylbutazon-Therapie auch ein Lungenödem beobachtet haben, welches offensichtlich über eine durch das Medikament bedingte Einschränkung der Nierenfunktion zu erklären war. Bei Gabe von Aspirin (Azetylsalizylsäure) besteht vor allem bei Asthmatikern eine höhere Sensitivität (5%, Rosenow 1980). In erster Linie kann Aspirin *Bronchospasmen* auslösen oder verstärken (Chafee u. Settipane 1974). Das Röntgenbild zeigt bei diesen Patienten eine akute Lungenüberblähung mit Volumen pulmonum auctum (Stender u. Fritsch (1987)). Andere Salizylate können ein Lungenödem hervorrufen (Broderick et al. 1976). Ein solches Lungenödem tritt vor allem bei einer Überdosierung von Salizylaten auf, offensichtlich liegt dieser Veränderung eine Kapillarschädigung mit Erhöhung der Kapillarpermeabilität zugrunde. Das Röntgenbild zeigt fleckig-konfluierende oder flächenhafte Verschattungen, deren Ausdehnung durch die Lagerung des Patienten infolge der Schwerkraft beeinflußt wird (Stender u. Fritsch 1987). Broderick et al. (1976) vergleichen das morphologische Bild mit der Heroinintoxikation. Eine weitere Beobachtung eines Lungenödems bei hoher Aspirindosis wird von Liebman u. Katz (1981) berichtet.

Nach Gabe von Salizylaten treten nach Stender u. Fritsch (1987) auch Lungeninfiltrate mit Bluteosinophilie auf, die nach Absetzen des Medikaments schnell zurückgehen. In diesem Zusammenhang berichten auch Uthgenannt et al. (1973) von kleinfleckigen Verschattungen mit streifiger Komponente im Röntgenbild.

Cameron (1975) beschreibt lupus-erythematodes-artige Lungenveränderungen nach Gabe des Antirheumatikums Oxyphenbutazon.

Naproxen, ein Antirheumatikum, das auch beim akuten Gichtanfall angewandt wird, kann nach Art des Aspirins Bronchospasmen hervorrufen (Rosenow 1980). Von durch dieses Medikament induzierten infiltrativen Veränderungen berichten Buscaglia et al. (1984) sowie Helsted (1984). Nader u. Schillaci (1983) berichten von Lungeninfiltraten nach Naproxen-Gabe in Verbindung mit einer Eosinophilie.

Das Antirheumatikum Penicillamin, das auch bei chronisch-aggressiver Hepatitis, bei primär-biliärer Leberzirrhose, beim Morbus Wilson, bei Sklerodermie sowie bei Zystinurie angewandt wird, bewirkt nach Heymans u. Soupart (1984) eine Alveolitis oder „Pneumopathie". Nach Shettar et al. (1984) bestehen die Veränderungen in einer *diffusen Alveolitis*, die bilateral verteilt ist.

Eine Behandlung mit Gold bei chronischer Polyarthritis kann zu einer interstitiellen Lungenreaktion mit feinfleckig-retikulären Verschattungen im Röntgenbild führen (Stender u. Fritsch (1987)). Hierfür ist eine Dosisabhängigkeit und eine verzögerte Manifestation charakteristisch. Akute Infiltrationen treten in Verbindung mit einer Bluteosinophilie auf.

Ebenso werden *interstitielle Lungenödeme* beobachtet. Die Veränderungen sind nach Absetzen des Medikamentes reversibel. HOLNESS et al. (1983) berichten von einer fatalen *Bronchiolitis obliterans* nach Goldtherapie, VIVET et al. (1984) beobachteten einen Fall von *diffuser interstitieller Pneumonie* fünf Wochen nach Beginn einer Goldtherapie. Die letztgenannten Autoren führen die Veränderung auf eine zellgebundene Immunreaktion zurück. Einen anderen Standpunkt vertreten NICKELS et al. (1983), die aufgrund von elektronenoptischen Analysen zum Ergebnis kommen, daß die goldbedingten Lungenveränderungen durch eine Akkumulation des Arzneimittels in Endothelzellen und Makrophagen und durch einen direkt-toxischen Effekt bedingt sein dürften.

Als Folge einer Goldtherapie kann es auch zu einer *Lungenfibrose* kommen (GEDDES u. BROSTOFF 1976). Nach diesen Autoren muß eine goldinduzierte Lungenfibrose von einer Lungenfibrose im Rahmen einer rheumatoiden Arthritis unterschieden werden. Diese Autoren diskutieren einen immunologischen Mechanismus als Ursache der Fibrose. CHATZIGI-ANNIS et al. (1984) berichten von der Entwicklung einer Lungenfibrose mit respiratorischer Insuffizienz und Todesfolge nach einer Goldtherapie von dreieinhalb Monaten Dauer. Nach diesen Autoren ist im Normalfall eine goldinduzierte Lungenreaktion voll reversibel, sie kann nach erneuter Goldtherapie aber wieder eintreten.

III. Antiarrhythmika

Die weitaus meisten Publikationen in Bezug auf Lungenveränderungen, die durch Antiarrhythmika bedingt sind, behandeln das Amiodaron, das bei ventrikulären und supraventrikulären Rhythmusstörungen eingesetzt wird. Die durch dieses Medikament induzierten Veränderungen werden im wesentlichen durch zellgebundene Immunmechanismen ausgelöst, wie AKOUN u. GAUTHIER-RAHMAN (1983) sowie AKOUN et al. (1984a) belegen. AKOUN et al. (1984b) geben eine Übersicht über 51 Fälle einer Amiodaronlunge. Amiodaron hat zusätzlich zu seiner antiarrhythmischen auch eine anti-anginöse Wirkungskomponente und wird in diesem Rahmen auch zur Langzeittherapie eingesetzt (ALEKSANDROW et al. 1984). Den Fall einer schweren Pneumopathie nach Amiodarongabe beschreiben CHEBAT u. CAUBARRERE (1983). Die potentielle Reversibilität der Veränderungen stellen COLGAN et al. (1984) heraus. Zusätzlich zu den Veränderungen im Sinne einer *akuten Alveolitis* führen MORERA et al. (1983) als weitere Folge einer Amiodaronbehandlung eine *konsekutiv eintretende Lungenfibrose* an, die auch von SCHRIJVER et al. (1983) diskutiert wird. Die ersten beobachteten Fälle wurden unterschiedlich als interstitielle Pneumonie (DANTAS et al. 1983) bzw. Amiodaronpneumonitis (DARMANATA et al. 1984) bzw. Pneumopathie (DEZILE et al. 1983) beschrieben. FARMAKIS et al. (1984) sprechen von einer diffusen interstitiellen Lungenerkrankung, MOURA et al. (1984) legen sich auf diffuse alveolär-interstitielle Lungeninfiltrate fest. Von einer lebensbedrohlichen Alveolitis mit Hämolyse nach Amiodaron-Gabe berichten HESSELMANN et al. (1983). Die Lungenfibrose wird von RAKITA et al. (1983) als die schwerwiegendste Komplikation nach Amiodaron-Therapie bezeichnet. In der Literatur der letzten Jahre finden sich zu Lungenkomplikationen nach Amiodaron-Therapie zahlreiche Fallberichte (u.a. QUYYUMI et al. 1983; RUESCH et al. 1983). Das klinische Bild kann in einer gelegentlich akut auftretenden dramatischen Dyspnoe bestehen, ferner treten Gewichtsverlust und trockener Husten auf. Auskultatorisch lassen sich Rasselgeräusche feststellen (VERGNON et al. 1984). Verlaufsserien von Thoraxaufnahmen nach eingetretenen Lungenveränderungen durch Amiodaron-Medikation finden sich in der Arbeit von GEFTER et al. (1983). Die Röntgenbilder zeigen infiltrative Veränderungen in einem Lungenlappen, die vom morphologischen Befund her ein ähnliches Erscheinungsbild wie eine Tuberkulose boten und nach Prednison-Behandlung vollständig rückläufig waren. Weitere Bildbeispiele dieser Autoren zeigen diffuse interstitielle und retikuläre Transparenzminderungen.

Von dem Antiarrhytmikum Procainamid sind ebenfalls pulmonale Nebenwirkungen bekannt. In der broncho-alveolären Lavage konnten neutophile Zellen wie bei einer Alveolitis nachgewiesen werden (Goldberg et al. 1984). Uthgenannt et al. (1973) beobachteten bei der Langzeittherapie mit diesem Medikament das Auftreten eines lupusartigen Krankheitsbildes. Die letztgenannten Autoren beschreiben im Röntgenbild multiple Infiltrate in den Unterfeldern mit begleitendem Pleuraerguß. Die Befunde gingen nach Absetzen des Medikaments überraschend schnell wieder zurück. Diskutiert wird als mögliche Ursache dieser Veränderungen auch die Manifestation eines zuvor latenten Lupus erythematodes.

IV. Antibiotika

Antimikrobiell wirksame Antibiotika zeigen Lungennebenwirkungen, die wahrscheinlich alle vom Wirkungsmechanismus her im Sinne des bereits erwähnten Pseudo-Lupus-erythematodes-Syndroms zu sehen sind (Jones et al. 1978). Eine *interstitielle Pneumonitis* oder *Alveolitis* sind als Lungenkomplikation beschrieben worden (Dreis et al. 1984). Diese Autoren berichten von einem Patienten, bei welchem Dyspnoe und beidseitig aufgetretene Lungeninfiltrate als eindeutig auf Cephalosporin-Präparat zurückführbar aufgetreten sind.

Lungeninfiltrate und Eosinophilie im Sinne eines Löffler-Syndroms als Nebenwirkung von Sulfonamiden beschreiben Lübbers (1969) und Rosenow (1980). Uthgenannt et al. (1973) erwähnen disseminierte Herdpneumonien vom alveolär-exsudativen Typ, die durch Sulfonamide induziert worden sind. Offensichtlich ähnliche Reaktionsmechanismen und radiologisch erfaßbare Veränderungen erwähnen Stender u. Fritsch (1987) für Griseofulvin und auch für Tetrazykline.

Im Sulfasalazin liegt in der Kombination eines Sulfonamids mit Sulfapyridin und einem Salizylat in einer Säureverbindung eine insgesamt schwer resorbierbare Sulfonamidform vor, die heutzutage häufig zur Behandlung von Colitis ulcerosa, Morbus Crohn, Divertikulitiden und Strahlenkolitiden eingesetzt wird. Als pulmonale Komplikationen dieses Medikaments beschreiben Baillie (1984) und Sigvaldason u. Soerenson (1983) Lungeninfiltrate bzw. interstitielle Pneumonien. Die letztgenannten Autoren beobachteten einen Fall, bei dem zwei Monate nach Behandlung einer Colitis ulcerosa mit Sulfasalazin trockener Husten, Dyspnoe und Lungeninfiltrate auftraten. Durch transbronchiale Biopsie konnte eine interstitielle Pneumonie gesichert werden. Die Veränderungen waren nach Kortikoid-Gabe und Umstellung der Medikation voll rückläufig. Wang et al. (1984) beschreiben als Komplikation einer Sulfasalazin-Therapie *Lungeninfiltrate in Verbindung mit Eosinophilie*. Diese Veränderungen traten im berichteten Fall einen Monat nach Therapiebeginn ein. Bei dem Patienten war bereits 41 Jahre vorher eine Sulfonamidallergie festgestellt worden. Wang et al. (1984) berichten von einem Fall mit tödlichen Komplikationen nach Sulfasalazin-Gabe.

Die meisten publizierten Arbeiten über pulmonale Nebenwirkungen von Antibiotika beziehen sich auf das Nitrofurantoin. Dieses Medikament wird vorwiegend bei Infektionen der Harnwege verschrieben. Die häufigen pulmonalen Komplikationen sind relativ vielfältig und reichen von Bronchospasmen, interstitiellem bzw. alveolärem Ödem bis hin zu Infiltraten mit oder ohne Bluteosinophilie oder zu interstitiellen Pneumonien auf dem Boden einer allergischen Reaktion (Stender u. Fritsch 1987). Bei diesem Medikament wird eine *akute* von einer *chronischen* Lungenreaktion unterschieden. Die Pathogenese der Veränderungen wird ausführlich von Gluck u. Janover (1969) sowie von Prakash (1980) diskutiert. Der letztgenannte Autor dokumentiert auch anhand von Röntgenbildern einen verschieden ausgeprägten Befall beider Lungen. Lübbers (1969) berichtet von Lungeninfiltraten mit Eosinophilie nach Nitrofurantoin-Gabe. Eine akute allergische Reaktion mit der Diagnose Pneumonie wird von Pinerua u. Hartnett (1974) unter Einbeziehung klinischer Parameter dokumentiert, Ngan et al. (1971) beobachteten Veränderungen, die zunächst als Lungenödem interpretiert worden sind.

Die akute Lungenreaktion geht offensichtlich bei allen Kranken mit Dyspnoe, Husten, Fieber, Thoraxschmerz, Übelkeit und Erbrechen einher (Stender u. Fritsch 1987). Von diesen Autoren wird der häufig beobachtete Brustschmerz als Folge einer Pleurareaktion gesehen. Vom Verlauf her scheint offensichtlich meist ein interstitielles Ödem mit perivaskulären Verdichtungen und Septumlinien zu bestehen. Es folgen dann konfluierende fleckige Verschattungen durch ein intraalveoläres Ödem. Chronische Veränderungen nach Nitrofurantoin-Gabe können erst Monate und Jahre nach Behandlungsbeginn auftreten und Symptome nach Art einen Lupus erythematodes bieten. Fieber ist hierbei relativ selten (Stender u. Fritsch 1987). Die Kombination einer Lungenfibrose mit einem lupusartigen Bild beschreiben Bäck et al. (1974). Die Veränderungen waren nach Steroid-Gabe wieder rückläufig. Israel u. Diamond (1962) beschreiben rezidivierende Lungeninfiltrationen mit Pleuraergüssen als Nebenwirkung einer Nitrofurantoin-Therapie. Das Röntgenbild der chronischen Nitrofurantoinnebenwirkung besteht in fleckig-streifigen Verdichtungen (Abb. 3), die über beide Lungenseiten verteilt sind und nur z.T. in den Unterfeldern an Dichte zunehmen. Zusätzlich sieht man umschriebene Zeichen einer Parenchymschrumpfung. Nach Simonian et al. (1977) sind die Veränderungen rückbildungsfähig, sofern sie nicht schon zu einer interstitiellen oder intraalveolären Fibrose geführt haben. Die toxischen und allergischen Nebenwirkungen von Nitrofurantoin haben insgesamt eine Häufigkeitsfrequenz von 2–4%. Zu den toxischen Wirkungen gehören Anämien, Polyneuropathien und Cholestase (Uthgenannt et al. 1973). Die beschriebenen Lungenerkrankungen, die Nitrofurantoin hervorruft, sind wenigstens z.T. allergischer Natur.

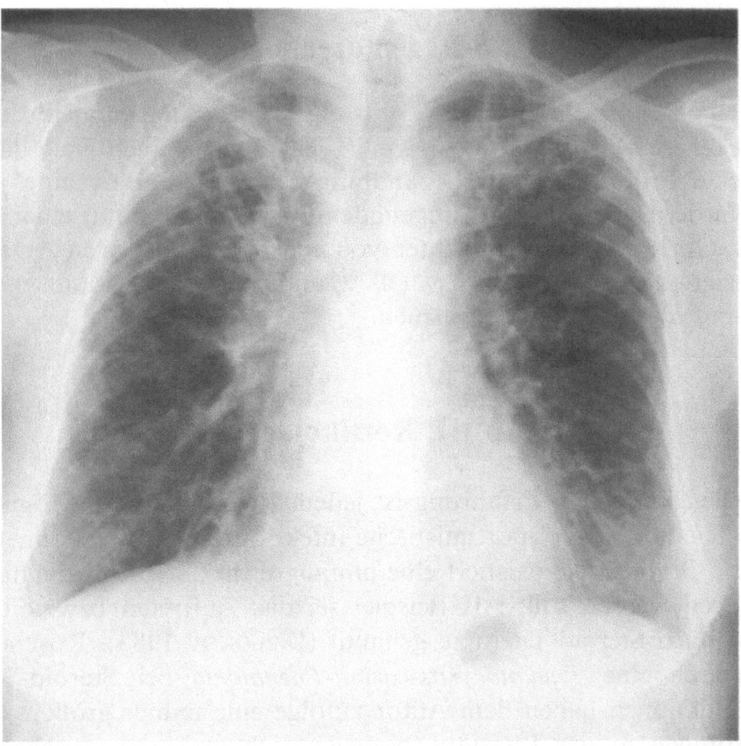

Abb. 3. Chronische Lungenfibrose nach Nitrofurantoin: Fleckig-streifige Verdichtungen in symmetrischer Verteilung über beide Lungen mit auffallender Betonung der Oberlappen und Hochziehung beider Hili

Die zur Tuberkulosebehandlung eingesetzte Paraaminosalizylsäure (PAS) zeigt als pulmonale Nebenwirkung eine *interstitielle Pneumonie* mit Bevorzugung der Unterfelder (Uthgenannt et al. 1973). Die pulmonale Reaktion ist fast immer von allgemeinen Schocksymptomen begleitet, wozu Schüttelfrost, Abgeschlagenheit, Fieber und Kopfschmerzen gehören.

In diesem Zusammenhang sei darauf hingewiesen, daß auch vom Tuberkuloseimpfstoff BCG (Bazillus-Calmette-Guerin) *pulmonale Granulome* beschrieben worden sind (Au et al. 1978).

Uthgenannt et al. (1973) fanden röntgenologisch nach Penizillin-Gabe über beide Lungen ausgedehnte apiko-kaudalwärts zunehmende kleinfleckige und streifig-netzförmige Verschattungen. Auch ein akutes Lundenödem wurde nachgewiesen (Abb. 1).

V. Antiepileptika

Das Diphenylhydantoin zeigt neben generalisierten Lymphknotenschwellungen als pulmonale Nebenwirkung im Röntgenbild *konfluierende grobe Fleckschatten*, die als fokales Lungenödem bei allergischer Alveolitis (Heitzman 1967) interpretiert wurden.

VI. Antikoagulantia

Beim Warfarin, einem Cumarin-Derivat, berichten Colebunders et al. (1983) vom Auftreten eines *Lungenhämatoms*, welches radiologisch als Rundherd imponierte. Von Einblutungen in das Mediastinum und in den Pleuraspalt berichtet Rosenow (1972).

VII. β-Rezeptorenblocker

Weiner et al. (1983) beschreiben das Auftreten eines Lungenödems nach Gabe von β-Rezeptorenblockern. Sloand u. Thompson (1984) stellen einen Fall dar, bei dem der β-Rezeptorenblocker Propranolol zur Behandlung der Symptomatik eines Phäochromozytoms eingesetzt wurde. Dabei trat ein Lungenödem in Verbindung mit einer Schocksituation auf. Thompson u. Grennan (1983) berichten von einer hypersensitiven Alveolitis, die durch Propranolol induziert worden ist. Rosenow (1972) und Hugues u. Mougeot (1983) berichten von Propranolol-induzierten Bronchospasmen.

VIII. Kortikoide

Aus der täglichen klinischen Erfahrung ist jedem Radiologen die Möglichkeit bekannt, daß nach Steroid-Therapie sog. opportunistische Infektionen eintreten können, die die Lunge befallen. Zu diesem Problemfeld existiert eine umfangreiche Literatur, die hier nicht in ihrer Breite wiedergegeben werden soll. Als Beispiel sei das Auftreten bzw. die Reaktivierung einer Tuberkulose nach Steroid-Therapie genannt (Iablokov 1983). Rosenow (1972) stellt als besonders typisch eine *Pneumocystis-carinii-Pneumonie* bei Steroid-Therapie heraus (Abb. 4). Diese Infektionen haben dem Autor zufolge eine immer größere Häufigkeit. Die meisten Beobachtungen in der Literatur beziehen sich auf zytostatische Kombinations-Schemata, in denen meist Prednison einbezogen ist. Möglicherweise ist die Infektion mit Pneumocystis-carinii durch diese Pharmaka begünstigt. Auch die Gabe von Kortikoiden

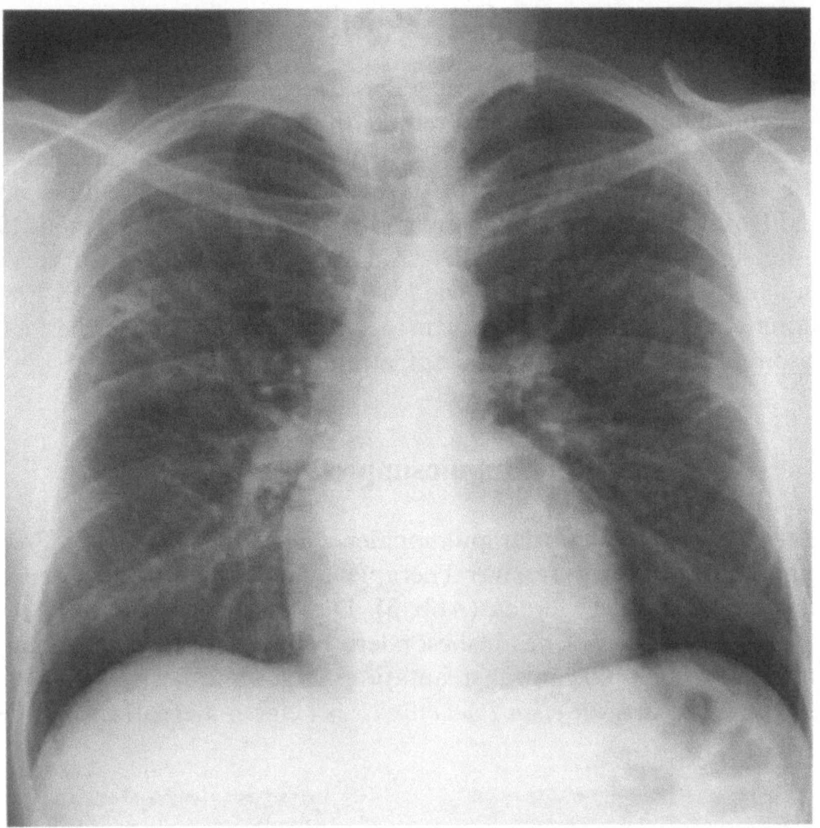

Abb. 4. Pneumocystis-carinii-Pneumonie bei Steroid-Therapie mit streifigen und fleckigen Verschattungen vorwiegend in den Mittelfeldern

im Rahmen der Immunsuppression nach Organtransplantation läßt die Pneumocystis-carinii-Pneumonie immer häufiger werden. Die Breite der Steroid-Anwendung möge auch ein Hinweis auf die Behandlung rheumatischer Erkrankungen mit diesen Medikamenten verdeutlichen. Als seltene Steroid-Komplikation berichtet ROSENOW (1972) vom Auftreten einer mediastinalen Lipomatose. Offensichtlich tritt diese Nebenwirkung nur auf, wenn es bereits klinisch zum Bild eines Morbus Cushing gekommen ist. Als radiologisches Erkennungskriterium einer solchen Veränderung im Thoraxbild weist ROSENOW (1972) auf die vermehrte Prominenz des epikardialen Fettbürzels in diesen Fällen hin.

IX. Diuretika

Das mittellang wirkende Saluretikum Hydrochlorthiazid zeigt als Lungenkomplikation ein *ausgeprägtes Lungenödem* (LEVAY 1984). Diese Komplikation kann bereits eine halbe Stunde nach Einnahme einer Hydrochlorthiazid-Tablette eintreten. Mit den Veränderungen im Lungengefäßbild geht eine Zunahme des Herztransversaldurchmessers einher. PIPER et al. (1983) nehmen als Ursache für das Lungenödem eine allergische Reaktion an.

X. Gynäkologika

Als offensichtlich seltene Komplikation bei der Tokolyse wird ein *Lungenödem* beschrieben. Bei der Wehenhemmung kommt meist eine Kombination zwischen β-2-Mimetika und Steroiden zur Anwendung. Nimrod et al. (1984) beobachteten ein Lungenödem bei der Kombination von Betamethason mit Isoxsuprin. Hydrokortison kann ebenfalls in Verbindung mit Ritodrin und Isoxsuprin ein Lungenödem hervorrufen (Semchyshyn et al. 1983). Weitere Medikamente, die zur Tokolyse angewandt werden und ein Lungenödem hervorrufen können, sind Terbutalin (Mabie et al. 1983) sowie Dexamethason (Bowen et al. 1983). Die letztgenannten Autoren berichten von einem *akuten Atemnotsyndrom*, welches nach Tokolyse mit Dexamethason und Ritodrin postpartal aufgetreten ist.

XI. Immunsuppressiva

Wie schon bei der Behandlung der pulmonalen Nebenwirkungen der Steroidhormone ausgeführt, kann unter immunsuppressiver Therapie immer mit dem Auftreten von opportunistischen Infektionen gerechnet werden (Abb. 5). Dies trifft auch für die Anwendung des Medikaments Azathioprin zu, welches insbesondere bei Autoimmunerkrankungen und zur Abstoßungsprophylaxe nach Organtransplantation angewandt wird. Carmichael et al. (1983) berichten von einer *interstitiellen Pneumonitis* bei einem nierentransplantierten Patien-

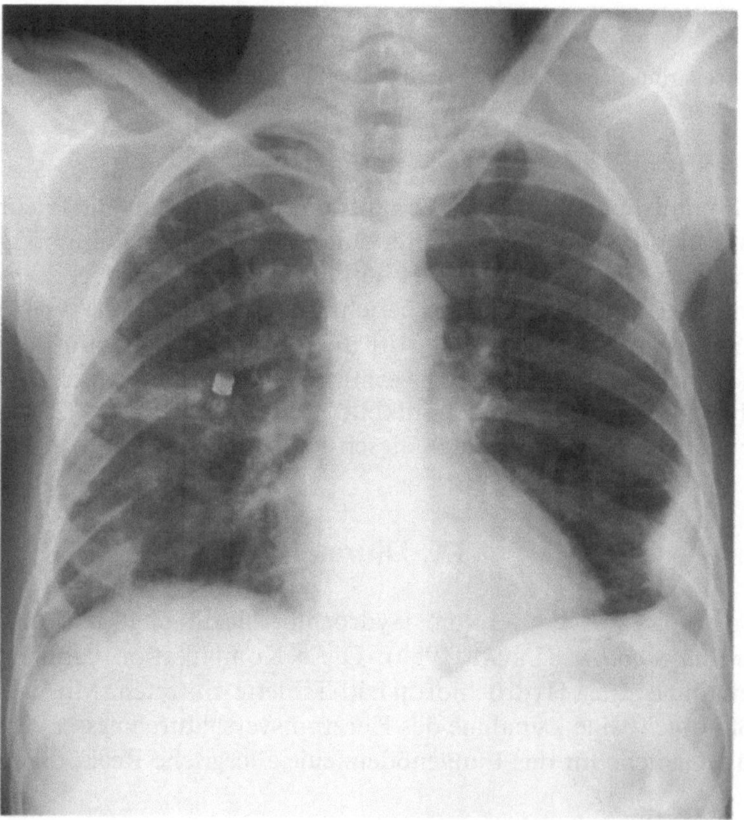

Abb. 5. Pneumocystis-carinii-Pneumonie als opportunistische Infektion im Rahmen einer immunsuppressiven Therapie. Weiche flächenhafte und fleckige Verschattungen vorwiegend in der rechten Lunge, Pleuraschwarte mit Resterguß links basal

ten. Diese Veränderungen treten auch bei der Gabe von Immunsuppressiva in der onkologischen Therapie auf. In diesem Falle kam neben Azathioprin auch Prednisolon zur therapeutischen Anwendung.

In neuerer Zeit findet im Rahmen der Rejektionsprophylaxe nach Organtransplantationen das Medikament Cyclosporin A Verwendung. Bei dem betroffenen Patientenkreis hat das Präparat durch die Möglichkeit, das Immunmanagement differenzierter zu gestalten, zu deutlichen Fortschritten der Langzeitergebnisse geführt. Das Medikament liegt als zyklisches Polypeptid in öliger Suspension vor. GOULD et al. (1987) beschreiben einen Fall, bei dem es nach Aspiration von Cyclosporin A zum Bild eines „Cyclosporinoms" im Sinne einer Aspirationspneumonie kam.

XII. Migränemittel

Der Serotoninantagonist Methysergid, der in der Therapie von Kopfschmerzen, speziell in der Therapie der Migräne eingesetzt wird, kann als Nebenwirkung an der Lunge eine *pleuro-pulmonale Fibrose* verursachen (UTHGENANNT et al. 1973). Diese Nebenwirkung tritt häufig in Verbindung mit einer retroperitonealen Fibrose auf (GRAHAM et al. 1966). ROSENOW (1972) erwähnt ein Intervall von sechs Monaten bis zu einigen Jahren zwischen Therapiebeginn und Eintreten der Symptomatik. Diesem Autor zufolge handelt es sich um eine reversible, interstitielle Pneumonitis.

Als weiteres Migränemittel findet Ergotamin Anwendung. Als Folge einer Langzeitbehandlung berichten ROBERT et al. (1984) von der Entwicklung einer Lungenfibrose. Eine solche scheint besonders bei chronischer und exzessiver Ergotamin-Einnahme aufzutreten (TAAL et al. 1983).

XIII. Muskelrelaxantia

Das Muskelrelaxans Hexamethonium, ein Pharmakon vom Succinylcholin-Typ, kann schwere Komplikationen hervorrufen. Offensichtlich werden die Veränderungen durch eine Permeabilitätsänderung der Lungenkapillaren hervorgerufen (UTHGENANNT et al. 1973). Histologisch sind interstitielle und intraalveoläre Lungenveränderungen beschrieben worden. Röntgenologisch ergaben sich Bilder wie bei einem massiven *bilateral-symmetrischen Lungenödem*, andererseits wurden auch *streifig-fleckige Verschattungen* beobachtet. Nach UTHGENANNT et al. (1973) ist differentialdiagnostisch die Unterscheidung des Substrats der streifigen Komponente der fibroplastischen Pneumonie und der Lungenstauung oder dem Lungenödem röntgenologisch kaum möglich. Ein weiteres Muskelrelaxans, bei dessen Anwendung pulmonale Komplikationen beobachtet worden sind, ist das Dantrolen, das gegen maligne Hyperthermie eingesetzt wird, die ihrerseits durch Hexamethonium verursacht sein kann. Dantrolen weist eine ähnliche Struktur wie Nitrofurantoin auf, entsprechend sind als pulmonale Nebenwirkungen eine pleuro-perikardiale Reaktion (PETUSEVSKY et al. 1979) beschrieben worden. In einem Drittel der Fälle ist gleichzeitig eine *Perikarditis* festgestellt worden. Die Patienten zeigten alle eine *Eosinophilie*. Die Latenz des Auftretens der Lungenkomplikation kann einige Monate bis mehr als zehn Jahre betragen. MILLER u. HAAS (1984) beschreiben als Nebenwirkung von Dantrolen eine Alveolitis sowie einen Pleuraerguß in Verbindung mit einer Perikarditis.

XIV. Parkinsonmittel

Das Pharmakon Bromocriptin, das als Parkinsonmittel sowie zur Wachstumshemmung von Hypophysentumoren eingesetzt wird, kann ebenfalls eine *Lungenfibrose* induzieren (VERGERET et al. 1984; WIGGINS u. SKINNER 1986).

XV. Psychopharmaka

Medikamente mit psychotroper Wirkungskomponente zeigen Lungenkomplikationen vor allem bei Verabfolgung toxischer Dosen (OFFENSTADT et al. 1983). Die Autoren sprechen von einer hohen Pneumoniequote bei diesen Patienten, welche in seltenen Fällen tödlich verlaufen können. Fast 80% der Patienten hatten initial einen einseitigen Befall mit Bevorzugung des rechten Unterfeldes. In einem Teil der Fälle dürfte als Ursache der Veränderungen eine Aspiration nicht auszuschließen sein. RICHMAN u. HARRIS (1972) berichten von einer Patientin, bei der chronischer Alkoholismus, Barbituratabusus und Heroinabusus bekannt waren, und die drei Librium-Kapseln in Wasser aufgelöst und sich intravenös injiziert hatte, über ein akut eintretendes Lungenödem.

RODMAN et al. (1958) berichten von einem Patienten, bei dem als pulmonale Nebenwirkung bei der Gabe von Meprobamat eine allergische Pneumonie im Rahmen eines Löffler-Syndroms beobachtet worden ist. Dieses Psychopharmakon wird bei Erregungszuständen und Schlafstörungen verordnet.

XVI. Sexualhormone

Nach ROSENOW (1972) muß bei der Einnahme von oralen Kontrazeptiva beim Auftreten einer entsprechenden Symptomatik immer an eine *Lungenembolie* gedacht werden, was heutzutage in der klinischen Praxis stets berücksichtigt wird. Orale Kontrazeptiva werden darüber hinaus im Zusammenhang mit der Entwicklung von Kollagenkrankheiten als mögliche Ursache diskutiert. ROSENOW (1980) erwähnt das Auftreten einer pulmonalen Hypertonie bei oraler Kontrazeption.

XVII. Vitamine

Bei der Gabe von Cholecalciferol (Vitamin D) sind pulmonale Kalzifikationen beobachtet worden (ROSENOW 1972).

XVIII. Zytostatika

1. Allgemeines

Die zytostatische Chemotherapie ist in der letzten Zeit durch neue Erkenntnisse über den Wirkungsmechanismus der entsprechenden Substanzen immer differenzierter und aggressiver geworden. Im wesentlichen kommen heutzutage Kombinationsschemata mehrerer zytostatisch wirkender Pharmaka in Verbindung mit Kortikoiden zur Anwendung. Eintretende radiologisch faßbare Nebenwirkungen an der Lunge sind mithin häufig nicht auf ein einzelnes Zytostatikum zurückzuführen. In der folgenden Darstellung soll zunächst versucht werden,

Reaktionsmuster einzelner Zytostatika aufzuzeigen, darauf werden auch einige pulmonale Veränderungen nach der Gabe von Kombinationsschemata abgehandelt. Besonders die Lungenkomplikationen der Zytostatika machen deutlich, daß für den diagnostisch tätigen Radiologen Grundkenntnisse der klinisch-onkologischen Therapie wichtig sind, damit er im Gespräch mit dem Therapeuten dem Anspruch, ein kompetenter Gesprächspartner zu sein, gerecht werden kann.

Nach FISCHER et al. (1981) sind die zytostatika-induzierten Lungenschädigungen teilweise toxisch und teilweise hypersensitiv bedingt. Die frühe Erkennung dieser Veränderungen ist wesentlich, da nur die rechtzeitige Unterbrechung der Therapie ein unaufhaltsames Fortschreiten der Schädigung bis hin zur *Lungenfibrose* mit *respiratorischer Insuffizienz* verhindern kann. Die röntgenologisch faßbaren Veränderungen nach Zytostatika-Gabe sind nach diesen Autoren *unspezifisch*. Vor ihrem Eintreten können funktionelle Störungen bereits durch Lungenfunktionsprüfungen erfaßt werden. Die endgültige Sicherung der Diagnose ist letztendlich nur durch eine Lungenbiopsie möglich. Die histologischen Bilder sind nicht immer spezifisch und können Veränderungen ähneln, die auch beim Schock und bei der Paraquat-Intoxikation auftreten, da diesen Veränderungen ein gleichartiges allgemeines Schädigungsprinzip zugrunde liegt. *Die klinische Symptomatik* ist ebenfalls unspezifisch und äußert sich in trockenem Husten, Dyspnoe und Fieber. Die Veränderungen müssen abgegrenzt werden gegen Strahlenfolgen, gegen Lungenblutungen infolge einer Thrombozytopenie, gegen Lungenemboliefolgen, gegen Tumorinfiltrationen sowie gegen opportunistische Infektionen durch Pilze, Protozoen, Bakterien und Viren. Wesentlich für die radiologische Diagnose sind die Kenntnis der Menge der applizierten Substanz und der Applikationszeitraum sowie der Nachweis einer funktionellen Lungenschädigung durch Lungenfunktionsprüfungen.

Nach FISCHER et al. (1981) ist die toxische Reaktion bei Zytostatika direkt an die erwünschte pharmakologische Reaktion gebunden, beispielsweise beim Busulfan und bei Bleomycin. Die *allergische* Reaktion wird bereits durch geringe Substanzmengen ausgelöst, sie ist nicht dosisabhängig und verläuft meist akut, im Gegensatz zum subakuten oder chronischen Verlauf der toxischen Reaktion. Klinisch ist dieser Nebenwirkungstyp von allergischen Symptomen wie Juckreiz, Hautrötung oder *Bronchospasmen* begleitet und spricht gut auf eine Kortison-Therapie an. Histologisch zeigen sich unabhängig vom Wirkungsmechanismus der auslösenden Noxe diffuse alveoläre Schädigungen, die in eine *fibrosierende Alveolitis* einmünden. Man findet zunächst eine *exsudative* Phase, die in eine *proliferative* Phase übergeht. Die Noxe greift am Kapillarendothel sowie am alveolären Epithel an, die Schädigung verläuft über eine Dehiszenz der Kapillarendothelien. Zusätzlich kommt es zu einem Ödem im alveolären Interstitium. Eine differenzierte Darstellung dieser Vorgänge geben FISCHER et al. (1981). Die genannten Mechanismen bringen besondere Komplikationen bei entsprechenden Patienten bei der Anästhesie bzw. in der postoperativen Phase mit sich (KLEIN u. WILDS 1983).

Besonders von SCHUSTER et al. (1981) sowie von SOSTMAN et al. (1981) werden in Übersichtsarbeiten typische Röntgenbefunde abgebildet.

2. Alkylantien

Aus dieser Zytostatikagruppe ist beim Melphalan die *Entwicklung einer Lungenfibrose* im Rahmen einer Therapie eines osteosklerotischen Myeloms beschrieben worden (MUFTI et al. 1983). SCHALLIER et al. (1983) heben eine additive Lungentoxizität von Melphalan und Busulfan bei der Behandlung einer chronisch-myeloischen Leukämie hervor.

Vom Cyclophosphamid, das unter anderem bei der Lymphombehandlung Anwendung findet, wird eine progrediente Fibrose beschrieben (ABDEL KARIM et al. 1983). BARGON et al. (1978) berichten von einer progredienten Lungenfibrose unter der Kombinations-Therapie von Cyclophosphamid, BCNU und Cytosin-Arabinosid. In der Kombination mit Procarbazin und Vincristin mit Cyclophosphamid kam es zum Bild einer Alveolitis (DOHNER et al. 1972). Die Alveolitis trat in dem von diesen Autoren beschriebenen Fall durch die Kombination von Cyclophosphamid mit Procarbazin und Vincristin auf. Lungenveränderungen nach Cyclophosphamid-Gabe treten im allgemeinen erst nach größeren Dosen und sehr spät auf (PATEL et al. 1976; MARK et al. 1978). Das Röntgenbild zeigt in solchen Fällen *kleinfleckige* und *grobretikuläre* Verschattungen (Abb. 6). Im Rahmen von akuten Reaktionen (ROSENOW 1980) sind diffuse Verschattungen mit Bluteosinophilie beschrieben worden, die nach Absetzen des Medikaments schnell reversibel sind. EINHORN et al. (1976) berichten von einer *Verstärkung der Strahlenreaktionen der Lunge* durch Cyclophosphamid-Gabe. Darüber hinaus begünstigt Cyclophosphamid die Entstehung von opportunistischen Infektionen.

Vom Ifosphamid ist als pulmonale Komplikation die Entwicklung eines toxisch-allergischen Lungenödems beschrieben worden. Das Medikament ist im beschriebenen Fall in Verbindung mit Cyclophosphamid angewandt worden (KEHL et al. 1983). Im beschriebenen Fall kam es nach mehreren Therapiezyklen in Verbindung mit Vindesin und Kortikoiden zum Bild eines ausgeprägten Lungenödems. Der Patient verstarb an respiratorischer Insuffizienz. HAGMANN (1984) berichtet vom Auftreten einer Alveolitis mit Lungenfibrose nach Gabe des Zytostatikums Chlorambucil. Diese Reaktion tritt mit einer Latenz von sechs bis neun Monaten auf (SOSTMAN et al. 1981).

Umfangreiche Literatur liegt zu pulmonalen Nebenwirkungen des *Busulfans* vor. Dieses Medikament wird unter anderem zur Behandlung der chronisch-myeloischen Leukämie angewandt, die Lungenveränderungen sind häufig nur schwierig von denen zu unterscheiden, die durch diese Grunderkrankung bedingt sein können. Gerade bei der Behandlung der

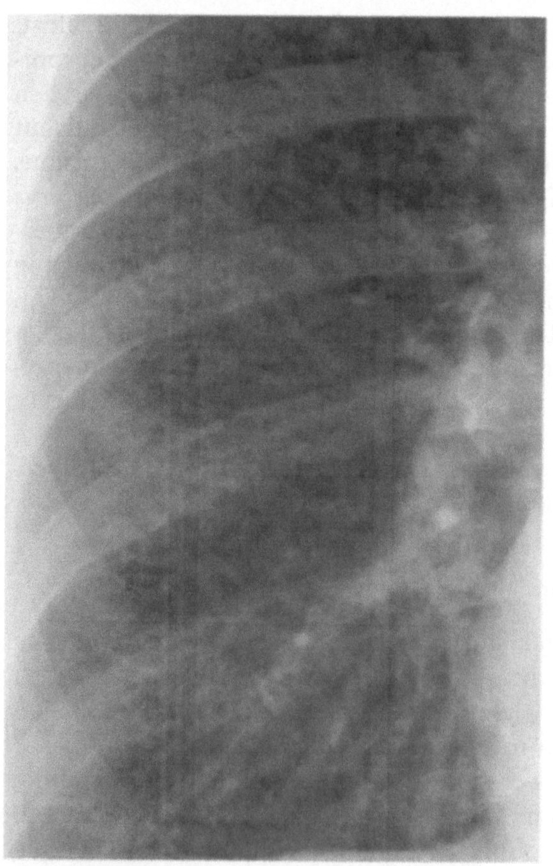

Abb. 6. Ausschnitt rechts: Kleinfleckige und grobretikuläre Verschattungen nach Cyclophosphamid-Gabe

chronisch-myeloischen Leukämie ergibt sich häufig eine additive Toxizität mit Melphalan (SCHALLIER et al. 1983). Beim Busulfan werden klinisch manifeste Lungenprozesse in ungefähr 10% der Fälle beobachtet (ROHLFING u. STAUFFER 1980). Frühreaktionen sind bereits nach 6–8 Wochen feststellbar, Spätveränderungen sind noch nach sechs Monaten oder später nachzuweisen (ROSENOW 1972). Im Röntgenbild sieht man typischerweise *kleinfleckige* und *grobretikuläre Verschattungen,* die vorwiegend in den Mittel- und Unterfeldern ausgebildet sind, die peribronchiale Struktur ist verstärkt (Abb. 7a–c) (STENDER u. FRITSCH 1987). Nach Absetzen des Medikaments und Gabe von Kortikoiden besteht eine gute Reversibilität der Veränderungen. Gelegentlich werden Fälle mit letalem Ausgang beschrieben. KOSS et al. (1965) beschreiben eine vermehrte Proliferation von Bronchialepithelien nach Busulfan-Gabe, so daß die chronisch-toxische Schädigung der Lunge durch dieses Medikament einen prädisponierenden Faktor für die *Entwicklung eines Bronchialkarzinoms* bzw. eines *bronchioloalveolären Karzinoms* darstellt. Elektronenoptische Befunde in Verbindung mit einer Verlaufsdokumentation anhand von Röntgenbildern finden sich in der Arbeit von LITTLER et al. (1969). Die Induktion eines Bronchiolarzellkarzinoms auf dem Boden einer interstitiellen Lungenfibrose nach Busulfan-Gabe beschreiben MIN u. GYÖRKEY (1968). ROSENOW (1972) weist auf Schwierigkeiten in der Differentialdiagnose der Busulfanlunge zu leukämischen Infiltrationen wie zu opportunistischen Infektionen hin.

3. Antimetabolite

Wie schon erwähnt, beschreiben BARGON et al. (1978) eine progrediente Lungenfibrose, die im Laufe einer Kombinations-Behandlung von Cytosin-Arabinosid mit Cyclophosphamid und BCNU aufgetreten ist. Dieses Therapieschema war zur Behandlung einer akuten Leukämie gewählt worden. JOLIVET et al. (1983) schildern ein Lungenödem in Kombination mit einer hämolytischen Anämie und einem Nierenversagen bei einer kombinierten Chemotherapie nach Gastrektomie mit Flurouracil mit Mitomycin.

Das Zytostatikum *Methotrexat* wird in der zytostatischen Therapie sowie in niedriger Dosierung zur Therapie der rheumatoiden Arthritis eingesetzt. Bei beiden Indikationsstellungen kann es zur Ausbildung einer interstitiellen Pneumonitis kommen (BHAT et al. 1974 und ENGELBRECHT et al. 1983). Offensichtlich scheint die Therapie mit Methotrexat eine Pneumocytis-carinii-Pneumonie zu begünstigen (PERRUQUET et al. 1983). Ein Röntgenbild von Methotrexat-bedingten Infiltraten ist in der Arbeit von SOSTMAN et al. (1981) wiedergegeben. Eine Dosisabhängigkeit der Lungenveränderungen ist nicht nachzuweisen, vom Mechanismus her sind sowohl allergische als auch toxische Vorgänge beteiligt (BHAT et al. 1974). Die *Lungeninfiltrate* gehen häufig mit *Bluteosinophilie* einher und liegen in der *Lungenperipherie* oder *perihilär.* Man sieht ferner kleinfleckige und grobretikuläre Verschattungen, die in den kranialen Bereichen dichter angeordnet sein können, durch interstitiell-proliferative Veränderungen (STENDER u. FRITSCH 1987). Nach ROSENOW (1980) sind eine Vergrößerung von Hiluslymphknoten und Pleuraergüsse in 10% der Fälle zu beobachten. Nach Absetzen des Medikaments besteht im allgemeinen eine schnelle Rückbildung.

HAMOUS et al. (1983) beschreiben eine fatale respiratorische Insuffizienz nach intrathekaler Gabe von Methotrexat bei der Behandlung eines intrathekal gelegenen Lymphoms.

4. Alkaloide

BAUER et al. (1983) beschreiben bei Kombinationen von zytostatischen Präparaten, die die Alkaloide Vinblastin und Vincristin enthalten, pulmonale Komplikationen, eine *Alveolitis* wurde nach DOHNER et al. (1972) durch das Alkaloid Vincristin in Verbindung mit Cyclophosphamid und Procarbazin induziert (Fallbeispiel Abb. 8).

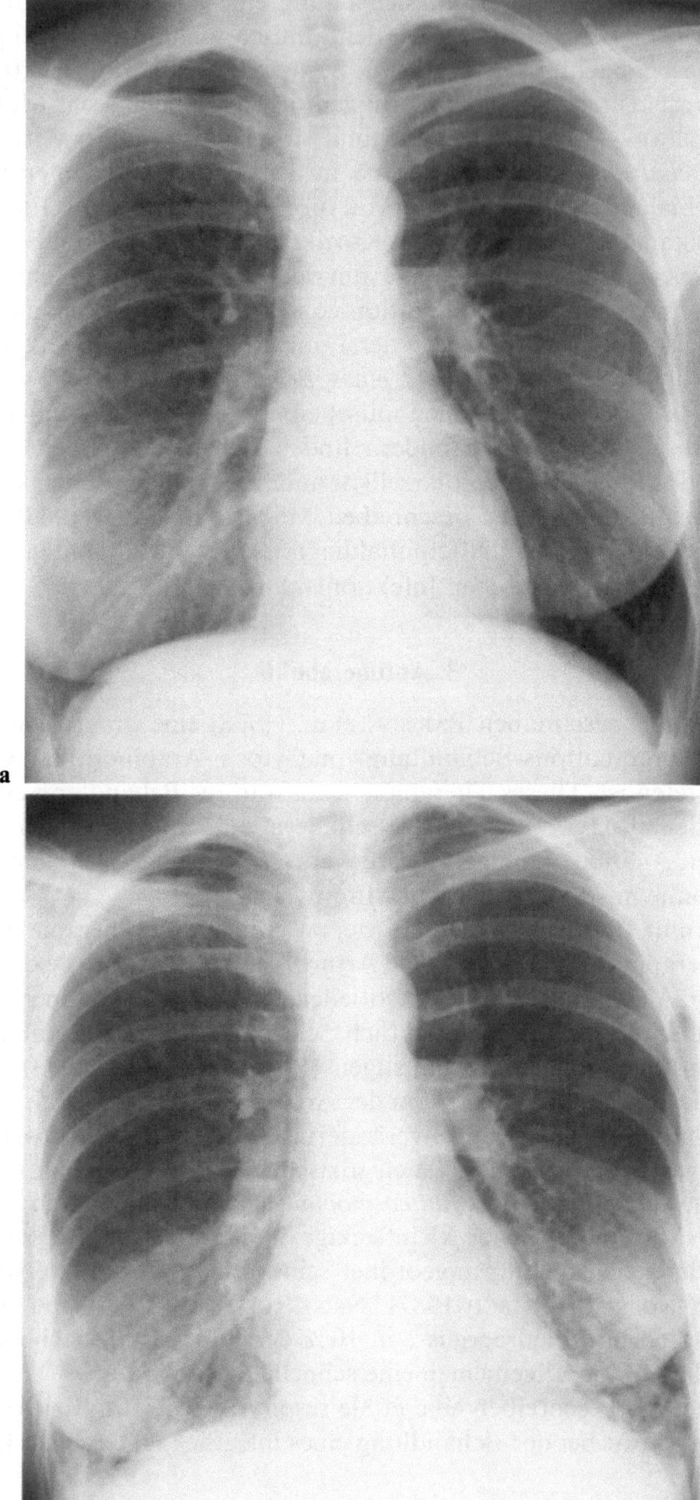

Abb. 7a, b. Kleinfleckige und grobretikuläre Verschattungen mit Betonung der Mittel- und Unterfelder zwei Wochen (**a**) und mit erheblicher Zunahme acht Wochen (**b**) nach Behandlung mit Busulfan. **c** Busulfanlunge mit zusätzlicher Pneumocystis-carinii-Pneumonie

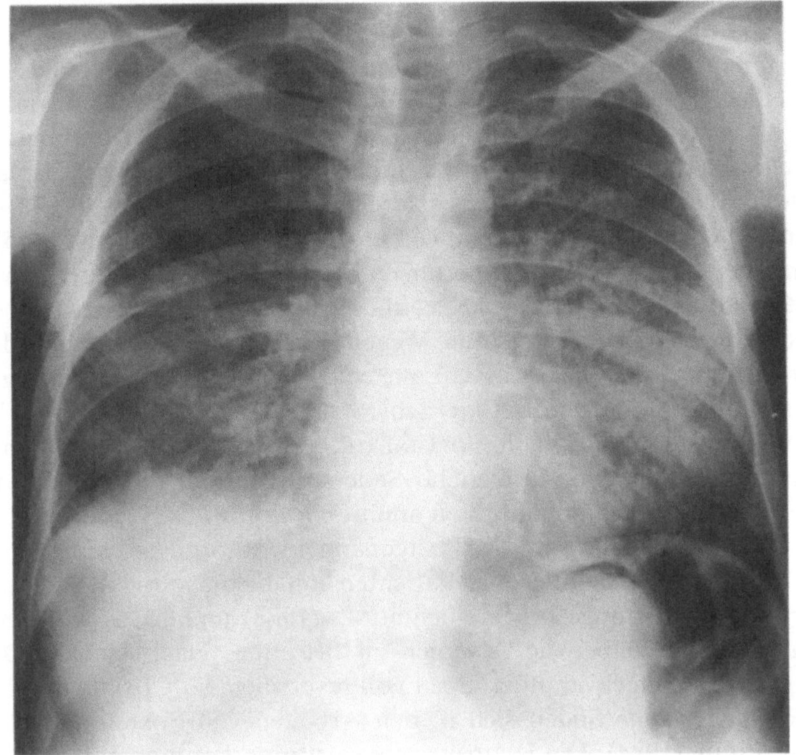

Abb. 7 c

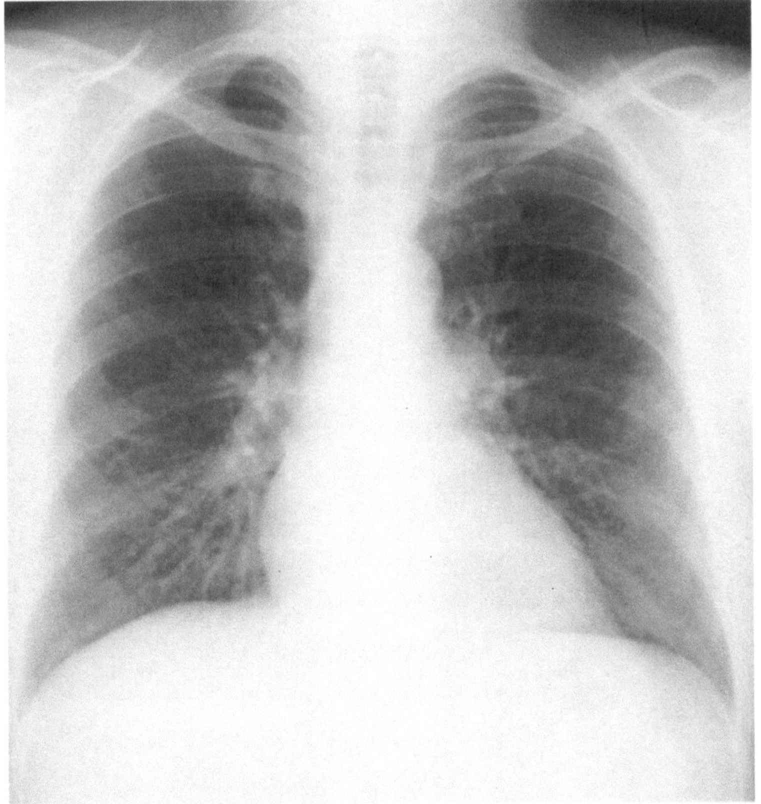

Abb. 8. Interstitielle Strukturvermehrung bei Kombinationsbehandlung von Vincristin mit Cyclophosphamid und Procarbazin

5. Zytostatisch wirksame Antibiotika

Die umfangreichste Literatur über pulmonale Nebenwirkungen eines Zytostatikums bezieht sich auf das Präparat *Bleomycin*. Erste Berichte über Nebenwirkungen dieses Medikaments reichen bis etwa 1960 zurück. Das Präparat wird häufig in Kombination mit Cyclophosphamid, Dexamethason, Methotrexat, Vinblastin, Vincristin sowie Cisplatin eingesetzt. Die pulmonale Toxizität des Bleomycins ist relativ hoch, Rosenow (1978) berichtet von einer pulmonalen Nebenwirkungsinzidenz von etwa 10%. Es sind einzelne Fälle mit letalem Ausgang beschrieben worden, die Veränderungen nehmen einen schwereren Verlauf in Verbindung mit einer Radiotherapie (Einhorn et al. 1976). Diese Situation tritt vor allem bei der Therapie des Bronchialkarzinoms auf. Wegen der Häufigkeit der Veränderungen sollte vor der Behandlung mit diesem Zytostatikum eine Lungenfunktionsprüfung durchgeführt und eine Thoraxaufnahme angefertigt werden (Stender u. Fritsch 1987). Man findet in etwa 15% eine Bluteosinophilie. Nach Goldiner u. Schweizer (1979) werden die pulmonalen Komplikationen durch eine zusätzliche Sauerstoffbeatmung verstärkt. Die Empfindlichkeit für die pulmonalen Komplikationen nimmt *mit dem Alter zu* und steigt nach Gesamtdosen von über 500 mg erheblich an. Die letztgenannten Autoren beschreiben eine vermehrte Inzidenz von Narkosezwischenfällen bei Patienten mit bleomycin-geschädigter Lunge. Die Histologie der Bleomycin-Lunge beschreiben Jones (1978) und Jones u. Reeve (1978). Die Hauptschädigung scheint dabei die Alveolen zu betreffen. Nach kleinen Dosen sind die bleomycin-induzierten Lungenveränderungen voll reversibel (McCusker et al. 1983).

Typische *Röntgenbefunde* finden sich in den Arbeiten von Sostman et al. (1981) sowie bei Gerlach u. Eiche (1984). Die letztgenannten Autoren konnten bei 24% der von ihnen

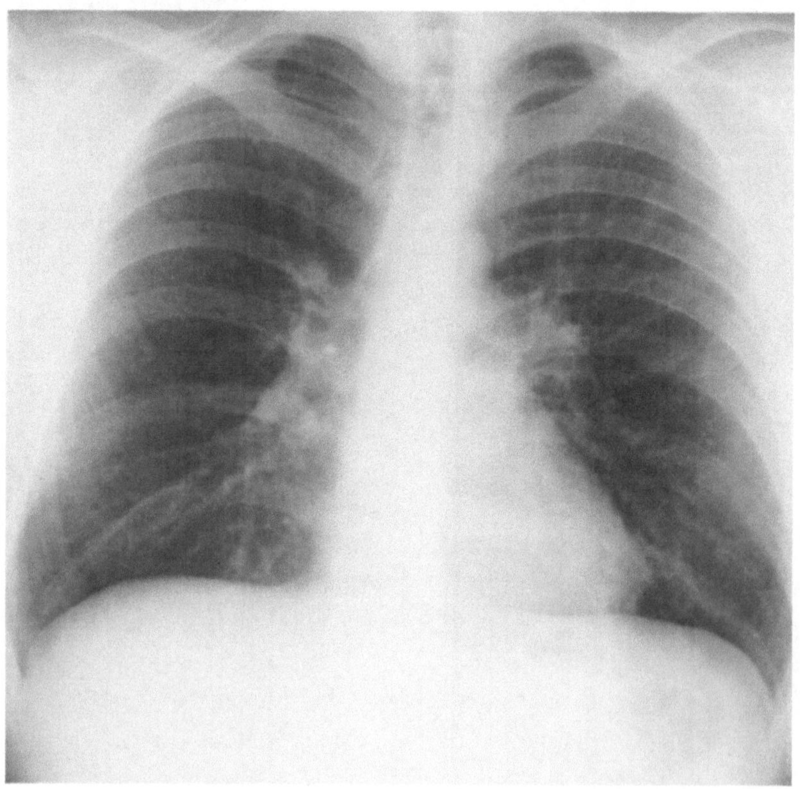

Abb. 9. Feinfleckige und retikuläre Veränderungen mit Septumlinien in den peripheren und kaudalen Lungenabschnitten nach Chemotherapie mit Bleomycin

untersuchten Patienten *interstitielle Lungeninfiltrate mit je einem Häufigkeitsgipfel eine* Woche und *vier* bis *sechs* Wochen nach Therapiebeginn feststellen. Sie fanden ein erhöhtes Risiko bei Patienten mit präexistentem Lungenemphysem. In der akuten Phase fanden die Autoren im Röntgenbild feinfleckige bis grobretikuläre Veränderungen in den peripheren und kaudalen Lungenabschnitten sowie subpleural (Abb. 9). Chronische Verlaufsformen zeigen interstitielle Veränderungen in der Peripherie mit der Entwicklung einer Lungenfibrose. GERLACH u. EICHE (1984) unterscheiden zwei Phasen der Bleomycin-Lunge, die in ihrer Prognose unterschiedlich sind: eine Phase 1 mit einem *feinfleckig-netzigen Zeichnungsmuster* infolge eines interstitiellen und intraalveolären Ödems mit *Dystelektasen* bis *Atelektasen* und kleinen Winkelergüssen (Abb. 10). Diese Veränderungen finden sich fokal vorwiegend in den basalen Lungenabschnitten ohne Bevorzugung einer Seite und sind reversibel. Die Röntgenmorphologie der Phase 2 besteht in einer netzig-streifigen Zeichnungsvermehrung, die das typische Bild einer lokalen oder generalisierten *Fibrose* bildet und irreversibel ist. Die letztgenannten Autoren belegen ihre Aussagen durch ein umfangreiches Bildmaterial. LIEN et al. (1985) bringen auch computertomographische Beispiele. BELLAMY et al. (1987) geben eine quantitative Methode zur Bestimmung der Lungenschädigung durch Bleomycin mit der Computertomographie auf der Basis von Dichtemessungen an.

Das Zytostatikum Mitomycin, das einen antibiotischen Wirkmechanismus besitzt, zeigt röntgenmorphologisch ähnliche Lungenveränderungen wie das Bleomycin. Nach SCHUSTER et al. (1981) können die Veränderungen innerhalb weniger Wochen einen letalen Verlauf nehmen. LOPRINZI (1984) beschreibt eine Kombination von Lungenveränderungen mit toxischen Nierenreaktionen, VAN SPREEUWEL et al. (1983) bezeichneten diese Nebenwirkungskombination als interstitielle Pneumonitis mit hämolytisch-urämischem Syndrom. Entsprechende Röntgenbefunde finden sich in der Arbeit von ORWOLL et al. (1978).

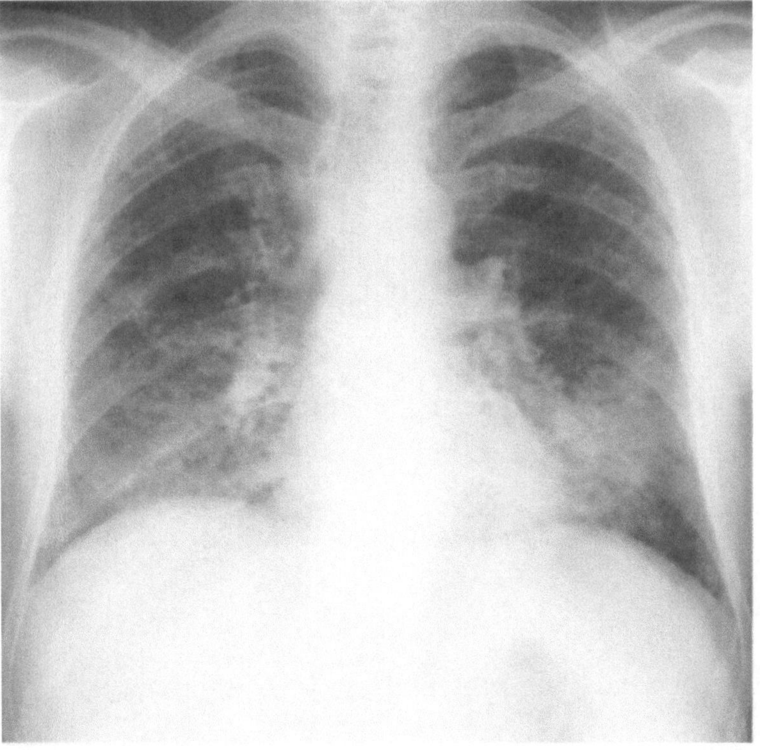

Abb. 10. Interstitielles und alveoläres Ödem mit fleckig-netzigem Zeichnungsmuster als Phase 1 der Bleomycin-Lunge

6. Andere Zytostatika

Das Zytostatikum *Procarbazin*, das unter anderem in der Therapie des Morbus Hodgkin angewandt wird, zeigt als pulmonale Komplikation infiltrative Veränderungen (Jones et al. 1972). Diese Autoren veröffentlichen auch eine Verlaufskontrolle. Als Ursache nehmen sie eine allergische Reaktion im Sinne einer Alveolitis an. Diese Meinung vertreten auch Lokisch u. Moloney (1972). In beiden Arbeiten wird auf die Möglichkeit des Übergangs der interstitiell-proliferativen Prozesse in eine Fibrose hingewiesen. Die akute Reaktion zeigt im Röntgenbild ausgedehnte Ödeme, die eintretenden proliferativen Prozesse imponieren als *diffus verteilte Fleckschatten* und *streifige Strukturen* wechselnder Anordnung.

7. Kombinationswirkungen von Zytostatika

Unter anderem bei Hodentumoren sowie bei Therapie des Morbus Hodgkin haben sich in den letzten Jahren feste Kombinationsschemata von verschiedenen zytostatisch wirksamen Medikamenten etabliert. Bei der Durchführung dieser Polychemotherapie sind als Nebenwirkungen des sog. MOPP-Schemas Lungenkomplikationen im Sinne einer *akuten Pneumonitis* beschrieben worden (Cercosimo et al. 1984). Es handelt sich um eine Kombination aus Mechlorethamin, Prednison, Vincristin und Procarbazin.

Beim sog. BCNU-Schema (Bi-Chloraethyl-Nitroso-UREA), das unter anderem beim Versuch der zytostatischen Therapie von Gliomen und Astrozytomen Anwendung findet, sind in Kombination mit Cyclophosphamid und Cytosin-Arabinosid fulminante Lungenfibrosen beschrieben worden (Bargon et al. 1978). Röntgenologisch fanden die Autoren *netzförmige Strukturvermehrungen* mit *kleinfleckigen Schatten* in den Mittel- und Unterfeldern beider Lungen. Im Verlauf nahmen interstitielle Strukturveränderungen in beiden Lungen zu. Man sah grobfleckige Verdichtungen in den Ober- und Mittelfeldern sowie eine wabige Struktur des Lungenparenchyms und Verbreiterung der Septumlinien (Abb. 11). Die Autoren veröf-

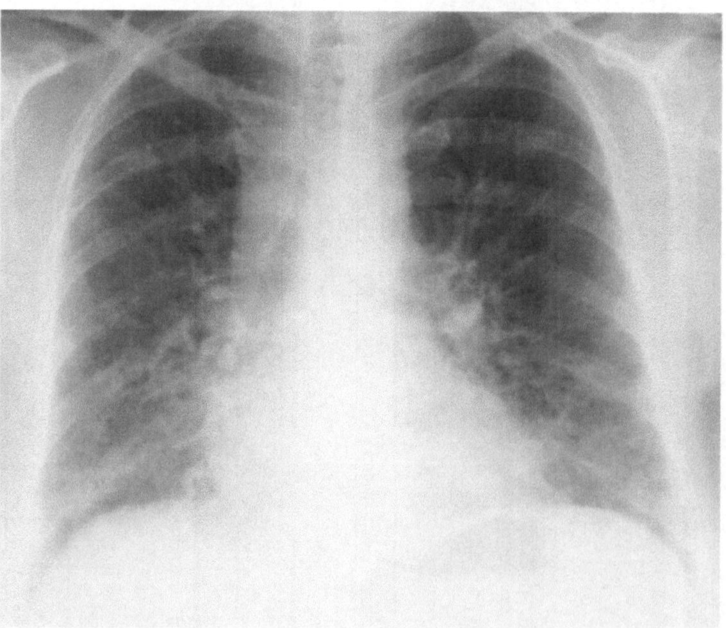

Abb. 11. Lungenfibrose mit netzförmiger Strukturvermehrung und kleinfleckigen Schatten, wabiger Struktur des basalen Lungenparenchyms und Verbreiterung der Septumlinien bei kombinierter zytostatischer Chemotherapie

fentlichen hierzu Bildbeispiele. Eine weitere Abbildung findet sich bei SOSTMAN et al. (1981). Von zehn Patienten, die DURANT et al. (1970) mit dem BCNU-Schema behandelten, sind vier Patienten allein an den Lungenkomplikationen verstorben. Diese Patienten waren von der bösartigen Grunderkrankung praktisch geheilt. Drei weitere Patienten verstarben an den Folgen der pulmonalen Nebenwirkungen in Verbindung mit der Grundkrankheit. Eine Lungenfibrose beim sog. CCNU-Schema beschreiben CORDONNIER et al. (1983) bei der Behandlung einer chronisch-myeloischen Leukämie.

8. γ-Interferon

In zunehmendem Maße wird zusätzlich zur Strahlentherapie und zytotatischen Behandlung bei onkologischen Patienten die Interferon-Therapie in das Vorgehen einbezogen. Wir konnten einen Patienten beobachten, der nach Gabe von γ-Interferon das Bild einer Lungenfibrose entwickelte (Abb. 12). Offensichtlich bewirken Interferone eine Aktivierung von Fibroblasten (MOSELEY et al. 1986).

XIX. Bluttransfusion und Gabe von Blutbestandteilen

Bluttransfusionen können *gelegentlich akute Lungenödeme* hervorrufen (ROSENOW 1972). Die Symptomatik tritt meist kurz nach Bluttransfusion auf, gelegentlich finden sich auch hämatologische Veränderungen im Sinne einer Bluteosinophilie. Man nimmt ursächlich hierfür eine Reaktion der Leukoagglutinine zwischen dem Empfänger- und Spender-Blut an, weiterhin treten kausal offensichtlich Vorgänge im Sinne einer Hämolyse ein.

XX. Röntgenkontrastmittel

1. Wasserlösliche Kontrastmittel

GREGANTI u. FLOWERS (1979) beobachteten nach Gabe eines intravenösen Kontrastmittels im Rahmen eines Urogramms bzw. einer Schädelcomputertomographie das Auftreten eines *akuten Lungenödems*. Die Autoren erklären ihre Beobachtung nicht mit einem klassischen anaphylaktischen Effekt oder mit einer Kontrastmittelüberdosierung. Sie nehmen einen nicht-immunologischen osmotischen Mechanismus an, der zu einer reversiblen vermehrten Permeabilität der Lungenkapillaren führt.

2. Thorotrast

Das seit 1955 obsolete Röntgenkontrastmittel Thorotrast, das zur Angiographie angewandt worden ist, hat in einigen Fällen mit einer Latenz von mehreren Jahrzehnten zur Ausbildung von multiplen Neoplasien geführt.

Einzelne Berichte beziehen sich auch auf thorotrast-induzierte Lungenneoplasien (u.a. SILPANANTA et al. 1983).

3. Bronchographie

Bei Anwendung des Kontrastmittels Dionosil, das für Bronchographien verwandt worden ist, ist als Lungenkomplikation eine Pneumonitis auf dem Boden einer allergischen Reaktion beschrieben worden (WARDMAN et al. 1983). Diese Autoren berichten von einer guten Reversi-

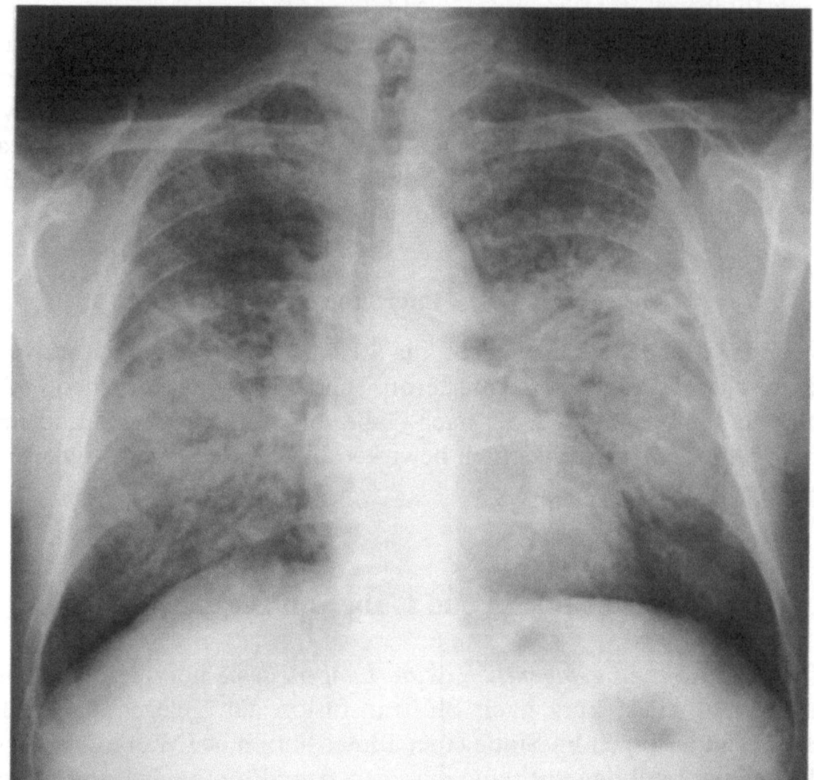

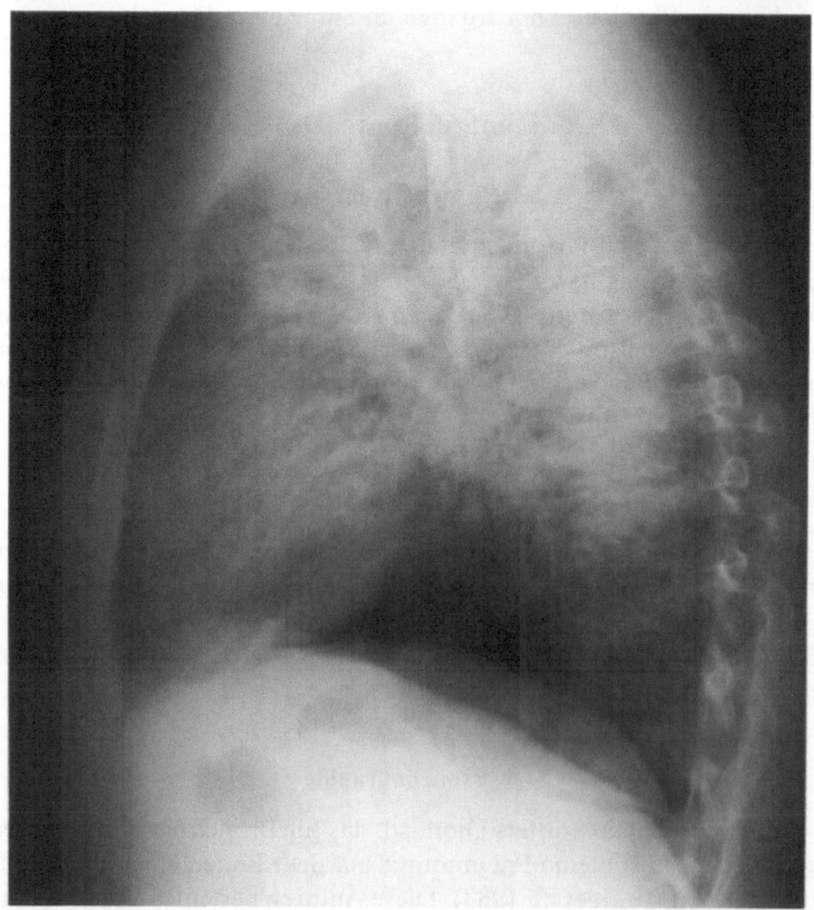

bilität der Erscheinungen durch Kortikoid-Therapie. RASPI u. ROSSI (1970) weisen als Komplikation bei der Anwendung dieses Kontrastmittels auf die Induktion von Atelektasen hin.

4. Lymphographie

Vom Kontrastmittel Lipiodol, das bei der Lymphographie Anwendung findet, werden typische fatale Lungenreaktionen beschrieben. Den Reaktionsmechanismus erläutert KÖHLER (1968). Das Kontrastmittel wird langsam in periphere Lymphgefäße injiziert. Über die Sammlung im Ductus thoracicus können Lipiodoltröpfchen in die Lunge eingeschwemmt werden und führen zu *kleinen multiplen Embolien*. Durch die chemische Hydrolyse des Fetts durch Lipasen in der Lunge entstehen zusätzliche verzögert auftretende Reaktionen. Aufgrund der bekannten Lungenkomplikationen sollte eine Injektionsmenge von 0,2 ml/kg Körpergewicht nicht überschritten werden. Die multiplen kleinen *Ölembolien* führen im Röntgenbild zu *feinen Fleckschatten* (FABEL et al. 1967). WIERTZ et al. (1971) beschreiben als weitergehende Komplikation eine Schädigung der alveolo-kapillären Membran, die zu kleinen Hämorrhagien mit Hämoptysen und feinherdigen entzündlichen Lungenreaktionen führen und eine konsekutive Anämie mit sich bringen kann. In diesem Fall finden sich im Röntgenbild unregelmäßig verteilte basal und dorsal dichter angeordnete Fleckschatten, die eine Tendenz zum Konfluieren zeigen (STENDER u. FRITSCH 1987).

Die genannten Veränderungen verlangen eine strenge Indikationsstellung in allen Fällen, in denen heute noch eine Lymphographie indiziert ist. Patienten mit schwerwiegenden Lungenvorschädigungen sollten von dieser Untersuchung ausgeschlossen werden. Die Menge des Kontrastmittels, das von den Lymphknoten abgefangen wird, kann auch bei der selten durchgeführten Armlymphographie nie exakt bestimmt werden, so daß der Umfang der Mikroembolisation in der Lunge in keinem Fall kalkulierbar ist. Im Interesse des Patienten sollten angesichts der möglichen Lungenkomplikationen nach Lymphographie in den folgenden drei bis vier Tagen nach dieser Untersuchung keine Operationen oder Narkosen vorgenommen werden, da dann damit gerechnet werden muß, daß postoperative Komplikationen wie Bronchopneumonie oder Lungenembolie schwerer verlaufen (FABEL et al. 1967). TIEDJEN et al. (1986) diskutieren als Ursache einer ausgeprägten kalzifizierenden Lungenfibrose bei einer Patientin die Möglichkeit einer Induktion dieses Krankheitsbildes durch eine Jod-Lipiodol-Lymphographie.

5. Myelographie

ROSENOW (1972) erwähnt einen eigenen Fall aus der Zeit der Anwendung öliger Kontrastmittel bei der Myelographie, bei dem es zu einer Ölembolie nach dieser Untersuchung gekommen ist.

6. Orale Kontrastmittel zur Darstellung des Intestinaltraktes

BELLASFAR et al. (1986) berichten von einem akuten Lungenödem, das mit dem Kontrastmittel Gastrografin durch Aspiration bei einer postoperativen Passagekontrolle des Ösophagus induziert worden ist. Als Ursache hierfür wird die hohe Osmolarität dieses Kontrastmittels angegeben. Bei der Untersuchung von Patienten mit Aspirationsgefahr, beispielsweise durch eine Rekurrensparese, sollten Kontrastmittel verwendet werden, die auch zur Bronchographie geeignet sind.

Abb. 12a, b. Ausgeprägte interstitielle Lungenveränderungen mit Fibrose nach Therapie mit γ-Interferon

XXI. Mittel zur Ösophagusvarizensklerosierung

Die Ösophagusvarizensklerosierung mit dem Medikament Polidocanol (Aethoxysklerol) kann *gelegentlich* mit *pulmonalen Infiltrationen* besonders im Mittel- und Unterfeld der rechten Lunge einhergehen, die eine Gasaustauschstörung mit sich bringen (Volquardsen-Braeger et al. (1983). Experimentelle Untersuchungen dieser Autoren weisen darauf hin, daß ursächlich eine direkte Wirkung des Medikaments in der Lungenstrombahn weniger wahrscheinlich ist als eine Reaktion auf eine durch Polidocanol ausgelöste Periösophagitis. Diese Entzündungsreaktion soll dann für die Lungenveränderungen verantwortlich sein.

XXII. Silikoninjektionen

Celli u. Kovnat (1963) erwähnen eine *akute Pneumonitis* nach subkutanen Injektionen von Silikon zur Mamma-Augmentation. Klinisch ergab sich das Bild eines Atemnotsyndroms.

Literatur

Abdel Karim FW, Ayash RE, Allam C, Salem PA (1983) Pulmonary fibrosis after prolonged treatment with low-dose cyclophosphamide. A case report. Oncology 40:174–176

Akoun G, Gauthier-Rahman S (1983) Le poumon de l'amiodarone. Donnees immunologiques preliminaires. Presse Med 12:1824

Akoun G, Milleron B, Mayaud C (1984a) Le poumon de l'amiodarone. Rev Pneumol Clin 40:41–45

Akoun G, Gauthier-Rahman S, Milleron BJ, Perrot JY (1984b) Amiodarone-induced hypersensitivity pneumonitis. Evidence of an immunological cell-mediated mechanism. Chest 85:133–135

Aleksandrow D, Aleksandrow W, Dyduszynski A, Wegrzyn B (1984) Powiklania przewleklego leczenia amiodaronem. Kardiol Pol 27:77–83

Ansell G (1969) Radiological manifestations of drug-induced disease. Clin Radiol 20:133–148

Au FC, Webber B, Rosenberg StA (1978) Pulmonary granulomas induced by BCG. Cancer 41:2209–2214

Bäck O, Lundgren R, Wiman LG (1974) Nitrofurantoin-induced pulmonary fibrosis and lupus syndrome. Lancet 1:930

Baillie J (1984) Sulfasalazine and pulmonary infiltrates. Am J Gastroenterol 79:77

Bargon G (1984) Medikamentös bedingte Lungenveränderungen. Röntgenblätter 37:261–265

Bargon G, Anger B, Schreml W, Kubanek W, Heimpel H (1978) Progrediente Lungenfibrose unter der Kombinationstherapie mit BCNU, Cyclophosphamid und Cytosin-Arabinosid. Fortschr Röntgenstr 129:312–316

Bauer KA, Skarin AT, Balikian JP, Garnick MB, Rosenthal DS (1983) Pulmonary complications associated with combination chemotherapy programs containing bleomycin. Am J Med 74:557–563

Bellamy EA, Nicholas D, Husband JE (1987) Quantitative assessment of lung due to bleomycin using computed tomography. Br J Radiol 60:1205–1209

Bellasfar G, Duchene P, Le Mee J, Mouelhi M, Langonnet F (1986) Complications pulmonaires apres inhalation de gastrografine lors du controle radiologique des anastomoses oesophagiennes. Ann Fr Anesth Reanim 5:533–535

Bhat KSS, Anderson KR, Stewart RDH (1974) Lung disease associated methotrexate therapy. Aust NZ J Med 4:277–280

Blaha H, Dold U (1973) Iatrogene Lungenveränderungen. Prax Pneumonol 27:718–730

Bowen RE, Dedhia HV, Beatty J, Schiebel F, Koss W, Granados J (1983) ARDS associated with the use of sympathomimetics and glucocorticoids for the treatment of premature labor. Crit Care Med 11:671–672

Brashear RE (1980) Effects of heroin, morphine, methadone and propoxyphene on the lung. Sem Respiratory Med 2:59–69

Broderick TW, Reinke RT, Goldmann E (1976) Salicylate-induced pulmonary edema. Am J Roentgenol 127:865–866

Buscaglia AJ, Cowden FE, Brill H (1984) Pulmonary infiltrates associated with naproxen. JAMA 251:65–66

Cameron DC (1975) Diffuse pulmonary disorder caused by oxyphenbutazone. Br Med J 2:500–501

Carmichael DJ, Hamilton DV, Evans DB, Stovin PG, Calne RY (1983) Interstitial pneumonitis secondary to azathioprine in a renal transplant patient. Thorax 38:951–952

Celli BR, Kovnat DM (1983) Acute pneumonitis

after subcutaneous injections of silicone. N Engl J Med 309:856–857

Cersosimo RJ, Licciardello JT, Matthews SJ, Bromer R, Hong WK (1984) Acute pneumonitis associated with MOPP chemotherapy of Hodgkin's disease. Drug Intell Clin Pharm 18:609–611

Chafee FH, Settipane GA (1974) Aspirin intolerance. J Allergy Clin Immunol 53:193–199

Chatzigiannis I, Schmidt KL, Stambolis C (1984) Tödliche Lungenfibrose durch Goldtherapie? Z Rheumatol 43:49–58

Chebat J, Caubarrere I (1983) Pneumopathie grave et amiodarone. Therapie 38:111–112

Christ P, Rosenthal P (1984) Atmungsorgane. In: Rahn KH (Hrsg) Erkrankungen durch Arzneimittel. Thieme, Stuttgart New York

Colebunders R, Parizel P, Backer W de, Schepper A de (1983) Pulmonary haematoma caused by oral anticoagulant therapy. Acta Radiol [Diagn] (Stockh) 24:445–447

Colgan T, Simon GT, Kay JM, Pugsley SO, Eydt J (1984) Amiodarone pulmonary toxicity. Ultrastruct Pathol 6:199–207

Cordonnier C, Vernant JP, Mital P, Lange F, Bernaudin JF, Rochant H (1983) Pulmonary fibrosis subsequent to high dosis of CCNU for chronic myeloid leukemia. Cancer 51:1814–1818

Curti PC, Renovanz HD (1981) Physikochemische und arzneimittelbedingte Nebenwirkungen auf die Produktion des Lungensurfactant und deren Therapie. Therapiewoche 31:5633–5647

Dantas JC, Pinheiro Neto J, Sampaio WP (1983) Pneumonia intersticial associada ao uso de amiodarona. Arq Bras Cardiol 40:409–411

Darmanata JI, van Zandwijk N, Dueren DR, van Royen EA, Mooi WJ, Plomp TA, Jansen HM, Durrer D (1984) Amiodarone pneumonitis; three further cases with a review of published reports. Thorax 39:57–64

Dezile G, Roullier A, Arbeille-Brassart B (1983) Pneumopathies interstitielles chez les sujets traites par l'amiodarone. Presse Med 12:2747–2750

Dohner VA, Ward HP, Standord RE (1972) Alveolitis during procarbazine, vincristine and cyclophosphamide therapy. Chest 62:636–639

Dreis DF, Winterbauer RH, Van Norman GA, Sullivan SL, Hammar SP (1984) Cephalosporin-induced interstitial pneumonitis. Chest 86:138–140

Durant JR, Norgard JM, Murad TM, Bartolucci AA, Langford KH (1970) Pulmonary toxicity associated with bischloroethylnitrosourea (BCNU). Ann Intern Med 90:191–194

Einhorn L, Krause M, Hornback N (1976) Enhanced pulmonary toxicity with bleomycin and radiotherapy in oat-cell lung cancer. Cancer 37:2414–2416

Engelbrecht JA, Calhoon SL, Scherrer JJ (1983) Methotrexate pneumonitis after low-dose therapy for rheumatoid arthritis. Arthritis Rheum 26:1275–1278

Fabel H, Kunitsch G, Stender HSt (1967) Störungen der Lungenfunktion nach Lymphographie. Fortschr Röntgenstr 107:609–618

Farmakis M, Litos G, Melissinos C, Vic P (1984) Diffuse interstitial pulmonary disease during amiodarone treatment. Arzneimittelforsch 34:223–225

Fischer G, Wöltjen HH, Schauer A (1981) Lungenschäden nach Zytostatika und Paraquat. Röntgenblätter 34:331–337

Geddes DM, Brostoff J (1976) Pulmonary fibrosis associated with hypersensivity to gold salts. Br Med J 1:1444

Gefter WB, Epstein DM, Pietra GG, Miller WT (1983) Lung disease caused by amiodarone, a new antiarrythmic agent. Radiology 147:339–344

Gerlach A, Eiche T (1984) Röntgenmorphologische Lungenveränderungen nach Bleomycin-Therapie. Radiologe 24:125–129

Gluck MA, Janover ML (1969) Nitrofurantoin lung disease. Am J Roentgenol 107:818–822

Goldberg SK, Lipschutz JB, Ricketts RM, Fein AM (1984) Procainamide-induced lupus lung disease characterized by neutrophil alveolitis. Am J Med 76:146–150

Goldiner PL, Schweizer O (1979) The hazards of anesthesia and surgery in bleomycin-treated patients. Semin Oncol 6:121–124

Gould K, Freeman R, Odom NJ, Locke TJ, McGregor CGA (1987) Pulmonary „Cyclosporinoma" mimicking infection after heart transplantation. J Heart Transplant 6:375–377

Graham JR, Suby HI, LeCompte PR, Sadowsky NL (1966) Fibrotic disorders associated with methysergide therapy for headache. N Engl J Med 274:359–368

Greganti MA, Mel Flowers W (1979) Acute pulmonary edema after the intravenous administration of contrast media. Radiology 132:583–585

Hagmann SG (1984) Alveolitis und Lungenfibrose nach Therapie mit Chlorambuzil. Prax Klin Pneumol 38:108–111

Hamous JE, Guffy MM, Aschenbrenner CA (1983) Fatal acute respiratory failure following intrathecal methotrexate administration. Cancer Treat Rep 67:1025–1026

Heitzman ER (1967) Lymphadenopathy related to anticonvulsant therapy. Radiology 89:311

Helsted J (1984) Naproksen-inducerede lungeinfiltrater. Ugeskr Laeger 146:512–513

Hesselmann J, Huep WW, Schroeder E (1983) Lebensbedrohliche Alveolitis und Hämolyse nach Amiodarone. Med Welt 34:858–862

Heymans G, Soupart A (1984) Pneumopathies medicamenteuses (a l'exclusions des substances anticancereuses). Rev Med Brux 5:279–283

Holness L, Tenenbaum J, Cooter NB, Grossman RF (1983) Fatal bonchiolitis obliterans associated with chrysotherapy. Ann Rheum Dis 42:593–596

Hublitz UF, Shapiro JH (1974) The radiology of pulmonary edema: four decades of observation, clinical correlations, and studies of the underlying pathophysiology. CRC Crit Rev Clin Radiol Nucl Med 5:389–422

Hugues FC, Mougeot G (1983) Accidents respiratoires medicamenteux. Poumon Coeur 39:25–29

Iablokov DD (1983) O steroidnom tuberkuleze. Klin Med 61:25–29

Israel HL, Diamond P (1962) Recurrent pulmonary infiltration and pleural effusion due to nitrofurantoin sensivity. N Engl J Med 266:1024–1026

Jolivet J, Giroux L, Laurin S, Gruber J, Bettez P, Band PR (1983) Microangiopathic hemolytic anemia, renal failure, and non-cardiogenic pulmonary edema: a chemotherapy-induced syndrome. Cancer Treat Rep 67:429–434

Jones AW (1978) Bleomycin lung damage. Br J Dis Chest 72:321–326

Jones AW, Reeve NZ (1978) Ultrastructural study of bleomycin-induced pulmonary changes in mice. J Pathol 124:227–233

Jones SE, Moore M, Blank N, Castellino RA (1972) Hypersensitivity to procarbazine (Matulane) manifested by fever and pleuropneumonary reaction. Cancer 29:498–500

Jones WN, Tinca CE, Walson PD (1978) Drug-induced systemic lupus erythematosis. Ariz Med 35:16

Kehl A, Bergholz M, von Heyden HW, Nagel GA (1983) Toxisch-allergisches Lungenödem nach Cyclophosphamid- und Ifosfamid-Therapie. Onkologie 6:84–86

Klein DS, Wilds PR (1983) Pulmonary toxicity of antineoplastic agents: anaesthestic and postoperative implications. Can Anaesth Soc J 30:399–405

Köhler PR (1968) Typical fatal reactions after Lymphography. Cancer Chemother Rep 52:113–118

Koss LG, Melamed MR, Mayer K (1965) The effect of busulfan on human epithelia. Am J Clin Pathol 44:385–397

Levay ID (1984) Hydrochlorothiazide-induced pulmonary edema. Drug Intell Clin Pharm 18:238–239

Liebman RM, Katz HM (1981) Pulmonary edema in a 52-year-old woman ingesting large amounts of aspirin. JAMA 246:2227–2228

Lien HH, Brodahl U, Telhaug R, Holthe H, Fossa SD (1985) Pulmonary changes at computed tomography in patients with testicular carcinoma treated with cis-platinum, vinblastine and bleomycin. Acta Radiol [Diagn] (Stockh) 26:507–510

Littler WA, Kay JM, Haleston PS, Heath D (1969) Busulphan-lung. Thorax 24:639–655

Lokisch JJ, Moloney WC (1972) Allegic reaction to procarbacine. Clin Pharmacol Ther 13:573–574

Loprinzi CL (1984) Mitomycin C-induced pulmonary and renal toxicities. Wis Med J 83:16–17

Lübbers P (1969) Nitrofurantoin-Fieber. Dtsch Med Wochenschr 94:1922–1927

Mabie WC, Pernoll ML, Witty JB, Biswas MK (1983) Pulmonary edema induced by betamimetic drugs. South Med J 76:1354–1360

Mark GJ, Schimgar-Zadeh A, Ragsdale BD (1978) Cyclophosphamide pneumonitis. Thorax 33:89–93

McCusker K, Dorman RA, Nicholson DP, Hough AJ (1983) Reversible pulmonary injury after a small dose of bleomycin. South Med J 76:1447–1449

Medici TC (1979) Medikamentös bedingte Pneumopathien. Fortschr Med 97:1611–1616

Miller DH, Haas LF (1984) Pneumonitis, pleural effusion and pericarditis following treatment with dantrolene. J Neurol Neurosurg Psychiatry 47:553–554

Min KW, Györkey F (1968) Interstitial pulmonary fibrosis, atypical epithelial changes and bronchiolar cell carcinoma following busulfan therapy. Cancer 22:1027–1032

Morera J, Vidal R, Morell F, Ruiz J, Bernado L, Laporte JR (1983) Amiodarone and pulmonary fibrosis. Eur J Clin Pharmacol 24:591–593

Morrison DA, Goldman AL (1979) Radiographic patterns of drug-induced lung disease. Radiology 131:229–304

Moseley PL, Hemken C, Monick M, Nugent K, Hunninghake GW (1986) Interferon and growth factor activity for human lung fibroblasts. Chest 89:657–662

Moura A, Choma L, Bendhack LI (1984) Amiodarona e infiltrado pulmonar alveolo-intersticial difuso. Arq Bras Cardiol 42:213–216

Mufti GJ, Hamblin TJ, Gordon J (1983) Melphalan-induced pulmonary fibrosis in osteosclerotic myeloma. Acta Haematol (Basel) 69:140–141

Nader DA, Schillaci RF (1983) Pulmonary infiltrates with eosiniphilia due to naproxen. Chest 83:280–282

Ngan H, Millard RJ, Lant AF, Trapnell DH (1971) Nitrofurantoin lung. Br J Radiol 44:21–23

Nickels J, van Assendelft AH, Tukiainen P (1983) Diffuse pulmonary injury associated with gold treatment. Acta Pathol Microbiol Immunol Scand 91:265–267

Nimrod CA, Beresford P, Frais M, Belenkie I, Tyberg J, Fremit A, Smith E (1984) Hemodynamic observations on pulmonary edema associated with a beta-mimetic agent. J Reprod Med 29:341–344

Offenstadt G, Gabillet JM, Hericord P, Pinta P, Tembely A, Amstutz P (1983) Pneumopathies compliquant les intoxications aigues par les drogues psychotropes. Toxicol Eur Res 5:85–88

Orwoll ES, Kiessling PJ, Patterson JR (1978) Interstitial pneumonia from mitomycin. Ann Intern Med 89:352–355

Pannier R (1983) Drug induced lung disease. Eur J Respir Dis [Suppl] 126:151–156

Parker ChW (1965) Drug reactions. In: Samter M

(ed) Immunological diseases. Little Brown, Boston

Patel AK, Shah PC, Rhee HL, Sassoon H, Rao KP (1976) Cyclophosphamide therapy and interstitial pulmonary fibrosis. Cancer 38:1542–1549

Perruquet JL, Harrington TM, Davis DE (1983) Pneumocystis carinii pneumonia following methotrexate therapy for rheumatoid arthritis. Arthritis Rheum 26:1291–1292

Petusvsky ML, Faling LJ, Rocklin RE, Snider GL, Merliss AD, Moses JM, Dorman SA (1979) Pleuropericardial reaction to treatment with dantrolene. JAMA 242:2772–2774

Pinerua RF, Hartnett BJS (1974) Acute pulmonary reaction to nitrofurantoin. Thorax 29:599–602

Piper C, Wallem D, Wesche D, Brattig N, Diao GJ, Berg PA (1983) Lungenödem nach Einnahme von Hydrochlorothiazid. Eine seltene, vital bedrohliche Nebenwirkung. Dtsch Med Wochenschr 108:1480–1483

Prakash UBS (1980) Pulmonary reaction to nitrofurantoin. Semin Respiratory Med 2:70–75

Quyyumi AA, Ormerod LP, Clarke SW, Evans TR, Ward RL (1983) Pulmonary fibrosis- a serious side-effect of amiodarone therapy. Eur Heart J 4:521–524

Rakita L, Sobol SM, Mostow N, Vrobel T (1983) Amiodarone pulmonary toxicity. Am Heart J 106:906–916

Raspi E, Rossi F (1970) Addensamenti polmonari secondari a broncografia con dionosil acquoso. G Pneumol 14:126–140

Rice TB (1984) Paregoric intoxication with pulmonary edema in infancy. Clin Pediatr (Phila) 23:101–103

Richman S, Harris RD (1972) Acute pulmonary edema associated with Librium abuse. Radiology 103:57–58

Robert M, Derbaudrenghien JP, Blampain JP, Lamy F, Meyer P (1984) Fibrotic processes associated with long-term ergotamine therapy. N Engl J Med 311:601–602

Rodman T, Fraimow W, Myerson RM (1958) Löffler's syndrome: report of a case associated with administration of mephesin carbamate. Ann Intern Med 48:668

Rohlfing BM, Stauffer JL (1980) Drug-induced pulmonary disease. In: Preger L (ed) Induced disease. Grune & Stratton, New York

Rosenow EC (1972) The spectrum of drug-induced pulmonary disease. Ann Intern Med 77:977–991

Rosenow EC (1978) Drugs that may induce pulmonary disease. Geriatrics 33:64–73

Rosenow EC (1980) Miscellaneous drug-induced pulmonary disease. Semin Respiratory Med 2:76–96

Ruesch C, Chabry E, Joux A, Bayon M, Emonot A (1983) Pneumopathie interstitielle diffuse. Responsabilite possible de l'amiodarone. Poumon Coeur 39:263–267

Schallier D, Impens N, Warson F, Belle S van, Wasch G de (1983) Additive pulmonary toxicity with melphalan and busulfan therapy. Chest 84:492–493

Schrijver G, Allison SN, Meinders AE, Chaillet JL (1983) Longafwijkingen in interstitium en alveoli na behandeling met amiodaron. Ned Tijdschr Geneeskd 127:1926–1928

Schuster R, Erkelenz I, Romatowski HJ von (1981) Frühbild der Lungenfibrose nach Zytostatika und Paraquatintoxikation. Röntgenblätter 34:338–341

Semchyshyn S, Zuspan FP, O'Shaughnessy R (1983) Pulmonary edema associated with the use of hydrocortisone and a tocolytic agent for the management of premature labor. J Reprod Med 28:47–52

Shettar SP, Chattopadhyay C, Wolstenholme RJ, Swinson DR (1984) Diffuse alveolitis on a small dose of penicillamine. Br J Rheumatol 23:220–224

Sigvaldason A, Soerenson S (1983) Interstitial pneumonia due to sulfasalazine. Eur J Respir Dis 64:229–233

Silpananta P, Illescas FF, Sheldon H (1983) Multiple malignant neoplasms 40 years after angiography with Thorotrast. Can Med Assoc J 128:289–292

Simonian SJ, Kroeker EJ, Boyd DP (1977) Chronic interstitial pneumonitis with fibrosis after long-term therapy with Nitrofurantion. Ann Thorac Surg 24:284–288

Sloand EM, Thompson BT (1984) Propranolol-induced pulmonary edema and shock in a patient with pheochromocytoma. Arch Intern Med 144:173–174

Sostman HD, Putman CE, Gamsu G (1981) Diagnosis of chemotherapy lung. Am J Roentgenol 136:33–40

Spreeuwel JP van, Hemrika MH, Maat CE de, Nadorp JH (1983) Two patients suffering from interstitial pneumonitis and haemolytic-uraemic syndrome as side effects of mitomycin C therapy. Neth J Med 26:287–288

Stender HSt, Fritsch R (1987) Arzneibedingte Lungenveränderungen. In: Frommhold W, Dihlmann W, Stender HSt, Thurn P (Hrsg) Radiologische Diagnostik in Klinik und Praxis. Thieme, Stuttgart New York

Stern WZ, Spear PW, Jacobson HG (1968) The roentgen findings in acute heroin intoxication. Am J Roentgenol 103:522–532

Taal BG, Spierings EL, Hilvering C (1983) Pleuropulmonary fibrosis associated with chronic and excessive intake of ergotamine. Thorax 38:396–398

Taff RH (1983) Pulmonary edema following naloxone administration in a patient without heart disease. Anesthesiology 59:576–577

Thompson RN, Grennan DM (1983) Acebutolol induced hypersensitivity pneumonitis. Br Med J [Clin Res] 286:894

Thurston JGB, Marks P, Trapnell D (1976) Lung

changes associated with phenylbutazone treatment. Br Med J 4:1422–1423

Tiedjen KU, Kosberg R, Krüger G (1986) Mikrolithiasis pulmonum nach Jod-Lipoidol-Lymphographie. Radiologe 26:460–463

Uthgenannt H, Lübbers P, Gappmayer K (1973) Allergische Reaktionen der Lunge durch Arzneimittel. Fortschr Röntgenstr 118:125–136

Vergeret J, Barat M, Taytard A, Bellvert P, Domblides P, Douvier JJ, Freour P (1984) Fibrose pleuro-pulmonaire et bromocriptine. Sem Hop Paris 60:741–744

Vergnon JM, Wiesendanger T, Bellemin JP, Brune J (1984) L'amiodarone: nouvelle etiologie de pneumopathie interstitielle diffuse? Rev Mal Respir 1:43–50

Verma RS (1983) Pentazocine-induced pulmonary oedema. Anaesthesia 38:505–506

Vivet P, Ameille J, Capron F, Leclerce P, Dessirier JL, Rochemaure J (1984) Pneumopathie interstitielle diffuse au cours d'un traitement par les sels d'or. Ann Med Interne (Paris) 135:54–57

Volquardsen-Braeger A, Doehn M, Soehendra N, Rödiger W, Lierse W (1983) Zur Ursache pulmonaler Störungen nach Sklerosierungstherapie. Anästh Intensivther Notfallmed 18:14–16

Wang KK, Bowyer BA, Fleming CR, Schroeder KW (1984) Pulmonary infiltrates and eosinophilie associated with sulfasalazine. Mayo Clin Proc 59:343–346

Wardmann AG, Willey RF, Cooke NJ, Crompton GK, Grant IW (1983) Unusual pulmonary reactions to oily propyliodone (Dionosil) in bronchography. Br J Dis Chest 77:98–103

Weiner P, Ganem R, Plavnick L (1983) Pulmonary edema following beta adrenergic blockers. Harefuah 104:170–172

Wichert P von (1978) Arzneimittelnebenwirkungen an der Lunge. Dtsch Med Wochenschr 103:268–274

Wiertz LM, Gagnon JH, Anthonisen NR (1971) Intrapulmonary hemorrhage with anemia after lymphography. N Engl J Med 285:1364–1365

Wiggins J, Skinner C (1986) Bromocriptine induced pleuropulmonary fibrosis. Thorax 41:328–330

Wilen SB, Ulreich S, Rabinowitz JG (1975) Roentgenographic manifestations of methadone-induced pulmonary edema. Radiology 114:51–55

b) Inhalationstoxische Veränderungen im Thoraxbild

Von

W. F. DILLER

Mit 6 Abbildungen

A. Toxikologische, pathogenetische und klinische Grundlagen

Die nachstehenden Erörterungen beschäftigen sich mit der sogenannten „Reizgasvergiftung". Diese Bezeichnung wählen wir im ärztlichen Alltag der Einfachheit halber, weil es sich bei den inhalativen Reizstoffen meist um Gase handelt. Dies muß jedoch nicht immer der Fall sein; auch Dämpfe oder Nebel, Rauche oder Stäube können als inhalative Reizstoffe wirken. Es ist deshalb zutreffender, von „inhalativen Reizstoff-Vergiftungen" zu sprechen.

Inhalative Reizstoff-Vergiftungen können grundsätzlich überall auftreten, in jedem Industriezweig, in jedem Handwerksbetrieb, in der Landwirtschaft, bei der Feuerwehr, bei der Bundeswehr, im Schwimmbad und im Haushalt (Übersicht bei DILLER 1983).

Die Symptomatik einer inhalativen Reizstoff-Vergiftung wird bestimmt durch den Ort der primären Schädigung. Diese Lokalisation hängt von mehreren Faktoren ab: Wasserlöslichkeit der Noxe, Inhalationsdosis bzw. -konzentration, Reaktions-Chemie, aerodynamischer Durchmesser inhalierter Partikel u.a. Die wichtigsten Faktoren sind dabei Wasserlöslichkeit und Inhalationsdosis bzw. -konzentration (DILLER 1983).

Wasserlösliche Noxen gehen im Flüssigkeitsfilm der Schleimhäute von Augen und oberem Respirationstrakt in Lösung und führen hier – oberhalb bestimmter Konzentrationen – zu entzündlichen Reizerscheinungen. Zu diesen Substanzen gehören u.a. Ammoniak, Salzsäuredämpfe und Formaldehyd. Bei ihrer Inhalation kommt es sofort zum *Syndrom des obersten Lokalisationsabschnittes* mit Konjunktivitis, Rhinitis, Pharyngitis, Laryngitis.

Weniger wasserlösliche Noxen greifen vorwiegend im mittleren Abschnitt des Respirationstraktes an. Zu diesen Substanzen gehören u.a. die Halogene, Isozyanate, Schwefelwasserstoff und Schwefeldioxyd. Bei Inhalation dieser Agentien oberhalb bestimmter Konzentrationen kommt es sofort zum *Syndrom der mittleren Atemwege*. Hierbei steht die Bronchitis ganz im Vordergrund mit Hustenreiz, evtl. Dyspnoe, Zyanose, Bronchospasmus.

Ganz anders laufen die Vorgänge bei der Inhalation nicht-wasserlöslicher bzw. kaum wasserlöslicher Noxen ab, zu denen u.a. Nitrosegase, Phosgen und Zinknebel gehören. Diese Agentien werden ohne nennenswerte initiale Reizerscheinungen (!) inhaliert und gelangen bis in die Alveolen. Hier kann es – in Abhängigkeit von der inhalierten Dosis – zu Schädigungen der Blut-Luft-Schranke und dadurch zum vermehrten Austritt von Flüssigkeit aus den Lungenkapillaren und zum Übertritt in die Alveolen kommen. Es vergeht jedoch eine geraume Zeit, bis sich genügend Flüssigkeit in der Lunge angesammelt hat, um zum Krankheitsbild des *Lungenödems* zu führen. Zunächst besteht also ein sogenanntes symptomfreies Intervall. Die Dauer dieser *„klinischen Latenzphase"* ist umgekehrt proportional zur inhalierten Dosis (s.u.). Während der klinischen Latenzphase kann man bereits im Röntgenbild die Entwicklung des subklinischen Lungenödems erkennen. Die röntgenologischen Veränderungen eilen also dem klinischen Befund voraus, – sind doch die ersten röntgenologischen Ödemzeichen bereits bei einer Vermehrung des extravaskulären Lungenwassers um 35–50% zu erkennen (PISTOLESI u. GIUNTINI 1978; SNASHALL et al. 1981), während das klinische Bild des Lungenödems erst bei einer Vermehrung des extravaskulären Lungenwassers von 300–600% erkennbar wird (FISHMAN 1976).

Das inhalationstoxische Lungenödem unterscheidet sich von Lungenödemen anderer Genese (kardial, renal) u.a. dadurch, daß hier echte Defekte an der Blut-Luft-Schranke histologisch nachweisbar sind (SCHULZ 1959; HENSCHLER 1963; DILLER et al. 1969).

In der Praxis lassen sich die einzelnen klinischen Syndrome mitunter nicht scharf voneinander abgrenzen: Nach massiver Inhalation von wasserlöslichen Noxen können diese auch in die tiefen Lungenabschnitte gelangen und nach entsprechender Latenzzeit zum Lungenödem führen. In solchen Fällen gehen dann die initialen Syndrome des obersten und mittleren Lokalisationsabschnittes allmählich ins Krankheitsbild des Lungenödems über (DILLER 1984).

Inhalative Reizstoffvergiftungen bilden sich in der Regel rasch wieder zurück. Komplikationen oder Folgekrankheiten sind selten (s.u.).

Chronische bzw. wiederholte Einwirkung von inhalativen Reizstoffen wesentlich oberhalb der zulässigen Konzentration (MAK-Werte) können – auch im Tierversuch – zu Bronchitis, Bronchiolitis, Bronchiolenobstruktion, Emphysem, Peribronchitis und Fibrose führen (FREEMAN u. HAYDON 1964; ROSSING 1964; FREEMAN et al. 1973; KARLINSKY u. SNIDER 1978; WITSCHI u. NETTESHEIM 1980).

B. Das Röntgenbild inhalationstoxischer Schädigungen im Bronchialbereich

Reizstoffvergiftungen, die mit einer Bronchospastik einhergehen, lassen im Röntgenbild oft eine *akute Überblähung* erkennen, insbesondere im Tierversuch (SCHATZKI 1943; ARDRAN 1950; DILLER 1975).

In der Literatur finden sich einige Angaben über *„verstärkte Lungenzeichnung"* im Röntgenbild; dies wird als Ausdruck einer akuten „chemischen Bronchitis" gedeutet (SASSI 1954; BEACH et al. 1969; KOENIG u. WOLFF 1975; COLARDYN et al. 1976). Gemeint ist wohl eine Vermehrung kleiner, überwiegend streifiger Verschattungen in der Lunge. Einer kritischen Nachprüfung halten diese Angaben nicht stand: Es handelt sich entweder um vorbestehende Läsionen oder um aufnahmetechnisch bedingte Veränderungen oder um die ersten Frühzeichen eines Lungenödems (LACHNIT 1958; NOVAK u. ROTHENBERGER 1979). Auch auf Grund theoretischer Überlegungen möchte man annehmen, daß eine akute chemische Bronchitis sich ebensowenig im Röntgenbild manifestiert wie eine akute infektiöse Bronchitis.

Auch nach chronischer Überexposition gegenüber Reizgasen ist immer wieder eine röntgenologische „Verstärkung der Lungenzeichnung" beschrieben worden (PILLSBURY 1921; EVANS 1940; SEIDEL u. POHLE 1960; BELLINI u. POLVANI 1963a, b; REINL u. SCHNELLBÄCHER 1974). HAYAKAWA et al. (1979) berichteten über die Rückbildung derartiger Veränderungen nach erfolgreicher Asthmatherapie. BELLINI u. POLVANI (1963a, b) beschreiben bei Patienten mit chronischer Bronchitis nach chronischer Reizgasexposition die röntgenologischen Zeichen des chronischen *Emphysems* mit leichter *interstitieller Fibrose* (verstärkte Lungenzeichnung, pneumokonioseartige Knötchen und Streifenzeichnung, Netzwerk, verbreiterte Hilusgefäße).

Als Folgeschaden nach akuter Reizstoffinhalation beschrieb PILLSBURY (1921) u.a. eine *Hilusvergrößerung* und deutete dies als Zeichen einer chronischen Bronchitis. Insbesondere nach der Vergiftung mit Nitrosegasen wurde gelegentlich eine *Bronchiolitis obliterans* als Spätfolge beobachtet (RENANDER 1936; LOWRY u. SCHUMAN 1956; BECKLAGE 1957; SCHMID 1969; FRASER u. PARÉ 1970; MUHAR u. RABER 1974; HORVATH et al. 1978; JONES 1980). Auch *Bronchiektasen* sind als Folgeschaden nach Reizstoffinhalation beschrieben worden (DOUB 1940; FRASER u. PARÉ 1970). NOVAK u. ROTHENBERGER (1979) beobachteten die Entwicklung einer *Fibrose* nach Inhalationsvergiftung mit Nickeltetrakarbonyl.

C. Das Röntgenbild inhalationstoxischer Lungenparenchymschäden

I. Das inhalationstoxische Lungenödem

Wer nur die schweren Fälle von inhalationstoxischem Lungenödem in der Klinik sieht, könnte auf den Gedanken kommen, daß dieses sich im Röntgenbild nicht wesentlich von Lungenödemen anderer Genese (renal, kardial) unterscheidet. Wer jedoch die Frühformen bzw. die leichteren Fälle des inhalationstoxischen Lungenödems im arbeitsmedizinischen Bereich zu sehen bekommt, ist erstaunt über den wesentlich lockereren, fleckigeren Charakter dieser Röntgenbilder. Überblickt man die ganze Skala der röntgenologischen Veränderungen beim inhalationstoxischen Lungenödem aller Schweregrade und Verlaufsphasen, so ergibt sich ein außerordentlich „buntes Bild".

Ein gewisse Systematik läßt sich am ehesten aus dem Tierversuch ableiten, wo man die Schwere der Erkrankung durch die Inhalationsdosis steuern kann, wo man mit der Verlaufsbeobachtung sofort nach der Inhalation beginnen kann und wo man schließlich jedes Röntgenbild beliebig mit dem histologischen Befund vergleichen kann. Deshalb sei hier zunächst eine typische Röntgenverlaufsserie beim phosgenbedingten Lungenödem des Hundes vorgestellt (Abb. 1).

Einzelne Röntgenbefunde bzw. Röntgenbilder vom inhalationstoxischen Lungenödem beim Tier sind von MEEK u. HEYSTER (1920), LAQUEUR u. MAGNUS (1921), LAZARIS et al. (1966) sowie KIMMERLE u. DILLER (1971) mitgeteilt worden. Systematische Tierversuche haben ARDRAN (1950) und DILLER (1975) durchgeführt. Röntgenbilder im Rahmen humanmedizinischer Kasuistik finden sich bei DOUB (1933), RENANDER (1936), STEEL (1942), SCHATZKI (1943), THOMPSON (1946), HIRSCH (1949), ZORN u. WORTH (1952), LOWRY u. SCHUMAN (1956), LACHNIT (1958), SEIDELIN (1961), KLEINFELD (1965), FRITZE et al. (1966), THIESS u. GOLDMANN (1968), THIESS u. FERARA (1968), EVERETT u. OVERHOLT (1968), HEY u. THIESS (1968), BARZÓ et al. (1968), BORGSTRÖM u. LUNDERQUIST (1968), BEACH et al. (1969), FRASER u. PARÉ (1970), LIEBESKIND (1970), KIMMERLE u. DILLER (1971), HELM et al. (1971), BRUBACKER (1972), CORDASCO u. STONE (1973), PATEL et al. (1973), MUHAR u. RABER (1974), SCHMAHL (1974), HORVATH et al. (1978), NOVAK u. ROTHENBERGER (1979), JONES (1980), BERKMEN (1980), SUMMER u. HAPONIK (1981) sowie WANTZ u. DECHOUX (1982). Systematische Verlaufsbeobachtungen beim Menschen hat DILLER (1975) publiziert.

Im Tierversuch – wie auch bei der humanmedizinischen Verlaufsbeobachtung – läßt sich das *„bunte Bild"* der röntgenologischen Veränderungen des inhalationstoxischen Lungenödems folgenderweise ordnen: Die frühesten röntgenologischen Veränderungen sind festzustellen, wenn die Vermehrung der extravasalen Flüssigkeitsmenge etwa 35–50% beträgt (PISTOLESI u. GIUNTINI 1978; SNASHALL et al. 1981). Man kann dann oft eine unscharfe Vergrößerung der Lungenhili beobachten, gelegentlich auch eine unscharfe Verbreiterung

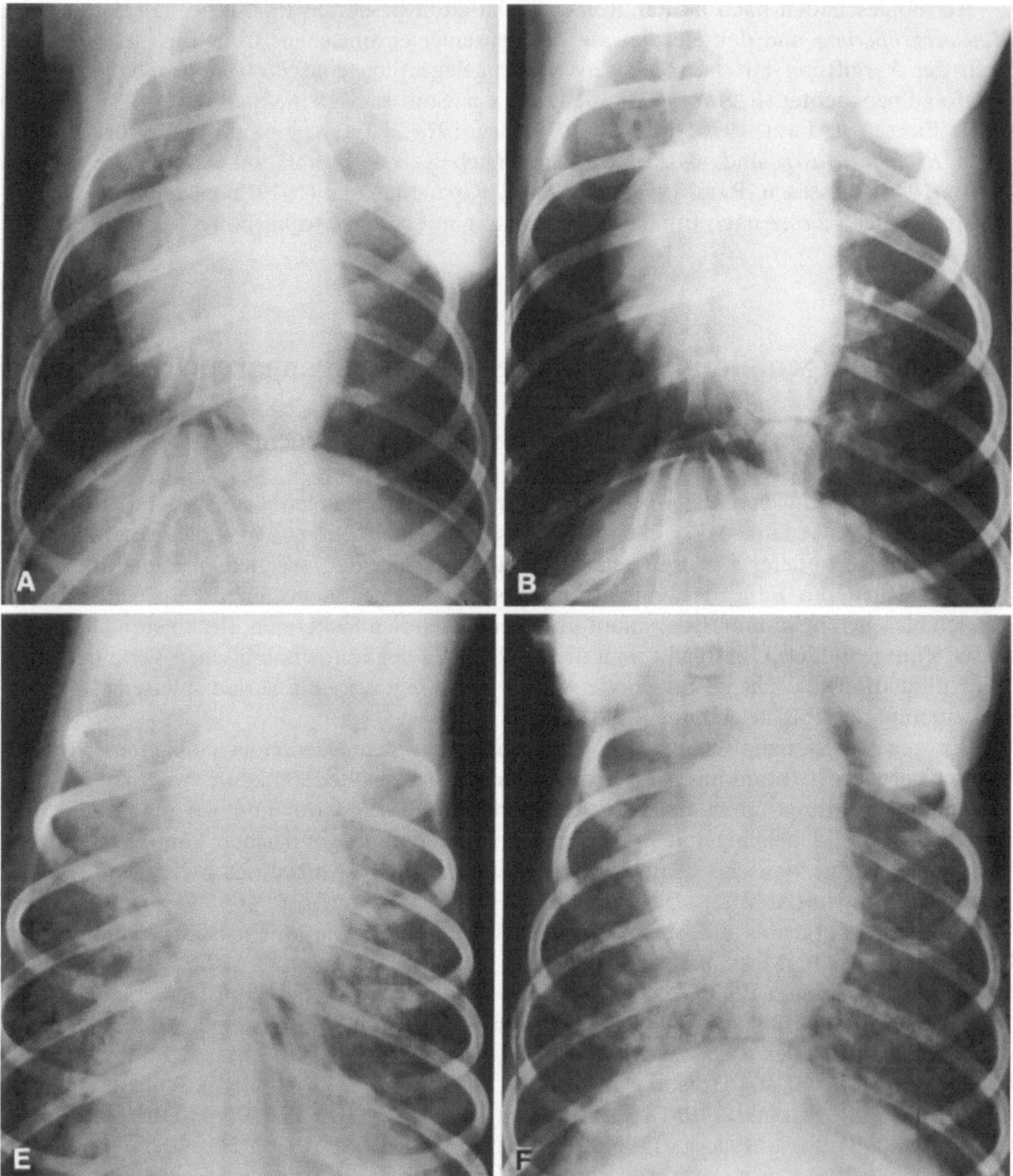

Abb. 1A–H. Verlauf eines ausgeprägten inhalationstoxischen Lungenödems im Tierversuch. **A** Unauffällige Thoraxaufnahme vor Versuchsbeginn (12 kg Hund; Strahlengang dorso-ventral). **B** 3 h post inh. (1000 ppm min Phosgen): Das Zwerchfell rückt etwas tiefer infolge leichter Überblähung. **C** 5 h post inh.: Beginnende milchglasartige Trübung paracardial als Ausdruck eines leichten (alveolären) Ödems. **D** 10 h post inh.: Zunehmende Intensität und Ausbreitung der milchglasartigen (ödematösen) Verschleierung parakardial, die sich jetzt im ganzen Lungenkern findet. **E** 24 h post inh.: Die pulmonalen Verschattungen haben sich jetzt teilweise bis zur lateralen Thoraxwand ausgedehnt; sie werden inhomogener und weichfleckiger (Höhepunkt des Ödems bereits überschritten). **F** 2 Tage post inh.: Rückbildungstendenz der ödematösen Veränderungen: Der Lungenmantel ist fast wieder frei. Die weichfleckigen Verdichtungen werden lockerer. **G** 3 Tage post inh.: Nur noch geringe feintüpflige weiche Zeichnungsvermehrung parakardial. **H** 6 Tage post inh.: Vollständige Rückbildung aller röntgenologischen Ödemzeichen

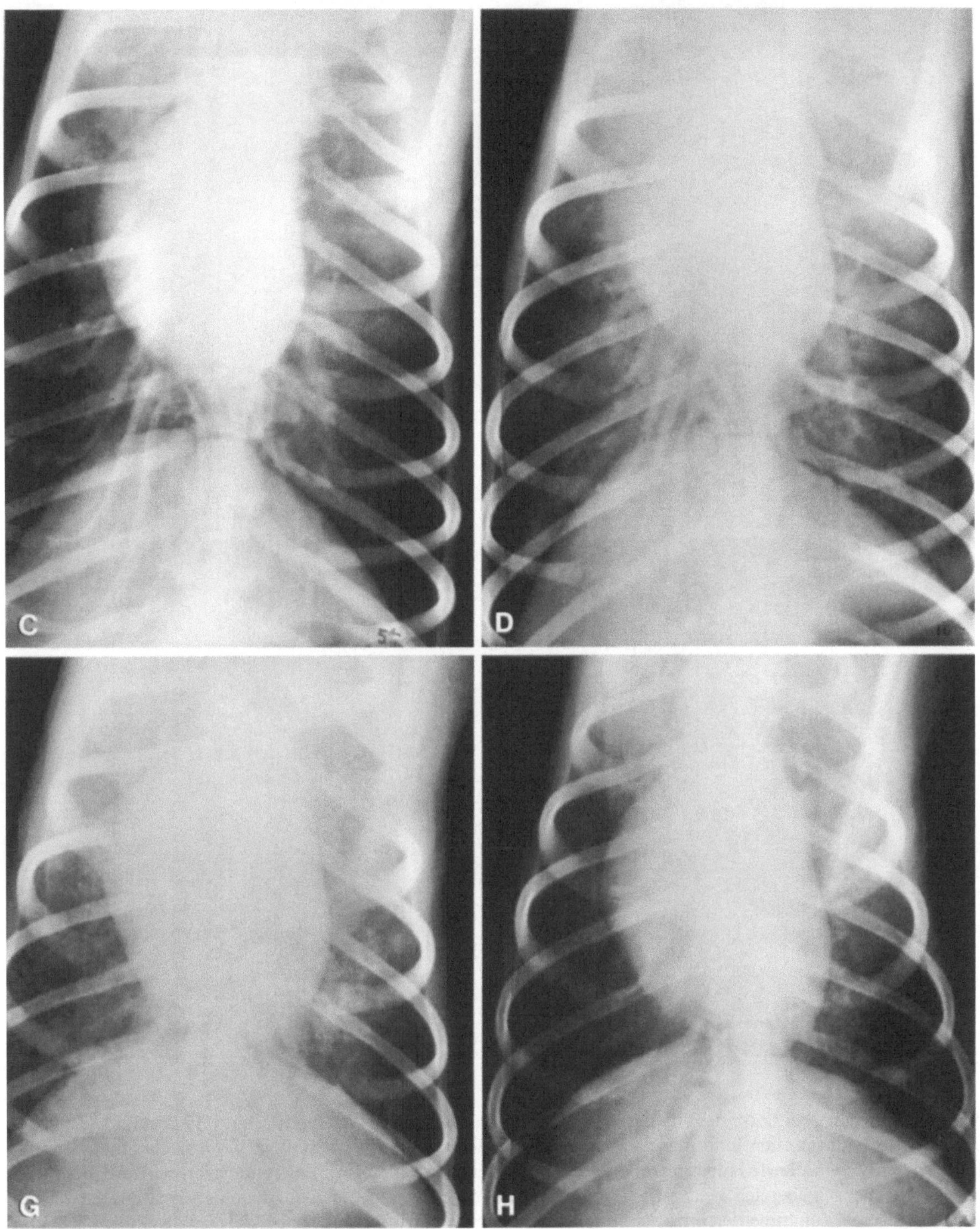

zentraler Gefäße (Abb. 2, 3). Kleine Fleck- und Streifenschatten können hinzutreten, zunächst in den zentralen und basalen Lungenabschnitten, später generalisiert. In leichten Vergiftungsfällen sind die fleckigen, streifigen Verdichtungen kleindimensioniert und eher hart (scharf konturiert), in schweren Fällen dagegen herrschen größere weichknotige oder diffuse Verdichtungen vor (Abb. 4). Die Veränderungen sind meist symmetrisch ausgebildet. (Gelegentliche Verteilungsasymmetrien sind wohl auf Asymmetrien der Ventilation, der Perfu-

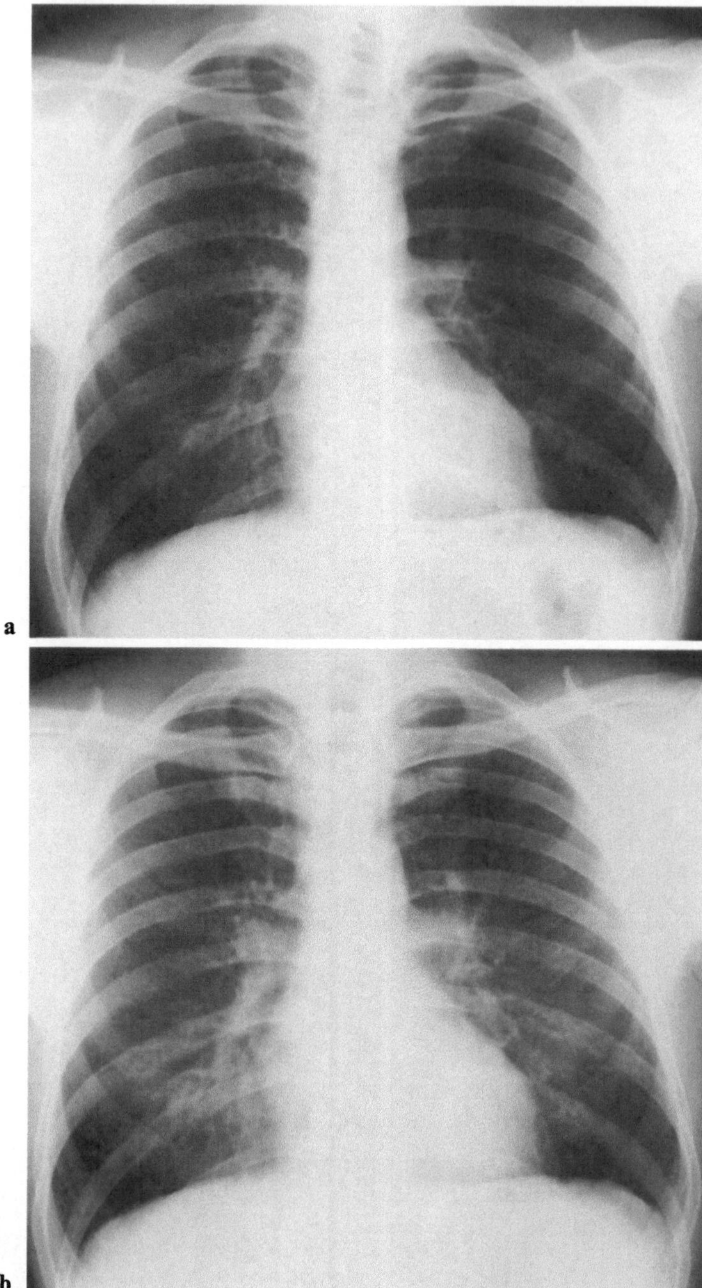

Abb. 2a, b. Früherkennung des inhalationstoxischen Lungenödems. **a** Unauffälliges Thoraxbild (anläßlich einer arbeitsmedizinischen Vorsorgeuntersuchung) vor der Inhalationsvergiftung. **b** 7 h nach Inhalation von Fluorkarbonyl: Unscharfe Hilusvergrößerungen beiderseits; weichstreifige Zeichnungsvermehrung, besonders im unteren Perihilusbereich beiderseits. (Erste Röntgenzeichen eines leichten Ödems. Im weiteren Verlauf zunächst leichte Zunahme der intrapulmonalen Veränderungen bis zu 24 h post inh.; vollständige Rückbildung aller Röntgenveränderungen innerhalb von 3 Tagen)

sion oder der Lymphdrainage zurückzuführen. Eine Anordnung der Verschattungen in Form sogenannter „Schmetterlingsflügel" haben wir kaum je beobachtet; es handelt sich dabei wohl um eine bestimmte Phase der Ausbreitung des Ödems, die bei anderer Ödemgenese oft längere Zeit anzutreffen ist, die beim inhalationstoxischen Lungenödem dagegen allenfalls ein flüchtiges Durchgangsstadium darstellt.)

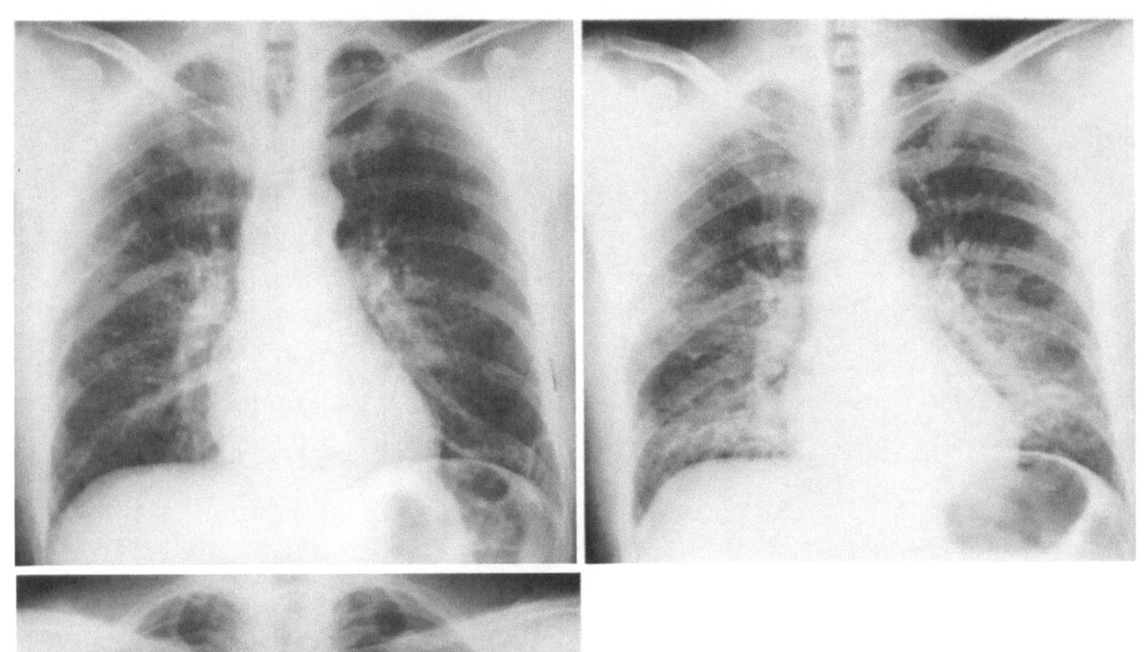

Abb. 3a–c. Verlauf eines mittelschweren inhalationstoxischen Lungenödems. **a** 8 h nach Phosgeninhalation: Ausgeprägte Hilusvergrößerung, stellenweise unscharf; fleckig-streifige konfluierende Verdichtungen in beiden Mittel- und Unterfeldern, vorwiegend zentral. **b** 30 h post inh.: Nur noch geringe feintüpflig-streifige Zeichnungsvermehrung, ziemlich hart, perihilär und in den Unterfeldern. Tieferer Zwerchfellstand. **c** 5 Tage post inh.: Vollständige Rückbildung aller Röntgenveränderungen. (Besonders eindrucksvoll ist die Verkleinerung der Hili)

Das Zwerchfell tritt im Tierversuch sofort nach Inhalationsbeginn reflektorisch tiefer, besonders beim Hund mit seiner stark ausgeprägten Muscularis mucosae der Bronchien (ARDRAN 1950; DILLER 1975). Beim Menschen sind initiale Überblähungszeichen selten erkennbar (– vielleicht, weil die Röntgenaufnahmen immer in maximaler Inspiration angefertigt werden? SCHATZKI 1943). In der manifesten Ödemphase tritt das Zwerchfell höher, infolge verminderter Lungendehnbarkeit (KREEL u. SANDIN 1977). Herzgröße und Herzform lassen meist nur geringfügige Veränderungen erkennen, die zudem ohne prognostische Bedeutung sind (DILLER 1975): Unmittelbar nach der Reizstoffinhalation hat PATT 1945 im Tierversuch eine leichte Rechtsherz-Vergrößerung beobachtet, die er auf die reflektorische Bradykardie zurückführt. Auf dem Höhepunkt des Lungenödems ist der Herzschatten eher kleiner, präterminal dagegen wieder größer (PATT 1945; DILLER 1975). Pleuraergüsse werden im Röntgenbild nicht beobachtet. Im Perfusionsszintigramm beim Versuchstier findet sich frühzeitig eine leichte Perfusionsminderung perihilär und in den schwerkraftmäßig abhängigen Partien (DILLER 1975).

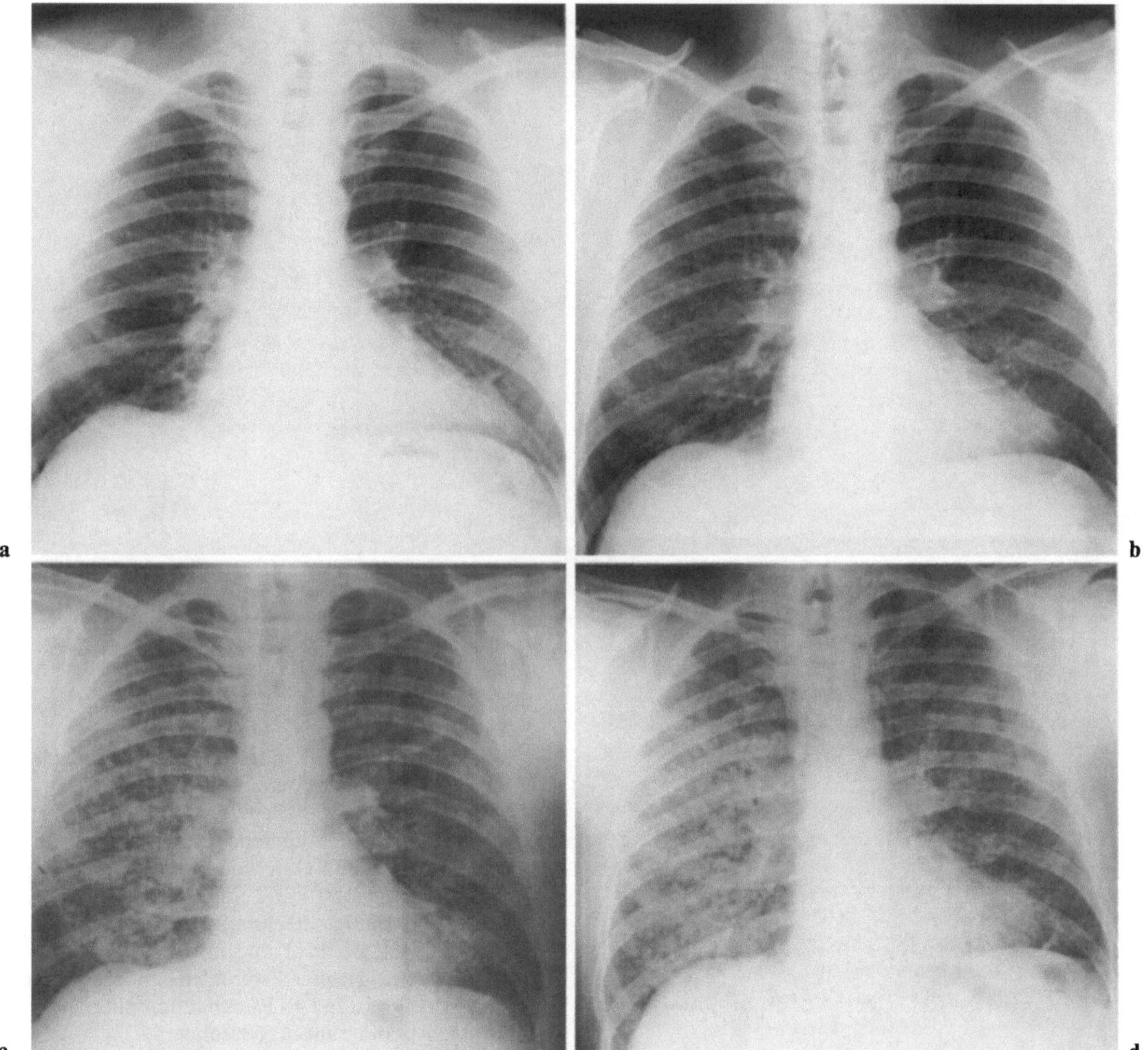

Abb. 4a–d. Ausbildung eines kräftigen inhalationstoxischen Lungenödems. **a** 8 Jahre vor dem Ereignis: Kein nennenswerter röntgenpathologischer Befund. **b** 7 h post inh.: Diskrete feintüpflige weiche Zeichnungsvermehrung ziemlich gleichmäßig über beide Lungen verteilt. **c** 14 h post inh.: Zunahme der Veränderungen: Die einzelnen Fleckschatten vergrößern sich deutlich bei unscharfen Konturen. **d** 24 h post inh.: Höhepunkt des Ödems. Einzelne Fleckschatten neigen zur Konfluenz. (Weiterer Verlauf: Innerhalb von 6 Tagen vollständige Normalisierung des Röntgenbildes)

Die Rückbildung des toxischen Lungenödems geht in umgekehrter Reihenfolge vor sich wie die Entstehung: Die Verschattungen werden kleinfleckiger und härter; sie bilden sich zunächst im Lungenmantel zurück; am Schluß normalisiert sich das Hilusbild (Abb. 3). Bemerkenswert ist die Rückbildungsgeschwindigkeit: Selbst schwere Veränderungen können unter entsprechender Therapie innerhalb von 2 Tagen verschwinden. Bei keinem unserer Fälle hat die vollständige Rückbildung der ödematösen (!) Veränderungen länger als 5 Tage gedauert.

Das „bunte Bild" der röntgenologischen Verschattungen ist nicht etwa dadurch bedingt, daß sich die Ödemflüssigkeit jeweils in verschiedenen „Compartments" anreichert, etwa zuerst interstitiell und dann alveolär. Histologische Untersuchungen (Diller et al. 1969) haben bereits 90 Min. nach der Inhalation von mittelgroßen Phosgendosen neben interstitiellem auch alveoläres Ödem erkennen lassen, – zu einem Zeitpunkt, als das Röntgenbild noch unauffällig war. Die erst später erkennbaren Veränderungen im Röntgenbild entsprechen also überwiegend der alveolären Ödemphase. Anders ausgedrückt: Keines der Röntgensymptome des inhalationstoxischen Lungenödems kann auf rein interstitielles Ödem bezogen werden; dementsprechend fehlen die typischen interstitiellen Zeichen, wie z.B. Kerley-Linien. Das „bunte Bild" ist also nicht noxenspezifisch; es ist vielmehr entscheidend bedingt durch die Vergiftungsschwere bzw. das Verlaufsstadium (Abb. 1, 4).

Die obigen Ausführungen bestätigen wieder einmal die Sonderstellung des inhalationstoxischen Lungenödems. Die rein interstitielle Ödemphase ist hier offenbar nur sehr kurz und röntgenologisch nicht erfaßbar; sie geht schnell in die alveoläre bzw. alveolär-interstitielle Mischform über. Diese Erkenntnis macht skeptisch gegenüber zahlreichen Klassifizierungsschemata, die u.a. interstitielles Lungenödem von alveolärem Ödem im Röntgenbild unterscheiden wollen. Derartige differentialdiagnostische Schemata scheinen nicht genügend abgesichert (DURLACHER et al. 1950; FUCHS u. VOEGELI 1973). Jedenfalls liefert der Vergleich eines Röntgenbildes mit der postmortalen Histologie – in der Regel nach mehreren Tagen! – keine verläßliche Grundlage (DURLACHER et al. 1950). Gesicherte Erkenntnisse sind nur durch den Vergleich von Röntgenbild und weitgehend gleichzeitig gewonnenem histologischen Befund zu erhalten (SLAVIN et al. 1975; KREEL u. SANDIN 1977).

Worauf ist nun das „bunte Bild" der röntgenologischen Veränderungen zurückzuführen? Die kleinen Fleckschatten stellen wohl in erster Linie Azini mit flüssigkeitsgefüllten Alveolen dar; kleine Atelektasenbezirke mögen zusätzlich eine Rolle spielen. Streifenschatten dürften durch die bevorzugte Anordnung des alveolären Ödems (!) perivaskulär und peribronchial zustande kommen. Die flächigen, diffusen Verschattungen möchte man auf das Überlaufen der Ödemflüssigkeit in benachbarte Azini zurückführen, wodurch mit zunehmender Krankheitsschwere das ganze Lungengewebe überflutet wird. Die initiale Hilusunschärfe, die perihiläre Trübung wie überhaupt die Bevorzugung der zentralen Lungenabschnitte im röntgenologischen Frühstadium dürften z.T. summationsbedingt sein; teilweise dürften sie aber auch durch die bevorzugte Lokalisation des alveolären Ödems im peribronchialen und perivaskulären Bereich der Lungenwurzel zustande kommen.

Die sog. *„röntgenologische Latenzzeit"* (Zeitintervall zwischen Reizstoffinhalation und Auftreten der frühesten Röntgenveränderungen) beträgt nach unseren Beobachtungen beim Menschen meist 4–8 h, je nach Schwere der Vergiftung. Der Auskultationsbefund beim Auftreten der frühesten Röntgenveränderungen ist meist unauffällig, wie auch der übrige klinische Befund. Das Röntgenbild eignet sich damit zur (relativen) Frühdiagnose des toxischen Lungenödems (s.u.).

Zur *Prognosestellung* kann die Röntgenologie bei entsprechenden Reizgasvergiftungen in zweierlei Hinsicht beitragen. Den ersten Hinweis gibt die Dauer der röntgenologischen Latenzzeit: Je früher die ersten röntgenologischen Veränderungen erkennbar sind, um so schwerer ist der Vergiftungsfall (ARDRAN 1950; DILLER 1975). Einen weiteren Hinweis kann der Charakter der Röntgenveränderungen geben: Großflächig-diffuse Verschattungen weisen auf ein schweres Ödem hin; kleinere (insbesondere härtere) Fleck- und Streifenschatten sind charakteristisch für leichtere ödematöse Veränderungen. Ein Schema zur Beurteilung der Schwere eines Lungenödems hat MILNE (1985) publiziert. Die Korrelation zwischen dem Röntgenbild und Spezialmethoden zur Erfassung des extravaskulären Lungenwassers ist gut (STAUB 1985).

Zur *Aufnahmetechnik und Aufnahmestrategie* können aus langjähriger Erfahrung folgende Empfehlungen gegeben werden. Solange klinische Symptome des Lungenödems fehlen, kann man die Röntgenaufnahme im Stehen mit pa-Strahlengang anfertigen. Will man in späteren Stadien dem Patienten jegliche körperliche Belastung ersparen, so kann man zur schonenden

Bettaufnahme in Rückenlage mit ap-Strahlengang übergehen. Optimale Belichtung ist unerläßlich (WANDKE u. PLEWES 1985). Relativ weiche Aufnahmespannung (55–75 kV) erscheint günstiger (weil sensibler in der Darstellung feinster beginnender Trübungen) als sogenannte Hartstrahltechnik, trotz der Gefahr veratmungsbedingter Unschärfen. STELLAMORE u. BENKE (1976) sowie FUND et al. (1984) empfehlen für die Bettaufnahme hochverstärkende Folien bzw. Kondensatorgeneratoren mit Rasterkassetten. SCHATZKI (1943) und ARDRAN (1950) propagieren Aufnahmen in In- und Exspiration zur besseren Erkennbarkeit von Überblähungszeichen. Die Früherkennung des toxischen Lungenödems wird erleichtert durch den Vergleich mit Voraufnahmen (Abb. 1, 2, 4). Fehlen solche, so ist es günstig, sofort nach der Inhalation bzw. bei der Krankenhausaufnahme eine Röntgenaufnahme anzufertigen, – sozusagen als Vergleichsbasis. Je schwerer die mutmaßliche Inhalationsvergiftung ist, um so früher sollte die erste Kontrollaufnahme post inhalationem angefertigt werden (2-4-6 h nach der Inhalation). Wenn 8 h nach der Inhalation einschlägiger Noxen im Röntgenbild keine Ödemzeichen erkennbar sind, braucht man nach unseren Erfahrungen nicht mehr mit dem Auftreten eines klinisch manifesten Lungenödems zu rechnen. (Eine Ausnahme bilden Inhalationen von Kadmiumoxydrauch bzw. Nickeltetrakarbonyl insofern, als hier die röntgenologische Latenzzeit bis zu 36 h betragen kann.)

II. Komplikationen, Sonderformen, Spätfolgen und Differentialdiagnose inhalationstoxischer Schädigungen am Lungenparenchym

Als *Komplikation* des inhalationstoxischen Lungenödems kann gelegentlich ein Pneumothorax auftreten (HELM et al. 1971) und als Konsequenz ein mediastinales und subkutanes Emphysem (SEIDELIN 1961). Wenn sich das Röntgenbild des toxischen Lungenödems nicht innerhalb von 3–4 Tagen zurückbildet, muß man an die Entwicklung einer Superinfektionspneumonie denken (ROBIN u. THOMAS 1954). Die Röntgenveränderungen werden dann oft stärker asymmetrisch, einseitig, kompakter; das Auftreten von Fieber, Senkungsbeschleunigung und Leukozytose erleichtert die Diagnose. Gelegentlich gibt es auch Fälle, bei denen die Dosis der inhalierten Noxe offenbar nicht für die Ausbildung eines klinisch bzw. röntgenologisch manifesten Lungenödems ausgereicht hat; auf eine solche subklinische Schädigung kann sich dann ebenfalls eine Superinfektion aufpfropfen (Abb. 5). Eine röntgenologische Differenzierung zwischen reinem Lungenödem und solchen disseminierten bronchopneumonischen Infiltrationen ist kaum möglich; allenfalls spricht eine röntgenologische Latenzphase von mehr als 8 h gegen ein toxisches Lungenödem (Ausnahme Kadmiumoxyd und Nickeltetrakarbonyl). Vorwiegend im Anschluß an eine Nitrosegasvergiftung kann sich gelegentlich eine Bronchiolitis obliterans ausbilden, die sich röntgenologisch als miliare harte Tüpfelung der Lungen äußert (s.o.).

Infolge Inhalation bestimmter Noxen (Kadmiumoxydrauch, Teflonrauch, „Metalldämpfen") kann – nach entsprechender klinischer Latenzzeit – ein grippeähnliches Krankheitsbild auftreten mit Fieber, Senkungsbeschleunigung und Leukozytose; die röntgenologischen Verschattungen lassen sich von denen des toxischen Lungenödems nicht unterscheiden (Abb. 6). Nach dem klinischen Verlauf könnte eine *Sonderform* des Lungenödems vorliegen, etwa nach Art einer „toxischen Alveolitis" bzw. einer Pneumonitis (JONES 1980; TOWNSHEND 1982). Entsprechende Röntgenbilder wurden publiziert von ROBBINS u. WARE (1964), HELM et al. (1971), SCHMAHL (1974) und BRUBAKER (1977). Bemerkenswert ist die Neigung zum Übergang in eine Fibrose. Möglicherweise bestehen Beziehungen zur exogen-allergischen Alveolitis, die gelegentlich auch nach Isozyanaten bzw. Trimellitsäureanhydrid beschrieben wurde (RICE et al. 1977; SCHLUETER 1982) und die ebenfalls in eine Fibrose übergehen kann.

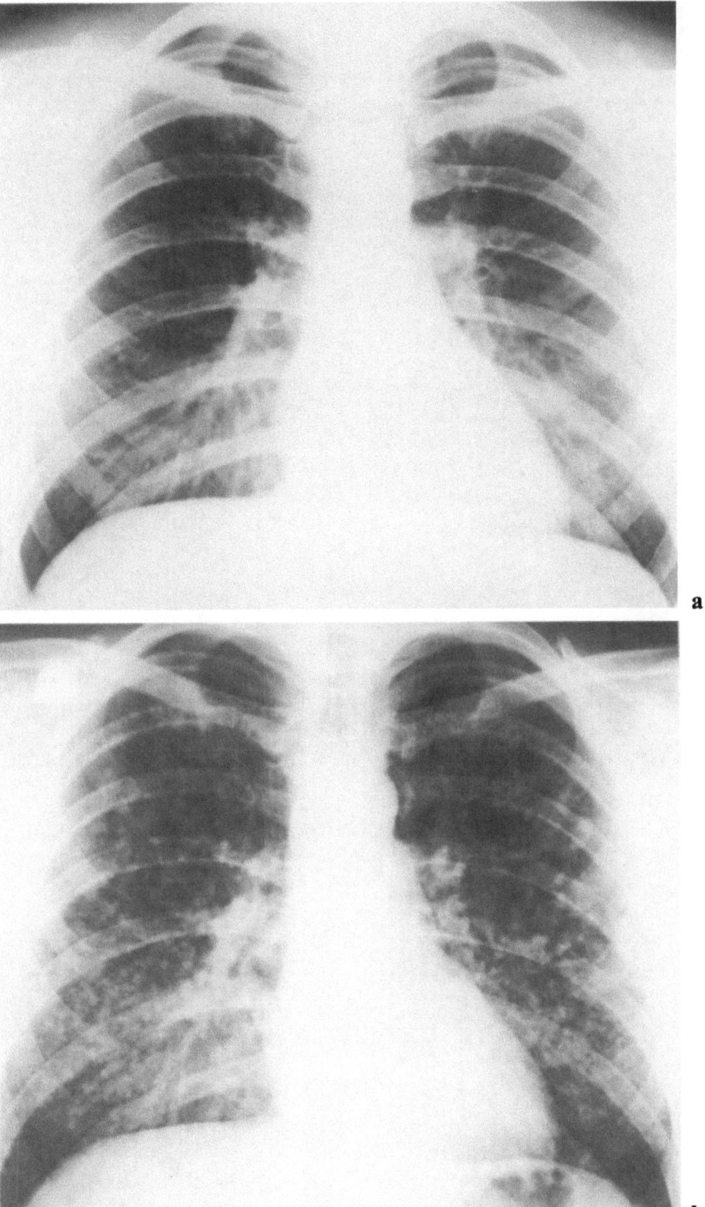

Abb. 5a, b. Superinfektionspneumonie nach Reizgasinhalation. **a** 30 h nach Inhalation einer organischen Fluorverbindung: Keine röntgenologischen Besonderheiten. (Klinisch abklingende Reizerscheinungen an den oberen Atemwegen). **b** 40 h post inh.: Beide Lungen sind übersät mit weichen mittelgroben Fleckschatten. (Plötzlich hohes Fieber, Leukozytose, Senkungsbeschleunigung. Im weiteren Verlauf rasche Rückbildung aller Krankheitserscheinungen innerhalb weniger Tage)

Auch eine hämorrhagische Alveolitis ist nach Trimellitsäureanhydrid beobachtet worden (HERBERT u. ORFORT 1979).

Röntgenologisch erkennbare *Spätfolgen* nach inhalationstoxischem Lungenödem sind selten (DILLER et al. 1979). Gelegentlich wurden Fibrosen beschrieben, vorwiegend nach alveolitisartigen Krankheitsbildern (DUNPHY 1967; HELM et al. 1971; SCHMAHL 1974; BRUBAKER 1977; TOWNSHEND 1982). Röntgenologisch erkennbare Folgeschäden im Bronchialbereich sind selten (s.o.).

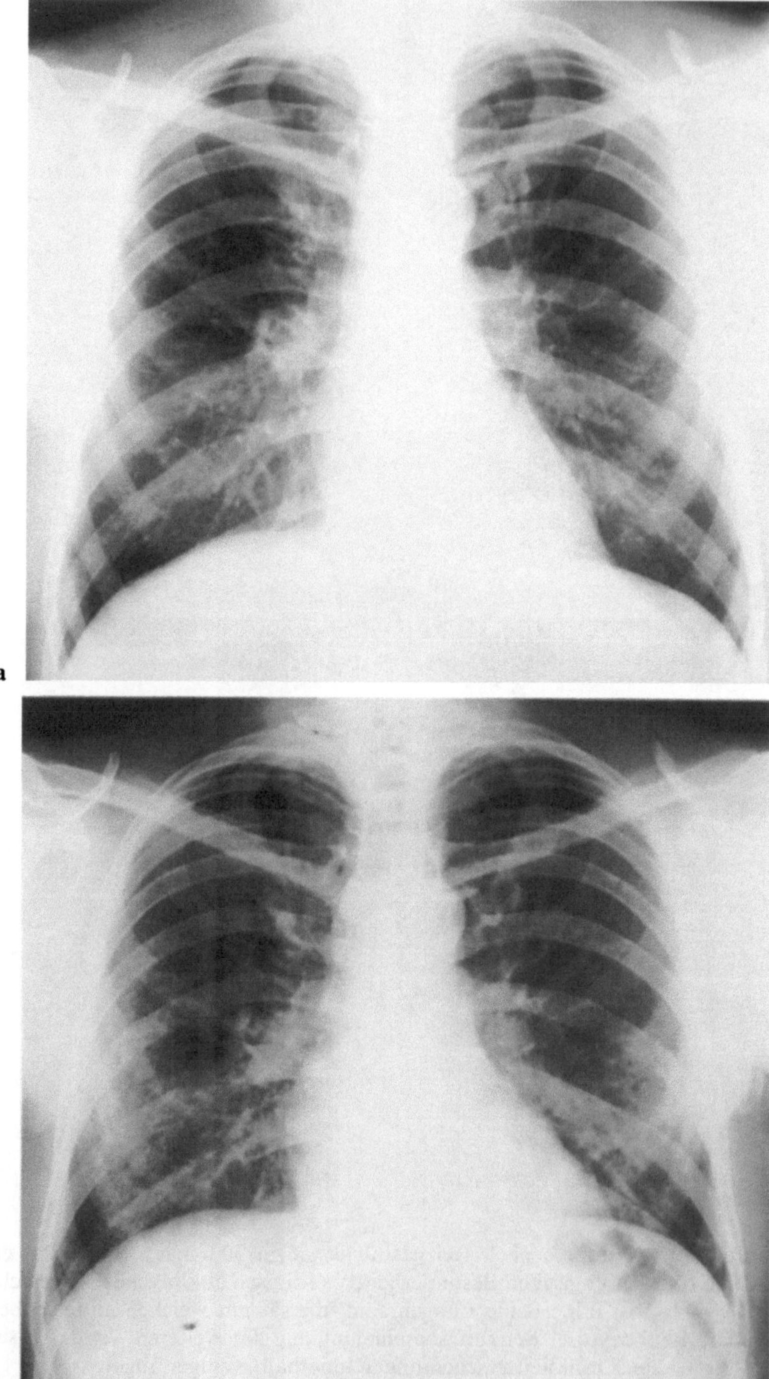

Abb. 6a, b. Teflon-Schweißerfieber. **a** Unauffälliges Thoraxbild anläßlich einer arbeitsmedizinischen Vorsorgeuntersuchung. **b** 5 h nach Inhalation von Teflon-Schweißrauch: Kleine unregelmäßige Fleckschatten in beiden Unterfeldern, Höhertreten der Zwerchfellkuppeln. (Weiterer Verlauf: Befundnormalisierung innerhalb 24 h)

Die *Differentialdiagnose* des inhalationstoxischen Lungenödems im Röntgenbild ist schwierig. Es gibt keine pathognomonischen Zeichen; ganz im Gegenteil kann eine Vielzahl von pathologisch-anatomischen Substraten zu ganz ähnlichen röntgenologischen Veränderungen führen, z.B. andere Ödemformen (kardial, renal), Entzündungen (Pneumonien, Periarteriitis), Fibrosen (Pneumokoniosen), Aspirationen, Atelektasen, Alveolarproteinose, Schocklunge bzw. Beatmungslunge, Polyzythämie. (Übersicht bei REEDER u. Felson 1964.) Ob der von ZIMMERMANN et al. 1982 empfohlene Lagerungstest zur Erkennung von „mobilizable lung water" weiterhilft, bleibt abzuwarten; Skepsis erscheint angebracht, da FLURY u. ZERNIK (1931) darauf hingewiesen haben, daß das inhalationstoxische Lungenödem nur wenig von der Schwerkraft bzw. der jeweiligen Körperlage des Patienten beeinflußt wird. Differentialdiagnostische Schwierigkeiten können gelegentlich auch durch aufnahmetechnische Faktoren bedingt sein: Zwerchfellhochstand beispielsweise kann durch Kompression der basalen Lungenabschnitte zu entsprechender Zeichnungsvermehrung bzw. zur Trübung führen; bei der Trichterbrust und bei der Skoliose sind manchmal parakardiale und perihiläre Trübungen zu beobachten, auch bei entsprechender Mammaüberlagerung. Unterbelichtung kann ödemartige Bilder vortäuschen. Im Gegensatz dazu kann vermehrtes Lungenvolumen (Emphysem, Überdruckbeatmung) die röntgenologischen Ödemzeichen abschwächen (KREEL u. SANDIN 1977). Empfehlenswert ist die Abstimmung mit dem klinischen Befund (einschließlich extravaskulärem Lungenwasser und pulmonalkapillärem Druck), der Vergleich mit früheren Röntgenaufnahmen sowie die röntgenologische Verlaufsbeobachtung.

Literatur

Ardran GM (1950) The pulmonary effects of toxic gases and smokes. Br J Radiol 23:107–115

Barzó P, Horváth M, Tass G (1968) Akute und subakute Lungenveränderungen durch Einatmung chemischer Reizgase. Prax Pneumonol 22:767–775

Beach FXM, Jones ES, Scarrow GD (1969) Respiratory effects of chlorine gas. Br J Ind Med 26:231–236

Becklake MR, Goldman HI, Borman AR, Freed CC (1957) The long-term effects of exposure to nitrous fumes. Am Rev Tuberc Pulm Dis 76:398–409

Bellini F, Polvani C (1963a) Semeiotica e diagnostica differenziale radiologiche delle lesioni polmonari croniche conseguenti alla esposizione a gas e a vapori irritanti. Riv Radiol (Rom) 7:1052–1080

Bellini F, Polvani C (1963b) Aspetti pseudoconiotici delle lesioni polmonari conseguenti ad intossicazione cronica di gas irritanti. Min Radiol Fisioter Radiobiol 8:134–138

Berkmen YM (1980) Aspiration and inhalation pneumonias. Semin Roentgenol 15:73–84

Borgström KE, Lunderquist A (1968) Pulmonary Edema. In: Strand F (red von) Röntgendiagnostik der oberen Speise- und Atemorgane des Mediastinums. Springer, Berlin Heidelberg New York (Handbuch der medizinischen Radiologie, Bd IX/3, S 737)

Brubacker RE (1972) Pulmonary problems associated with the use of polytetrafluoroethylene. J Occup Med 19:693–695

Colardyn F, Straten M van der, Tasson J, Egmond J van (1976) Acute chlorine gas intoxication. Acta Clin Belg 31:70–77

Cordasco EM, Stone FD (1973) Pulmonary edema of environmental origin. Chest 64:182–185

Diller WF (1975) Radiologische Untersuchungen zur verbesserten Frühdiagnose von industriellen Inhalationsvergiftungen mit verzögertem Wirkungseintritt. Verlag für Medizin, Heidelberg

Diller WF (1983) Inhalative Reizstoffvergiftungen. In: Brenner W, Florian HJ, Stollenz E, Valentin H (Hrsg) Arbeitsmedizin aktuell. Fischer, Stuttgart

Diller WF (1984) Das toxische Lungenödem. Atemw Lungenkrh 10:215–218

Diller WF, Bils RF, Kimmerle G, Huth F (1969) Die Frühphase der Phosgenvergiftung im lichtmikroskopischen, elektronenmikroskopischen, röntgenologischen und klinischen Bild. Virchows Arch [A] 230–248

Diller WF, Schnellbächer F, Wüstefeld F (1979) Pulmonale Spätfolgen nach Phosgenvergiftung bzw inhalationstoxischem Lungenödem. Zbl Arbeitsmed 18:5–16

Doub HP (1933) Pulmonary changes from inhalation of noxious gases. Radiol 21:105–113

Doub HP (1940) Diskussionsbemerkung zu Evans

Dunphy B (1967) Acute occupational cadmium poisoning. J Occup Med 9:22–26

Durlacher SH, Banfield WG, Bergner D (1950) Post mortem pulmonary edema. Yale J Biol Med 22:565–572

Evans EE (1940) An X ray study of the effects of industrial gases upon the human lung. Radiology 34:411–424

Everett ED, Overholt EL (1968) Phosgene poisoning. JAMA 205:243–245

Fishman AP (1976) Clinical disorders of lung liquids. In: Porter R, O'Connor M (Eds) Lung liquids, CIBA Foundation Symposium. Elsevier, Excerpta Medica, North Holland, p 312

Flury F, Zernik F (1931) Schädliche Gase. Springer, Berlin Göttingen Heidelberg, S 80

Fraser RG, Paré JAP (1970) Diagnosis of diseases of the chest, vol II. Saunders, Philadelphia London Toronto, p 953

Freeman G, Haydon GB (1964) Emphysema after low-level exposure to NO_2. Arch Environ Health 8:125–128

Freeman G, Stephens RJ, Coffin DL, Stara JF (1973) Changes in dogs' lungs after long-term exposure to ozone. Arch Environ Health 26:209–216

Fritze E, Hammar CH, Werner K (1966) Ausgedehnte Lungenaffektionen bei scheinbar leichten Intoxikationen durch Nitrosegase. Dtsch Med Wochenschr 91:899–901

Fuchs WA, Voegeli E (1973) Röntgendiagnostik der Lunge. Huber, Bern Stuttgart Wien

Fund G, Fischedick AR, Hartenauer U (1984) Intensivlungen – Möglichkeiten zur Qualitätsverbesserung. Röntgenblätter 37:219–222

Hayakawa M, Koyama O, Fukuhava M, Onishi K, Hinami F, Saito K, Toyokawa S, Adachi K, Takao N, Tanemoto K (1979) Ein Fall von Bronchialasthma infolge PU-Exposition (Jap) Nippon Kyoshitsu Kai Shi 17:421–425

Helm KU, Renovanz HD, Schmahl K, Clarmann M von (1971) Die Zinknebelvergiftung und ihre Behandlung. Wehrmed Monatsschr 15:1–28

Henschler D (1963) Vergiftungen durch Kohlenoxyd, Blausäure und Reizgase. Therapiewoche 13:382–386

Herbert FA, Orfort R (1979) Pulmonary hemorrhage and edema due to inhalation of resins containing trimellitic Anhydride. Chest 76:546–551

Hey W, Thiess AM (1968) Zur Toxizität des Chlorameisensäuremethylesters. Arch Toxikol 23:186–196

Hirsch W (1949) Remittierendes reversibles Lungenödem nach Nitrosegas-Intoxikation. Fortschr Röntgenstr 72:480–484

Horvath EP, Pico GA do, Barber RA, Dickie HA (1978) Nitrogen Dioxide-induced pulmonary disease. J Occup Med 20:103–110

Jones RN (1980) Acute and accidental exposures to irritant gases. In: Fishman AP (ed) Pulmonary diseases. McGraw Hill, New York

Karlinsky JB, Snider GL (1978) Animal models of emphysema. Am Rev Respir Dis 117:1109–1133

Kimmerle G, Diller WF (1971) Röntgenologische und hämatologische Untersuchungen zur frühzeitigen Erkennbarkeit des Lungenödems nach Phosgeninhalation. Zbl Arbeitsmed 21:3–9

Kleinfeld M (1965) Acute pulmonary edema of chemical origin. Arch Environ Health 10:942–946

Koenig H, Wolff HR (1975) Lungenbefunde nach akuter Chlorgasinhalation. Z Ärztl Fortbild (Jena) 69:231–234

Kreel L, Sandin B (1977) Chest Symposium: The radiology of pulmonary oedema. X Ray Focus 16:30–53

Lachnit V (1958) Zur Therapie der Reizgasvergiftung. Zbl Arbeitsmed 8:177–180

Laqueur E, Magnus R (1921) Über Kampfgase. Zschr Exper Med 13:31–42

Lazaris YA, Serebroskaya IA, Chorepanowa AG (1966) Röntgenvasographie des Lungenkreislaufs bei verschiedenen Ödemformen (russ). J Pat Fiziol Ekspr Ter (Moskau) 10:12–16

Liebeskind D (1970) Berufskrankheiten im Röntgenbild. Barth, Leipzig

Lowry T, Schuman LM (1956) Silo-fillers' disease. JAMA 162:153–159

Meek WJ, Heyster JAE (1920) Experiments on the pathological physiology of acute phosgene poisoning. Am J Physiol 51:307–317

Milne ENC, Pistolesi M, Miniati M, Giuntini C (1985) The Radiographic distinction of cardiogenic and non cardiogenic edema. Am J Roentgenol 144:879–894

Muhar F, Raber A (1974) Wirkungen von Nitrosegasen auf die Lunge. Pneumonol Pol 150:113–129

Novak D, Rothenberger W (1979) Röntgenologische Lungenveränderungen nach Inhalation von Reizgasen. Prakt Anästhesie 14:162–173

Patel R, Janakiraman N, Johnson R, Elman JB (1973) Pulmonary edema and coma from Perchloroethylene. JAMA 223:1510

Patt HM (1945) The effect of phosgene on circulatory dynamics. Fasciculus on chemical warfare medicine, vol II. National Research Council, Washington/DC, p 400

Pillsbury HC (1921) X ray findings in the chronic gas cases. Am J Roentgenol 8:193–195

Pistolesi M, Giuntini C (1978) Assessment of extravascular lung water. Radiol Clin North Am 16:551–574

Reeder MM, Felson B (1974) Gamuts in radiology. Audiovisual Radiology of Cincinnati Inc, Cincinnati, Ohio

Reinl W, Schnellbächer F (1974) Über die unterschiedlichen Reaktionen auf Isocyanate. Zbl Arbeitsmed 24:106–116

Renander A (1936) Röntgenologisch beobachtete reversible Veränderungen bei nitrösen Gasschäden an den Lungen. Acta Radiol 17:152–160

Rice DL, Jenkins DE, Gray JM, Greenberg SD (1977) Chemical pneumonitis secundary to inhalation of epoxy pipe coating. Arch Environ Health 32:173–177

Robbins JJ, Ware RL (1964) Pulmonary edema from Teflon fumes. N Engl J Med 271:360–361

Robin ED, Thomas ED (1964) Some relations between pulmonary edema and pulmonary inflammation. AMA Arch Intern Med 93:713–724

Rossing RG (1964) Physiologic effects of chronic exposure to Phosgene in dogs. Am J Physiol 207:265–272

Sassi C (1954) L'intossicazione professionale da ossicloruro di fosforo. Med Lav 45:171–177

Schatzki R (1943) Roentgenographic observations in fire victims. Ann Surg 117:841–864

Schlueter DP (1982) Infiltrative lung disease hypersensitivity pneumonitis. J Allerg Clin Immunol 70:50–55

Schmahl K (1974) Klinik der Zinknebelvergiftung. Pneumologie 150:161–169

Schmid O (1969) Spättod nach Einatmen nitröser Dämpfe durch Bronchiolitis obliterans. Arbeitsmed Sozialmed Arbeitshyg 4:118–120

Schulz H (1959) Die submikroskopische Anatomie und Pathologie der Lunge. Springer, Berlin Göttingen Heidelberg

Seidel H, Pohle H (1960) Zur Schädigung der Atmungsorgane durch Desmodur. Tuberkulosearzt 14:675–686

Seidelin R (1961) The inhalation of Phosgene in a fire extinguisher accident. Thorax 16:91–93

Slavin G, Kreel L, Herbert A, Sandin B (1975) Pulmonary Oedema at necropsy: a combined pathological and radiological method of study. J Clin Pathol 28:357–366

Snashall PD, Keyes SJ, Morgan BM, McAnulty RJ,

Mitchell-Heggs PF, McIvor JM, Howlett KA (1981) The radiographic detection of acute pulmonary edema. Br J Radiol 54:277–288

Staub NC (1985) Report of workshop on clinical use of lung water measurements. US Department of Health and Human Services, NIH Publication No 86-2355

Steel JP (1942) Phosgene poisoning. Lancet 14:316–317

Stellamore K, Benke A (1976) Zur Diagnose der Schocklunge. Fortschr Röntgenstr 125:527–532

Summer W, Haponik E (1981) Inhalation of irritant gases. Clin Chest Med 2:273–287

Thiess AM, Ferara FG (1970) Toxikologische Schäden durch Reizgase. Fortschr Med 88:147–151

Thiess AM, Goldmann PJ (1968) Ist die Phosgenvergiftung noch ein arbeitsmedizinisches Problem? Zbl Arbeitsmed 18:133–141

Thompson CM (1946) Pulmonary changes in carbon tetrachloride poisoning. J Am Roentgenol 55:16–19

Townshend RH (1982) Acute Cadmium pneumonitis: A 17 year follow-up. Br J Ind Med 39:411–412

Wandtke JL, Plewes DB (1985) Chest equalization radiography. J Thorac Imag 1:14–20

Wantz JM, Dechoux J (1982) Oedeme pulmonaire lésionel par vapeur nitreuse. Arch Mal Prof 43:367–373

Witschi H, Nettesheim P (1980) Mechanisms in respiratory toxicology, vol II. CRC Press, Boca Raton Florida

Zimmermann JE, Goodman LR, Andro ACS, Wyman AC (1982) Radiographic detection of mobilizable lung water. Am J Roentgenol 138:59–64

Zorn O, Worth G (1952) Staublungen im Röntgenbild. Kölner Verlagsdruckerei, S 300

c) Strahlenpneumonitis

Von

A. GREGL

Mit 5 Abbildungen und 1 Tabelle

A. Einleitung

Ionisierende Strahlung ruft im lebenden Organismus Veränderungen hervor, die abhängig von der Strahlenenergie, Strahlendosis, bestrahltem Volumen und Bestrahlungsrhythmus reversibel, aber auch irreversibel sein können. Die Strahlenreaktionen können ein solches Ausmaß annehmen, z.B. nach Bestrahlung des Brustkorbes, daß man von einer selbständigen Krankheit nach Art einer Strahlenpneumonitis bzw. Strahlenfibrosis sprechen kann. Nicht nur in quantitativer, sondern auch in qualitativer Hinsicht lassen sich differente Effekte abhängig von der Strahlenqualität, vornehmlich im Tierexperiment nachweisen.

Die Strahlenreaktion an Lunge und Pleura sind ausführlich in histopathologischer Hinsicht sowohl im Tierexperiment als auch in der Humanpathologie des älteren Schrifttums abgehandelt worden. Alle Autoren stimmen darin überein, daß es sich bei der Strahlenreaktion an der Lunge um ein mehrphasisches Geschehen handelt, das mit einem perivaskulären Ödem eingeleitet wird und in einem Teil der Fälle in eine Strahlenfibrosis übergeht.

Nach biochemischen Messungen, deren Ergebnisse z.T. noch widersprüchlich sind, wird von den meisten Autoren angenommen, daß die Erhöhung der Oberflächenkräfte und Veränderungen in der Zusammensetzung des Lungengewebes für die Entstehung von Apneumatosen mitverantwortlich gemacht werden kann. Die funktionellen Untersuchungen haben übereinstimmend ergeben, daß nach Bestrahlung eine Funktionseinschränkung der Lunge stattfindet, die über ein Dysgleichgewicht zwischen Ventilation und Perfusion zu einem gestörten Gastransport und schließlich zu einer Strahlenpneumonitis führt.

B. Definition

Unter einer Strahlenpneumonitis verstehen wir eine strahleninduzierte Pneumonie, die sich klinisch in den ersten Wochen bzw. Monaten nach Beginn der Bestrahlung in Husten, leichter Dyspnoe und einhergehend mit erhöhtem Fieber äußern kann. Bei radiologisch stummer Symptomatik bilden sich in der Regel diese klinischen Symptome zurück. Sie können aber auch Vorläufer einer schweren Strahlenpneumonitis sein, die nach mehreren Monaten in eine Strahlenfibrose übergehen kann. Ein solcher Strahleninsult, der auch deletäre Folgen haben kann, wird als eine Strahlenpneumonitis im engeren Sinne bezeichnet, die als eine selbständige Krankheit zu betrachten ist.

I. Historischer Rückblick

Die erste Beschreibung einer strahleninduzierten Reaktion an Lunge und Pleura verdanken wir Bergonie und Tessier im Jahre 1898. Mitte der 20er Jahre erschienen bereits größere kasuistisch-statistische Publikationen (Wintz u. Rump 1921; Evans u. Leucutia 1925; Hines 1922) und experimentelle Studien (Warren u. Whipple 1922; Warthin u. Pohle 1929). Erste Mitte der 30er Jahre wurden grundlegende Arbeiten (Desjardins 1932; Engelstad 1934), die heute noch ihren klinischen, morphologischen und experimentellen Aussagewert behalten haben, veröffentlicht. Vor dem Hintergrund dieser wegweisenden Monographien haben Eger u. Gregl (1965) eine Monographie über Strahlenpneumonitis veröffentlicht, der eigene klinische, morphologische und tierexperimentelle Untersuchungen zugrunde lagen.

In den letzten 20 Jahren sind eine Reihe weiterer Publikationen erschienen, die sich mit der Histologie (Bässler u. Buchwald 1966; Dippel et al. 1971; Schnabel et al. 1983; Ts'ao et al. 1983) der klinischen Symptomatik und der Häufigkeit unter inzwischen veränderten Strahlenbedingungen, vornehmlich des Bronchialkarzinoms befassen (Bauer et al. 1965; Bennett et al. 1969; Drescher u. Schuman 1978; Schnabel et al. 1983; Karstens et al. 1982) und des Mammakarzinoms (Castrup u. Wannenmacher 1977; Sarrazin u. Fajbisowicz 1971; Sauerwein et al. 1984). Übereinstimmend mit dem älteren Schrifttum wird einmal mehr die Ansicht vertreten, daß es sich bei strahleninduzierten Gewebsreaktionen an Lunge und Pleura um ein mehrphasisches, morphologisch-klinisches Geschehen handelt, dessen Ausmaß in erster Linie von der applizierten Volumendosis abhängt.

II. Pathomorphologie

Engelstad (1934) hat den Reaktionsablauf einer Strahlenpneumonitis zeitlich in 4 Stadien eingeteilt:

1. Initialstadium (die ersten 2–3 Tage nach Strahleninsult),
2. Latenzstadium (das sich an das erste anschließt und mehrere Wochen dauern kann),
3. Hauptreaktion (im Anschluß an das Latenzstadium) und
4. Regenerationsstadium (charakterisiert durch zunehmende Bindegewebsvermehrung mit Übergängen in narbige Indurationen).

In Abhängigkeit von der eingestrahlten Dosis, also ohne zeitlich determinierte Reaktionsabläufe teilten Warren u. Spencer (1940) die strahlenbedingten Lungen- und Pleuraveränderungen in 3 Schweregrade ein:

1. Akute Pleuropneumonie (nach 20–30 Gy). Dieses Stadium ist charakterisiert durch ein ausgeprägtes Ödem,
2. Spätreaktion (nach 100 Gy) mit zunehmender Hyalinisierung und Fibrosierung der Blutgefäße, des Lungengewebes und der Alveolarwände und
3. Spätstadium mit außergewöhnlicher Reaktion (nach 300 Gy) einhergehend mit bleibenden Narben, Obliterationen der Alveolen und Verdickung der Intima und Kapillarwände.

Von der Vorstellung ausgehend, daß die morphologischen und klinisch-radiologischen Reaktionsabläufe in Einklang zu bringen sind, haben Eger u. Gregl (1965) aufgrund eigener tierexperimenteller und morphologischer Untersuchungen am Menschen die Strahlenpneumonitis in 2 Stadien eingeteilt:

1. Exsudatives Stadium und
2. Fibrotisches Stadium.

Das 1. Stadium, das durch exsudative Prozesse, auf die sich sekundär pneumonische und bronchopneumonische Vorgänge aufpfropfen können, ist rückbildungsfähig, sofern eine Schwellendosis nicht überschritten wird, die etwa bei 30 Gy liegt. Dieses Stadium kann in ein fibrotisches (2. Stadium) übergehen. Das charakteristische einer strahlenbedingten Lungen- und Pleuraveränderung ist das Nebeneinanderbestehen der Früh- und Spätreaktionen.

MOLLS u. VAN BEUNINGEN (1985) haben in ihrem Beitrag zum Handbuch der Medizinischen Radiologie eine übersichtliche Darstellung der strahlenbiologischen Veränderungen der Lunge unter Einschluß neuerer Erkenntnisse wiedergegeben. Hervorzuheben sind dabei die von ihnen zitierten physiologischen Veränderungen der Lungenfunktion im Tierexperiment und in der Klinik. Die Ergebnisse zeigten, daß nach jedem Strahleninsult eine Funktionseinschränkung der Lunge anzunehmen ist, die wohl auf die Störung des Verhältnisses zwischen Ventilation und Perfusion beruht, was wiederum einen gestörten Gastransport zur Folge hat.

Entsprechend unserer Empfehlung, die Strahlenreaktionen am Lungengewebe in ein exsudatives und ein fibrotisches Stadium einzuteilen, kann anhand der quantitativen experimentellen Untersuchungen als gesichert angesehen werden, daß das Ausmaß der Fibrosierung erst ab 30 Gy mit der vorausgehenden Exsudation korreliert. Nach 30 Gy überwiegt bei weitem das Ödem, so daß anzunehmen ist, daß das Ödem rückbildungsfähig ist. Die Gewebsdosis von 30 Gy stellt also eine Schwellendosis für die Entwicklung einer irreversiblen Strahlenreaktion im Sinne einer Fibrosis dar.

Die Unterscheidung zwischen den Veränderungen, die als unmittelbare Strahlenfolge und denen, die sekundär auftreten, ist auch im modernen Schrifttum unbeantwortet geblieben. Alles spricht dafür, daß die sog. Strahlenpneumonie, die morphologisch, aber auch klinisch-röntgenologisch einer eitrigen Broncho- oder Lobärpneumonie ähnelt, auf dem Boden einer durch wiederholte Bestrahlung geschädigten Lunge entsteht. So ist es erklärlich, daß nach fraktionierter Bestrahlung häufiger Pneumonien als nach einem einmaligen Insult zu beobachten sind.

Die Strahlenreaktionen der Lunge im 1. Stadium entsprechen einer chronischen, interstitiellen Entzündung, man sollte daher von einer interstitiellen Strahlenpneumonitis sprechen, um die Besonderheiten einer Strahlenreaktion hervorzuheben.

Welche sind nun die charakteristischen Merkmale einer Strahlenpneumonie?

Eiweißreiches perivasales Ödem, das rückbildungsfähig ist, aber auch als Vorstufe der späteren Hyalinisierung aufzufassen ist. Ödem der Alveolarsepten, Schwellung der Kapillar- und Alveolarendothelien, Degeneration der proliferierten Epithelien und Bildung von Riesenzellen, eigentümliches, eiweißreiches Ödem, das vielerorts zu hyalinen Membranen kondensieren kann. Es bilden sich hyaline Pfröpfe, die das Alveolarlumen mit abgestoßenen Epithelien und Leukozyten ausfüllen. Die hyalinen Exsudatmassen treten nicht nur in den Alveolarlumina, sondern auch in der Alveolarwand auf. Proliferation des Bronchialepithels, der Zilienverlust und die erhöhte Schleimsekretion.

Atelektasen-, Emphysem- und Bronchiektasiebildung werden durch den Strahleninsult nur verstärkt. Sie treten ausschließlich als Folge schrumpfender Prozesse, wie wir sie normalerweise auch bei chronischen Lungenprozessen anderer Genese beobachten, auf.

Aus den interstitiellen und intraveolären exsudativen Vorgängen entwickelt sich die Strahlenfibrose. Die Entstehung einer Fibrose setzt die Exsudation voraus. Da es nur nach höherer Dosis zu einer Progredienz der Exsudation und zum Übergang in eine Strahlenfibrose kommt, sollte man die Fibrose und die Hyalinisierung als unmittelbare Folge eines Strahleninsultes ansehen.

Zusammenfassend kann daraus gefolgert werden, daß die morphologischen Einzelerscheinungen nach einem Strahleninsult jede für sich für eine Strahlenreaktion nicht pathognomonisch ist, das Gesamtbild aber, wir denken dabei vornehmlich an das perivaskuläre Ödem, das inter- und intraalveoläre eiweißreiche Exsudat mit Übergang in hyaline Membranen und Pfröpfe, Proliferation des Alveolarepithels und die Reaktionen des Bronchialepithels, sind so charakteristisch, daß man berechtigterweise von einer spezifischen Strahlenpneumonitis sprechen kann.

Unmittelbar nach Einwirkung einer ionisierenden Strahlung treten die Endothelveränderungen als Ausdruck einer Permeabilitätssteigerung auf. Bereits nach 8 Tagen folgt die Entwicklung eines zunächst eiweißarmen, später eiweißreichen Ödems, die alle morphologischen Bausteine der Lunge betrifft.

Alle Autoren sind sich darüber einig, daß das Auftreten einer Strahlenpneumonitis bzw. -fibrose durch gleichzeitiges Bestehen einer konstitutionellen Lungenbegleiterkrankung begünstigt wird. Für das Ausmaß der morphologisch faßbaren Folgen spielt das Alter des Organismus eine große Rolle. Im Tierexperiment lassen sich altersgebende Unterschiede feststellen. Es zeigte sich, daß sehr junge und sehr alte Tiere empfindlicher reagieren als solche im geschlechtsreifen Alter (COTTIER 1966).

Anfang der 70er Jahre publizierte BUBLITZ (1972) seine Ergebnisse über die qualitativen (Elektronenmikroskopie) und quantitativen (biochemische Bestimmung des Kollagen) tierexperimentellen Untersuchungen, die uns so aufschlußreich erscheinen, daß wir auf sie etwas ausführlicher eingehen möchten.

Nach bewährter Versuchsanordnung (COTTIER 1956, 1957; EGER u. GREGL 1965) wurde die rechte Lunge weißer Ratten von einem 2×4 cm großen Feld einmalig mit einer Dosis von 30 Gy ^{60}Co bestrahlt. Die Tiere wurden jeweils nach 24 h, 8 Tagen, 4 Wochen und 8 Wochen nach Bestrahlung getötet.

Um das Ausmaß der Strahlenfibrosis quantitativ zu bestimmen, wurden drei Kollagenfraktionen (neutralsalzige, säureunlösliche und unlösliche Kollagene) biochemisch untersucht. Mit zunehmendem zeitlichem Abstand vom Strahleninsult nahm das unlöslich reife Strukturkollagen zu.

Bereits 24 h nach Strahleninsult stellt er eine biochemisch faßbare Strahlenfibrose fest. Dies veranlaßte ihn zu der Auffassung, daß die bisherige Stadieneinteilung der Strahlenpneumonitis biochemisch nicht gerechtfertigt erscheint. Man muß in diesem Zusammenhang hervorheben, daß auch die früheren Autoren bei ihren morphologischen Untersuchungen (ENGELSTAD 1934; DESJARDINS 1926; COTTIER 1956; EGER u. GREGL 1965) die fließenden Übergänge von Stadium zu Stadium allerdings nur qualitativ hervorgehoben haben. Die elektronenmikroskopischen Befunde haben ergeben, daß es sich um eine Vermehrung des Gesamtkollagens handelt. Aufgrund seiner elektronenmikroskopischen und biochemischen Untersuchungen, die eine echte Vermehrung des Kollagengehaltes mit stufenweisem Übergang von löslichem (Frühphase) zu unlöslichem Kollagen (Spätphase) erkennen lassen, empfiehlt BUBLITZ, die Entwicklung der Strahlenfibrose in 4 Stadien einzuteilen:

1. Proliferation, Neubildung und Aktivierung der Bindegewebszellen (Fibroblasten).
2. Zunahme der Grundsubstanz.
3. Synthese kleinmokekularer Kollagenvorstufen.
4. Bildung von reifem Kollagen und Anordnung zu Faserstrukturen (Fibrillogenese).

III. Häufigkeit

Nach postoperativer Bestrahlung eines Mammakarzinoms tritt eine Strahlenpneumonitis häufiger nach Hochvolttherapie als nach Orthovolttherapie auf. Nach Orthovolttherapie wurde über eine Häufigkeit von 5,1% (GREGL 1969) und 15,1% (FIBELKORN u. HILLGER

1955), nach Telekobaltbestrahlung von 32% (Notter et al. 1970) bzw. 35% (Castrup u. Wannenmacher 1977) nach Elektronen-Pendel-Bestrahlung von 13,3% (Frischbier u. Lohbeck 1970) nach Telekobaltbestrahlung 74% (Heinze u. Feil 1970) berichtet (s. Tabelle 1).

Im eigenen Krankengut trat eine Strahlenpneumonitis nach Telekobaltbestrahlung in 20% mit steigender Tendenz in Abhängigkeit von der applizierten Dosis auf: nach 40 Gy in 20%, nach 60 Gy in 44% und nach 70 Gy in 65%.

Nach Rotationsbestrahlung von Ösophagus- und Bronchialkarzinomen beobachteten wir eine Strahlenpneumonitis in 30% in Abhängigkeit von applizierter Dosis mit steigender Tendenz: nach 40 Gy in 6%, nach 60 Gy in 41% und nach 70–100 Gy in 50% aller Fälle.

Unter 5,1% (51/1017) Frauen mit einer Strahlenpneumonitis nach Tangentialbestrahlung eines Mammakarzinoms wiesen 9 (17,7%) pulmonale, nicht strahlenbedingte Veränderungen auf; nach Telekobaltbestrahlung eines Bronchialkarzinoms betrug der prozentuale Anteil der Strahlenpneumonitis bei Patienten mit einer begleitenden nicht strahlenbedingten Lungenveränderung 75%, im Vergleich dazu bei Patienten ohne eine solche Begleiterkrankung nur 24%; nach Rotationsbestrahlung lag das prozentuale Verhältnis 45,8% : 23,5% zugunsten der Fälle mit begleitenden *nicht* strahlenbedingten Lungenerkrankungen.

Tabelle 1. Häufigkeit der Strahlenpneumonitis bzw. der Strahlenfibrosis in Abhängigkeit von der Bestrahlungstechnik und der bestrahlten Grunderkrankung nach Angaben aus dem Schrifttum

Autor	Jahr	Gesamtzahl der Patienten	Bestrahlungsart	Gesamtdosis	Strahlenpneumonitis	
					n	%
Nach postoperativer Mammabestrahlung						
Fiebelkorn u. Hillger	1955	437	200 kv, tang. Technik	20 Gy	66	15,1
Gregl et al. u. Jacobs	1964	1017	200 kv, tang. Technik	30 Gy	51	5,1
Greenberg u. Jacobs	1966	43	250 kv, tang. Technik	26–33 Gy	6	14 (Fibrose)
Gimes	1968	62	118 kv, tang. Technik	20 Gy	8	13
Fischer et al.	1970	110	^{60}Co, exzentr. Pendelb.	51–54 Gy	1	0,9
Frischbier u. Lohbeck	1970	173	Elektr. (9 u. 15 MeV) Pendelb.	50 Gy	23	13,3 (Fibrosen)
Heinze u. Feil	1970	265	^{60}Co, tang. Technik	30 Gy	195	73,5
Notter et al.	1970	155	^{60}Co u. Elektr. (7–25 Mev)	50–60 Gy	50 / 35	32 (leichte Befunde) / 23 (schwere Befunde)
Klein et al.	1972	116	^{60}Co, tang. Technik	48 Gy	103	89 (leichte Befunde)
Zwicker et al.	1972	833	^{60}Co, tang. Technik		50	6 (leichte Befunde)
Kammerhuber et al.	1973	693	200–250 kv, tang. Technik	40 Gy	118	17
Castrup u. Wannenmacher	1977	635	^{60}Co, tang. Technik	50 Gy	222	35
Todorov et al.	1981	125	^{60}Co, tang. Technik	35–50 Gy	98	78,4 (leichte Befunde)
Sauerwein et al.	1984	432	^{137}C, 4 × 2,5 Gy/Wo	48 Gy	48	11,1

Tabelle 1 (Fortsetzung)

Nach Bestrahlung des Mediastinums

Landberg et al.	1971	11	Megavolt/Mantelfeld	42–50 Gy	9	82	(Strahlen-pneumonitis)
Kaplan u. Stewart	1973	248	Megavolt/Mantelfeld	44 Gy	16	6	(Strahlen-pneumonitis)
Libshitz et al.	1973	20	Megavolt/Mantelfeld	42–50 Gy	19	95	(Strahlen-fibrosis)
Castrup et al.	1976	69	Megavolt/Einzelfeld	40–45 Gy	12	17,4	(Strahlen-pneumonitis)
Castrup et al.	1976	69	Megavolt/Einzelfeld	40–45 Gy	4	5,8	(Strahlen-fibrosis)
Gassmann et al.	1982	8	^{60}Co, Pendel/Stehfeld	40 Gy	3	37,5	(und Chemo-therapie)

Nach Bestrahlung von Bronchialkarzinomen

Mateev et al.	1971	172	^{60}Co/Stehfeld	60–80 Gy	65	37,8
Gr. I kontinuierl., niedr. ED, hohe GD, 5 × 2,5 Gy/Wo				60–80 Gy GD	27/53	52,1
Gr. II kontinuierl., niedr. ED, niedr. GD, 5 × 2,5 Gy/Wo				35–40 Gy GD	6/29	20,6
Gr. III Split-Technik, mittl. ED, hohe GD, 5 × 2,4–2,7 Gy/Wo				30–40 Gy GD	11/30	37
Gr. IV Protrah. Serie, hohe ED, hohe GD, 5–6 Gy/jeden 5. Tg				60–80 Gy GD	21/60	35
Hess u. Buchelt	1966	131	200 kv/^{60}Co	20–55 Gy	44	33,6 (inoperable Fälle)
bei 200 kv/36–50 Gy in 73% Strahlenfibrosis bei ^{60}Co in 20% nach 31–35 Gy und in 57% nach 51–55 Gy						
Drescher u. Schuman	1978	170	^{60}Co/Stehfelder	50–60 Gy	21	12,4

Nach Bestrahlung von Oesophaguskarzinomen

Borgström u. Gynning	1957	143	170 kv/Rot.-Bestr.	60–65 Gy	37	26
Sieber u. Clausnitzer	1963	25	^{60}Co/Stehfeld	60–80 Gy	15	60
Eger u. Gregl	1965	92	200 kv/Rot.-Bestr.	40–120 Gy	27	29,5

IV. Klinische Symptomatik

Klinisch äußert sich die Strahlenpneumonitis in Husten, Dyspnoe, zuweilen mit Fieber und unbestimmten Schmerzen im Brustkorb verbunden. Alle diese Symptome können bereits einige Wochen nach Beginn der Bestrahlungsbehandlung auftreten, sie sind aber in der Regel im 3. Monat zu beobachten. Nur ein Teil der Patienten (10–20%) entwickelt klinische Symptome.

Die Unterteilung des klinischen Erscheinungsbildes entspricht den histopathologischen Veränderungen im Tierexperiment. Die Symptome treten nicht alle gleichzeitig auf, sie sind nicht charakteristisch für eine Strahlenpneumonie und können sich auch schleichend bemerkbar machen. Nur in schweren Fällen ist eine akute Dyspnoe, die sich radiologisch in Form einer Apneumatose äußert, festzustellen. Beim Fortschreiten eines solchen schweren klinisch-radiologischen Krankheitsbildes kann in Tagen oder Wochen unter dem Zeichen des Atemnotsyndroms der Tod eintreten. Wir haben einen solchen tödlichen Ausgang unter den von uns seit 1965 registrierten Patienten in vier Fällen beobachtet. Der deletäre Ausgang einer Strahlenpneumonitis ist eine Ausnahme und wird im neueren Schrifttum unter der Anwendung moderner Techniken nicht mehr beschrieben.

Die klinische Symptomatik geht nicht mit radiologischen Veränderungen einher. In den meisten Fällen wird auch beim Verdacht auf eine schwere Pneumonitis radiologisch kein Befund erhoben. Bei der empirischen Auswertung des Filmmaterials der Patienten, bei denen eine Bestrahlung mehrere Jahre zurückliegt, lag nur bei einem geringen Teil der Patienten mit Strahlennarben in der Lunge eine klinische Symptomatik vor. Es ist also anzunehmen, daß bei allen diesen Patienten die Strahlenpneumonitis klinisch stumm verlaufen ist.

Zusammenfassend kann gesagt werden, daß auch die klinische Symptomatik biphasisch verläuft: 1. die akute Strahlenpneumonitis in den ersten 6 Monaten nach Beginn der Bestrahlung und 2. die Spätphase (Fibrose), die immer nur auf dem Boden einer Strahlenpneumonitis entsteht. Die Übergänge von einem in das andere Stadium sind fließend und im Einzelfall kaum zu unterscheiden.

V. Röntgenologische Symptomatik der Lunge

Im Röntgenbild spiegelt sich der mehrphasige Verlauf eines Strahleninsultes an Lunge und Pleura wider. Der tatsächliche Beginn einer Strahlenpneumonitis läßt sich nur grob abschätzen und ist im allgemeinen in der dritten bis fünften Woche nach einer Dosis von 10–30 Gy/Lungenparenchym zu erwarten (Abb. 1 a–d).

Unabhängig von ihrem zeitlichen Auftreten und dem Schweregrad läßt eine strahlenbedingte Reaktion an der Lunge, auch wenn sie sich vorwiegend in der Peripherie etabliert, eine Beziehung zum Hilus erkennen. Die Beziehung zum Hilus ist nicht selten durch eben sichtbare streifenförmige Züge gekennzeichnet. Paravasale und parabronchiale Ausbreitungen unterschiedlicher Dichte, die immer mit dem Hilus in Verbindung stehen, sind charakteristische Zeichen einer Strahlenpneumonitis.

Die schematische Einteilung einer Strahlenreaktion in die einzelnen Schweregrade muß in erster Linie als ein Versuch gedeutet werden, der dem Radiologen eine Hilfestellung bei Erhebung seines Befundes geben soll. Sie ist deshalb so schwierig, da entsprechend dem morphologischen Befund das Nebeneinander der exsudativen (Frühphase) und fibrotischen (Spätphase) Zeichen in den meisten Fällen zu beobachten ist.

Der von uns vor mehr als 20 Jahren gemeinsam mit anderen Autoren empfohlenen Stadieneinteilung einer Strahlenpneumonitis in *vier Schweregrade* ist auch heute nichts hinzuzufügen.

1. Stadium: Bedingt durch die alveoläre Hyperämie zeichnet sich die strahlenbedingte Lungenreaktion in der allerersten Phase durch einen milchglasigen, mäßig weichteildichten Schatten, der bereits zu diesem Zeitpunkt eine hiluswärts gerichtete Entwicklung erkennen läßt, aus. Bei direkter Bestrahlung des Mediastinums ist im Frühstadium lediglich eine Verbreiterung des Mediastinums einhergehend mit kurzstrahligen Ausläufern an den Randpartien sichtbar. Alle diese Befunde können sich *restlos zurückbilden*. Eine Pleurabeteiligung ist in der Regel zu diesem Zeitpunkt nicht zu erwarten (Abb. 2, 3, 4a u. b).

2. Stadium: Zunehmende Verschattung, die nach Art einer Lobärpneumonie einen ganzen Lappen einnehmen kann und strangförmige bzw. fleckige Verschattungen sind charakteristisch für die 2. Phase. Die ersten Befunde sind relativ selten, die letztgenannten häufig. Auch diese Veränderungen können sich restlos zurückbilden, aber in der Regel leiten sie

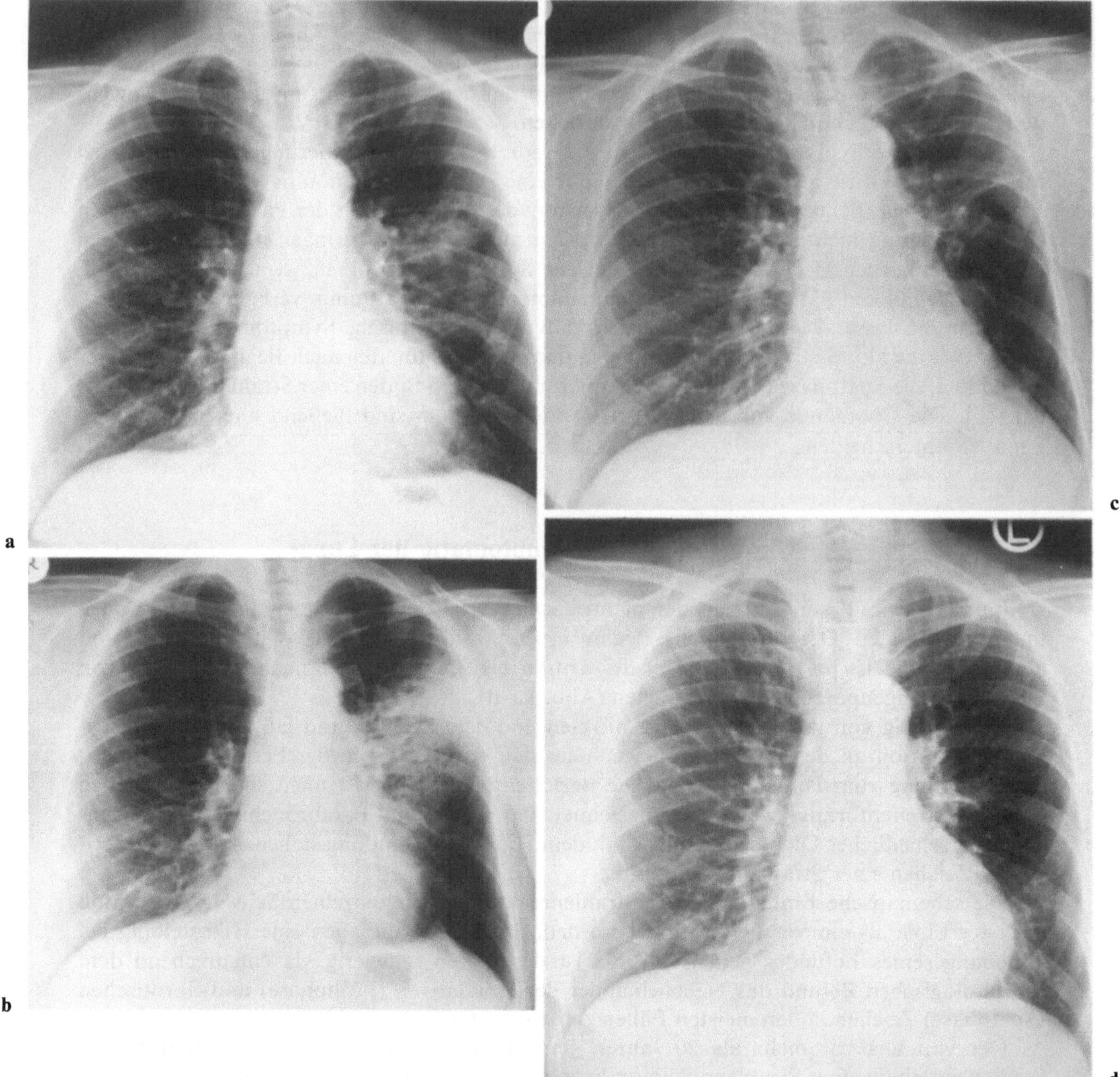

Abb. 1a–d. *1. Fall:* 61 Jahre, ♀. 3 Mon. nach Tangentialbestrahlung der linken Thoraxwand wegen eines Mamma-Ca mit 43 Gy, ^{60}Co, wolkiges parahiläres 5 × 3 cm großes Infiltrat (**a**); 2 Mon. später deutliche Größenzunahme des Infiltrates, das sich jetzt breitbasig über das ganze mittlere Lungenfeld erstreckt (**b**); nach 2 weiteren Mon. fast vollständige Rückbildung der exsudativen Reaktion mit Ausbildung einer Pleuraschwiele mit zipfelförmiger Ausziehung in Höhe des Hilus (**c**); bereits nach 1 Mon. kommt es zur vollständigen Rückbildung. Lediglich eine Auszipfelung des Zwerchfellschenkels und ein sichelförmiger Narbenzug in Höhe des Hilus weisen auf eine durchgemachte Pneumonitis hin (**d**)

das *fibrotische Stadium* ein, gekennzeichnet durch beginnende Elevation des Zwerchfells (s. Abb. 2 und Abb. 5a–c).

3. Stadium: Zusammenfluß der exsudativen Vorgänge führt zur breitflächigen Fibrose. Diese wiederum hat die Verziehung des Mediastinums, Kontraktion der befallenen Lunge und Elevation des Zwerchfells zur Folge.

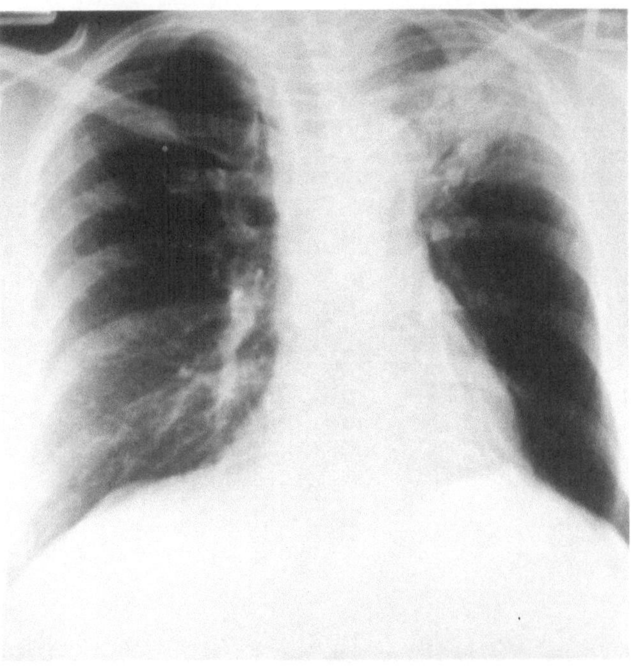

Abb. 2. *2. Fall:* 50 Jahre, ♀. 3 Mon. nach Tangentialbestrahlung der linken Thoraxwand wegen eines Narbenre-
zidivs eines Mamma-Ca mit 50 Gy ^{60}Co Auftreten einer locker-streifenförmigen exsudativen Reaktion mit
leichter Hochziehung des Hilus

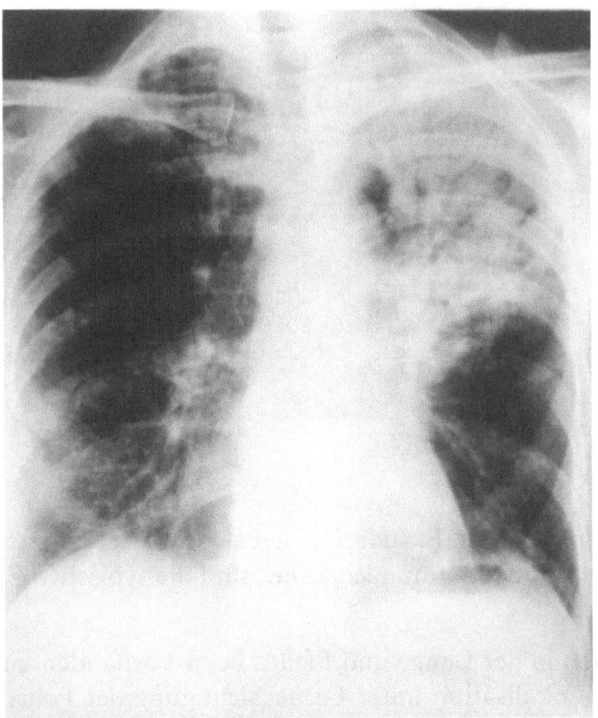

Abb. 3. *3. Fall:* 58 Jahre, ♀. 4–6 Wochen nach Tangentialbestrahlung der linken Thoraxwand mit 40 Gy/
200 Kv und direkter Bestrahlung der Supraklavikulargrube mit 40 Gy/200 Kv rapide Entwicklung einer
Apneumatose des linken Oberlappens einhergehend mit schwerer Dyspnoe und febrilen Temperaturen. Innerhalb der Apneumatose erkennbare Aufhellungen entsprechen den mehrfach bronchoskopisch, tomographisch
und autoptisch gesicherten Bronchiektasien

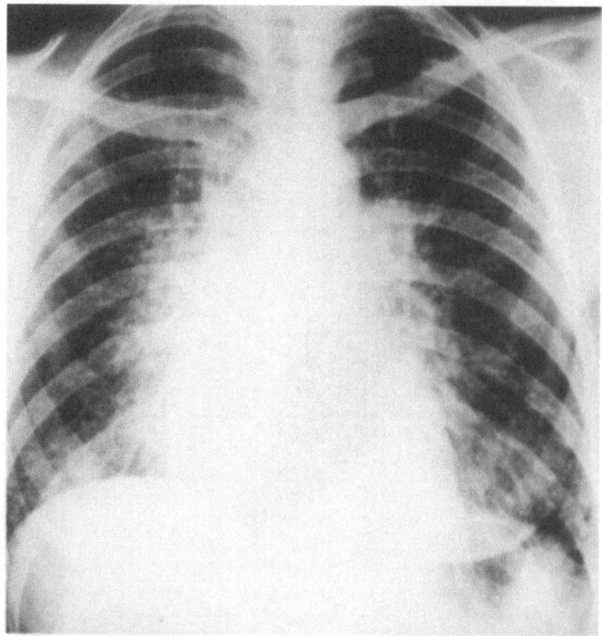

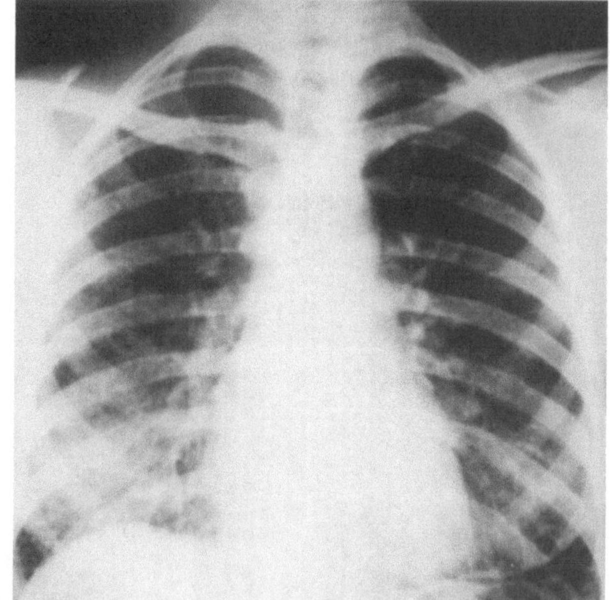

Abb. 4a, b. *4. Fall:* 34 Jahre, ♀. 3 Mon. nach direkter Bestrahlung des Mediastinums mit 40 Gy/200 Kv von zwei vorderen und zwei hinteren Feldern aus und der rechten Halsseite mit 24 Gy/200 Kv wegen einer malignen Retikulose auftreten einer zentralen Strahlenpneumonitis (**a**); nach einer 8wöchigen Prednisolon-Therapie mit einer abfallenden Dosis von 100 mg – 5 mg/die kam es zur vollständigen Rückbildung der Strahlenpneumonitis (**b**); die Patientin wird von uns seit über 25 Jahren beobachtet, ohne daß ein Rezidiv bis jetzt aufgetreten ist

4. Stadium: Fortschreiten der Exsudation nebst bereits etablierter Fibrose, die in eine Schrumpfung der ganzen Lunge einmünden kann, sind die typischen Zeichen des Narbenstadiums.

Eine Strahlenreaktion in der Lunge und Pleura beim Vorhandensein der klinischen Brückensymptome und der Lokalisation unter Berücksichtigung der Feldeinstellung kann in der Regel ohne Schwierigkeiten diagnostiziert werden. Die entscheidende Hilfestellung kommt dem Verlauf zu. Regelmäßige Röntgenkontrollen der Lunge in zwei Ebenen in Abständen von drei bis vier Wochen müssen durchgeführt werden. Bei einem lobären Befall sollte man sich eines Tomogrammes bedienen. Im Gegensatz zu Pneumonien anderer Genese finden wir bei einer *Strahlenpneumonie stets eine Weitstellung des Bronchialbaumes.*

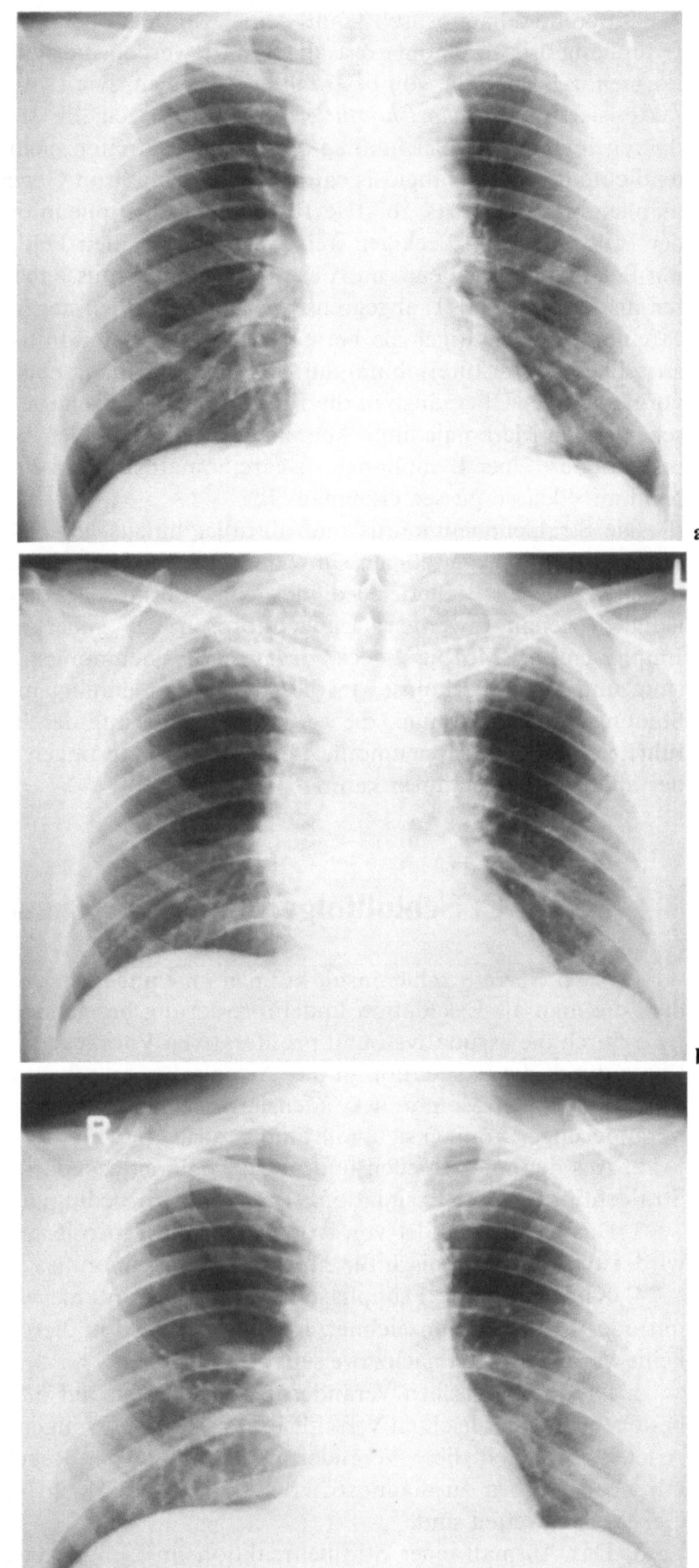

Abb. 5a–c. *5. Fall:* 40 Jahre, ♂.
Direkte Bestrahlung eines vorwiegend im Mediastinum lokalisierten
Hodgkin-Lymphoms mit 45 Gy
^{60}Co (**a**); 3 Mon. nach Beendigung
der Bestrahlung Entwicklung einer
exsudativen Strahlenreaktion unter
Einbeziehung beider apikaler Felder (**b**); 6 Monate später Rückbildung der exsudativen Reaktion mit
partieller Schrumpfung der para-
mediastinalen Lungenabschnitte
(örtliches Emphysem) mit noch
sichtbaren Narben in beiden apikalen Feldern (**c**)

Differentialdiagnostisch muß eine Strahlenpneumonitis vor allem gegenüber der Lymphangiosis carcinomatosa abgegrenzt werden, insbesondere gegen deren umschriebene Formen, z.B. in Nähe von bestrahlten Prozessen. Die Lymphangiosis carcinomatosa ist charakterisiert durch *scharf konturierte* bleistiftspitzen- bis *stecknadelkopfgroße* Verdichtungen, die regelmäßig eine gleichmäßig angeordnete Streifenzeichnung erkennen lassen. Die Schattendichte der Lymphangiosis carcinomatosa blaßt im Gegensatz zur Strahlenpneumonie allmählich peripherwärts ab. Die für eine Strahlenpneumonie typische streifige Trübung in der Frühphase und fleckigen, relativ strahlendichten Felder in der Spätphase einhergehend mit Beteiligung der Pleura und des Mediastinums müssen auch gegenüber den Lungeninfiltraten als HL bzw. NHL abgegrenzt werden. Die Pleuraergüsse sind bei einer Lymphangiosis carcinomatosa häufiger als bei einer Strahlenpneumonitis, bei der letzteren treten sie fast ausschließlich im Interlobium auf. Bei einer Strahlenpneumonitis sind es die Rückbildungsvorgänge oder Übergänge in die Fibrosen vergesellschaftet mit Schrumpfungsprozessen entscheidenden Merkmale ihrer Abgrenzung gegenüber den Lungeninfiltraten maligner Genese, insbesondere einer Lymphangiosis carcinomatosa, die stets eine Progression, meist einhergehend mit Pleuraergüssen erkennen läßt.

Die Strahlenpneumonitis muß darüber hinaus gegenüber allen anderen Erkrankungen, die mit einer bindegewebigen Umwandlung des Lungengerüstes einhergehen, abgegrenzt werden. Da solchen Befunden lediglich eine sporadische Bedeutung zukommt, sollen sie hier lediglich genannt werden: Lungenfibrosen bei Tuberkulose, Silikose, bei Asthma oder Emphysem, bei Morbus Boeck; organisierte Pneumonien bei Bronchialasthma, bei Infarzierung und bei Tuberkulose. In diesem Zusammenhang muß erwähnt werden, daß jegliche Stauung im Mediastinum, die zu einer Erweiterung der Blutgefäße und der Lymphbahnen führt, einer Strahlenpneumonie ähnliche Veränderungen sowohl in der Früh- als auch in der Spätphase nachahmen kann.

C. Schlußfolgerungen und Zusammenfassung

1. Nach einem Strahleninsult können im Lungengewebe zwei Stadien unterschieden werden, die man als Exsudation und Fibrosierung bezeichnet. Die erste Phase der Exsudation wird durch die exsudativen und proliferativen Vorgänge in der Alveolarwand und die zweite Phase durch die Exsudation in das Alveolarlumen gekennzeichnet. Das eiweißreiche Ödem, das zur hyalinen Membran kondensiert, ist das eigentliche Merkmal der Frühphase. Diese Veränderungen können sich vollständig zurückbilden.

2. Aus den interstitiellen und intraalveolären exsudativen Vorgängen entwickelt sich die Strahlenfibrosis. Die Exsudation ist also eine Vorbedingung für das Auftreten einer Fibrosis.

3. Das Nebeneinander von Exsudation und Fibrosierung, das in vielen Fällen beobachtet wird, ist pathognomonisch für eine Strahlenpneumonitis.

4. Klinisch ist die Frühphase durch die Symptome wie hartnäckiger Husten, Dyspnoe mit/oder Fieber gekennzeichnet. In der Regel sind in dieser Phase in der Lunge radiologisch keine Veränderungen nachzuweisen.

5. Die radiologischen Veränderungen sind stets auf das bestrahlte Areal beschränkt. Sie bestehen aus einer leichten Verschleierung – strangförmigen Verdichtung – bis zu einer totalen Artelektase. Auch diese Veränderungen sind in der Regel reversibel, so daß Jahre später nur noch Narben zu diagnostizieren sind, wie sie nicht selten bei Pneumonitiden anderer Genese anzutreffen sind.

6. Das Ausmaß einer Strahlenreaktion im Lungengewebe hängt von der eingestrahlen Dosis, dem Bestrahlungsvolumen, der Strahlenqualität und dem Bestrahlungsrhythmus ab.

Literatur

Anacker H, Stender HSt (1963) Krankheiten der Lunge. In: Haubrich R (Hrsg) Klinische Röntgendiagnostik Innerer Krankheiten, Bd I. Springer, Berlin Göttingen Heidelberg, S 238–525

Bässler R, Buchwald W (1966) Lungenfibrose nach Röntgenbestrahlung (Radiologie, Klinik und Untersuchungen zur Pathomorphogenese). Radiologe 6:95–103

Bässler R, Buchwald W (1966) Experimentelle Entzündung und Fibrose des Lungengerüstes durch ionisierende Strahlen, Licht und elektronenmikroskopische Untersuchungen. Fortschr Röntgenstr 104:192–206

Bauer R, Schoen D, Gerhardt P (1965) Ergebnisse mit der Strahlentherapie des Bronchialkarzinoms. Strahlentherapie (Sonderb) 128:28–42

Bennett DE, Million RR, Ackerman LV (1969) Bilateral radiation pneumonitis, a complication of the radiotherapy of bronchogenic carcinoma. Report and analysis of seven cases with autopsy. Cancer 23:1001–1018

Bergonie H, Tessier (1898) Rapport sur l'action des rayon X sur la tuberculose Arch Electr Méd (Bordeaux) 6:334–360

Borgström KE, Gynning I (1957) Roentgenographic changes in the lungs and vertebrae following intense rotation roentgen therapy of esophageal cancer. Acta Radiol [Diagn] (Stockh) 47:281–288

Bublitz G (1973) Morphologische und biochemische Untersuchungen über das Verhalten des Bindegewebes bei der strahlenbedingten Lungenfibrose. In: Bargmann W, Doerr W (Hrsg) Normale und Pathologische Anatomie. Thieme, Stuttgart

Castrup W, Wannenmacher M (1977) Die Strahlenpneumonitis nach Hochvolttherapie des Mammakarzinoms. Röntgenblätter 30:182–187

Castrup W, Wannenmacher M, Blömer M (1976) Strahlenpneumonitis und Strahlenfibrose nach systematischer Bestrahlung der Lymphknotenregionen des Thorax bei der Lymphogranulomatose. Strahlentherapie (Sonderb) 152:15–21

Cottier H (1956) Unterschiedliche Schädigung des Lungengewebes durch therapeutische Röntgenbestrahlung. Strahlentherapie (Sonderb) 100:385–398

Cottier H (1957) Wirkung einer langdauernden Gabe von Cortison und antibiotischen Mitteln auf röntgenbestrahltes Lungengewebe. Strahlentherapie 103:77–90

Cottier H (1966) Phänomenologie der Strahlenwirkungen auf Organe und Organsysteme. In: Zuppinger A (Redigiert von) Strahlenbiologie. Springer, Berlin Heidelberg New York (Handbuch der medizinischen Radiologie, Bd II/2, S 35–272)

Desjardins AU (1926) The reaction of the pleura and lungs to roentgenrays. Am J Roentgenol 16:444–453

Desjardins AU (1932) Action of Roentgen rays and radium on the heart and lungs. Am J Roentgenol 27:1–73, 28:74–178

Dippel J, Lissner J, Antaszek C (1971) Untersuchungen zur Pathogenese der Strahlenpneumonitis. Strahlentherapie (Sonderb) 141:135–140

Drescher W, Schuman E (1978) Die Strahlenpneumonitis als Komplikation in der Nachbehandlung von Bronchial- und Mediastinaltumorpatienten. Radiobiol Radiother (Berl) 19:282–285

Eger W, Gregl A (1965) Die Strahlenpneumonitis. Hippokrates, Stuttgart

Engelstad RB (1934) Über die Wirkungen der Röntgenstrahlen auf die Lungen. Acta Radiol [Diagn] (Stockh) 19:1–94

Engelstad RB (1935) Über die Reaktion der Lungen auf Röntgenbestrahlung. Strahlentherapie (Sonderb) 52:299–306

Engelstad RB (1937) Strahlenreaktion in den Lungen beim Menschen. Acta Radiol [Diagn] (Stockh) 18:32–43

Engelstad RB (1940) Pulmonary lesions after roentgen and radium irradiation. Am J Roentgenol 43:676–681

Evans WA, Leucutia T (1925) Intrathoracic changes induced by heavy radiation. Am J Roentgenol 13:203–220

Fiebelkorn H-J, Hillger H (1955) Über die Strahlenreaktionen der Lunge und der Pleura als Folge von Mammakarzinom-Bestrahlungen. Strahlentherapie (Sonderb) 96:583–592

Fischer J, Muysers K, Smidt U, Thiemann KJ, Worth G (1970) Strahlenbedingte Veränderungen an Lungen und Pleura nach tangentialer ^{60}Co-Pendelbestrahlung des Mammakarzinoms. Strahlentherapie (Sonderb) 140:478–485

Frischbier H-J, Lohbeck HU (1970) Strahlenschäden nach Elektronentherapie beim Mammakarzinom. Strahlentherapie (Sonderb) 139:684–694

Gassmann W, Schmitz N, Breidenbach M, Haas R, Barth G, Pralle M, Löffler H (1982) Ergebnisse der Strahlentherapie des Morbus Hodgkin bei Patienten mit primärem Chemotherapieversagen und Rezidiven nach Chemotherapie. Strahlentherapie (Sonderb) 158:336–341

Gimes B (1968) Die Strahlenpneumonitis als Komplikation der Strahlenbehandlung des Mammakarzinoms. Fortschr Röntgenstr 108:638–643

Greenberg HB, Jacobs S (1966) Incidence of radiation fibrosis after use of a standardized technique of radiotherapy for breast cancer. Cancer 19:1289–1292

Gregl A (1969) Morphologische und klinische Symptomatik der Strahlenpneumonitis. Röntgenblätter 22:382–393

Gregl A, Lehners G, Schuster R, Vorhauer U (1964) Komplikationen bei Telekobaltbestrahlung von

Bronchialkarzinomen. Deutscher Röntgenkongreß, Wiesbaden

Hartweg H, Lemanczyk D (1966) Der Einfluß der Adenosintriphosphorsäure auf die Strahlenpneumonitis. Experientia 22:147–148

Heinze HG, Feil E (1970) Postoperative Kobalt-60-Teletherapie des Mammakarzinoms. Strahlentherapie (Sonderb) 140:468–477

Hermann HJ, Wetzel E, Heller M, Hofmann W (1980) Vergleichende Untersuchungen (Computertomographie, Röntgendiagnostik, Szintigraphie) zum Nachweis strahlenbedingter Veränderungen der Lunge. Strahlentherapie (Sonderb) 156:248–252

Hess F, Buchelt L (1966) Untersuchungen zur Frage der optimalen Strahlentherapie beim inoperablen Bronchialkarzinom. Strahlentherapie (Sonderb) 130:20–42

Hines LE (1922) Fibrosis of lung, following x-ray treatments of tumor. JAMA 79:720–722

Kammerhuber F, Kahr E, Winter H (1973) Zur postoperativen Bestrahlung des Mammakarzinoms mittels Orthovolttherapie. Strahlentherapie (Sonderb) 146:530–536

Kaplan HS, Stewart JR (1973) Complications of intensive megavoltage radiotherapy for Hodgkin's disease. Nat Cancer Inst Monogr 36:439–444

Karstens JH, Ammon J, Frik W (1982) Ungewöhnliche Formen der Strahlenpneumonitis während der Behandlung von Patienten mit kleinzelligen Bronchialkarzinomen. Radiologisches Erscheinungsbild und Bedeutung des Kortisonentzugs. Med Welt 33:1425–1430

Klein U, Müller-Fassbender H, Bublath H, Heinze HG (1972) Wirkung von Oxyphenbutazon auf Strahlenpneumonitis beziehungsweise Strahlenfibrose nach Mammakarzinom-Bestrahlung. Strahlentherapie (Sonderb) 144:421–429

Koischwitz D, Frommhold H, Winken R (1976) Lungen- und Rückenmarkbelastung bei der telezentrisch-exzentrischen Pendelbestrahlung des Ösophaguskarzinoms mit dem 42-MeV-Betatron. Strahlentherapie (Sonderb) 151:183–191

Landberg T, Svan-Tapper G, Wintzell K (1971) Mantle treatment of Hodgkin's disease. Acta Radiol Ther Phys Biol 10:174–186

Libshitz HI, Brosof AB, Southard ME (1973) Radiographic appearance of the chest following extended field radiation therapy for Hodgkin's disease. Cancer 32:206–215

Lieven H von (1981) Strahlentherapie des Bronchialkarzinoms. Strahlentherapie (Sonderb) 157:431–436

Mateev B, Eichhorn H-J, Welker K (1971) Röntgenologische Untersuchungen über Häufigkeit und Zeitpunkt des Auftretens der Strahlenpneumonitis und -fibrosis im Lungenparenchym nach Bestrahlung von Bronchialkarzinompatienten. Ein Vergleich bei Verwendung verschiedener Einzel-

dosen, Fraktionierungsrhythmen und Größe des bestrahlten Lungenvolumens Strahlentherapie (Sonderb) 142:1–12

Molls M, van Beuningen D (1985) Strahlenbiologische Veränderungen der Lunge. In: Heuck F, Scherer E (red von) Strahlengefährdung und Strahlenschutz. Springer, Berlin Heidelberg New York Tokyo (Handbuch der medizinischen Radiologie, Bd XX, S 379–402)

Notter G, Lindell D, Vikterlöf KJ (1970) Strahlenreaktionen in Lungen und Pleura bei Mammakarzinompatienten. Fortschr Röntgenstr 112:571–584

Riha V, Horacek J, Kamenicek O (1974) Akute Strahlenpneumonitis als tödliche Komplikation der Strahlentherapie des Bronchialkarzinoms. Acta Univ Palacki Olomuc Fac Med 31:171–180

Roswit B, White DC (1977) Schwere Strahlenschäden der Lunge. Am J Roentgenol 129:127–136

Sarrazin D, Fajbisowicz S (1971) Evolution du róle et des techniques de la radiothérapie dans le cancer du sein. Révision de deux cent quarante observations. Ann Radiol (Paris) 24:631–642

Sauerwein W, Rehwald U, Müller RD (1984) Ergebnisse der standardisierten postoperativen Strahlentherapie beim lokal begrenzten Mammakarzinom. Strahlentherapie (Sonderb) 160:137–143

Schnabel K, Siegl R, Abel U, Hofmann W (1983) Vergleich klinischer Untersuchungsmethoden zum Nachweis radiogener Lungenveränderungen. Fortschr Röntgenstr 138:235–238

Schnabel K, Siegl R, Abel U, Hofmann W (1983) Fraktionierte Bestrahlung der gesunden Kaninchenlunge mit schnellen Neutronen oder Photonen. Strahlentherapie (Sonderb) 159:224–232

Schnabel K, Vogt-Moykopf I, Berberich W, Abel U (1983) Vergleich einer Neutronen- mit einer Photonenbestrahlung des Bronchialkarzinoms. Strahlentherapie (Sonderb) 159:458–464

Schwegler N, Hartweg H (1982) Autoptische Befunde bei 125 bestrahlten Bronchuskarzinomen. Strahlentherapie (Sonderb) 158:531–534

Sieber F, Clausnitzer W (1963) Lungenveränderungen nach Kobalt[60]-Bestrahlung und Bewegungsbestrahlung des Oesophaguskarzinoms. Radiobiol Radiother (Berl) 4:99–105

Teates D, Cooper G (1966) Some consequences of pulmonary irradiation. A second long term report. Am J Roentgenol 96:612–619

Todorov I (1982) Prophylaxe der Strahlenpneumonitis mittels Oxyphenbutazon (Tanderil) bei postoperativer ^{60}Co-Telegamma-Therapie von Patienten mit Mammacarcinom. Radiobiol Radiother (Berl) 23:613–621

Todorov I, Mitrov G, Velickov L, Mlackov C (1981) Vergleichende röntgenologische und szintigraphische Untersuchungen der Strahlenpneumonitis bei postoperativer ^{60}Co-Telegrammatherapie von

Kranken mit Mammakarzinom. Radiobiol Radiother (Berl) 22:69–77

Ts'Ao CH, Ward WF, Port CD (1983) Strahlenschaden der Rattenlunge. I. Prostacyclin (PGI_2) Produktion, arterielle Perfusion und Ultrastruktur. Radiat Res 96:284–293

Ts'ao C-H, Ward WF, Port CD (1983) Strahlenschaden der Rattenlunge. III. Plasminogen-Aktivator und fibrinolytische Inhibitoraktivitäten. Radiat Res 96:301–308

Wachtler F (1967) Klinische Erfahrungen über Strahlenreaktionen bei Kranken im höheren Lebensalter. Krebsarzt 22:361–366

Warren S, Spencer J (1940) Radiation reaction in the lung. Am J Roentgenol 43:682–701

Warren SL, Whipple GH (1922) Roentgenray intoxication. J Exp Med 35:187–224

Warthin AS, Pohle EA (1929) The effect of roentgenrays on the heart. Arch Intern Med 43:15–34

Wintz H, Rump W (1921) Über die Tiefenwirkung der Röntgenstrahlen bei homogenen und inhomogenen Körpern. Fortschr Röntgenstr 29:580–586

Wittich G, Hohenberg G, Seitz W (1983) Sonographische Bestimmung des bestrahlten Lungenvolumens bei Radiatio der Thoraxwand. Strahlentherapie (Sonderb) 159:626–628

Zwicker H, Felix J, Assheuer J, Sobbe A (1972) Strahlenpneumonitis, -fibrose und Lungenperfusion nach postoperativer Bestrahlung des Operationsgebietes beim Mammacarcinom mit Kobalt-60-Gammastrahlen. Strahlentherapie (Sonderb) 144:573–583

d) Durch Öle und fettartige Stoffe verursachte Lungenerkrankungen

Von

I. DOBBERTIN und A. HUZLY

Mit 82 Abbildungen und 9 Tabellen

Die exogene Ölpneumonie

A. Allgemeines zur exogenen Ölpneumonie

I. Überblick und Art der verursachenden Öle

Die exogene Ölpneumonie ist eine Erkrankung, verursacht durch Aspiration oder Inhalation von Öl oder Fett. Sie kommt häufig eher einer Kombination aus Speicherkrankheit und Fibrosereaktion gleich als einer Pneumonie im eigentlichen Sinne, wobei das Öl oder Fett die gespeicherte Substanz darstellt. Die Erkrankung ist heute selten und wird selten klinisch diagnostiziert. Häufig wird sie unter anderer Verdachtsdiagnose, z.B. der eines Tumors operiert, wobei sich dann erst im Resektionspräparat die Diagnose ergibt. Die exogene Ölpneumonie und die im folgenden Kapitel besprochene endogene Lipidpneumonie sind sich morphologisch so ähnlich, daß sie rein histologisch meist nicht zu unterscheiden sind. Das Öl oder der fettartige Stoff wird bei üblicher Aufarbeitung der Präparate durch den Alkohol herausgelöst und steht danach für Analysen und Spezialfärbungen nicht mehr zur Verfügung. So gibt es trotz der ganz verschiedenen Pathogenese Fälle, die nicht sicher einer der beiden großen Gruppen exogener oder endogener Entstehungsart zugeordnet werden können.

Die exogene Ölpneumonie ist eine Erkrankung von allgemeinmedizinischer Bedeutung, einmal wegen ihrer Häufigkeit in früheren Jahren, zum anderen als oft iatrogene Läsion, hervorgerufen durch die Einnahme medizinischer Öle. Darüberhinaus stellt sie ein interessantes histologisches Phänomen dar, welches zeigt, wie durchlässig die Lunge auch für solche Stoffe wie Öl ist: Die ungegliederte flüssige Fremdkörpermasse Öl wird in den Alveolen erst emulgiert, dann mit Hilfe von Phagozyten ins Lungeninterstitium transportiert, löst dort eine Fremdkörper- und Fibrosereaktion aus und wird schließlich im Maschenwerk aus neugebildeten Bindegewebsfasern festgehalten. Die exogenen Öl- und Fettpneumonien entstehen durch Aspiration öliger Substanzen z.B. öliger Nasentropfen, oral eingenommener medizinischer Öle wie Paraffinum liquidum, gängiger Abführmittel auf Paraffinölbasis, Lebertran, Rizinusöl, fetthaltiger Nahrungsmittel oder durch Inhalation von Ölnebeln. In der Regel handelt es sich um chronische Aspiration kleiner Mengen dieser Öle. Der Herkunft nach können es Mineralöle, tierische Fette und pflanzliche Fette sein und die Herkunft wiederum läßt Rückschlüsse auf die chemische Struktur zu, die ihrerseits wichtig ist für die Gewebsreaktionen, die in der Lunge ausgelöst werden. Fettstoffe, die natürlicherweise im Stoffwechsel umgesetzt werden und Verbindungen, die ihnen ähnlich sind, wie tierische und pflanzliche Fette, können i.allg. von den Lungenlipasen abgebaut werden, während dies für die körperfremden Mineralöle nicht oder nur in geringem Umfang zutrifft. Von der chemischen Struktur hängt auch ab, ob eine unmittelbar schädigende Wirkung zu erwarten ist oder eher eine indirekt mittelbare. Zur Gruppe der direkt schädigenden Substanzen gehören z.B. Fette mit hohem Gehalt an freien Fettsäuren und kurzkettige Petroleumderivate. Sie können eine chemische Pneumonitis, ein toxisches Lungenödem und ausgedehnte Nekrosen des Lungengewebes hervorrufen. Die inerten Öle wie das Paraffinöl, eine Mischung langkettiger gesättigter aliphatischer Kohlenwasserstoffe, schädigen das Gewebe im Gegensatz dazu nicht unmittelbar, obwohl manche Untersucher auch hier kapillartoxische Wirkungen sahen. Sie bleiben aber im Gewebe liegen und führen über eine chronische Fremdkörperreaktion unter ausgedehnter Vernarbung zum Gewebsverlust. Auf die Gewebsveränderungen im Einzelnen wird im Abschnitt B. I über die Histologie eingegangen. Abgesehen von Paraffinum liquidum handelt es sich bei den für exogene Ölpneumonie verantwortlichen Fetten und Ölen meist um Substanzgemische, deren Zusammensetzung sich erheblich unterscheiden kann, z.B. was den Gehalt an freien Fettsäuren bei den tierischen und pflanzlichen Fetten und was Kettenlänge, Doppelbindungszahl und Beimischungen von Fremdsubstanzen bei den Mineralölen angeht.

Die kurzkettigen, niedriger siedenden Erdölfraktionen wie Benzin, Kerosin und Leichtöl spielen in der Lungenpathologie u.a. in der Kinderklinik eine Rolle, als häufige Ursache von Vergiftungen, die dadurch zustande kommen, daß Kleinkinder von solchen, im Haushalt vorrätig gehaltenen Produkten wie z.B. Petroleum, Möbelpolituren, Waschbenzin und Farbverdünner trinken und dabei aspirieren. Neben zentralnervösen Störungen kommt es dabei in hohem Prozentsatz zu einer chemischen Pneumonitis, die sich, wenn der Zustand überlebt wird, in der Regel rasch, oft innerhalb von Tagen, zurückbildet, im Gegensatz zur Ölpneumonie, von der sie sich auch histologisch wesentlich unterscheidet. In einigen Fällen zeigt diese chemische Pneumonitis Übergangsformen zur Ölpneumonie, z.B. wenn Möbelpolituren die Ursache sind, die neben Kerosin hohe Anteile an Mineralölen enthalten können, was u.a. in der amerikanischen Literatur für die dort gebräuchlichen Produkte betont wird. Öle verschiedener Nadelholzarten können zu ähnlichen Veränderungen führen. Auf solche Pneumonitiden durch die leichtflüchtigen Petroleumderivate bei Kindern wird hier nicht weiter eingegangen. Es berichten darüber u.a. Griffin et al. (1954), Gwinn u. Barnes (1965), Jimenez u. Lester (1966), Olsen (1970), Steele et al. (1972), Heinisch u. Levejohann (1973) und Harris u. Brown (1975). In der Erwachsenenmedizin spielt die Benzin-, Kerosin- und Leichtölfraktion eine Rolle bei Einnahme in suizidaler Absicht oder bei unfallbedingter Aspiration, wenn Öl- und Kraftstoffleitungen zum Entlüften mit dem Mund angesaugt werden. Barzò et al. (1973) berichtet über 4 solcher Fälle. Wir sahen aus dieser Krankheitsgruppe drei Patienten, einmal nach Entlüften einer Dieselölleitung mit dem Mund, einmal nach versehentlichem Trinken von Petroleum aus einer Colaflasche und einmal bei einem Studenten, der sich als Feuerschlucker versucht und dabei Petroleum aspiriert hat. Duboucher et al. (1986) berichten über einen Patienten mit einer diffusen kleinknotigen Lungenverschattung, der akut kardial verstorben war und keine respiratorischen Symptome gehabt hatte. Bei der Sektion fand sich das Bild wie bei einer Cholesteringranulomatose. Massenspektrometrisch wurden gesättigte Kohlenwasserstoffe nachgewiesen, wie sie in pflanzlichen und tierischen Wachsen, z.B. Schalen von Äpfeln vorkommen, die der Verstorbene in extremen Mengen gegessen hatte.

Kaplan (1941) fand in 56 Veröffentlichungen aus den Jahren 1925 bis 1941 Berichte über 411 Fälle von Ölpneumonie, 252 davon seziert. In 68% dieser Fälle war Mineralöl, in 23,4% Lebertran die Ursache. Das medizinisch verwendete Mineralöl, Paraffinum liquidum, das bei der exogenen Ölpneumonie als verursachendes Agens die Hauptrolle spielt und zahlenmäßig ganz an der Spitze steht, stellt eine Mischung dar aus gereinigten, verzweigten Kohlenwasserstoffen ohne Doppelbindungen und ohne aromatischen Ringe. Aufgrund seines Aufbaus, bestehend nur aus Kohlenstoff und Wasserstoff sowie reaktionsträgen C—C-

Bindungen und C–H-Bindungen, wird es als chemisch weitgehend inert angesehen. Über die Geschichte der Medikation mit diesem Paraffinum liquidum und auf die Applikationsarten wird im folgenden eingegangen.

II. Pathogenese und prädisponierende Faktoren

Die durch medizinisches Mineralöl hervorgerufene Ölpneumonie entsteht in der Regel durch chronische Aspiration kleiner Mengen öliger Nasentropfen, Gurgelmittel und Abführmittel. Begünstigt wird die Aspiration durch die Eigenschaft dieser Öle, wenig Hustenreiz zu machen. Mineralölhaltige Nasentropfen, Nasensprays und Gurgelmittel werden, wie NEKARDA u. HECKERS (1977) aus Hals-Nasen-Ohrenärztlicher Sicht feststellen und wie es auch aus der übrigen Literatur hervorgeht, bei den schwierig zu behandelnden chronisch atrophischen Schleimhautrerkrankungen der oberen Luftwege eingesetzt. Die Behandlung mit diesen Medikamenten wird i.allg. vom Arzt begonnen, vom Patienten dann aber oft in unkontrollierbarer Weise und bis zum Exzeß weitergeführt und hat nicht selten zwanghafte Züge. Wird Öl zum Gurgeln verordnet, so bemühen sich die Patienten manchmal bewußt darum, das Öl zu aspirieren, um es tiefergelegenen Regionen zugute kommen zu lassen. Öl wurde früher auch direkt als Kehlkopfspritze in Larynx und Trachea instilliert. Zum „Stimmband ölen" schreiben FACQUET u. LANGEARD (1947): „Bei der Mehrzahl der Berufssänger sind intralaryngeale Ölinjektionen üblich und es besteht Grund zu der Annahme, daß weitere Fälle von Ölpneumonie bei diesem Personenkreis zur Beobachtung kommen werden. Man muß in Zukunft bei jeder pulmonalen Verschattung, die bei einem Sänger beobachtet wird, besonders wenn sie im Mittellappen gelegen ist, an eine Ölpneumonie denken." GENEVRIER et al. (1972) zitieren eine ganze Reihe von Arbeiten über Ölpneumonien bei Berufssängern und -sprechern und fügen einen eigenen Fall hinzu: Eine Sängerin, die im Laufe ihres Berufslebens vom Hals-Nasen-Ohren-Arzt zirka 30 endolaryngeale Ölinjektionen erhalten hatte. Zwei unserer Fälle mit Mineralölpneumonie waren Berufssängerinnen, die wegen Heiserkeit mit Mineralöl gegurgelt hatten, um sich „die Stimme zu ölen". Gehäuft kommen Ölpneumonien auch bei tracheotomierten Patienten vor, die sich zur Vermeidung von Borkenbildung das Tracheostoma ölen oder sich Öl ins Tracheostoma träufeln. Zu dieser Gruppe gehörten 4 unserer Fälle mit Mineralölpneumonie. Es ist also ratsam, bei diesem Personenkreis hellhörig zu sein in Richtung auf Ölpneumonie und auch bei anamnestisch meist spontan angegebenen chronischen Nasen- und Nasennebenhöhlenbeschwerden lohnt es sich, gezielt nach öligen Medikamenten zu fragen. Von ärztlicher Seite ist zu beachten, daß bronchoskopische Instrumente, Trachealtuben und Absaugkatheter nicht mit Mineralöl als Gleitmittel beschickt werden; Silikonöl kann im übrigen ähnlich ungünstig sein.

Eine andere Gruppe von Patienten, die zu einer Mineralölpneumonie kommen können, sind solche, die an chronischer Obstipation oder Analbeschwerden leiden. Sie nehmen Paraffinöl in Form von Laxantien ein, z.T. in sehr großen Mengen. SALM u. HUGHES (1970) berichten über eine Patientin mit tödlich verlaufender Ölpneumonie, die wegen ulzeröser Hämorrhoiden pro Woche zirka einen Liter Paraffinöl eingenommen hatte. Besonders in den USA war die routinemäßige Verabreichung ölhaltiger Abführmittel in Alters- und Pflegeheimen früher offenbar üblich.

Die Ölpneumonie kann allerdings nicht als regelmäßige Komplikation einer Therapie mit öligen Medikamenten angesehen werden. Zweifellos erkrankt nur ein kleiner Teil der Patienten, die solche Medikamente einnehmen, daran. Es muß aber eine Gruppe sonst gesunder Personen geben, bei denen das Öl statt über den Rachen in die Speiseröhre zu laufen, ganz oder teilweise in die Luftröhre gelangt. Die Ursache ist unklar. Gedacht wird an eine angeborene oder allmählich erworbene Hypästhesie im Kehlkopfbereich (NEKARDA u. HEKkers 1977) oder die Gewöhnung an Aspiration. Olsen (1970) erwähnt Studien, wonach sogar offenbar normale Personen während des Schlafens regurgitieren und Mageninhalt aspirieren, was bei Mineralöleinnahme dann fatal werden kann, wenn es, wie häufig, vor dem Schlafen eingenommen wird. Versuche zur Ölaspiration mit Lipiodol und kohlegefärbten öligen Nasentropfen haben Nelson (1954) bzw. Novak (1943) durchgeführt.

Neben dieser „physiologischen" Aspiration von Öl gibt es eine Reihe von Faktoren seitens des Patienten, die zur Ölpneumonie disponieren, wenn Öl oder Fett dazu ansteht. Es sind dies alle Zustände, die eine Aspiration begünstigen wie Schluckstörungen durch Rekurrensparese, andere neurogene Ursachen oder Schwäche, häufiges Erbrechen, Kardiospasmus, andere Ösophagusstenosen, Ösophagusdivertikel mit Überlauf von Speisebrei im Liegen. Es handelt sich dann um Nahrungsfett oder um oral eingenommenes Paraffinöl.

Ölgranulome nach Bronchografie wurden früher gelegentlich beschrieben, als noch ölige Kontrastmittel verwendet wurden. Lipiodol, ein jodiertes Mohnöl, war das erste Bronchografiekontrastmittel, 1922 von Lafay, Sicard u. Forestier eingeführt und über die folgenden 25 Jahre am häufigsten verwendet. Die Literatur über nachgewiesene Ölgranulome nach Bronchografie ist spärlich. McDonald u. Hodgson (1954) berichten über einen gut dokumentierten Fall, betonen aber, daß es sich in sechsjähriger Bronchografiepraxis mit diesem Mittel um den einzigen gehandelt hat. Weitere Angaben bei Olsson (1970), Schulze (1974), DiRienzo u. Weber (1960) und Spencer (1977 u. 1984). Seit die üblichen Bronchografiekontrastmittel Mitte der Fünfzigerjahre durch Substanzen mit nicht öligen Trägerstoffen ersetzt wurden, spielen Ölgranulome in der Lunge durch Bronchografie ohnehin keine Rolle mehr.

Eine weitere Ursache einer Mineralölpneumonie kann die Perforatin eines Oleothorax in die Lunge mit Aspiration des Öles über das Bronchialsystem sein. Es ist dies nur eine der möglichen Komplikationen des Oleothorax, andere ergeben sich bei Migration und Penetration des Öles in die umgebenden Gewebe, wobei sich zeigt, wie das übrige Körpergewebe auf Mineralöl reagiert.

Auf Lungenveränderungen durch Inhalation von Ölnebeln, meist beruflich, aber auch anders, wird im Abschnitt V eingegangen.

Eine zahlenmäßig große Rolle spielen in der älteren Literatur über die Ölpneumonie die kindlichen Fälle, verursacht durch ölige Nasentropfen und Füttern von Lebertran, meist gegen den Widerstand des Kindes. Über solche kindlichen Fälle berichten z.B. Pinkerton (1927), Goodwin (1934), Ikeda (1935), Graef (1939), Monfort (1939) sowie Grossman u. Nieder (1968).

III. Geschichtlicher Überblick, Fallsammlungen, Häufigkeit

Die Ölpneumonie durch medizinisches Öl, geschichtlicher Überblick zitiert nach Goodwin (1934), Novak (1943), Jampolis et al. (1953) und Wagner et al. (1955).

1869 wurde von Mulvaney erstmals über die Anwendung eines Mineralölsprays in einem Fall von Laryngitis berichtet.

1880 wurde in der Pharmacopeia der USA für das medizinische Mineralöl ein Name, „Petrolatum", geprägt. Zwischen

1885 und 1895 wurde von Rosenberg, Sehrwald und Campbell über eine lokale und intratracheale Applikation von Öl und Antiseptika zur Behandlung der tuberkulösen Laryngitis und pulmonaler Infektionen berichtet.

Nach Wagner et al. (1955) fand die Verwendung von Menthol und Olivenöl zur Behandlung der tuberkulösen Laryngitis weite Verbreitung.

Nach Nagel (1964) stellte die Instillationsbehandlung mit Menthol und Paraffinöl bis in die Anfangsjahre der chemotherapeutischen Ära eine bei der Kehlkopftuberkulose vielfach verwendete Methode dar. GOODWIN wundert sich darüber, daß die frühen Autoren über keine pulmonalen Komplikationen berichten, obwohl so große Mengen wie z.B. 20 ccm Öl intratracheal in häufiger Wiederholung verabreicht wurden. Später wird im Zusammenhang mit der Ölpneumonie das Paraffinöl, vor allem in seiner nasalen, pharyngealen und oralen (laxierenden) Applikationsform erwähnt.

1935 wird von einer ausgedehnten Propaganda für ölige Nasentropfen über Presse und Rundfunk in den USA berichtet.

1938 wird eine Dosisempfehlung für ölige Nasentropfen durch den Hersteller zitiert: Bei Kindern von 6 Monaten bis 10 Jahren $^1/_2$ Pipette voll 3–4mal täglich in jedes Nasenloch, d.h. Tagesdosen von 4,5–6 ccm.

1943 bezeichnet NOVAK USA die Verwendung öliger Nasentropfen als eine der drei häufigsten Selbstmedikationsformen.

1961 schreiben EYAL et al. aus Englang, daß Paraffinöl trotz Warnungen wegen Lungenkomplikationen weiterhin ausgedehnte Verwendung findet als Vehikel für Nasentropfen, Inhalantien und als Lubrikans.

Die ersten Berichte, die an eine mögliche Schädigung der Lunge durch Öl denken ließen, erschienen um 1920. 1917 berichteten WATERS, BAYNE-JONES und ROWNTREE (nach JAMPOLIS et al. 1953) über Todesfälle bei Hunden nach Bronchografieversuchen mit Jodoform in Olivenöl. 1920 beschreibt GUIEYSSE-PELLISSIER (1920) in Tierlungen nach intratrachealer Ölgabe histologische Veränderungen, wie sie für die frische Ölpneumonie typisch sind. CORPER u. FREED (1922) injizierten im Tierversuch verschiedene Öle subkutan und intratracheal und sahen z.T. schwere Gewebsschäden in der Lunge. 1925 berichtete LAUGHLEN über die ersten 5 menschlichen Fälle von Ölpneumonie. 1927 stellte PINKERTON 6 weitere kindliche Fälle vor und 1928 folgte seine klassische Studie über die Wirkung verschiedener Öle und Fette auf das Lungengewebe. Nach diesen ersten Berichten erschienen in den folgenden Jahren zahlreiche Fallberichte, die von verschiedenen Autoren gesammelt wurde. Tabelle 1

Tabelle 1. Zusammenstellungen über Literaturfälle von Ölpneumonien

Autor	Zahl der aus der Literatur gesammelten Fälle	Zahl der Arbeiten	Zeitraum	Zu den Fällen
IKEDA (1937)	106	24	1925–1936	64% Kinder 36% Erwachsene
IKEDA (1937)	21		1935/36 (1 Jahr)	Erwachsene
BISHOP (1940)	136		1925–1938	
KIRKLIN (1940)	72		1925–1940	
NOVAK (1943)	253	57	1925–1940	128 Säuglinge und Kleinkinder 125 Erwachsene
KAPLAN (1941)	411	56	1925–1941	252 Fälle seziert, davon 68% Mineralölpneumonien 23% Lebertranpneumonien 9% Ölpneumonien anderer Ursache
SWEENY zit. nach SODEMAN STUART (1946)	264		1927–1942	133 Kinder 131 Erwachsene 131mal Mineralöl
PRIMER (1967)	82		1950–1967(?)	

Tabelle 2. Häufigkeit der Ölpneumonie in der Literatur nach Sektionsstatistiken

Autor	Zahl und Prozentsatz der Ölpneumoniefälle bezogen auf die Zahl der Sektionen		Zahl der Sektionen	Zu den Fällen
Laughlen (1925)	1	0,3%	3000	USA
Pinkerton (1927)	6	2%	290	Kinder verschiedene Öle, USA
Ikeda (1935)	7	6,9% (3 Jahre)	101	Kinder, meist Mineralöl oder Lebertran, USA
Paterson (1938)	8	1%	813	England
Bromer u. Wolman (1939)	12	8,7%	137	Kinder, USA
Cannon (1940)	39	circa 2%	2000	12 Kinder 27 Erwachsene, USA
Freiman et al. (1940)	41	1,4% (10 Jahre)	3500	Erwachsene, Institut für chronisch Kranke, USA
Moel u. Taylor (1943)	13	4,3% (18 Monate)	300	Erwachsene USA
Humphrey u. Olmstead (1949)	4	5,5%	73	Erwachsene, Klinik für neuropsychiatrische und chronisch Kranke, USA
Meyers u. Griffith (1955)	7	circa 2% (3 Jahre)	355	Erwachsene, USA
Holt 1933 zit. nach Humphrey u. Olmstead (1949)	25	(7 Jahre)		14 der Fälle Kinder unter 2 Jahren

gibt einen Überblick über solche Zusammenstellungen. Die Tabellen 2 und 3 geben Auskunft über die Häufigkeit der Ölpneumonie zu verschiedenen Zeiten.

Die zunehmende Zahl von Erkrankungsfällen brachte eine Kampagne gegen die mineral-ölhaltigen Medikamente in Gang mit dem Ergebnis, daß diese, wenn auch bis heute nicht vom Markt verschwunden, so doch in ihrer Verbreitung stark eingeschränkt wurden. Auch diese Gegenpropaganda wurde wohl am intensivsten in den USA betrieben. 1942 unterzog das Council On Pharmacy And Chemistry Of The American Medical Association nach dem Bericht von Cannon (1935) die öligen Inhalantien zum wiederholten Male einer Prüfung und kam dabei zu der Auffassung, daß die Gefahr der Ölpneumonie den Ausschluß der mineralölhaltigen Präparate von der Liste der N.N.R. (New and Nonofficial Remedies) notwendig mache. Im deutschsprachigen Schrifttum warnen 1933 Fischer-Wasels (1933) und Ellinger (1934) nach eigenen Beobachtungen von Ölpneumonien vor der Paraffinölan-wendung. Im übrigen ist die Zahl der Fallberichte über Mineralölpneumonien bei Erwachse-nen in der deutschsprachigen Literatur im Vergleich zur amerikanischen eher klein. Es handelt sich u.a. um folgende Arbeiten: Fischer-Wasels (1933), Bodmer u. Kallòs (1933), Ellinger (1934), Brenner u. Urban (1937), Bassermann (1948), Rossier u. Bühlmann (1949), Huzly (1972), Burhenne et al. (1974), Dobbertin (1977), Nekarda u. Heckers (1977) und Weber

Tabelle 3. Häufigkeit der Ölpneumonie in der Literatur nach Beobachtungsfällen einzelner Autoren

Autor	Zahl der beobachteten Ölpneumonie- fälle	Beobachtungs- zeitraum	Zu den Fällen
Goodwin (1934)	25	10 Jahre	Kinder, verschiedene Öle und Fette, oft Milchfett, 22mal Sektion, 3mal klinische Diagnose, Univ. Kinderklinik, USA
Baumgartner u. Angevine (1936)	3	7 Monate	Kinder, Sektionsfälle, Univ. College, USA
Graef (1939)	22	5 Jahre	13 Kinder, 9 Erwachsene, 21mal Sektion, USA
Moel u. Taylor (1943)	20	7 Monate	5mal Sektion Krankenhaus für chronisch Kranke
Schneider (1949)	5	2 Jahre	Erwachsene, USA
Schneider (1951)	17	3 Jahre	Erwachsene, klinisch gestellte Diagnose, USA
Guin u. Winship (1953)	5	3 Jahre	Erwachsene, Sektionsfälle, USA
Hampton et al. (1955)	34	7 Jahre	Meist Erwachsene, 9mal Operation, 10mal Sektion, in 1% von 1000 Sektionen Todesursache, USA
Guidry et al. (1959)	11	11 Jahre	Operierte Fälle aus der Mayo-Clinic USA
Schwindt et al. (1967)	9	10 Jahre	Erwachsene, 7mal Operation, Univ.-Kinderklinik, USA
Dobbertin u. Huzly (1977)	10	8 Jahre	Erwachsene, 4mal Operation BRD
Kennedy et al. (1981)	11	wenige Jahre vor 1981	Erwachsene, 6mal Operation, USA

(1977). In der Thoraxchirurgischen Klinik Schillerhöhe sahen wir zwischen 1970 und 1973 neun Fälle von exogener, durch medizinisches Öl hervorgerufener Ölpneumonien, später nur noch einen Fall 1978. Die Arzneimittelkommission der Deutschen Ärzteschaft warnte 1973 im Ärzteblatt vor der Daueranwendung paraffinölhaltiger Nasentropfen, Inhalantien und Gurgelmitteln. Heckers et al. (1979) konnten noch 1979 eine ganze Reihe von in der Bundesrepublik im Handel befindlichen mineralölhaltigen Rhinologica, Mund- und Rachen- therapeutica und Laxantien anführen und die meisten dieser Mittel sind auch noch in der Roten Liste 1985, dem Verzeichnis von Fertigmitteln der Mitglieder des Verbandes der Phar- mazeutischen Industrie, enthalten.

B. Pathologisch-anatomische Morphologie
der exogenen Ölpneumonie unter besonderer Berücksichtigung
der aspirationsbedingten Mineralölpneumonie

I. Histologie und Reaktion des Lungengewebes auf Öl

Die grundlegenden Arbeiten über die Histologie der Ölpneumonie, die Reaktion des Lungengewebes auf Öle und Fette, über die Veränderungen, denen das Öl im Gewebe unterliegt und auch über die Fettfärbemethoden stammen von Pinkerton aus den Jahren 1927, 1928 und 1940: (Pinkerton 1927; Pinkerton 1928; Pinkerton u. Moragues 1940).

Weitere ausführliche Arbeiten über die Histologie bei der Ölpneumonie wurden von Walsh u. Cannon (1938) und Graef (1939) veröffentlicht. Shoskes et al. (1950) und Eckert u. Jerochin (1978 u. 1981) untersuchten die Wirkung von Mineralölaerosolen im Tierversuch, wobei die letztgenannten Autoren auch über histochemische und elektronenmikroskopische Befunde berichten. Über elektronenmikroskopische und histochemische Befunde bei der Ölpneumonie des Menschen berichten z.B. Decroix et al. (1973).

Das histologische Bild variiert in Abhängigkeit von der Art des Öles oder Fettes und seiner Zusammensetzung. Bei den gewebsschädigenden Ölen und Fetten überwiegen Ödem, serofibrinöse Exsudation oder Nekrose. Als verantwortlich für diese toxischen Wirkungen werden bei den tierischen und pflanzlichen Fetten u.a. die freien Fettsäuren angesehen, die entweder in bestimmter Konzentration im Fett vorhanden sind, oder im Zuge des Fettabbaues durch die Lungenlipasen daraus freigesetzt werden. Eckert u. Jerochin (1981) nehmen auch für das Frühstadium der Mineralölpneumonie primär eine toxische Schädigung der alveolären Kapillaren an mit erhöhter Permeabilität des Gefäßsystems und Exsudation ins Alveolarlumen. Diese akuten Reaktionen können lokal sein oder diffus und, je nach dem Grad der Gewebsschädigung, flüchtig sein oder fortschreiten, die Nekrosen können narbig abheilen oder es kommt, je nach Öl oder Fett, zu einer Art chronischen Fremdkörperreaktion mit Fettphagozytose und Fibrosierung, der Ölpneumonie im eigentlichen Sinne. Diese kommt in reinster Form nach Aspiration von gereinigtem Paraffinöl wie dem medizinischen Paraffinum liquidum vor, wahrscheinlich beispielhaft für die Reaktion des Lungengewebes auf eine inerte, emulgierte, nicht abbaufähige Flüssigkeit. Diese Ölpneumonie hat einen typischen Stadienablauf, wobei verschieden alte Stadien in enger räumlicher Nachbarschaft vorkommen können. Sie ist gekennzeichnet durch die Phagozytose des Öles, seine Aufnahme ins Interstitium, Granulombildung und Fibrose.

Am Anfang steht die *Emulsifikation* des im Alveolarlumen gelegenen Öles, dann folgt eine Exsudation von Alveolarmakrophagen ins Alveolarlumen und die *Phagozytose* der Öltröpfchen durch diese Zellen, die danach als Lipophagen bezeichnet werden. Öle, die nicht emulgiert werden, führen zu einer viel geringeren Makrophagenreaktion. So sah Pinkerton (1927) im Tierversuch mit Lipiodol und Olivenöl diese Öle als ungegliederte zusammenhängende Masse in den Alveolen liegen, wo sie keinerlei Gewebsreaktion hervorriefen. Bei Mineralöl verläuft der Prozeß der Emulsifikation und Phagozytose rasch und weitgehend vollständig innerhalb von Stunden bis wenigen Tagen. Ölbeladene Makrophagen erscheinen bald auch im Interstitium mit dem Ergebnis einer starken Volumenzunahme der interalveolären Septen und des Zwischengewebes überhaupt. Eckert u. Jerochin (1978) kommen aufgrund elektronenmikroskopischer und histochemischer Untersuchungen an Tieren nach Mineralölinhalation zu der Auffassung, daß sich die im Alveolarlumen gelegenen Makrophagen von den im Interstitium gelegenen dadurch unterscheiden, daß erstere Mineralöl abbauen können, letztere nicht. Die meisten Autoren gehen allerdings davon aus, daß Mineralöl von den Körperzellen überhaupt nicht abgebaut wird, z.B. Fox (1979) aufgrund elektronen-mikroskopischer Untersuchung. Im weiteren Verlauf der Erkrankung kommt es dann zu einer *Fibrosereaktion*, die mit den im Interstitium gelegenen Makrophagen in Zusammenhang steht. Das Öl, das in den frühen Stadien ganz überwiegend intrazellulär gelegen ist, findet sich später wieder zunehmend extrazellulär, z.T. in größeren Seen zwischen Fasergewebe, wo es anscheinend nicht mehr emulgiert wird. Öl oder Fett, mit Ausnahme von Lebertran, wird bei normaler Färbung durch die Alkoholreihe aus dem Gewebe herausgelöst, es bleiben an seiner Stelle Vakuolen zurück. Diese *Vakuolen* sind das wichtigste histologische Merkmal der Lipid- und Ölpneumonien überhaupt und ihr diagnostisches Leitbild. Die intrazellulären Vakuolen geben den Makrophagen ein schaumiges Aussehen, sodaß auch von *Schaumzellen* und *Schaumzellenpneumonie* gesprochen wird. Es handelt sich dabei um große mononukleäre Zellen, deren Zytoplasma mit Vakuolen angefüllt ist, die meist in Mehrzahl und in unterschiedlicher Größe vorhanden sind; gelegentlich kommen auch Siegelringzellen vor. Das frühe Stadium der Ölpneumonie ist durch diese, sowohl in den Alveolen, als auch im Interstitium gelegenen Schaumzellen gekennzeichnet (Abb. 19). Die Faserreaktion ist in diesem frühen Stadium noch gering. Das spätere Zwischenstadium zeigt sowohl Schaumzellen, als auch extrazelluläre Vakuolen und eine Fibrose, welche die interstitiell gelegenen Makrophagen mit einem Fasernetz umgibt.

Das späte, voll ausgeprägte Narbenstadium, bei der Mineralölpneumonie bekannt als *Paraffinom*, ist gekennzeichnet durch größere rundliche, scharf begrenzte ölgefüllte oder leere Räume in dichtem faserigem Bindegewebe. Die wenigen, noch vorhandenen Alveolen sind oft, wie auch bei anderen Formen der Fibrose, von Pneumozyten II ausgekleidet. Beispiele aus der Literatur mit Abbildungen: Genevrier et al. (1972), Heckers et al. (1978), Spencer (1977).

An weiteren erwähnenswerten Veränderungen sind bei der Mineralölpneumonie beschrieben: Granulome und tuberkuloide Strukturen, Nekrosen, Lymphozyteninfiltrate, Mikroabszesse, Verkalkungen und Tumourlets.

Granulome und tuberkuloide Strukturen sind bei ca. 20% der Mineralölpneumonien in der Literatur beschrieben. Beispiele u.a. bei Graef (1939) und Daniel u. Nolen (1954). Diese Granulome sind zusammengesetzt aus Riesenzellen, Makrophagen oder Lipophagen und Bindegewebsfasern und können zur Fehldiagnose Tuberkulose oder Sarkoidose führen. Riesenzellen sind oft größeren Ölvakuolen angelagert, enthalten manchmal Öltröpfchen im Zytoplasma und entstehen wahrscheinlich aus Lipophagen. Etwa 30% der Riesenzellen werden als Fremdkörperriesenzellen beschrieben. Graef (1939) beschreibt nach Lebertranaspiration Makrophagen, die wie Langhanszellen aussahen. Goodwin (1934) fand bei Kindern nach Aspiration verschiedener Fette, meist Milchfett, tuberkelähnliche Strukturen mit Öl im Zentrum, gelegentlich mit einer kleinen Nekrose daneben und Pinkerton (1928) sah bei Kaninchen nach Schweineschmalzinjektion Nekrosezonen, die histologisch einer spezifischen Pneumonie sehr ähnlich waren. Bei Mineralölpneumonie waren in 4 von 68 Literaturfällen Nekrosen beschrieben. Sie waren im Schwielengewebe lokalisiert. Über die Kombination von Mineralölpneumonie und Tuberkulose siehe auch Abschnitt D.III.1 a. *Lymphozyteninfiltrate* sind bei über 30% der Mineralölfälle erwähnt. In ebenfalls etwa 30% war eine Eiterung vorhanden. In 5 von 68 Fällen mit Mineralölpneumonie fanden sich mikroskopische *Abszesse,* darunter einmal kleine aktinomykotische Abszesse. Kalk wird selten erwähnt, z.B. von Pinkerton (1927), Salm u. Hughes (1970) und Genevrier et al. (1972). Borrie u. Gwynne (1973) fanden bei einem Fall von Mineralölpneumonie *Tumourlets* in vielen Alveolen und terminalen Bronchiolen und Pinkerton (1928) beschreibt einen ganz gleichartigen Befund bei Kaninchen nach Schweineschmalzaspiration.

Was das Öl selbst betrifft, so kann es, solange es nicht im Interstitium fixiert ist, auf bronchialem Wege die Lunge verlassen und im Sputum oder Bronchialsekret erscheinen.

Der lymphogene Abtransport spielt mengenmäßig wohl eine untergeordnete Rolle, obwohl er auch beim Menschen nachgewiesen ist. Bei tierischen und pflanzlichen Fetten gibt es Hinweise auf einen enzymatischen Abbau durch die Lungenlipasen. Bei Mineralöl ist er umstritten. Man kann aber davon ausgehen, daß das meiste des ins Interstitium gelangten Mineralöls dort auch auf Dauer liegen bleibt. Decroix et al. (1973) beobachteten bei einem Fall von Mineralölpneumonie eine granuläre, azelluläre, elektronendichte Masse in den Alveolen, vielleicht identisch mit der, die bei der Alveolarproteinose vorkommt und sie halten für möglich, daß die Blockierung der Alveolarmakrophagen durch das Paraffinöl dabei eine Rolle spielt.

Auf die verschiedenen Färbeverfahren und die Methoden der Identifizierung des Öles wird im Abschnitt D.I. über die Diagnostik eingegangen.

Tabelle 4 gibt einen Überblick über die bei Ölpneumonie gefundenen Ölmengen im Gewebe.

II. Makroskopischer Lungenbefund

Was den makroskopischen Befund im Charakter betrifft, so kann man ein frühes pneumonisches von einem späten narbigen, tumorartigen Stadium unterscheiden und was die Ausdehnung angeht, so kann man einteilen in einen lobär-segmentalen Befall einerseits und einen herdförmigen andererseits. Für jede Form gibt es Übergänge. Beim lobär-segmentalen Befall sind die betroffenen Parenchymbezirke in den Grenzen dieser anatomischen Einheiten in etwa homogen verändert. Auch benachbarte Bezirke auf beiden Seiten eines Lappenspaltes können betroffen sein, was nicht selten der Fall ist. Dies kommt dadurch zustande, daß die den benachbarten Gebieten jeweils zugeordneten Bronchien gleichermaßen Aspirationsweg für das Öl waren. Im Röntgenbild macht sich dies oft durch restliche Luftsäume im Grenzbereich deutlich, was es beim Übergreifen z.B. eines Tumors über den Lappenspalt hinweg nicht gibt. Beim herdförmigen Befall sind kleinere anatomische Einheiten als die eines Lappens oder Segmentes betroffen, so daß sowohl makroskopisch als auch röntgenologisch eine Art Rundherd zustande kommt, der leicht den Eindruck eines Tumors macht. Beide, sowohl die lobär-segmentale, als auch die herdförmige Variante können einseitig und doppelseitig und auf der jeweiligen Seite in Einzahl oder Mehrzahl vorhanden sein, entsprechend der Körperhaltung zum Zeitpunkt der Aspiration. So sind oft bei bettlägerigen Patienten nur die dorsalen Lungenpartien betroffen. Ein Beispiel ist der Fall von Meyers u. Griffith (1955) mit multiplen, scharf begrenzten, bis zu 3 cm großen Herden in der dorsalen Hälfte jedes Lappens. Im übrigen wird auf die Lokalisation auch im Abschnitt C.I. über den Röntgenbefund eingegangen.

Das Frühstadium der Läsion ist gekennzeichnet durch die Infiltration. Nach Ikeda (1937) gleicht in dieser Frühphase der makroskopische Befund dem einer Lobärpneumonie im Stadium der Hepatisation. Die Spätstadien sind gekennzeichnet durch Fibrose und Schrumpfung. Im Falle von Mineralöl und bei größeren Knoten spricht man dann von Paraffinom, das Ikeda (1937) beschreibt als ein Gewächs aus Bindegewebsfasern, fest und gummiartig. Gelegentlich wird betont, so von Berg u. Burford (1950) und von Ikeda (1937), daß die derben Knoten peribronchial und hilusnahe gelegen sind oder, worauf Ikeda (1937) und Wagner (1955) hinweisen, bei peripherer Lage durch peribronchiale Stränge mit den Lappenhili in Verbindung stehen. Für die zentral im Hilus gelegenen Herde betonen Daniel u. Nolen (1954) die pathogenetische Rolle der Lymphknoten, die vergrößert und in das narbige Konglomerat miteinbezogen sein können. Im folgenden einige Beispiele aus der Literatur mit Beschreibung des makroskopischen Befundes. Zunächst für die multiple herdförmige Lokalisation:

Tabelle 4. Ölmenge im Gewebe nach chemischer Extraktion. Zusammenstellung der Ergebnisse aus der Literatur

Autor	Fettmenge in Gramm	Fettmenge in %	Bezogen auf	Art des Fettes
Daniel u. Nolen (1954)	15		Feuchtgewicht 255 g, Lingula	Mineralöl
	4,8		Feuchtgewicht 417 g	Mineralöl
Graef (1939)		26,7	Trockengewicht	Ges. Lipide, zu 80% unverseifbar
		76,8–96	Trockengewicht der betroffenen Partien	Ges. Lipide, 95% unverseifbar
		18	Trockengewicht der nicht betroffenen Partien	Ges. Lipide, 95% unverseifbar
		17,5	Trockengewicht, herdförmiger Befall	Ges. Lipide, zu 71% unverseifbar
		14	Trockengewicht, herdförmiger Befall	Ges. Lipide, zu 70% unverseifbar
Brenner u. Urban (1937)		9,7	Feuchtgewicht 640 g	Paraffin
		3	Feuchtgewicht 580 g	Paraffin
		7,1	Lymphknoten Feuchtgewicht 2,8 g	Paraffin
Bernhard u. Lindlar (1957)		71,3	Trockengewicht der betroffenen Partien	Ges. Lipide (normale Lunge ca. 10%)
		66,9		Mineralöl
Fischer-Wasels (1933)		12,9	Feuchtgewicht, mäßig stark infiltriert	unverseifbares Lipid
		15,2	Feuchtgewicht, stärker infiltriert	unverseifbares Lipid
Fox (1979)		17,7	Feuchtgewicht Dünnschichtchromatographie	Paraffin 86,2% Triglyzeride 5% Phospholipide 5,7% Cholesterin 0,8% freie Fettsäuren 2%

Ikeda (1937) beschreibt beiderseits in der ganzen Lunge verstreut mehrere 3–5mal 1–2 cm große, gut begrenzte, harte, tumorartige Knoten mit gummiartiger, gräulich gesprenkelter Schnittfläche.

Pinkerton (1927) sah im Sektionspräparat der Lunge eines 6jährigen Jungen in allen Lappen der rechten Lunge und im linken Unterlappen gelblich-weiße Ölgranulome von 1–3 cm Durchmesser, die insgesamt fast die Hälfte der Lungensubstanz ausmachten. Ursache waren ölige Nasentropfen.

Borrie u. Gwynne (1973) fanden 5, auf das dorsobasale Unterlappensegment beschränkte feste, weiße Ölgranulomknoten von jeweils etwa 1 cm Durchmesser.

Über Fälle mit Paraffinom, das narbige Endstadium der lobärsegmental ausgedehnten Mineralölpneumonie berichtet z.B. Davis (1936). Er sah bei Sektion im Bereich beider Lungen basal harte, gummiartige Massen. Die rechte, bestehend aus zwei ovalen, umschriebenen Knoten, welche durch eine fibröse Kapsel mit allen umgebenden Strukturen verwachsen waren, stellte den geschrumpften Mittel- und Unterlappen dar. Ursache: multiple intratracheale Mineralölinjektionen, Röntgenbefund Typ Abb. 1b. Weitere Fälle mit Paraffinom und Beschreibung der Makroskopie werden von folgenden Autoren vorgestellt: Garvin (1939), Pinkerton u. Moragues (1940), Berg u. Burford (1950), Jampolis (1953), Daniel u. Nolen (1953), McDonald u. Hodgson (1954), Davis et al. (1954), Buechner u. Strug (1956), Siddons (1958), Schwindt et al. (1967).

Außer diesen großen Knoten, wie sie oben erwähnt sind, finden sich in der Literatur auch Angaben über multiple Herde in Millimeter- bis Erbsgröße, z.T. als sog. Satellitenknötchen in der Umgebung größerer Herde.

Was die *Farbe* der Läsionen betrifft, so wird gelb, grau-gelb, grau, grau-weiß oder weißlich angegeben. In der Hälfte der Literaturfälle über Mineralölpneumonie ist die Farbe gelb erwähnt. Die *Konsistenz* reicht von verfestigt über gummiartig fest bis hart und sehr hart. Die im Röntgenbild als diffuse Fibrose erscheinenden Befunde zeigen im anatomischen Präparat auf der Schnittfläche meist eine diffuse Verfestigung des Gewebes mit zusätzlich netzförmiger Fibrosezeichnung wie bei den Fällen von Decroix et al. (1973) und Salm u. Hughes (1970). In ca. 10% der Literaturfälle über Mineralölpneumonien sind *Höhlenbildungen* beschrieben. Es handelt sich dabei um ölgefüllte Zysten von miliarem Ausmaß bis hin zu einer Größe von 1,5 cm. Buechner u. Strug (1956) kamen bei der Resektion des Mittellappens in eine Höhle mit nekrotisch käsiger Wand und ca. 10 ml öligem Inhalt. Gelegentlich sind Abszeßhöhlen innerhalb oder in der Umgebung von Ölgranulomen beschrieben, so von Kennedy et al. (1981). Ein *makroskopischer Hinweis auf Öl* fand sich in 13% der Literaturfälle, in Form einer öligen, fettigen oder wachsartigen Schnittfläche oder eines öligen Abstrich- oder Preßsaftes. Gelegentlich war in dem das Präparat enthaltenden Formalinglas eine oben schwimmende Ölschicht zu sehen.

Die pleurale Oberfläche bei der Ölpneumonie kann je nach Stadium leicht erhaben, narbig eingezogen oder gehöckert sein. Oft werden Pleuraadhäsionen beschrieben, meist in Beziehung zu den Parenchymherden, aber auch eine komplette Verödung des Pleuraspaltes kommt vor. Guidry et al. (1959) beschreiben bei ihren 11 Fällen von Mineralölpneumonie aus der Mayo Clinic eine Infiltration von Brustwand, Hilus und Mediastinum durch fibrotische Massen. Gelegentlich werden pleurale Knötchen beschrieben. Sie können als Pleurakarzinose fehlgedeutet werden, insbesondere, wenn ein Paraffinom unter der Annahme eines Tumors operiert wird. Berg u. Burford (1950) sahen sie in zwei Fällen, bei Paraffinomen im Unterlappen und Mittellappen. Sie waren 3–5 mm groß, gelblich und saßen an der viszeralen und parietalen Pleura und am Perikard und wurden intraoperativ als pleurale Metastasen angesehen. Jampolis et al. (1953) beschreiben 1–2 mm große perlweiße Knötchen an der Oberfläche der Lunge sowie an der Pleura über der Aorta descendens. Auch Genevrier et al. (1972) fanden bei einem Ölgranulomknoten im Mittellappen zahlreiche weiße Fleckchen über alle Lappen verstreut, auf der parietalen Pleura und am Zwerchfell und hielten sie intraoperativ für Metastasen. Pinkerton (1927) sah solche Knötchen bei einem seiner kindlichen Fälle mit Mineralölpneumonie nach mikroskopischer Untersuchung als Lymphfollikel an. Decroix et al. (1973) sahen bei der Sektion einer Frau mit sehr ausgedehnter Mineralölpneumonie 200 ml zitronengelben Erguß. Im übrigen wird, im Gegensatz zu Pleuraadhäsionen, über Pleuraerguß kaum berichtet.

III. Bronchusveränderungen

Unter 45 bronchoskopierten, einzeln beschriebenen Literaturfällen mit Mineralölpneumonie waren bei 7 Bronchusstenosen beschrieben, die in topografischer Beziehung zum Lungenbefund standen. Unter 10 bronchografierten Fällen waren 7 mit einem Bronchusabbruch oder einer fehlenden Füllung im Herdbereich. HAMPTON et al. (1955) beschreiben bei weiteren 12 Patienten mit Ölpneumonie, die bronchografiert wurden, als Hauptbefund eine Obstruktion der terminalen Bronchien im betroffenen Gebiet. Unter 128 Literaturfällen mit Mineralölpneumonie und pathologisch anatomisch untersuchtem Lungenpräparat war in 7 Fällen eine Bronchusstenose bzw. ein Bronchusverschluß nachweisbar. Im folgenden einige Beispiele:

Verschluß von B8 1,5 cm hinter dem Abgang; dahinter war der Bronchus zerstört und führte in einen gelbgrauen Ölgranulomknoten: BUECHNER u. STRUG (1956).

Verschluß von B_2 durch festes gelbes Gewebe bei Ölpneumonie im gleichen Segment: WAGNER et al. (1955).

Stenose des linken Hauptbronchus bei einer komplett fibrotisch veränderten linken Lunge bei Kardiospasmus und doppelseitiger Ölpneumonie durch Mineralöleinnahme: STEINBERG u. FINBERG (1956).

HAMPTON et al. (1955) fanden bei 5 von insgesamt 34 Fällen einen Lappenbronchusverschluß, meist des Mittellappenbronchus. Ursache war einmal Granulationsgewebe im Bronchus, einmal ein Broncholith vor einer fettigen Masse, einmal war der Mittellappenbronchus wegen ausgedehnter Nekrosen nicht zu identifizieren. In 3 der pathologisch-anatomisch untersuchten und in zwei der bronchografierten Fälle sind Bronchiektasen in der Zone der Ölpneumonie beschrieben. Von unseren 10 eigenen Fällen mit Mineralölpneumonie die im Abschnitt C.IV vorgestellt werden, waren alle bronchoskopiert, die meisten auch bronchografiert und bei drei Patienten stand Lungengewebe für die pathologisch-anatomische Untersuchung zur Verfügung. Bei 4 der 10 Patienten erbrachten diese Untersuchungen auffällige Befunde im Bereich des Bronchialsystems in Beziehung zur Ölpneumonie:

Bei *Fall 1,* einem Patienten mit Ölpneumonie im Mittellappen, sah man bei der Bronchoskopie pendelnden Schaum in B_4 rechts, bronchografisch einen Abbruch dieses Astes (Abb. 5) und im Resektionspräparat war der Mittellappenbronchus durch speckige Massen von außen stenosiert.

Bei *Fall 2* mit einer Ölpneumonie im basalen linken Unterlappen war die Bronchoskopie unauffällig. Bei der Bronchografie verliefen B_8 und B_9 gerafft und brachen plump ab am Rand der Verschattung, während die Äste von B_{10} innerhalb der Verschattung normal waren (Abb. 8).

Bei *Fall 5,* einer ausgedehnten Ölpneumonie im Mittellappen in beiden Unterlappen und in einem Teil der Lingula war der bronchoskopische Befund normal, die Bronchografie zeigte aber dornförmige Abbrüche und eine fehlende Darstellung der Endäste im Bereich der Segmente 7, 9 und 10 rechts und ähnliches auch im Mittellappen (Abb. 18).

Bei *Fall 9,* einer Patientin mit Ölpneumonie in allen Lappen beider Lungen, fand sich bei der Bronchoskopie eine typische Tracheopathia osteoplastica. Bronchografisch fiel auf, daß sich die ventralen Anteile des Oberlappen- und Unterlappensystems nicht füllten.

IV. Regionäre Lymphknoten

Bei 11 von insgesamt 128 operierten oder sezierten Fällen mit Mineralölpneumonie in der Literatur sind vergrößerte Lymphknoten erwähnt, wobei Größen bis zu 3,5 cm Durchmesser angegeben sind. Es handelt sich dabei um hiläre und mediastinale Lymphknoten. In 5 von 20 histologisch beschriebenen Lymphknoten sind Riesenzellen oder Granulome erwähnt, was bei spärlichem Untersuchungsmaterial, durch Mediastinoskopie zum Beispiel, zur Fehldiagnose Sarkoidose führen kann. Gelegentlich fiel auch bei diesen Lymphknoten ein öliger Abstrich- oder Preßsaft auf. Brenner u. Urban (1937) gewannen durch chemische Extraktion 7,1 Gewichtsprozent Paraffin, bezogen auf das Lymphknotenfeuchtgewicht. Auch Decroix et al. (1973) fanden Öl in tracheobronchialen Lymphknoten.

V. Gefäßveränderungen

Beschrieben sind Thrombosen, Öl im Gefäßlumen, Ölablagerungen in der Gefäßwand und Läsionen der Gefäßwand. Unter 126 pathologisch-anatomisch untersuchten Fällen mit Mineralölpneumonie aus der Literatur sind in 6 Fällen Thrombosen der Pulmonalstamm- und Lappenarterien beschrieben. Öl in Gefäßlumina ist in 4 Fällen beschrieben. Ikeda (1937) fand in einem Fall von früher Ölpneumonie viele septale Kapillaren durch Säulen aus fettigem Material verschlossen, sodaß an eine Fettembolie gedacht wurde. Nach dem Färbeverhalten hielt er es für Mineralöl. Pinkerton u. Moragues (1940) sahen in einem Fall mit Ölgranulom in den Lumina von Arterien und Venen fettgewebsähnliche Thromben, bestehend aus Öltröpfchen umgeben von Fasergewebe, angesehen als Mineralöl. Im gleichen Fall waren Ölablagerungen in Leber und Milz vorhanden. Ölablagerungen in der Gefäßwand sind in 4 der 126 Literaturfälle beschrieben und z.T. abgebildet. Sonstige Gefäßwandveränderungen beschreiben: Stonehill u. Bodon (1955), Hastings (1950), Burhenne et al. (1974) und Wagner et al. (1955). Diese letztgenannten Autoren teilen die exogene Ölpneumonie in 4 Stadien ein, denen sie verschiedene Grade von Gefäßveränderungen zuordnen.

VI. Extrathorakaler Organbefall durch Öl

In 5 von insgesamt 93 sezierten Fällen mit Mineralölpneumonie aus der Literatur sind Ölablagerungen in extrathorakalen Organen erwähnt, und zwar in abdominellen Lymphknoten, Leber und Milz. Zum Teil wurden sie färberisch für Mineralöl gehalten. Pinkerton u. Moragues (1940) fanden bei einem Patienten mit einem 4 cm großen Paraffinom in der Lunge die Oberfläche und Schnittfläche von Leber und Milz mit 0,5–3,5 mm großen festen, grau-weißen Knötchen besetzt. Histologisch bestanden diese aus einer amorphen Fettmasse, umgeben von dichtem fibrösem Gewebe. Viele dieser Knötchen enthielten Kalzium, Cholesterinkristalle und fein emulgiertes, als körperfremd angesehenes Öl.

Das Öl muß in solchen Fällen über den Blutweg in die extrathorakalen Organe gelangt sein. In diesem Zusammenhang ist die Arbeit von Lewis u. Dayan (1965) interessant, auch wenn bei ihrem Fall das Paraffinöl aus dem Pleuraraum stammte. Diese Autoren berichten über eine 29jährige Frau mit generalisierter Paraffinölaussaat in fast alle Körperorgane. Sie verstarb an dieser Erkrankung bzw. an einem Cor pulmonale 11 Jahre nach Anlage eines Oleothorax. Klinisch traten nacheinander auf: Vergrößerung der Milz, Vergrößerung supraklavikulärer Lymphknoten, Atembeschwerden und gelbe Flecken am Augenhintergrund. Bei der Sektion wurden histologisch Ölablagerungen in Leber, Lymphknoten, Niere, Herzen, Lunge und vielen anderen, auch endokrinen Organen gefunden. Das Öl verhielt sich färberisch wie Mineralöl. Im Herzen fanden sich histologisch viele ölgefüllten Räume im Interstitium von Vorhof und Ventrikel, umgeben von Makrophagen. Die Lunge bot makroskopisch das Bild der Honigwabenlunge. Histologisch war die Struktur weitgehend ersetzt durch emphysematöse Blasen. Viele rundliche Räume waren umgeben von Kollagen und Schaumzellen. Die Autoren nehmen an, daß das Öl via Ductus thoracicus über den Blutweg verschleppt wurde. Sie geben eine Übersicht über die Literatur betreffend Ölgranulomen im Mediastinum mit Ummauerung von Ösophagus und Plexus brachialis, Ölmigration im Bereich des Mediastinums, der Brustwand und Einbruch in die Lunge bei Patienten mit Paraffinölplomben. Sie weisen aber daraufhin, daß über eine derartige diffuse Dissemination, u.a. mit Herzbeteiligung wie im vorliegenden Fall, in der Literatur nicht berichtet wird. Bei Patienten mit Mineralölpneumonie und Ölablagerungen in extrathorakalen Organen liegt die Vermutung nahe, daß Öl auch über den Darm resorbiert worden sein kann, insbesondere, wenn orale Mineralöleinnahme ursächlich war. BERNHARD u. SCHEITLIN (1952) wiesen bei Ratten die enterale Resorption nach und zitieren weitere Literatur, der zufolge eine enterale Mineralölresorption anzunehmen ist. Daß dieser Mechanismus auch beim Menschen vorkommt, ist aus der Arbeit von NOCHOMOVITZ et al. (1975) zu schließen.

C. Röntgenbefunde der aspirationsbedingten exogenen Ölpneumonie

I. Lokalisation und Ausdehnung der Verschattung

Die exogene Ölpneumonie ist eine spezielle Form der Aspirationspneumonie und als solche in der Lokalisation von mechanischen Faktoren abhängig: Sie sitzt dort, wo das aspirierte Öl zum Zeitpunkt der Aspiration, der Schwerkraft nach, hingelangte. Das sind bei bettlägerigen Patienten in der Regel die dorsalen, bei ambulanten Patienten u.U. die basalen Lungenabschnitte. Bei Patienten, die ihre öligen Medikamente vor dem Schlafen einnehmen, spielt die jeweilige Seitenlage eine Rolle und die axillären Oberlappenpartien sind dann oft mit betroffen. In Tabelle 5 ist die Lokalisation bei 133 Mineralölfällen aus der Literatur angegeben. Es geht daraus hervor, daß die Ölpneumonie in etwa der Hälfte der Fälle zu doppelseitigen Verschattungen führt. Diese sind nicht selten beiderseits ähnlich ausgedehnt, so daß oft symmetrische Bilder entstehen. Bei einseitiger Lokalisation ist häufiger die rechte Seite betroffen. Beinahe 80% der doppelseitigen und über 50% der einseitigen Verschattungen liegen im Mittel-Unterfeld und dort wiederum häufig in den medialen Partien. Sowohl die häufige Doppelseitigkeit, als auch die Bevorzugung der Mittel-Unterfelder ist

Tabelle 5. Lokalisation der Röntgenverschattung bei 133 Fällen aus der Literatur

Seitenlokalisation	Doppelseitig		Einseitig rechts	Einseitig links	Insgesamt
Zahl der Fälle	70 (53%)		38 (29%)	25 (18%)	133
Sitz der Verschattung	Bei doppelseitiger Lokalisation		Bei einseitiger Lokalisation		Insgesamt
	Rechtsseitige Verschattung	Linksseitige Verschattung	Rechtsseitiger Befund	Linksseitiger Befund	
Mittel-Unterfeld	50 (77%)	51 (78%)	25 (66%)	13 (54%)	139
Oberfeld – ausschließlich Mittelfeld – Oberlappen	6	4	10	12	32
Diffus verteilt	9	7	–	–	16
Kombinierte Lokalisation	–	3	3	–	6
Keine näheren Angaben	5	5	–	–	10

schon lange bekannt und oft beschrieben. Die als typisch geltende, im medialen Unterfeld gelegene Verschattung ist in Abb. 1a–d schematisch skizziert. Oft hat sie im Übersichtsbild konvexe, mehrfach gekerbte Ränder, die offensichtlich durch geschrumpfte oder infiltrierte Lungenlappen zustande kommen. Gelegentlich tragen vergrößere Lymphknoten mit zu dem Bild bei. Auch bei Säuglingen und Kleinkindern gibt es ähnliche Röntgenbilder nach Aspiration von Paraffinöl, Lebertran, nichtmedizinischen Kohlenwasserstoffen wie z.B. Möbelpolituren. Entsprechende Abbildungen von Kinderlungen findet man u.a. bei Gwinn u. Barnes (1965). Grossmann u. Nieder (1968), Goodwin (1934) und Bromer u. Wolman (1939). Eine interessante Gegenüberstellung von Röntgenbefund und anatomischen Befunden bringen Bromer u. Wolman (1939). Was diese als typisch angesehenen doppelseitigen dorsalen, mediobasalen Verschattungen betrifft, so ist zu beachten, daß es sich bei einem großen Teil der Publikationen um Fälle aus der älteren Literatur handelt, die chronisch kranke, bettlägerige Patienten betreffen, die über Jahre Paraffinöl als Laxans bekamen. Da dieses heute seltener vorkommt, ist es möglich, daß diese Art der Röntgenverschattungen heute, auch gemessen an der Gesamtzahl, relativ seltener zu sehen ist als früher. Auch sind die maximal ausgedehnten Formen, wie sie in den älteren Veröffentlichungen oft erscheinen, heute seltener geworden, da die histologische Diagnose früher gestellt wird. Zu beachten ist auch, daß weitaus die größte Zahl der publizierten Röntgenaufnahmen bei Ölpneumonie Übersichtsaufnahmen sind, oder die Beschreibungen sich auf solche beziehen, da viele der Arbeiten über die Ölpneumonie aus einer Zeit stammen, da das Schichtverfahren noch nicht oder nur selten angewandt wurde. Die Abb. 1a–h skizzieren einige Typen der Röntgenverschattung bei Ölpneumonie, wie sie einem in der entsprechenden Literatur immer wieder begegnen. Volk et al. (1955) konnten bei allen Patienten, die geschichtet wurden, einen kontralateralen Befall nachweisen, manchmal nur in Form kleiner fleckiger Infiltrate, diagnostisch aber doch von Bedeutung. Noch weniger Arbeiten gibt es über Computertomografie

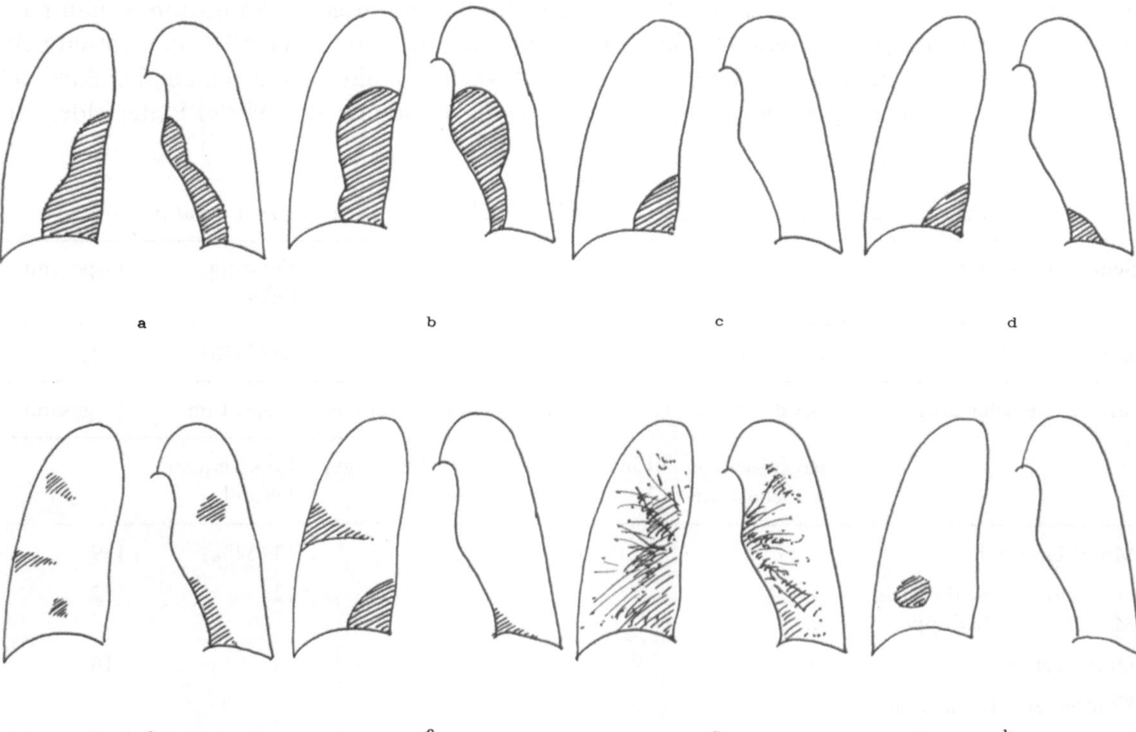

Abb. 1a–h. Schematische Darstellung der häufigsten Röntgenbefunde bei der Ölaspirationspneumonie

bei Patienten mit Ölpneumonie. Grundsätzlich besteht aufgrund der Fähigkeit dieser Technik, die Gewebsdichte zu erfassen, die Möglichkeit, nicht nur Fettgewebe als solches, sondern auch eine Öl- oder Lipidablagerung im Gewebe in Form einer Infiltration fett- oder ölspeichernder Zellen wie im Falle der Ölpneumonie durch entsprechend niedrige Dichtewerte zu erkennen. WHEELER et al. (1981) stellten so die Diagnose Lipidpneumonie bei einem Patienten, bei dem anläßlich einer Durchuntersuchung je ein Herd im Mittellappen und im linken Unterlappen festgestellt worden war. Sie fanden in den Herden größere Areale einer Dichte von −116 bis −140 HU. Die Anamnese ergab dann, daß der Mann seit 20 Jahren jede Nacht ein paar Schlucke Mineralöl aus der Flasche getrunken hatte. Die Diagnose wurde histologisch durch transthorakale Nadelpunktion bestätigt. Eine entsprechende diagnostische Hilfe durch die Dichtemessung im Computertomogramm ist allerdings nur bei den frühen Stadien der Erkrankung, nicht dagegen im späten Narbenstadium zu erwarten. Einer unserer Patienten mit Petroleumaspiration hatte im Gebiet der Verschattung normale Gewebsdichtewerte.

II. Röntgenmorphologischer Charakter der Verschattung

Entsprechend der unterschiedlichen Histologie, welche von einer Lipophageninfiltration bis zur narbigen Verödung ganzer Lappen und Lungen reicht, ist die Variationsbreite der Röntgenbefunde groß. DANIEL u. NOLEN (1954) fanden unter 7 Fällen kein gemeinsames röntgenologisches Kriterium. HAMPTON et al. (1955) weisen bei einer Serie von 35 Fällen auf einen extrem variablen Röntgenbefund hin. VOLK et al. (1951) und FREIMAN et al. (1940) berichten über bioptisch und autoptisch diagnostizierte Fälle mit normalem Röntgenbild. Durch die Vielfalt ihres Erscheinungsbildes kann die Ölpneumonie andere Lungenerkrankungen imitieren und ihre Röntgendiagnose gilt allgemein als schwierig. Unmöglich ist sie nach Ansicht der meisten Autoren in den Fällen, bei denen homogene umschriebene Herde wie periphere Tumoren erscheinen oder als massive Verschattungen den Hilus erreichen und dann wie zentrale Tumoren imponieren. Trotzdem gibt es Röntgenbilder, die ohne zusätzliche Information an eine Ölpneumonie denken lassen und die Röntgenserien unserer Fälle zeigen durchaus Gemeinsamkeiten.

Die Röntgenbefunde bei der Mineralölpneumonie lassen sich in drei Hauptgruppen einteilen, welche oft miteinander kombiniert sind oder nach dem Stadienablauf der Erkrankung ineinander übergehen. Man kann so abgrenzen: 1. Die pneumonische Verschattung; 2. die knotig-tumorartige Verschattung und 3. die netzig-streifige fibrotische Verschattung. Daneben sind an zusätzlichen Phänomenen von Bedeutung ein miliares Verschattungsmuster, die Ausbildung von Höhlen, sehr selten Verkalkung und nicht selten Veränderungen am Bronchialsystem. Bei der Durchsicht der Literatur im Hinblick auf Struktur und Charakter der Röntgenverschattung fanden sich derartige Angaben in 67 Fällen von Mineralölpneumonie. Sie sind in Tabelle 6 wiedergegeben. Öfters sind mehrere Verschattungstypen nebeneinander beschrieben. DECROIX et al. (1973) fanden in der Literatur, die Röntgenbefund und Histologie genau beschreibt, eine Fibrose bei ca. 30% erwähnt und führen als Beispiele an die Fälle von MILLER et al. (1962), WEILL et al. (1964), AYVAZIAN et al. (1967) und SALM u. HUGHES (1970). Letztere Autoren stellen als Beispiel für diesen Typ einen Fall vor mit einem Röntgenbefund, der wie eine Fibrose imponierte und auch dafür gehalten wurde. Beide Lungen waren mit Ausnahme der Spitzen, weitgehend dicht feinherdig verschattet. Nach Thorakotomie mit diagnostischer Biopsie, die ebenfalls eine diffuse interstitielle Fibrose ergab, wurde im postoperativen Verlauf nach entsprechender Symptomatik ein Megaösophagus erstmals festgestellt und die Anamnese ergab retrospektiv, daß die Patientin seit 20 Jahren vor dem Schlafen Paraffinöl als Laxans eingenommen hatte. Sie verstarb einige

Monate später. Bei der Sektion war die Lunge diffus homogen verfestigt, weißgelblich, mit netziger Fibrose und kleinen Höhlen. Histologisch fand sich außer einer ebenfalls vorhandenen Bronchopneumonie als Hauptveränderung eine Ölpneumonie, verursacht durch Mineralöl, wie chromatografisch nachgewiesen wurde.

Tabelle 6. Struktur der Röntgenverschattung. Zusammenstellung der Angaben aus der Literatur

Beschreibung der Verschattung	Zahl der Fälle
Pneumonisch	26 (30%)
Tumorartig	13 (15%)
Fibrotisch	10 (12%)
Stellenweise miliar	9 (10%)
Zeichen der Einschmelzung (Höhlenbildung)	4 (5%)
Nicht nach obigen Kriterien einstufbar	28 (32%)
Gesamtzahl der Angaben bei 67 Fällen	86

Hampton et al. (1955) teilen den Röntgenbefund bei ihren 35 eigenen Patienten ein in diffus und knotig. Die diffusen Formen werden charakterisiert als spinnglasartige Verschattungen, die sich zusammenballen, mit emphysematösen Bezirken dazwischen. Auch die knotigen Verschattungen schienen den Autoren bei Betrachtung mit der Lupe als spinnglasartig, was sie differentialdiagnostisch für wichtig halten. In die diffuse Gruppe fielen 24, in die knotige 11 der 35 Fälle. In der Arbeit sind zahlreiche Röntgenbilder, z.T. ein Detail abgebildet.

Tchertkoff u. Ornstein (1936) kommen aufgrund von 10 eigenen Fällen zu der Auffassung, daß frühe Stadien der Ölpneumonie charakterisiert sind durch eine peribronchiale Fibrose der Unterlappenachsen, umgeben von kleinen knotigen Massen. Mehrere solcher Röntgenbilder sind in der Arbeit abgebildet. Weill et al. (1964) weisen anhand von 3 Fällen mit Ölpneumonie auf ein miliar feinfleckiges Verschattungsmuster hin. Sie sehen diese Art der Verschattung als typisch an für die frühe Ölpneumonie und sehen in ihr eine wesentliche diagnostische Hilfe insofern, als nur eine kleine Gruppe von Krankheiten mit einem derartigen Verschattungsmuster einhergehen. Zuvor schon beobachtete Davis (1936) in 2 Fällen mit Ölpneumonie miliare Fleckschatten. Bei 86 in der Literatur gesammelten Angaben über die Feinstruktur der Röntgenverschattung bei Mineralölpneumonie wird 9mal (10%) ein miliares Verschattungsmuster erwähnt. Auch Salm u. Hughes (1970) zeigen einen Fall mit sehr ausgedehnter Mineralölpneumonie, bei dem im Röntgenbild neben einer vom Hilus ausstrahlenden Fibrose und gröberen Herden auch Zonen mit feinpunktierter Fleckelung sichtbar sind. Ähnlich auch beim Fall von Decroix et al. (1973).

Höhlenbildungen werden bei 4 von insgesamt 67 röntgenologisch beschriebenen Literaturfällen mit Mineralölpneumonie erwähnt: Schneider (1949) und Nelson (1954), Miller et al. (1962) und Schwindt et al. (1967). In allen diesen Arbeiten sind Röntgenbilder abgebildet. Hampton et al. (1955) betonen in ihrer Serie von 35 Patienten nie einen Abszeß mit Flüssigkeitsspiegel gefunden zu haben, sondern wenn, dann eher das Bild einer zentralen Nekrose. Bei anderen Ölen als Paraffinöl sind Nekrosen häufiger, ebenso auch nach Aspiration von Leichtöl oder Kerosin.

Über Kalk in Zonen von Ölpneumonie wird selten berichtet. Gelegentlich sitzt der Kalk an anderer Stelle, wie im Falle von Salm (1970), der von einer knöchernen Schale umgebene Herde in beiden Lungenoberfeldern sah bei überwiegender Ölpneumonie in den übrigen

Zonen. GENEVRIER et al. (1972) fanden einen 5 mm großen Kalkherd im Zentrum eines 5 cm großen tumorartigen Paraffinoms.

Nach der Röntgenmorphologie unserer eigenen Fälle und dem Studium der Literatur sind wir der Meinung, daß es Röntgenbefunde gibt, die alleine schon, ohne weitere Information, eine Ölpneumonie vermuten lassen. Es handelt sich dabei um die Kombination aus 1. einer pneumonischen Verschattung, oft mit Luftbronchogramm und deutlich lobärer oder segmentaler Begrenzung, meist im Mittellappen oder den basalen Unterlappensegmenten lokalisiert und 2. einer herdförmigen Verschattung in der Nachbarschaft z.B. auch auf der anderen Seite des Lappenspalts oder der Segmentgrenze und 3. herdförmigen Verschattungen in entfernteren Zonen. Häufig ist die Gegenseite in ähnlicher Weise betroffen. Es sind Röntgenbilder aus der Gruppe der pneumonischen, nicht auf Antibiotika ansprechenden Verschattungen, bei denen sich die Differentialdiagnose auf pneumonisch wachsenden Tumor oder Lymphozytom stellt. Am besten sind diese Befunde erkennbar im seitlichen Tomogramm. Beispiele dafür sind Abb. 11, 16, 22, 32 und 34. Ein Bronchusverschluß oder die Stenose eines Lappen- oder Segmentbronchus schließt die Ölpneumonie nicht aus, macht sie nicht einmal unwahrscheinlich. Schließlich ist eines der wichtigsten differentialdiagnostischen Kriterien einer ölbedingten Röntgenverschattung ihre geringe oder fehlende Veränderung über lange Zeit sowie die fehlende Rückbildung auf Antibiotika.

III. Verlauf im Röntgenbild

Angaben darüber fanden wir bei 52 in der Literatur einzeln beschriebenen Fällen mit Mineralölpneumonie. In knapp der Hälfte dieser Fälle war in einem Zeitraum von einigen Wochen (4 Fälle), mehreren Monaten (6 Fälle) und bis mehreren Jahren (15 Fälle) keine sichere Änderung des Röntgenbefundes festzustellen. Die andere Hälfte der Fälle zeigte eine Progression oder die Röntgenveränderungen traten im Beobachtungszeitraum neu auf. Letzteres interessanterweise bei einigen Patienten, bei denen die Ölmedikation schon über mehrere Jahre erfolgte (HAMPTON et al. (1955)). Bei Fällen mit Progression ist zu unterscheiden zwischen Veränderungen durch eine echte Befundzunahme oder eine Weiterentwicklung im Sinne der Schrumpfung. In letzterem Fall wird von knollig-, knotig-, dichter- und kleinerwerden der Läsion oder von Vergröberung der Struktur gesprochen. Beispiele finden sich bei WEILL et al. (1964), STEINBERG u. FINBERG (1956), DAVIS (1936). Oft geht beides, Zunahme und Schrumpfung parallel. Bei DAVIS (1936), Fall 1, kam es im Bereich einer doppelseitigen, Mittel- und Unterlappen betreffenden Verschattung von miliarem Charakter innerhalb von 6 Jahren zu einer so starken Schrumpfung, daß die beiden betroffenen Lappen zuletzt nur noch dichte fibröse Knoten im Herz-Zwerchfellwinkel darstellten, was durch Sektion bestätigt wurde. Bei Fall 7 unserer Serie ist bei einer pneumonischen Verschattung im Mittellappen innerhalb eines Jahres eine Schrumpfung eingetreten. Echte Befundzunahmen scheinen sich gelegentlich in Schüben zu vollziehen. BUECHNER u. STRUG (1956) beschreiben einen Fall, bei dem eine knotige Läsion im Oberlappen 6 Jahre bekannt war und dann plötzlich an Größe zunahm; der Befund wurde unter dem Verdacht auf Bronchialkarzinom operiert und erwies sich als Paraffinom. Aus der eigenen Serie ist bei Fall 3 eine erhebliche Progression innerhalb von $2^1/_2$ Jahren eingetreten.

Weitere Fälle mit Befundzunahme und abgebildeter Röntgenserie finden sich bei ELLINGER (1934), SCHNEIDER (1949), FISCHER-WASELS (1933), HAMPTON et al. (1955), ZURROW u. SERGAY (1966), SALM u. HUGHES (1970). Bei ZURROW u. SERGAY (1966) wird der Röntgenbefund als progressiv beschrieben, obwohl der Patient seit Jahren kein Öl mehr eingenommen hatte. Unter den 52 einzeln beschriebenen Literaturfällen waren kaum solche mit überzeugender Rückbildung. Aus unserer Serie scheint bei Fall 6 neben einer Schrumpfung auch ein echter Befundrückgang stattgefunden zu haben. Die Röntgenserie geht über 6 Jahre (Abb. 21, 26). Außerhalb dieser 52 Fälle berichten über eine Besserung des Röntgenbefundes nach Weglassen des Öles in einigen Fällen Hampton et al. (1955) und Didolkar et al. (1973). Ayvazian et al. (1967) sahen bei zwei Fällen eine Rückbildung unter Kortikosteroiden. Grossmann u. Nieder (1968) berichten über einen 10 Monate alten Säugling, der Vaseline-Kinderöl, eine dünnflüssige Paraffinmischung, trank und aspirierte. Röntgenologisch fand man eine ausgedehnte Verschattung etwa vom Typ der Abb. 1 b. Das Kind war in den ersten zwei Wochen schwer krank. Die Verschattung nahm an Dichte und Ausdehnung zu bis zum 12. Tag und begann sich nach zwei Monaten langsam zurückzubilden. Vier Wochen nach dem Unfall fand man im Kehlkopfabstrich nach dem Husten noch massenhaft „Fett". Nach vier Monaten waren noch erhebliche Infiltrationsreste zu erkennen. Im Alter von drei Jahren jedoch war die Lunge röntgenologisch unauffällig und das Kind gesund.

IV. Röntgenbefunde der aspirationsbedingten exogenen Ölpneumonie am Beispiel eigener Fallbeobachtungen

Fall 1: 61jähriger Mann, 1960 Radiumbestrahlung eines Stimmbandkarzinoms, 1966 Kehlkopfextirpation wegen eines Rezidivs. Danach Neigung zu Tracheitis mit etwas Auswurf. 1968 Röntgenbild noch ohne Befund. Im Herbst 1970 Husten mit Blutfasern im Auswurf. Im Februar 1971 fiel bei einer Routineröntgenuntersuchung eine Verschattung rechts auf. Abb. 2 zeigt die Übersichtsaufnahme vom Juli 1971. Schichtaufnahmen (Abb. 3, 4) ließen erkennen, daß es sich dabei um einen spindelig verkleinerten, verschatteten Mittellappen handelte. Bronchoskopisch pendelnder Schaum im lateralen Mittellappensegmentostium, bronchografisch dornförmiger Abbruch dieses Astes im Bereich der Verschattung (Abb. 5). Im Bronchialsekret Zellen eines Plattenepithelkarzinoms und reichlich Fett. Daraufhin Frage nach öligen Medikamenten: Der Patient hatte sich seit Jahren ölige Nasentropfen ins Tracheostoma getropft, um Borkenbildung zu vermeiden. Thorakotomie unter der Diagnose „stenosierender Tumor im Mittellappen mit zusätzlicher Ölpneumonie". Operationsbefund: Über gänseeigroßer derb im Hilus sitzender „Tumor" im Mittellappen, übergehend auf das pektorale Oberlappensegment, Mittellappen dabei verkleinert und an der Oberfläche eingezogen. Zweiter Herd mit leicht eingezogener Oberfläche im dorsalen Oberlappensegment. Intraoperativ Eindruck eines malignen Tumors. Bilobektomie von Mittel- und Unterlappen und Ausschälung aus dem Oberlappen. Im Präparat: Mittellappen verfestigt mit grauweißen knotigen, speckig-glänzenden Herden auf der Schnittfläche, Mittellappenbronchus dadurch eingeengt. Ähnliche kleinere Herde auch im Parenchym des Unterlappens. Histologisch in den verfestigten Bezirken zahlreiche kleinere und größere Ölzysten, umgeben von vielkernigen, mit „Fett" vollgestopften Riesenzellen. Zwischen den Zysten Fibroblasten, Histiozyten, Lymphozyten und Plasmazellen. Die Lungenstruktur war bis auf einige komprimierte Bronchien völlig aufgehoben. Pathologisch-anatomische Diagnose: Ölpneumonie. Ein Tumor war nicht vorhanden.

Fall 2: 43jähriger Mann; 1963 mit 34 Jahren Kehlkopfextirpation und Nachbestrahlung wegen eines Karzinoms. Seit dieser Zeit schmierte sich der Patient das Tracheostoma mit öligen Nasentropfen ein und träufelte sich diese bei Borkenbildung auch ins Tracheostoma. 1965 war der Röntgenbefund der Lunge noch normal. Im April 1972 fiel bei einer Routineröntgenuntersuchung ein linksseitiger Lungenbefund auf und der Patient klagte über stechende Schmerzen hinter dem Brustbein. Bei der Auskultation links unten reichlich ohrnahes feinblasiges Rasseln. Röntgenologisch gänseeigroße pneumonische Verschattung im basalen linken Unterlappen mit deutlichem Luftbronchogramm (Abb. 6, 7). Die Bronchoskopie ergab nichts Auffälliges. Bei der Bronchografie verliefen B_8 und B_9 gerafft und brachen plump ab am Rand der Verschattung, während die Äste von B_{10} innerhalb der Verschattung normal waren (Abb. 8). Im Bronchialsekret fand man verhornte Zellhaufen und massenhaft extrazelluläres „Fett".

Fall 3: 67jähriger Mann. Im Dezember 1969 Kehlkopfextirpation und Nachbestrahlung wegen eines Kehlkopfkarzinoms. Zur besseren Sekretlösung tropfte sich der Patient regelmäßig ölige Nasentropfen ins Tracheostoma, ca. 30 ml pro Woche. Ein Röntgenbild vom Juli 1970 war noch nicht sicher auffällig. Erstmals im Januar 1971 Verschattung im medialen rechten Unterfeld. Sie nahm in den nächsten Monaten an Größe zu, blieb dann aber von Oktober 1972 bis Juni 1973 unverändert. Den Röntgenbefund zu dieser Zeit zeigen die Abb. 9–12: rechts dichte homogene pneumonische Verschattung im Mittellappen mit konvexen Lappengrenzen und Luftbronchogramm und eine inhomogene fleckige Verschattung im Unterlappen mit einigen gröberen Herden subapikal; links eine homogene pneumonische Verschattung der basalen Unterlappensegmente mit Luftbronchogramm und scharfer Begrenzung durch den Lappenspalt. Beschwerden waren kaum vorhanden, nur etwas Husten mit zähem gelbem Auswurf mit geringen Blutspuren. Die Atmung war gut. Über der Lunge hörte man anfangs dorsobasal Brummen und grobblasiges Rasseln. Bronchoskopisch war die Schleimhaut diffus verdickt, rot und entzündet und in den Unterlappenästen saß beiderseits zähes, speckiges Sekret in langen Würsten. Bronchoskopische Behandlung mit Bronchuslavagen in Lokalanästhesie und in Narkose wurden mehrfach durchgeführt, bis die Sekretion schließlich verschwand. Anfangs war die Spülflüssigkeit milchig mit groben Batzen und enthielt zytologisch massenhaft intra- und extrazelluläres „Fett".

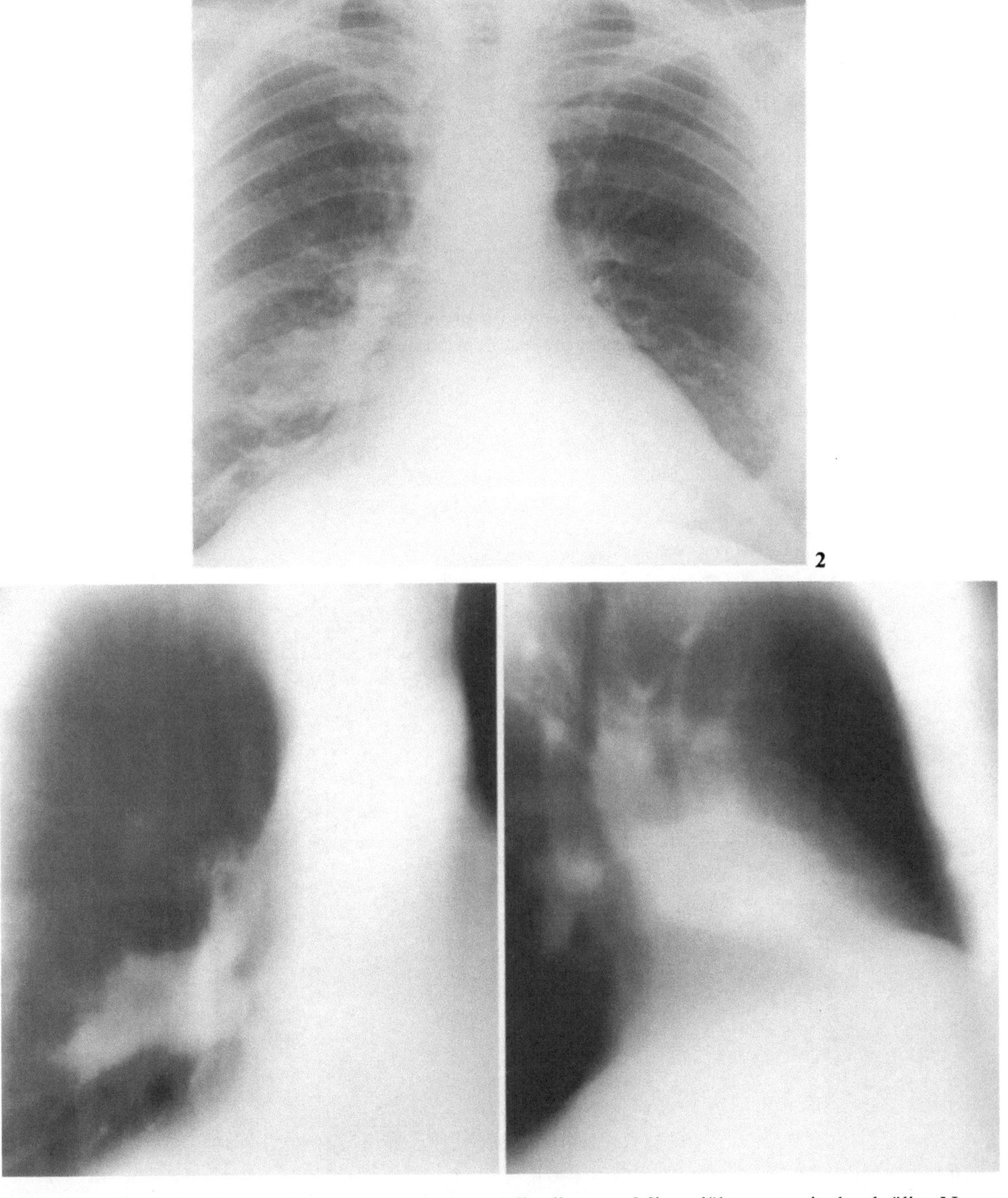

Abb. 2–4. *Fall 1:* Spindelig verkleinerter, verschatteter Mittellappen. Mineralölpneumonie durch ölige Nasentropfen via Tracheostoma

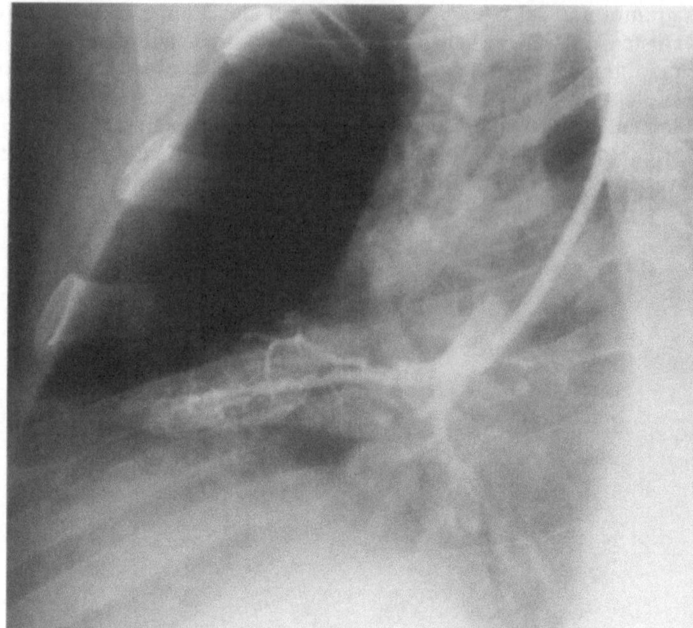

Abb. 5. *Fall 1:* Dornförmiger Abbruch von B4 rechts im Bronchogramm bei Mineralölpneumonie im Mittellappen, Bronchusstenose histologisch durch Narbe bedingt

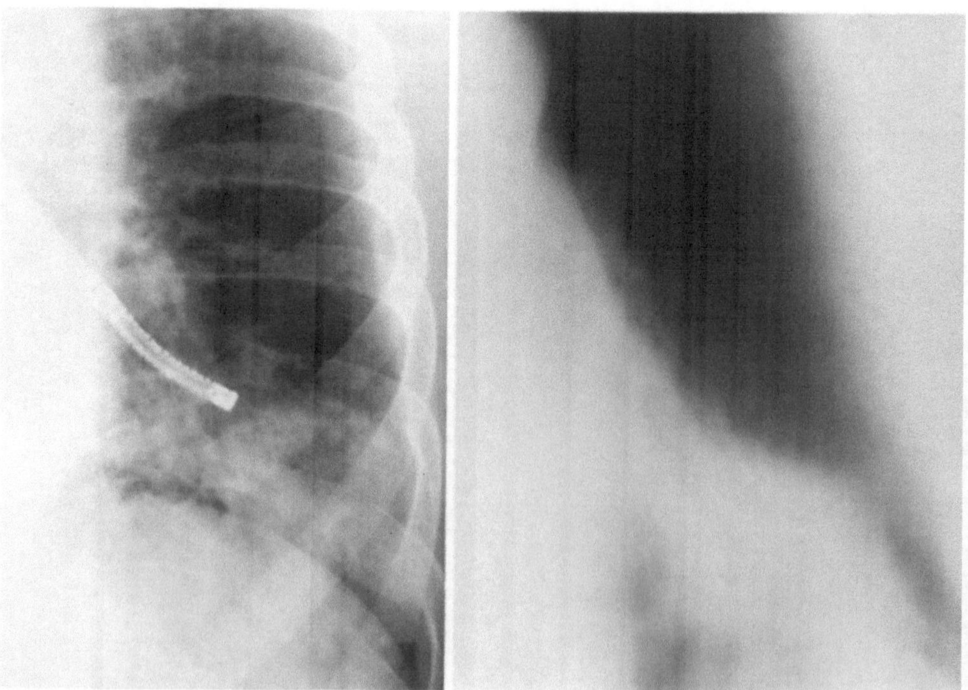

6   7

Abb. 6, 7. *Fall 2:* Pneumonische Verschattung im Bereich der basalen Unterlappensegmente links. Ölpneumonie durch ölige Nasentropfen via Tracheostoma

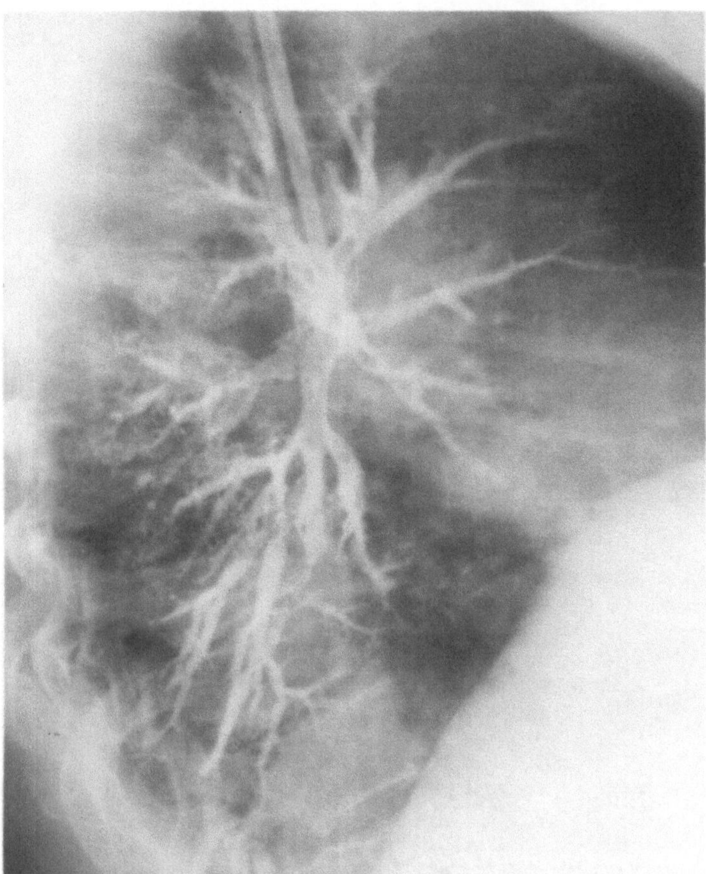

Abb. 8. *Fall 2:* Bronchografisch Raffung und Abbrüche der Äste von B8 und B9 im Bereich einer Ölpneumonie im basalen linken Unterlappen durch ölige Nasentropfen via Tracheostoma

Fall 4: 34jähriger Patient mit hochgradiger distaler Trachealstenose nach Unfall, Tracheotomie und Langzeitbeatmung. Röntgenologisch sah man als Nebenbefund eine keilförmige Verschattung an der Basis des rechten Oberlappens und parakardial (Abb. 13). Bei der Thorakotomie zur Trachealresektion und -anastomose sah man als Substrat des Röntgenbefundes die axilläre Oberlappenkante verfestigt und gelb und an der Brustwand hängend. Der Befund sah nach einer Lipidpneumonie aus. In Sputum und Bronchialsekret fanden sich zytologisch auch mehrfach Fettlücken und großtropfig verfettete Zellen (Abb. 14). Auf Befragen ergab sich retrospektiv, daß der Patient über mehrere Monate zweierlei Öle zur Pflege des Tracheostomas verwendet und immer in Rechtsseitenlage geschlafen hatte. Die Ölpneumonie blieb klinisch unauffällig und röntgenologisch unverändert.

Fall 5: 33jährige Opernsängerin. 1965 schwerer Hustenanfall, Hämoptoe und angeblich vorübergehende Lähmung des linken Stimmbandes. Seit Sommer 1970 nach einer Erkältung starker Husten mit klumpigem gelben Auswurf, später quälender Reizhusten bis zum Erbrechen. Im Juli 1971 nach einem Sturz auswärts Röntgenuntersuchung mit Feststellung einer doppelseitigen Verschattung. Im Material einer Lungenbiopsie histologisch epitheloidzellige Granulome, daraus folgend Diagnose Sarkoidose. Therapie mit Kortikosteroiden und Antibiotika über Monate ohne Erfolg. Dann als Schlüssel zur Diagnose die Angabe der Patientin, sie habe seit 1965 mit einem Gurgelmittel, das ganz überwiegend aus Paraffinöl bestand, gegurgelt, um „die Stimme zu ölen", anfangs 3–4mal pro Woche, später seit 1968 intensiv mehrmals täglich, ohne sich dabei merkbar zu verschlucken. Danach Verdacht auf Ölpneumonie. Über der Lunge basal beiderseits feines Knistern. Blutsenkung 10/19, Neutrophile 4100. Röntgenbefund 1965 noch normal. Den Röntgenbefund nach Übersichtsaufnahme und Schichtaufnahmen zeigen die Abb. 15–17: Rechts pneumonische Verschattung des Mittellappens mit offenem Bronchialsystem. Zusätzlich Verschattung der basalen Unterlappensegmente. Links kugelige inhomogene Verschattung der basalen Unterlappensegmente mit bogenförmig gekerbtem kranialem Rand und Luftbronchogramm, zusätzlich walnußgroße unregelmäßige Verschattung in der

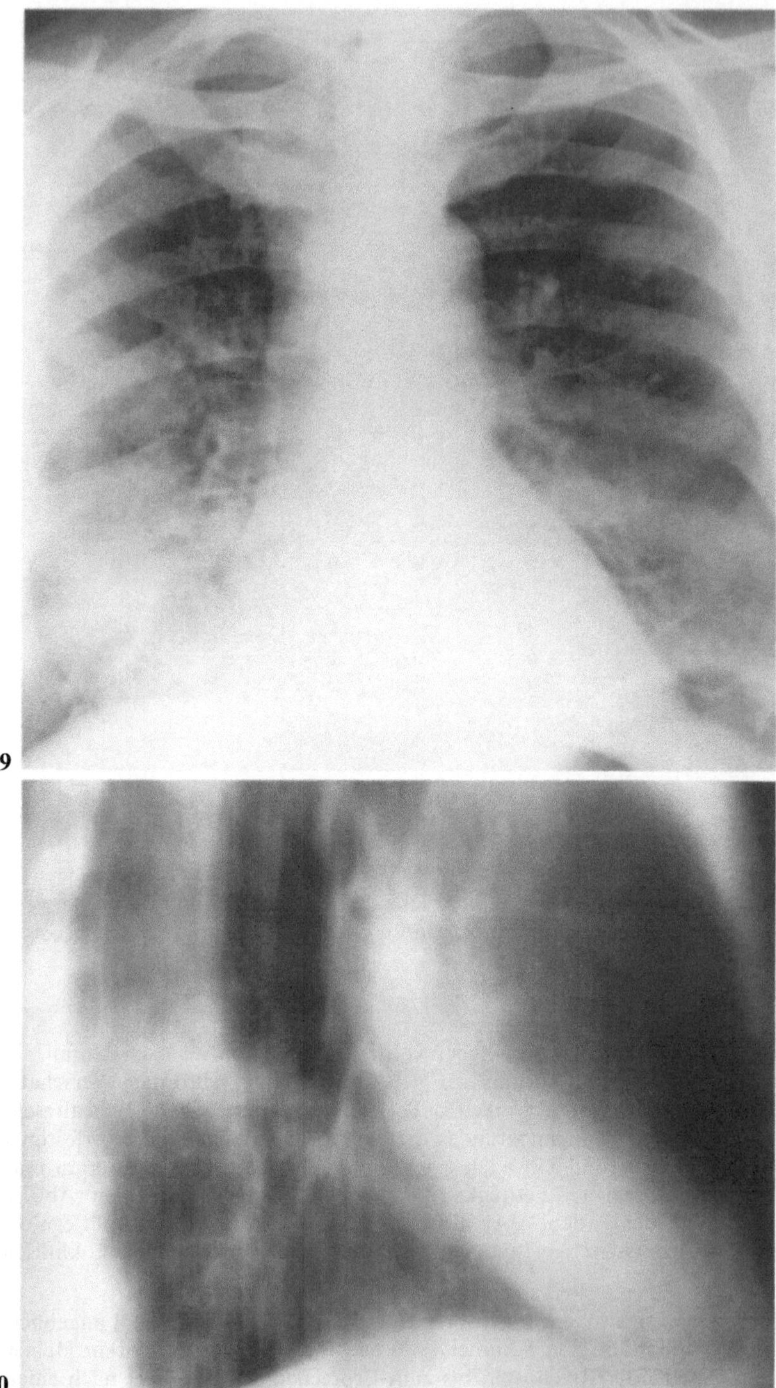

Abb. 9–12. *Fall 3:* Doppelseitige pneumonische Verschattung rechts im Mittellappen, links in den basalen Unterlappensegmenten, scharf begrenzt durch die Lappenspalten. Rechts zusätzlich herdförmige Verschattung in Unterlappen. Ölpneumonie durch ölige Nasentropfen via Tracheostoma

Lingula. Der bronchoskopische Befund war unauffällig. Bronchografisch dornförmige Abbrüche und fehlender Darstellung der Endäste im Bereich der Segmente 7, 9 und 10 rechts (Abb. 18), ähnliche Bronchusveränderungen im Mittellappen. Im Bronchialsekret große Schaumzellen. Diagnostische Thorakotomie rechts mit Keilexzision aus dem Mittellappen. Dieser war groß, gelb, hart infiltriert. Der Unterlappen war im mediobasalen Abschnitt von gelben Knoten durchsetzt, seine Oberfläche war eingezogen und mit sternförmigen Pleurave-

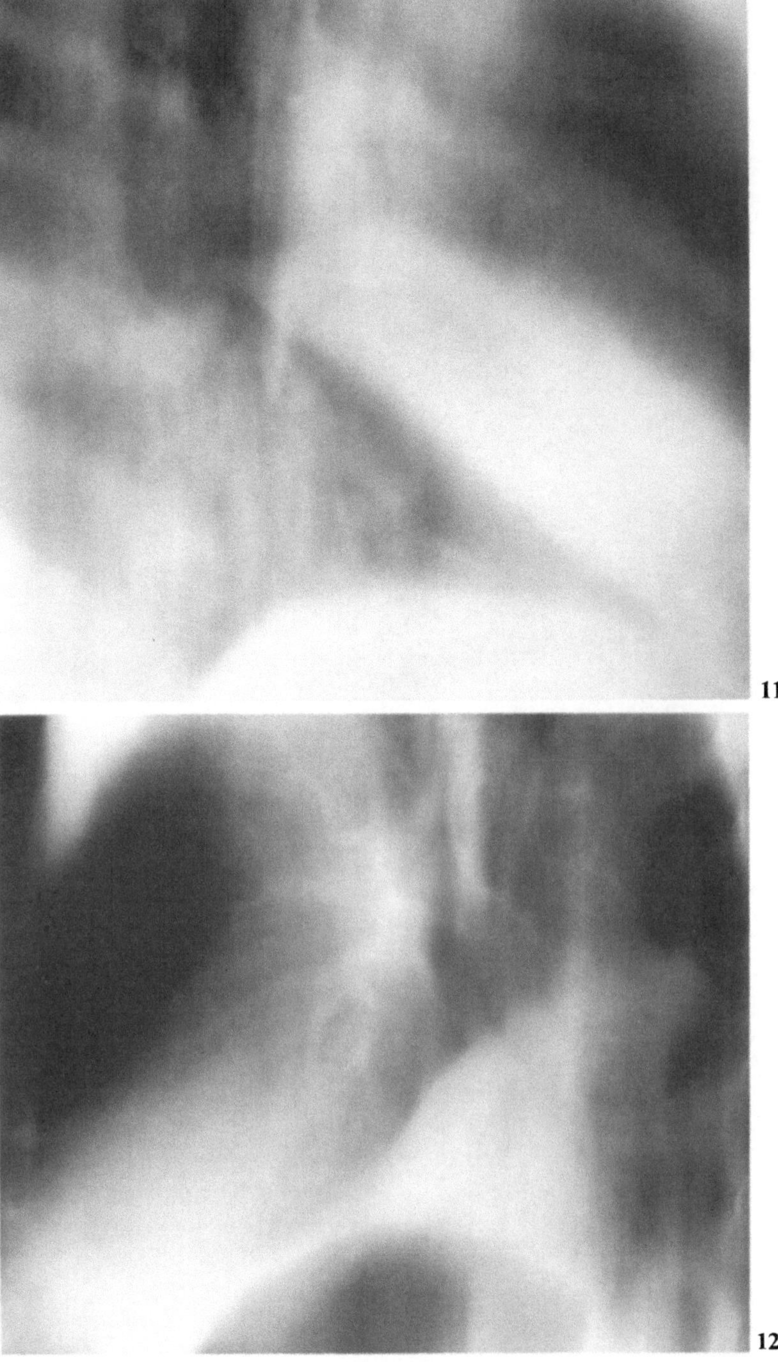

Abb. 11, 12

nen besetzt. Von der Schnittfläche ließ sich bei Kompression ein gelber Saft ausdrücken und aus den Stichstellen floß ölige Flüssigkeit, in der zytologisch massenhaft sudanpositives Material, z.T. in großen Seen gefunden wurde. Die Histologie ergab in den makroskopisch gelben bis grauweißen schwammigen Gewebsbezirken das Bild der frischen Ölpneumonie mit reichlich Schaumzellen in den Alveolen und im Interstitium (Abb. 20). In den harten gummiartigen Abschnitten fand sich kapillarreiches Narbengewebe, welches das Lungenparenchym ersetzte. Öl war dort überwiegend interstitiell gelegen und von kollagenen Fibrillen umsponnen. Nach langem Zögern entschloß man sich zur Bilobektomie von Mittel- und Unterlappen. Die Lappen waren auf den Schnittflächen homogen verdichtet und dottergelb (Abb. 19). Histologisch fand man zusätzlich zu den öligen Veränderungen Histiozytengranulome mit vielkernigen Riesenzellen und Epitheloidzellen.

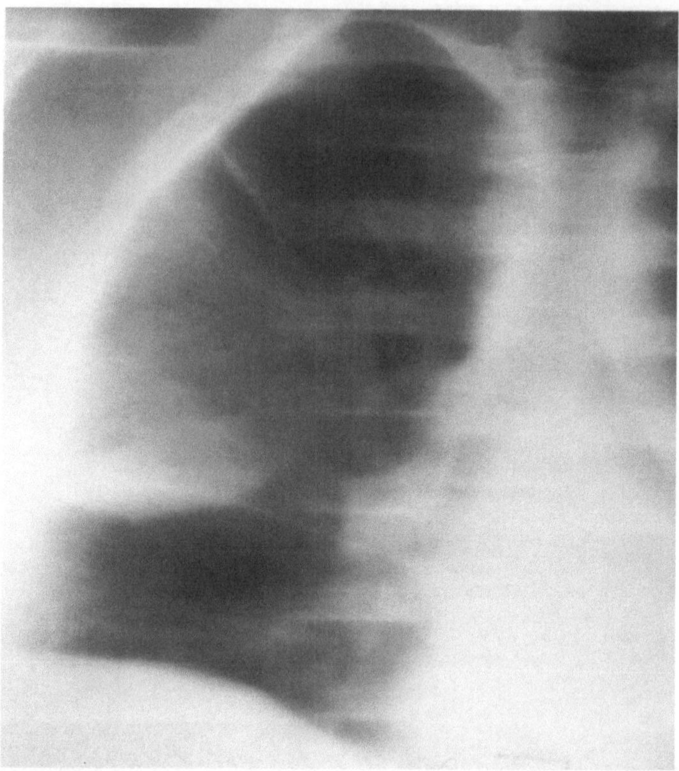

Abb. 13. *Fall 4:* Pneumonische Verschattung im rechten Oberlappen axillär. Ölpneumonie durch Öl via Tracheostoma

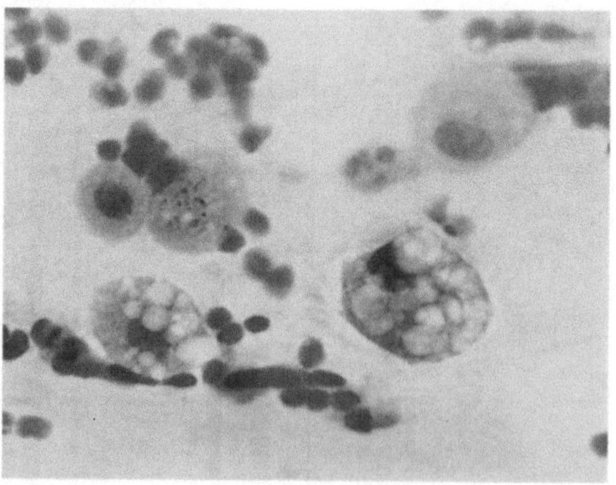

Abb. 14. *Fall 4:* Bronchialsekret mit typischen Lipophagen: Alveolarmakrophagen mit gespeicherten Öltröpfchen im Zytoplasma

Fall 6: 60jährige Opernsängerin. Im März 1976 schwere Grippe. Im Juni 1976 Röntgenbild noch normal. Im Februar 1977 war erstmals auf Fremdaufnahmen eine Verschattung rechts basal und links parakardial zu sehen. Im Dezember 1977 Fieber und Kreislaufkollaps. Der Röntgenbefund fiel auf. Antibiotika blieben ohne Wirkung. Im April 1978 stationäre Einweisung. Über beiden Lungen grobblasiges Rasseln. Zu diesem Zeitpunkt sah man auf der Übersichtsaufnahme (Abb. 21) eine knollige Verschattung rechts basal paracardial und eine kleinere links neben der Herzspitze. Nach Tomogrammen (Abb. 22–25) setzte sich der rechtsseitige Befund zusammen aus 1. einem homogen verschatteten medialen Mittellappensegment, durch den Lappen-

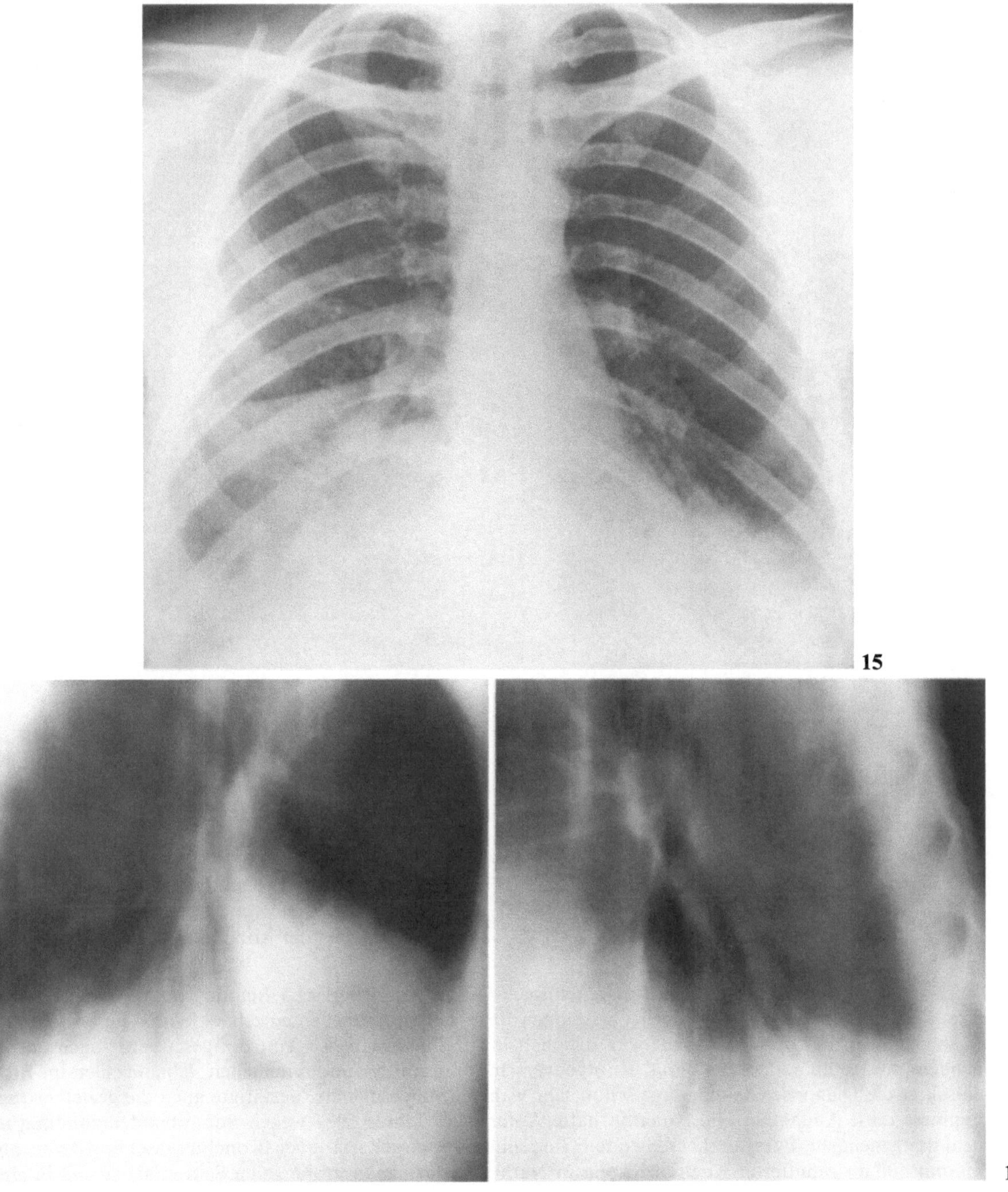

Abb. 15–17. *Fall 5:* Pneumonische Verschattung rechts im Mittellappen und in den basalen Unterlappensegmenten, links in den basalen Unterlappensegmenten. Mineralölpneumonie bei einer Sängerin nach Gurgeln mit Paraffinöl zum Stimmband ölen

spalt nach kaudal scharf abgegrenzt (Abb. 22), 2. einem homogen verschatteten kardialen Unterlappensegment mit scharf markierter, als Ausdruck der Infiltration konvexer dorsaler Segmentgrenze (Abb. 22) und 3. noch weiter nach dorsal einer zu Segment 8 gehörigen Verschattung. Die verschatteten Bezirke von Segment 7 und Segment 8 vereinigten sich über dem Zwerchfell, von kranial her wurden sie von einem Keil normal lufthaltigen Gewebes getrennt (Abb. 22). Ein weiterer, ausgesprochen knolliger, dichter, etwa walnußgroßer Herd war isoliert im Bereich des apikalen Unterlappensegmentes gelegen (Abb. 23, 25). Die linksseitige Verschattung war unregelmäßig und machte einen eher narbigen Eindruck. Im Tomogramm war darin ein

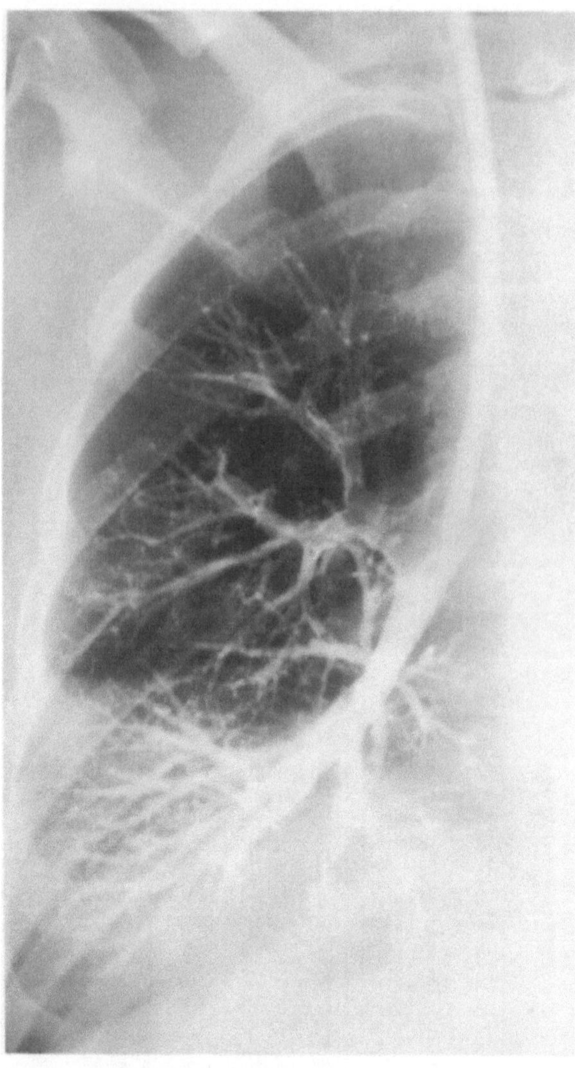

Abb. 18. *Fall 5:* Bronchografisch dornförmige
Abbrüche der Äste von B 7, 9 und 10 rechts im
Gebiet der Mineralölpneumonie

kleiner verbogener lufthaltiger Bronchus erkennbar. Der bronchoskopische Befund war bis auf weißliches
Sekret beiderseits unauffällig. Bei der rechtsseitigen Bronchografie brachen einzelne kleine Äste im Verschat-
tungsbereich ab. Im Bronchialsekret war reichlich intrazelluläres, meist feintropfiges „Fett" nachweisbar.
Nachdem die Kombination aus Beruf, Röntgenverschattungsmuster und reichlichen Schaumzellen im Bron-
chialsekret die Diagnose Ölpneumonie schon sehr wahrscheinlich machte, bestätigte auch die gezielt erfragte
Anamnese diese Annahme: Die Patientin hatte Anfang des Jahres 1977 wegen Stimmbandentzündung mit
einem weitgehend aus Paraffinöl bestehenden Gurgelmittel gegurgelt. Bei einer Bronchuswaschung der rechten
Seite mit 400 ml gepufferter Kochsalzlösung in Narkose erhielt man grobe gelbe Sekretbatzen und in einer
Portion lange zündholzdicke graue Würste. Zu weiteren bronchoskopischen Lavagen konnte sich die Patientin
nicht entschließen, nachdem sie schon bald beschwerdefrei wurde. Über einige Wochen wurde noch mit
Kortison behandelt. Der Röntgenbefund bildete sich bis Oktober 1979 kontinuierlich zurück und blieb
dann bis 1984 unverändert (Abb. 26). Auch der klinische Zustand blieb gut.

Fall 7: 55jähriger Mann. 1970 schwere Erkältung mit Heiserkeit. In dieser Zeit fiel bei einer Vorsorgeuntersuchung im Röntgenbild eine Verschattung im Mittellappen auf, die 7 Monate früher noch nicht vorhanden
war. An Beschwerden zeitweilig drückende Schmerzen rechts in Thorax. Röntgenologisch pneumonische
Verschattung im lateralen Mittellappensegment (Abb. 27), im Tomogramm (Abb. 28) homogen, wenig dicht
mit offenem Bronchialsystem. Zusätzlich fand sich ein kleiner Keilschatten im Bereich der Vorderkante
des basalen Unterlappens. Die Bronchoskopie war unauffällig. Bei der rechtsseitigen Bronchografie füllte
sich der axilläre Mittellappensegmentbronchus nur bis etwas über die Mittelstrecke hinaus auf (Abb. 29).
Im Bronchialsekret und der Spülflüssigkeit vom Mittellappen fand man wiederholt Schaumzellen. Auf Antibiotika keine Rückbildung. Daher diagnostische Thorakotomie mit Keilexzision aus der Mittellappenkante.

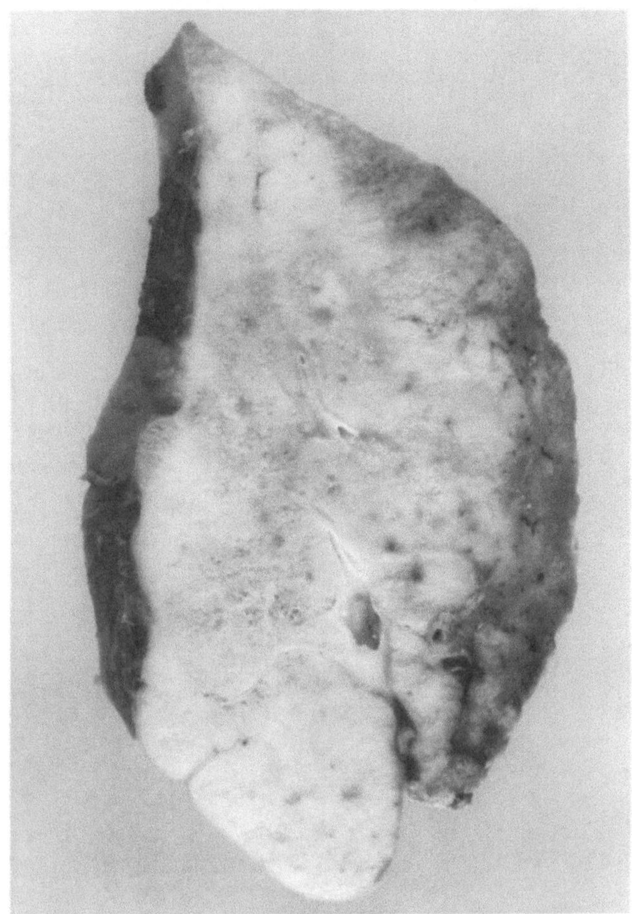

Abb. 19. *Fall 5:* Speckig-glänzende Schnittfläche des Lungenresektionspräparates von Mittel- und Unterlappen bei Ölpneumonie durch Gurgeln mit Paraffinöl

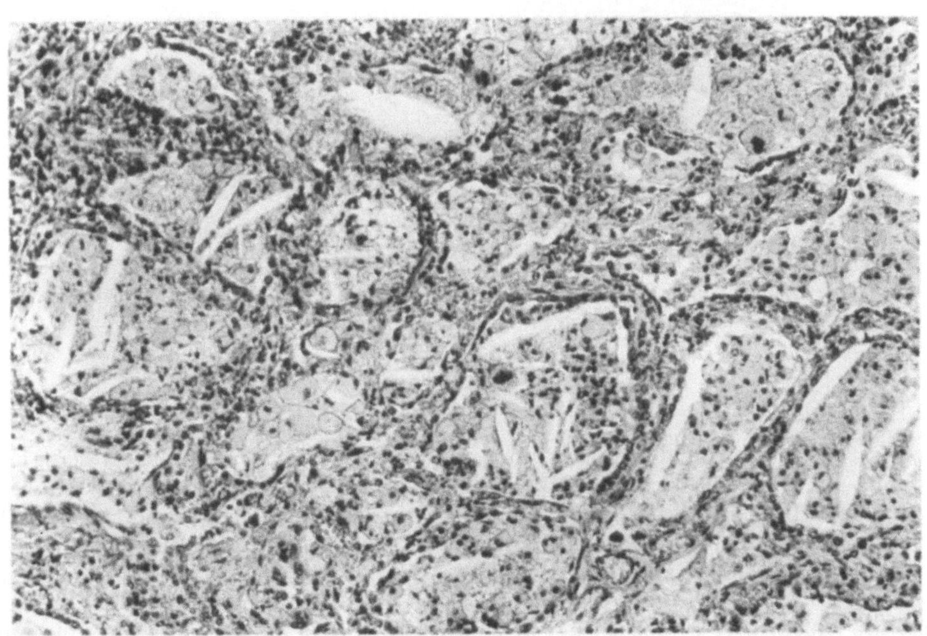

Abb. 20. *Fall 5:* Histologisches Präparat eines relativ frischen Stadiums einer Mineralölpneumonie mit Schaumzellen vorwiegend intraalveolär

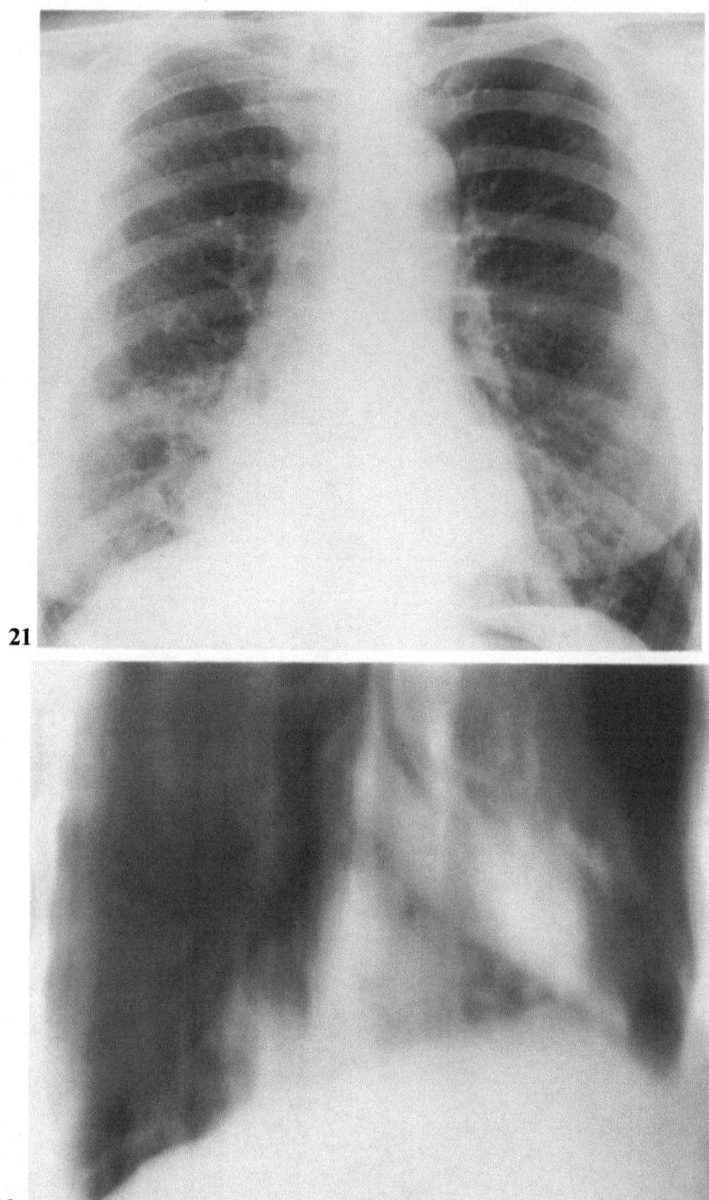

Abb. 21–25. *Fall 6:* (April 1978) Pneumonische Verschattung rechts im Mittellappen und den Segmenten 6, 7 und 8 des Unterlappens, links Verschattungsherd medio-basal im Unterlappen. Mineralölpneumonie bei einer Sängerin nach Gurgeln mit Paraffinöl

Das Gewebe vom Mittellappen und von der Vorderkante des basalen Unterlappens war derb, brüchig und blutete erheblich. Auf der Schnittfläche des Präparats sah man rundliche graugelbe, z.T. konfluierende Verdichtungszonen. Die Histologie ergab die Diagnose Schaumzellenpneumonie. Daraufhin nach Öl befragt, berichtete die Ehefrau des Patienten folgendes: Im Herbst 1968 wegen Heiserkeit Inhalationsbehandlung mit einem fast ausschließlich aus Paraffinöl bestehenden Gurgelmittel. Es habe eine Stimmbandlähmung bestanden. Nach Arztwechsel erneut Verordnung des gleichen Mittels zum Inhalieren. Bis dieses verfügbar war, gurgelte der Patient über 8 Wochen mit Salatöl, später wieder mit dem öligen Gurgelmittel. Diese Behandlung ging über $^1/_2$ Jahr. Der Patient ließ das Öl bewußt möglichst tief die Kehle hinunterlaufen, bis er husten mußte. 7 Monate nach der diagnostischen Thorakotomie war der Röntgenbefund noch unverändert.

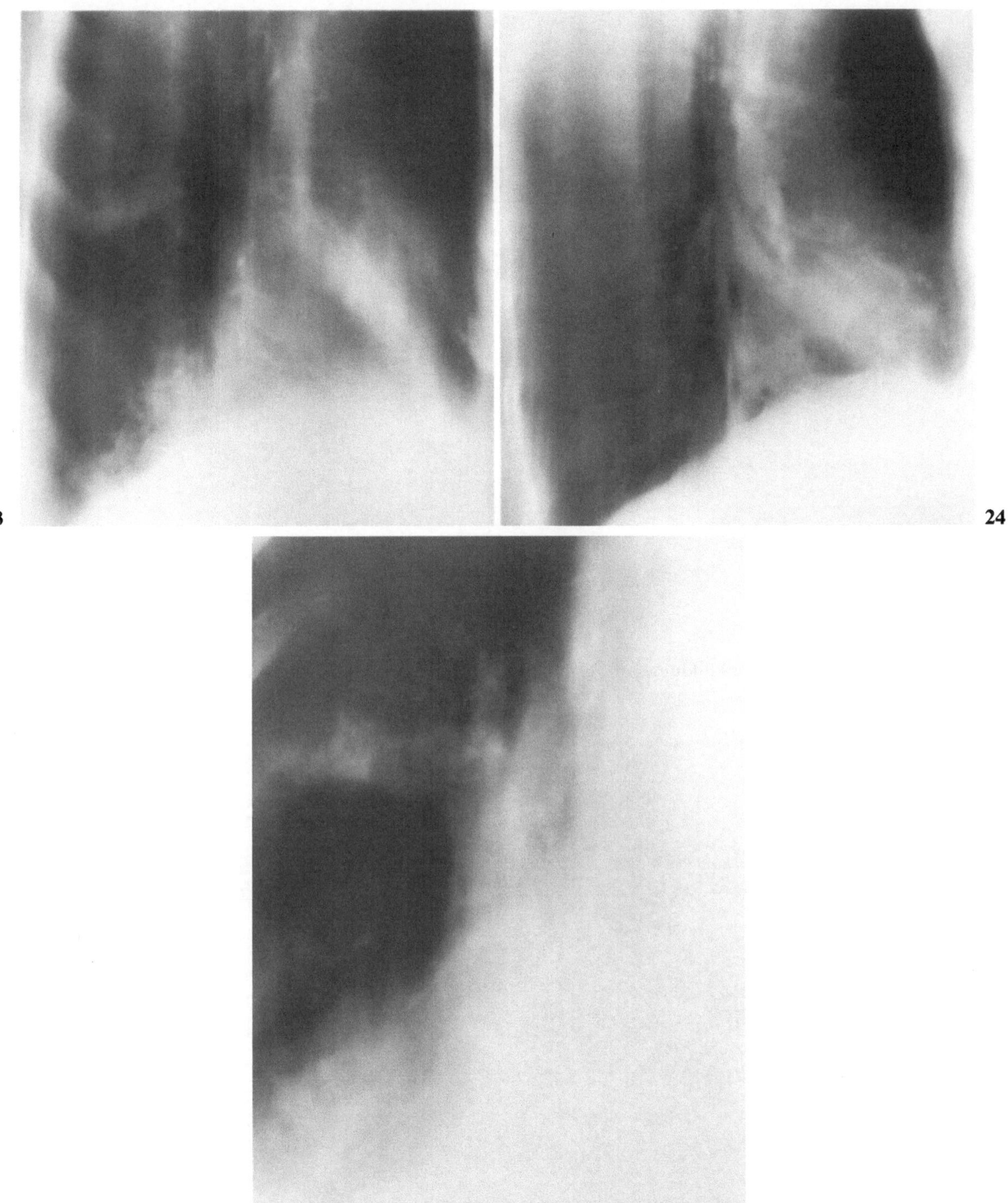

Abb. 23–25

Fall 8: 35jähriger Mann. Seit Ende 1971 Halsschmerzen, dann Tonsillektomie und Nasenseptumkorrektur. Weiterhin Halsschmerzen, empfindliche Stimme und rasch auftretender Heiserkeit. Im Sommer 1973 Druckgefühl auf der Brust. Müdigkeit, trockener Husten, Nachtschweiß, Gewichtsabnahme, erhöhte Tempe-

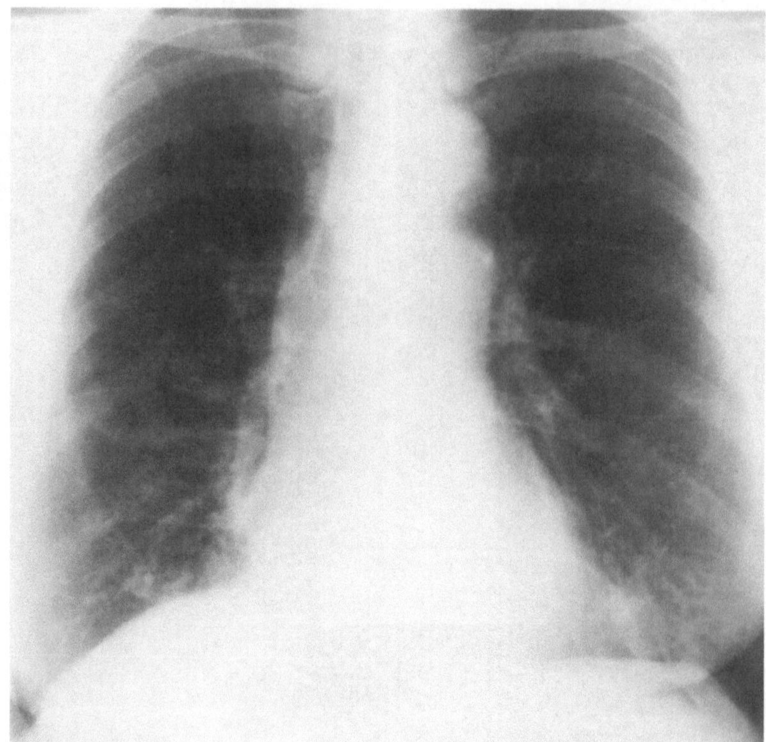

Abb. 26. *Fall 6:* (1984) Rückbildung der Verschattung rechts im Laufe von 6 Jahren. Mineralölpneumonie

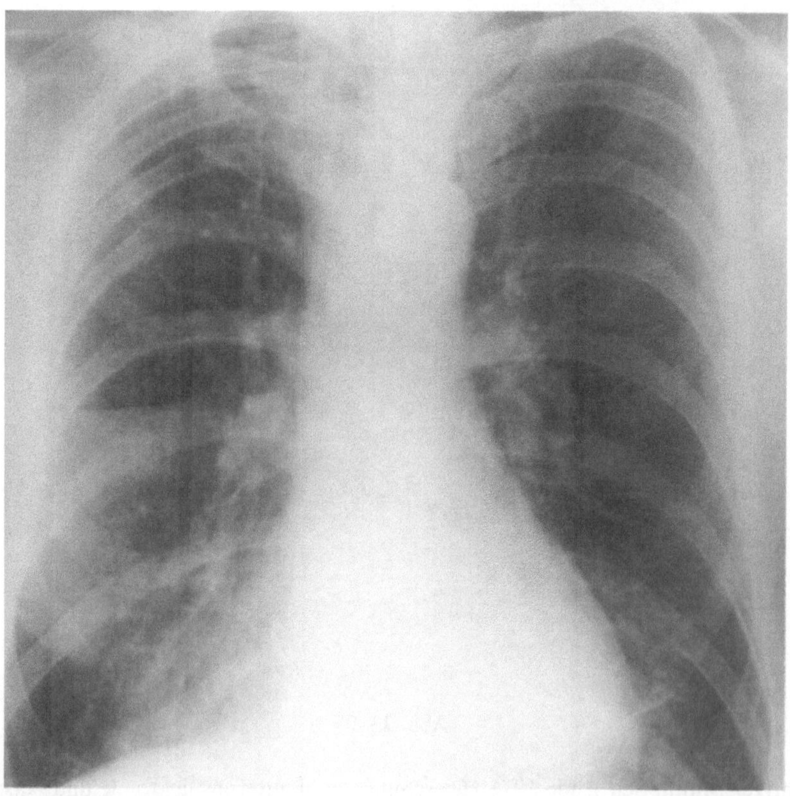

Abb. 27, 28. *Fall 7:* Pneumonische Verschattung im Mittellappen nach Gurgeln und Inhalation mit Paraffinöl und Salatöl bei Stimmbandlähmung

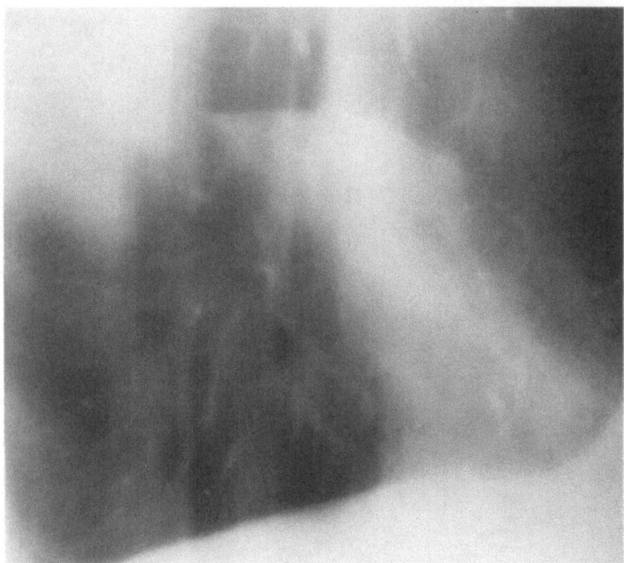

Abb. 28

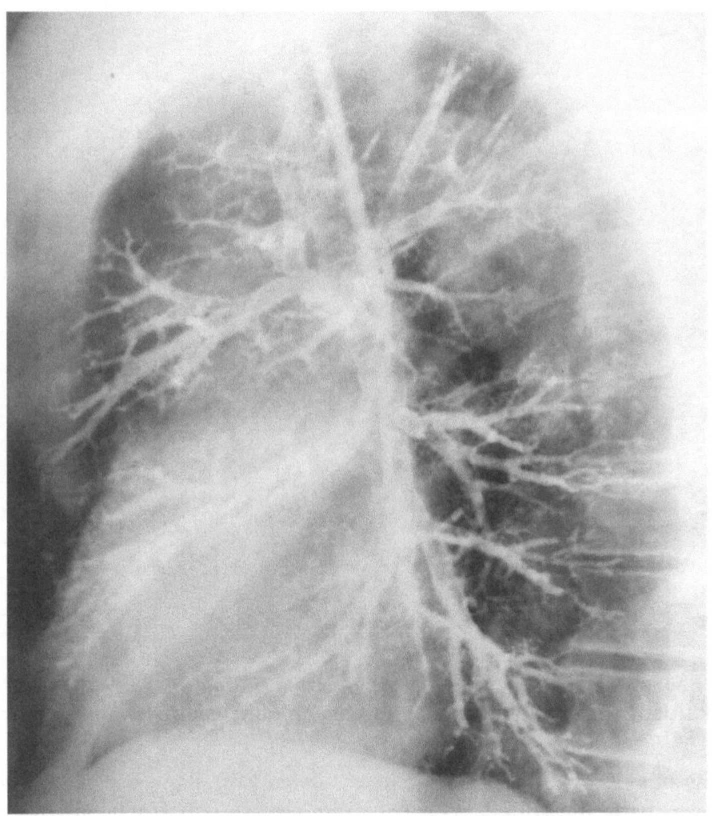

Abb. 29. *Fall 7:* Bronchografisch Abbruch von B4 rechts im mittleren Abschnitt bei Ölpneumonie im Mittellappen

ratur. Ende August wurde bei einer Routineröntgenuntersuchung der Lunge eine rechtsseitige Verschattung
festgestellt. Im Juni 1972 war der Röntgenbefund noch normal gewesen. Bei der Auskultation rechts vorn
unten Bronchialatmen. Blutsenkung 8/25, Neutrophile 4000. Röntgenologisch bei der stationären Aufnahme
im September 1973 und noch im Dezember 1973 im Übersichtsbild knollige Verschattung rechts parakardial

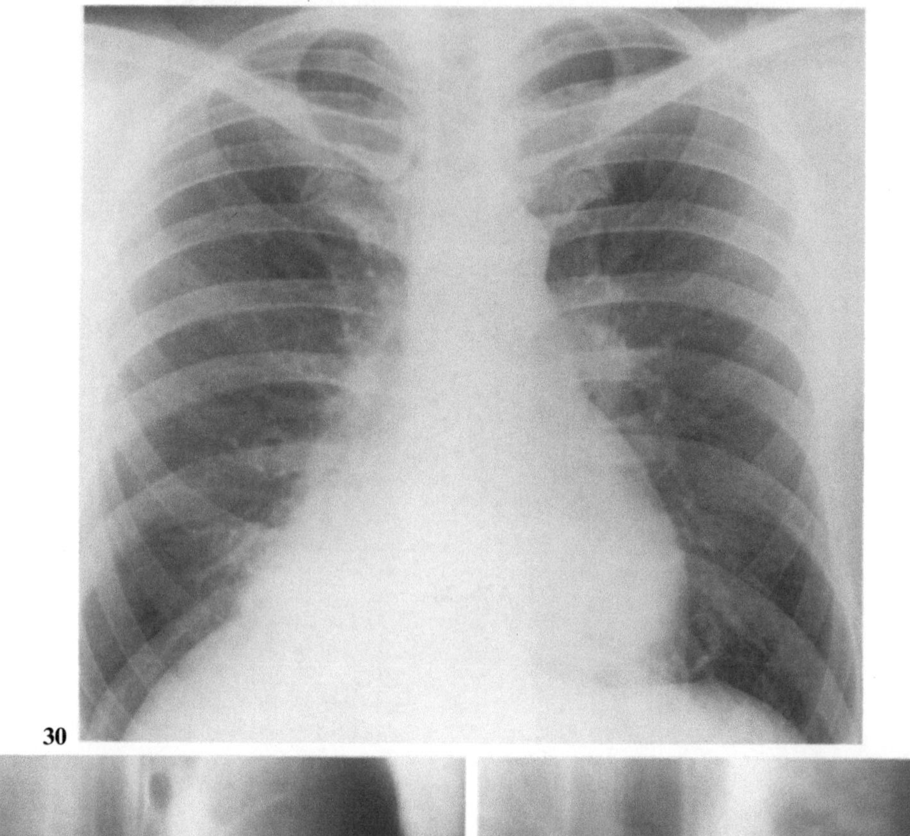

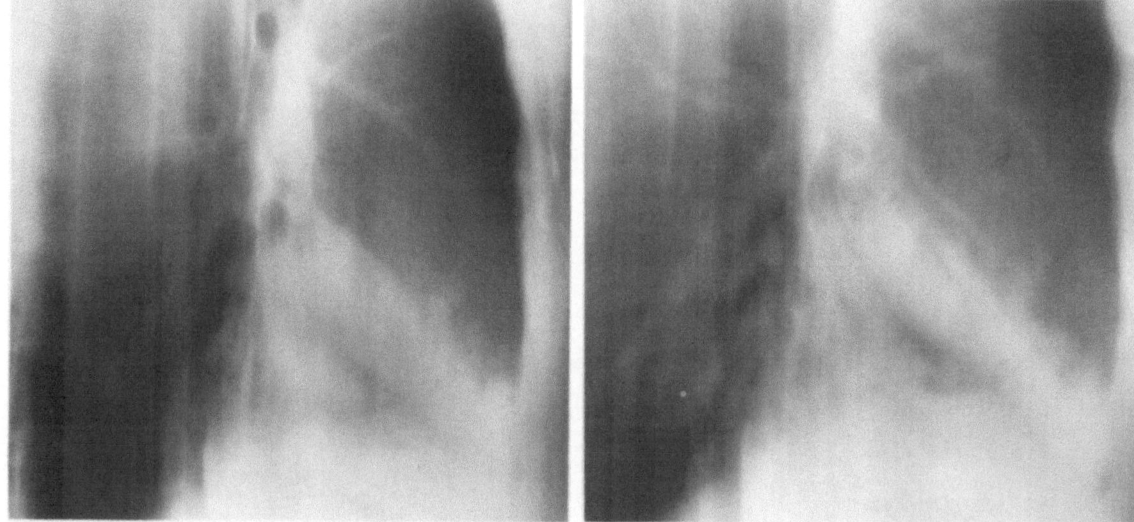

Abb. 30–32. *Fall 8:* Pneumonische Verschattung mit Luftbronchogramm im medialen Mittellappensegment und kardialen Unterlappensegment. Ölpneumonie nach Gurgeln mit Paraffinöl

(Abb. 30). Im Tomogramm (Abb. 31, 32) war sie im medialen Mittellappensegment und im kardialen Unterlappensegment gelegen, hatte im Mittellappen teils homogenen, teils fleckigen Charakter, im Bereich von Segment 7 war sie mehr fleckig. Beide Verschattungsbereiche waren gut voneinander abgegrenzt und ließen lufthaltige Bronchien erkennen. Bronchoskopie und Bronchografie waren unauffällig. Im Bronchialsekret und in der Spülflüssigkeit vom Mittellappen waren groß- und feintropfig „verfettete" Zellen vorhanden. Daraufhin Ölanamnese: Im Herbst 1972 hatte der Patient über $2^1/_2$ Monate mit einem überwiegend aus Paraffinöl bestehenden Gurgelmittel gegurgelt und im Januar und Februar 1973 über 4 Wochen ölige Nasentropfen verwendet. Der Befund wurde als Ölpneumonie angesehen. 11 Bronchuswaschungen wurden zwischen September und November 1973 in Narkose und unter Sondierung des Mittellappenbronchus und Bronchus 7 durchgeführt. In der zurückgewonnenen Spülflüssigkeit fanden sich Schaumzellen und massenhaft sudanpositives Material. Während dieser Behandlungszeit war im Röntgenbild keine Rückbildung erkennbar. Nach einem Jahr, im Oktober 1974 war die Verschattung dann aber deutlich kleiner, im Bronchialsekret war kein Öl mehr nachweisbar und der Patient war beschwerdefrei.

Fall 9: 65jährige Frau. Seit 1961 Ozäna. 1969 Grippe mit Husten und eitrigem Auswurf, seither Müdigkeit und etwas trockener Husten. Anfang April 1971 fiel der Röntgenbefund bei der Reihenuntersuchung auf. Zunächst Behandlung als Tuberkulose, aber nie Tuberkelbakterien im Sputum. Dann erzählte die Patientin, daß sie wegen der Ozäna seit vielen Jahren in großen Mengen paraffinhaltige Nasentropfen verwendete. Dies wurde, als die Patientin auf Station lag, dann auch beobachtet. Die Patientin inhalierte und aspirierte diese Nasentropfen geradezu und dies in riesigen Mengen. Der klinische Zustand war gut. Atemnot bestand nicht. Die Blutsenkung war 11/33, die Neutrophilen 5300. Röntgenologisch zeigte die Übersichtsaufnahme (Abb. 33) eine ausgedehnte, doppelseitige, schwerpunktmäßig auf mehrere Lappen verteilte pneumonische Verschattung. Tomogramme zeigten sie auf der rechten Seite (Abb. 34, 35) dicht und homogen im Bereich des Mittellappens, mehr fleckig pneumonisch im basalen Unterlappen, dicht herdförmig im Unterlappenspitzensegment und im dorsalen Oberlappensegment, dort angedeutet y-förmig. Links (Abb. 36, 37) waren grobherdige Verschattungen im Oberlappen, sowohl im pektoralen als auch im axillaren Bereich und im basalen Unterlappen vorhanden. Bronchoskopisch fand sich als Nebenbefund eine typische Tracheopathia osteoplastica mit weißen harten Zapfen entlang der Knorpelringe in ganzer Länge der Trachea. Bronchografisch fehlende Füllung der ventralen Abschnitte des Oberlappen- und Unterlappenbronchialsystems. Im Bronchialsekret fand man reichlich extrazelluläres „Fett“ und große intrazelluläre „Fettvakuolen“. Diagnose: Ölpneumonie. Im Beobachtungszeitraum von 12 Wochen änderte sich der Röntgenbefund nicht.

Fall 10: 48jährige Patientin. 1949 Pneumolyse und Oleothorax mit 350 ml Paraffinöl wegen kavernöser Oberlappentuberkulose rechts. Im Februar 1972 Fieber, Husten und reichlich cremefarbener Auswurf, dem Blut beigemischt war. Im Oktober 1972 stationäre Einweisung über das Gesundheitsamt. Damals zunehmende Dyspnoe, ranziger Geschmack des Sputums, größere Hämoptoe, schlechter Allgemeinzustand. Röntgenologisch (Abb. 38): rechts oben große Pneumolysenhöhle mit verkalkter Wand und kleinem Spiegel am Boden. Im medialen rechten Unterfeld wolkig streifige Verschattung. Ähnlicher Befund auch links basal. Bronchoskopisch Schleimhaut gerötet mit weißlichem Belag, in dorsalen Segmentbronchus des Oberlappens rechts milchig-speckige Masse. Bei der Bronchografie füllte sich die Pneumolysenhöhle über diesen Ast auf. Tuberkelbakterien waren keine nachweisbar aber massenhaft „Fett“. Diagnose: doppelseitige Ölpneumonie nach Perforation eines Oleothorax.

D. Klinik der exogenen Ölpneumonie

I. Diagnostik

Als wichtigste Bausteine zur klinischen Diagnose Ölpneumonie gelten Ölanamnese, ein über längere Zeit gleichbleibender Röntgenbefund, besonders, wenn er mediobasal gelegen und doppelseitig ist, und der Nachweis von „Fett“ in Sputum oder Bronchialsekret. Unter den entsprechenden diagnostischen Verfahren: Anamneseerhebung, Röntgenuntersuchung und Zytologie fallen bei unklaren Lungenverschattungen nur die beiden letzteren in die übliche Routinediagnostik, da eine Ölanamnese in der Regel gezielt erfragt werden muß, wozu bereits die Verdachtsdiagnose nötig ist. Die Zytologie kann daher den entscheidenden Schlüssel zur Diagnose liefern. Über die diagnostische Bedeutung von Fett im Sputum gehen die Meinungen auseinander. Fett ist von Paraffinöl morphologisch nicht zu unterscheiden. NUESSLE (1951) zitiert 8 Autoren, die im Sputum von Patienten mit und ohne Lungenerkrankung fetthaltiges Material fanden und konnte selbst bei Patienten mit Husten und Auswurf und ohne Ölpneumonie im bronchialen Sputum auch nach fettfreier Diät in allen Fällen Fett nachweisen, meist extrazellulär in Schleim eingebettet, gelegentlich aber auch intrazellulär. Er schließt daraus, daß Fett ein normaler Bestandteil des Sputums sei. HECKERS et al. (1979) fanden bei einem Patienten mit Mineralölpneumonie, bei dem sie im Tagessputum Paraffinmengen von bis zu 80 mg gaschromatografisch nachweisen konnten, zytologisch keine Schaumzellen und vermuten, daß in Fällen mit positivem Schaumzellennachweis noch wesentlich größere Ölmengen ausgehustet werden. BREINING (1971) untersuchte die Häufig-

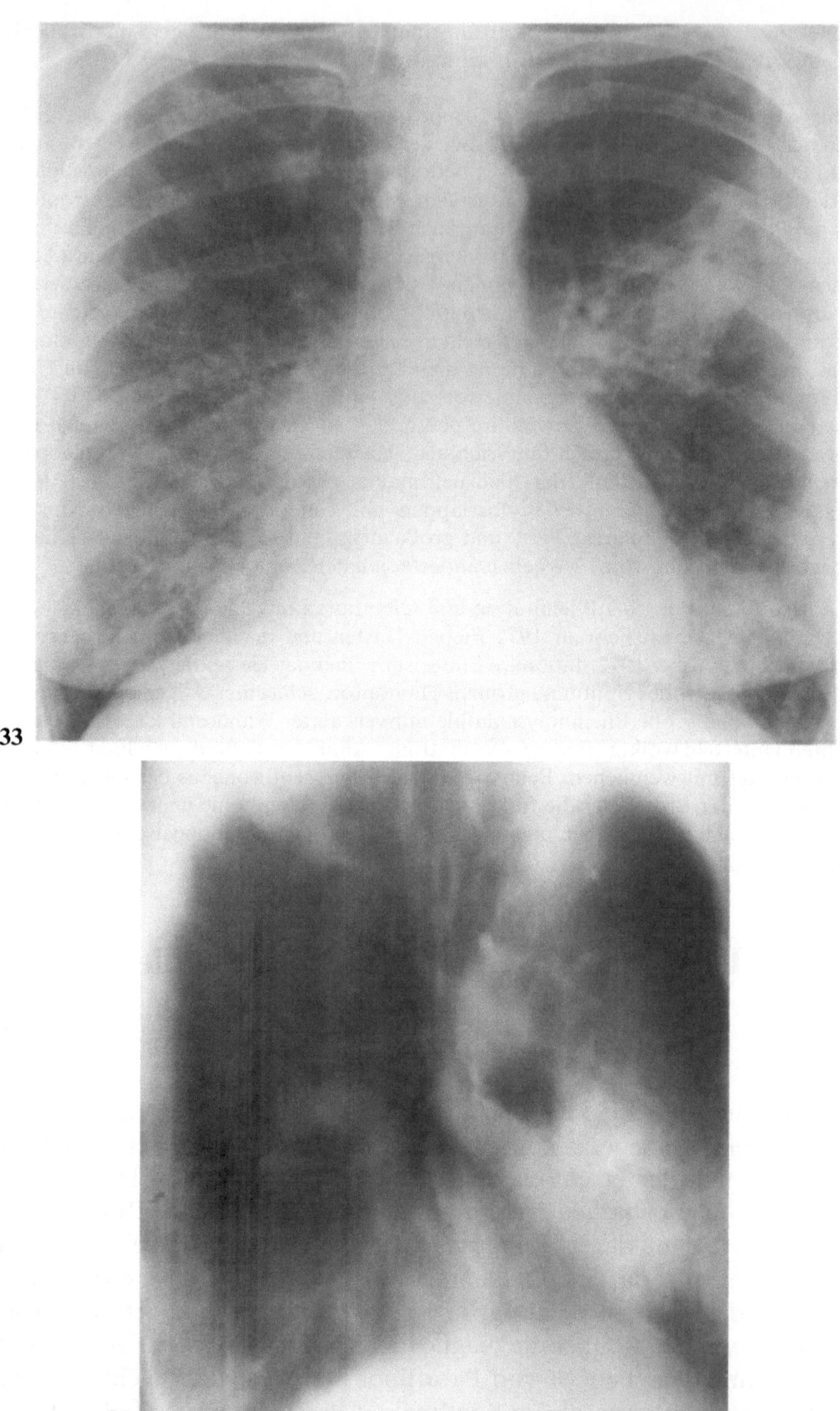

Abb. 33–37. *Fall 9:* In allen Lappen beider Lungen lokalisierte, teils segmental, teils herdförmig ausgedehnte pneumonische Verschattung. Mineralölpneumonie nach exzessivem Gebrauch öliger Nasentropfen bei Ozäna

keit verfetteter Alveolardeckzellen im Sputum von gesunden Kontrollpersonen und von Patienten mit verschiedenen Grundleiden. Im Sputum der gesunden Personen fand er kein Fett, konnte es aber bei Patienten mit Herzleiden, Stauungslunge und Bronchialkarzinom nachweisen. Viele andere Autoren sehen Schaumzellen im Sputum oder im Bronchialsekret als wichtigen diagnostischen Hinweis auf eine Öl- oder Lipidpneumonie. Didolkar et al.

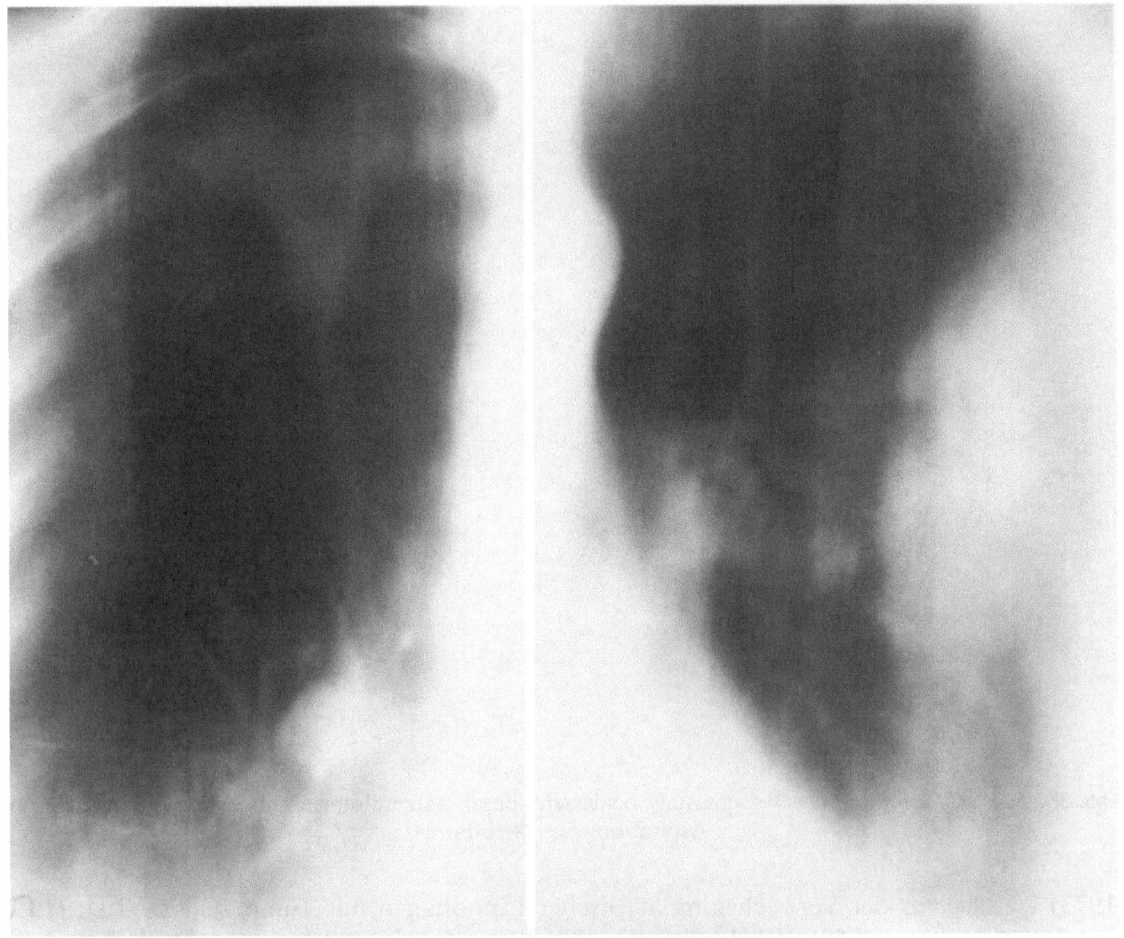

35

36

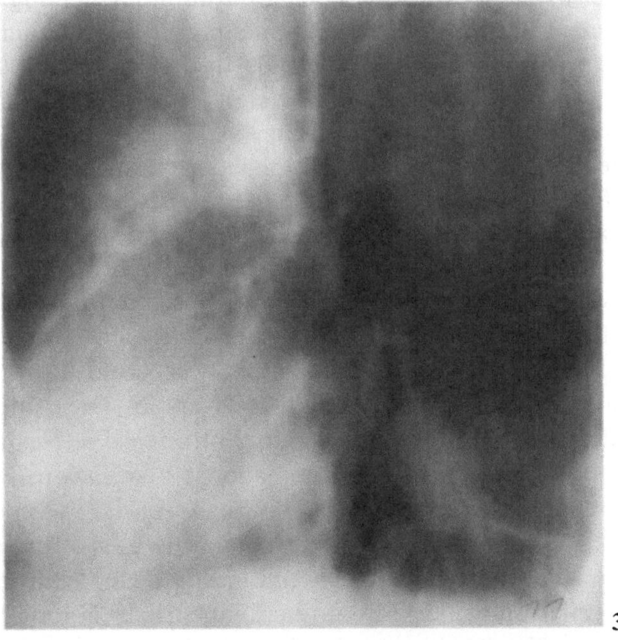

37

Abb. 35–37

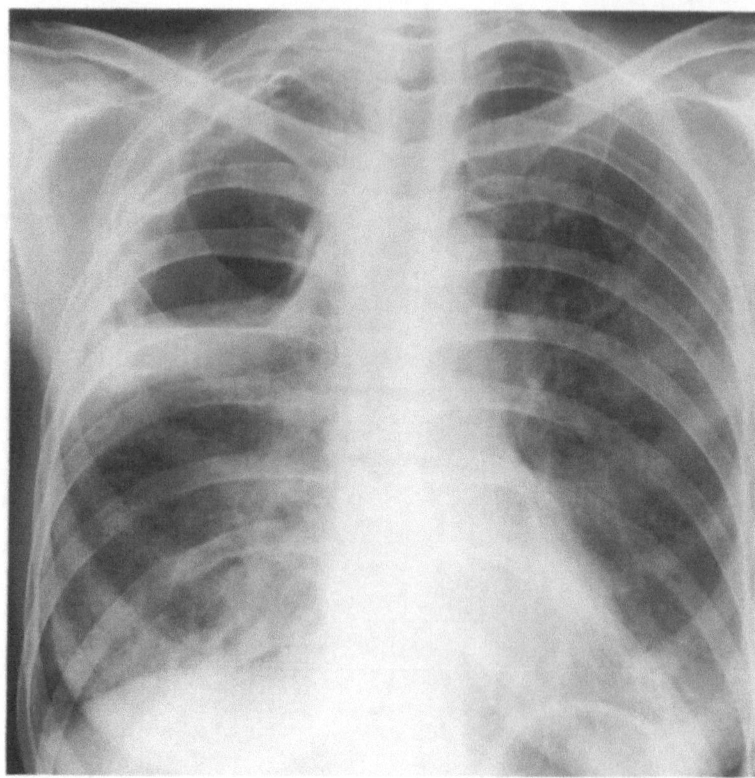

Abb. 38. *Fall 10:* Pneumonische Verschattung beiderseits basal. Mineralölpneumonie nach Perforation und Aspiration eines Oleothorax

(1973) warnen vor der Verwechslung atypischer Lipophagen mit Tumorzellen. Volk (1951) und Losner et al. (1950) standardisierten die Sputumuntersuchung im Hinblick auf den Fettnachweis unter dem Gesichtspunkt der Ölpneumonie. Wir halten einen größeren Aufwand zur Sputumdiagnostik nicht für lohnend, da in der Regel eine ungeklärte Lungenverschattung eine Indikation zur Bronchoskopie darstellt, so daß Bronchialsekret zur Verfügung steht. Schaumzellen im Bronchialsekret sind ein auffälliger Befund (Abb. 14), der zwar bei wesentlich mehr Patienten als nur solchen mit Öl- oder endogener Lipidpneumonie erhoben werden kann, keinesfalls aber ein üblicher und häufiger Befund ist, also durchaus geeignet ist, den Untersucher auf die Diagnose Öl- oder Lipidpneumonie hinzulenken. Gleicher Meinung sind Corwin u. Irwin (1985). Sie bestimmten in der broncho-alveolären Lavage Fett semiquantitativ und definierten dazu einen Index. Dieser wurde bestimmt, indem aus 100 konsekutiv ausgezählten Alveolarmakrophagen die Zahl der fetthaltigen Zellen bestimmt und ihnen, je nach Menge des enthaltenen Fettes, der Grad 1 bis 4 zugeordnet wurde, so daß sich ein mögliches Indexmaximum von 400 ergab. Die Autoren kamen bei ihren Untersuchungen zu dem Schluß, daß diese semiquantitative Fettbestimmung ein sehr guter Screeningtest ist, wenn es um die Differentialdiagnose Aspirations- bzw. Lipidpneumonie oder andersartige parenchymatöse Lungenerkrankung geht. Ein Index kleiner 100 schloß bei ihren Fällen eine Aspirations- bzw. Lipidpneumonie aus, während ein höherer Index zwar unspezifisch war, quantitativ aber doch eine gewisse Korrelation mit der Wahrscheinlichkeit einer fettbedingten Lungenerkrankung erkennen ließ. Bei unseren 10 eigenen Fällen mit Mineralölpneumonie, die alle bronchoskopiert wurden, fanden wir ausnahmslos Schaumzellen, häufig auch zusätzlich reichlich extrazellulares „Fett" im Bronchialsekret und bei dreien dieser Patienten war dieser zytologische Befund erster Anlaß, an eine Ölpneumonie zu denken und eine Ölanamnese zu erheben. Heckers u. Nekarda untersuchten das Sputum eines Patienten mit Ölpneumonie, verursacht durch ein Gurgelmittel, das fast ausschließlich aus Paraffin bestand, chromatografisch (HECKERS et al. 1976, 1978, 1979; NEKARDA u. HEKKERS 1977). Der aus lyophilisiertem Sputum gewonnene Lipidextrakt wurde durch Dünnschichtchromatografie aufgetrennt und gereinigt und die Paraffinfraktion im Infrarotspektrum untersucht. Sie zeigte identische Spektren wie das Gurgelmittel. Bestätigt wurde der Befund durch vergleichende Gaschromatografie. Die Autoren weisen darauf hin, daß sich auf diese Weise die Diagnose einer Mineralölpneumonie sicher und risikolos aus dem Sputum stellen und mit der Gaschromatografie die im Sputum abgehustete Mineralölmenge verlaufsmäßig quantitativ bestimmen läßt.

Einzelheiten des Verfahrens werden beschrieben (HECKERS et al. 1976, 1979). Die transthorakale Aspirationsbiopsie wurde bei der Ölpneumonie erstmals schon 1942 von FARBER et al. (1942), später von NATHANSON et al. (1943), SCHNEIDER (1949) und LOSNER et al. (1950) durchgeführt. Diese Autoren punktierten mit Lumbalnadeln, aspirierten dabei einige ccm Flüssigkeit, von der sich bei Stehen eine ölige Schicht absetzte (FARBER et al. 1942; SCHNEIDER 1949). Dieses Material wurde auf Objektträger ausgestrichen und u.a. mit Fettfärbungen gefärbt. Seit die transbronchiale Lungenbiopsie zu einer bronchoskopischen Routinemaßnahme geworden ist, hat man mit dieser Methode auch die Möglichkeit der histologischen Diagnostik. Sie wird allerdings, wie auch die transthorakale Biopsie, besonders bei älteren, narbigen Herden, öfters versagen müssen bzw. einen Tumor nicht sicher genug ausschließen lassen. Daß in diesen Fällen, soweit möglich die Diagnose operativ gestellt und dann in der Regel auch operativ behandelt werden muß, wird allgemein akzeptiert. Auf die Schwierigkeiten der Abgrenzung gegenüber einem Tumor noch in situ während der Operation, wird in Abschnitt D.V. hingewiesen.

Was die Diagnose am histologischen Präparat betrifft, so halten ROBBINS u. SNIFFEN (1949) und BRIMBLECOMBE et al. (1951) die Unterscheidung zwischen der Cholesterinpneumonie und der Mineralölpneumonie bei genügender Erfahrung rein morphologisch für möglich, andere bezweifeln dies.

Verschiedene Fettfärbemethoden stehen zur Differenzierung der beteiligten bzw. verursachenden Fette und Öle im Gefrierschnitt zur Verfügung, wonach Mineralöl folgendes Verhalten zeigt: Es färbt sich mit Sudan IV oder Scharlachrot orange, mit Nilblausulfat rosa (nicht immer bestätigt), reduziert Osmiumsäure im Gegensatz zu tierischen und pflanzlichen Fetten nicht, gibt damit entsprechend keine Schwarzfärbung und ist nicht doppelbrechend. Eine Besonderheit von Lebertran ist die Bildung säurefester Membranen an seinen Oberflächen bei Kontakt mit Gewebe, erstmals beschrieben von PINKERTON (1928). Diese Membranen verhindern die Lösung von Lebertran in den gewöhnlichen Fettlösungsmitteln und können so die Anwesenheit von Fett maskieren. Sie bestehen aus einem Lipoproteinkomplex und färben sich gut mit Ziel-Neelsen. Über die einzelnen Fettfärbungen mit ihren Ergebnissen bei den verschiedenen Fetten und Ölen berichten u.a. KAPLAN (1941), WAGNER et al. (1955) und FOX (1979). KAPLAN (1941) weist daraufhin, daß diese Fettfärbungen die Methoden der Extraktion und Analyse nicht ersetzen können, hält sie aber, wenn drei oder vier von ihnen kombiniert angewandt werden, für wertvoll.

Unter den früheren Autoren berichten FISCHER-WASELS (1933), GRAEF (1939), DONELLY u. HECHT (1952), JAMPOLIS et al. (1953) und WAGNER et al. (1955) über die chemische Analyse der Fette bei Ölpneumonie. WAGNER et al. (1955) erhoben folgende Befunde, welche die früheren Ergebnisse der Fettfärbung in der Aussagekraft, insbesondere was die Differentialdiagnose zwischen der Mineralölpneumonie einerseits und der endogenen Lipidpneumonie andererseits angeht, erheblich einschränken: Sie fanden gleiches färberisches Verhalten gegenüber Sudan IV, Nilblausulfat und Osmiumsäure wie es Mineralöl zeigt, auch bei Cholesterin, den anderen Steroiden, den Phosphatiden und den Zerebrosiden. Falsch fanden sie die häufige Annahme, alle negativ doppelbrechenden Kristalle seien Cholesterin. Sie fanden bei ihren drei Fällen mit Mineralölgranulomen kleine negativ doppelbrechende Kristalle mit einem Schmelzpunkt von ca. 40° C und einer positiven Schultzschen Reaktion, die als spezifischer Nachweis für Cholesterin gilt. Da Cholesterin und seine Ester einen Schmelzpunkt von über 140° C haben und in Vaseline negativ doppelbrechende Kristalle vorkommen, die aber eine negative Schultzsche Reaktion geben, vermuten sie, daß die Kristalle bei den Fällen mit Mineralölgranulomen aus ineinandergelöstem Mineralöl, Cholesterin und Neutralfett bestanden. Wagner et al. (1955) stellten fest, daß Paraffinum liquidum in kaltem Azeton unlöslich ist, aber löslich in kaltem Äther und in kaltem Chloroform. Salm u. Hughes (1970) preßten das Öl aus dem zerkleinerten Präparat manuell ab und benutzten diese Lösungseigenschaften zum Nachweis, betonen aber, daß eine Differenzierung auf diesem Wege nur bei ausreichender Ölmenge möglich ist. Aus den Ergebnissen der Arbeit von Wagner et al. (1955) kann man schließen, daß Kristalle bei „Schaumzellenpneumonie" nicht Cholesterinkristalle zu sein brauchen und nicht auf eine endogene Lipidpneumonie hinweisen müssen und daß durch Fettfärbung nicht sicher zwischen Mineralölpneumonie und endogener Lipidpneumonie unterschieden werden kann, was in der klinischen Praxis wichtig wäre.

Unter den modernen Verfahren stehen zum Nachweis von Mineralöl die Infrarotspektroskopie und die Dünnschicht- und Gaschromatografie zur Verfügung. Sie werden seit den Sechzigerjahren bei der Ölpneumonie vereinzelt angewandt. Später berichten z.B. von Decroix et al. (1973) und Fox (1979) darüber. Heckers et al. (1978) vertreten die Auffassung, daß, obwohl viele biochemischen Methoden zur Identifizierung verfügbar und auch spezifisch sind, sich zur quantitativen Bestimmung nur die Flüssig-Gas-Chromatografie lohnt.

Abschließend zur Diagnostik: Von den hier gesammelten 196 einzeln beschriebenen Literaturfällen mit Mineralölpneumonie bei Erwachsenen wurden diagnostiziert: 93 bei der Sektion, 57 klinisch (Ölanamnese, Öl im Sputum, Aspirationsbiopsie, Röntgen) und 46 bei der Operation. Bei 11 der 46 operierten Fälle wurde praeoperativ eine Ölpneumonie in die Differentialdiagnose mit einbezogen oder vermutet. Bei 35 der 196 Fälle wurde „Fett" im Sputum nachgewiesen.

II. Klinische Symptomatik

Unter 116 in der Literatur einzeln beschriebenen Fällen mit Mineralölpneumonie waren 45 (38%) beschwerdefrei, die übrigen 71 (62%) hatten Beschwerden. In der Hälfte dieser Fälle waren sie erheblich oder schwer. In über der Hälfte der Fälle mit entsprechenden Angaben bestanden die Symptome seit einem Jahr oder länger. Tabelle 7 führt die Beschwerden im einzelnen auf.

Tabelle 7. Häufigkeit der einzelnen Symptome bei 116 Fällen aus der Literatur (oft mehrere Symptome bei einem Patienten)

Symptom	Zahl und % der Fälle
Husten	75 (28%)
Thoraxschmerzen	34 (13%)
Dyspnoe	33 (12%)
Fieber	29 (11%)
Hämoptoe	23 (9%)
Rezidivierende Bronchopneumonien	22 (8%)
Allgemeinsymptome (Müdigkeit, Schwäche …)	21 (8%)
Gewichtsabnahme	19 (7%)
Nachtschweiß	7 (3%)
Osteoarthropathie	4 (1%)
Gesamtzahl der Angaben	267 (100%)

Husten kommt in allen Variationen vor, häufiger produktiv als trocken, chronisch oder anfallweise. Auswurf ist oft eitrig, manchmal sehr reichlich. Von den 23 Patienten mit Hämoptoe, über die in der Literatur berichtet wird, hatten 9 nur Blutbeimengungen im Sputum, 8 hatten eine rezidivierende Hämoptoe. BORRIE u. GWYNNE (1973) berichten über einen Patienten mit Mineralölpneumonie in Segment 6 und einer über 9 Wochen anhaltenden zunehmenden Hämoptoe, bei dem im Segmentresektionspräparat deutliche Gefäßveränderungen mit obliterierender Endarteriitis und degenerativer Wandveränderung bis in die Muskelschicht hinein gefunden wurden. In den anderen Fällen liegen keine Angaben über die Ursache der Hämoptoe vor, doch liegt es nahe, einen Zusammenhang mit den in den Lungenpräparaten häufig gefundenen Gefäßveränderungen anzunehmen.

III. Prognose

Die Prognose ist eine schlecht faßbare Größe. Zur Verlaufsbeobachtung geeignet ist der röntgenologische Verlauf, siehe dazu Abschnitt C.III. Weiterhin kann die mögliche Prädisposition zu anderen Lungenerkrankungen die Prognose beeinflussen. Auch die Ausdehnung der Ölpneumonie bei verstorbenen Patienten und ihre Bedeutung für den Tod können Hinweise geben auf den Krankheitswert und damit auf die Prognose der Ölpneumonie.

1. Pulmonale Zweitkrankheiten

Hierbei ist zu unterscheiden: 1. zwischen Erkrankungen, die zufällig mit der Ölpneumonie zusammentreffen und von dieser örtlich getrennt auftreten. Sie sind nicht weiter von Interesse. 2. Erkrankungen, welche als Folgezustände der Ölpneumonie angesehen werden können wie Bronchiektasen, Bronchopneumonien, Abszedierungen und ein Cor pulmonale und schließlich 3. Erkrankungen, bei denen ein möglicher Zusammenhang mit der Ölpneumonie theoretisch denkbar erscheint und in der Literatur diskutiert wird. Es handelt sich dabei um Erkrankungen durch säurefeste Stäbchen und um Tumoren.

a) Ölpneumonie und Tuberkulose

Säurefeste Stäbchen wurden verschiedentlich bei Patienten mit Ölpneumonie im Sputum nachgewiesen, meist nur einmalig und ohne daß kulturell und im Verlauf eine Tuberkulose nachweisbar war. Über eine gesicherte Tuberkulose wird selten berichtet, obwohl ein großer Teil der Literatur aus früheren Jahren stammt und Experimente von SAENZ, CANETTI und LAPORTE (nach JAMPOLIS et al. 1953) annehmen lassen, daß Mineralöl in der Lunge zur Tuberkulose disponiert. Unter insgesamt 199 durchgesehenen Fällen mit Ölpneumonie sind nur 3 mit nachgewiesener Tuberkulose, darunter ein Fall mit abgeheilter Spitzentuberkulose. Was die saprophytären Mykobakterien betrifft, so ist bekannt, daß sie durch Butter aktiviert werden. Nach LAPORTE (1939) zeigten THOMSON und HAGAN sowie LEVINE 1932, daß Paraffinöl den gleichen Effekt hat wie Butter. In der Humanpathologie wurde über Läsionen durch atypische Mykobakterien im Zusammenhang mit Achalasie und der dabei angenommenen Aspiration fetthaltigen Ösophagusinhaltes berichtet. Literatur bei GUEST et al. (1967) und HUTCHINS u. BOITNOTT (1978). Für das hier vorliegende Thema der Mineralölpneumonie ist besonders die Arbeit von GUEST et al. (1967) von Interesse. Darin wird über einen Patienten berichtet mit Hiatushernie, langjähriger Mineralöleinnahme, röntgenologisch „persistierender Atelektase der rechten unteren Lungenhälfte" und atypischen Mykobakterien der Gruppe IV im Sputum. Bei der Operation handelte es sich um einen ausgedehnten granulomatös-knotigen Prozeß, der auch das Zwerchfell mit einbezog. Histologisch fand sich eine Ölpneumonie kombiniert mit einer tuberkuloiden Reaktion und längliche, rosenkranzartige pleomorphe säurefeste Bakterien im käsigen Material. Hutchins u. Boitnott (1978) beschreiben zwei Sektionsfälle, bei denen eine chromatografisch gesicherte Mineralölpneumonie durch rasch wachsende atypische Mykobakterien kompliziert war. Histologisch sah man zwischen den Herden der Ölpneumonie verstreut Nekrosezonen. Säurefeste Färbungen von Paraffinschnitten zeigten nur bei einem der beiden Fälle einige säurefeste Organismen an der Peripherie der Öltröpfchen. In Kontaktabstrichen der formalinfixierten Lunge waren sie dagegen in großer Zahl zu finden. Die Autoren weisen aufgrund ihrer Erfahrung mit diesen Fällen auf die Schwierigkeiten beim histologischen Nachweis von säurefesten Bakterien im Gewebe einer Ölpneumonie hin und sehen die Ursache darin, daß sie bei den routinemäßig bearbeiteten Schnitten mit dem Öl verloren gehen. Säurefeste Färbungen von Gefrierschnitten werden als technisch schwierig bezeichnet.

b) Ölpneumonie und Tumor

Der Verdacht, daß eine Ölpneumonie bzw. das Vorhandensein von Öl in der Lunge zu Lungentumoren prädisponieren könnte, geht auf Tierexperimente zurück und stützt sich auf den gelegentlichen Befund von Epithelhyperplasien in Zonen von Ölpneumonie sowie die Möglichkeit des Narbenkarzinoms. Was Tierversuche betrifft, so konnten bei Mäusen durch bestimmte Kohlenwasserstoffe und Mineralölfraktionen Lungentumoren erzeugt werden. Nach Wood (1943) handelt es sich dabei immer um multiple knotige Lungentumoren, die vom Alveolarepithel ausgingen und nicht metastasierten. Was menschliche Fälle betrifft, so wurden folgende in der Literatur gefunden: Wood (1943) berichtet über eine Frau, die über viele Jahre Mineralöl eingenommen hatte und bei der autoptisch ein diffuses, beide Lungen durchsetzendes Alveolarzellkarzinom kombiniert mit einer Ölpneumonie gefunden wurde. Bryan u. Boitnott (1969) beschreiben den Fall eines Mannes mit Achalasie, bei dem autoptisch neben doppelseitigen Ölgranulomknoten multiple Knoten eines teils anaplastischen, teils mäßig differenzierten Adenokarzinoms innerhalb einer Paraffinölnarbenzone gefunden wurde. Wagner et al. (1955) berichten über einen Fall von großzelligem Bronchialkarzinom ausgehend vom Oberlappenbronchus und einem Ölgranulomknoten im gleichen Lappen peripher. Felson u. Ralaisomay (1983) berichten über 4 weitere Fälle, bei denen primär eine Ölpneumonie angenommen wurde, sich im weiteren Verlauf dann aber ein Tumor ergab und die Ölpneumonie zusätzlich vorhanden war. Es handelt sich um drei Fälle mit Alveolarzellkarzinom und einen Fall mit Plattenepithelkarzinom. Wir sahen zwei ähnliche Fälle mit Alveolarzellkarzinom in Kombination mit einer, von uns als sekundär endogen gedeuteten Lipidpneumonie. Mineralöl war anamnestisch bei diesen Patienten auch nicht im Spiel. Es handelte sich in beiden Fällen histologisch um ein Nebeneinander von Alveolarzellkarzinom und einer Lipidpneumonie, wobei in Zonen mit Überwiegen des Tumors in einigen Alveolen auch Schaumzellen und in Zonen mit Überwiegen der Lipidpneumonie auch tumorzellhaltige Alveolen gefunden wurden. Meyniard et al. (1980) berichten über eine Patientin mit einer ausgedehnten doppelseitigen Ölpneumonie und einem Paraffinom in der Lingula sowie einem Pleuraerguß, der Tumorzellen enthielt. Postmortem fand sich außer Mesothelproliferationen eine umschriebene, das Paraffinom bedeckende Pleuraläsion, die histologisch als Mesotheliom interpretiert wurde.

Was die oben angeführten Fälle betrifft, bei denen der Tumor mit einer mutmaßlichen Mineralölpneumonie kombiniert war, so wurden sie bei der Durchsicht von insgesamt 126 operierten und sezierten Lungen mit Ölpneumonie und systematischer Durchsicht entsprechender Literatur gefunden. Mehrere Autoren weisen auf die Seltenheit solcher Fallberichte hin. Volk et al. (1955) hatten unter ihren 80 Patienten mit Ölpneumonie, von denen viele über 20 Jahre beobachtet wurden, keinen Fall von Bronchialkarzinom. Unter dem Gesichtspunkt der Entstehung von Adenokarzinomen sahen Bryan u. Boitnott (1969) 114 operierte und sezierte Lungen mit Adenokarzinom durch und fanden in keinem Fall ein Mineralölgranulom. BERG u. BURFORD (1950) erinnern im Zusammenhang mit einem eigenen Fall, bei dem eine hochgradige epitheliale Proliferation im Gefrierschnitt zur Diagnose Lungenkarzinom führte, an ähnliche Beobachtungen von PINKERTON (s. dazu Abschn. B.I.).

BRYAN u. BOITNOTT (1969) akzeptieren Hinweise auf eine gehäufte Adenokarzinomentstehung an Orten vermehrter epithelialer Proliferation, wie sie in Narbenzonen vorkommt, glauben aber nicht, daß eine ölbedingte Narbe in dieser Hinsicht gefährlicher sei als eine andere. Obwohl die meisten Autoren nicht der Meinung sind, daß Karzinome bei Ölpneumonieträgern gehäuft auftreten, empfehlen einige doch eine Dauerüberwachung unter diesem Gesichtspunkt, z.B. BARZÒ et al. (1973).

2. Bedeutung der Ölpneumonie als Todesursache

s. dazu Tabelle 8

Tabelle 8. Bedeutung der Ölpneumonie als Todesursache bei 89 verstorbenen Patienten mit Ölpneumonie aus der Literatur

Verlaufsbestimmende Bedeutung der Ölpneumonie bei verstorbenen Patienten	Zahl der Fälle, % der verstorbenen Patienten
Verstorben an der Ölpneumonie selbst oder ihren direkten Folgen	8 (6%)
Verstorben nach Operationen oder diagnostischen Eingriffen, die wegen der Ölpneumonie durchgeführt wurden	4 (5%)
Verstorben an schwerem Grundleiden bei zusätzlich ausgedehnter und für den Tod mutmaßlich mitverantwortlicher Ölpneumonie	39 (45%)
Verstorben an schwerem Grundleiden, Ölpneumonie wenig ausgeprägt, nur Zufallsbefund	33 (38%)
Nicht sicher einzuordnen	5 (6%)

IV. Therapie

Abgesehen vom Absetzen der ölhaltigen Medikamente und einer antibiotischen Therapie bei bakterieller Superinfektion stehen drei weitere Möglichkeiten der Behandlung zur Verfügung, die je nach Ausdehnung und Stadium der Erkrankung zur Anwendung kommen können. Es sind a) die Behandlung mit Kortikosteroiden, b) die mechanische Entfernung des Öles aus dem broncho-pulmonalen System durch Lavage und c) die Resektion der betroffenen Lungenpartien.

Die Kortikosteroidtherapie wird in Frühfällen empfohlen, bei denen es noch nicht zu einer stärkeren Fibrosierung gekommen ist. Sie soll diese verhindern und vielleicht die Öldrainage begünstigen. Wir halten die Behandlung mit Kortikosteroiden in den Frühstadien für sinnvoll und haben sie in der Regel als unterstützende Maßnahme über einige Wochen durchgeführt.

Die mechanische Entfernung des Öles kann man zu steigern versuchen durch Expektorantien, Inhalation, Klopfmassage, Hängelage sowie u.a. durch die Bronchuslavage. NAGEL (1964) schreibt: „Es gibt nur eine Möglichkeit, schwere Ölschäden zu verhindern: so schnell und so gründlich wie möglich das Paraffin aus dem Gewebe entfernen: Bei der Ölaspiration muß man heute auf jeden Fall versuchen, das nicht spontan abgehustete Öl unter bronchoskopischer Sicht systematisch bzw. unter Zuhilfenahme der Bronchusspülung schnellstens und so vollständig wie möglich aus der Lunge abzusaugen." Der Spülung, Lavage und

Absaugung zugänglich ist allerdings nur das in den Alveolen und Luftwegen, nicht dagegen das im Interstitium gelegene Öl. Wir führten bei dreien unserer Fälle mit Mineralölpneumonie bronchoskopische Lavagen durch, z.T. mehrfach und bis die zurückerhaltene Spülflüssigkeit keine größeren Ölmengen mehr erbrachte. Heckers et al. (1976, 1978, 1979) führten bei einem jungen Patienten mit Mineralölpneumonie eine konsequente Sputumbestimmung und Hustentherapie durch. Das Sputum wurde über Monate täglich gesammelt und in Abständen gaschromatochrafisch quantitativ auf Mineralöl untersucht. Behandelt wurde mit Atemübungen und Inhalation sowie Penicillamin.Die Hustentherapie wurde standardisiert und bestand aus 7mal täglich 10 Minuten Husten über jeweils 30 Sekunden. Dabei ergab sich, daß die täglich abgehustete Paraffinmenge abhängig war von der Sputummenge und diese wiederum mit der Hustenzeit korrelierte und unabhängig davon war, ob ein Expektorans oder Ärosol dazugegeben wurde oder nicht. Die mittleren expektorierten Paraffintagesmengen lagen bei 20–35 mg, Mittelwert 25 mg in den ersten 5 Monaten und fielen dann auf einen Mittelwert von 10 mg ab. Während der Beobachtungszeit von 17 Monaten wurden danach die Gesamtmenge des expektorierten Paraffins auf 7,27 g bestimmt.

Die Resektion kann bei gesicherter Diagnose i.allg. nur dann als indiziert gelten, wenn sie voraussichtlich in Form einer begrenzten Resektion, d.h. Keil-, Segmentresektion oder Lobektomie, durchgeführt werden kann. Als Gründe für eine Resektion gelten in nicht ganz einheitlicher Beurteilung: 1. die Gefahr von Komplikationen wie sekundäre Bronchopneumonien, Abszeßentstehung, Aufpfropfung einer Tuberkulose, mögliche Propagation eines Karzinoms und Progression, 2. sicher ganz wesentlich und häufiger entscheidend, das Vorhandensein von Symptomen durch die chronische Entzündung. Nach Guidry et al. (1959) sind von der Resektion bei Patienten mit Symptomen hochbefriedigende Ergebnisse zu erwarten. Didolkar et al. (1973) berichten über zwei Patienten, die nach einer unvollständigen Resektion beschwerefrei wurden und bei denen sich röntgenologisch die Restverschattungen später teilweise zurückbildeten. 3. Die häufigste Indikation ergab sich bei den in der Literatur beschriebenen operierten Fällen aus der Unmöglichkeit einer diagnostischen Abgrenzung gegenüber einem Karzinom.

V. Operierte Patienten mit Ölpneumonie

Diese Patientengruppe ist aus thoraxchirurgischer Sicht interessant. In der erreichbaren Literatur fanden sich 53 Einzelfallberichte von operierten Patienten mit Mineralölpneumonie bzw. Mineralölgranulom. Dazu kommen weitere 11 Fälle von Guidry et al. (1959), 7 Fälle von Didolar et al. (1973) und 7 Fälle von Kennedy et al. (1981), über die zusammenfassend berichtet wird. Insgesamt fanden wir damit Informationen über 78 operierte Patienten. Sie werden im folgenden zusammengefaßt:

a) Präoperative Diagnose, angegeben in 73 Fällen:

Tumor oder Tumorverdacht . . . . 48 Fälle
Verdacht auf Ölpneumonie, meist Differentialdiagnose Tumor . . . . 13 Fälle
Sonstige Diagnosen (Entzündung, Tuberkulose, Pneumonie) . . . . 12 Fälle

Die präoperative Diagnose ,,Tumor" stützenden Faktoren waren: 15mal ein verdächtiger bronchoskopischer und bronchografischer Befund, 12mal Auftreten des Röntgenbefundes innerhalb eines Jahres, 7mal Tumorzellen oder tumorverdächtige Zellen im Bronchialsekret, 4mal allgemeinsymptome mit Gewichtsabnahme.

b) Art der durchgeführten Resektionen, angegeben in 60 Fällen:

Pneumonektomie . . . . 15 Fälle
Bilobektomie . . . . 6 Fälle
Lobektomie . . . . 31 Fälle

Segmentresektion . . . . 5 Fälle
Keilexzision . . . . 3 Fälle

c) Intraoperative Diagnose, angegeben in 43 Fällen:
Tumor . . . . 29 Fälle
Ölgranulom . . . . 6 Fälle
nicht tumoröser Prozeß . . . . 7 Fälle

Befunde, die zur intraoperativen Diagnose „Tumor" beitrugen, waren: 6mal z.T. stark vergrößerte Lymphknoten, 7mal kleine metastasenverdächtige Knötchen an der viszeralen und parietalen Pleura, 3mal Gefrierschnittsdiagnose Tumor.

d) Gefrierschnittsdiagnosen von Biopsien aus pulmonalen Herden oder regionalen Lymphknoten, angegeben in 13 Fällen:
Fehldiagnose Tumor . . . . 3 Fälle
Ölpneumonie oder Ölgranulom . . . . 7 Fälle
Entzündung oder kein Tumor . . . . 3 Fälle

E. Inhalationsbedingte Ölpneumonie

SHOSKES et al. (1950) und ECKERT u. JEROCHIN (1978) erzeugten im Tierversuch mit Mäusen, die Mineralölärosolen ausgesetzt werden, Gewebsveränderungen im Sinne einer Ölpneumonie. Entsprechende Veränderungen beim Menschen sind danach zu erwarten, wenn Ölnebel einer bestimmten Konzentration und Teilchengröße über eine bestimmte Zeit eingeatmet wird. KANDT u. ECKERT (1979) halten aufgrund tierexperimenteller Erfahrungen Lungenveränderungen durch Ölnebel am Arbeitsplatz erst bei starker Exposition über lange Zeit für möglich. Aufgrund der meist geringen Ölnebeldichten und einer Öltröpfchengröße von in der Regel mehr als 5 μ sei eine Lungenschädigung bei den exponierten Berufsgruppen kaum zu erwarten. Die maximale Arbeitsplatzdauerkonzentration für Mineralöl wird mit 5 mg/m^3 angegeben. Mineralölnebel entstehen außer in der Erdöl- z.B. auch in der metallverarbeitenden Industrie, dort durch die öligen, sogenannten schneidenden Flüssigkeiten, die beim Spanabheben (schneiden), Bohren, Schleifen und Fräsen von metallischen Werkstücken an entsprechenden Maschinen verwendet werden, durch Ölverdampfung beim Härten oder durch Sprühölung. JÄRVHOLM et al. (1982) führten in einem großen metallverarbeitenden Betrieb Messungen der Ölnebelkonzentration und der Ölteilchengröße an verschiedenen Arbeitsplätzen durch und untersuchten unter der Fragestellung der Lungenschädigung durch derartige Ölnebelexposition 196 Arbeiter im Vergleich zu deren nicht ölexponierten Kollegen. Sie fanden respiratorische Symptome wie Husten bei den Ölexponierten häufiger. Röntgenuntersuchungen und spirometrische Untersuchungen ließen aber keine Unterschiede erkennen und es fand sich kein Fall von Ölpneumonie oder Lungenfibrose, der auf die Ölexposition hätte bezogen werden können.

Im folgenden einige Beispiele von Fällen aus der Literatur, bei denen Lungenläsionen mit der Inhalation von Ölnebeln im ursächlichen Zusammenhang gebracht wurden. Es mag bei solchen Fällen auch von Bedeutung sein, daß, wie JÄRVHOLM et al. (1982) betonen, die schneidenden Flüssigkeiten im Maschinenbau außer Mineralöl auch andere Substanzen wie z.B. Detergentien, Bakterizide, Korrosionshemmer, Entschäumer und Bakterien enthalten können, so daß bei den exponierten Personen auch mit einer immunologischen Reaktion auf bakterienhaltige Ärosole oder die anderen Substanzen gerechnet werden muß.

FITZGERALD et al. (1973) berichten über einen Patienten, der beim Drehen und Bohren von Metall dem Nebel eines Schneideöls ausgesetzt war und dessen Röntgenbild diffuse „zottige" Infiltrate zeigte. Kortison brachte keine Besserung. Der Röntgenbefund nahm innerhalb von zwei Jahren zu. Bei einer offenen Lungenbiopsie fand man eine herdförmige Pneumonie mit vielen Schaumzellen. Einen ähnlichen Fall sahen wir 1984.

Fall 11: 45jähriger Maschinenschlosser mit Dyspnoe seit einer Grippe 1978. Im Übersichtsbild 1984 (Abb. 39) diffuse grobfleckig-streifige Lungenverschattung, Hili und Mediastinum verbreitert, stark erweiterte Pulmonalgefäße, mäßig ausgeprägte Megatracheobronchie. In einer auswärtigen Klinik offene Lungenbiopsie. Makroskopisch laut Bericht stecknadelkopfgroße erhabene, derbe Herde. Histologische Diagnose: „chronische Cholesterinpneumonie mit erheblicher Fremdkörperreaktion und Lungenfibrose." Im Herbst 1984 dekompensiertes Cor pulmonale. Berufsanamnese: Von 1972 bis 1981 war der Patient beim Metallbohren Ölnebel ausgesetzt, der im Raum deutlich sichtbar war. Das Öl wurde zum Spanabheben auf die Metallteile aufgespritzt. Es sollte mit Wasser zu einer Emulsion vermischt werden, wurde aber zur Vermeidung von lästigem Quietschen unvermischt verwendet. Offenbar benutzte jeder Arbeiter das Öl bzw. die Ölmischung seiner Wahl, z.T. wurde auch Rübenöl verwendet. Ob es sich hier tatsächlich um eine inhalationsbedingte Ölpneumonie oder um eine diffuse Form der endogenen Lipidpneumonie handelt, muß, wie auch bei den meisten Fällen, über die in der Literatur berichtet wird, offen bleiben, da keine entsprechenden Analysen durchgeführt wurden.

Über je einen weiteren Fall von Ölpneumonie nach Ölnebelinhalation am Arbeitsplatz berichten Proudfit et al. (1950), Weissman (1951), Foe u. Bigham (1954) und Oldenburger et al. (1972).

Proudfit (1950) berichtet über einen Mann, der 17 Jahre lang mit dem Reparieren, Säubern und Schmieren von Registrierkassen beschäftigt war und diese dabei zuerst mit Naphthalösung, dann mit Mineralöl einsprühte, wobei ein dichter Ölnebel entstand. Das Röntgenbild zeigte weiche Schatten etwa gleichmäßig über beide Lungen verteilt. Im Sputum fand sich reichtlich „Fett", das nach dem Färbeverhalten für Mineralöl gehalten wurde. Nach $3^1/_2$ Jahren zeigte das Röntgenbild nur eine leichte Befundzunahme.

Foe u. Bigham (1954) berichten über einen Luftfahrtmechaniker mit Dyspnoe, Allgemeinsymptomen und diffus verteilten konfluierenden Verschattungen in beiden Lungenfeldern im Röntgenbild. Er benutzte zum Reinigen der Maschinen ein Spray, das zur Hälfte aus Kerosin, zur anderen Hälfte aus einer Pflanzenölseifenlösung bestand. Die Arbeit wurde in geschlossener Halle unter starker Nebelentwicklung durchgeführt. Die Lungenbiopsie

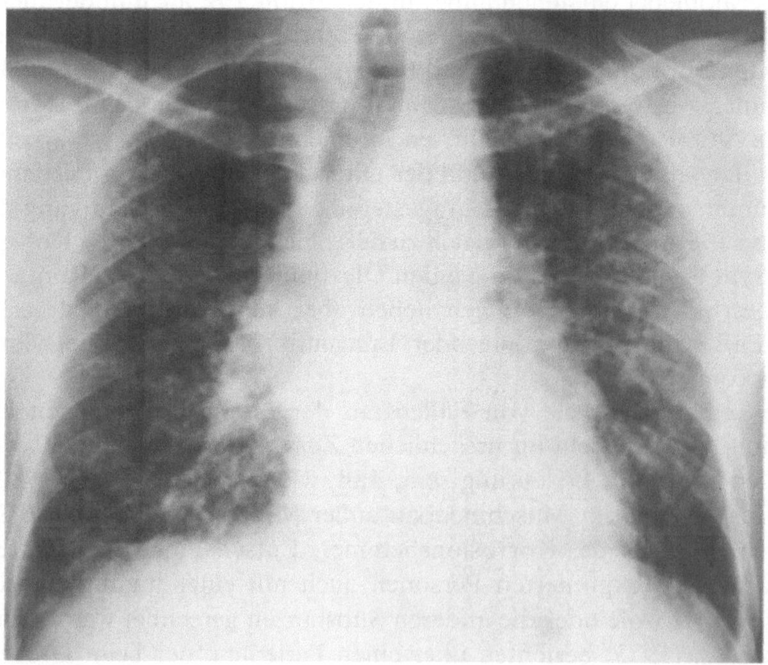

Abb. 39. *Fall 11:* Diffuse, grobfleckig-streifige Lungenverschattung, Hili und Mediastinum verbreitert, Pulmonalgefäße erweitert, mäßige Megatracheobronchie. Mineralölnebelexposition. Histologisch chronische „Cholesterinpneumonie" mit Fibrose. Cor pulmonale

ergab eine karnifizierende Pneumonie mit zahlreichen Lipidvakuolen, Eosinophilen, Plasmazellen, Lymphozyten und Makrophagen. Nach 3 Monaten war der Röntgenbefund noch unverändert, nach weiteren 3 Monaten hatte sich das Röntgenbild aber normalisiert.

OLDENBURGER et al. (1972) berichten über einen jungen Mann, der beruflich Feuerkontrollsysteme zu überprüfen hatte und dabei in geschlossenen Räumen dem Feuerungsrauch tierischer und pflanzlicher Fette und Schmalze ausgesetzt war. Röntgenuntersuchung wegen zunehmender Kurzatmigkeit. Dabei gemischte alveoläre und interstitielle Infiltrate und kleinknotige Verschattungen in beiden Lungen. Bei der offenen Lungenbiopsie histologisch diffuser, vorwiegend interstitiell granulomatöser Prozeß mit schaumigen Histiozyten, Riesenzellen und stellenweise schwerer Fibrose. Granulome fanden sich auch in Bronchiolar- und Gefäßwänden. Die Autoren sehen die Gewebsschädigung im Zusammenhang mit dem Fettabbau durch Lipasen und der Freisetzung von Fettsäuren.

COURCOUX (1942) beschreibt den kuriosen Fall einer Frau, die in Ermangelung von Speiseöl Paraffinöl zum Braten von Kartoffeln nahm und 45 Minuten in dichtem Paraffinölrauch in einer kleinen Küche verbrachte. Am Abend entwickelte sich Abgeschlagenheit, Fieber und Husten. Das Fieber hielt etwa 3 Wochen an. Ein Röntgenbild um diese Zeit zeigte als neuen Befund dichte grobe Flecken rund um den rechten Hilus und angrenzend im Bereich von Mittel- und Oberlappen. Nach einem Monat war der klinische Zustand wieder gut, aber der Röntgenbefund noch kaum anders. Zwei Monate nach dem Ereignis begann sich die Röntgenverschattung zurückzubilden. Zwei weitere Monate später war die Verschattung verschwunden. Der Autor glaubt, daß die Mineralölinhalation ursächlich war.

Eine weitere Möglichkeit zu einer inhalationsbedingten Ölpneumonie zu kommen, ist das Rauchen einer bestimmten Tabaksart. Im British Medical Journal Editorial (1972) wird auf die „Blackfat Tobacco Smoker's Lung" hingewiesen, die in Guyana bei der Bevölkerung indischer Abstammung, die dort die Hälfte der Einwohner stellt, auftritt und im Zusammenhang steht mit der Gewohnheit, Blackfat-Tabak zu rauchen. Es handelt sich um ein nach Bearbeitung mit Mineralöl und Vaseline schwarzes, fettes Tabakblatt mit 12% Ölgehalt. Die Erkrankung zeigt sich im Röntgenbild als diffuse Fibrose mit verschwommener Stippung v.a. im Bereich der Mittelfelder. Gelegentlich liegt auch ein honigwabenartiges Bild vor. Es gibt fibröse Schrumpfungen und massive Granulome. Das histologische Bild von drei Fällen wird beschrieben als Lungenfibrose mit den Zeichen der Lipidpneumonie und Granulombildung, vergleichbar dem bei Inhalation von Paraffinöl.

Die endogenen Lipidpneumopathien

A. Allgemeines zu den endogenen Lipidpneumopathien und ihre Einteilung

Die endogenen Lipidpneumopathien sind Erkrankungen, die mit einer vermehrten Ablagerung endogener Lipide in der Lunge einhergehen. Sie kommen einmal lokalisiert vor und imponieren dann röntgenologisch als chronische Pneumonie, zum anderen als diffuse Lungenerkrankung, dann röntgenmorphologisch unter dem Bild der miliaren Verschattung, der Lungenfibrose oder des chronischen Lungenödems. Der Röntgenbefund der endogenen Lipidpneumopathien umfaßt damit praktisch das ganze Spektrum der Lungenerkrankungen, so daß die Diagnose ohne Histologie nicht zur stellen ist, zumal aus der Anamnese im Gegensatz zur exogenen Ölpneumonie kaum Anhaltspunkte zu gewinnen sind. Die endogenen

Lipidpneumopathien lassen sich nach verschiedenen Gesichtspunkten gliedern, aber gleich, welche man wählt, macht die Zuordnung Schwierigkeiten und läßt mehrere Möglichkeiten zu. Zu den Einteilungsprinzipien im Einzelnen:

Einmal ist zu unterscheiden zwischen der Lipidpneumopathie als Folgekrankheit und der als eigenständigem Krankheitsbild. Folgekrankheit ist die sog. sekundäre Lipidpneumonie hinter einem Bronchusverschluß oder in der Umgebung entzündlicher oder tumoröser Krankheitsherde. Sie ist meist ein Zufallsbefund im pathologisch-anatomischen Präparat und i. allg. auch, was den Krankheitswert angeht, sekundär im Vergleich zur Primärläsion. Eigenständiges Krankheitsbild heißt bei der sog. primären oder idiopathischen Lipidpneumonie, daß keine zentrale Bronchusstenose und keine sonstigen Krankheitsherde in der Nachbarschaft vorhanden sind. Entzündliche Stenosen kleiner Bronchien sind aber mit ein Merkmal dieser Erkrankung, so daß die Bezeichnung „idiopathisch" anfechtbar ist insofern, als die Bronchusstenosen hier nur weiter peripher gelegen und multipel sind. Weiterhin kann man unterscheiden nach einem Übermaß an Lipid a) durch eine vermehrte Lipidproduktion seitens der Lunge, b) durch verminderten Abbau oder Abtransport der Surfactantlipide oder c) durch erhöhten Anfall von Strukturlipiden infolge gesteigerten Zellzerfalls. Im folgenden Abschnitt B über die Pathogenese werden die z.T. noch hypothetischen ätiologisch-pathogenetischen Zusammenhänge für die einzelnen Krankheitsbilder gemeinsam besprochen.

Es gibt Lipidpneumopathien, a) bei denen Schaumzellen das Bild beherrschen, b) solche, bei denen spießförmige cholesterinhaltige Kristalle zusammen mit Granulomen aus Epitheloid- und Riesenzellen im Vordergrund stehen und c) die Alveolarproteinose, die histologisch durch amorphes, aus Lipiden und Serumproteinen bestehendes, im Alveolarlumen gelegenes Material gekennzeichnet ist. Zusätzlich gibt es Mischformen dieser drei histologischen Bilder.

Ein Teil der Erkrankungen kommt sowohl lokalisiert umschrieben, als auch generalisiert vor. Aus den lückenhaften Kenntnissen über die biochemischen Ursachen und Zusammenhänge der Erkrankungen erklärt sich ihre uneinheitliche Nomenklatur, die sich teils auf die histologische Morphologie, teils auf die Chemie und teils auf beides stützt. In Tabelle 9 sind die Krankheitsbilder mit ihrem Synonymen aufgeführt und den genannten Einteilungsprinzipien zugeordnet. Es gibt auch andere Möglichkeiten der Gliederung. Bassermann (1970) z.B. unterscheidet die primäre Cholesterinpneumonie, die sekundäre Cholesterinpneumonie und die Cholesteringranulomatose und stellt sie unter den Überbegriff der Cholesterinthesauropathien der Lunge. Marino et al. (1962) unterscheiden die pulmonale Cholesterinsklerose als sehr seltenes Krankheitsbild und die viel häufigere pulmonale Cholesterinxanthomatose, erstere durch extrazelluläres Cholesterin, letztere durch ein in Schaumzellen lokalisiertes Gemisch von Cholesterin und Fettsäuren gekennzeichnet mit Fibrose bei beiden Formen.

Schwierigkeiten der Zuordnung bzw. der exakten Diagnose, treten im konkreten Fall aber auch selbst bei pathogenetisch so weit auseinanderliegenden Erkrankungen wie der exogenen Ölpneumonie und der endogenen Lipidpneumonie auf. Dies trifft sowohl für die lokalisierten, als auch für die diffusen Formen zu, bei letzteren, wenn eine Exposition gegenüber Mineralölnebel bekannt ist. So gibt es sowohl in der Literatur, als auch im eigenen Krankengut Fälle, bei denen man nicht sagen kann, ob es sich um eine exogene Ölpneumonie oder um eine endogene Lipidpneumonie handelt. Dies gilt, wenn die Anamnese unsicher ist und keine chemischen oder anderen Analysen durchgeführt worden sind und Gewebe dafür nicht mehr verfügbar ist, was für den Großteil der publizierten Fälle zutrifft. Es ist daher anzunehmen, daß sowohl die Gruppe der Mineralölpneumonie, als auch die der primären endogenen Lipidpneumonie Fälle enthalten, die nach entsprechenden Untersuchungen der jeweils anderen Gruppe zuzuordnen gewesen wären. Man muß diesen Umstand kritisch beachten. Auch die Zuordnung zur primären und sekundären Form der endogenen Lipidpneumonie macht oft Schwierigkeiten. So kann man, wenn die Lipidpneumonie in der Umgebung eines größeren Abszesses angesiedelt ist, oft nicht entscheiden, ob eine breit

Tabelle 9. Übersicht über die endogenen Lipidpneumopathien

Lokalisation	Erkrankung	Synonyme	Ursache	Art des Lipids	Histologie	Röntgenbefund
Generalisierter, diffuser Befall von Lunge und extrathorakalen Organen	a) Lipidosen α) M. Gaucher β) M. Niemann-Pick γ) amaurotische Idiotie Tay-Sachs	Lipoidspeicherkrankheiten	Genetisch bedingter Enzymdefekt	α) Zerebroside β) Sphingomyeline γ) Ganglioside	Spezifische Schaumzellen	Diffus Retikulär-nodulär
	b) Phospholipidosen		Pharmakon-Phospholipid-Komplex	Phosphatide	Schaumzellen	Wahrscheinlich miliar
Diffus oder herdförmig diffus, auf die Lunge beschränkt	a) Diffuse endogene Lipidpneumonie	Cholesterinxanthomatose	z.T. Surfactantüberschuß, z.T. fraglich toxischer Zellzerfall	Surfactantlipide Cholesterin Neutralfette fraglich z.T. Strukturlipoide	Schaumzellen Lymphozyten und Plasmazellen „Cholesterin"nadeln Granulome	Miliar, retikulär-nodulär oder wie bei Fibrose
	b) Cholesteringranulomatose	Diffuse Cholesterin- oder Schaumzellenpneumonie Cholesterinsklerose				
	c) Alveolarproteinose	Alveolarlipoproteinose		Überwiegend Surfactant, fraglich z.T. Strukturlipoide	Granuläre Lipid-Proteinmassen im Alveolarlumen	Wie chronisches Lungenödem
	d) Chylopulmo		Chylusrückstau in die Lunge	Neutralfette + evtl. andere Lipide	Schaumzellen	Dicht miliar, überlagert von Ödem
Lokalisiert auf die Lunge beschränkt	a) Sekundäre endogene Lipidpneumonie	Sekundäre Cholesterin- oder Schaumzellenpneumonie	z.T. Surfactantüberproduktion, z.T. fraglich hypoxischer oder toxischer Zellzerfall	Surfactant Cholesterin Neutralfette fraglich z.T. Strukturlipoide	a) Schaumzellen „Cholesterin"nadeln Granulome	Abhängig und i.allg. nicht abgrenzbar von der primären Läsion
	b) Primäre endogene Lipidpneumonie	Primäre, essentielle oder idiopathische Cholesterin- oder Schaumzellenpneumonie Chronisch abszedierende Pneumonie vom Cholesterintyp			b) Schaumzellen Lymphozyten und Plasmazellen Entzündung kleiner Bronchien Abszesse	Keilförmig, wie chronische Pneumonie, z.T. Abszedierung
	c) Alveolarproteinose	Alveolarlipoproteinose		Überwiegend Surfactant	Granuläre Lipid-Proteinmassen im Alveolarlumen	Umschrieben miliar oder pneumonisch
	d) Chylopulmo		Chylusrückstau in die Lunge und Chylusaspiration	Neutralfette	Schaumzellen	Dicht miliar, lobär oder ganzen Lungenflügel betreffend

abszedierte primäre endogene Lipidpneumonie vorliegt oder ob es sich um eine sekundäre Läsion handelt, die als Ausdruck einer Gewebsschädigung in der Umgebung des Abszesses und durch diesen verursacht, entstanden ist. Auch beim Vorliegen von zentralen, nicht tumorösen Bronchusstenosen ist nicht immer klar, inwieweit die Bronchusstenose die primäre Läsion ist und die Lipidpneumonie sekundär in ihrem Gefolge auftrat, oder ob die schweren entzündlichen und narbigen Veränderungen, wie sie ja zum Bild der primären endogenen Lipidpneumonie gehören, auf große Bronchien übergegriffen und zu deren Stenose oder Abbruch geführt haben.

B. Ätiologie und Pathogenese der endogenen Lipidpneumonie

Über die Entstehung der endogenen Lipidpneumopathien gibt es verschiedene Hypothesen, die z.T. durch Tierversuche, vereinzelt auch durch elektronenmikroskopische Untersuchung menschlicher Lungen untermauert wurden.

Es ist möglich, daß die einzelnen Erkrankungen trotz ähnlicher Morphologie verschiedene Ursachen haben und vielleicht auch mehrere der unten im einzelnen angeführten Mechanismen zu ihrer Entstehung beitragen. Wenn man absieht von der Fettembolie und der Hyperlipidämie, wo vermehrt Lipid über das Blut an das Lungengewebe herangetragen wird, sowie von der Chylopulmo, verursacht durch Chylusrückstau in die Lunge, so handelt es sich bei den Lipiden der endogenen Lipidpneumopathien um Stoffe, die aus dem Stoffwechsel oder den Strukturen ortsständiger Zellen des Lungengewebes stammen. Das Übermaß der Lipide kann bedingt sein 1. durch vermehrte Lipidsynthese, 2. durch verminderten Lipidabbau oder gestörten Lipidabtransport, 3. durch vermehrten Anfall von Lipid infolge gesteigerten degenerativen Zellzerfalls. Dieser kann durch Hypoxie oder durch toxische Schäden verursacht sein und betrifft wohl in erster Linie die empfindlichen Pneumozyten I. Literatur über diese Form bei Jacobovitz-Derks u. Corrin (1977), die selbst über einen entsprechenden Fall bei einem Säugling berichten. Die Lipidsynthese als sekretorische Leistung wird ausschließlich oder überwiegend von Pneumozyten II erbracht, welche die Surfactantlipide produzieren und speichern. Eine zusammenfassende Darstellung über das Surfactantsystem der Lunge findet sich bei Morgenroth (1986). Die Surfactantproduktion kann unter bestimmten Bedingungen gesteigert sein, sodaß die Lipidklärmechanismen überfordert sind und das Lipid im Alveolarlumen liegenbleibt. Eine solche Überproduktion surfactantartiger Lipide wurde im Tierversuch hervorgerufen durch endotracheale Instillation von Methylsilikonöl (Blessing u. Lenz 1973) sowie durch Inhalation von Quarz-, Christobalit- und Feldspatstaub (Corrin u. King 1969). Es entstanden histologische Veränderungen, die teils denen bei Alveolarproteinose, teils denen bei Lipid- bzw. Schaumzellenpneumonie entsprachen. Jacobovitz-Derks u. Corrin (1977) erwähnen Arbeiten aus der Literatur, wonach die übermäßige Surfactantproduktion durch Tracersubstanzen nachgewiesen wurde und Tierversuche mit Staubinhalation, bei denen es über eine Phase der endogenen Lipidpneumonie zum Bild der Alveolarproteinose kam. Diesen Autoren zufolge gibt es damit gute Gründe, die Alveolarproteinose und damit wahrscheinlich auch die endogene Lipidpneumonie in den meisten Fällen als eine hypersekretorische Antwort auf unspezifische Irritationen anzusehen, wobei mit Hypersekretion die vermehrte Bildung surfactantartiger Lipide gemeint ist. Die im Alveolarlumen gelegenen Lipide, gleichgültig welcher Herkunft, werden von Alveolarmakrophagen aufgenommen, die sie normalerweise mit Hilfe ihrer Lipasen in den Lysosomen abbauen können. Bei den genetisch bedingten Lipidspeicherkrankheiten ist dieser Abbau durch Enzymdefekt, bei den Phospholipidosen durch Komplexbildung der Phospholipide mit Medikamenten gestört. Eine zellulär bedingte Beeinträchtigung der Lipidclearance ist auch denkbar durch Lähmung der Alveolarmakrophagen z.B. durch Staub, Schwermetalle oder andere Noxen (Literatur bei FROST et al. 1973) oder durch Defekte im Immunsystem (GREEN et al. 1980), spielt aber in den meisten Fällen wohl keine entscheidende Rolle. Beim Zerfall der lipidbeladenen Alveolarmakrophagen werden die nicht abgebauten Lipide frei und stellen bei der Alveolarproteinose die Lipidfraktion des aus Lipid und Serumproteinen bestehenden körneligen, PAS-positiven Materials, das bei dieser Erkrankung die Alveolen und kleinen Bronchien füllt, als charakteristisches histologisches Merkmal. Bei der Schaumzellenpneumonie dagegen sind die Lipide überwiegend intrazellulär gelegen. Die Hyperlipidämie, obwohl nicht selten, spielt in der Humanpathologie als Ursache der Lipidpneumonie kaum eine Rolle, kann aber im Tierversuch mit zu ihrer Entstehung beitragen. Bei chronischen, länger bestehenden Erkrankungen aus der Gruppe der endogenen Lipidpneumopathien kommt es, ähnlich wie auch bei der Mineralölpneumonie zur Fibrose. CHISHOLM et al. (1969) halten für möglich, daß die diffuse Form der Lipidpneumonie, über die sie anhand eines Falles berichten, in die idiopathische Lungenfibrose übergehen kann. Die von CORRIN u. KING (1969) im Tierversuch mit Staubinhalation erzeugte endogene Lipidpneumonie ging später in eine interstitielle Fibrose über. HÄBERLE et al. (1986) berichten über einen 16jährigen Jungen, bei dem eine Cholesteringranulomatose durch Lungenbiopsie nachgewiesen wurde und der wenige Monate später an einer foudroyant verlaufenden Alveolarproteinose verstarb. Anhand umfangreicher Literatur wird eine Übersicht über die Vorstellungen von Ätiologie und Pathogenese dieser Erkrankung gegeben.

Die Rolle der Bronchusstenose in der Pathogenese der Lipidpneumonie: Die Lipidpneumonie hinter einer Stenose oder dem Verschluß eines großen Bronchus wird als sekundär bezeichnet, da sie damit in ursächlichen Zusammenhang gebracht wird. Stenose und Verschluß kleiner Bronchien, wie sie bei fast allen Fällen der sogenannten idiopathischen endogenen Lipidpneumonie beschrieben werden, müssen für das dahintergeschaltete Lungengewebe aber gleiches bewirken, nämliche Hypoxie oder bei Zerstörung aller Bronchuswandschichten einschließlich der peribronchialen Lymphgefäße u.U. auch Lymphstau. Bronchusstenosen können durch anatomische Veränderungen oder durch Sekret mechanisch verursacht oder durch Spasmus funktionell bedingt sein. FIENBERG (1953) ist überzeugt, daß die primäre Störung der „Pneumonie vom Cholesterintyp" die ulzeröse obliterierende Entzündung der kleinen Bronchien ist, die er in seinen Fällen fand. Die Ursache dieser ulzerösen Läsion hält er für ein hypersensitives Phänomen und bezieht es auf eine in den Bronchien lokalisierte Arthusreaktion. SPENCER (1977) sieht eine Stütze dieser Auffassung im Auftreten infarktähnlicher Zonen bei chronischer Cholesterinpneumonie, ähnlich solchen bei allergischer Granulomatose. Auf die funktionelle Bronchusstenose durch Bronchospasmus weisen CHISHOLM et al. (1969) hin. Sie sahen eine diffuse, durch Biopsie nachgewiesene Cholesterinpneumonie bei einem jungen Mann mit Asthma und empfehlen, bei Patienten mit Asthma und einer entsprechenden diffusen Lungenverschattung diese Erkrankung mit in die Differentialdiagnose einzubeziehen. OTTO (1970) weist auf die Möglichkeit der Bronchusverstopfung durch Sekret und die perifokale Minderbelüftung in der Umgebung andersartiger Lungenläsionen hin und betont die Bedeutung der Durchblutung der Lunge mit sauerstoffarmem pulmonalarteriellem Blut in diesem Zusammenhang. Daß es sich im Falle von Minderbelüftung und Hypoxie tatsächlich um eine degenerative Verfettung handelt, wie meist angenommen wird, ist nicht gesichert. Es ist auch möglich, daß eine vermehrte Surfactantproduktion als Antwort auf die Hypoxie, gewissermaßen als frustrane Kompensationsreaktion erfolgt. Eine solche Genese wäre aus der Arbeit von COHEN u. CLINE (1972) abzuleiten. Diese Autoren untersuchten Alveolarmakrophagen aus der Lavageflüssigkeit resezierter Lungen distal eines Tumorverschlusses im Vergleich zu solchen von Lungen mit Tumor ohne Bronchusverschluß und fanden Dipalmitoyl-Lezithin, die wichtigste oberflächenaktive Substanz bei den poststenotischen Fällen deutlich vermehrt. Sie vermuten, was auch allgemeinem Eindruck entspricht, daß die Lipidpneumonie v.a. hinter langsam wachsenden endobronchialen Tumoren auftritt.

Lymphstau als mögliche Ursache der Lipidpneumonie: Cremer et al. (1973) unterbanden bei Ratten den Ductus thoracicus vor der Einmündung in den Venenwinkel und sahen als Folge außer einem chylösen Erguß eine Entfaltung perivasaler und peribronchialer Räume durch eiweißreiche Flüssigkeit. Nach etwa einer Woche kam es vereinzelt zu Ödemaustritt in die benachbarten Alveolen und in unmittelbarer Nachbarschaft zu den flüssigkeitsgefüllten Räumen traten Schaumzellen auf in engem Kontakt zu dem Ödem. Nach 4 Wochen kam es zur Fibrosierung. Diese Arbeit ist auch im Hinblick auf das Thema Chylopulmo interessant. Chiari (1951) hält für möglich, daß eine Störung des Lymphabflusses am Anfang der Lipidpneumonie steht, da er immer wieder mit Ödem gefüllte Alveolen sah, die noch keine Schaumzellen enthielten, und bei den Frühfällen unter seinen 17 Fällen fand er außer großen Schaumzellen reichlich Ödemflüssigkeit. Er glaubt, daß der Austritt von Ödem in die Alveolen dem Auftreten der Schaumzellen vorausgeht. Ursache des Lymphstaus könnte nach seiner Meinung sein, daß bei tiefgreifender Entzündung der Bronchialwand die benachbarten Lymphgefäße mitbetroffen werden. Die Bindegewebsbildung entspräche dann der Elephantiasis bei chronischem Lymphstau. Neuere Untersuchungen lassen vermuten, daß Störungen der alveolären Atemmechanik, wie sie auch beim Ödem auftreten, einen Surfactant-Stau nach sich ziehen. (Lit. bei Morgenroth 1986).

C. Die sekundäre endogene Lipidpneumonie

I. Übersicht anhand der Literatur

Die sekundäre endogene Lipidpneumonie ist häufiger als die primäre endogene Form. Sie kommt vor hinter Bronchusstenosen, Bronchusverschlüssen, in der Umgebung von Tumoren, von Abszessen, chronischen Entzündungen, tuberkulösen Herden, Infarkten und in direkter Umgebung von Bronchusstenosen, nicht nur peripher von ihnen. Marino et al. (1962) führen Literatur an u.a. über Fälle von sekundärer Lipidpneumonie hinter Bronchusstenosen durch ein Aortenaneurysma und eine Echinokokkuszyste sowie über eine Lipidpneumonie in der Nachbarschaft eines lobären Emphysem bei einem Säugling. Bei der Durchsicht der Histologieberichte von resezierten Lungen findet man sehr häufig wenig ausgeprägte Formen hinter Bronchusverschlüssen oder im Bereich von Entzündung und Tumor. Stark ausgeprägte Verfettung erscheint makroskopisch gelb. Mikroskopisch sind diese Lungenabschnitte gekennzeichnet durch Schaumzellen, Riesenzellen, Cholesterinkristalle, gelegentlich Fibrose und unterscheiden sich nicht wesentlich von den Befunden, die bei der primären Form der endogenen Lipidpneumonie erhoben werden, wo auf die Histologie noch im Einzelnen eingegangen wird. Die sekundäre Lipidpneumonie findet offenbar als gewohntes, altbekanntes Krankheitsbild relativ wenig Beachtung in der Literatur. Röntgenologisch tritt sie hinter dem Befund der Primärläsion zurück oder kann von einer poststenotischen Pneumonie nicht sicher und bestenfalls durch ihre Therapieresistenz unterschieden werden.

Breining (1971) untersuchte 2000 resezierte Lungen auf ihren Fettgehalt und teilt danach in 3 Stadien ein:

Stadium I: Verfettung einzelner Alveolardeckzellen, makroskopisch nicht erkennbar;
Stadium II: Verfettung zahlreicher Alveolardeckzellen, einzelne Alveolen mit verfetteten Zellen ausgefüllt, makroskopisch gelegentlich als gelbliche Fleckchen erkennbar;
Stadium III: Verfettung der Alveolardeckzellen eines ganzen Lappens, makroskopisch gelbe Schnittfläche.

Er fand die verfetteten Zellen fast immer von der Alveolarwand abgelöst und von Ödemflüssigkeit umgeben in den Alveolen gelegen. In stark verfetteten Bezirken sah er häufig,
meist intrazellulär, kristalline Schollen und Tafeln mit Doppelbrechung, bestehend aus einem
Fett-Cholesteringemisch mit hohem Cholesteringehalt. Bei chronischen unspezifischen und
karnifizierenden Entzündungen der Lunge, in der Wand von Lungenabszessen, bei Tuberkulose, bei Pneumokoniosen und in Randzonen von Bronchialkarzinomen war die Verfettung
im Vergleich zu normalen Lungen immer erhöht, meist Stadium I oder II. Stadium III,
die „lappenfüllende Verfettung" fand er nur insgesamt 6mal, darunter in 5 Fällen distal
eines stenosierenden Bronchialkarzinoms, einmal hinter einem aspirierten Fremdkörper. Die
chemische Analyse zweier solcher verfetteter Lappen ergab einen Gesamtlipidgehalt von
2,5% bzw. 5,7% des Feuchtgewichtes gegenüber 0,7% bei einer Kontrollunge. Das unver-
esterte Cholesterin war auf 18,9 bzw. 8,7 mg % Feuchtgewicht gegenüber 0,9 mg% bei einer
Kontrollunge erhöht. In Fällen, bei denen zusätzlich zur Verfettung eine Entzündung vorlag,
fand er eine Verbreiterung und Fibrosierung der Alveolarsepten und vermehrt Lymphozyteninfiltrate.

II. Klinische Beispiele sekundärer endogener Lipidpneumonien

Bei der Durchsicht der Unterlagen der in den Jahren 1954 bis 1984 operierten Patienten
fanden wir neben 15 Fällen mit mutmaßlich primärer endogener Lipidpneumonie 34 Fälle
mit sekundärer, wobei nur solche berücksichtigt wurden, bei denen schon makroskopisch
eine gelbe Farbe, beschrieben oft als schwefelgelb oder buttergelb, auffällig war oder der
histologische Befund eindrucksvoll erschien und in die Diagnose einging. Makroskopisch
gelbe Farbe war immer mit einem entsprechenden histologischen Befund korreliert. Histologisch weniger ausgeprägte Fälle mit herdförmig verstreuten oder vereinzelt auftretenden
Schaumzellen waren sehr viel häufiger und wurden nicht berücksichtigt. Die 34 Fälle verteilen
sich auf die Primärläsionen folgendermaßen:

18mal war ein maligner Tumor,
 7mal ein Bronchusadenom,
 3mal ein nichttumoröser Bronchusverschluß,
 3mal eine Sequestration bzw. eine Nebenlunge und 1mal ein weißer Infarkt die Primärläsion.

Unter den 18 malignen Tumoren waren 13 Plattenepithelkarzinome, 2 Alveolarzellkarzi-
nome und je 1 kleinzelliges- und 1 großzelliges Karzinom. In 4 der Fälle mit malignem
Tumor saß dieser peripher und die Lipidpneumonie war um den Tumor herum gelegen.
Sie trat in allen diesen 4 Fällen örtlich vermischt mit einer Pneumonia carcinomatosa auf.
Darunter waren die zwei Fälle mit Alveolarzellkarzinom. Bei den übrigen 14 Patienten mit
malignen Tumoren war die Lipidpneumonie poststenotisch lokalisiert. In diesen Fällen waren
öfters poststenotische Pyozelen sowie Blut- und Lymphgefäßeinbrüche beschrieben. Auch
wenn der Tumor den Hauptbronchus obturierte, war die Lunge keineswegs immer homogen
von der Lipidpneumonie betroffen, z.T. war nur ein Segment oder ein noch kleineres Areal
gelb verfärbt und histologisch entsprechend verändert, ein möglicher Hinweis darauf, daß
andere Mechanismen wie z.B. Lymphstau oder Gefäßverschluß eine zusätzliche Rolle bei
ihrer Entstehung spielen könnten. Bei den 7 Patienten mit Bronchusadenom war die Lipidpneumonie 5mal poststenotisch lokalisiert, 2mal war sie auf die unmittelbare Nachbarschaft
des Adenoms beschränkt, obwohl in allen Fällen dieses obturierend war und den betroffenen
Bronchus überdehnte. Gleichfalls nicht distal der Stenose, sondern in unmittelbarer Nachbarschaft zur stenosierenden Läsion saß die Lipidpneumonie auch in zwei Fällen mit nicht
tumoröser Bronchusstenose. Im einen Fall handelte es sich um einen narbigen Oberlappenver-

schluß. Im Resektionspräparat des Lappens fand sich ein derber, umschrieben schwefelgelber Strang, der im Zentrum den teils hochgradig stenosierten, teils zystisch erweiterten Bronchus enthielt. Der zweite Patient war ein 12jähriger Junge, der einige Monate vor der Operation bei einem Schußunfall einen Zahn aspiriert hatte mit poststenotischen Pneumonien und Eiterung in der Folge. Der Unterlappen wurde reseziert. Der Zahn war in dem stark erweiterten und wandverdickten posterobasalen Segmentbronchus eingekeilt pleuranahe gelegen. Das umgebende Lungenparenchym war derb und buttergelb. Bei der dritten Patientin mit nicht tumorösem Bronchusverschluß handelte es sich um einen traumatischen Bronchusabriß des linken Hauptbronchus mit Atelektase der linken Lunge. Bei der Thorakotomie 16 Wochen nach dem Unfall waren beide Lungenlappen graublaugelblich und ziemlich derb. Im Bereich der Lingula war ein etwa pflaumengroßer Bezirk deutlich prominent und buttergelb.

Unter den drei Abszessen waren zwei über faustgroß und zeigten einen Flüssigkeitsspiegel. Die begleitende Lipidpneumonie war dabei nicht nur in direkter Nachbarschaft des Abszesses sondern auch in weiter entfernten Abschnitten des resezierten Lappens nachweisbar. Die Abszeßwände waren am aufgeschnittenen Präparat z.T. goldgelb.

D. Die lokalisierte primäre endogene Lipidpneumonie (Chronisch abszedierende Pneumonie vom Cholesterintyp)

I. Allgemeiner Überblick

Die primäre oder idiopathische endogene Lipidpneumonie in ihrer umschriebenen Form ist eine seltene Läsion, oft keilförmig, in Einzahl oder Mehrzahl vorhanden, makroskopisch gekennzeichnet durch gelbliche Farbe, mikroskopisch durch Schaumzellen, chronische Entzündungszellen, Mikro-, z.T. auch Makroabszesse und Entzündung kleiner Bronchien. Padula u. Stayman (1967) stellten 25 Fälle, Lawler (1977) einschließlich seiner eigenen 50 Fälle in der englischen Literatur zusammen. Erstmals wurde die Erkrankung 1947 von Adams beschrieben. Weitere Arbeiten folgten 1949 von Waddell et al. sowie Robbins u. Sniffen und 1951 von Chiari mit der größten Zahl von 17 operierten Fällen. Die zuvor genannten Autoren berichten jeweils über 10 oder 11 Fälle. Robbins u. Sniffen (1949) sahen ihre 11 Fälle im Laufe von 4 Jahren in ihrer Klinik und hatten damals den Eindruck einer zunehmenden Häufigkeit. Einer ihrer Patienten war ein 12jähriges Mädchen, alle anderen männliche Erwachsene. 1953 stellte Fienberg 6 Fälle vor, bei denen er die histologische Ähnlichkeit mit nekrotisierender Granulomatose und Angiitis betont, über die er in einer früheren und auch in der gleichen Arbeit berichtet. Im übrigen sind es meist Einzelfallberichte. Die Diagnose wurde, von wenigen Ausnahmen abgesehen, durch Operation gestellt. Lawler (1977) fand bei seiner Zusammenstellung ein starkes Überwiegen des männlichen Geschlechts in einem Verhältnis 9:1. Unter 40 Patienten waren nur 4 weiblich, darunter zwei Kinder. Das Alter der Patienten lag zwischen 12 und 67 Jahren mit einem Häufigkeitsgipfel in der 5. Dekade. Bei 5 Patienten war das Serumcholesterin bestimmt worden und war normal. Die Berufe waren so unterschiedlich, daß der Autor eine gemeinsame berufsbedingte Ätiologie für unwahrscheinlich hält. Auf Ätiologie und Pathogenese der endogenen Lipidpneumopathien allgemein wurde in Abschnitt C.II. eingegangen. Lawler (1977) diskutiert speziell für diese umschriebene Form der endogenen Lipidpneumonie die verschiedenen Entstehungstheorien früherer Autoren und stellt ihnen folgendes eigenes Konzept gegenüber: Die Erkrankung beginnt bei starken Rauchern mit einer wahrscheinlich viralen und auf einen Lungenlappen beschränkten Infektion, die sich nur inkomplett löst und von einer exzessiven Surfactantproduktion gefolgt ist, im Zuge derer es zu einer lokalen Anhäufung von Cholesterin aus abnormem oder im Überschuß gebildetem Surfactant kommt und dieser Zustand dann als selbständiges Krankheitsbild der „Cholesterinpneumonie" weiter besteht und vielleicht erst durch peribronchiale Superinfektion klinisch manifest wird.

II. Pathologisch-anatomische Morphologie

1. Makroskopischer Lungenbefund

ROBBINS u. SNIFFEN (1949) fanden bei ihren 11 Fällen den betroffenen Lappen immer kontrahiert, in etwa proportional zum Ausmaß der Fibrose. Adhäsionen betrafen alle Pleuraoberflächen und waren besonders fest am Ort der Läsion. Das erkrankte Gewebe fächerte vom Hilus aus, hatte Pyramidenform mit Basis an der Pleura und zumindest eine pleurale Oberfläche war betroffen. Die Segmentgrenzen wurden nicht strikt eingehalten, doch die Lappenspalten waren mit einer Ausnahme nicht penetriert. Relativ frühe Läsionen waren intensiv gelb, ältere wurden grau und fibrös. Die Grenze zum normalen Parenchym war oft etwas irregulär und gelappt, aber immer scharf. In 4 Fällen hatte eine nekrotisierende Bronchiolitis zu Abszessen von maximal 1,5 cm Größe geführt. CHIARI (1951) fand bei seinen 17 Fällen ebenfalls Adhäsionen, Schrumpfung, schwieliges Gewebe, meist in Keilform mit Spitze am Hilus und gelbe, oft schwefelgelbe Farbe, die bei älteren Prozessen einer grauweißen Farbe wich. In den zentralen Anteilen der Verdichtungsbezirke fand er oft vielbuchtige, den Bronchien oder Septen in ihrer Anordnung folgende Abszesse. Nur in zwei der 17 Fälle waren makroskopisch keine Abszesse erkennbar, mikroskopisch waren sie immer vorhanden. Einer der Abszesse hatte einen Durchmesser von 7 cm. CHIARI sah in den Abszessen die Quelle der häufigen Hämoptysen. BASSERMANN (1964) beschreibt einen grobhöckerigen derben Herd mit einem walnußgroßen Hohlraum, der eine dattelgroße Masse von wachsartiger Konsistenz enthielt. LAWLER (1977) fand bei seinem Fall im verfestigten Oberlappen drei voneinander separierte Abszeßhöhlen von jeweils 3, 3 und 1,5 cm Durchmesser. SPENCER (1977) betont, daß die Operation bei dieser Erkrankung durch Verwachsungen oft schwierig ist und gelegentlich ein Empyem vorhanden sei. Den betroffenen Lungenabschnitt beschreibt er als fibrotisch mit zahlreichen goldgelben Herden bis 5 mm durchsetzt und gelegentlich fand er ausgedehnte, scharf begrenzte nekrotische Zonen.

2. Histologischer Lungenbefund

Neben anderen Autoren geben u.a. ROBBINS u. SNIFFEN (1949) sowie CHIARI (1951) eine ausführliche Beschreibung der Histologie. ROBBINS u. SNIFFEN (1949) stellen einen Stadienablauf heraus, der an Fälle von Mineralölpneumonie erinnert, was diese Autoren auch betonen. Nach ihrer Beschreibung ist das frühe Stadium gekennzeichnet durch massive Exsudation von Schaumzellen in die Alveolen, begleitet oder direkt gefolgt von einer aufs Interstitium beschränkten Pneumonitis mit Ödem, Lymphozyten- und Plasmazellinfiltration. In der nächsten Phase sammeln sich Schaumzellen in den Alveolarwänden und werden dort von Fasern umgeben. Gleichzeitig nimmt ihre Zahl im Alveolarlumen ab. Die lipidspeichernden Makrophagen werden geschildert als große Zellen mit zentralem oder exzentrischem Kern und einem sehr reichlichen kleintropfig-schaumigem Zytoplasma. Hier sieht CHIARI einen Unterschied zur Paraffinölpneumonie, wo die Paraffintröpfchen im Zytoplasma häufig zu großen Tropfen zusammenfließen und den Kern an den Rand drängen. Schaumzellen, Lymphozyten- und Plasmazellinfiltrate sowie verschiedene Grade der Fibrose beschreiben fast alle Autoren. Häufig werden Granulome mit Riesenzellen, gelegentlich Eosinophile beschrieben. FIENBERG (1953) beschreibt ein etwas anderes Bild bei seinen 6 Fällen. Er betont die schweren entzündlichen Veränderungen kleiner Bronchien und Bronchiolen und sah die pulmonalen Läsionen um diese herum in einer Art Dreischichtung von innen nach außen angeordnet: fibroblastisches Gewebe mit Entzündungszellen, zellfreies Kollagenfasergewebe und Schaumzelleninfiltrate. Robbins u. Sniffen (1949) fanden die Konzentration von Cholesterin und seinen Estern in Zonen mit Lipidpneumonie 24–90mal so hoch wie im Normalgewebe. Als färberische Merkmale beschreiben sie: Intensive Färbung mit Sudan, Doppelbrechung, positive Schultzsche Reaktion auf Cholesterin und Ausfällung durch Digitonin in feine Nadeln. Auf die Schwierigkeit der Unterscheidung zwischen exogener und endogener Lipidpneumonie aufgrund des Färbeverhaltens der Lipide wurde im vorausgehenden Kapitel über die exogene Ölpneumonie Kapitel (B.I.) hingewiesen.

3. Bronchien, Gefäße, Lymphknoten

Was die größeren *Bronchien* betrifft, so fanden sie Robbins u. Sniffen chronisch entzündet und wandverdickt. Chiari (1951) beschreibt eine schwere hypertrophische Bronchitis oft mit mächtiger Faltenbildung und z.T. schwieliger Peribronchitis. Spencer (1977) erwähnt eine ausgedehnte Becherzell- und Plattenepithelmetaplasie und eine extreme Lymphozyten- und Plasmazellinfiltration, in seltenen Fällen Bronchiektasen. Fienberg (1953) fand dagegen die größeren Bronchien bis auf Zonen von Plattenepithelmetaplasie unauffällig. Was die kleinen Bronchien betrifft, so wird häufig eine schwere destruierende Entzündung beschrieben, z.T. nekrotisierend, ulzerierend, abszedierend, obliterierend (Chiari 1951; Robbins u. Sniffen 1949; Fienberg 1953; Bassermann 1964; Spencer 1977). *Gefäßveränderungen* in Form von Endarteriitis, Periarteriitis, Rarefizierung der elastische Fasern, thrombotischem Verschluß, alles i.a. streng auf das Gebiet der Lipidpneumonie begrenzt, beschreiben Chiari (1951), Fienberg (1953) und Spencer (1977). Lawler (1977) dagegen fand bei 49 gesammelten Literaturfällen die Blutgefäße als normal beschrieben. Die regionalen *Lymphknoten* fanden einige Autoren beträchtlich vergrößert, z.B. Chiari (1951) bis zu zwei cm groß. Nach Lawler (1977) waren sie bei 49 Literaturfällen nicht vergrößert.

III. Klinik

Nach Robbins u. Sniffen (1949) beginnt die Erkrankung in etwa der Hälfte der Fälle akut wie eine Grippe, sonst schleichend und ein kleiner Teil der Patienten ist beschwerdefrei (Lawler (1977)). An Symptomen sind beschrieben: Husten, dumpfe oder stechende Thoraxschmerzen, Fieber, Nachtschweiß, Müdigkeit, Gewichtsabnahme und allgemeines Krankheitsgefühl. Der Husten kann trocken sein oder mit eitrigem Auswurf einhergehen, auch walzenförmige teigige Bronchusausgüsse im Sputum sind beschrieben. Relativ häufig sind Hämoptysen. Drei der 11 Patienten von Robbins u. Sniffen hatten größere Hämoptoe. Atemnot und Trommelschlegelfinger kommen eher bei den diffusen Formen vor, doch hatten auch zwei von Fienbergs Patienten (1953) mit umschriebener Läsion Trommelschlegelfinger. Über sonstige klinische Befunde wird wenig berichtet. Die Neutrophilen im Blut sind teils normal, teils über 20000 erhöht, ebenso ist die Blutsenkung teils normal, teils deutlich erhöht. Zur Prognose schreibt Lawler (1977) zusammenfassend aufgrund von 50 gesammelten Fällen, daß die meisten der Patienten Jahre nach der Operation noch leben, sich ohne besondere Behandlung wohl fühlen und rezidivfrei geblieben sind. Die Therapie ist in den allermeisten Fällen eine operative, einmal, weil in vielen Fällen die Indikation zur Thorakotomie aufgrund der Unsicherheit der Diagnose und der Möglichkeit eines Tumors gegeben ist, zum anderen, weil die oft vorhandene chronische Eiterung und Abszedierung im Bereich der kleinen Bronchien und ein schwer verändertes Parenchym zusammen mit einer entsprechenden Symptomatik eine Operationsindikation darstellen; dies auch in Fällen, bei denen die Diagnose nach dem Ergebnis einer Biopsie vermutet wird.

IV. Röntgenbefunde

1. Röntgenbefunde in der Literatur

Eine Beschreibung des Röntgenbefundes bei der umschriebenen Form der primären endogenen Lipidpneumonie geben u.a.: ROBBINS u. SNIFFEN (1949), FIENBERG (1953), BASSERMANN (1964), LAWLER (1977), TUNELL u. BLADES (1972) und GARTMANN (1961). ROBBINS u. SNIFFEN (1949) unterteilen den Röntgenbefund ihrer 11 operierten Fälle in zwei Gruppen mit jeweils 5 bzw. 6 Fällen. Der Befund der ersten Gruppe wird beschrieben als ziemlich ausgedehnter Befall eines Lappens mit einigermaßen homogener Verschattung in der Form der betroffenen Lappenpartie, der Befund der zweiten Gruppe als umschriebene Läsion in einem oder mehreren Segmenten und nur einen Teil dieses oder dieser Segmente eines Lappens betreffend. Das entsprechende Gebiet erschien verkleinert und die Verschattung lag peripher oder entlang einer Fissur in Längsrichtung der Pleuraoberfläche. In beiden Gruppen war die Pleura gelegentlich verdickt oder Erguß vorhanden. Selten waren kleine Höhlen von 1–1,5 cm Durchmesser sichtbar. Manchmal waren hiläre und mediastinale Lymphknoten vergrößert. Bei der Bronchografie brachen verschiedentlich kleine Bronchien abrupt ab. Die Autoren betonen als Unterschied gegenüber der Mineralölpneumonie, daß bei dieser der Prozeß mehr diffus, weniger scharf begrenzt, häufig multipel und öfters in den Unterlappen lokalisiert ist. FIENBERG (1953) beschreibt bei seinen 6 Fällen Atelektase, Schrumpfung, kleine Höhlen, in einem Fall eine Infiltration im rechten Oberlappen mit zentraler Aufhellung und Spiegel, in einem anderen eine große keilförmige Verschattung an der Basis des Oberlappens mit Spitze am Hilus. Beim Fall von GARTMANN (1961) handelt es sich um eine tumorartige Läsion in Segment 6. TUNELL u. BLADES (1971) beschreiben und zeigen Bilder von einer Patientin mit zwei sukzessive auftretenden Herden, zuerst links im Unterlappen, entstanden innerhalb von 12 Monaten und unter Tumorverdacht operiert, dann nach fünf Jahren der zweite rechts im Mittellappen, über weitere fünf Jahre beobachtet und dann ebenfalls wegen Größenzunahme operiert. LAWLER (1977) sah bei seinem Fall eine Verschattung in Segment 2 mit unregelmäßiger dickwandiger Höhle und kleinem Pleuraerguß rechts. Er sammelte 49 Fälle von idiopathischer Lipidpneumonie in der englischen Literatur. In vielen dieser Fälle ergaben sich nach dem Röntgenbefund differentialdiagnostische Schwierigkeiten gegenüber einem Karzinom, aber auch Abszeß, Infarkt und Tuberkulose waren die Differentialdiagnosen. Die Lokalisation war in 40 Fällen angegeben. In 31 (77,5%) der Fälle war die Läsion auf einen einzigen Lappen beschränkt. In 27 dieser Fälle war es der Ober- oder Mittellappen. In 9 Fällen waren mehrere Lappen betroffen. Im folgenden wird der Röntgenbefund anhand von 6 eigenen Fällen mit primärer endogener Lipidpneumonie vorgestellt. Es sind darunter einmal die akute Erkrankung mit großer lobärer Infiltration mit multipler Abszedierung, wobei ein größerer Abszeß in die Pleura perforierte, zweimal die chronische Infiltration im Mittellappen, einmal Mehrherdigkeit und Doppelseitigkeit und zweimal der tumorartige Befund, jeweils einmal im Oberlappen und einmal im Unterlappen. Was den Röntgenverlauf bzw. die zeitliche Entwicklung der Verschattung betrifft, so ist der oben erwähnte Fall von TUNELL u. BLADES (1971) interessant, bei dem die rechtsseitige Verschattung fünf Jahre lang beobachtet wurde und langsam an Größe zunahm. Bei einer Patientin aus unserer Serie Fall 2, Abb. 44 u. 45) ist die Beobachtungszeit 2 Jahre, innerhalb derer eine Verschattung im Mittellappen größer und dichter wurde. Ein weiterer Patient mit Befund im Mittellappen (Fall 14) wußte von einer rechtsseitigen Verschattung seit Jahren. Die primäre endogene Lipidpneumonie verhält sich offenbar, auch was den Röntgenverlauf mit sehr langsamer Änderung betrifft, ganz ähnlich wie die Mineralölpneumonie, was ja auch zum pathologisch-anatomischen Substrat paßt.

2. Röntgenbefunde am Beispiel von Fallberichten

Fall 1: 63jährige Frau. In der Anamnese zahlreiche entzündliche bzw. infektiöse Erkrankungen. Vier Wochen vor Krankenhausaufnahme akuter Krankheitsbeginn mit Fieber, braun-rotem Auswurf, zunehmender Atemnot und Schmerzen rechts im Thorax. Klinischer Zustand schlecht, deutliche Zyanose. Röntgenbefund bei der Übernahme (Abb. 40–43): Verschattung fast der ganzen rechten Seite durch eine dichte Infiltration von Oberlappen und Mittellappen mit konvexen Lappengrenzen und mehreren kleinen Höhlen im Oberlappen dorsal und ventral sowie einer größeren Höhle mit Spiegel in der Spitze. Zusätzlich faustgroße

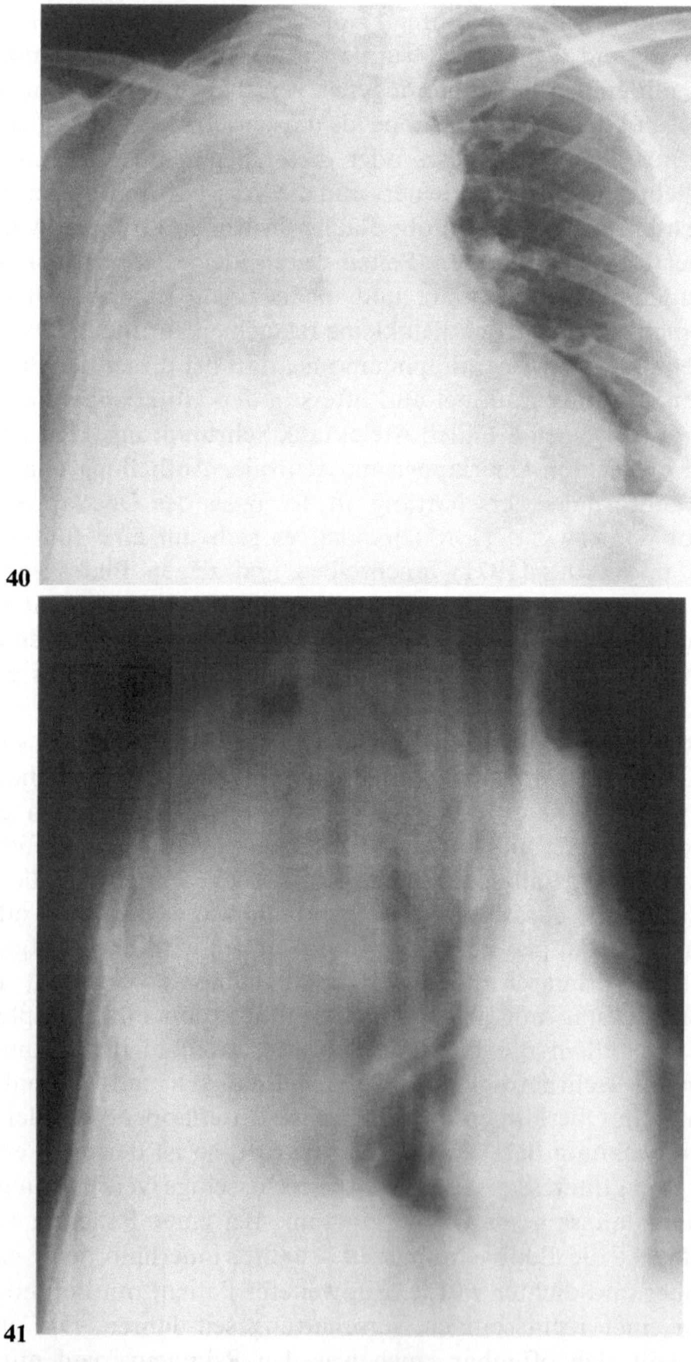

Abb. 40–43. *Fall 1:* Ausgedehnte pneumonische Verschattung rechts in Oberlappen und Mittellappen mit multiplen Höhlen und pleuraler Verschattung rechts dorso-basal. Schwere abszedierende primäre endogene Lipidpneumonie

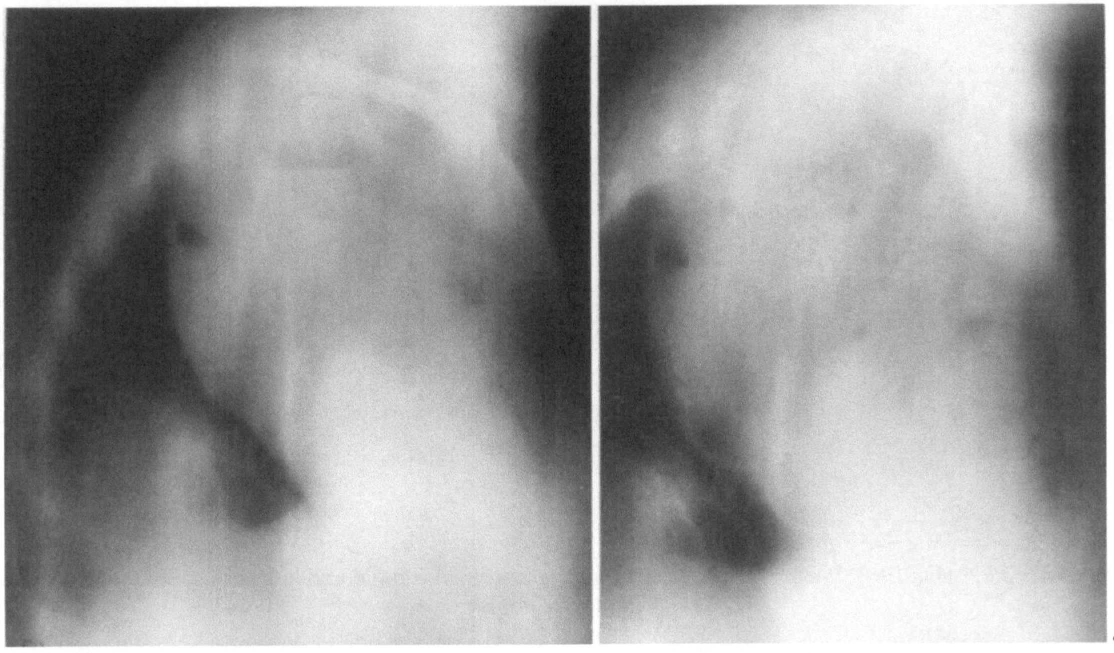

Abb. 42, 43

pleurale Verschattung rechts dorso-lateral über dem Zwerchfell. Die linke Seite war frei. Diagnose: abszedierende Pneumonie. In den nächsten Tagen Abszeßperforation mit Pyopneumothorax. Drainagebehandlung führte nicht zur vollständigen Entfaltung der Lunge. Bei einer Fistelfüllung stellte sich eine große Höhle im Oberlappen dar. Thorakotomie rechts mit Bilobektomie von Ober- und Mittellappen. Pleuraspalt verklebt, besonders ventral derbe Adhäsionen. Dort perforierte man bei der Ablösung oben in einen großen Lungenabszeß. Im Präparat kollabierte Höhlenbildung, die sich mit mehreren Ausläufern in die Umgebung hinein erstreckte und von einem Bronchus drainiert war. Höhlenwand unregelmäßig, gelb-bräunlich, umgebendes Parenchym grau-bräunlich, stellenweise dottergelb gestippt. Histologisch in der Umgebung der Höhle in den Alveolen dichte Infiltrate aus massenhaft Schaumzellen. Gelegentlich waren solche auch in den interalveolären Septen vorhanden. Auch in der weiteren Umgebung der Abszeßhöhle fanden sich in den Alveolen Schaumzellen. Diagnose: Ausgedehnte Lipidpneumonie mit zentraler abszeßartiger Einschmelzung.

Fall 2: 50jährige Frau. Seit 1954 Perniziosa bekannt. Im Juli 1963 Thoraxröntgenuntersuchung wegen erhöhter Blutsenkung und Schmerzen rechts im Thorax. Im August 1965 erneut Thoraxröntgenuntersuchung wieder wegen erhöhter Blutsenkung. Damals beschwerdefrei, guter Zustand, klinischer Befund unauffällig. Röntgenbefund: Auf der Übersichtsaufnahme (Abb. 45) pneumonische Verschattung rechts parakardial, retrospektiv schon auf der Aufnahme vom Juli 1963 (Abb. 44) erkennbar, damals noch weniger ausgedehnt. Auch links neben der Herzspitze kleine fleckige Trübung. Schichtaufnahmen der rechten Seite (Abb. 46–48) zeigten eine Verschattung im Mittellappen durch den großen Lappenspalt vom Unterlappen deutlich abgegrenzt und eine herdförmige pneumonische Verschattung im kardialen Unterlappensegment. Bronchoskopie und Bronchografie waren im wesentlichen unauffällig, das Bronchialsekret gab keinen diagnostischen Hinweis. Im November 1965 Thorakotomie rechts. Bilobektomie von Mittel- und Unterlappen. Makroskopisch war der Mittellappen in der Gegend des großen Lappenspaltes und bis weit ins Lappenzentrum hinein und bis an die Venen heran gelblich verfärbt und verfestigt. Er hing flächenhaft am Perikard. Das Parenchym war brüchig und zerreißlich. Auch der Unterlappen war im Bereich der medialen Hälfte pneumonisch infiltriert und umschrieben gelblich verfärbt. Regionale Lymphknoten waren mäßig geschwollen. Zytologisch fand man im Ausstrich vom Operationspräparat massenhaft Schaumzellen und reichlich extrazelluläres „Fett". Histologisch (Abb. 49) in den gelblichen Bezirken dichte Schaumzelleninfiltrate in den Alveolen und im Lungengerüst. Alveolen z.T. verödet, Interstitium verbreitert. An mehreren Stellen follikelartige Ansammlungen von Lymphozyten. Die Bronchien waren unauffällig bis auf vereinzelte lympho-plasmozytäre Infiltrate. In den Lymphknoten einzelne epitheloidzellige Knötchen, keine öligen Medikamente erfragbar. Diagnose: Lipidpneumonie.

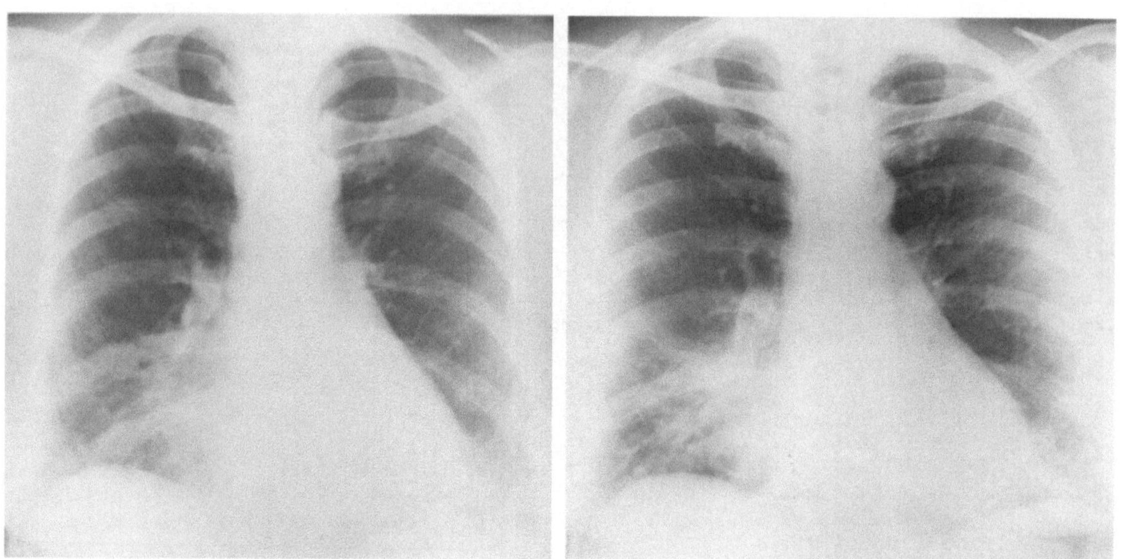

44

45

Abb. 44. *Fall 2:* (Juli 1963) Pneumonische Verschattung rechts medio-basal und links basal. Spätere Histologie: Lipidpneumonie

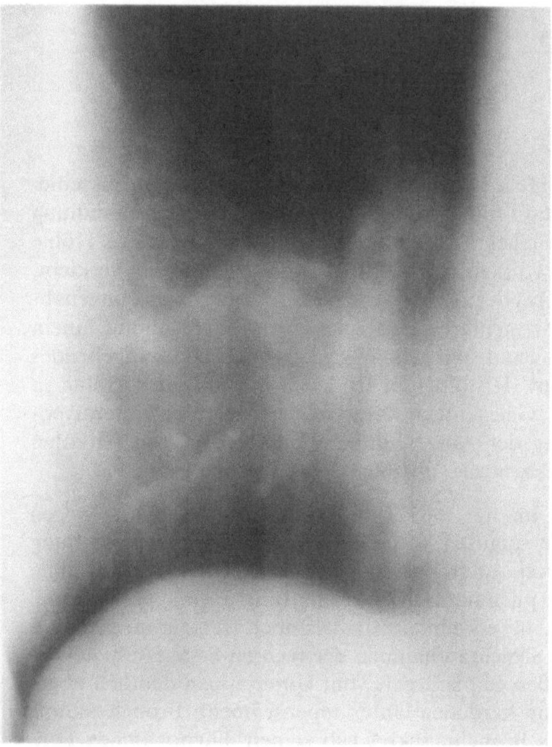

46

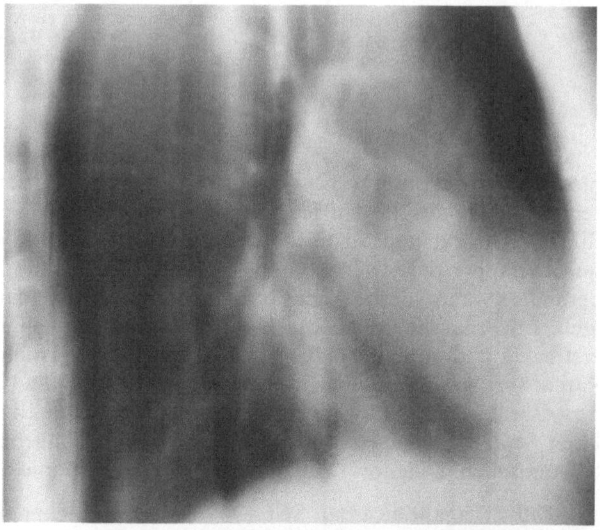

47

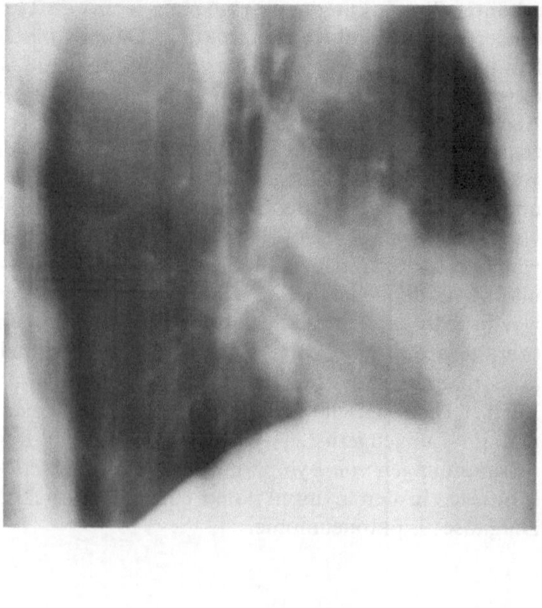

48

Abb. 45–48.   *Fall 2:* (August 1965)   Pneumonische Verschattung rechts im Mittellappen und im kardialen Unterlappensegment, sehr ähnlich den Befunden bei Mineralölpneumonie. Histologisch Lipidpneumonie. Keine Öltherapie erfragbar

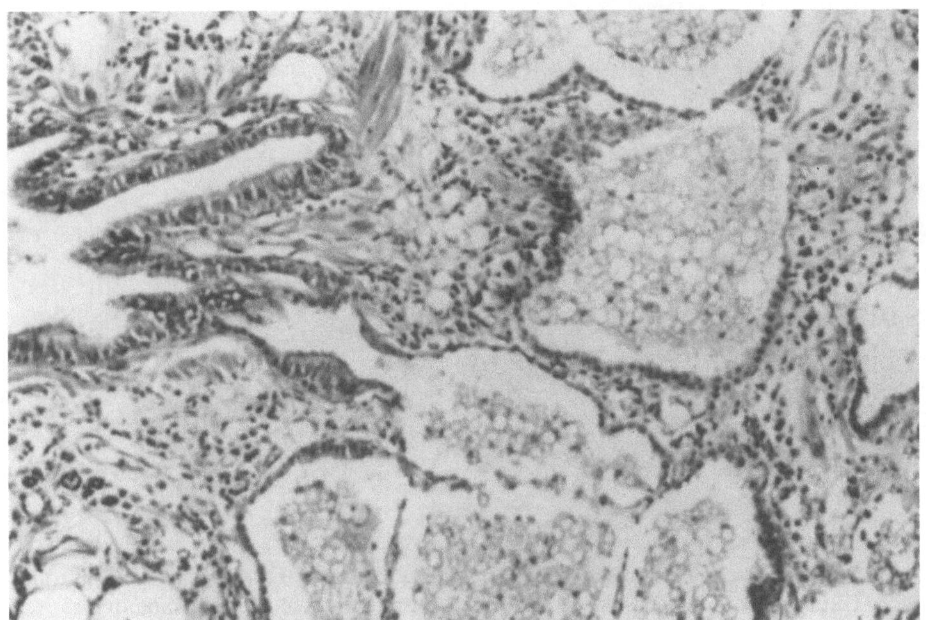

Abb. 49. *Fall 2:* Histologisches Präparat einer mutmaßlich endogenen Lipidpneumonie mit Schaumzellen und Vakuolen sowohl intraalveolär als auch im Interstitium

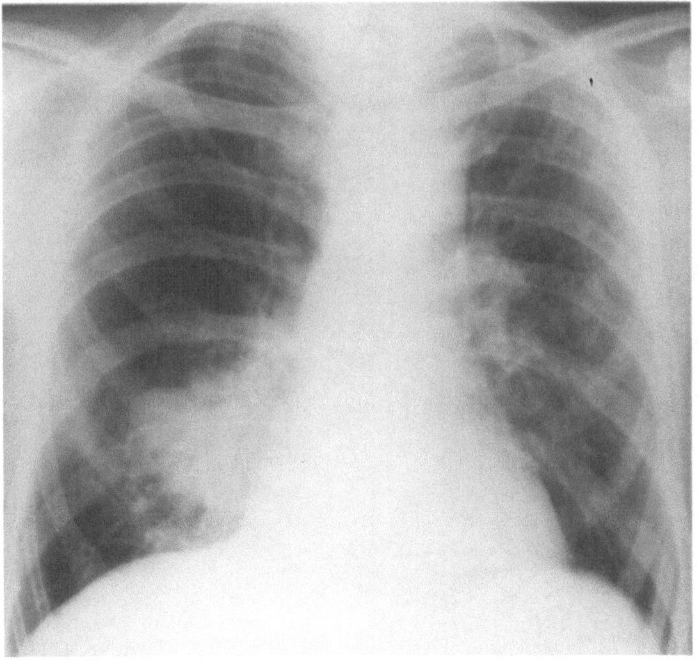

Abb. 50. (Legende s. S. 348)

Fall 3: 66jähriger Patient. Keine wesentlichen Vorkrankheiten. Eine Verschattung im Bereich der rechten Lunge war seit Jahren bekannt, immer wieder kontrolliert worden und hatte sich nicht verändert. Eine Übersichtsaufnahme vom März 1971 zeigte den Befund als faustgroße Verschattung im rechten Herz-Zwerchfellwinkel. Ölige Medikamente waren nicht erfragbar. Im April 1977 ausgedehnte Pneumonie links im Oberlappen mit kleinen zerfallsverdächtigen Höhlen. Unter antibiotischer Behandlung Rückbildung innerhalb von zwei Monaten. Vorstellung zur Abklärung der rechtsseitigen Verschattung im Juli 1977. Röntgenbefund im Juli/August 1977 (Abb. 50–52): Rechts knapp faustgroße, dem spindeligen, zum Hilus hin etwas

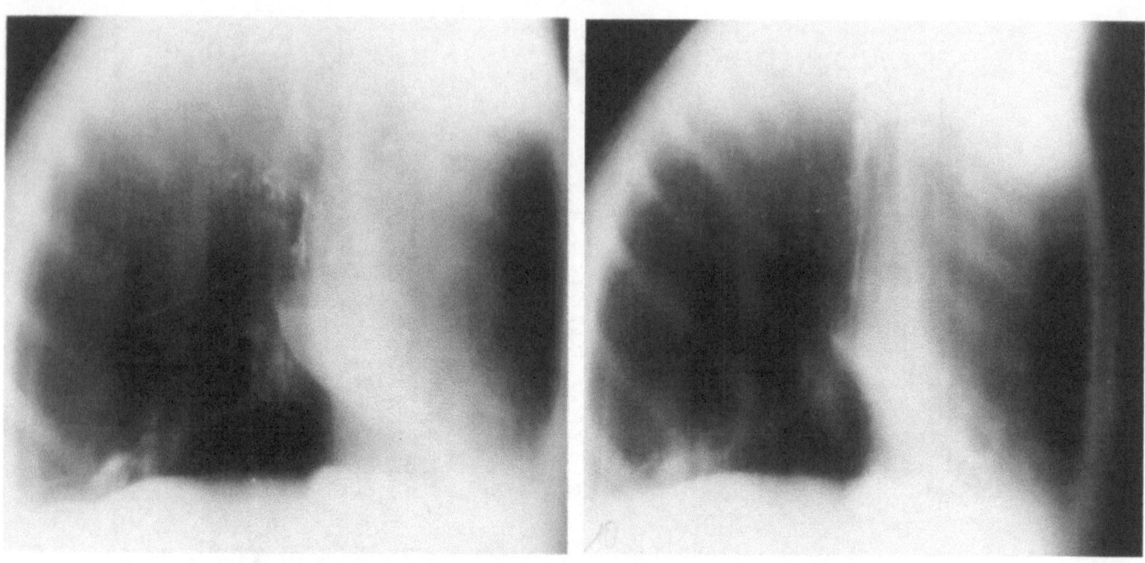

51

52

Abb. 50–52. *Fall 3:* Knolliger, pneumonisch verschatteter Mittellappen, herdförmige Verschattung im rechten Unterlappen dorso-basal. Histologisch Lipidpneumonie. Keine Ölanamnese

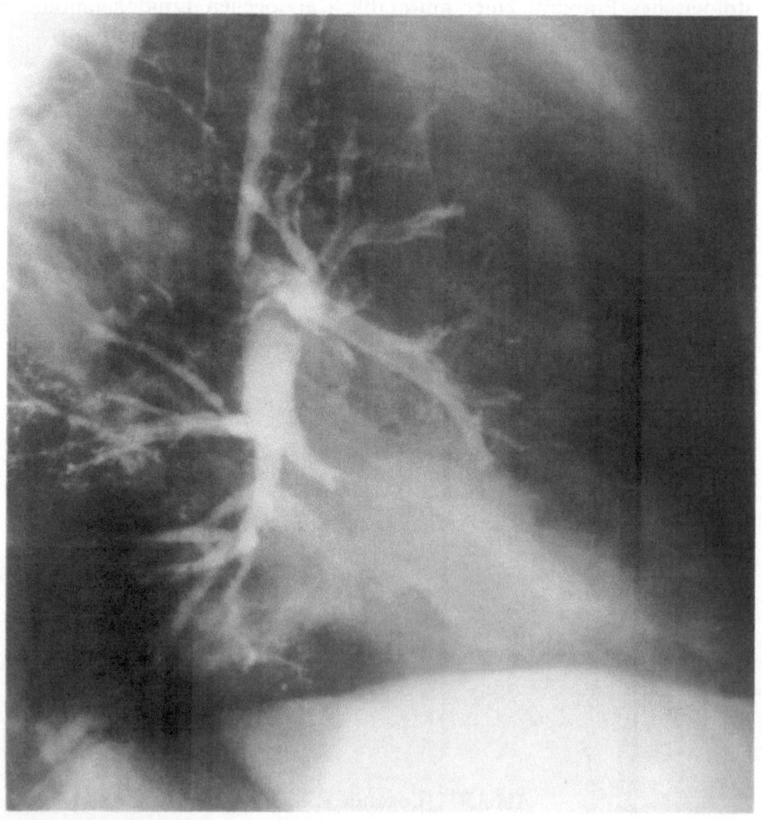

Abb. 53. *Fall 3:* Bronchografisch becherförmiger Abbruch des Mittellappenbronchus bei endogener Lipidpneumonie im gleichen Lappen

Abb. 54–56. *Fall 4:* Unregelmäßig gestaltete, grobe, herdförmige Verschattungen beiderseits, rechts im medio-basalen Unterfeld und dorsalen Oberfeld, links in Segment 6. Histologisch chronische Lipidpneumonie in einer hamartomartigen Umgebung

kontrahierten Mittellappen entsprechende Verschattung mediobasal, durch die Lappenspalten scharf begrenzt. Schichtaufnahmen zeigten zusätzlich noch eine walnußgroße streifig-fleckige Trübung über dem Zwerchfell. Bei der Bronchoskopie fand sich eine hochgradige lochförmige Stenose distal im Mittellappenbronchus mit feinen Granulationen. Bronchografisch brach der Mittellappenbronchus peripher becherförmig ab (Abb. 53). Im Bronchialsekret von drei Bronchoskopien fand man Nekrosen, Fettvakuolen, Schaumzellen und einmal einige große als Tumorzellen beurteilte Zellen. Bei der Thorakotomie Verwachsungen über Mittellappen und Oberlappen. Fast der ganze Mittellappen war weißlich speckig und sah nach Tumor aus. Walnußgroßer, harter Knoten dorsobasal im Unterlappen. Probeexzision aus dem Mittellappen, Keilexzision des Herdes im Unterlappen. Histologie: Lipidpneumonie sowohl im Mittellappen, als auch im Herd vom Unterlappen, mit lipidbeladenen Zellen in den Alveolen und im Interstitium und einer starken lymphatischen Reaktion. Ein Tumor war nicht nachweisbar.

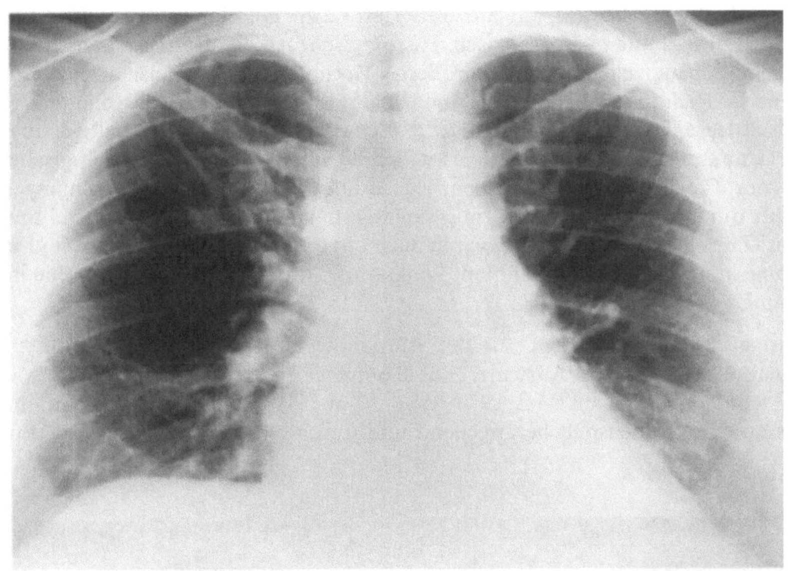

54

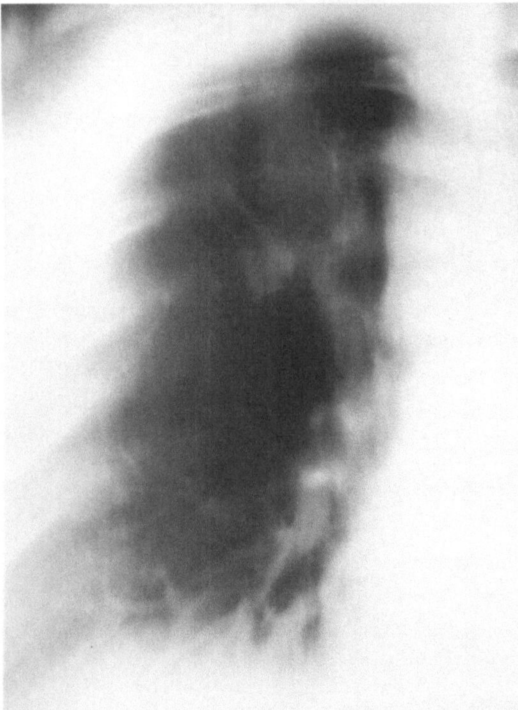

55

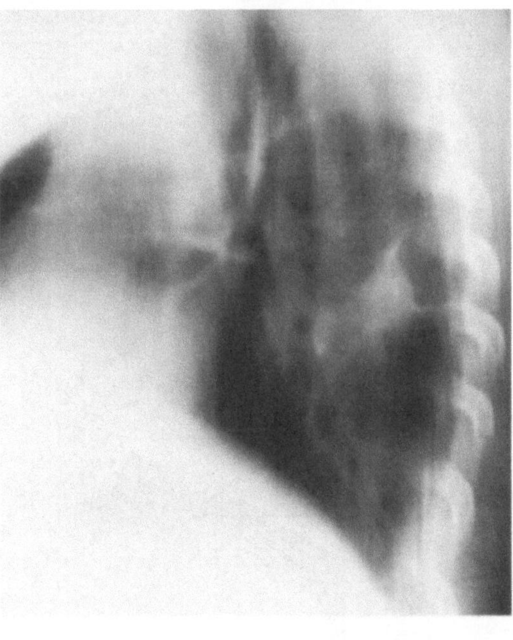

56

Fall 4: 43jähriger Mann mit schizophrener Psychose und schwerer Adipositas. Keine öligen Medikamente erfragbar. Keine wesentlichen Beschwerden. Im März 1982 fiel der Patient erstmals mit einem Herd im rechten Oberfeld bei der Röntgenreihenuntersuchung auf. Röntgenbefund im April 1982 nach Übersicht und Schichtaufnahmen (Abb. 54–56): Rechts herdförmige pneumonische Verschattung im mediobasalen Unterfeld und kirschgroßer rundlicher Herd mit streifigen Ausläufern im dorsalen Oberfeld. Links größerer länglicher kompakter und unregelmäßig begrenzter Herd im Bereich von Segment 6. Das Mediastinum war verbreitert und dicht. Im Computertomogramm fielen zusätzlich zu den pulmonalen Herden großkalibrige Pulmonalgefäße auf. Der bronchoskopische Befund war unauffällig. Im Bronchialsekret und im Gewebe der transbronchialen Biopsie kein diagnostisch verwertbarer Befund. Im August 1982 Thorakotomie links. Pleuraspalt frei. Zwischen Segment 6 und subapikal im Unterlappen gut walnußgroßer, sehr derber Herd, der bis an den Interlobärspalt und bis nahe an den Bronchus heranging und den Eindruck eines Tumors machte. Verdächtige Lymphknoten rings um den Unterlappenbronchus, pleurale Oberfläche über dem Herd tief genabelt. Eine Segmentresektion wurde versucht, ließ sich aber nicht durchführen, sodaß lobektomiert wurde. Beim Einschneiden des Knotens am Präparat entleerte sich überraschend reichlich hellrotes Blut und man sah große klaffende Gefäße am äußeren Herdrand. Durchmesser des Knotens 4 cm. Perifokal war das Parenchym verfestigt und hämorrhagisch. Histologisch: An den Rändern in noch erhaltenen Alveolen dicht an dicht liegend Schaumzellen auch mit größeren Vakuolen im Zytoplasma, dazwischen einige wenige Entzündungszellen. In Richtung auf das Zentrum zunehmender Bindegewebsgehalt, z.T. mit Hyalin. Im Bindegewebe optisch leere, im Gefrierschnitt und bei Scharlachrotfärbung fetthaltige rundliche Hohlräume mit liphophagen Granulomen mit Riesenzellen an den Rändern. Auch im histologischen Bild zahlreiche Blutgefäße, teils vom Typ der Pulmonalarterien, z.T. dünnwandig und stark geschlängelt. Die Bronchien waren zahlreich, oft dünnwandig mit sternförmig kollabiertem Lumen, oft knorpelfrei mit hypertrophierter glatter Muskulatur. Züge glatter Muskulatur waren auch ohne Beziehung zu Gefäßen und Bronchien vorhanden. Lipidgranulome in mehreren Lymphknoten. Diagnose: Chronische Lipidpneumonie in einer hamartomähnlichen Umgebung.

Fall 5: 41jähriger Mann. 6 Wochen vor der Aufnahme akuter Krankheitsbeginn mit Nachtschweiß, Husten und eitrigem, übelriechendem Auswurf. Eine Röntgenaufnahme vom August 1975 war als unauffällig beurteilt worden. Röntgenbefund im Mai 1976 (Abb. 57 u. 58): Tomatengroßer Rundherd in Segment 8 rechts, ventral bis an den Lappenspalt herangehend und durch diesen scharf begrenzt. Im seitlichen Tomo-

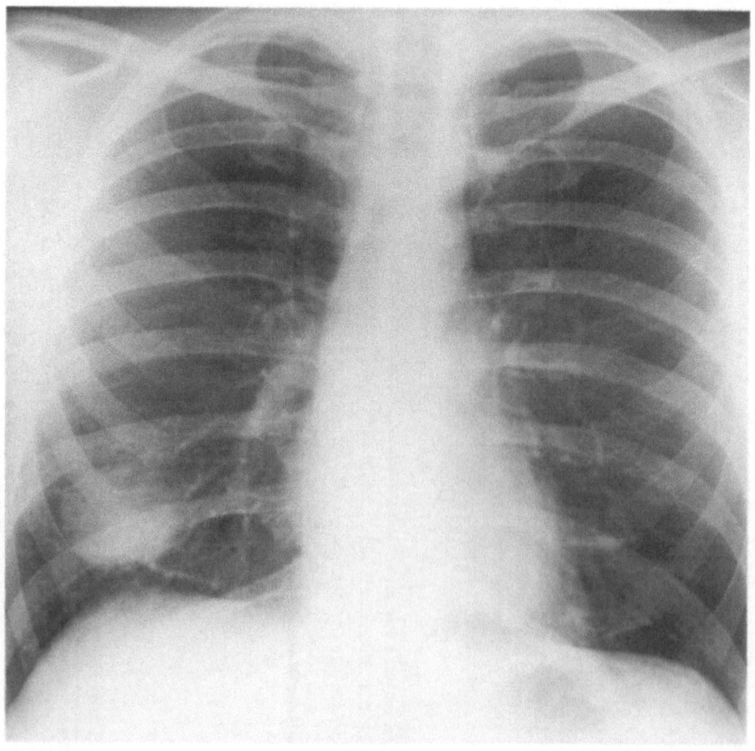

Abb. 57

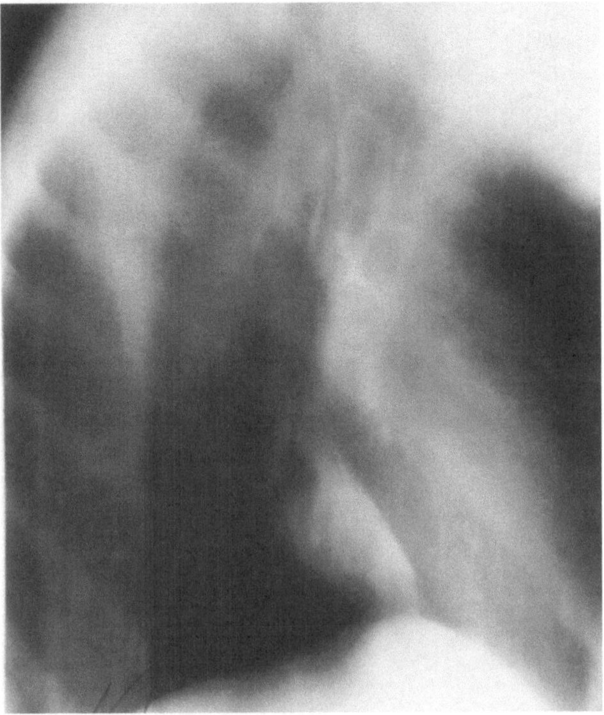

Abb. 57, 58. *Fall 5:* Tumorartiger Herd im antero-basalen Unterlappensegment rechts, histologisch Lipidpneumonie mit pilzbesiedelter Abszeßhöhle

gramm eher Eindruck einer segmentalen Ausdehnung, bis zum Zwerchfell nach kaudal. Eine Höhle war
röntgenologisch nicht erkennbar. Bronchografisch brach ein großer Ast von B 8 am Rande des Herdes
ab. Differentialdiagnose Pneumonie oder Tumor. Lobektomie des rechten Unterlappens. Im Präparat war
der etwa 6 cm große Herd zur Umgebung unscharf abgegrenzt und von grau-weißlicher Farbe. Im Zentrum
war eine Höhle vorhanden, die ein in auffälliger Weise geschichtetes Material enthielt und beim Aufschneiden
unangenehm roch. Histologisch fand sich eine abszeßartige Einschmelzung, die nur noch Zellschatten erkennen ließ und stellenweise pilzbesiedelt war. In der Umgebung viele Lymphozyten, Plasmazellen und neugebildete Bindegewebsfasern und eine ausgeprägte Lipidpneumonie. In der Wand von eingeengten Bronchien
starke unspezifische Zellinfiltration.

Fall 6: 52jähriger Mann. Anamnestisch außer einem Beckenbruch vor Jahren und einer chronischen
Bronchitis keine Vorkrankheiten. Röntgenbefund im April 1959 unauffällig beurteilt. Im September 1959
Druck auf der Brust. Im Februar 1960 Grippe mit Husten und eitrigem Auswurf mit wenigen Blutfasern.
Röntgenbefund im März 1960 (Abb. 59 u. 60): Hühnereigroßer knolliger dichter Schatten hinter dem
Sternum, angesehen als Mediastinaltumor. Bronchoskopisch verdickte Schleimhaut, bronchografisch geringe
Unregelmäßigkeiten und etwas ungleichmäßige periphere Füllung. Thorakotomie im Mai 1960: Das pektorale
Oberlappensegment hing fest am Mediastinum. Hier saß ein über pflaumengroßer höckeriger, sehr harter
Knoten, der gelblich durch die Lungenoberfläche schimmerte. Er ging mit strahligen Ausläufern ins Mediastinum über und hing auch fest an der Hinterfläche des Sternums. Der Befund wurde intraoperativ als
breit ins Mediastinum einbrechender Tumor im pektoralen Oberlappensegment angesehen. Das Perikard
war sulzig verdickt und sehr derb, es wurde eröffnet. Beim Tasten von intraperikardial war zu erkennen,
daß der vermeintliche Tumor das Dach der Perikards eindellte und weit nach rechts herüber reichte. Resektion
war nicht möglich. Die Exzision eines Gewebwürfels aus dem Knoten ergab überraschend keinen Tumor,
sondern eine stark vernarbte Lipidpneumonie mit folgendem histologischen Befund: Narbiges Bindegewebe,
in den Alveolen massenhaft Schaumzellen, stellenweise auch eiweißreiche Flüssigkeit und Erythrozyten. Im
narbig verbreiterten Interstitium herdförmig und diffus lympho-plasmazelluläre Infiltrate und eine starke
entzündliche Schleimhautinfiltration der Bronchiolen.

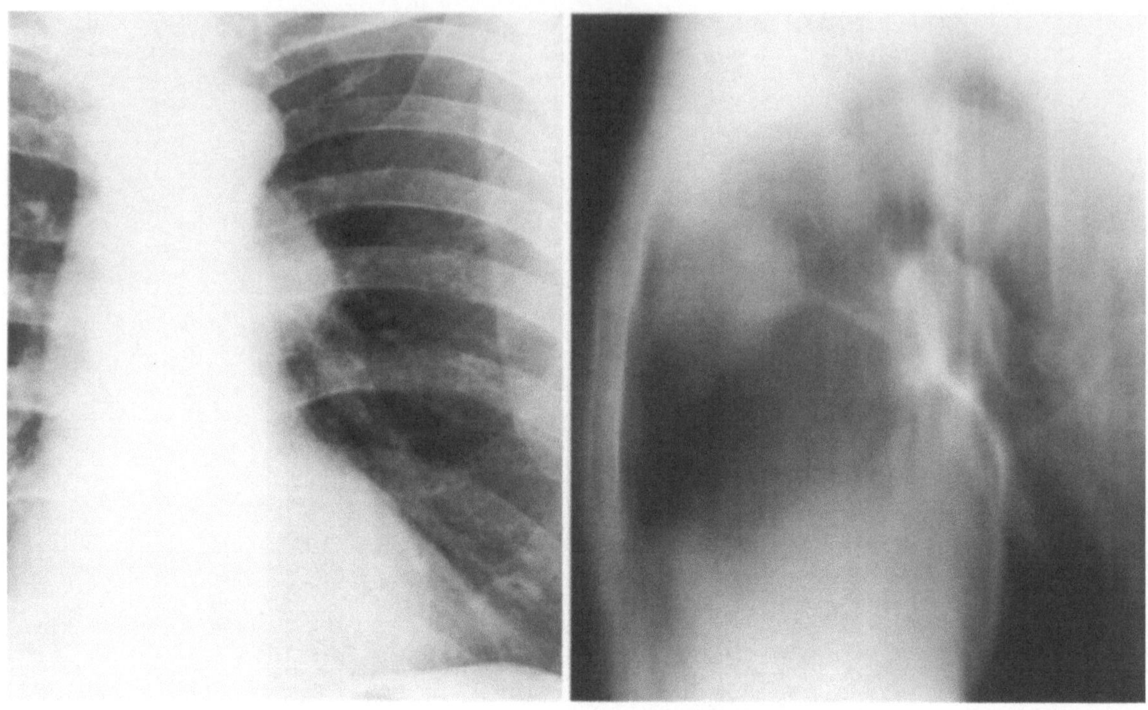

Abb. 59, 60. *Fall 6:* Röntgenologisch Bild eines vorderen Mediastinaltumors, intraoperativ interpretiert als im pektoralen Oberlappen lokalisierter und ins Mediastinum penetrierter Tumor von gelber Farbe. Histologie: stark vernarbte Lipidpneumonie

E. Die diffuse endogene Lipidpneumonie und Cholesteringranulomatose

Erkrankungen aus dieser Gruppe sind selten, sind aber theoretisch zu erwarten, nachdem Staubinhalation und andere inhalativen Irritationen im Tierversuch zur Lipidpneumonie und Alveolarproteinose führen (s. dazu Abschnitt B.). Es ist denkbar, daß diese Erkrankungen künftig zunehmen. Sie sind auch interessant als vielleicht eine von mehreren Ursachen der idiopathischen Lungenfibrose und es ist möglich, daß es sich bei einem Teil der Fälle um Manifestationsformen der medikamenteninduzierten Phospholipidose handelt. Dieses Krankheitsbild, auf das später noch eingegangen wird, ist noch nicht ausreichend bekannt und hat noch kaum Eingang in die Klinik und in die Pathologie der Lunge gefunden. Auf die Alveolarproteinose wird im folgenden Kapitel eingegangen. Im vorliegenden Abschnitt werden diejenigen diffusen Lipidpneumopathien besprochen, die sich histologisch als Schaumzellenpneumonie oder als Granulomatose um Cholesterinkristalle darstellen. Diese letztere Form wird auch als Cholesteringranulomatose (Bassermann (1969)), Lipogranulomatose (von Wichert (1983)) Cholesterinose (Giese (1971)) oder Cholesterinsklerose (Marino et al. (1962)) bezeichnet und unterteilt in eine essentielle Form ohne Hypercholesterinämie und eine sekundäre, verbunden mit einer Hypercholesterinämie, von der es nur einige wenige Fälle in der Literatur gibt, obwohl die Hypercholesterinämie häufig ist und im Tierversuch als Teilfaktor mit zur Entstehung der diffusen Lipidpneumonie beiträgt. Ob es sich bei den beiden histologischen Formen der diffusen bzw. herdförmig diffusen Schaumzellenpneumonie und der Cholesteringranulomatose, die beide auch kombiniert auftreten können, um verschiedene morphologische Varianten der gleichen Erkrankung handelt oder um eigenständige Krankheitsbilder, muß offen bleiben. Welche Lipide im Einzelnen vermehrt sind, ist oft nicht bekannt. Soweit Cholesterin und seine Ester bestimmt wurden, waren sie im betroffenen Lungengewebe immer stark vermehrt. Bei den klinischen Fällen bildet in der Regel das Röntgenbild die Grundlage für die Aussage, daß ein diffuser Lungenbefall vorliegt. Folgende Autoren berichten über entsprechende Fälle, die kurz vorgestellt werden: DRESEN u. REDLINE (1961), GRIMMINGER (1967), CHISHOLM et al. (1969), BASSERMANN (1969), GLANCY et al. (1968), GIESE (1971). Weitere Literatur bei MARINO et al. (1962), die auch eigene Fälle vorstellen.

Bei Chisholms Fall (CHISHOLM et al. (1969)) handelt es sich um einen 24jährigen Seemann mit Asthma. Im Röntgenbild diffuse, fleckig-granuläre und interstitielle Infiltration beider Lungenfelder. Bei offener Lungenbiopsie steife Lunge mit kleinen gelben Knötchen besetzt. Präparat buttergelb mit Fibrose. Bronchiolen unauffällig. Histologisch Schaumzellen und akute und chronische Entzündungszellen. Langsame Rückbildung des Befundes unter Kortison.

GIESE (1971) erwähnt den Fall eines 5jährigen Mädchens mit zunehmendem diffusem Lungenbefall, das an kardiorespiratorischer Insuffizienz verstarb.

GRIMMINGER (1967) berichtet über einen 22jährigen Mann mit nephrotischem Syndrom und Hypercholesterinämie mit Serumcholesterinspiegel zwischen 400 und 600 mg %. Im Röntgenbild wechselnde Veränderungen im Sinne eines Lungenödems und feinherdige Durchsetzung beider Lungen. Die Nadelbiopsie ergab fein-disseminierte Schwielen und Cholesteringranulome.

GLANCY et al. (1968) berichten über Cholesteringranulome in Lungensektionspräparaten von 12 Patienten mit pulmonaler Hypertonie, überwiegend durch Herzkrankheiten bedingt. Die Veränderungen waren mikroskopisch klein und waren röntgenologisch nicht erkennbar gewesen. Histologisch bestanden sie aus spießförmigen Räumen, umgeben von Makrophagen, Epitheloid- und Fremdkörperriesenzellen, oft umgeben von Lymphozyten, interstitiellen Narben und Schaumzellen. Einer der Patienten hatte zusätzlich eine diffuse Lipidpneumonie, ein anderer eine ausgedehnte Fibrose auf dem Boden einer Sarkoidose, die übrigen hatten keine primäre Lungenerkrankung. Die Autoren halten es für möglich, daß die Granulome aus fokalen Schaumzellenansammlungen entstanden sind.

Wir sahen folgende 3 Fälle, die der diffusen Form der Lipidpneumonie bzw. Cholesteringranulomatose zuzurechnen sind:

Fall 7: 53jährige Patientin, im Dezember 1975 stationär. Dyspnoe seit 2 Jahren bestehend, seit 3 Monaten verstärkt, seither auch Reizhusten. Im Röntgenbild (Abb. 61) diffuse feinfleckige Lungenverschattung, rechts mehr als links. Klinisch Ruhedyspnoe, Lippen- und Wangenzyanose. Im Serum Gesamtcholesterin 212 mg%, Neutralfette 307 mg%, schwach entwickelte Prä-Beta-Lipoproteinämie Typ IV. Thorakotomie rechts, Keilexzision aus der Mittellappenkante: Lunge klein, konsistenzvermehrt, grau-rosa, stellenweise gelblich. Mittellappen am stärksten betroffen und im Zentrum fast hart. Schnittfläche grau-schwarz, gelblich gesprenkelt. Histologie: Alveolen überwiegend auf schmale Spalten reduziert, gefüllt mit Schaumzellen und Cholesterinkristallen, umgeben von mehrkernigen Riesenzellen. In den stark verbreiterten interalveolären Septen vermehrt Fasern, Lymphozyten und ebenfalls Cholesterinkristalle. Viele Bronchien waren durch Bindegewebsneubildung eingeengt. Diagnose: Cholesterinpneumonie.

Fall 8: 36jährige Patientin, erstmals untersucht im Juni 1979. Damals seit 6 Monaten erhebliche Atemnot. Atemgeräusch rechts leise mit Pfeifen. Röntgenbefund: (Abb. 62–64) Rechte Seite strukturarm, Gefäße und auch Bronchialsystem rechts kleinkalibriger als links. Auf Schichtaufnahmen Blasen rechts mediobasal. Linke Seite unauffällig. Bei Durchleuchtung Mediastinalpendeln. Pulmonalisangiografie: Rechte Pulmonalarterie hypoplastisch, linke normal, Drucke normal. Im Scintigramm massive Perfusionsdrosselung rechts. Beurteilung: Einseitig helle Lunge bei Hypoplasie der rechten Pulmonalarterie. Im Oktober 1979 Thorakotomie rechts, multiple Keilexzisionen aus Mittel- und Unterlappen zur Dekompression. Lunge pigmentlos, stark gebläht, kleinblasig emphysematös, Zwerchfell tief herabgedrückt, durch eine Furche separierter Fortsatz am Mittellappen, eine Mediastinalhernie bildend. Histologie: Cholesteringranulome in den Bronchialwänden, in interlobulären und interalveolären Septen, reichlich vielkernige Riesenzellen vom Fremdkörpertyp, Lymphozyten, Plasmazellen, neugebildete Fasern. Alveolen z.T. emphysematös, aber nicht das Bild der Schwammlunge. Diagnose: Cholesteringranulomatose.

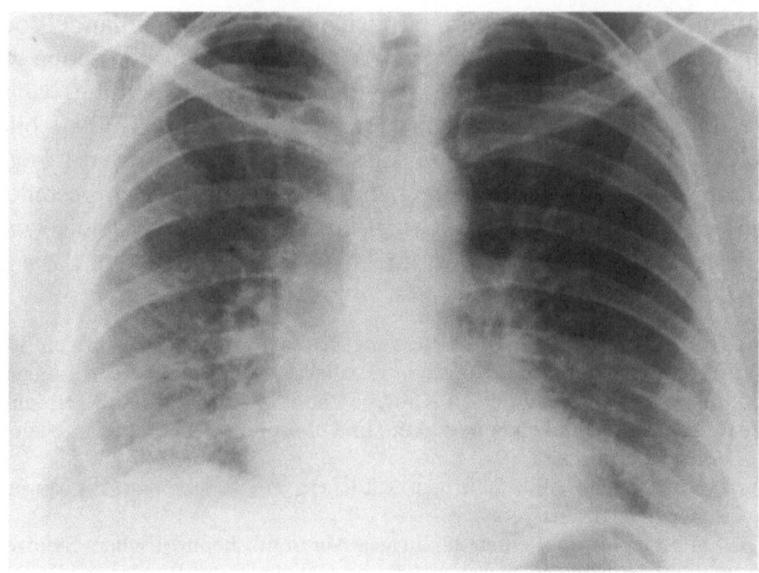

Abb. 61. *Fall 7:* Diffuse, feinfleckige Lungenverschattung, rechts mehr als links. Stark beeinträchtigte Lungenfunktion. Histologisch Cholesterinpneumonie mit stark verbreitertem Interstitium

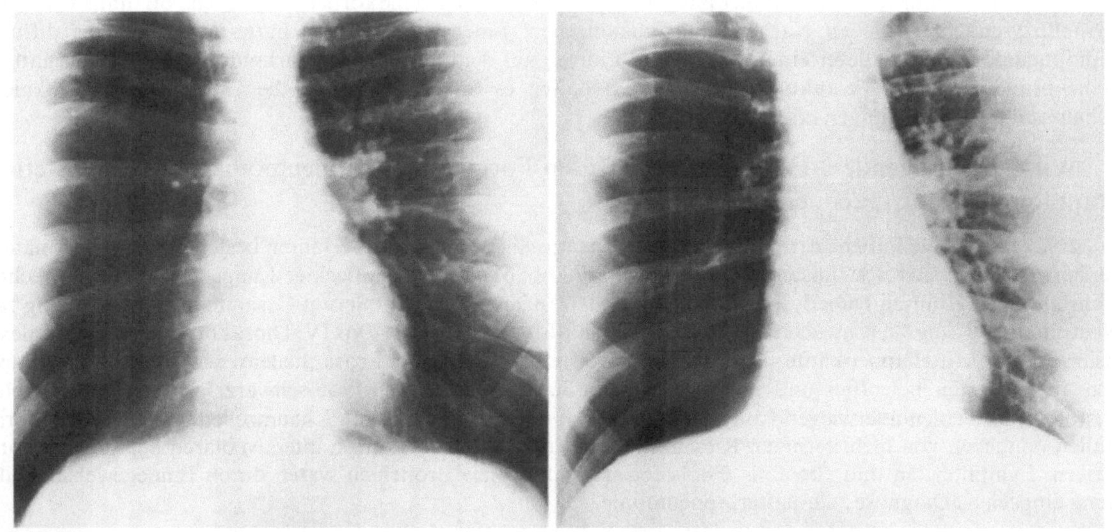

Abb. 62–64. *Fall 8:* Einseitig helle Lunge rechts mit rarefizierter Gefäßzeichnung bei Pulmonalishypoplasie
und kleinkalibrigem Bronchialsystem rechts, Mediastinalpendeln (Abb. 23 Inspirium, Abb. 24 Expirium).
Histologisch Cholesteringranulomatose

Fall 9: 27jähriger Patient, stationär im Oktober 1978. Damals seit 3 Monaten Belastungsdyspnoe und
12 kg Gewichtsabnahme. Röntgenbefund (Abb. 65): Diffuse miliare Verschattung beider Lungenfelder. Auswärts Behandlung mit Tuberkulostatika und Kortison. Darunter keine Änderung. Über der Lunge beiderseits
basal Knarren. PO_2 in Ruhe 74 mm Hg, nach Belastung 47 mm Hg. Diagnostische Thorakotomie rechts,
Keilexzision aus dem Unterlappen, der kleine, körnelige Erhabenheiten aufwies. Auf der Schnittfläche diffus
verstreut stecknadelkopfgroße gelblich-weiße Knötchen. Histologie: Herdförmige Atelektasen, Gruppen von
Alveolen mit Schaumzellen gefüllt, Schaumzellen auch im interalveolären Bindegewebe. Keine Entzündungszellen, keine Epitheloid- oder Riesenzellen. Diagnose: herdförmig diffuse Schaumzellenpneumonie.

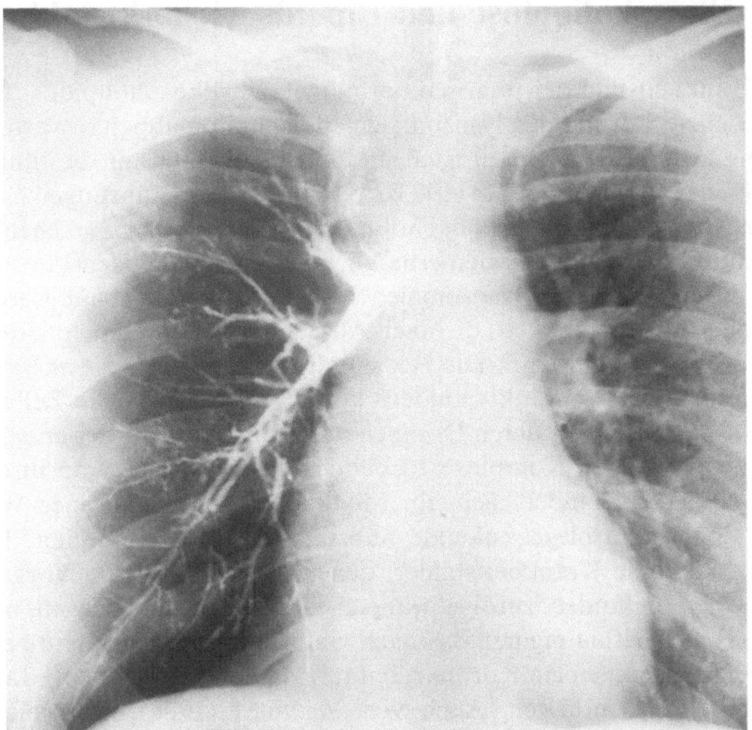

Abb. 64

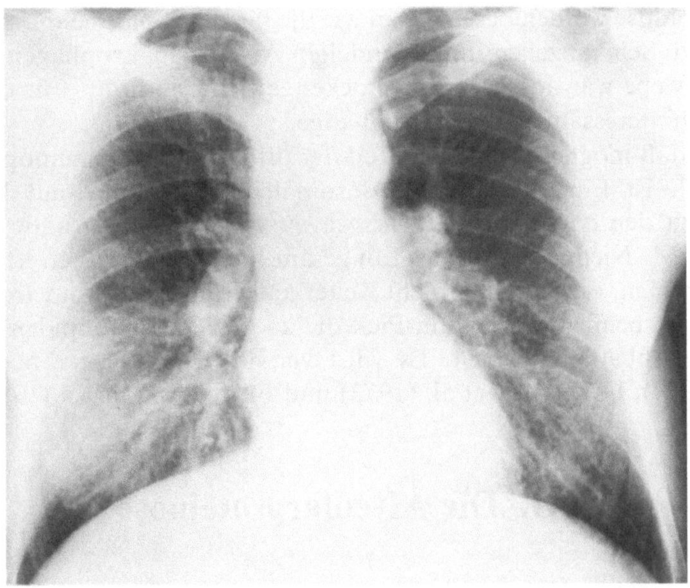

Abb. 65. *Fall 9:* Diffuse, miliare Lungenverschattung, histologisch herdförmig diffuse Schaumzellenpneumonie

F. Phospholipidose und Lipoidspeicherkrankheiten

Über das Krankheitsbild der pharmakon-induzierten Phospholipidose, einer im Tierversuch nachgewiesenen Störung des lysosomalen Phospholipidabbaues, verursacht durch eine Komplexbildung zwischen Phospholipiden und Medikamenten mit bestimmter molekularer Struktur berichten Lüllmann et al. (1973). Nach ihren Ausführungen ist Grundlage der Komplexbildung der Aufbau des Phospholipidmoleküls, der entsprechende Interaktionen mit amphiphilen Pharmakonmolekülen ermöglicht. Die entstehenden Phospholipid-Pharmakon-Komplexe können von den lysosomalen Lipasen nicht abgebaut werden. Es resultiert eine Phospholipidspeicherkrankheit, die nach Absetzen der Medikamente durch Dissoziation der Komplexe reversibel sein kann. Die Phospholipidspeicherung ist nicht auf die Alveolarmakrophagen der Lunge beschränkt, sondern kommt auch in anderen Zellarten des Lungengewebes sowie in zahlreichen anderen Organen vor. Die Fähigkeit der entsprechenden Medikamente mit Phospholipiden Komplexe zu bilden, ist unabhängig von ihrer pharmakologischen Hauptwirkung. Es handelt sich um Medikamente verschiedener Wirkstoffgruppen: Appetitzügler, Cholesterinspiegelsenkende Substanzen, Antihistaminika, Psychopharmaka, Chloroquin. Als klinische Krankheitsbilder, denen die geschilderten Vorgänge den elektronenmikroskopischen Befunden zufolge wahrscheinlich zugrunde liegen, nennt Lüllmann et al. (1973) die Retinopathia pigmentosa nach Chloroquin und in Japan beobachtete Leberschäden nach Therapie mit einem Koronardilatator. In der Arbeit ist eine Tabelle mit entsprechenden Medikamenten enthalten. Auch von Wichert (1978) listet solche Medikamente auf. Lüllmann et al. (1973) betonen, daß systematische Untersuchungen über die pharmakoninduzierte Lipidosis für Tier und Mensch noch nicht vorliegen, weisen aber auf die mögliche Bedeutung dieser Ätiologie für die Deutung bisher ungeklärter Lipidspeicherungen beim Menschen hin. Die histologischen Lungenveränderungen der Tiere mit pharmakoninduzierter Phospholipidose werden beschrieben wie die bei der Lipidpneumonie mit hochgradiger Vermehrung der zu Schaumzellen umgewandelten Alveolarmakrophagen. Der Phospholipidgehalt solcher Gewebe war auf 70% des Trockengewichtes erhöht. Für die Lipidpneumopathie sind dies hochinteressanten Zusammenhänge.

Sie bedeuten, daß möglicherweise ein Teil der diffusen Lipidpneumopathien durch Medikamente verursacht ist. Eine Störung des lysosomalen Lipidabbaues auf der Basis genetischer Enzymdefekte liegt den *angeborenen Lipidspeicherkrankheiten* zugrunde, von denen der M. Gaucher und der M. Niemann-Pick die Lunge am häufigsten mitbetreffen, gleichwohl aber sehr selten vorkommen, weshalb hier nicht weiter auf sie eingegangen wird. Beim M. Gaucher sind es Zerebroside, beim M. Niemann-Pick die zu den Phospholipiden gehörenden Sphingomyeline, deren Abbau gestört ist. Es wird verwiesen auf Hany u. Bühlmann (1973), Spencer (1977, 1984), Lüllmann et al. (1973) und Fisher und Sider (1983).

G. Die Alveolarproteinose

Die Alveolarproteinose oder Alveolar-Lipoproteinose, wie die jüngere Bezeichnung lautet, gehört von der Ätiologie her zur Gruppe der endogenen Lipidpneumopathien. Innerhalb dieser Gruppe läßt sie sich durch charakteristische morphologische, röntgenologische und klinische Merkmale relativ gut als eigenständiges Krankheitsbild abgrenzen und als solches ist sie auch dem Kliniker, Röntgenologen und Pathologen bekannt. Es erscheint daher gerechtfertigt, die Alveolarproteinose in einem eigenen kurzen Kapitel gesondert darzustellen.

Was die Ätiologie und Pathogenese betrifft, so wird auf das vorausgegangene Kapitel über die Lipidpneumopathien (Abschn. B) verwiesen. Ergänzend dazu sei noch erwähnt, daß manche Autoren, so GREEN et al. (1980) einen ätiologischen Zusammenhang sehen mit einer Störung der zellgebundenen Abwehr, da die Alveolarproteinose gehäuft bei Patienten auftritt, die Erkrankungen mit zellpathogenen Keimen wie bestimmten Bakterien, Candida, Aspergillus, Kryptokokkus, Streptomyzes oder Mukor durchgemacht haben und auch bei Patienten mit Tumoren des blutbildenden Systems und T-Zell-Defektkrankheiten vorkommt. SCHOENBAUM u. KRADIN (1988) berichten über einen Patienten, bei dem eine mutmaßlich vorbestehende Alveolarproteinose durch eine Infektion mit Nocardia asteroides kompliziert war. Sie erörtern beide Erkrankungen ausführlich anhand einer umfangreichen Literaturübersicht.

ROSEN et al. (1958) berichteten erstmals über die Erkrankung anhand von 27 Fällen, von denen sie den ersten 1953 sahen, die anderen später in zunehmender Häufigkeit. DAVIDSON u. MCLEOD (1969) sammelten 139 Fälle aus der Weltliteratur. RUPP et al. (1973) schreiben von 190 Fällen bei Erwachsenen und 34 Fällen bei Kindern. Sie fanden zwei Altersgipfel, einen bei einem Jahr und einen zweiten zwischen dem 20. und 50. Lebensjahr.

Das *Röntgenbild* ist charakteristisch und ziemlich uniform, was die diffusen Fälle betrifft, mit einer schmetterlingsförmigen Verschattung, die vor allem die zentralen, hilusnahen Lungenpartien betrifft und aussieht, wie der Röntgenbefund bei schwerem Lungenödem. Dieser Röntgenbefund kann lange persistieren. Die Verschattungen brauchen nicht immer symmetrisch zu sein, sind aber häufig sehr großflächig. In ihrer Feinstruktur sind sie fein- bis grobherdig, z.T. miliar, z.T. konfluieren die Herde zu größeren Arealen und bei älteren Stadien sieht man auch Zeichen der Fibrose. ROSEN et al. (1958) zeigen in ihrer Arbeit zahlreiche Röntgenbilder, überwiegend vom Schmetterlingstyp. Weitere Abbildungen von Röntgenaufnahmen bei KOMPALITCH et al. (1973), HANY u. BÜHLMANN (1973), KURGAN u. SMIGLA (1974), SMITH et al. (1980), MATUSCHAK et al. (1984) und HÄBERLE et al. (1986). HÄBERLE et al. (1986) legt ausführlich die Vorstellungen über die Ätiologie und Pathogenese der Alveolarproteinose anhand einer umfangreichen Literaturübersicht dar. Bei 6 von ROSENS 27 Patienten (ROSEN et al. 1958) waren Voraufnahmen vorhanden, die pulmonale Läsionen zeigten, 10 Jahre bis 3 Monate vor dem Einsetzen der Krankheitssymptome. Sie liefen öfters unter der Diagnose Sarkoidose mit dem Hinweis fehlender Hiluslymphome, einmal war Miliartuberkulose die Fehldiagnose. Bei Fällen mit Remission sahen diese Autoren eine Auflösung der Verschattung von der Peripherie in Richtung auf den Hilus zu.

Den *makroskopischen Befund* beschreiben ROSEN et al. (1958) folgendermaßen: In Biopsien multiple gelb-graue, feste Knötchen, die Pleuraoberfläche vorbuckelnd, mehrere Millimeter bis zwei Zentimeter groß. In Sektionslungen waren große Lungenabschnitte verfestigt. Teilweise floß auf Druck eine milchige, eiterähnliche Flüssigkeit ab oder es trat dicke gelbe Substanz aus. Dazwischen gelegene Parenchymabschnitte waren teils blaß lachsfarben, teils dunkelrot. Die Lungen waren schwer und sanken in Wasser.

Der *histologische Befund* mit dem die Alveolen und kleinen Bronchien füllenden granulären, eosinophilen, PAS-positiven Material, einem Kondensationsprodukt aus dem lipidhaltigen Inhalt zerfallener Pneumozyten und Alveolarmakrophagen einerseits und Serumproteinen andererseits, ist augenfällig und sehr charakteristisch. ROSEN et al. (1958) beschreiben ihn detailliert. Sie sahen PAS-positives Material in vergrößerten Alveolarnischenzellen, später dann in der zunächst noch inhomogenen Masse in den Alveolen, wo abgeschilferte Zellen als Schatten noch erkennbar waren. Schließlich im voll ausgebildeten Stadium war das intraalveoläre Material zellfrei, enthielt spießförmige Lücken und lamelläre Körper, die von späteren Autoren meist als die surfactanthaltigen Lamellenkörper der Pneumozyten II ausgemacht wurden. Das histologische Bild wird auch von anderen Autoren immer in dieser Art beschrieben, siehe dazu auch SPENCER (1977 u. 1984). ROSEN et al. (1958) betonen noch, daß das PAS-positive proteinäre Material nie im Interstitium zu finden war und daß so gut wie keine zelluläre Reaktion in den interalveolären Septen vorhanden war. Schaumzellen, die auch viele andere Autoren fanden und gelegentliche Faserreaktionen werden erwähnt. ROSEN et al. (1958) analysierten zwei Lungen mit Alveolarproteinose und erhielten aus der Trockensubstanz 64,9% bzw. 64,0% Protein und 21,9% bzw. 16,1% Lipid gegenüber 82,4% Protein und 3,4% Lipid bei einer Kontrollunge. KOMPALITCH et al. (1973) fanden bei der chemischen Analyse der Lavageflüssigkeit 60% Protein und 40% Lipid, davon die Hälfte Lezithin.

Klinik: Symptome sind Dyspnoe, leichte Ermüdbarkeit, Gewichtsverlust, Brustschmerzen und Husten, oft produktiv, manchmal mit dickem gelbem Auswurf. Fieber ist eher selten und meist nicht sehr hoch, initial ist es allerdings bei der Hälfte der Patienten vorhanden. In den meisten Fällen macht sich die Krankheit durch langsam zunehmende Dyspnoe bemerkbar. Nach ROSEN et al. (1958) ist der Schlüssel zur Diagnose die Diskrepanz zwischen dem Röntgenbild, das ein schweres Lungenödem annehmen läßt und der Klinik, die dazu nicht paßt, einschließlich des spärlichen physikalischen Befundes. Die definitive Diagnose ist aber eine histologische. Was den Verlauf betrifft, so sind spontane Voll- und Teilremissionen möglich, wie aus der Arbeit von ROSEN et al. (1958) hervorgeht, aber 8 seiner 27 Patienten starben an der Alveolarproteinose unter zunehmender Dyspnoe und Zyanose. Nach RUPP et al. (1973) verläuft die Erkrankung bei Kindern ungünstiger und soll nach 12–24 Monaten zum Tode führen, während bei Erwachsenen der Verlauf viel variabler und nicht voraussagbar ist. Kortison bringt i. allg. keine Besserung. Von RAMIREZ-RIVERA (1966) wurde die Lavage der entgasten Lunge als Behandlungsmethode eingeführt. Sie bringt in der Regel sehr gute Erfolge. Meist wird sie in Narkose und einseitig bzw. wechselweise einseitig durchgeführt. Literatur bei KOMPALITCH et al. (1973), der auch Einzelheiten des Verfahrens beschreibt, sowie bei RUPP et al. (1973). Als Indikation zur Lavage gilt ausgedehnter Befall und Hypoxämie. Nach KOMPALITCH et al. (1973) blieben einige Patienten nach einmaliger Lavage rezidivfrei über 4–5 Jahre, andere mußten mehrfach mit wechselnden Intervallen gewaschen werden. Das Prinzip der Lavage ist mechanisch. Entsprechend findet man in der Lavageflüs-

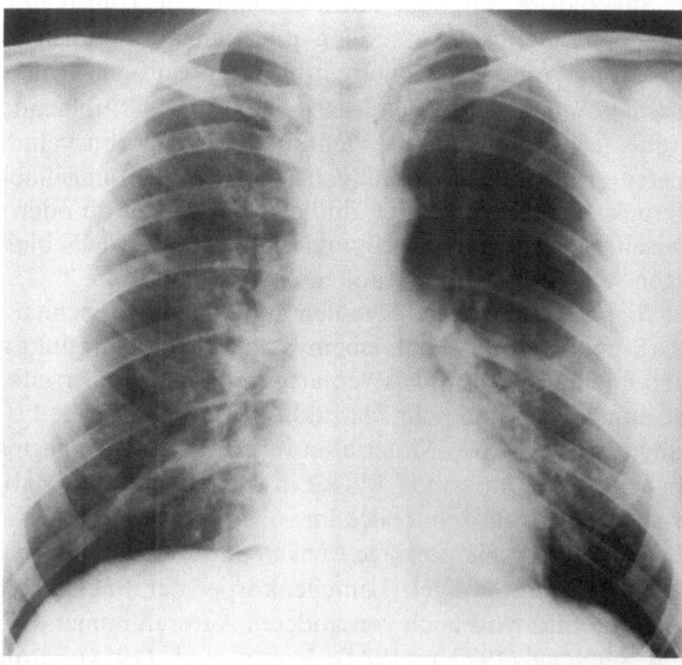

Abb. 66. *Fall 1:* Diffuse, doppelseitige, grobfleckige Verschattung mit örtlich unterschiedlicher Ausprägung unter Betonung der Mittelfelder und wabigen Figuren im Zentrum, histologisch Alveolarproteinose

sigkeit, vor allem in den ersten Portionen dasjenige Material, das bei dieser Läsion die Alveolen und kleinen Bronchien ausfüllt.

Im folgenden zwei eigene Fälle mit Alveolarproteinose mit Röntgenbildern, die nicht das als typisch geltende schmetterlingsförmige Verschattungsmuster zeigen. Im übrigen gibt es wahrscheinlich auch lokalisierte Formen und kleine Herde, die eher als Zufallsbefund im Operationspräparat neben anderen Läsionen erscheinen. Wir sahen auf diese Weise zwei kirschgroße Herde in der Nachbarschaft eines Lymphoms.

Fall 1: 23jähriger Baggerfahrer, im August 1967 stationär. In der Vorgeschichte Masern, Keuchhusten, Nackenkarbunkel, 1965 Pneumonie. Im Juni 1967 Thoraxschmerzen. Röntgenbefund: Flaue, doppelseitige grobfleckige Verschattung mit örtlich unterschiedlicher Ausprägung unter Betonung der Mittelfelder und zahlreichen wabigen Figuren zentral (Abb. 66). Verdachtsdiagnose interstitielle Pneumonie oder Fibrose.

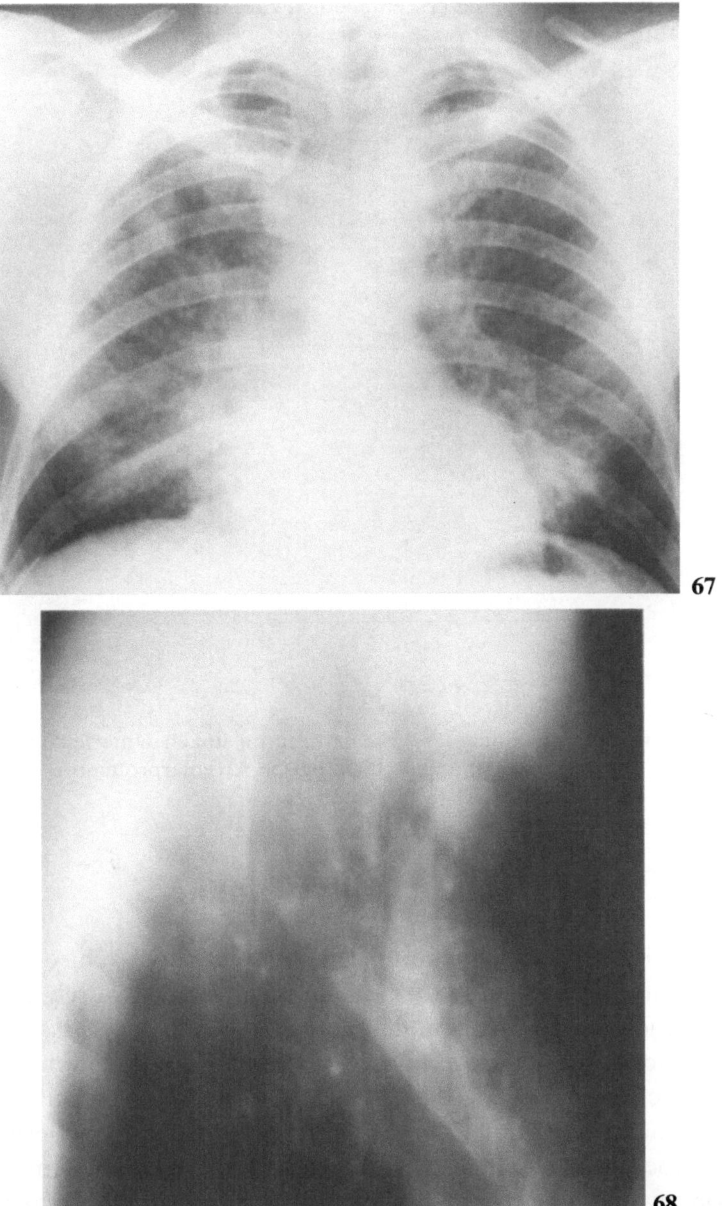

Abb. 67, 68. *Fall 2:* (November 1965) Umschriebener Herd im pektoralen Oberlappensegment rechts und flaue, fleckig-streifige Verschattung in beiden Lungenfeldern, medial betont, histologisch Alveolarproteinose

Bei der Bronchoskopie dicke trübe Schleimhaut mit zähem, glasigem Sekret. Diagnostische Keilexzision aus Lingula und Unterlappenspitze. Brustwand und Pleura auffallend ödematös, multiple saftige Adhäsionen. Unterlappen insgesamt derb und körnelig, Lingula eher emphysematös, gelber Schaum aus allen Stichstellen, Gewebe sehr zerreißlich. Im Präparat makroskopisch scharf begrenzte hellgrau-gelbliche Knötchen. Histologisch Alveolen vollständig ausgefüllt und überdehnt durch eosinophiles, körneliges Material, dazwischen spießförmige Lücken, stellenweise stärker kondensierte Kugeln. Zusätzlich Herde mit reichlich großen Schaumzellen. Diagnose: Alveolarproteinose:

Fall 2. 37jähriger Mann. Im November 1965 röntgenologisch hühnereigroßer Schatten im pektoralen Oberlappensegment rechts und eine flaue, fleckigstreifige Verschattung in beiden Lungenfeldern medial betont (Abb. 67 u. 68). Der Herd im rechten Oberlappen wurde nach der Zytologie als Plattenepithelkarzinom beurteilt. Bei einer diagnostischen Thorakotomie mit multiplen Keilexzisionen ergab die Histologie eine Alveolarproteinose. Im weiteren Verlauf löste sich der Herd im rechten Oberlappen auf und war im Oktober 1966 (Abb. 69) verschwunden, woraus zu schließen war, daß es sich nicht um ein Karzinom, sondern im Zusammenhang mit dem übrigen Befund wohl auch um Alveolarproteinose gehandelt haben wird. Gegenläufig hatte die linksseitige Verschattung in dieser Zeit deutlich zugenommen.

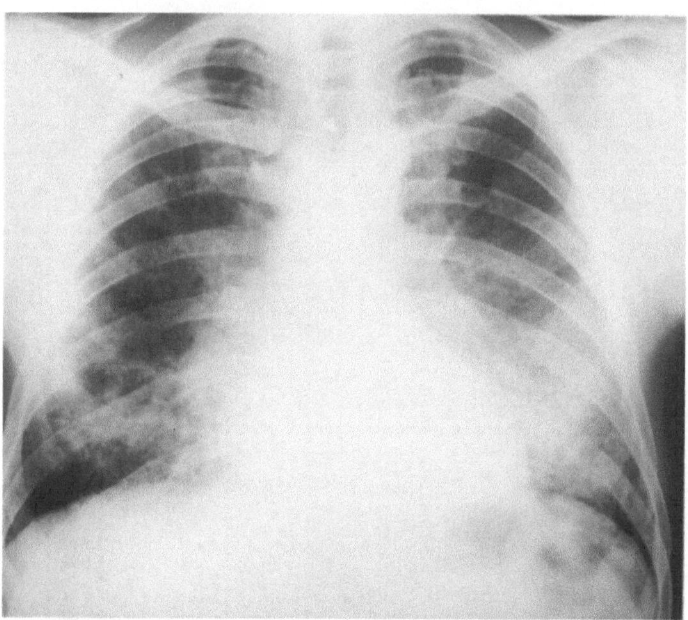

Abb. 69. *Fall 2:* (Oktober 1966) Zunahme der Verschattung im linken Unterfeld, Rückbildung des Herdes im rechten Oberlappen, histologisch Alveolarproteinose

H. Die Chylopulmo

Die Chylopulmo ist histologisch eine Fettpneumonie, verursacht durch Chylusfett, weshalb sie an dieser Stelle abgehandelt wird. Gekennzeichnet ist sie durch die klinische Symptomatik, die Konstellation der Begleitbefunde und die sie letztlich verursachende Grundkrankheit. Die Chylopulmo ist eine Erkrankung, deren Ursache im Lymphgefäßsystem liegt, an das die Lunge angeschlossen bzw. mit dem die Lunge im Nebenschluß verbunden ist. Dies erklärt auch, weshalb die Chylopulmo in der Regel nicht isoliert, sondern häufig mit Chylothorax und Chyloptoe vergesellschaftet auftritt. Es handelt sich dabei um Folgeerscheinungen einer Druckerhöhung im broncho-pulmonalen und subpleuralen Lymphgefäßsystem mit gleichzeitigem Chylusrückstau in diese Lymphgefäße und ggf. Perforation in die Pleura bei Chylothorax und ins Bronchialsystem bei der Chyloptoe.

Chylothoraces dieser Ätiologie sind meist dadurch gekennzeichnet, daß nicht *eine* Perforation mit Chylusleck, sondern, aufgrund der allgemeinen Überdehnung der Lymphgefäße, deren viele im Bereich eines Lungenlappens bzw. einer oder beider Lungen gefunden werden. Fisteln aus überdehnten Lymphgefäßen sowohl in den Pleuraraum als auch ins Bronchuslumen hinein, können verkleben, gehen aber in der Regel an gleicher oder anderer Stelle wieder auf, wenn die auslösenden Ursachen weiterbestehen. Ein Chylothorax, der auf dieser Grundlage entstanden ist, funktioniert gewissermaßen als Ventil zur Druckentlastung des pulmonalen Lymphgefäßsystems. Wird er operiert mit dem Ziel und Ergebnis der Pleuraverklebung, so kann dies Chylopulmo und Chyloptoe nach sich ziehen, u.U. mit tödlichem Ausgang. Beispiele aus der Literatur bei MAIER (1968), der selbst einen solchen Fall vorstellt.

Auf den Chylothorax oder das Chyloperikard anderer Ursache, bedingt durch ein Leck im Bereich von Ductus thoracicus oder anderer großer Lymphgefäße infolge Trauma, Entzündung oder Tumor, wird hier nicht eingegangen.

Für den offenbar seltenen Chylusreflux nennt MAIER (1966 u. 1968) folgende Bedingungen als Voraussetzung: Eine Abflußbehinderung der großen Lymphstämme auf Halsniveau, eine Drucksteigerung im Ductus thoracicus von normal 15 auf 35–50 cm Wassersäule, Überdehnung der Lymphgefäße mit nachfolgender Klappeninsuffizienz und abnorme Verbindungen des Lymphgefäßsystems im Bereich des Mediastinums. Die pulmonalen Lymphgefäße begleiten sowohl Pulmonalarterienäste und Bronchien als auch Pulmonalvenen und bilden subpleural ein dichtes Netz. Die mediastinalen Lymphbahnen unterliegen schon normalerweise einer großen Variabilität. Literatur über die Anatomie des pulmonalen Lymphgefäßsystems und seiner Abflüsse ist angegeben bei HARGUS et al. (1978), MAIER (1966), FETEIH et al. (1983) und GOORWITCH (1955). Erkrankungen, die Chylusreflux in die Lunge verursachen bzw. die Voraussetzungen dazu schaffen, sind: Thrombose der Vv. anonymae oder der V. subclavia links, sonstige starke Druckerhöhung im Bereich der großen oberen Körpervenen, z.B. nach Teilkorrektur von Herzvitien, Verschluß der mediastinalen Lymphbahnen durch Tumor oder die Lymphangioleiomyomatose. Diese Erkrankung, die mit einer stenosierenden Zunahme der glatten Muskulatur im Bereich der Lymphgefäße, Venen, Arterien und Bronchiolen der Lunge, aber auch des extrathorakalen Lymphsystems einhergeht und mit ihren Lungenveränderungen denen der tuberösen Sklerose gleicht, ist immer mit in die Differentialdiagnose einzubeziehen, wenn es um Erkrankungen wie Chylothorax, Chylopulmo, Chyloperikard, Lymphzysten oder erweiterte Lymphgänge geht. Weiterführende Literatur finden sich bei MAIER (1966), SPENCER (1977 u. 1984), SHETH et al. (1984), LUNA et al. (1985) und SHEN et al. (1987). Liegt ein Chylusreflux vor, so prägt das im Chylus enthaltene Fett die Reaktion der vom Chylus überschwemmten Lunge.

Die Chyloptoe macht charakteristische Symptome: Periodisch auftretendes Rasseln auf der Brust, verbunden mit dem Abhusten eines sehr ungewöhnlichen Sekretes, das teilweise wäßrig ist, oft aber streichholzdicke verzweigte Bronchusausgüsse enthält, die zur Verstopfung der Bronchien führen können. Häufig findet man statt dessen auch rosafarbene oder gelbe grobe Klumpen im Auswurf. Sehr eindrucksvoll ist das Gerinnen von zunächst wäßrigem Sekret zu einer weißen Paste oder einer Gallerte entweder schon zu beobachten im Bronchus während der Bronchoskopie oder beim Absaugen, wo einem eine solche wäßrige Flüssigkeit im Auffangröhrchen gerinnt. LÖFFLER u. JACCARD (1954) geben eine Beschreibung solchen geformten Sputums. Sie vergleichen die Ausgüsse mit verkochten Nudeln, verzweigt, schleimig-elastisch-fettig. Sie untersuchten solches Sputum chemisch. Es bestand zu 55% seiner Trockensubstanz aus Lipid. Die Symptome der Chyloptoe, schubweises Rasseln und Abhusten von derartigem Sekret, sind meist verbunden mit erheblicher Atemnot und treten typischerweise in Abhängigkeit von der Nahrungsaufnahme auf und lassen sich regelmäßig durch eine Sahnemahlzeit nach 3–4 h provozieren. Umgekehrt kann Fasten, fettlose Kost oder Diät mit mittelkettigen Fettsäuren die Symptome oft zum verschwinden bringen. Typisch ist auch der starke Reiz, den dieser Chylus auf den Bronchus ausübt. Sowohl bronchoskopisch als auch anamnestisch und klinisch liegt bei allen diesen Patienten ein Asthma vor, meist zeitlich auf die Phase der Chyloptoe beschränkt und meist ausschließlich auf der Seite der Chylusfistel lokalisiert. Die chylobronchiale Fistel hat ihre Parallele im Bereich des Darmes in der exsudativen Enteropathie, bei der überdehnte Lymphgefäße ins Darmlumen perforieren und eiweiß- und lymphozytenreiche Lymphe sich ins Darmlumen ergießt (Cleason (1979)).

Die Chylopulmo ist röntgenologisch gekennzeichnet durch eine pneumonische Verschattung, gelegentlich durch ein miliares Verschattungsbild. Löffler u. Jaccard (1954) stellen einen Fall mit miliarer Verschattung vor und fanden in der Literatur zuvor keinen, bei dem ein miliares Verschattungsbild auf diese Weise zustande gekommen wäre. Wir sahen eher weiche, konfluierende, fleckige aber auch miliare Verschattungen, sowie auch fibroseartige Bilder und wabige Strukturen. Es ist anzunehmen, daß die der Verschattung zugrundeliegende Lipidpneumonie teils durch Aspiration von Chylus über eine chylobronchiale Fistel, vor allem aber auch durch Fettangebot via Lymphgefäße im Interstitium zustande kommt. Eine Fibrose ist ebenfalls anzunehmen.

Chylopulmo und Chyloptoe sind seltene Krankheitsbilder. Anamnese und klinische Beobachtung führen zur Diagnose, wenn man die Erkrankung kennt und daran denkt. Maier (1966) hält für möglich, daß das gelbe Sekret bei Chyloptoe nicht immer richtig im Sinne einer Chyloptoe gedeutet wird, die Erkrankung also häufiger sein könnte, als der spärlichen Literatur zufolge anzunehmen wäre. Kuntz (1966) fand unter 300 Fällen mit Chylothorax nur drei Fälle mit Chyloptoe. Wir sahen insgesamt 12 Chylothoraces, 6 große und 6 kleine, und insgesamt 10 Fälle mit Chylopulmo und Chyloptoe. Unter diesen 10 Fällen waren 3 mit ungeklärter Ursache, bei den Übrigen lagen folgende Erkrankungen zugrunde: Einmal eine Sarkoidose II, dreimal ein multilokulärer Tumor (je einmal Adenomatose, Mesotheliom und Karzinose), einmal eine ösophago-pulmonale Fistel. In einem Fall war eine Lobektomie und Dekortikation wegen Tuberkulose dem Auftreten um 8 Jahre vorausgegangen und bei zwei Fällen lag eine Lymphangioleiomyomatose vor. Im Folgenden werden 5 dieser Fälle im Einzelnen vorgestellt.

Fall 1: Bei Krankheitsbeginn 36jährige Patientin. Nach mehrmonatiger Gewichtsabnahme und Kurzatmigkeit wurde ein großer linksseitiger und kleiner rechtsseitiger Chylothorax festgestellt (Abb. 70). Im Februar 1962 Drainage links und Thorakotomie rechts mit Unterbindung und Durchtrennung des Ductus thoracicus an der Cysterna chyli. Zwei Wochen später Rethorakotomie rechts und Thorakotomie links nach 27 l Chylusverlust von rechts und ständiger Verstopfung des linksseitigen Drains durch käseähnlich geronnenen Chylus. Entgegen den Erwartungen war rechts der Unterlappen fest verklebt und der neu ausgetretene Chylus kam nicht aus dem Stumpf des durchtrennten Ductus thoracicus. Auf der linken Seite war die Pleura parietalis und pulmonalis düsterrot und alles von einem dicken milchigen Belag bedeckt. Im 11. ICR fand sich paravertebral ein dattelgroßes Gebilde. Es wurde entfernt, die Lymphgänge umstochen und ein Pleuralappen aufgenäht. Histologisch handelte es sich um ein Lymphangioleiomyom. Einige Tage später diffuses Rasseln wie bei einem Lungenödem. Die Patientin spuckte weiße, verzweigte Ausgüsse ab, die zytologisch und histologisch Fett ergaben. Im Röntgenbild dicht konfluierende miliare Verschattung der mittleren und unteren Lungenpartien beiderseits (Abb. 71): Chylopulmo. Unter Liquemin (Dicumarol und Kortison hatten nichts genutzt) wurden die Ausgüsse kleiner und verschwanden schließlich und das Röntgenbild besserte sich (Abb. 72). In den Jahren 1963, 1964, 1967 und 1969 jeweils Rezidive von Chyloptoe und Chylopulmo, die bis einschließlich 1967 nach dem Röntgenbefund alle ausschließlich rechts lokalisiert waren.

Der Schub 1969 ergriff erstmals auch die linke Lunge (Abb. 73). Bei der damaligen Lymphografie stellte sich ein Umgehungskreislauf über die rechte Brustwand zum Ductus broncho-mediastinalis dexter dar. Unter dem Zwerchfell zahlreiche Lymphzysten und Extravasate. Links supraklavikulär mehrere haselnußgroße lymphangio-leiomyomatöse Lymphknoten. Die Patienten verstarb unter Zunahme der Röntgenverschattung im Juni 1969.

Fall 2: Bei der Erstuntersuchung 1968 43jähriger Patient. Anamnestisch im Alter von 6 Jahren Entfernung eines kindskopfgroßen Tumors rechts an Hals und Schulter. 1967 Operation wegen intrakraniellem Hämatom bei Gefäßmißbildung. Seit vielen Jahren chronische Bronchitis. Seit einigen Monaten nächtliche Hustenanfälle

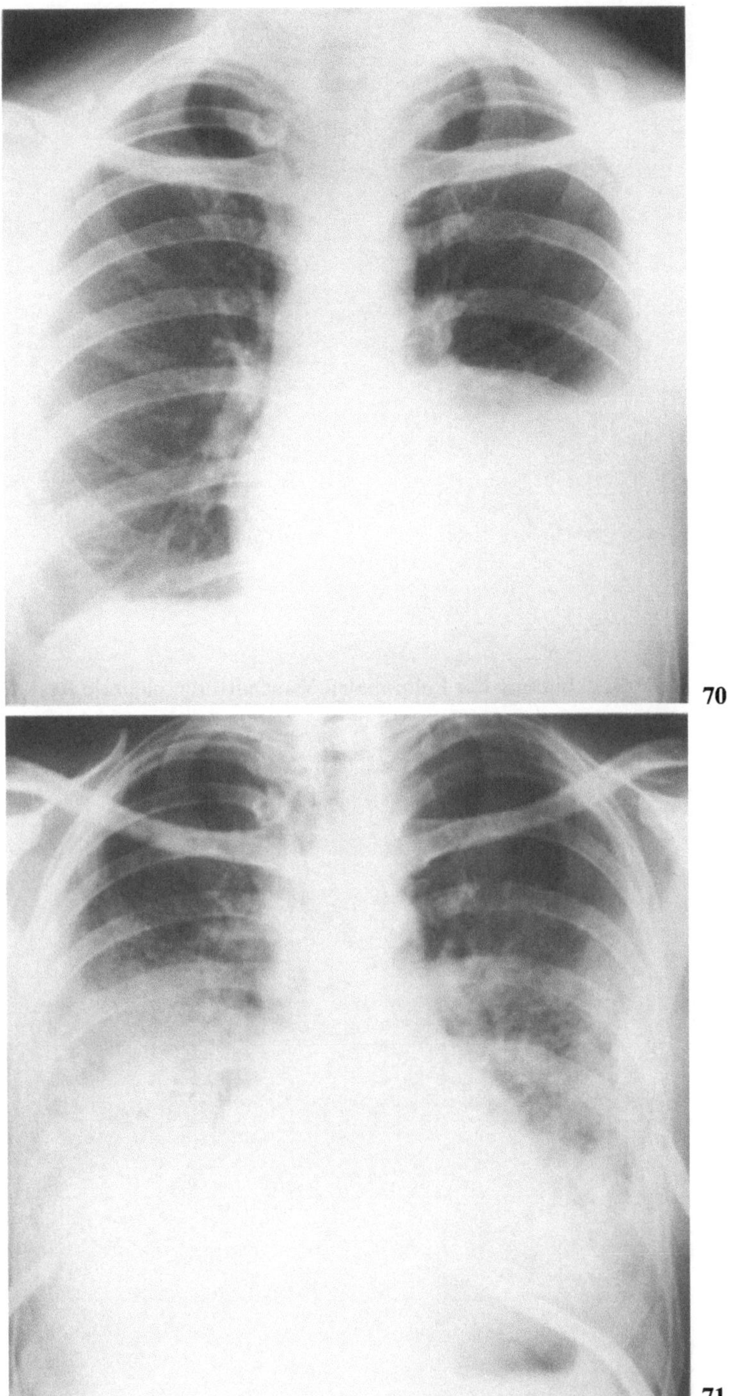

Abb. 70. *Fall 1:* (Februar 1962) Großer linksseitiger, kleiner rechtsseitiger Chylothorax. Noch normale Lungenzeichnung

Abb. 71. *Fall 1:* (März 1962) Ausgedehnte, doppelseitige, konfluierend-kleinfleckige Verschattung der mittleren und unteren Lungenpartien: Chylopulmo bei histologisch nachgewiesener Lymphangioleiomyomatose. Zustand nach doppelseitiger Thorakotomie und Unterbindung des D. thoracicus

verbunden mit milchig aussehendem Auswurf. Röntgenologisch feinfleckig-streifige Zeichnung in beiden Unterfeldern (Abb. 74), seit 6 Jahren langsam zunehmend. Der Verdacht auf Chyloptöe bestätigte sich bronchoskopisch: Man sah diskontinuierlich ein wäßrig-schleimiges Sekret aus dem rechten Oberlappenbronchus

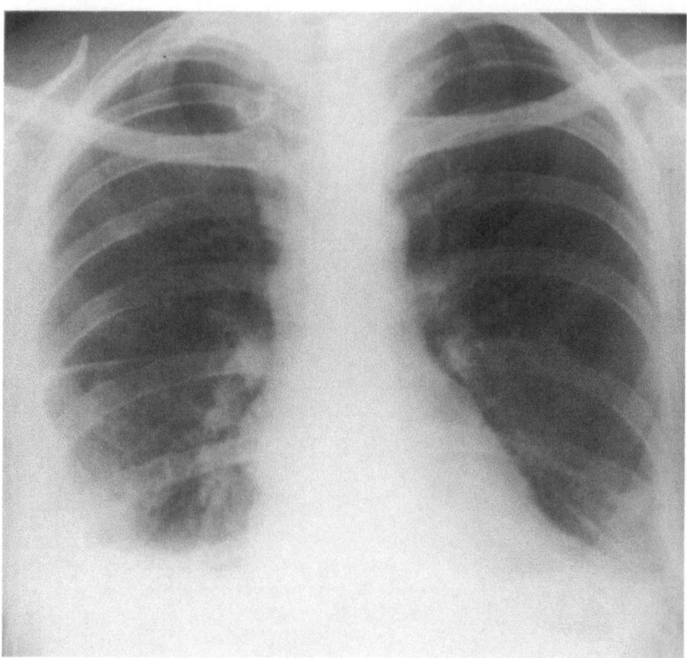

Abb. 72. *Fall 1:* (Juni 1962) Rückbildung der Pulmonalen Verschattung, pleurale Restverschattung beiderseits

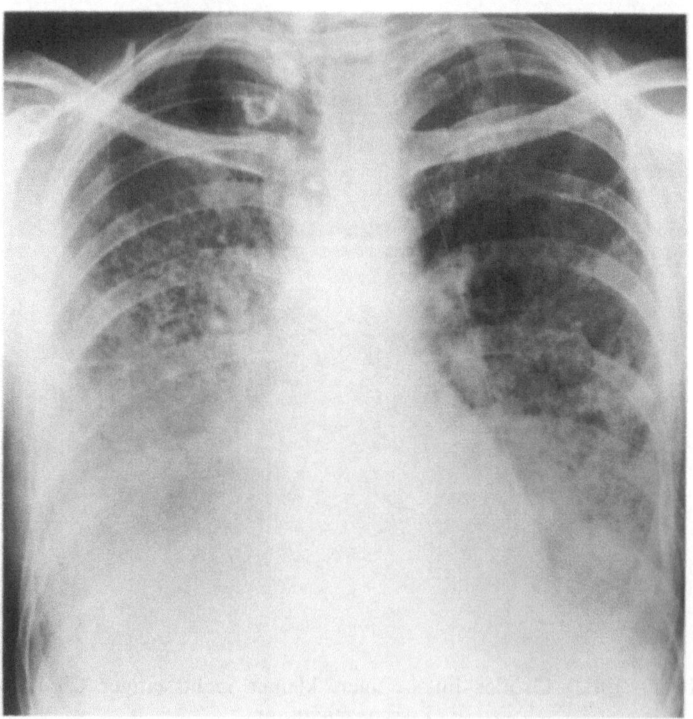

Abb. 73. *Fall 1:* (Februar 1969) Ausgedehnte feinfleckig-netzige Verschattung beider Lungenfelder, basal betont. 4. Rezidiv der Chylopulmo, erstmals doppelseitig. Exitus 4 Monate später

austreten, das erst nach einiger Zeit weißlich, milchartig ausfiel. Bei der Lymphografie stellte sich rechts oberhalb der Bifurkation ein hirtenstabförmig gekrümmtes Lymphgefäß vom Kaliber des Ductus thoracicus dar (Abb. 75), über welches sich Kontrastmittel in den rechten Oberlappenbronchus entleerte und dort ein Bronchogramm ergab (Abb. 76).

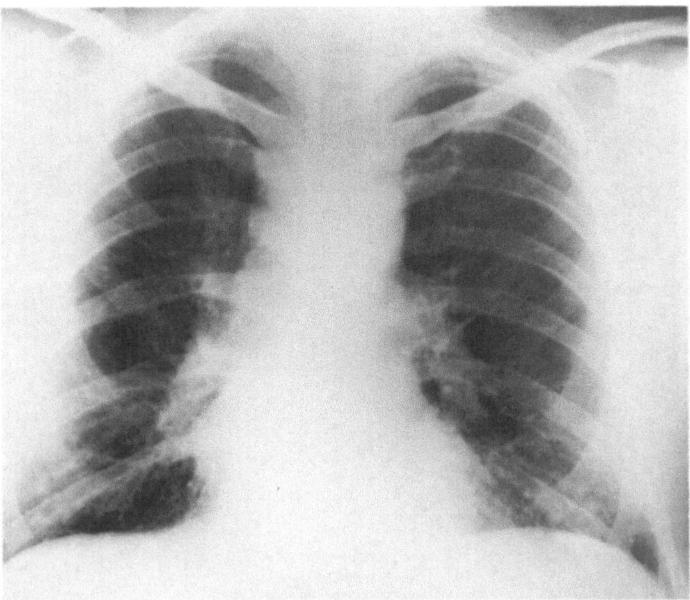

Abb. 74. *Fall 2:* Feinfleckig-streifige Zeichnung in beiden Lungenunterfeldern: Chylopulmo bei Chyloptoe und chylobronchialer Fistel im rechten Oberlappen

Fall 3: 43jähriger Mann. Im September 1958 fieberhafte Erkrankung mit Husten. Nach 3 Wochen fiel dem Patienten auf, daß sein Auswurf milchig aussah. Wiederholte Röntgenaufnahmen ergaben eine an Intensität und Ausdehnung wechselnde feinfleckige Verschattung der rechten Seite (Abb. 77). Im Sputum wiederholt Nachweis von extrazellulärem Fett. Bei der ersten Bronchoskopie mäßig diffuse Bronchitis. Aus dem rechten Oberlappenbronchus lief wäßriges Sekret, Sudan positiv. Bronchografie normal. Zwei Monate später bronchoskopisches Bild wie bei einem Asthma bronchiale, das dann auch anamnestisch seit dem Beginn der Erkrankung erfragbar war. Eine lymphobronchiale Fistel in den rechten Oberlappen war anzunehmen. Weiteres nicht bekannt.

Fall 4: 47jähriger Mann. Im Juni 1979 Husten, dann Fieber und Feststellung eines linksseitigen Pleuraergusses. Nach wiederholter Punktion mit insgesamt 4 l serösem Erguß, in dem Tumorzellen nachweisbar waren, im September 1979 posterolaterale Thorakotomie links mit parietaler Pleurektomie: Pleura nur dorsal verdickt aber zahlreiche Karzinoseknötchen und Plaques über der Aorta, am Zwerchfell und am Perikard. Histologisch Pleuramesotheliom. Früher postoperativer Verlauf unkompliziert. Im weiteren kam es dann zu einer Schwellung, dann zu einer Fistel im vorderen Narbenabschnitt, aus der sich vorübergehend massenhaft milchige Flüssigkeit entleerte. Gleichzeitig hustete der Patient gelatinöses, milchiges Material ab und über der Lunge hörte man beiderseits Rasseln. Auch trat eine teigige, rote Schwellung im Bereich beider Schlüsselbeine auf. Röntgenologisch links ventral gekammerter Sero-(Chylo)-pneumothorax, dorsal im Unterlappen feinfleckige pneumonische Verschattung (Abb. 78). In November 1979 Exitus. Sektion: Links über dem Zwerchfell kleiner, gekammerter chylöser Erguß. Weitgehende Obliteration des Ductus thoracicus mit umschriebener Ektasie knapp vor der Einmündung in die Vene. Dort zusammengesintertes cholesterinhaltiges Material. Rechts 800 ml Chylothorax ohne Tumorbefall. Links ausgedehnte Lipidpneumonie im Unterlappen und paravertebral. Langstreckige Thrombose der V. cava superior übergehend in eine Schwanzthrombose in der rechten V. jugularis und alte obliterierende Thrombose der linken Halsvene. Der Röntgenbefund im Bereich des linken Unterlappens entsprach damit einer chylusbedingten Fettpneumonie.

Fall 5: 70jährige Patientin. Im März 1975 wurde als Zufallsbefund eine Vorwölbung des rechten unteren Mediastinalrandes festgestellt und als Zyste gedeutet. Ein Jahr später Husten, Thoraxschmerzen, großer Pleuraerguß rechts (Abb. 79), bei Punktion milchkaffeeartiger Chylus. Bei Lymphografie erweiterte peribronchiale Lymphgefäße rechts im Mitellappen und links im Oberlappen (Abb. 80). Der D. thoracicus stellte sich nur ein kurzes Stück weit direkt vor der Einmündung in den Venenwinkel und dort stark erweitert dar. Die als Zyste angesehene mediastinale Vorwölbung war nicht mehr sichtbar, so daß man annahm, daß es sich um eine Lymphzyste gehandelt hatte, die in die Pleura perforiert war. Im Röntgenbild war das rechte Mittel-Unterfeld wabig und körnelig verschattet. Die Hustenanfälle waren verbunden mit Auswurf, der schlierenartige Bronchusausgüsse enthielt. Ende Juli 1976 rechtsseitige Thorakotomie, parietale Pleur-

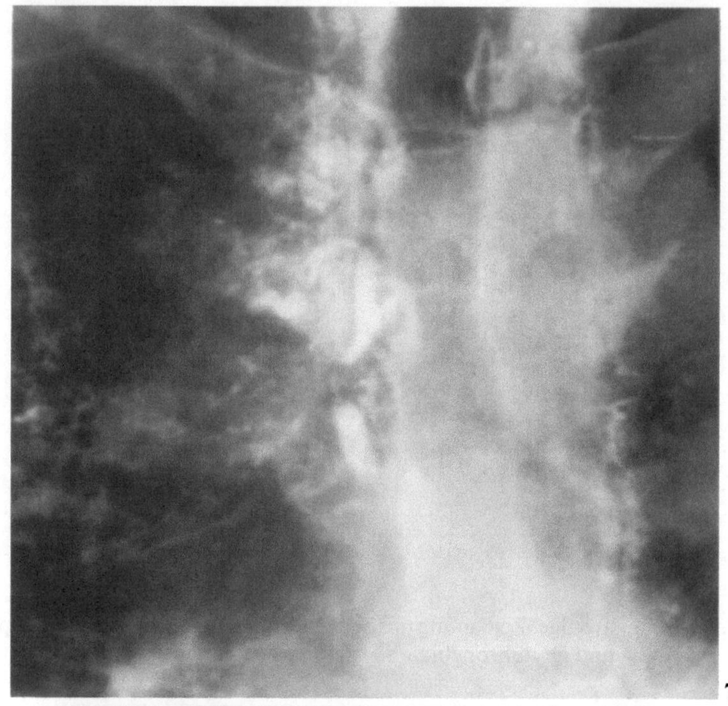

75

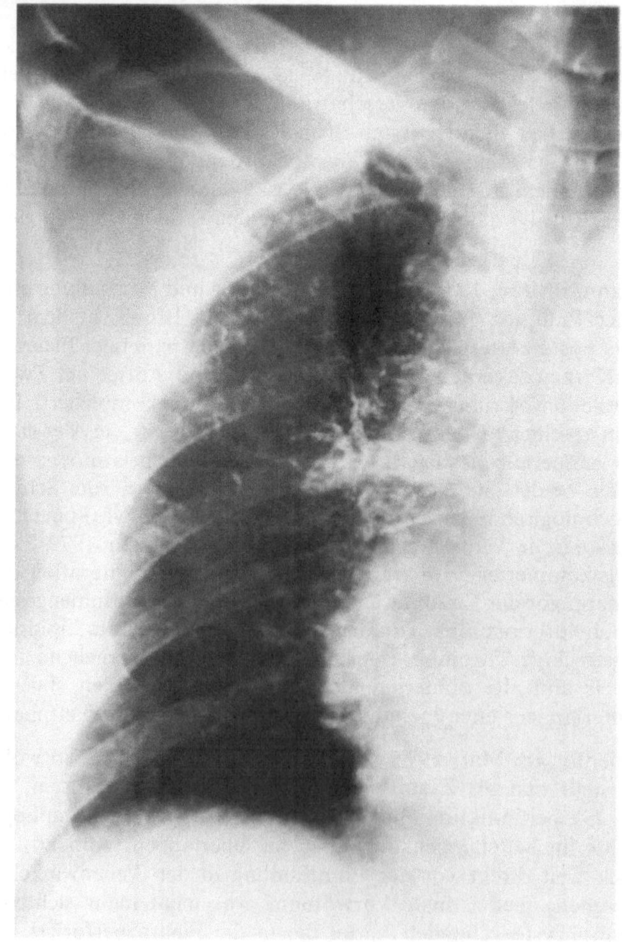

76

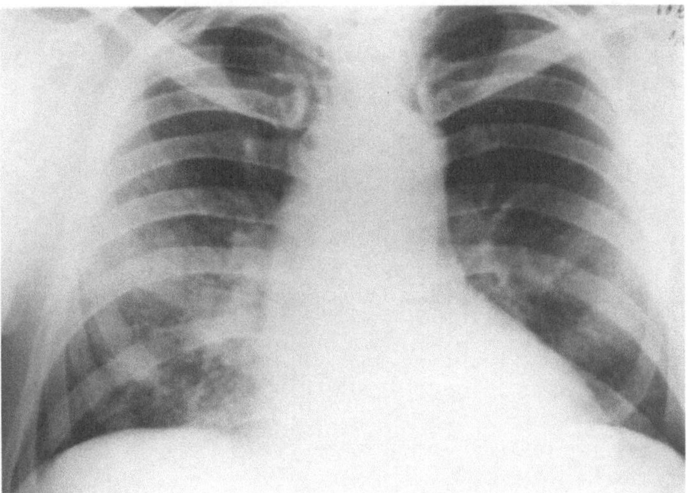

Abb. 77. *Fall 3:* Wechselnde fleckige Verschattung der rechten Seite, gedeutet als Chylopulmo bei Chyloptoe und chylobronchialer Fistel im rechten Oberlappen

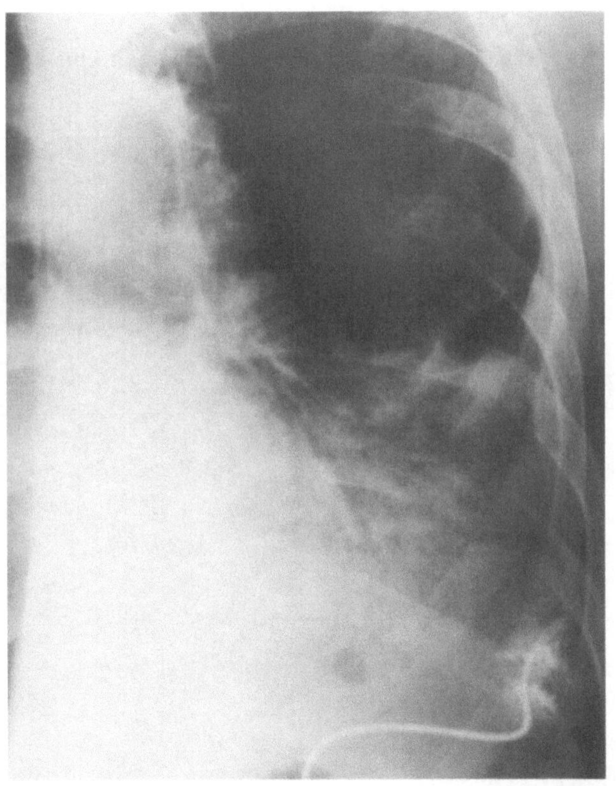

Abb. 78. *Fall 4:* Pneumonische Verschattung im linken Unterlappen bei Chylothorax, Chyloptoe und Chylopulmo bei operiertem Mesotheliom. Autoptisch Fettpneumonie bestätigt, Tumorverschluß des D. thoracicus am Venenwinkel

Abb. 75, 76. *Fall 2:* Erweiterte rechtsmediastinale Lymphgefäße (Abb. 75) und Darstellung eines Bronchogramms (Abb. 76) nach Lymphografie bei chylobronchialer Fistel im rechten Oberlappen

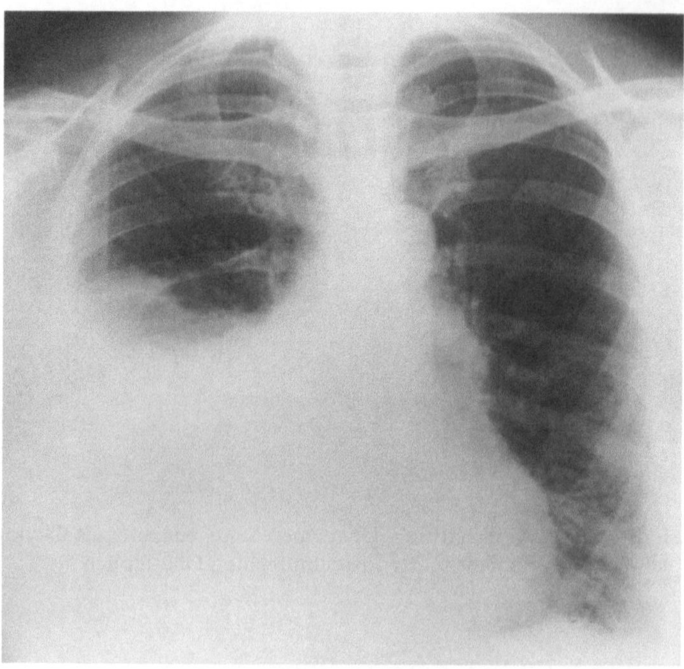

Abb. 79. *Fall 5:* (Juli 1976) Chylothorax rechts

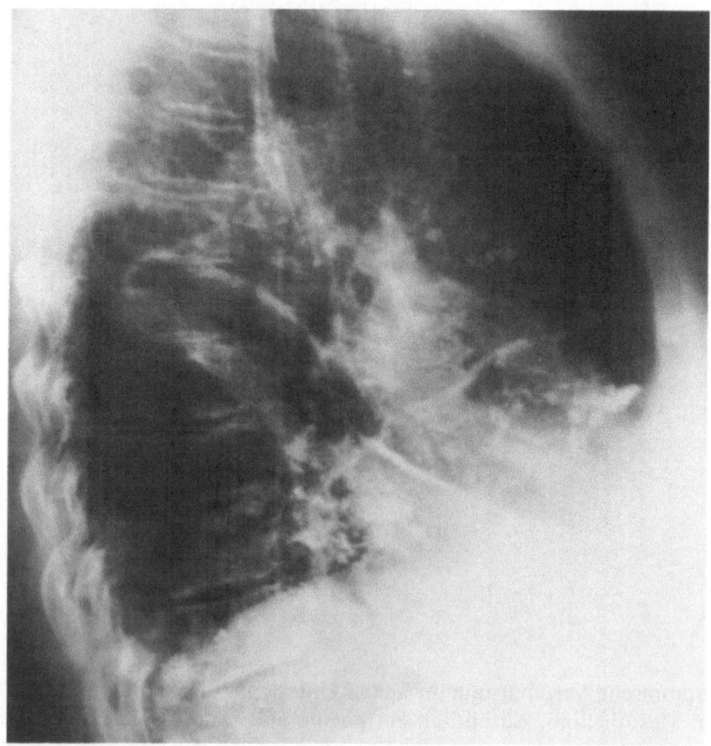

Abb. 80. *Fall 5:* Erweiterte peribronchiale Lymphgefäße im Mittellappenbereich nach Lymphografie

ektomie, Unterbindung des D. thoracicus und Abtragung von Lymphzysten. Zahlreiche Lymphgänge mündeten in den Unterlappen. Histologische Diagnose: Lymphangioleiomyomatose. Nach der Operation lief der Chylothorax nicht mehr nach, aber über der Lunge war zeitweilig Rasseln zu hören und bei der Bronchoskopie sah man zu solchen Zeiten Ödem von rechts unten kommen. Früh postoperativ war der Auswurf oft stark

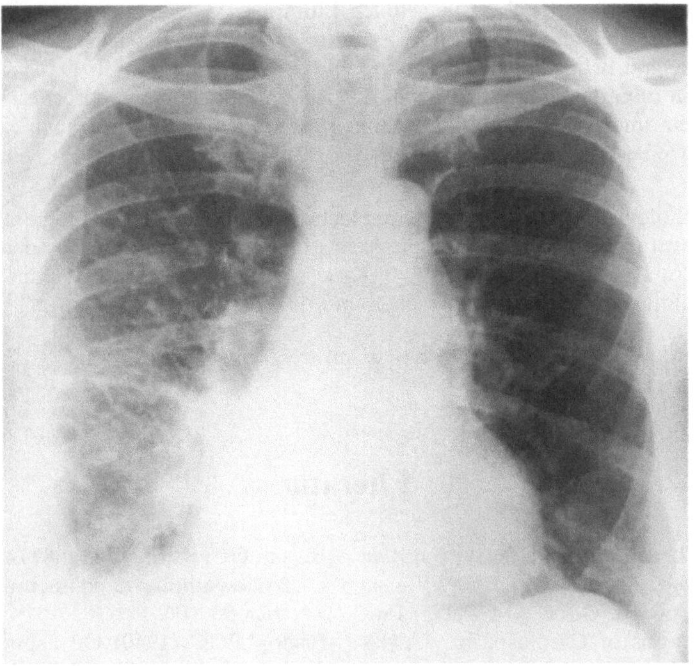

Abb. 81. *Fall 5:* (September 1976) Zustand nach Thorakotomie rechts, Unterbindung des D. thoracicus und Abtragung von Lymphzysten, histologisch Lymphangioleiomyomatose. Vorübergehend Chyloptoe. Pleurale Restverschattung und konstante Verschattung des rechten Lungenunterfeldes

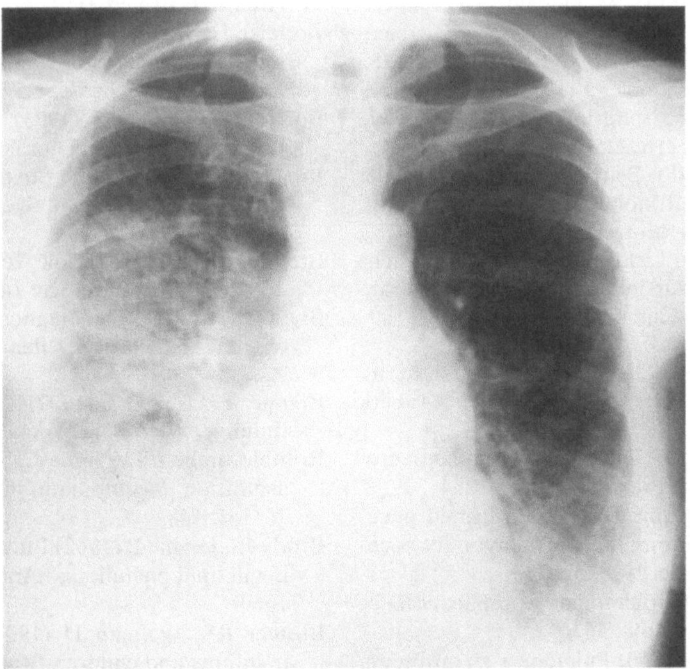

Abb. 82. *Fall 5:* (März 1981) Ausgedehnte konfluierende fleckige Lungenverschattung, rechts mehr als links: Chylopulmo, verbunden mit schwerer Chyloptoe. Exitus im gleichen Monat

gelb gefärbt. Später wurde die Lunge trocken, der Auswurf ließ nach und die Lunge hellte sich auf, blieb aber immer trüber als normal (Abb. 81). Unter Diät mit mittelkettigen Fettsäuren in den nächsten $4^1/_2$ Jahren Wohlbefinden. Im Februar 1981 kam es akut wieder zu starkem Reizhusten und schwerer Kurzatmigkeit. Im Röntgenbild wieder vermehrt Trübung im rechten Mittel-Unterfeld (Abb. 82). Die Patientin hustete bis zur Erschöpfung rosafarbene, z.T. auch gelblich klumpige Massen ab, auch gelbweißes dünnflüssiges Sekret, meist nach dem Essen. Schwere Dyspnoe, Zyanose, Stenokardien. Mehrfach wurden bronchoskopisch solche zeitweilig das rechte Bronchialsystem verstopfende Massen ausgespült. Dabei lief dann anschließend immer wieder reichlich dünnflüssiges Ödem nach, das im Auffangröhrchen sofort zu einer Gallerte gerann. Zeitweilig kamen Ödem und Ausgüsse auch von links. Im Bronchialsekret reichlich extrazelluläres Fett und eosinophile Massen, wie bei einer Alveolarproteinose. Exitus letalis im März 1981. Keine Sektion.

Danksagung: Die pathologisch-anatomischen Untersuchungen sowie die Histologie aller Präparate wurden im Pathologischen Institut des Katharinenhospitals Stuttgart durchgeführt unter den Direktoren Prof. W. Masshoff, Prof. A. Bohle, Prof. H. Cain, Prof. B. Kraus. Frau Prof. Kraus danken wir für die freundliche Überlassung der Abbildungen der makroskopischen und mikroskopischen Präparate.

Die zytologischen Untersuchungen wurden von den Autoren selbst durchgeführt.

Literatur

Adams WE (1947) Chronic nonspecific suppurative pneumonitis. Surgery 22:723–724

Anderson HA, Holman CB, Olsen AM (1953) Pulmonary Complications of Cardiospasm. JAMA 151:608–612

Ayvazian LF, Steward DS, Merkel CG, Frederick WW (1967) Diffuse lipoid pneumonitis successfully treated with prednisone. Am J Med 43:930–934

Ballantyne AJ, Clagett OT, McDonald JR (1952) Extrapulmonary oil granuloma secondary to oleothorax. Proc Staff Meet Mayo Clinic 27:250–255

Barzò P, Gyulai I, Schnitzler J (1973) Lungenveränderungen infolge Aspiration von Mineralölen. Prax Pneumol 27:216–225

Bassermann FJ (1948) Beitrag zur Kasuistik der chronischen Paraffinölschädigung der Lunge (Lungensteatose). Röntgenpraxis 17:256–260

Bassermann FJ (1964) Licht- und elektronenoptische Untersuchungen zur idiopathischen Cholesterinpneumonie. Beitr Klin Erforsch Tuberk 128:29–49

Bassermann FJ (1969) Die pulmonale Cholesteringranulomatose. Beitr Klin Erforsch Tuberk 139:281–294

Bassermann FJ (1970) Die Cholesterin-Thesauropathien der Lunge. Prax Pneumol 24:234–239

Baumgartner L, Angevine DM (1936) Lipoid pneumonia and conditions that may favor its occurance. Am J Med Sci 192:252–257

Belcher JR (1949) The pulmonary complications of dysphagia. Thorax 4:44–56

Berg R, Burford TH (1950) Pulmonary paraffinoma (lipoid pneumonia). J Thorac Surg 20:418–428

Bernhard K, Lindlar F (1957) Über die Speicherungsfähigkeit der Lunge für Lipide. Acta Anat (Basel) 30:92–95

Bernhard K, Scheitlin KB u E (1952) Zur Resorption von Mineralöl. Helv Physiol Pharmacol Acta 240:284–291

Biasini GC, Sanna G (1968) Broncopolmonite da petrolio complicata da pneumatocele. Clinica Pediatrica 50:106–111

Bishop PGC (1940) Oil aspiration pneumonia and pneumolipoidosis. Ann Intern Med 13:1327–1359

Blessing MH, Lenz W (1973) Pathologisch-anatomische Veränderungen der Rattenlunge nach endotrachealer Injektion von Methylsilikonöl. Int Arch Arbeitsmed 31:277–293

Bodmer H, Kallòs P (1933) Ein Fall von Corriganscher Lungenzirrhose mit seltener Aetiologie. Dtsch Med Wochenschr 59:847–849

Borrie J, Gwynne JF (1973) Paraffinoma of lung: Lipoid pneumonia. Thorax 28:214–221

Breakey AS, Dotter CT, Steinberg J (1951) Pulmonary complications of cardiospasm. N Engl J Med 245:441–447

Breining H (1971) Über die Verfettung der Alveolardeckzellen. Pneumologie 146:64–78

Breining H (1972) Die diagnostische Bedeutung verfetteter Alveolardeckzellen im Sputum. Med Welt 22:815–818

Brenner F, Urban FF (1937) Zur Kenntnis der Paraffinlunge. Wien Klin Wochenschr 50:1248–1251

Brimblecombe FS, Crome L, Tizard JPM (1951) Oil aspiration pneumonia in infancy. Arch Dis Child 26:141–148

Brody JS, Levine B (1962) Interlobular septa thickening in lipid pneumonia. Am J Roentgen 88:1061–1069

Bromer RS, Wolman IJ (1939) Lipoid pneumonia in infants and children. Radiology 32:1–7

Brown AL, Biskind GR (1941) Differential diagnosis between lipid pneumonia and pulmonary neoplasm. JAMA 117:4–6

Bryan CS, Boitnott JK (1969) Adenocarcinoma of the lung with chronic mineral oil pneumonia. Am Rev Respir Dis 99:272–274

Buechner HA, Strug LH (1956) Lipoid granuloma

of the lung of exogenous origin. Dis Chest 29:402–415

Burhenne HA, Homma H, Probst A (1974) Die exogene Lipidpneumonie. Med Welt 25:237–239

Cannon PR (1935) Lipoid pneumonia. Arch Path (Chicago) 19:135–136

Cannon PR (1940) The problem of lipoid pneumonia. A brief report. JAMA 115:2176–2179

Casey JF (1961) Chronic cor pulmonale associated with lipoid pneumonia. JAMA 177:896–898

Chiari H (1951) Über chronische abszedierende Schaumzellenpneumonie. Langenbeck Arch Klin Chir 268:125–149

Chisholm JC, Traad EA, Gregonis JG (1969) Cholesterol pneumonitis. Dis Chest 55:492–495

Clements JA (1965) Surfactant in pulmonary disease. N Engl J Med 272:1336–1337

Cohen AB, Cline MJ (1972) In vitro studies of the foamy macrophage of postobstuctive endogenous lipoid pneumonia in man. Am Rev Respir Dis 106:69–78

Corper HJ, Freed H (1922) Intratracheal injection of oil for diagnostic and therapeutic purposes. JAMA 79:1739–1743

Corrin B, King E (1969) Experimental endogenous lipid pneumonia and silicosis. J Pathol 97:325–333

Corwin RW, Irwin RS (1985) The lipid-laden alveolar macrophage as a marker of aspiration in parenchymal lung disease. Am Rev Respir Dis 132:576–581

Council on Pharmacy and Chemistry. Report of the Council (1942) Nasal inhalant preparations containing petrolatum omitted from NNR. JAMA 118:378

Courcoux MA (1942) Image pulmonaire transistoire par vapeurs d'huile de paraffine. Société d'Études Scientifiques 14. Février 1942:152–155

Cremer H, Helpap B, Müller N (1973) Tierexperimentelle Untersuchungen zur Pathogenese verfetteter Alveolardeckzellen. Pneumologie 148:311–317

Daniel RA, Nolen TM (1954) Lipoid granuloma of the lung. Am Surg 20:849–862

Das DD, Depriest OS, Young RC (1972) Exogenous lipoid pneumonia. Report of three cases with selective review of the literature. Md Ann DC 41:16–22

Davidson JM, McLeod WM (1969) Pulmonary alveolar proteinosis. Br J Dis Chest 63:13–21

Davis EW, Hampton AO, Bickham CE, Winship T (1954) Lipoid pneumonia simulating tumor. J Thorac Surg 28:212–219

Davis KS (1936) Roentgenografic changes following the introduction of mineral oil in the lung. Radiology 26:131–137

Decroix G, Sauvaget S, Lafitte G, Gervais C, Jagueux M, Alcindor LG, Basset F (1973) Pneumopathie huileuse exogène et fibreuse pulmonaire

diffuse. Revue Franc Malad Respir T.1, n°10:1027–1042

Didolkar MS, Gamarra MC, Hartmann RA, Takita H (1973) Lipoid granuloma of the lung. Clinicopathologic observations. J Thorac Cardiovasc Surg 66:122–126

Dillard RA, Perkins RB (1958) Spontaneous bilateral chylopneumothorax. J Thorac Surg 35:91–96

Di Rienzo S, Weber HH (1960) Radiologische Exploration des Bronchus. Thieme, Stuttgart

Dobbertin I (1977) Die Ölpneumonie und andere Formen pulmonaler Fettspeicherung. Inaugural-Dissertation, Eberhard-Karls Universität Tübingen

Donelly LC, Hecht BP (1952) Chemical examination of lung tissue for mineral oil. Am J Clin Pathol 22:449–451

Dresen K-A, Redline WR (1961) Chronic pneumonitis of the cholesterol type. Dis Chest 40:547–551

Duboucher C, Escamilla R, Rocchioli F, Negre A, Lageron A, Migueres J (1986) Pulmonary lipogranulomatosis due to excessive consumption of apples. Chest 90:611–612

Eckert H, Jerochin S (1978) Elektronenmikroskopische und histochemische Untersuchungen zur phagozytären Abwehrreaktion der Lunge bei experimenteller Mineralölpneumonie. Z Erkr Atmungsorgane 150:34–42

Eckert H, Jerochin S (1981) Die Pathogenes der sogenannten exogenen Lipoidpneumonie. Z Erkr Atmungsorgane 157:27–33

Eckert H, Rotte K-H (1980) Morphologische Veränderungen der Meerschweinchenlunge nach Aerosolapplikation und Lipiodol Ultrafluid. Z Erkr Atmungsorgane 154:66–72

Ellinger E (1934) Paraffinölschädigung der Lunge. Fortschr Röntgenstr 49:397–403

Editorial (1972) Blackfat tobacco smoker'lung. Brit Med J [Clin Res] 1972:393

Editorial (1981) What is the true role of surfactant in the lung. Thorax 36:1–4

Eyal Z, Borman JB, Milwidsky H (1961) Solitary oil granuloma of the lung. A report of three cases. Br J Dis Chest 55:43–45

Facquet MJ, Langeard (1947) Deux cas d'opacités pulmonaires du lobe moyen chez des chanteurs (pneumonie huileuse probable). Société médicale des hôpitaux de Paris Séance du 14 mars 1947:200–204

Farber JE, Carpenter R, Pellicano V (1942) Lipoid pneumonia. Diagnosis by aspiration biopsy. Am Rev Tuberc 45:453–455

Farber SM, Wood DA, Pharr SL, Pierson B (1957) Significant cytological findings in non-malignant pulmonary disease. Chest 31:1–13

Felson B, Ralaisomay G (1983) Carcinoma of the lung complicating lipid pneumonia. AJR 141:901–907

Feteih W, Rao S, Whisennand HH, Mardin MK

(1983) Chylopericardium: New complication of Blalock-Taussig anastomosis. J Thorac Cardiovasc Surg 85:791–793

Fetterman GH, Mayview PP (1937) Oil aspiration pneumonia. Report of two autopsied cases in adults. J Lab Clin Med 22:619–623

Fienberg R (1953) Necrotizing granulomatosis and angiitis of the lungs and its relationship to chronic pneumonitis of the cholesterol type. Am J Pathol 29:913–932

Fischer-Wasels B (1933) Tödliche Lungenschrumpfung durch Gebrauch von Mineralöl. Frankfurt Z Path 44:412–425

Fisher MR, Sider L (1983) Diffuse reticulonodular infiltrate associated with splenomegaly. Chest 84:609–610

Fitzgerald MX, Carrington CB, Gaensler EA (1973) Environmental lung disease. Med Clin North Am 57:593–622

Foe RB, Bigham RS (1954) Lipid pneumonia following occupational exposure to oil spray. JAMA 155:33–34

Fox B (1979) Liquid paraffin pneumonia with chemical analysis and electron microscopy. Virchows Arch [A] 382:339–346

Freiman DG, Engelberg H, Merrit WH (1940) Oil aspiration (lipoid) pneumonia in adults. Arch Intern Med 66:11–38

Frost JK, Gupta PK, Erozan YS, Carter D, Hollander DH, Levin ML, Ball WC Jr (1973) Pulmonary cytologic alterations in toxic environmental inhalation. Hum Pathol 4:521–536

Gädecke R (1948) Über das Vorkommen von Fettstoffen in Säuglingslungen. Z Kinderheilk 66:183–193

Garrison HF (1935) Lipoid pneumonia in children. South Med J 28:322–324

Gartman JC (1961) Chronische Pneumonie-Lipoidpneumonie-Lungenabszeß. Beitr Klin Tuberk 124:71–81

Garvin CF (1939) Lipoid pneumonia. Report of two cases. Arch Intern Med 64:586–589

Genevrier R, Daussy M, Baviera E, Gacouin JC (1972) Les pneumopathies huileuses de l'adulte. Sem Hôp Paris 48:2607–2614

Giese W (1965) Chronische Pneumonie. Beitr Klin Erforsch Tuberk 132:178–193

Giese W (1971) Speicherungskrankheiten der Lunge. Pathologische Anatomie der Lungenspeicherung. Pneumologie 145:278–294

Glancy DL, Frazier PD, Roberts WC (1968) Pulmonary parenchymal cholesterol-ester granulomas in patients with pulmonary hypertention. Am J Med 45:198–210

Gleason WA Jr, Roodman ST, Laks H (1979) Protein-losing enteropathy and interstitial lymphangioectasia after superior vena cava-right pulmonary artery (Glenn) shunt. J Thorac Cardiovasc Surg 77:843–846

Goodwin TC (1934) Lipoid cell pneumonia. Am J Dis Child 48:309–326

Goorwitch J (1955) Traumatic chylothorax and thoracic duct ligation. Case report and review of literature. J Thorac Surg 29:467–479

Graef I (1935) Pulmonary changes due to the aspiration of lipids and mineral oil. Am J Pathol 11:862–866

Graef I (1939) Studies in lipoid pneumonia. Lipid pneumonia due to cod liver oil, lipid pneumonia due to liquid petrolatum. Arch Path (Chicago) 28:613–667

Green D, Dighe P, Ali NO, Katele GV (1980) Pulmonary alveolar proteinosis complicating chronic myelogenous leukemia. Cancer 46:1763–1766

Greenridge HW, Tuttle MJ (1955) Lipoid pneumonia in a veterans hospital. Am Intern Med 43:1259–1268

Griffin JW, Daeschner CW, Collins VP, Eaton WL (1954) Hydrocarbon pneumonitis following furniture polish ingestion. J Pediatr 45:13–26

Grimminger A (1968) Cholesteringranulome der Lunge. 13. Südd Ges Tbk Lungenkrkh Heilbronn 1967. Thieme, Stuttgart

Grossmann HA, Nieder A (1968) Ölaspirationspneumonie im Säuglingsalter. Monatsschr Kinderheilkd 116:478–480

Guest JL, Arean VM, Brenner HA (1967) Group IV Atypical Mycobacterium infection occuring in association with mineral oil granuloma of the lungs. Am Rev Respir Dis 95:656–662

Guidry LD, Clagett OT, McDonald JR, Kincaid OW (1959) Pulmonary resection for mineral oil granulomas. Ann Surg 150:67–75

Guieysse-Pelissier A (1920) Recherches sur l'absorption de l'huile dans le poumon. CR Soc Biol (Paris), T LXXXIII:809–811

Guin GH, Winship T (1953) Lipoid pneumonia. Report of five cases. Md Ann DC 22:396–401

Gwinn JL, Barnes GR (1965) Radiological case of the month. Am J Dis Child 110:697–698

Häberle W, Wettengel R, Böhning W, Hartmann W, Schmidt U, Hartung W (1986) Beziehungen zwischen pulmonaler Cholesteringranulomatose und Alveolarproteinose, Prax Klin Pneumol 40:452–456

Hampton AO, Bickham CE, Winship T (1955) Lipoid pneumonia. Am J Roentgen 73:938–949

Hany A, Bühlmann AA (1973) Seltene Lungenerkrankungen. In: Schinz HR, Baensch WE, Frommhold W, Glauner R, Ühlinger E, Wellauer J (Hrsg) Lehrbuch der Röntgendiagnostik, Bd IV/2. Thieme, Stuttgart, S 617–628

Hargus EP, Carson SD, McGrath RL, Wolfe RR, Clarke DR (1978) Chylothorax and chylopericardial tamponade following Blallock-Taussig anastomosis. J Thorac Cardiovasc Surg 75:642–645

Harris VJ, Brown R (1975) Pneumatoceles as a complication of chemical pneumonia after hydrocarbon ingestion. Am J Roentgen 125:531–537

Hastings EV (1950) Vascular lesions in lipid pneumonia (due to liquid petrolatum). Arch Path (Chicago) 49:453–460

Heckers H, Melcher FW, Nekarda K, Dittmar K (1976) Paraffinölpneumonie. Spezifischer Nachweis und quantitative Verlaufskontrolle des expectorierten Paraffinöls während verschiedener Therapiephasen über einen Behandlungszeitraum von 120 Tagen. Verh Dtsch Ges Inn Med 28:1770–1775

Heckers H, Melcher FW, Dittmar K, Knorpp K, Nekarda K (1978) Long-term course of mineral oil pneumonia. Lung 155:101–109

Heckers H, Melcher FW, Dittmar K, Nekarda K, Knorpp K (1979) Zur Diagnose und Therapie der Mineralölpneumonie. Atemwegs- und Lungenkrankheiten 5:415–418

Heinisch HM, Levejohann R (1973) The pathogenesis of radiological changes in the lungs after ingestion of petroleum distillates. Ann Radiol (Paris) 16:263–266

Hofmann K, Brunner P, Tulusan AH (1976) Abbau öliger Substanzen in der Kaninchenlunge. Virchows Arch [A] 369:347–358

Humphrey AA, Olmstead EG (1949) Lipoid pneumonia in neuropsychiatric and debilitated patients. Dis Chest 15:985–1001

Hurvitz SA (1972) Lipid pneumonia. A new etiology. J Thorac Cardiovasc Surg 63:551–552

Hutchins GM, Boitnott JK (1978) Atypical mycobacterial infection complicating mineral oil pneumonia. JAMA 240:539–541

Huzly A (1972) Lipoidpneumonie: Hinweise auf die Art der Aspiration und bronchografische Veränderungen. In: Heuck F (Hrsg) Deutscher Röntgenkongreß 1972, Beiheft Fortschr Geb Röntgenstr Nucl Med. Thieme, Stuttgart, S 145–148

Ikeda K (1935) Oil aspiration pneumonia (lipoid pneumonia). Am J Dis Child 49:985–1001

Ikeda K (1937) Lipoid pneumonia of the adult type (paraffinoma of the lung). Report of five cases. Arch Path (Chicago) 23:470–492

Jacobovitz-Derks D, Corrin B (1977) Degenerative processes in the pathogenesis of pulmonary alveolar lipoproteinosis. Virchows Arch [A] 376:165–174

Jacobovitz-Derks D, Derks CM (1979) Pulmonary neutral fat embolism in dogs. Am J Pathol 95:29–38

Järvholm B, Bake B, Lavenius B, Thiringer G, Volkmann R (1982) Respiratory symptoms and lung function in oil mist-exposed workers. J Occup Med 24:473–479

Jampolis RW, McDonald JA, Clagett OT (1953) Mineral oil granuloma of the lungs: An evaluation of methods for identification of mineral oil in tissue. Int Abstr Surg 97:105–119

Jimenez JP, Lester RG (1966) Pulmonary complications following furniture polish ingestion. Am J Roentgenol 98:323–333

Kandt D, Eckert H (1979) Sputumzytologische Untersuchungen zum Lipidnachweis bei Personen mit beruflicher Mineralöl-Aerosol-Exposition. Atemwegs- u Lungenkrankheiten 5:441–442

Kapanci Y, Chauvet M (1967) La pneumonie desquamative interstitielle. Schweiz Med Wochenschr 97:1199

Kaplan L (1941) Combined cod liver oil and liquid petrolatum pneumonia in a child. Am J Dis Child 62:1217–1223

Kennedy JD, Costello P, Balikian JB, Herman PG (1981) Exogenous lipoid pneumonia. AJR 136:1145–1149

Kirklin BR (1940) Lipoid pneumonitis. Radiology 35:261–267

Kluge A (1959) Versuche zur Cholesterinpneumonie. Verh Dtsch Ges Pathol 43:274–278

Kompalitch M, Vincent J, Thomas D, Jagueux M, Decroix G (1973) Traitement par lavages pulmonaires de la proteinosis alvéolaire. Rev Franc Mal Resp 1:1052–1062

Kuntz E (1966) Der Chylothorax. Eine Übersicht über das Schrifttum 1945–1965 mit 297 Fällen und Bericht über 3 eigene Beobachtungen. Klinik u Erforschung der Tbk ud Lungenkrankheiten 133:98–125

Kurgan J, Smigla K (1974) Pulmonary alveolar proteinosis. Respiration 31:278–286

Laporte R (1939) Action de l'huile de paraffine sur les lésions produites par un bacille paratuberculeux. CR Soc Biol (Paris) 130:611–615

Laughlen GF (1925) Studies on pneumonia following nasopharyngeal injections of oil. Am J Pathol 1:407–414

Lawler W (1977) Idiopathic cholesterol pneumonitis. Histopathology 1:385–395

Lewis PD, Dayan AD (1965) "Paraffinosis" secondary to bilateral oleothorax. Thorax 20:435–440

Löffler W, Jaccard G (1954) Über einen Fall von Chyloptoe mit pseudomiliarem Lungenbild. Schweiz Med Wochenschr 84:1335–1336

Losner S, Volk BW, Slade WR, Nathanson L, Jacobi M (1950) Diagnosis of lipoid pneumonia by examination of sputum. Am J Clin Pathol 20:539–545

Lüllmann H, Lüllmann-Rauch R, Wassermann O (1973) Arzneimittelinduzierte Phospholipidspeicherkrankheit. Dtsch Med Wochenschr 98:1616–1625

Luna CM, Gené R, Jolly EC, Nahmod N, Defranchi HA, Patiño G, Elsner B (1985) Pulmonary lymphangiomyomatosis associated with tuberous sclerosis. Chest 88:473–475

Mack JW, Heydorn WH, Pauling FW, Lindell ME (1979) Postoperative chylous pseudocyst. J Thorac Cardiovasc Surg 77:773–776

Mahringer W, Moeller M (1972) Lungenveränderungen bei Lipoidpneumonie. In: Heuck F (Hrsg) Deutscher Röntgenkongreß 1972, Beiheft Fortschr Geb Röntgenstr Nucl Med. Thieme, Stuttgart, S 144–145

Maier HC (1966) The pulmonary and pleural lymphatics: A challenge to the thoracic explorer. J Thorac Cardiovasc Surg 52:155–163

Maier HC (1968) Chylous reflux in the lungs and pleura. Thorax 23:281–296

Maillet PJ, Maisonneuve M, Loire R, Pinet UF (1980) Xanthogranulomes pulmonaires. J Radiol 61:689–692

Marino C, Romagnoli E, Fanfani M (1962) Le sclerosi polmonari colesterino-pessiche. Archivio De vecci per L'Anatomia Patologica e la Medicina Clinica 37:67–117

Mason JM (1955) Lipoid pneumonia-adult type. Report of a case and discussion of the subject. Ann surg 141:940–943

Mason RJ, Williams MC (1977) Type II alveolar cell. Defender of the alveolus. Am Rev Respir Dis 115:81–91

Matuschak GM, Owens GR, Rogers RM, Tibbals SC (1984) Progressive intrapartum respiratory insufficiency due to pulmonary alveolar proteinosis. Chest 86:496–499

McBurney RP, Jampolis RW, Celto P, Hedberg G (1955) Oil granuloma and lipoid pneumonitis: a complication of oleothorax. Report of seven cases. J Thorac Surg 29:271–276

McDonald JR, Hodgson CH (1954) The problem of lipoid pneumonia or granuloma of the lung. Med Clin North Am 38:989–996

Mattioli G, Pagliani G, Galletti G, Bono C (1962) La polmonite lipidica dell'adulto. Chir Torac 15:469–477

Meyers JB, Griffith RL (1955) Lipoid pneumonia due to prolonged ingestion of mineral oil. Dis Chest 27:677–684

Meyniard O, Boissonnas A, Laisne J, Laroche C, Abelanet R (1980) Pneumopathie chronique a l'huile de paraffine et modifications pleurales. Rev Fr Mal Resp 8:259–264

Michel D (1959) Zur Bedeutung der Lunge für den Fettstoffwechsel. Materia Medica Nordmark 11:84–89

Miller A, Bader RA, Bader ME, Tierstein AS, Selikoff IJ (1962) Mineral oil pneumonia. Ann Intern Med 57:627–634

Moel M, Taylor HK (1943) Oil aspiration pneumonia. Am J Roentgen 49:177–184

Monfort JA (1939) Lipoid pneumonia. Med Times 67:320–325

Morgenroth K (1986) Das Surfactantsystem der Lunge. Walter de Gruyter u. Co., Berlin

Nagel O (1964) Beantwortung einer Anfrage über Behandlungsmethoden bei der chronischen Ölpneumonie. Tuberkulosearzt 18:568

Nathanson L, Frenkel LD, Jacobi M (1943) Diagnosis of lipoid pneumonia by aspiration biopsy. Arch Intern Med 72:627–634

Nekarda K, Heckers H (1977) Mineralölpneumonie nach jahrelangem Gebrauch von paraffinölhaltigem Gurgelmittel. Spezifischer Nachweis mittels biochemischer Sputumuntersuchung. Laryngol Rhinol Otol (Stuttg) 56:14–19

Nelson LMD (1954) Lipiodol swollow and paraffinoma of the lung. Br J Tuberc 48:60–62

Nochomovitz LE, Uys CJ, Epstein S (1975) Massive deposition of mineral oil after prolonged ingestion. S Afr Med J 49:2187–2190

Novak FJ (1943) Fate of liquid petrolatum instilled into the nose. Arch Otolaryng (Chicago) 38:241–244

Nuessle WF (1951) The significance of fat in sputum. Am J Clin Pathol 21:430–435

Oldenburger D, Maurer J, Beltaos E, Mag in GE (1972) Inhalation lipoid pneumonia from burning fats. A newly recognized industrial hazard. JAMA 222:1288

Olsen AM (1970) The spectrum of aspiration pneumonitis. Ann Otol Rhinol Laryngol 79:875–888

Olsson O (1970) Die Kontrastmittel im klinischen Gebrauch. In: Diethelm L, Olsson O, Strand F, Vieten H, Zuppinger A (Hrsg) Handbuch der medizinischen Radiologie, Bd III. Springer, Berlin Heidelberg New York, S 587

Otto O (1970) Die Atmungsorgane. In: Meessen H, Roulet F (red von) Die Organe. Springer, Berlin Heidelberg New York (Handbuch der allgemeinen Pathologie, Bd III/4, S 77–83)

Padula RT, Stayman JW (1967) Chronic interstitial pneumonia: cholesterol type. J Thorac Cardiovasc Surg 54:271–278

Paterson JLH (1938) An experimental study of pneumonia following the aspiration of oily substances: Lipoid cell pneumonia. J Path Bact 46:151–164

Peiper A, Thomas H (1951) Die Aspiration. Monatsschr Kinderheilkd 99:377–382

Philips FR (1956) Vacuolated cells in the sputum simulating adenocarcinoma cells. Br J Cancer 10:24–25

Pierson JW (1932) Some unusual pneumonias associated with the aspiration of fats ald oils in the lungs. Am J Roentgen 27:572–579

Pinkerton H (1927) Oils and fats. Their entrance into and fate in the lungs of infants and children: A clinical and pathologic report. Am J Dis Child 33:259–285

Pinkerton H (1928) The reactions to oils and fats in the lung. Arch Path (Chicago) 5:380–401

Pinkerton H, Moragues V (1940) Paraffinoma of the lung with secondary tubercle-like lesions in the liver and spleen. Arch Path (Chicago) 29:691–699

Podelnak AP (1977) Post mortem bacteriology and pneumonia in a mentally retarded population. AJCP 67:190–195

Pollard WM, Schuchmann GF, Bowen TE (1981) Isolated chylopericardium after cardiac operations. J Thorac Cardiovasc Surg 81:943–946

Primer G (1967) Zur Kenntnis der Lipoidpneumonie. Ein kasuistischer Beitrag. Prax Pneumol 21:539–545

Proudfit JP, Ordstrand HS van, Miller CW (1950) Chronic lipoid pneumonia following occupational exposure. Arch Industr Hyg 1:105–111

Ramirez-Rivera J (1966) Broncho-pulmonary lavage. New techniques and observations. Dis Chest 50:581–588

Rewell RE (1947) Lipoid pneumonia: A pitfall in diagnosis. Br Med J 409–411

Riley HD Jr (1977) Pulmonary alveolar proteinosis. In: Kendig EJ Jr (ed) Disorders of the respiratory tract in children, 3rd edn. Saundlers, Philadelphia London Toronto, pp 530–537

Robbins LL, Sniffen RC (1949) Correlation between the roentgenologic and pathologic findings in chronic pneumonitis of the cholesterol type. Radiology 53:187–202

Rosen SH, Casteman B, Liebow AA (1958) Pulmonary alveolar proteinosis. N Engl J Med 258:1123–1142

Rossier PH, Bühlmann A (1949) Eine Ölpneumonie nach jahrelangem Gebrauch von flüssigem Paraffin als Nasentropfen. Schweiz Med Wochenschr 79:685–686

Rudolph G, Lennartz KJ (1960) Experimentelle Untersuchungen zum Fettstoffwechsel der Lunge. Verh Dtsch Ges Pathol 44:166–171

Rupp GH, Wassermann K, Ogawa M, Heiner DC (1973) Bronchopulmonary fluids in pulmonary alveolar proteinosis. J Allergy Clin Immunol 51:227–237

Saenz A, Canetti G (1939–1941) Le problème de la pneumonie huileuse. Arch Méd-Chir Appar Resp 14:161–188

Salm R, Hughes EW (1970) A case of chronic paraffin pneumonitis. Thorax 25:762–768

Schneider L (1949) Pulmonary hazard to the ingestion of mineral oil in the apparent healthy adult. N Engl J Med 240:284–291

Schneider L (1951) Subclinical mineral oil pneumonitis. NY J Med 51:245–251

Schoenbaum SC, Kradin RL (1988) A 30-year-old man with bilateral pulmonary consolidations and cavitation. N Engl J Med 318:1186–1194

Schulze W (1974) Die Bronchografie. In: Strnad F (red. von) Röntgendiagnostik der oberen Speise- und Atemwege und des Mediastinums. Springer, Berlin Heidelberg New York (Handbuch der medizinischen Radiologie, Bd IX/4b, S 539)

Schwindt WD, Barbee RA, Jones RJ (1967) Lipoid pneumonia, its protean nature and clinical resemblance to carcinoma of the lung. Arch Surg 95:652–657

Shen A, Iseman MD, Waldron JA, King TE (1987) Exacerbation of pulmonary lymphangioleiomyomatosis by exogenous estrogens. Chest 91:782–785

Sheth RA, Greenberg SD, Jenkins DE, Beall AC (1984) Lymphangiomyomatosis with chylous effusions. South Med J 77:1032–1035

Shirkey HC (1967) Treatment of petroleum distillate ingestion. Mod Treatm 4:697–709

Shoskes M, Banfield WG, Rosenbaum SJ (1950) Distribution, effects and fate of oil aerosol particles retained in the lungs of mices. Arch Industr Hyg Siddons AH (1958) Oil granuloma of the lung. Report of three cases. Br Med J 5066:305–307

Singer JJ, Tragerman LJ (1941) Lipoid pneumonia. Report of a case simulating bronchial carcinoma. Am Rev Tuberc 43:738–747

Smith LJ, Ankin MD, Katzenstein Al, Shapiro BA (1980) Management of pulmonary alveolar proteinosis. Chest 78:765–770

Sodeman WA, Stuart BM (1946) Lipoid pneumonia in adults. Ann Intern Med 24:241–253

Spencer H (1977) Pathology of the lung, 3nd edn. Pergamon, Oxford New York Toronto Sydney Paris Frankfurt

Spencer H (1984) Pathology of the lung, 4th edn. Pergamon, Oxford New York Toronto Sydney Paris Frankfurt

Steele RW, Conklin RH, Mark HM (1972) Corticosteroids and antibiotics for the treatment of fulminant hydrocarbon aspiration. JAMA 219:1434–1437

Steinberg I, Finberg N (1956) Lipoid (mineral oil) pneumonia and cor pulmonale due to cardiospasm. Report of a case. Am J Roentgenol 76:108–114

Stonehill S, Bodon GR (1955) Massive lipoid granuloma of the lung and its treatment. Ann Intern Med 42:432–438

Subcommittee On Accidental Poisening: Co-operative kerosene poisening study (1962) Pediatrics 28:648–674

Sundberg RH, Kirschner KF, Brown MC (1959) Evaluation of lipoid pneumonia. Dis Chest 36:594–601

Tchertkoff IG, Ornstein GG (1936) Bronchopulmonary disease attributed to the use of intranasal instillation of oily substances. Quart Bull Sea View Hosp 1:139–159

Tsuchiya R, Sugiura Y, Ogata T, Suemasu K (1980) Thoracic duct cyst of the mediastinum. J Thorac Cardiovasc Surg 79:856–859

Thomas HM, Rienhoff WF (1939) Lipoid cell pneumonia: Adult type. South Med J 32:1077–1080

Tunell WP, Blades BB (1972) Asynchronous bilateral lipoid pneumonia presenting as solitary nodules in the lung. J Thorac Cardiovasc Surg 63:334–336

Vaccarezza RF, Singer E (1956) Neumopatía crónica consecutiva a instilaciones intratraqueales de aceite mineral. An Cat Pat y Clin Tbc 17:127–135

Volk BW, Nathanson L, Losner S, Slade WR, Jacobi M (1951) Incidence of lipoid pneumonia in a survey of 389 chronically ill patients. Am J Med 10:316–324

Volk BW, Losner S, Lewitan A, Nathanson L (1955) Diagnosis of lipoid pneumonia. Am J Surg 89:158–165

Waddell WR, Sniffen RC, Sweet RH (1949) Chronic pneumonitis: its clinical and pathological importance. J Thorac Surg 18:707–737

Waddell WR, Sniffen RC, Whytehead LL (1954) The etiology of chronic interstitial pneumonitis associated with lipid deposition. J Thorac Surg 28:134–144

Wagner JC, Adler DJ, Fuller DN (1955) Foreign body granulomata of the lungs due to liquid paraffin. Thorax 10:157–170

Walsh TE, Cannon PR (1938) The problem of intranasal medication. Ann Otol 47:577–607

Weber I (1977) Lipoidpneumonie und Paraffinlunge. Prax Pneumol 31:989–993

Weill H, Ferrans VJ, Gay RM, Ziskind MM (1964) Early lipoid pneumonia. Am J Med 36:370–376

Weissman H (1951) Lipoid pneumonia. A report of two cases. Amer Rev Tuberc 64:572–576

Wheeler PS, Stitik FP, Hutchins GM, Klinefelter HF, Siegelman SS (1981) Diagnosis of lipoid pneumonia by computed tomography. JAMA 245:65–66

Wichert P von (1978) Arzneimittelnebenwirkungen an der Lunge. Dtsch Med Wochenschr 103:268–274

Wichert P von (1983) Die Lunge als Lipidstoffwechselorgan. Prax Klin Pneumol 37:703–706

Winsel W, Kuckeit W, Daubenschmidt R, Iwainsky H (1978) Die Lipide der Lunge bei experimenteller Aspirationspneumonie. Z Erkr Atemwegsorgane 151:126–137

Wolman IJ, Bayard AB (1941) Experimental aspiration pneumonia, fluorescence and pathology. Am J Med Sci 202:542–553

Wood EH (1943) Unusual case of carcinoma of both lungs associated with lipoid pneumonia. Radiology 40:193–195

Young AM, Applebaum HS, Wassermann PB (1939) Lipoid Pneumonia. Report of a Case. JAMA 112:2406–2409

Zurrow HB, Sergay H (1966) Lipoid pneumonia in a geriatric patient. J Am Geriatr Soc 14:240–243

e) Lungenbefunde nach Bronchographie und Aspiration von Kontrastsubstanzen

Von

F. Heuck und D.K. Ulbricht

Mit 6 Abbildungen und 7 Tabellen

A. Einleitung

Die Einführung der Bronchographie als diagnostisches Verfahren brachte entscheidende Fortschritte für die röntgenmorphologische Darstellung und Analyse von Veränderungen des Tracheobronchialbaumes und der Erkrankungen der Lunge. Bis heute ist die Bronchographie eine unentbehrliche Methode der klinischen Röntgendiagnostik geblieben. Eine unerläßliche Voraussetzung für die Kontrastdarstellung des Bronchialbaumes zu diagnostischen Zwecken sind fundierte Kenntnisse über die Reaktionen der Bronchialschleimhaut und des Lungengewebes auf die eingegebenen Kontrastmittel.

Ein erster Hinweis auf die Einbringung flüssiger Substanzen in das Bronchialsystem, bereits vor Entdekkung der Röntgenstrahlen, findet sich bei Beutel (1934), der mitgeteilt hat, daß um die Mitte des vorigen Jahrhunderts Green in New York bei Lungenkranken balsamische Öle mit gutem therapeutischen Effekt in den Bronchialbaum eingebracht hat. 1906 versuchte Springer an Hunden zum erstenmal die *röntgenologische Darstellung des Tracheobronchialsystems*, und zu dem gleichen Zwecke verwandte Jackson (1918) Bismutum subcarbonicum. Weingärtner benutzte 1920 Thorium oxydatum anhydricum. Eine ölige Substanz wurde zuerst von Lynah u. Stewart (1921) angewendet. Ihnen gelang die Darstellung eines Lungenabszesses durch Wismutpulver in Öl aufgeschwemmt. Diese Autoren berichten darüber, daß Yankauer bereits 1917 die diagnostische Anwendung von Jodöl bei Bronchiektasen empfohlen hat. Nach den Studien von Sicard u. Forestier (1922) sowie Forestier u. Leroux (1922), die über 5000 Bronchographien mit Jodölen berichteten, wurde dieses diagnostische Verfahren allgemein eingeführt.

Mit Einbringung von Kontrastsubstanzen in das lebenswichtige Organ Lunge mußte eine Schädigung durch den diagnostischen Eingriff vermieden werden oder auf beherrschbare Veränderungen während einer kurzen Zeitspanne begrenzt bleiben, so daß eine „restitutio ad integrum" des Lungengewebes als Maßstab für die Verträglichkeit von Kontrastmitteln angesehen wurde. Alle Versuche und Forschungsarbeiten der Pharmakologie und der Pharmaindustrie haben sich bei der Entwicklung und Prüfung von Kontrastmitteln zur Bronchographie diesen Forderungen unterworfen. Bis zur Freigabe eines Bronchographie-Kontrastmittels mußten die folgen Eigenschaften garantiert sein:

1. Einfache Handhabung oder Zubereitung der Kontrastsubstanz.
2. Ausreichende Kontrastdichte im Röntgenbild.
3. Optimale Viskosität bei Körpertemperatur (kein Abfließen der Substanz in die Alveolen!).
4. Weitgehende Eliminierung durch Abhusten oder Absaugen nach der Untersuchung.
5. Gute Haftfähigkeit auf der Bronchialschleimhaut.
6. Gute Verträglichkeit durch Schleimhaut und Lungengewebe.

7. Rasche Resorbierbarkeit, evtl. durch Aufspaltung in nichttoxische Substanzen.
8. Keine Komplikationen nach einer Bronchographie (Spätschäden).

Im Tierexperiment wurden die unmittelbar nach Eingabe einer Kontrastsubstanz in den Bronchialbaum und die Lunge auftretenden Reaktionen, die „Frühveränderungen" überprüft. Wenn diese flüchtiger Natur waren und sich rasch zurückbildeten, dann konnte eine solche Substanz nach Prüfung der Toxizität, der broncho-alveolären Clearence und der Pathophysiologie der Elimination aus dem Organismus auch in der klinischen Praxis eingesetzt werden.(s. Kap. „Kontrastmitteldarstellung", Bd. III, 1967).

Neben diesen „Frühveränderungen" und/oder flüchtigen, reversiblen Schäden des Lungengewebes mit begrenzter Beeinträchtigung der Lungenfunktion, können sich pathologisch-anatomisch nachweisbare Befunde im Lungenparenchym nach Bronchographie entwikkeln, die als „Spätveränderungen" eingeordnet worden sind. Unter diesen Spät- oder Langzeitveränderungen der Lunge sind solche, die keinerlei Schäden im eigentlichen Sinne hervorrufen und solche, die eine Strukturumwandlung des Lungengewebes im Sinne von Schrumpfungsprozessen, Narben und Fibrosen darstellen. Diese eigentlichen *„Spätschäden der Lungen"* mit ihren Folgen sollen nach kurzer Darstellung der flüchtigen, reversiblen Veränderungen in der Lunge nach Eingabe von Bronchographie-Kontrastmittel in unserem Kapitel zu diesem Handbuch abgehandelt werden. Neben der diagnostischen Bronchographie werden auch die *nicht beabsichtigte* Füllung des Bronchialbaumes und der Lunge infolge eines gestörten Schluckaktes oder bei einer Fistel zwischen dem luftführenden Tracheobronchialsystem und dem Ösophagus Berücksichtigung finden. Eine Aspiration von Kontrastmittel kann im Erwachsenenalter bei nervalen Störungen des Schluckaktes und Fistelbildungen, im Säuglings- und Kleinkindesalter zusätzlich als Folge von Fehlbildungen auftreten. Die Gesamtproblematik der Lungenschädigung nach Aspiration von flüssigen Fremdsubstanzen oder festen Fremdkörpern ist in der täglichen Arbeit immer aktuell (s. hierzu die Kapitel von BALL in Band IX/5c).

Die beeindruckenden Fortschritte der radiologischen Diagnostik durch neue Methoden wie die Röntgen-Computertomographie, die Kernspin-Tomographie und moderne nuklearmedizinische Untersuchungsmethoden haben die bei verschiedenen Erkrankungen der Atmungsorgane früher *unerläßliche Bronchographie* als invasives diagnostisches Verfahren abgelöst. Ferner haben die wesentlich verbesserte *Bronchoskopie-Technik* in Kombination mit den diagnostischen Möglichkeiten der Zytologie und Biopsie sowie die gezielte Feinnadelbiopsie mit Hilfe der Röntgen-Computertomographie die Bronchographie weitgehend ersetzt. Es kann jedoch nicht ganz auf diese wichtigen diagnostischen Informationen verzichtet werden. Als heute noch gegebene Indikationen zur Bronchographie wären der Verdacht auf Bronchiektasen und die Analyse unklarer Fehlbildungen von Lunge und Bronchialbaum zu nennen. Bei zentralen Bronchialkarzinomen und bei unklaren Lungenverschattungen ist zur Erleichterung der Zuordnung und Klärung der Bronchialanatomie mit ihren möglichen Variationen präoperativ eine weitere Indikation zur Bronchographie gegeben (Tabelle 1).

Tabelle 1. Verbliebene Indikationen zur Bronchographie

1. Bronchiektasen
2. Fehlbildungen
3. Operationsplanung

Die bis heute bekannten und in der klinisch-radiologischen Diagnostik verwendeten Kontrastmittel stellen so verschiedenartige Substanzen dar, daß es erforderlich erscheint die einzelnen Gruppen von Kontrastsubstanzen getrennt abzuhandeln. Dabei sollen Allgemeinreaktionen sowie flüchtige Veränderungen des Tracheobronchialbaumes und des Lungengewebes kurz zusammengefaßt und getrennt von den Spätveränderungen oder bleibenden Schäden der Lunge abgehandelt werden.

B. Bronchographie mit Jodölen

Die gebräuchlichsten Jodöle für die Bronchographie waren Lipiodol (Lafay) und Jodipin (Merck). Beide Kontrastmittel enthalten 40% Jod, das chemisch an die ungesättigten Fettsäuren des Mohnöles (Lipiodol) oder des Sesamöles (Jodipin) gebunden ist. Die Viskosität beträgt 300 mPa·s = cp (Centipoises) bei 37° C (FLACH 1949; ERBSLÖH 1951). Der Kontrast der Röntgenbilder war gut, es wurde weniger Kontrastmittel benötigt als später für eine Bronchographie mit wasserlöslichen Kontrastsubstanzen. Ein Nachteil war darin zu sehen, daß sich die Jodöle nicht mit den Sekreten des Bronchialbaumes mischen und eine Darstellung feinster Verzweigungen und flüssigkeitsgefüllter Hohlräume oft schwierig war. In Folge der großen Oberflächen- und Grenzflächenspannung neigen die Jodöle auch zu Tropfenbildungen, die zu Fehldeutungen Anlaß geben können (HOLMGREN 1952).

Aus mangelhaft ventilierten und entzündlich veränderten Lungenbezirken wurde das Kontrastmittel schlecht eliminiert. Die nach der Bronchographie in der Lunge verbliebenen Ölreste üben einen lokalen, chronischen Reiz auf das Lungengewebe aus. Ferner können sie bei nachfolgenden Röntgenuntersuchungen störend wirken. Es kommt hinzu, daß ein chirurgischer Eingriff so lange zurückgestellt werden mußte, bis *lokale Reizerscheinungen* des Lungengewebes nicht mehr nachgewiesen werden konnten (FISCHER 1950). War es erforderlich, bei einem Bronchialkarzinom nach einer Bronchographie mit Jodöl zusätzlich eine *Strahlenbehandlung* einzuleiten, so mußte die durch vorhandene Jodölreste mögliche Erhöhung der Herddosis um das drei- bis zehnfache und damit eine zusätzliche Belastung des Lungengewebes berücksichtigt werden (JAKOB u. WACHSMANN 1948). Das Auftreten von Streustrahlen, hervorgerufen durch feine Jodölreste, kann zu Entzündungen der Alveolarwand und der Schleimhaut kleiner Bronchien führen (BENTIN u. WEISSWANGE 1943; FISCHER 1950). Ein mit Sulfonamiden versetztes Jodöl fand zunehmende Beachtung und 1944 erfolgte die erste Veröffentlichung von DORMER, FRIEDLAENDER u. WILES in den USA über die Brauchbarkeit eines Jodölsulfonamidgemisches zur Darstellung des Bronchialsystems, das sie primär zu therapeutischen Zwecken eingesetzt hatten. Durch den Zusatz von Sulfonamidpuder zu Jodöl werden die Viskosität und damit die Haftfähigkeit (BARIÉTY et al. 1953) sowie durch Herabsetzung der Oberflächenspannung die Benetzungsfähigkeit der Kontrastsubstanz gesteigert (CHRISTINI u. TROPÉ 1953). Dadurch konnte eine „Peripherfüllung" oder „Alveolarfüllung" erschwert und die damit verbundene Gefahr der Parenchymschädigung der Lunge vermieden werden. Außerdem sollten die Jodölsulfonamidgemische rascher als die reinen Jodöle eliminiert und von kranken Lungen besser vertragen werden. REINHARDT (1953) empfiehlt für die Darstellung eines Stammbronchus den Zusatz von 10–12 g Sulfonamidpuder zu 20 ccm 40%igem Lipiodol, für die Füllung der kleineren Bronchien und Bronchioli die Zugabe von 6 g Puder zu 20 ccm Lipiodol. Ähnliche Mischungen werden von RODRIGUEZ u. DIGHIERO (1953) verwendet. Mit diesen modifizierten Jod-Kontrastsubstanzen wird bei Körpertemperatur eine Viskosität von ungefähr 1000 mPa·s erreicht.

Von anderen Autoren wurde dem Lipiodol zur Erhöhung der Viskosität *Talkum* zugesetzt (SAAME 1950; EVEN et al. 1953; PETTINATI et al. 1956). Die Bronchographien mit diesem

Gemisch verliefen bei allen Patienten komplikationslos. Später vorgenommene histologische Untersuchungen des Lungengewebes ergaben nach Delaloye (1955) Talkumgranulome mit Übergang in narbige Verschwielungen, also eine deutlich bleibende Lungenschädigung, da der Zusatz nicht resorbiert werden kann. Mit Hilfe von Jodöl-Gummiarabicum-Schaumölgemischen sowie durch Zusatz von Pektin oder Traganth zum Jodöl wurden keine besseren Untersuchungsergebnisse erzielt (Anton 1936; Fabiani 1936).

Die Jodöle können ungezielt in die Trachea gegeben werden. Da sie die Bronchialschleimhäute nicht reizen, konnte meist auf eine endobronchiale Anästhesie verzichtet werden (Stutz u. Vieten 1955). Die Betäubung der oberen Luftwege war ausreichend. Nur selten kam es zu unangenehmem Hustenreiz. Die Zerstäubung von Jodöl durch einen im Bronchialsystem liegenden Katheter konnte sich nicht durchsetzen (Farinas 1948; Girard et al. 1953). Auch die Inhalationsbronchographie mit Jodöl ergab keine ausreichende Kontrastdarstellung des Bronchialbaumes, da die geringe verbleibende Menge an Kontrastsubstanz zu einzelnen kleinen Tropfen zusammenlief und nicht an der Bronchialwand haften blieb (Lloyd et al. 1954).

I. Allgemeinsymptome nach Jodöl-Bronchographie

Zu den *klinischen Erscheinungen*, die nach einer Bronchographie besonders zu beachten sind, gehören Kollapsneigung, Einschränkung der Atemfunktion mit Dyspnoe und Zyanose, Husten, Auftreten oder Vermehrung von Auswurf, Überempfindlichkeitsreaktionen gegen das Jod und Anstieg der Körpertemperatur.

Bei über 300 Bronchographien konnten Forestier u. Leroux (1922), ferner Landau (1925) mit Ausnahme eines Epiglottisödems keine Verschlechterung im Befinden der Patienten erkennen. Ein vorübergehender Temperaturanstieg wurde von Brauer u. Lorey (1928), Gordonoff (1936) und Grill (1927) beobachtet. Trommer (1927) berichtete über Temperaturen bis 38,8°, bei einem Patienten bis 39,6°, doch war röntgenologisch Kontrastmittel in der Lunge nachzuweisen. Im eigenen Arbeitskreis wurden von Eskilsson (1962) an 95 Patienten im Alter von 17–73 Jahren Kontrolluntersuchungen nach einer Bronchographie mit Jodipin (Merck) oder Lipiodol-Sulfanilamid (André Guerbet, Paris) vorgenommen. Das Krankengut setzte sich aus Patienten mit dem Verdacht auf Lungentumoren oder entzündliche Lungenerkrankungen zusammen. Bei 10 Patienten wurde die Bronchographie wegen des Verdachtes auf Bronchiektasen durchgeführt, der sich dann jedoch nicht bestätigte. Es handelte sich also um gesunde Lungen. Die Zusammensetzung des Krankengutes geht aus Tabelle 2 hervor. Zweimal kam es bei Patienten über 65 Jahre zum Kreislaufversagen. Eine wesentliche Atmungseinschränkung fand sich nicht. Stärkerer Hustenreiz wurde bei 3 Patienten beobachtet, jedoch kein vermehrter Auswurf. Bei 14 Patienten konnten Temperatursteigerungen bis um 3° der Ausgangstemperatur festgestellt werden, die dann 2–3 Tage lang anhielten (Tabelle 3). Bei allen Patienten mit febrilen Reaktionen waren nach der Bronchographie röntgenmorphologisch *Lungeninfiltrate* nachweisbar. Erscheinungen einer Jodintoxikation oder Sulfonamidallergie fanden sich nicht (Brauer u. Lorey 1928; Gordon et al. 1951). Eine Testung mit dem anzuwendenden Kontrastmittel wurde vor jeder Bronchographie durchgeführt.

Es sind *Überempfindlichkeitsreaktionen* des Lungengewebes nach Jodöl-Bronchographie beschrieben worden, die sich als Pneumonien, kombiniert mit asthmatischen Zuständen und einer Urtikaria äußerten (Sheldon 1943; Bass 1949; Kooperstein u. Bass 1946). Der Hauttest auf Jod fiel positiv aus. Es muß jedoch festgestellt werden, daß nach heutigen Ansichten ein Hauttest zum Ausschluß einer Jodüberempfindlichkeit obsolet ist (Rakoski 1980; Lasser 1981; Brasch 1986). Delie (1951) fand in 20% der Patienten nach einer Bronchographie mit Lipiodol eine Jodüberempfindlichkeit, die charakterisiert war durch Husten, Fieber,

Tabelle 2. Zusammensetzung des Krankengutes (Nach ESKILSSON 1962)

Kontrastmittel	Alter der Patienten	Untersuchte Patienten	Davon Patienten mit		
			Lungentumoren	Entzündlichen Erkrankungen	„Gesunden" Lungen
Jodöle (Jodipin, Lipiodol-Sulfanilamid)	17–73 Jahre	95	36	49	10
Wasserlösliche Kontrastmittel insgesamt	20–65 Jahre	415	118	261	36
davon hypertone Präparate (Per Abrodil BR, Joduron B, Bronchoselektan)		350	101	220	29
isotone Präparate (Dionosil aqueous, Propyliodon, Dionosil Oily)		65	17	41	7
Bariumsulfat	20–61 Jahre	72	20	42	10

Tabelle 3. Temperaturerhöhungen nach Bronchographie (Zusammenstellung von ESKILSSON 1962)

Kontrastmittel	Untersuchte Patienten	Temperaturanstieg um			
		1° C	2° C	3° C	Insgesamt
Jodöle	95	5	8 Bis drei Tage	1	14 (14,8%)
Wasserlösliche Kontrastmittel insgesamt	415	41	46	12	99 (23,1%)
davon hypertone Präparate	350	38	42 Bis zehn Tage	12	92 (26,3%)
isotone Präparate	65	3	4 Bis zwei Tage	–	7 (10,8%)
Bariumsulfat	72	7	5 Bis drei Tage	–	12 (16,7%)

manchmal Urtikaria und einige Tage bestehen blieb. Bei den beschriebenen Todesfällen nach Jodvergiftungen handelte es sich um Berichte aus der Nachkriegszeit, in denen das Jodöl zur Bronchographie sehr lange gelagert hatte und *freies Jod* in der Lunge rasch zur Wirkung kommen konnte (PALASSE 1925; REMDE et al. 1951; GIRARD et al. 1953).

Bei einer Jodidiosynkrasie wurden *bromierte Öle* als Bronchographiekontrastmittel empfohlen (Bromipin, Bromkontrast). VOGT u. KÖNIG (1951) wandten sie bei 21 Patienten an. IGLAUER u. KUHN benutzten bereits 1928 bromierte Öle für Röntgenuntersuchungen tuberkulöser Patienten. Das Kontrastmittel erlangte allerdings keine große Bedeutung wegen der geringen Strahlenabsorption durch das Brom.

Bronchographien mit einem Lipiodol-Sulfonamidgemisch haben LEFÈVRE et al. (1956) bei 282 Kindern im Alter von 8 Monaten bis 10 Jahren ohne Zwischenfälle durchgeführt und insgesamt 350 bronchographische Untersuchungen kontrolliert. Die Autoren schlagen diese Kontrastsubstanz wegen ihrer guten Verträglichkeit für die Routineuntersuchung im Säuglings- und Kleinkindesalter vor. Dagegen haben Di Rienzo u. Duarte (1957) vor der Bronchographie mit Lipiodol-Sulfonamiden gewarnt, da beide Produkte nicht ganz harmlos seien, besonders dann nicht, wenn sie in die Speiseröhre oder einen Lungenhohlraum gelangen. Trapani u. Catalano (1957) halten Todesfälle bei *Überempfindlichkeit* gegen Sulfonamide für möglich. Sie fordern daher *vor der Bronchographie* zusätzlich zum Jodtest eine Testung auf das Sulfonamid. In Amerika wurde das „Visciodol" verwendet, eine Suspension von pulverisiertem Sulfonamid in Lipiodol. Visciodol soll leicht abhustbar sein, keine Reizung der Schleimhaut und keine „Alveolarfüllung" verursachen (Cohen et al. 1957; Pesiri u. Sennot 1957). Johnson u. Irwin (1959) stellten bei 35 Patienten, die alle längere Zeit keine Sulfonamide bekommen hatten, im Anschluß an doppelseitige Visciodol-Bronchographien Sulfonamide im Blut fest, die erst nach 1–2 Tagen wieder verschwunden waren. Außerdem zeigten 29 dieser Patienten eine Methämoglobinbildung bis zu 26% des Gesamthämoglobins und eine deutliche Zyanose. Im Tierversuch an Hunden konnte beobachtet werden, daß bei der bronchialen Visciodol-Applikation der Sulfonamidspiegel im Blut bis zur 12. Stunde doppelt so hoch lag wie bei einer intestinalen Gabe dieses Kontrastmittels.

Unter Berücksichtigung der Kontraindikationen einer Bronchographie mit Jodölen, zu denen Schilddrüsenüberfunktion, dekompensierte Herzfehler, entzündliche Lungenprozesse, Nieren- und Leberschäden und ein ausgedehntes Emphysem gehören, waren die klinisch faßbaren Erscheinungen während oder nach der Bronchographie mit Jodölen verhältnismäßig gering. Selbst dann, wenn Kontrastmittelreste röntgenologisch noch lange Zeit in den Lungen darstellbar waren, wurde der Allgemeinzustand der Patienten nicht wesentlich beeinträchtigt.

II. Röntgenmorphologische Lungenbefunde

Bei röntgenologischen Kontrolluntersuchungen waren sowohl Lungenverschattungen als Ausdruck von *Infiltrationen* als auch in der Lunge *zurückgebliebene Kontrastmittelreste* nachzuweisen. Die Abhängigkeit des Schweregrades der Lungenveränderungen von einer bei der Untersuchung aufgetretenen „Alveolarfüllung" war auffallend. Von „Alveolarfüllung" können wir dann sprechen, wenn das Kontrastmittel in die feinsten Verzweigungen der Bronchien und in die Alveolen abgeflossen ist. Es läßt sich dort als charakteristische, feinfleckige Schattenzeichnung über mehr oder weniger lange Zeiträume röntgenmorphologisch nachweisen. Von einigen Untersuchern wurden noch nach Monaten und Jahren Ölreste im Lungenparenchym gefunden, besonders bei dem Vorliegen von Bronchiektasen im Lungengewebe (Morales u. Heiwinkel 1948; Haase 1949; Roth 1949; Fischer 1950; Schinz 1950; Vieten 1950; Diestelkamp 1952; Stutz 1956).

Nach Angaben von Reinhardt (1953) soll das Lipiodol-Sulfanilamid nach 6 Tagen *völlig* aus der Lunge verschwunden sein. Schulte (1955) berichtet, daß es nach einigen Stunden bis Tagen abgehustet sei, mit Ausnahme von Patienten mit Pneumothorax, einer Plastik oder einem Emphysem, bei denen er es etwas länger nachweisen konnte. Infiltrationen nach Bronchographie mit Jodölen wurden im eigenen Krankengut bei 26 von 95 Patienten in Röntgenkontrollen beobachtet (Eskilsson 1962). Sie waren bis zu 8 Tagen nachweisbar und traten sowohl in den kranken als auch in den gesunden Lungen auf (Tabelle 4), davon fünfmal nach einer Alveolarfüllung. Zwölfmal war das Kontrastmittel nicht vollständig abgehustet oder resorbiert worden. *Bis zu 2 Jahren*, bei einem Patienten noch *nach 5 Jahren*, konnten röntgenmorphologisch Kontrastreste in der Lunge gefunden werden. Es handelte sich dabei immer um Lungen mit chronisch-entzündlichen Veränderungen oder um atelektatische Lungenabschnitte mit sekundär-entzündlichen Begleiterscheinungen, in denen das Jodöl

Tabelle 4. Röntgenologisch nachweisbare Lungen-Infiltrationen nach Bronchographie (Ergebnisse von ESKILSSON (1962)

Kontrastmittel	Untersuchte Patienten	Infiltrate bei Patienten mit			Insgesamt	Dauer
		Lungentumoren	Entzündlichen Erkrankungen	„Gesunden" Lungen		
Jodöle	95	10	9	7	26 (27,4%)	3–8 Tage
Wasserlösliche Kontrastmittel insgesamt	415	29	91	10	130 (31,3%)	6 h–11 Tage
davon hypertone Präparate	350	26	84	7	117 (33,4%)	6 h–11 Tage
isotone Präparate	65	3	7	3	13 (20,0%)	6–72 h einmal bis zu 9 Tagen
Bariumsulfat	72	5	12	2	19 (26,4%)	1–6 Tage

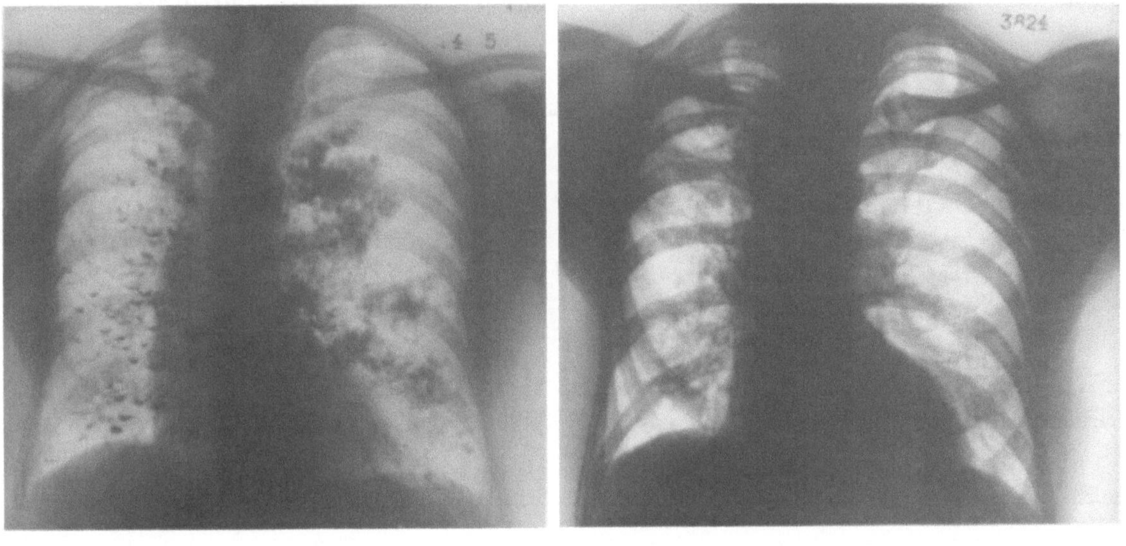

Abb. 1. a Röntgenmorphologischer Befund nach Jodipin-Bronchographie wegen des Verdachtes auf zystische Lungenveränderungen rechts. Es sind auf der rechten Seite Kontrastmittelpfützen in den zystischen Bronchiektasen erkennbar, links haben sich die Bronchien, teilweise auch die Alveolen und terminalen Bronchioli, mit dem eingegebenen Kontrastmittel gefüllt (47jähriger Patient). **b** Bei dem jetzt 52jährigen Patienten zeigt die Kontrollaufnahme 5 Jahre nach der Bronchographie nur geringe Kontrastmittelreste. Man erkennt rechts die sehr stark zystisch-wabig veränderte Lungenstruktur

liegengeblieben war. Wie wenig Beschwerden jedoch in der Lunge zurückgebliebenes Jodöl über einen langen Zeitraum bereiten kann, zeigt die *siebenjährige Beobachtung* eines 50jährigen Patienten mit einer Wabenlunge:

Beide Seiten der fehlgebildeten Lunge wurden gezielt gefüllt, es kam zu einer Darstellung der kleinsten Bronchialverzweigungen, auch zu einer Peripherfüllung. Auf der rechten Seite war in den „Waben" eine regelrechte Pfützenbildung von Jodöl erkennbar (Abb. 1). Unmittelbar nach der Bronchographie traten bei dem Patienten zwar ein Temperaturanstieg um 2° und eine Infiltration beider Lungenhälften auf, doch waren diese Befunde flüchtig und schon nach 6 Tagen abgeklungen. Etwa 5 Jahre nach der Bronchographie konnten auf beiden Seiten röntgenologisch noch geringe Kontrastreste nachgewiesen werden. Spätere Kontrolluntersuchungen ergaben, daß kein Jodöl mehr zu finden war.

Aus der *gesunden Lunge* wurde das Jodöl sehr rasch eliminiert und war nach 2–3 Tagen röntgenmorphologisch nicht mehr nachzuweisen. Eine Alveolarfüllung fand sich bei insgesamt 10 mit Jodölen bronchographierten Patienten (Tabelle 5).

Das Lipiodol-Sulfanilamid konnte ebenso wie das reine Jodöl noch bis zu 2 Jahren nach einer Bronchographie röntgenologisch gefunden werden (HÖFFKEN 1954; ESKILSSON 1962).

Tabelle 5. Röntgenologisch nachweisbare Kontrastmittelreste in der Lunge nach Bronchographie (Ergebnisse von ESKILSSON 1962)

Kontrastmittel	Untersuchte Patienten	Kontrastmittelreste beim Vorliegen von			Insgesamt	Eingetretene Peripherfüllung	Dauer
		Lungentumoren	Entzündlichen Erkrankungen	„Gesunden" Lungen			
Jodöle	95	7	5	–	*12* (12,6%)	10 (10,5%)	1 Mon.– 2 Jahre einmal 5 Jahre
Wasserlösliche Kontrastmittel insgesamt	415	17	52	2	*71* (17,1%)	47 (11,3%)	1–9 Tage
davon hypertone Präparate	350	8	20	2	*30* (8,6%)	34 (9,7%)	4–6 h
isotone Präparate	65	9	32	–	*41* (63,1%)	13 (20,0%)	1–9 Tage
Bariumsulfat	72	14	19	–	*33* (45.9%)	12 (16,7%)	6 h–1 Jahr einmal 6 Jahre

III. Pathoanatomische und histologische Lungenbefunde

Das Jodöl kann über lange Zeit *reaktionslos* im Lungengewebe liegen bleiben, ohne den Allgemeinzustand der Patienten zu beeinträchtigen. Es wurde allerdings auch in zahlreichen Publikationen auf Schädigungen des Lungenparenchyms durch die Jodöle hingewiesen.

So beschreibt ROTH (1949) einen 45jährigen Mann, der seit 23 Jahren an Lungenblutungen gelitten hatte. Nach blutungsarmem Intervall von 6 Wochen bei fehlenden katarrhalischen Erscheinungen wurden 40 ccm 40%igen Jodöles in den *linken* Stammbronchus injiziert, da Verdacht auf Bronchiektasen bestand. Einen Tag danach kam es zu Atemnot, Temperatursteigerungen bis 39° C und ausgedehntem bronchopneumonischem Befund im linken Unterfeld. Acht Tage nach Bronchographie trat dann der Exitus ein.

Die *pathoanatomische Diagnose* der Lunge ergab eine Jodipin-Pneumonie nach Bronchographie mit umfangreichen *nekrotisierenden* Prozessen im Lungenparenchym und Bronchialsystem. Auch in der Mitte bronchogener Abszesse des *rechten* Mittel- und Oberlappens, also *in der nichtbronchographierten Lungenseite,* wurden Kontrastreste nachgewiesen. Ferner war eine große Zahl an Riesenzellen festzustellen, so daß regional der Eindruck einer Riesenzellpneumonie entstand. ROTH unterscheidet zwischen entzündlichen Prozessen wie *Ölpneumonien,* die im Anschluß an die Bronchographie entstehen, sowie Gewebeschäden anderer Art, die erst längere Zeit nach einer Kontrastmittelinjektion in Form von *Fremdkörpergranulomen* in Erscheinung treten und dann in Vernarbung oder Fibrose übergehen. Ähnliche Beobachtungen haben BLOCH (1932), MORVAY (1931) und SCHILLING (1927) mitgeteilt. Sie fanden Kontrastmittelreste auch in der Lungenperipherie der *nicht* bronchographierten Lungenseite. Der Grund hierfür ist im sog. „Hinüberhusten" zu suchen. Solange das Jodöl röntgenmorphologisch sichtbar bleibt, läßt sich, wie dies FISCHER (1950/53) betont, eine *lokalisierte Reizung* des betreffenden Lungenabschnittes nachweisen, die dem Bild einer chronischen Fremdkörperreaktion entspricht und nach 90 Tagen zur Bildung von Jodölgranulomen mit Lungenfibrose und Schrumpfung des betroffenen Lungenlappens führt. Diese Beobachtungen werden durch die Mitteilungen von BRODY (1943), ROODVOLTS et al. (1966) bestätigt. FELTON (1953) fand unter 37 Resektionspräparaten von Lungen nach Bronchographie in 23 histologischen Untersuchungen noch Reste des Jodöls, die in Granulomen eingeschlossen waren.

Eine eigene Beobachtung weist auf einen möglichen Zusammenhang zwischen der Jodipin-Einwirkung und den daraus resultierenden Lungenparenchymschäden hin. Die Bronchographie einer 40jährigen Patientin mit unklaren Veränderungen in beiden Lungenhälften deckte neben kleinen Hohlraumbildungen in der Oberlappenbasis rechts eine etwas unregelmäßig begrenzte Kontur der Bronchialäste auf, die insgesamt jedoch nicht erweitert waren. Eine Kontrolle 11 Tage nach der Untersuchung ergab ungewöhnlich reichliche Kontrastreste im Bereich beider Lungenhälften, insbesondere im rechten Mittelfeld und links basal. Das Jodöl konnte offensichtlich nicht abgehustet und eliminiert werden. 10 Jahre später kam die Patientin an einer tuberkulösen Meningitis ad exitum. Die *pathologisch-anatomische Untersuchung* des Lungengewebes ergab eine *ausgedehnte Zerstörung des elastischen Gerüstes* und eine symmetrische, schmetterlingsförmige *Fibrose* der Mittelgeschosse beider Lungenhälften. Möglicherweise spielten hierbei die im Lungengewebe verbliebenen Kontrastreste als auslösende Ursache rezidivierender chronisch-entzündlicher Lungenprozesse mit Schrumpfung des Gewebes eine Rolle (Abb. 2a–c).

Das Auftreten dieser Spätveränderungen wird dadurch erklärt, daß frei in den Alveolen liegendes Fett durch eine Lipase, die wahrscheinlich aus den Alveolarphagozyten stammt, gespalten wird. Der größte Teil des Fettes wird phagozytiert und im Zelleib fermentativ abgebaut (FRIED u. WHITAKER 1927; BROWN 1928; BEZANCON et al. 1935; BRAIBANTI 1937; WEBER 1951; STUTZ 1956 sowie Kap. DOBBERTIN u. HUZLY in diesem Band). Zerfallen die Phagozyten, so können die Fetttröpfchen die Alveolarwand durchdringen und werden nun durch Fermente gespalten. Andere gelangen ins Lymphsystem und in das interstitielle Gewebe, bleiben dort liegen und bewirken die beschriebenen Gewebeveränderungen. Es sind im Schrifttum eine Anzahl von Mitteilungen über Gewebeveränderungen als Reaktion auf die eingegebenen ungesättigten Fettsäuren zu finden (FELTON 1953; DUNBAR et al. 1959; JOHNSON u. IRWIN 1959).

In *tierexperimentellen Untersuchungen* haben HEUCK u. DONTENWILL (1956) die Dauerschäden des Lungenparenchyms nach Lipiodol-Sulfanilamid-Bronchographie als eine Reizwirkung der ungesättigten Fettsäuren sowie des abgespaltenen freien Jods auf das Gewebe angesehen. Diese „Ölpneumonien" unterscheiden sich nicht von den Lungenveränderungen nach Bronchographie mit reinem Jodöl (z.B. Jodipin). In den Alveolen fanden sich große Makrophagen, die das in die Alveole gelangte Öl gespeichert hatten sowie leukozytäre Lungeninfiltrationen. Gegenüber den entzündlichen Lungenveränderungen treten atelektati-

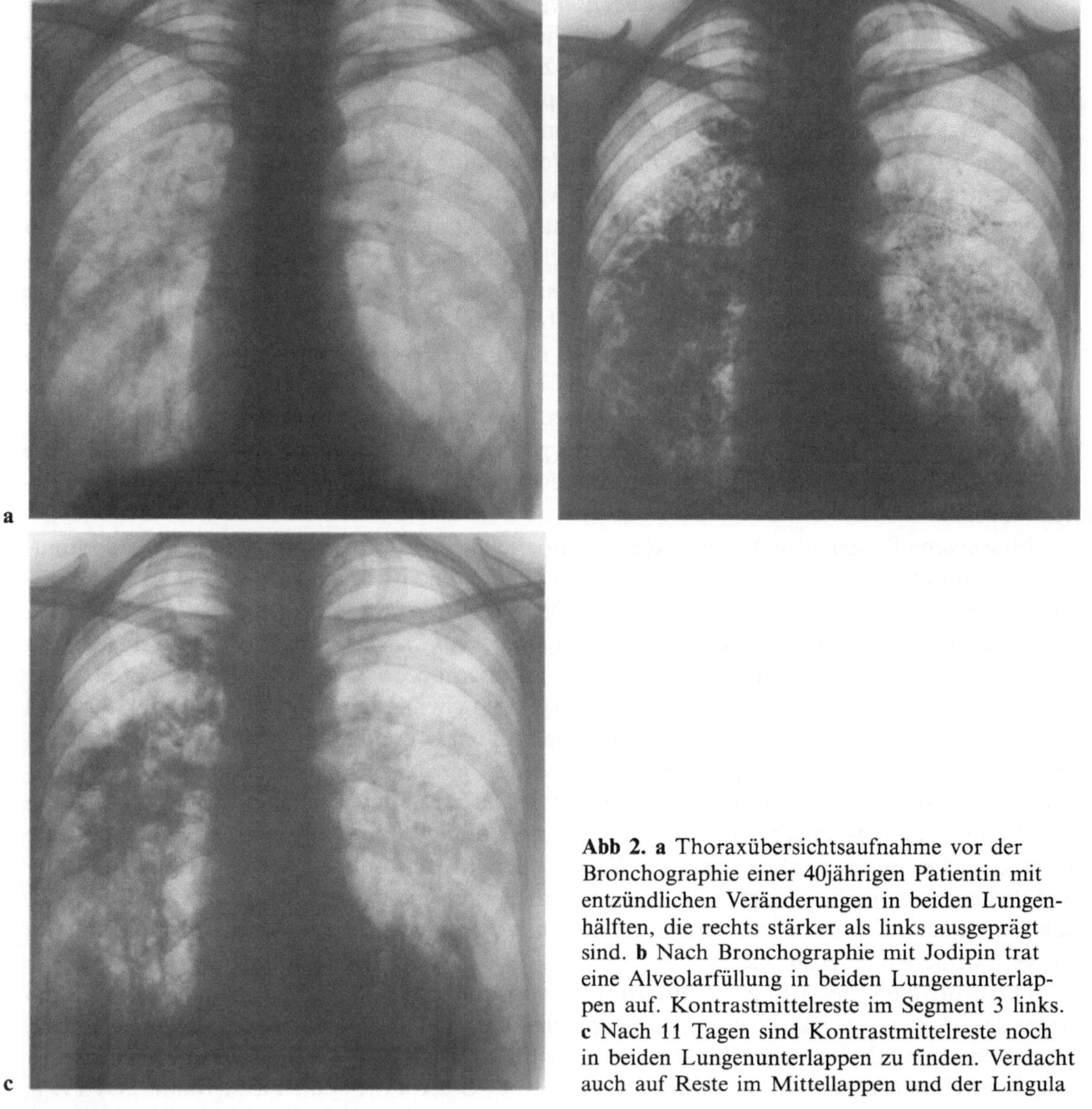

Abb 2. a Thoraxübersichtsaufnahme vor der Bronchographie einer 40jährigen Patientin mit entzündlichen Veränderungen in beiden Lungenhälften, die rechts stärker als links ausgeprägt sind. **b** Nach Bronchographie mit Jodipin trat eine Alveolarfüllung in beiden Lungenunterlappen auf. Kontrastmittelreste im Segment 3 links. **c** Nach 11 Tagen sind Kontrastmittelreste noch in beiden Lungenunterlappen zu finden. Verdacht auch auf Reste im Mittellappen und der Lingula

sche und emphysemartig geblähte Lungenabschnitte nach Lipiodol-Sulfanilamid zurück. Eine wiederholt aufgetretene, auch tumorähnliche Granulombildung um Reste eines Jodöl-Sulfanilamid-Kontrastmittels (Visciodol) als Folgeerscheinung einer Bronchographie fanden SMITH et al. (1973) in der untersuchten Lungenhälfte und konnten nach Resektion des erkrankten Lungensegmentes histologische Untersuchungen durchführen. Diese ergaben zahlreiche hyaline Granulome, in deren Randbezirken gelegentlich Riesenzellen mit Vakuolen, davon einige mit Cholesterol-Einschlüssen und Lymphozyten zu finden waren.

Die *Komplikationen* der Bronchographie mit Jodölen oder Jodöl-Sulfonamid-Gemischen liegen in der schlechten Resorbierbarkeit des Öles, das noch lange Zeit nach einer Bronchographie Anlaß zu Lungenparenchymschädigungen geben kann. Hinzu kommt die geringe Viskosität der reinen Jodöle, die ein Abfließen in die Peripherie und damit die Retention in der Lunge begünstigt. Zusammenfassend kann festgestellt werden, daß Jodöle als Kontrastmittel zur Bronchographie kaum noch Verwendung finden, da sie sehr lange, einige Monate bis zu Jahren, retiniert werden. Es entwickeln sich Fremdkörperreaktionen, vor allem Ölgranulome im Lungengewebe, und in seltenen Fällen kommt es auch zu Abszeßbildungen, die weitere Komplikationen hervorrufen können.

C. Wasserlösliche Kontrastmittel

Die wasserlöslichen Kontrastmittel setzen sich zusammen aus der eigentlichen *kontrastgebenden Substanz* und dem *Viskositätsträger*. Die kontrastgebende Substanz im Joduron B (Cilag), Diodone Visqueuse (Guerbet) und Xumbradil-Viscös B (Astra) ist das Diäthanolaminsalz der 3,5-Dijod-4-pyridon-N-Essigsäure = Joduron. Der Joduron-Gehalt beträgt 50%, was einem Jodgehalt von 25% der fertigen Lösung entspricht. In allen Präparaten sind die *Jodatome* so fest an den Komplex gebunden, daß eine Jodintoxikation durch Ionisation nicht zu befürchten ist (FISCHER 1950). Als *Viskositätsträger* diente Natriumcarboxymethylcellulose (CMC). Bei dem Per Abrodil BR (Bayer) wurde das Diäthanolaminsalz durch das besser verträgliche Methylglukamin ersetzt. Die Viskosität beträgt 4000 mPa·s bei 37° C, also Körpertemperatur. In Versuchen mit verschiedenen Lösungen ermittelte VIETEN (1950), daß die *günstigste Viskosität* für die Bronchographie ungefähr bei 4000 m Pa·s liegen müsse, um ein Abfließen des Kontrastmittels in die Peripherie zu verhindern. Bei höherer Viskosität würde das Kontrastmittel zu langsam in den Bronchialbaum einfließen.

Durch die Wahl eines *Benetzungsmittelzusatzes* sollte ohne größere Viskositätseinbuße die Oberflächenspannung herabgesetzt und das Eindringen in feinste Schleimhautveränderungen ermöglicht werden. Ferner sollten hierdurch Resorption und Ausscheidung günstig beeinflußt werden. Wegen der *Temperaturabhängigkeit der CMC*-Lösung kann durch eine zu starke Erwärmung des Kontrastmittels vor Einführen in den Bronchialbaum sowie durch die im Körper stattfindende Erwärmung *die Viskosität erheblich herabgesetzt* werden.

Messungen mit dem Strukturviskosimeter nach UBBELOHDE ergaben, daß bei einer Erwärmung von 20 auf 30° C die Viskosität des Kontrastmittels um die Hälfte vermindert wird. Alle Präparate müssen daher *vor* der Injektion auf Körpertemperatur erwärmt werden (STUTZ 1956).

Das „Bronchoselektan" (Schering), ein Natriumsalz der 3-Acetylamino-2,4,6-trijodbenzoesäure, verhält sich wegen seiner strukturviskösen Eigenschaften anders. Die Viskosität beträgt in Ruhe 12000 mPa · s (37° C), bei Stempeldruck und Bewegung 6000 mPa·s (37° C). Die ursprünglich hohe Viskosität wird in Ruhe innerhalb von zwei Minuten wieder erreicht. Bronchoselektan hatte daher eine erhebliche Fließbeständigkeit, es ließ sich leicht einspritzen, und das Abfließen in die Lungenperipherie war erschwert. Die kontrastgebende Substanz war gegenüber den anderen wasserlöslichen Kontrastmitteln *dreifach jodiert*, so daß der Jodgehalt 68,3%, in der gebrauchsfertigen Lösung 35% betrug.

Infolge der Hypertonie der Kontrastmittel gegenüber den Körperflüssigkeiten übten diese einen starken *Reiz auf die Bronchialschleimhaut* aus. Je höher die Konzentration der kontrastgebenden Substanz ist, um so größer ist der Schleimhautreiz (STUTZ u. VIETEN 1955).

Vor der Kontrastmittelapplikation mußte daher – zum Unterschied zu der Bronchographie mit Jodölen – eine *ausgedehnte Anästhesie* aller darzustellenden Abschnitte des Bronchialsystems durchgeführt werden, damit möglichst jeder Hustenstoß während der Untersuchung vermieden werden konnte.

Zur Vermeidung von *Anästhesiezwischenfällen* und wegen der psychischen Schonung der Patienten wurde die Bronchographie auch in einer Intubationsnarkose durchgeführt (STUTZ

1948; Frommhold 1951; Vieten 1951; Irmer u. Liebschner 1952; Keil u. Vieten 1952; Löhr 1952; Riesser u. Ther 1953; Schostock 1953; Gallinaro et al. 1956; Kuhn 1956; Schroth 1960).

Später wurde versucht, durch die Einführung blutisotoner Präparate die Wirkung der *Hypertonie* der beschriebenen Kontrastmittel zu überwinden. Die beiden Formen des Kontrastmittels *„Dionosil"* (Propyliodon als wasserlösliche und ölige Substanz hergestellt) unterscheiden sich wenig bezüglich Kontrast oder Toxizität. Als Viskositätsträger wurde auch die Carboxymethylcellulose, jedoch in niedrigerer Konzentration von 0,75% zugesetzt (üblicherweise werden 2–4% verwendet). Messungen der Viskosität wurden nicht bekannt. Der Jodgehalt beträgt 28,4%, so daß eine ausreichende Röntgendichte erreicht wurde. Nach einer Vergleichsstudie an 125 Patienten, von denen 82 mit der öligen und 83 mit der wäßrigen Kontrastsubstanz bronchographiert worden sind, sprechen sich Walker u. Ma (1971) für das wäßrige Medium aus, da es eine bessere Haftfähigkeit auf der Schleimhaut zeigt und nicht so leicht wie das ölige Kontrastmittel in die Peripherie abfließt. Die ölige Form des „Dionosil" ruft einen geringen Temperaturanstieg hervor.

Das „Dionosil" liegt auch als 60%ige Suspension in Erdöl (Dionosil oily) vor. In dieser Kontrastsubstanz ist die jodhaltige Komponente dem Joduron B oder Per Abrodil BR chemisch gleich. Dabei handelt es sich um eine propylierte Säure, die schlecht wasserlöslich und deren Trockensubstanz in wäßrigem Medium suspendiert ist.

Erst nach endobronchialer Applikation werden die Propyliodon-Kristalle durch Esterasen des Bronchialbaumes hydrolisiert und in wasserlösliche, resorbierbare Bestandteile zerlegt. Dieser Prozeß dauert lange, so daß Reste in Granulomen abgelagert werden können.

Die Kontrastmittel auf „Dionosil"-Basis reizen infolge ihrer *Blutisotonie* die Bronchialschleimhaut wesentlich weniger als die hypertonen, wasserlöslichen Präparate, so daß sie für die Bronchographie vorgezogen wurden (Binns 1954; Gombert u. Hoffmann 1955; Gandini u. Juliani 1956; Bohn u. Singer 1956; Svoboda 1956; Di Guglielmo et al. 1958). Auf eine endobronchiale Anästhesie kann bei gezielter Instillation wegen des Katheterreizes jedoch nicht verzichtet werden (Strupler 1953). Besonders schonend bei Anwendung der isotonen Kontrastmittel soll die *infraglottische* Applikationsmethode sein, bei der das Präparat durch *Punktion der Membrana cricothyreoidea* instilliert wird. Die Anästhesie des Nasen-Rachenraumes erübrigt sich, so daß nur geringe Mengen Lokalanästhetika verwendet werden müssen. Es werden keine Keime aus dem Nasen-Rachenraum verschleppt und das Allgemeinbefinden der Patienten wird nur wenig beeinträchtigt (Anacker 1956; Schneidrzik u. Schulte 1956).

Das Kontrastmittel *„Hytrast"* (Dijod-Pyridon) verbindet die Vorzüge der Jodöle (hoher Kontrast, ausreichende Viskosität), mit denen der wasserlöslichen Kontrastmittel (rasche Elimination, hohe Oberflächenspannung) und wird meist gut toleriert. „Hytrast" ist eine wäßrige Kristallsuspension von zwei dijodierten Molekülen [N-(2,3-Dihydroxipropyl)-3,5dijod-4-pyridon und 3,5Dijod-4-pyridon]. Der Jodgehalt ist mit 50% zwar etwas geringer als der von „Lipiodol", jedoch der höchste unter den bekannten Suspensionen. Das Kontrastmittel ist eine weiße, ziemlich dicke Flüssigkeit und bei 37° C nach kräftigem Schütteln homogen. Die Viskosität beträgt bei Körpertemperatur 500–700 mPa·s (=cp) und kann durch Zugabe von 1–2 ml Kochsalzlösung zu 20 ml Suspension herabgesetzt werden. Es fließt langsam in die Peripherie ab und führt nur selten zur Alveolarfüllung, da es gut haftet und sich mit dem Bronchialsekret mischt. Nach etwa 2–3 Tagen soll es eliminiert sein, doch kann eine Alveolarfüllung noch 7–12 Tage in kranken Lungen nachweisbar bleiben.

I. Klinische Befunde

Anfälle *akuter Atemnot* beobachtete JIRZIK (1952) bei Patienten mit hochgradigem Emphysem und Asthma nach Instillation *hypertoner Präparate* in den Bronchialbaum.

Das Auftreten von *Lungenfunktionsstörungen* wurde auch von anderen Autoren für möglich gehalten, besonders dann, wenn vor der Bronchographie eine verminderte Vitalkapazität und ein niedriger Atemgrenzwert vorlagen (HELLSTRÖM u. HOLMGREN 1949; VIETEN 1950). HÖFFKEN (1954) führte Messungen der O_2-Sättigung des arteriellen Blutes durch und sah ein Absinken um 4,4%–16%, sobald durch Injektion des Kontrastmittels eine *Bronchusblokkade* eintrat. Eine verminderte Atemleistung bis zu 7 Tagen nach der Bronchographie beobachtete SCHOSTOCK (1953), die er den akuten Gewebsreaktionen und entzündlichen Veränderungen in der Umgebung von Kontrastmittelresten zuschreibt.

Sechs Patienten mit Bronchiektasen klagten 2–3 Tage nach der Bronchographie mit hypertonen Kontrastmitteln über *vermehrten* Auswurf. Wenn Bronchiektasen vorliegen, hat PARCHET (1950) empfohlen, das Sekret sofort abzusaugen, da es *mit der Zellulose einen schwer abhustbaren, in sich zusammenhängenden Ausguß bilde*, und es beim Überfließen in die Gegenseite zu schweren *Erstickungsanfällen* kommen könne (s. auch SCHULTE 1955). Bei eintretendem Hustenreiz *während* der Bronchographie wurde das Auftreten von Bronchialspasmen beobachtet (BESSLER 1955). Über eine Zunahme des Auswurfes, besonders bei der Lungentuberkulose, wird auch von anderen Autoren berichtet (DEFINE LICHT 1950; HOPPE u. MAASSEN 1950; IBERS et al. 1951; WILLMANN 1951; WEBER u. LÖHR 1953). Von BROWN (1950) ist eine Hämoptoe beobachtet worden.

Während oder nach Bronchographien, die mit *Dionosil* und *Propyliodon* durchgeführt wurden, sind von ESKILSSON (1962) keine stärkeren Allgemeinreaktionen in Form von Zyanose, Husten und Dyspnoe beobachtet worden, wie sie im Schrifttum beschrieben worden sind (VIETEN 1956; BHARDWAJ u. NAGRATH 1958; ROWE 1958). ADLER u. FAINSINGER (1952) und STRUPLER (1953) beobachteten keine Atemfunktionsstörungen. ESCHER et al. (1955) stellten bei 14 Patienten *einmal* eine Herabsetzung der Vitalkapazität um 300 ccm fest. Von KINO et al. (1985) wurde allerdings erst 6 Tage nach Bronchographie mit „*Dionosil Aqueous*" bei einem 61jährigen Patienten mit Lungenemphysem eine schwere asthmatische Reaktion mit Eosinophilie beobachtet. Das Kontrastmittel war in die Peripherie gelangt und es konnte röntgenologisch eine Infiltration in dem Bezirk des retinierten Dionosil nachgewiesen werden. Die exakte Topographie des Befundes war mit der C.T. möglich.

REUSCH (1968) berichtete über eine sehr gute Bronchialverträglichkeit von „Hytrast", während HUZLY (1971) beschreibt, daß „Hytrast" die Bronchien stark reizen kann, so daß im Röntgenbild *ein Zuviel* an Bronchospasmus zu sehen ist. Eine Vortestung mit dem jeweils zu verwendenden Kontrastmittel wurde von RADELET (1942), VIETEN (1944), BELLION u. ORLANDI (1949) und PINNEY et al. (1958) empfohlen, ist aber nach heutigen Erkenntnissen obsolet (RAKOSKI 1980; LASSER 1981; BRASCH 1986).

Nach Anwendung von wasserlöslichen Kontrastmitteln konnten im eigenen Krankengut *Jodüberempfindlichkeitsreaktionen* nicht festgestellt werden. Dagegen war in einem Falle eine Überempfindlichkeit gegen das Per Abrodil BR zu beobachten. Nach der Instillation trat eine Urtikaria mit erheblichem Hustenreiz und Dyspnoe auf. Die Vortestung mit der Kontrastsubstanz war negativ ausgefallen. Als häufige, jedoch meist flüchtige Komplikation kann nach Bronchographie in etwa 3–30% der Untersuchungen ein vorübergehender Temperaturanstieg mit einem Maximum bis zu 40° am 2. oder 3. Tag auftreten.

Berichte über *vorübergehende Temperatursteigerungen* nach Bronchographie mit Umbadril Viscous und Methocel-Diodrast liegen vor (WELIN 1951; SALZMANN et al. 1952). HOPPE u. MAASSEN (1950) stellten *Fieberreaktionen* bei 1/3 der mit *hypertonen* Kontrastmitteln bronchographierten Patienten fest. Sie sehen die Temperaturanstiege als eine durch die Sondierung hervorgerufene Reaktion an, weil die Katheter beim Einführen in den Bronchialbaum nicht steril bleiben. Die gleiche Ansicht wird von Ibers et al. (1951), Stiller (1949) und Stutz u. Vieten (1955) geäußert, die erhöhte Temperaturen auch nach Sondierung ohne Kontrastmittelinstillation sahen.

Im eigenen Krankengut, das von Eskilsson (1962) zusammengestellt wurde, kam es in 92 von 350 Fällen nach der Bronchographie mit hypertonen Kontrastmitteln zu *fieberhaften Reaktionen* (Tabelle 3). Die Temperatursteigerungen waren nicht nur bei entzündlichen Lungenprozessen nachzuweisen, sondern auch fünfmal nach Bronchographie später „gesunder" Lungen. Ein 34jähriger Patient, bei dem zum Ausschluß von Bronchiektasen eine Bronchographie mit Per Abrodil BR durchgeführt wurde, entwickelte am darauffolgenden Tage Fieber bis 40° C und das Allgemeinbefinden verschlechterte sich.

Die *Temperatursteigerungen* werden meist auf die durch die Hypertonie der Kontrastmittel bedingte Schleimhautreizung zurückgeführt. Obwohl alle verwendeten wasserlöslichen Kontrastmittel mit Hilfe von Métraskathetern in den Bronchialbaum injiziert wurden, waren Temperatursteigerungen bei *keinem isotonen Präparat* in der gleichen Häufigkeit festzustellen wie nach der Bronchographie mit hypertonen Substanzen. Eskilsson (1962) beobachtete febrile Reaktionen nach Gebrauch von Dionosil und Propyliodon, im Gegensatz zu anderen Arbeitsgruppen, nur bei 7 von 65 Patienten. Entsprechende Ergebnisse von Kontrolluntersuchungen werden auch im Schrifttum angegeben (Conway 1952; McSwan u. Allan 1953; Gombert u. Hoffmann 1955; Vieten 1956; Titche 1959). Die gute Verträglichkeit des *wäßrigen Dionosil* erlaubte die Anwendung bei *Kindern*, zumal die Gefahr einer Alveolarfüllung nur gering war. Das Kontrastmittel „Hytrast" wurde im allgemeinen auch gut vertragen. Fieberhafte Reaktionen traten nach Bronchographie bei etwa 20–72% der Patienten auf (Lang 1964; Light u. Oster 1964; Palmer et al. 1967; Reusch 1968). Eine bedrohliche Komplikation nach Bronchographie mit *„Hytrast"* haben Lehner u. Gulotta (1985) beobachtet. Es trat eine ausgedehnte Bronchioli- und Alveolen-Füllung ein, die zur fieberhaften Bronchopneumonie mit einem generalisierten Exanthem führte, das mit Kortison beherrscht werden mußte. Es wurde vermutet, daß eine mögliche „in-vivo" Verdünnung des Kontrastmittels erst die Voraussetzungen für ein Abfließen in die Peripherie geschaffen habe. Die Verdünnung dieses Kontrastmittels in den USA verursachte mit hoher Wahrscheinlichkeit die gegenüber dem europäischen Krankengut häufiger auftretenden Komplikationen (Grainger et al. 1970).

II. Röntgenologisch nachweisbare Lungenveränderungen

Nach Bronchusdarstellung mit *wasserlöslichen Kontrastmitteln* aufgetretene Lungenverschattungen sind – wie bei den Jodölen – zu unterteilen in solche, die Ausdruck von entzündlichen oder atelektatischen Lungeninfiltrationen sind und solche, die eine Folge *retinierter Kontrastmittelreste* darstellen. Die Lokalisation szintigraphischer Ventilations- und Perfusionsausfälle stimmt meist mit den Arealen länger liegengebliebener Kontrastreste überein (Elke 1982). Diese *temporäre* Einschränkung der Lungenfunktion kann auch einmal eine Dyspnoe auslösen. Durch *Bronchusverschluß* können sich Subsegment- oder Segmentatelektasen ausbilden, die bei Erwachsenen seltener als im Kindesalter auftreten (Robinson et al. 1971; Smith et al. 1973).

Lungenverschattungen als Ausdruck von Infiltrationen fand Eskilsson (1962) bei insgesamt 130 Nachuntersuchungen, davon 117mal nach Gebrauch der hypertonen Kontrastmittel Per Abrodil BR, Joduron B und Bronchoselektan (Tabelle 4). Die Infiltrationen waren meist etwa 2–3 Tage *nach* der Bronchographie, in 12 Fällen jedoch noch nach 4–11 Tagen in den mit dem Kontrastmittel in Berührung gekommenen Lungenbezirken nachzuweisen. Nach der Verwendung von Dionosil Aqueous, Propyliodon und Dionosil Oily waren Infiltrate in 12 Fällen nicht länger als 72 Stunden, nur einmal waren sie noch nach 9 Tagen nachweisbar.

Davon waren 20mal Lungeninfiltrationen nach Anwendung hypertoner Präparate und 5mal nach Gebrauch isotoner Kontrastmittel dann zu beobachten, *wenn das Kontrastmittel in die Peripherie* gelangt war.

Bei 4 Patienten war im Unterlappen eine länger anhaltende Verschattung als in den übrigen Lungenlappen nachzuweisen, obwohl lediglich eine Bronchographie des Oberlappens durchgeführt worden war. Das Kontrastmittel ist wahrscheinlich, seiner Schwere folgend, in den gleichseitigen Unterlappen abgeflossen und wurde hier schlechter eliminiert.

Einmal fanden sich *einen Monat* nach der Bronchographie mit Joduron B noch Atelektasen im linken Unterlappen.

Neben *massiven* Lungenbefunden kam es auch nur zu *geringfügigen*, auf die Basis eines Lappens beschränkten Verdichtungen, wie im Falle einer 64jährigen Patientin, die wegen des Verdachts auf ein Bronchialkarzinom im Bereich des rechten Hilus mit Joduron B bronchographiert wurde. Sechs Stunden nach der Füllung war eine Infiltration der Basis des rechten Unterlappens nachweisbar, die nach kranial an Dichte abnahm. 24 h später war nur noch ein geringfügiger Rest zu erkennen, und nach 42 h war auch dieser Infiltrationsbezirk röntgenologisch nicht mehr darzustellen.

Nach Bronchographie mit wasserlöslichen, resorbierbaren Kontrastmitteln fanden sich Infiltrate nicht nur in kranken, sondern auch *in 10 von 36 völlig gesunden Lungen*, wenn zum Ausschluß von Bronchiektasen eine Bronchographie durchgeführt wurde. Atelektasenbildungen und Pneumonien sind nach Bronchographie mit wasserlöslichen Kontrastmitteln in der Literatur nicht selten beschrieben worden (HUZLY 1953; ROWE 1958; TITCHE 1959). Besonders eindrucksvoll waren Veränderungen, die einen ganzen Lungenlappen betreffen. Als Beispiel sei eine solche Beobachtung mitgeteilt:

Bei einem 38jährigen Mann bestand nach dem klinischen Bild und nach der Röntgenuntersuchung des Thorax *Verdacht auf Bronchiektasen* im Bereich des rechten Mittel- und Unterlappens. Zur weiteren Klärung wurde eine Bronchographie rechts durchgeführt. Als Kontrastmittel diente Per Abrodil BR. Zunächst wurde der Mitellappen gefüllt und dann die Füllung des Unterlappens angeschlossen.

Schon unmittelbar nach Beginn der Füllung lief das Per Abrodil BR sehr rasch in die peripheren Verzweigungen des Bronchialbaumes ab, und es kam zu einer Füllung der Bronchioli. Die angeschlossene Füllung des Unterlappens zeigte nur eine geringgradige Alveolarfüllung. Bronchiektasen fanden sich nicht. Die Kontrolluntersuchungen der Lunge 20 und 42 h nach der Kontrastmittelapplikation ließen eine *massive*, auf den Lobus begrenzte Infiltration des Mittellappens erkennen. Es handelte sich röntgenologisch um das Bild einer *Mittellappenpneumonie*, die erst nach weiteren Kontrollen innerhalb von *elf Tagen* abgeklungen war. Man konnte dann nur noch eine geringfügige basale Verschattung des Lappens erkennen (Abb. 3a–c).

FISCHER (1950) sah 4 h nach Verschwinden des Kontrastschattens noch eine vermehrte Lungenzeichnung, besonders im Unterfeld der explorierten Seite, welche rasch zurückging und nach 12 h verschwunden war. Nach ROTHS (1958) Auffassung tritt unmittelbar nach der Injektion Gewebsflüssigkeit in die kleineren Bronchien und Bronchioli über. Infolge des durch die hypertonische Lösung erzeugten osmotischen Druckgefälles an der Grenzfläche zwischen Kontrastmittel und Gewebsoberfläche entsteht ein starker Reiz auf die Schleimhaut, da das Gewebe bestrebt ist, die Isotonie aufrechtzuerhalten (DIETZ u. SCHNEIKART 1953; VIETEN 1953, 1956). Die Lungenverschattungen sind auf ein umschriebenes osmotisches Ödem zurückzuführen.

Die nach Bronchographie mit Per Abrodil BR, Joduron B und Bronchoselektan im Röntgenbild beobachtete *verstärkte Lungenzeichnung* ist Folge der Hypertonie dieser Kontrastmittel gegenüber dem Blut und den Gewebssäften. Infolge schneller Resorption der kontrastgebenden Substanz lassen sich die *hypertonen Kontrastmittel* nur für kurze Zeit im Röntgenbild erfassen. Durch ihre geringe Dichte ist die Carboxymethylcellulose röntgenologisch *nicht nachweisbar*. In 30 von 350 Lungen fanden sich Kontrastmittelreste nach Bronchographie

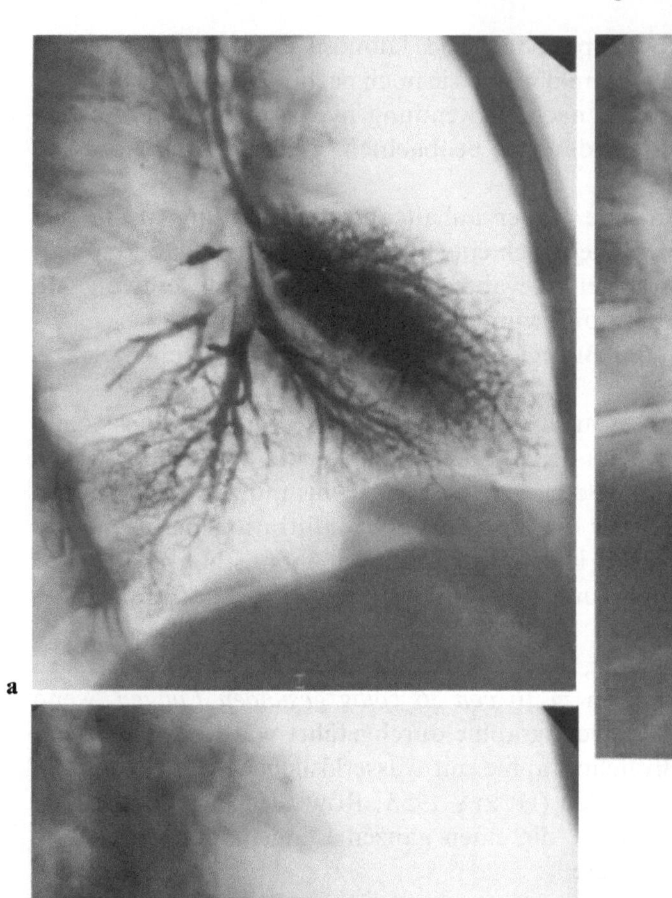

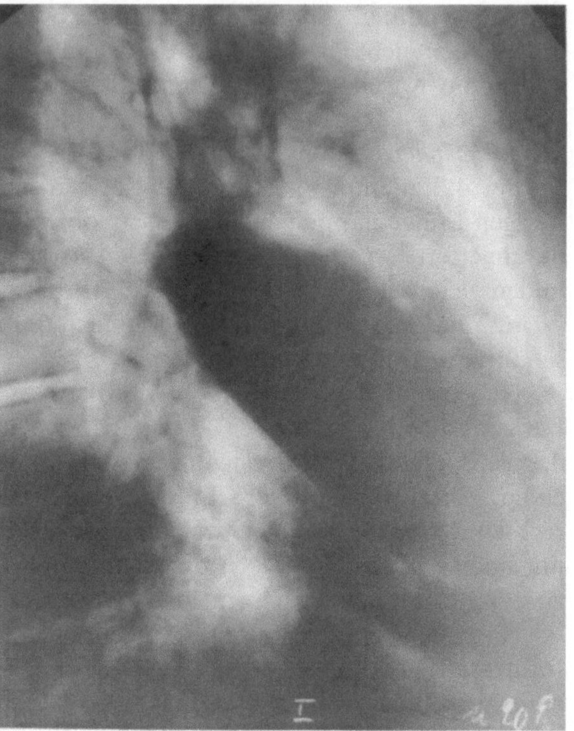

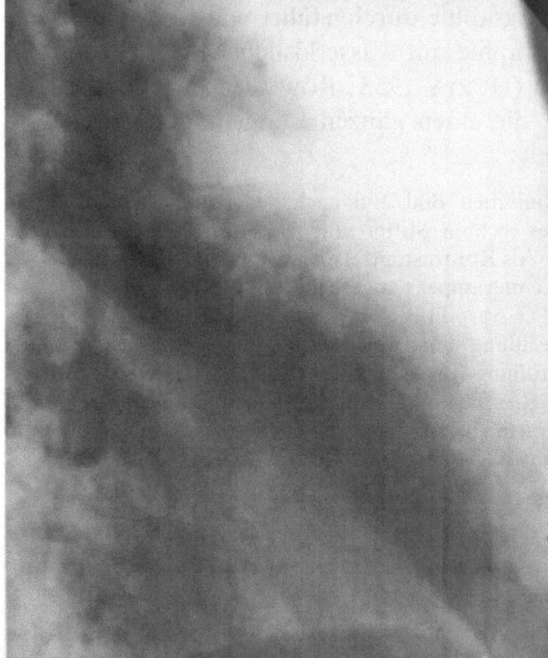

Abb 3. a Alveolarfüllung im Mittellappen, geringer auch im Unterlappen nach Bronchographie mit Per Abrodil BR wegen des Verdachtes auf Bronchiektasen, die nicht nachweisbar waren (38jähriger Patient). **b** 20 h später homogene Verschattung des Mittellappens und alveoläre Fleckschatten im Unterlappen. **c** Nach 42 h finden sich deutliche pneumonische Verdichtungen im Bereich des Mittellappens, geringer auch in den basalen Unterlappensegmenten

mit Per Abrodil BR, Joduron B und Bronchoselektan etwa noch 4–6 h. Fünfmal waren in der Umgebung des Kontrastmittels leichte Infiltrationen zu beobachten. Peripherfüllung trat bei 34 Patienten ein (Tabelle 5, S. 384). Länger als 6 Stunden nach der Bronchographie konnten in keinem Falle Kontrastreste festgestellt werden. Die eigenen Ergebnisse von röntgenmorphologischen Kontrolluntersuchungen zeigen eindeutig, daß *Infiltrationen* nach Gebrauch *hypertoner* Kontrastmittel weitaus häufiger auftreten als nach Verwendung blutisotoner Substanzen (Tabelle 4, S. 383). Die nach Bronchographie mit Dionosil oder Propyliodon hin und wieder beobachteten *flüchtigen Lungenverschattungen* sind wahrscheinlich allein auf den Fremdkörperreiz, den das eingebrachte Kontrastmittel auf die Bronchialschleimhaut ausübt, zurückzuführen. Nach Bronchographie mit „Dionosil Aqueous", „Propyliodon" und „Dionosil Oily" konnten von ESKILSSON (1962) bei 41 von 65 untersuchten Patienten im Lungenparenchym Kontrastmittelreste bis zu 9 Tagen nachgewiesen werden, die jedoch – mit einer Ausnahme – keine röntgenmorphologisch erkennbaren Reaktionen im benachbarten Lungengewebe hervorgerufen hatten. Es handelte sich bei den Patienten, die Kontrastmittel länger retiniert hatten, um entzündliche Lungenerkrankungen (32mal) und um solche Lungenbezirke, aus denen die aktive Elimination des Kontrastmittels behindert war. In 9 der 65 bronchographierten Lungen waren distal von Tumorstenosen noch Kontrastmittelreste röntgenologisch nachzuweisen. Einmal fanden sich noch 6 Tage nach der Bronchographie im Unterlappen röntgenmorphologisch Kontrastmittelreste, doch lag eine starke Adhärenz des betreffenden Zwerchfells vor. Bei allen übrigen Patienten konnte keine Beziehung zwischen Zwerchfellbeweglichkeit und Kontrastmittelelimination festgestellt werden.

BESSLER (1955) und KLEMM (1956) stellten 48 bzw. 72 h nach Bronchographie mit „Propyliodon" keine Kontrastmittelreste bei der röntgenologischen Nachuntersuchung fest – auch nicht im Falle krankhaft veränderter Lungen.

HOLDEN u. COWDELL (1958) berichten, seit 1952 zweitausend Bronchographien mit Dionosil Oily durchgeführt zu haben. Kinder unter 12 Jahren wurden in Allgemeinnarkose, Kinder über 12 Jahren und Erwachsene nach Lokalanästhesie und Punktion der Membrana cricothyreoidea bronchographiert. Bei den Kindern wurde dem Kontrastmittel häufig Puder zur Erhöhung der Viskosität zugesetzt. Die Autoren geben an, zwei Tage nach der Kontrastmittelinstillation weder Infiltrationen noch Kontrastmittelreste nachgewiesen zu haben.

Eine *Alveolarfüllung* trat nach der Zusammenstellung des eigenen Krankengutes durch ESKILSSON (1962) bei Bronchographien mit isotonen Präparaten in 13 von 65 Patienten, also in etwa 20% auf. Das Ergebnis zeigt, daß die Viskosität dieser isotonen Kontrastmittel nicht ausreichend ist. Regelmäßiges schnelles Abfließen von „Dionosil Aqueous" in die Alveolen schildert auch BESSLER (1955). Andere Autoren geben dagegen an, eine Peripherfüllung nur selten beobachtet zu haben (CUMMINS u. SILVER 1953; GUERNEZ-RIEUX et al. 1953; HOLDEN u. CRONE 1953; RENDLE-SHORT 1953; NORRIS u. STAUFFER 1954; JOYNT u. HARNICK 1955; HUIZINGA 1956; PIETRA 1956; WILLSON et al. 1956; FARAH u. NIKNEJAD 1957).

VIETEN (1956) macht das Fehlen von Esterasen in funktionsuntüchtigem Gewebe für die mangelnde Aufspaltung der kontrastgebenden Substanz verantwortlich. Obgleich das ölige „Dionosil" bis zu 5 Monaten oder noch länger in der Lunge histologisch nachgewiesen werden konnte, vertrugen die Patienten diese Substanz erstaunlich gut, auch dann, wenn geringfügige Atelektasen auftraten (HOLDEN 1957; JOHNSON et al. 1960; CHRISTOFORIDIS et al. 1962; ROBINSON et al. 1971; SCHURCH u. ROACH 1976; KORHOLA et al. 1977).

Nach Bronchographie mit *„Hytrast"* konnten pneumonische Infiltrationen oder Bronchopneumonien nur selten beobachtet werden. Die Eingabe *größerer Mengen* des Kontrastmittels bei schwerer respiratorischer Insuffizienz oder bei vorhandener akuter Infektion hatte Komplikationen zur Folge, insbesondere dann, wenn beide Lungenhälften gefüllt worden sind. Hinzu kommt die sehr *langsame Ausscheidung* über mehrere Tage (MOUNTS u. MOLNAR 1962) und manchmal erhebliche Gewebsreaktionen (LIGHT u. OSTER 1964). *Gut verträglich* ist dagegen eine *geringe Menge von 20 ml* des „Hytrast", wenn nur *eine* Lungenhälfte untersucht wird. In den USA wurden häufiger pneumonische Reaktionen beobachtet, so daß dieses Präparat nicht mehr zum Einsatz gelangt. Der Grund für die häufigen Komplikationen ist in der herabgesetzten Viskosität des U.S.-Hytrastes zu suchen (MORLEY 1969; GRAINGER 1970; ANSELL 1976). Gegenüber der hochviskösen Kontrastsubstanz „Hytrast" ist die geringe Viskosität der nicht-ionischen Kontrastmittel ein Vorteil, da sie nach der Untersuchung nahezu vollständig abgesaugt werden können.

III. Befunde nach Bronchographie bei Lungentuberkulose

Wegen der Gefahr einer Streuung und Exazerbation sollte bei der Lungentuberkulose – insbesondere der exsudativen und kavernösen Form – die Indikation zur Bronchographie besonders zurückhaltend gestellt werden. Sie wird nur dann ausgeführt, wenn durch alle anderen klinischen und röntgenologischen Untersuchungsmethoden die für die Behandlung erforderliche Klärung des Befundes nicht möglich gewesen ist.

Auf die Schädigungsmöglichkeiten der Lungen durch Jodöle bei Patienten mit einer Lungentuberkulose ist bereits hingewiesen worden (s.S. 379 ff.).

Die Brauchbarkeit der *wasserlöslichen Kontrastmittel* für eine Bronchographie bei Lungentuberkulose ist oft betont worden (Forgan Morle u. Robertson 1954; Gierhake u. Maassen 1955; Watanabe et al. 1955; Boren u. Miller 1956; Petranyi 1956; Copp et al. 1957; Salkin et al. 1958). Thurn (1954) berichtet über keinen Zwischenfall nach Bronchographie von 100 Patienten mit meist offener Tuberkulose; Streuungen und Exazerbationen sah er nie.

In dem Krankengut von Eskilsson (1962) waren 30 der mit wasserlöslichen Kontrastmitteln bronchographierten Patienten an Lungentuberkulose erkrankt. *Febrile Reaktionen* konnten dann festgestellt werden (insgesamt 11mal), wenn bereits *vor* der Bronchographie Temperaturen bestanden hatten (s. hierzu auch Bessler 1955). Bronchogene und hämatogene Aussaat, die verschiedentlich beschrieben worden sind (Hoppe u. Maassen 1950; Vieten 1950/51; Magnenant 1951) konnten auch nach 6monatiger Kontrolle nicht nachgewiesen werden (Tabelle 6). In den bronchographierten Lungenabschnitten wurden bei 8 Patienten nach 3 Tagen vorher nicht beobachtete Infiltrationen nachgewiesen und 6mal waren Kontrastmittelreste nach 25 h, 2mal nach drei Tagen röntgenologisch darstellbar. Einmal waren Kontrastmittelreste des Dionosil Aqueous und Infiltrationen bei einem 21jährigen Patienten mit aktiver, infiltrativ-exsudativer Lungentuberkulose noch nach neun Tagen nachzuweisen.

Tabelle 6. Temperaturerhöhungen nach Bronchographie mit wasserlöslichen Kontrastmitteln bei Patienten mit Lungentuberkulose

Untersucher		Bronchographien	Febrile Reaktionen
Schultz-Möller	(1951)	42	1 (2,4%)
McKechnie	(1953)	114	29 (25,4%)
Thurn	(1954)	100	1 (1%)
Copp und Mitarbeiter	(1957)	602	30 (4,9%)
Titche	(1959)	189	29 (15,3%)
Eskilsson	(1962)	30	11 (36,6%)

Die Beispiele zeigen, daß die Bronchographie bei der Lungentuberkulose eine zusätzliche Belastung für den Patienten bedeutet und keineswegs ungefährlich ist.

Schulte (1955) stellt zweimal eine erhebliche *Verschlechterung des tuberkulösen Befundes* als Folge einer Bronchographie fest. So wurde von ihm die Bronchographie mit wasserlöslichen Kontrastmitteln abgelehnt wegen der Reizung der Schleimhäute, der Neigung zur Peripherfüllung, der Ablagerung des Viskositätsträgers – vor allem in funktionsuntüchtigem Gewebe – und der Gefahr der Granulombildungen und fibrösen Reaktionen.

Eine strenge Indikationsstellung fordern auch Ibers et al. (1951) und Kuhn (1956), die eine *bronchogene Streuung* nach 43 Bronchographien mit wasserlöslichen Kontrastmitteln bei Lungentuberkulose beobachteten. Einmal fanden sie massenhaft Tuberkulose-Bakterien im sonst negativen Auswurf. In diesem Falle war durch die Sondierung mit dem Katheter eine Bronchusstenose des rechten Oberlappenbronchus mit Einschmelzung im atelektatischen Oberlappen wieder durchgängig gemacht geworden.

Huzly (1953) fand bei 160 Patienten mit Lungentuberkulose nach Bronchographie dreimal spezifische Streuungen und in zwei Fällen das Auftreten einer Bronchopneumonie, und Chadourne et al. (1951) konnten in 2 von 50 Fällen ein Wiederaufflackern des Prozesses mit röntgenologisch faßbaren Veränderungen feststellen. Bei 8 Patienten eine akute Bronchitis, den Kollaps eines Lungenlappens und die Ausbreitung des tuberkulösen Prozesses in je einem Falle beobachtete McKechnie (1953) nach 114 Bronchographien, die er bei 111 tuberkulösen Patienten mit „Dionosil Aqueous" durchgeführt hatte.

Nach den im Schrifttum mitgeteilten Beobachtungen sollte die Bronchographie bei Lungentuberkulose nur dann durchgeführt werden, wenn alle anderen Untersuchungsmethoden versagen, um die Möglichkeiten einer Ausbreitung und Verschlechterung der Erkrankung auf ein Mindestmaß herabzusetzen und so vielleicht durch die Reizung noch Sputum zur bakteriologischen Kultur gewinnen zu können.

IV. Pathologisch-anatomische Lungenbefunde

Die Frage nach der *Spätwirkung* von nicht abgehustetem wasserlöslichem Kontrastmittel auf das Lungenparenchym ist oft gestellt worden. Nach Bronchographien mit Jodölen wurden *Fremdkörpergranulome* und *fibrotische Lungenveränderungen* gefunden (s.S. 384 f.). Nicht völlig geklärt werden konnte das Verhalten der *nicht aus dem Bronchialsystem* eliminierten *Carboxymethyl*cellulose (CMC). Die *kontrastgebende Substanz* der wasserlöslichen Kontrastmittel soll nach Hydrolysierung (bei den isotonen Kontrastmitteln muß sie vorher durch Esterasen aufgespalten werden) von der Bronchialschleimhaut resorbiert und mit dem Harn ausgeschieden werden (Fischer 1950; Tomich et al. 1953; Weber u. Löhr 1953). Die Resorption in der Lunge erfolge allerdings verzögert, da die Kontrastsubstanz erst „ausgewaschen", d.h. von der CMC getrennt werden müsse.

Eine *direkte Resorption* der großen Moleküle der CMC durch die Bronchialschleimhaut ist unwahrscheinlich (Hellström u. Holmgren 1949; Morales 1949; Fischer 1950). Offenbar erfolgt eine *Phagozytose durch Alveolarwandzellen und Gewebsphagozyten* und dann ein Abtransport, der nach etwa 14 Tagen beendet sein soll (Stutz u. Vieten 1955). Trotzdem verbleiben noch Reste im Lungenparenchym. Da diese im Röntgenbild nicht sichtbar sind, können nur eine *histologische Untersuchung resezierter Lungen oder Tierversuche* Aufschluß über die Verweildauer in der Lunge geben. Aus solchen Untersuchungen liegen unterschiedliche Bewertungen vor. Von mehreren Autoren wurden *reaktionslose Ablagerungen* der CMC im Parenchym resezierter Lungen gefunden (Zollinger 1951; Schmidtmann u. Dick 1952; Wicke u. Marthen 1952; Gierhake 1957). Gierhake u. Maassen (1956) beobachteten solche Ablagerungen bei 54 Lungenresektionen viermal in der Zeit von 21–30 Tagen nach Bronchographie, und Zollinger u. Fischer (1953) wiesen fünfmal in 100 Fällen von Lobektomie CMC-Reste nach Bronchographie mit wasserlöslichen Kontrastmitteln nach. Schmidtmann u. Dick (1952) fanden Kontrastmittelablagerungen bis zum 24. Tag nach der Bronchographie, einmal sogar noch nach 44 Tagen. Unter 47 im Abstand von 3 bis 240 Tagen nach Kontrastmittelinjektion histologisch untersuchter Lungen stellten sie in *zwei Fällen echte Granulome* fest bei Patienten mit erheblicher Sekretstauung im Bronchialbaum, außerdem 12mal *reaktionslose CMC-Rückstände*. Nach ihrer Ansicht handelte es sich wahrscheinlich auch bei den Granulombildungen nur um einen vorübergehenden Vorgang. 50 Tage nach der Bronchographie waren keine Veränderungen der Lunge oder Reste von Kontrastsubstanz nachweisbar. In keinem Falle kam es zu Narben- bzw. Bindegewebsneubildung oder Ausbildung von Granulationsgewebe.

Im Gegensatz zu diesen pathoanatomischen Untersuchungsergebnissen haben andere Autoren auf *Lungenschädigungen in Form von Granulombildungen* hingewiesen (Werthemann

u. Vischer 1951; Werthemann 1953/56; Hess 1954). Weber u. Löhr (1953) sowie Weinberg (1933) wollen solche besonders nach Peripherfüllung der Lunge mit Kontrastmittel beobachtet haben. Es wird angenommen, daß die Granulombildung durch eine Anästhesie mit Pantocain begünstigt werden kann (Weber u. Löhr 1953).

Vieten (1956) berichtet über eine persönliche Mitteilung von Maassen vom 01.08.1956 an ihn, der bei einem Patienten mit einem Tuberkulom nach der Bronchographie mit „Dionosil Aqueous" keine Peripherfüllung und keine Komplikationen beobachtete. *Nach drei Monaten* wurde im resezierten Oberlappensegment eine Reaktion mit vielkernigen Fremdkörperriesenzellen, eine Speicherung von Kristallen und Granulombildung festgestellt. Er führt dies auf eine Dionosil-Schädigung zurück. Von Gierhake (1957) wird allerdings bezweifelt, ob es sich in diesem Falle wirklich um Kontrastmittel gehandelt hat, da kein spezieller Nachweis geführt wurde und er in einer Kontrollserie, die ohne vorangegangene Bronchographie angefertigt wurde, in einem Falle ebenfalls Granulationsgewebe mit eingelagerten feinen Fremdkörpern beobachtete. Vieten (1956) hält Granulombildungen um die CMC in gesunden Lungen für *ungefährlich*, da sie im Gegensatz zu den Jodölgranulomen nicht auf die weitere Umgebung übergreifen, sondern auf den Ablagerungsort des retinierten Viskositätsträgers der wasserlöslichen Kontrastmittel beschränkt bleiben. In erkrankten Lungen dürften sie jedoch nicht als bedeutungslos angesehen werden.

Eine so hochmolekulare, *chemisch inaktive Substanz* wie die Carboxymethylcellulose kann nicht die Ursache stärkerer Lungenveränderungen sein. Sie wird wahrscheinlich, ebenso wie andere Fremdkörper die in die Lunge gelangen, z.B. Kohlepartikelchen, von den Alveolarepithelien phagozytiert werden und reaktionslos im Gewebe liegenbleiben ohne Anlaß zur Bildung von Fremdkörpergranulomen zu geben.

Das gleiche gilt für die nicht aufgespaltene und nicht resorbierte kontrastgebende Substanz der *isotonen* Kontrastmittel. In dem Präparat „Dionosil Oily" könnte das Erdnußöl Anlaß zu Lungenveränderungen geben. Bei histologischen Untersuchungen der Lungenresektionspräparate von 49 Patienten mit Bronchiektasen, bei denen insgesamt 74 Bronchographien mit Dionosil Oily durchgeführt worden waren, fanden Holden u. Cowdell (1958) in 5 Präparaten *akute entzündliche Veränderungen* entweder in Form ulzeröser Bronchitiden oder kleiner bronchopneumonischer Bezirke. Im entzündlichen Exsudat dieser Gebiete fand sich noch Kontrastmittel. In stark erweiterten Bronchien wurden Fettkugeln gefunden, die aber keine Reaktion auf das umgebende Gewebe hervorgerufen hatten. Ähnliche Fettkugeln fanden sich in Alveolarphagozyten und peribronchialen Lymphgefäßen. In allen Lungen – mit und ohne akuten entzündlichen Prozeß – war es möglich, wenigstens einige Fetttropfen in Alveolarphagozyten nachzuweisen. Zum Vergleich wurden Lungenpräparate von nicht bronchographierten Patienten mit entzündlichen Lungenerkrankungen untersucht, und es ließen sich auch hier Fetttropfen ähnlicher Größe und Eigenschaften feststellen. So besteht nach Ansicht der Untersucher kein Anlaß anzunehmen, daß die akut entzündlichen Prozesse *auf das Kontrastmittel zurückzuführen sind*, zumal in keinem Falle festgestellt werden konnte, inwieweit es sich *bei den Fettkugeln* um Erdnußöl oder um endogenes Fett handelte. Granulome fanden sich in keinem Präparat.

Nach Bronchographie mit „Hytrast" konnten histologisch im Lungengewebe feine Kristalle („kristalline Pneumonie", Rayl u. Spjut 1963; Wright 1965) nachgewiesen werden, die nach einigen Monaten weitgehend verschwunden waren (Greenberg 1964; Cabrera et al. 1967).

V. Ergebnisse der experimentellen Pathologie

Es wurde versucht, die Frage nach Reaktionen der im Lungengewebe verbleibenden CMC im Tierexperiment zu klären. Die Resultate ergaben widersprechende Ansichten, die

von „schweren Schäden" bis zu „unbedeutenden Granulombildungen" reichen. Lungenschäden in Form von Fremdkörpergranulomen, die noch $1^1/_2$ Jahre nach der Bronchographie
mit wasserlöslichen Kontrastmitteln im Lungenparenchym nachweisbar waren, sind von
VISCHER (1951); HELLSTRÖM (1953); WERTHEMANN u. VISCHER (1951/53) u. HESS (1954)
beschrieben worden. Dagegen sah MARCADANTE (1957) bei der histologischen Untersuchung
eine Stunde bis vier Monate nach der Injektion (er benutzte „Dionosil Aqueous" und „Propyliodon") zwar leichte exsudative Reaktionen mit Vermehrung der Histiozyten, jedoch nie
Dauerschäden. Das gleiche berichten andere Untersucher (HELLSTRÖM u. HOLMGREN 1949;
HEUCK 1954; SCHMID u. WACK 1959). HEUCK u. DONTENWILL (1956) stellten nach der Instillation von Per Abrodil BR, Joduron B und Bronchoselektan in den Bronchialbaum von Meerschweinchen bis zu 9 Tagen nach der Bronchographie entzündliche Veränderungen fest,
die zu einem späteren Zeitpunkt nicht mehr erkennbar waren. Neben diesen entzündlichen
Veränderungen beobachteten sie mit Hilfe des Pleurafensters 15–20 Minuten nach der Bronchographie eine erhebliche Erweiterung der Alveolen der Lungenperipherie bis zu maximaler
Dehnung, die nach 1–2 Tagen wieder verschwunden war (Abb. 4). Sie sehen dies als kompensatorischen Vorgang auf die Einengung zentraler Bronchialabschnitte an, die hervorgerufen
wird durch die Exsudation von Gewebsflüssigkeit in die Bronchien als Folge des osmotischen
Druckgefälles zwischen Bronchialwand und hypertonischer Kontrastsubstanz. Alle diese
Lungenveränderungen stellen deshalb *keine spezifische Reaktion* auf das eingeführte Kon-
trastmittel dar, sondern lassen sich auch mit einer hypertonischen Kochsalzlösung, die dem
Viskositätsträger zugesetzt wird, hervorrufen.

Nach Instillation von „Dionosil Oily" in Kaninchenlungen wiesen BJÖRK u. LODIN (1957)
Fremdkörpergranulome nach, für die sie *das Erdnußöl* verantwortlich machen. Sie stellten
bei der histologischen Untersuchung drei Monate nach der Bronchographie in 8 von 10
Lungen und sechs Monate nach Kontrastmittelapplikation in 7 von 10 Lungen Kontrastmit-
telreste und Granulombildungen fest. In diesen Fällen war es allerdings zu einer ausgeprägten
Peripherfüllung gekommen.

*Die akuten Gefahren unmittelbar nach der Bronchographie sind daher bedeutungsvoller
als die Frage nach dem Verbleib und Schicksal der CMC.* Die Einschränkung der Atemoberflä-

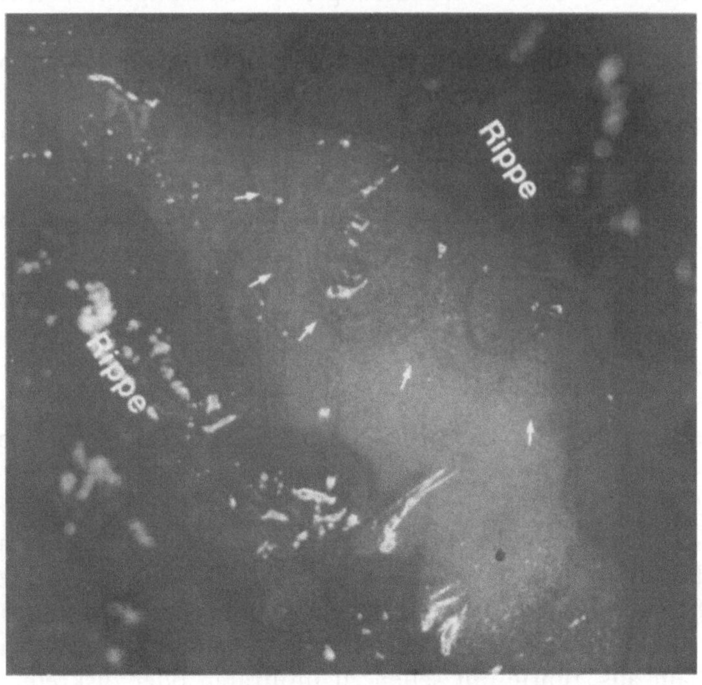

Abb. 4. Intravital-mikroskopische
Darstellung der Lungenoberfläche
15 min nach intrabronchialer Instillation von Kontrastsubstanz zur Bronchographie. Die umschriebene emphysematöse Blähung der Alveolen ist erkennbar (→). Die Darstellung erfolgt
nach der Methode des Pleurafensters
am intakten Thorax des narkotisierten
Kaninchens (Nach HEUCK u. DONTEN-
WILL 1956)

che führt zu einer Belastung des Lungenkreislaufes und damit des rechten Herzens, was besonders bei bereits bestehendem Emphysem oder Dekompensation des rechten Herzens beachtet werden muß.

Experimentell erzeugte pathologische Befunde der Lunge nach „Hytrast-Applikation" sind sehr widersprüchlich gedeutet worden. Während Palmer et al. (1967) nur vorübergehende Reaktionen der Lunge nach Gabe des Kontrastmittels bei Ziegen fanden (kristalline Ablagerungen in den terminalen Bronchien, die mit einer Schwellung der Endothelien und Epithelien einhergingen und einige entzündliche Reaktionen) konnten Light u. Oster (1964) bei Kaninchen (die Befunde ähneln auch denen der Humanpathologie) zelluläre Reaktionen, kristalline Fragmente in den peribronchialen lymphatischen Geweben und fokale Alveolarverdickungen finden, wie sie Nelson et al. (1959) nach Bariumsulfateingabe beschrieben haben. Greenberg et al. (1964) fanden mononukleäre Zellvermehrungen und Fremdkörper-Riesenzellen sowie eine fibrosierende Bronchiolitis bei Hunden. Aus dem isolierten Bronchus wurde der meiste Anteil des instillierten „Hytrasts" durch Absorption ausgeschieden. In einer Studie von Rayl u. Spjut (1963) konnten Bronchopneumonien nach Bronchographie bei Hunden beobachtet werden. Bei keinem der Hunde wurde jedoch „Hytrast" in den Lymphknoten nachgewiesen. Nach 7 Tagen und bis zu 15 Monate nach der Untersuchung waren keine Hytrast-Kristalle mehr in den Untersuchungspräparaten zu sehen. In 2 Präparaten fand sich eine nekrotisierende Bronchiolitis. Pinet et al. (1979) weisen darauf hin, daß diese sekundären Gewebsreaktionen nach Hytrastgabe eher geringer seien als bei anderen Kontrastmitteln.

Eine lokale, entzündliche Reaktion der Lunge war auch bei Verwendung von nicht-ionischen Kontrastsubstanzen zu erwarten. In tierexperimentellen Studien an jungen Hunden und Ratten (Mc Alister et al. 1981; Alford et al. 1983) konnte nachgewiesen werden, daß die Instillation von Metrizamide (Winthrop Laboratories) nach 24–48 h eine vorübergehende regionale pneumonische Lungenveränderung auslösen kann. Ferner fanden sich histologisch polymorphzellige Infiltrationen im Lungengewebe, interstitielle Infiltrate und vereinzelt Blutungen in den Alveolarraum bei Spätkontrollen. Mc Alister et al. (1981) hoben den Vorteil der nicht-ionischen Kontrastmittel gegenüber den ionischen hervor: „Erstere erzeugen weniger Veränderungen in den Lungen, nachweisbar auf Thoraxübersichtsaufnahmen, in den histologischen Befunden und in den Blutgasen." Alford et al. (1983) untersuchten drei unterschiedliche Konzentrationen von Metrizamide. Die isoosmolaren und gering hyperosmolaren Konzentrationen dieses nicht-ionischen Kontrastmittels rufen nur dann eine Reaktion des Lungengewebes hervor, wenn größere Mengen eingegeben werden.

D. Bariumsulfat-Kontrastsubstanzen

Das *Bariumsulfat* ist als Bronchographie-Kontrastmittel außerordentlich unterschiedlich beurteilt worden. Nachdem es sehr früh zur Bronchographie eingesetzt wurde, ist es später abgelehnt und danach erneut empfohlen worden (Di Rienzo u. Pereira-Duarte 1957; Hilscher u. Da Costa 1959; Nelson et al. 1959; Beraud et al. 1963; Nice et al. 1964; Erickson et al. 1979). Bei *niedriger Viskosität* gelangt das Kontrastmittel rasch in die *Lungenperipherie*, so daß Substanzen zugesetzt worden sind, die zur *Erhöhung der Viskosität* führten. Der Bronchusbeschlag und die Kontrastdichte waren ausgezeichnet. Es wurde manchmal nur sehr langsam – nach Monaten oder Jahren – aus der Lunge eliminiert. Zurückgebliebenes Bariumsulfat-Kontrastmittel fand sich histologisch in Fremdkörpergranulomen und narbig-fibrösen Formationen im Lungengewebe oder auch in der Bronchialwand wieder.

Die Verträglichkeit war sehr gut, die Kontrastsubstanz übt keinen Reiz auf die Schleimhaut aus, führte nur selten zu Infiltraten oder diskreten pneumonischen Veränderungen in der Lunge und zeigte *keine Überempfindlichkeitsreaktionen,* wie sie bei den Jodölen gefürchtet waren.

Als nach dem letzten Weltkrieg kaum Kontrastmittel zur Verfügung standen, fanden die Bariumsulfat-Kontrastsubstanzen wieder Verwendung und wurden in besonderer Zubereitung als sterile Aufschwemmung in den Bronchialbaum eingegeben. Sowohl im Tierexperiment als auch bei Untersuchungen menschlicher Lungen nach Bariumsulfat-Kontrastsubstanz fand FITE (1955) Entzündungen, Fibrosen und entzündliche Granulome. DI RIENZO u.PEREIRA-DUARTE (1957) ersetzten das Jodsalz im Umbradil (s. „Wasserlösliche Kontrastmittel", S..387) durch Bariumsulfat (Atomzahl Jod = 53, Barium = 56; Atomgewicht Jod = 127, Barium = 138) und mischten es mit der Carboxymethylcellulose. Nach ihren Angaben habe es dem Umbradil gegenüber die Vorteile frühzeitiger Elimination und geringerer Reizung der Bronchialschleimhäute. Die Viskosität betrage 6000 mPa·s bei 37° C, die Ausscheidung erfolge sofort und fast vollständig durch Husten, also mit dem Auswurf.

Eine Stunde nach Bronchographie seien nur noch *Spuren einer Trübung im Lungenparenchym* vorhanden, nach 48 bzw. 72 h sei kein Kontrastmittel mehr nachweisbar. Die Verfasser verwendeten das Kontrastmittel ohne Komplikationen bei Patienten mit eitrigen Lungenherden, Asthmatikern, Bronchitikern und auch bei Tuberkulösen (PIETRI et al. 1960).

MERLON u. MALASPINA (1959) haben die gleichen Versuche durchgeführt, nur ersetzten sie die Carboxymethylcellulose durch *Pektine,* um eine Granulombildung im Lungengewebe auszuschließen. Die Viskosität hat 5690 mPa·s betragen. Sie erhielten gute Bilder, das Bariumsulfat war in 48–72 h abgehustet, toxisch-allergische Reaktionen traten nicht auf. Ähnliche Beobachtungen haben TEIXERA u. TEIXERA (1959) bei 25 Patienten machen können. Sie stellten eine homogene kolloidale Suspension her durch sorgfältige Vermischung von 20 g „Celobar" (enthält auf 150 g Bariumsulfat 2 g Methylcellulose) mit 30 ccm physiologischer Kochsalzlösung. Nach Eingabe von 20 ccm war bereits 3 Tage später keine Kontrastsubstanz mehr nachweisbar. Kontrastmittelretentionen hinter Stenosen des Bronchialbaumes fanden sich nicht. Der Schleimhautbeschlag der Bronchien war gut, eine Alveolarfüllung trat nicht auf, lokale Reizerscheinungen fehlten und die Elimination durch Expektoration war gut. Eine Bariumsulfat-Aufschwemmung in Carboxymethylcellulose-Suspension konnte die manchmal deutliche „Peripherfüllung" verhindern, führte nicht zu einer schweren Reizung der Bronchialschleimhaut und hatte keine *allergischen Reaktionen* zur Folge. NELSON et al. (1959) benutzten eine Mischung von einem Gewichtsanteil „Micropaque" und zwei Gewichtsteilen einer 1,5%igen Lösung von Natrium-CMC in physiologischer Kochsalzlösung. In Tierversuchen stellten sie fest, daß es nicht schlechter verträglich sei als „Dionosil Oily" und „Lipiodol" (s.S. 379ff.). Bei allen drei Kontrastmitteln wurden vorübergehende Reaktionen im Lungengewebe beobachtet.

PISANI et al. (1960) stellten ein Gemisch von Bariumsulfat und wäßriger Propyliodonlösung her, welches nach Angaben der Autoren die Vorteile der Jodöle mit denen der wasserlöslichen Kontrastmittel vereinige, unter Ausschluß der Nachteile. Die Viskosität ermögliche eine langsame Füllung des Bronchialbaumes und *verzögere das Ablaufen des Kontrastmittels* in die Peripherie. Die Fähigkeit, sich mit den Sekreten und Körperflüssigkeiten zu mischen, die bemerkenswerte *Adhäsion* an den Bronchialwänden sowie die *gute Strahlenabsorption* begünstigten die Darstellung vieler Einzelheiten der Bronchialschleimhaut. 24–48 h nach der Kontrastmittelapplikation konnten röntgenologisch keine Kontrastmittelreste nachgewiesen werden.

Das Barium-Carboxymethylcellulose-Kontrastmittel hat den besonderen Vorzug, daß es infolge der Phagozytose im Gewebe die Wand von Hohlräumen in der Lunge über Wochen und Monate sichtbar macht (CHRISTOFORIDIS et al. 1962). Unter 43 Patienten fanden ANDREWS et al. (1967) 32mal einen Wandkontrast („wall sign"), der insbesondere bei Infektionen und Ulzerationen in den Hohlräumen deutlich erkennbar war. Nach Bronchographien mit Barium-haltigen Kontrastmitteln wurde über eine gute Verträglichkeit der Substanzen, verglichen mit Jodölpräparaten, berichtet, doch wurden bei einigen Patienten bis zu einem Jahr – oder noch länger – Bariumreste in der Lunge nachgewiesen (Nice et al. 1964; Naimark et al. 1971; Mital et al. 1975; Erickson et al. 1979). Eine lange Retention tritt auf, wenn die Bariumsulfat-Kontrastsubstanz bei der Bronchographie bis in die Alveolen gelangen kann (Nelson et al. 1964).

I. Tierexperimentelle Befunde

Die Möglichkeit der Verwendung von Bariumsulfat für die Bronchographie haben Kurtzahn u. Wöhlke (1925) zuerst im Tierversuch erforscht. Sie stellten an *Hunden* fest, daß die *Menge* des in den Bronchialbaum eingeführten Kontrastmittels entscheidend ist für die Verträglichkeit der Substanz.

Wegen der geringen Viskosität der einfachen Bariumsulfataufschwemmung und der damit verbundenen Gefahr schneller Peripherfüllung der Bronchiolen und Alveolen und wegen der schlechten Haftfähigkeit an den Bronchialwänden ist es zunächst selten für die Bronchographie benutzt worden.

Da bei Kontrastuntersuchungen des Ösophagus durch *Aspiration* Bariumsulfat in den Tracheobronchialbaum und die Lungenperipherie gelangen kann, untersuchten Huston et al. (1952) im Tierversuch an *Ratten* die Dauer des Verbleibens und die Reaktionen des Lungengewebes auf diesen Fremdkörper. Röntgenkontrollen der Lunge und histologische Untersuchungen kurze Zeit, einige Stunden bis zu 126 Tagen ergaben, daß primär eine initiale Entzündung mit polymorphkernigen Leukozyten um das Bariumsulfat auftritt. Dann finden sich Bariumpartikel auch intrazellulär. Nach 2–15 Tagen treten mononukleäre Infiltrate, keine plasmazellulären oder lymphozytären Reaktionen auf. Danach kann stellenweise eine Degeneration des respiratorischen Epithels eintreten. Etwa nach 90–126 Tagen finden sich vereinzelt Riesenzellen, jedoch keine Fibrose, und Reste des Bariumsulfat liegen als lichtbrechende Substanzen extrazellulär. In den untersuchten Lymphknoten, in der Milz, der Leber und den Nieren war kein Bariumsulfat zu finden.

Die Elimination von ^{35}S-markierten *Bariumpartikeln* aus den Luftwegen und der Lunge im Tierversuch an *Ratten* haben Cember et al. (1956) untersucht. Eine mittlere Teilchengröße der Bariumpartikel von 1,45 µm erlaubt auch eine Retention in den Alveolen. Die Halbwertzeit für das Verweilen der aktivierten Teilchen in den Lungen betrug 2 Tage und nach 8 Tagen waren 98% des eingebrachten radioaktiven Schwefels (und damit auch des Barium!) mit dem Sputum eliminiert.

Neben eingehenden klinischen Kontrolluntersuchungen der Lungen von Patienten, die Bariumsulfat aspiriert haben, konnten Willson et al. (1959) in Tierversuchen an *Hunden* feststellen, daß diese Substanz reaktionslos vertragen wir. Die Fähigkeit des Bronchialbaumes, das Bariumsulfat zu eliminieren, ist offenbar gut. Eine *Belüftungsstörung* tritt selbstverständlich dann auf, wenn *große Mengen* eingegeben werden und das Lumen der Atemwege mechanisch verschließen. Reste können geringfügige Fremdkörperreaktionen auslösen, weitere Nebenwirkungen störender Art konnten nicht gefunden werden.

Die *gefährliche Jodallergie* nach einer Jodöl-Bronchographie und der störende Einfluß des abgespaltenen freien Jods auf einen Radio-Jod-Test veranlaßten Nelson et al. (1964) vergleichende Studien mit Jodölen und einer Bariumsulfataufschwemmung im Tierexperiment vorzunehmen. Dabei fand sich, daß Bariumsulfat jedem anderen Kontrastmittel für die Bronchographie gleichwertig ist und eine gute Röntgendarstellung ermöglicht. Die gute Verträglichkeit, die Verweildauer und die Lokalisation des Barium wurden eingehend studiert. Bei den Patienten löst es im Vergleich mit anderen Kontrastmitteln nur sehr geringfügige Reaktionen aus und ist innerhalb *eines Jahres* fast vollständig eliminiert. Das Bariumsulfat erzeugt, wie andere Kontrastmittel auch wenn sie nicht abgehustet werden, kleine Fremdkörpergranulome, jedoch wurde eine Lungenfibrose nicht nachgewiesen.

II. Befunde nach Eingabe von Bariumsulfat

Die Beurteilung der Verträglichkeit von Bariumsulfat-Kontrastmitteln zur Bronchographie ist schwierig, da in den verschiedenen Fertigpräparaten *unterschiedliche Zusätze* enthalten sind. Diese Stoffe sind *allein* kaum geprüft worden. Wenn Bariumsulfat-Kontrastmittel zum Einsatz gelangten, dann wurde über mehr oder minder ausgeprägte Ödeme und entzündliche Infiltrate, kompensatorisches Emphysem, histologisch auch Makrophagen und Fremdkörpergranulome berichtet. Wenn Bariumsulfat mit Methylcellulose gemischt verabreicht worden ist, dann waren schwere Veränderungen mit Entzündungsreaktionen festzustellen, es kamen Abszesse vor und ausgeprägte fibröse Lungennarben. Nach Eingabe einer Mischung von Bariumsulfat mit Natrium-Carboxymethylcellulose und einem Gleitmittel (das sog. „Zelobar-Gelee") in den Tracheobronchialbaum wegen des Verdachtes auf eine Bronchialfistel gelangte sehr viel Kontrastsubstanz in die Peripherie und konnte dort *mehr als 7 Monate* lang nachgewiesen werden. Diese Veränderungen bezeichneten HILSCHER u. DA COSTA (1959) als *„Bariose"*, die durch großzellige Pneumonien, eine Zunahme des interstitiellen Bindegewebes und Bariumgranulome mit Riesenzellen gekennzeichnet war. Es mußte eine größere Menge der Kontrastsubstanz in den Bronchialbaum gelangt sein.

Von ESKILSSON (1962) wurde über 72 Bronchographien mit Bariumsulfat bei Patienten im Alter von 20–61 Jahren berichtet (Tabelle 2). Der Allgemeinzustand der Patienten hat sich nach der Bronchographie nie wesentlich verschlechtert. Temperatursteigerungen traten 12mal auf. Sie hielten bis zu drei Tagen an (Tabelle 3). Kollapszustände, Zyanose, Dyspnoe und vermehrter Hustenreiz konnten nicht beobachtet werden. Lungenbefunde waren sowohl in der Umgebung von Kontrastmittelresten als auch ohne diese röntgenologisch kaum nachzuweisen. Lokale, geringfügige Infiltrationen nach Bronchographie mit Bariumsulfat wurden bei entzündlichen Erkrankungen festgestellt. Bei 12 Patienten waren 4–6 Tage nach Kontrastmittelapplikation zarte Verdichtungsbezirke und eine vermehrte engmaschige, manchmal verwaschene Lungenzeichnung nachweisbar (Tabelle 4, S. 383).

Bei einem 59jährigen Patienten mit Lungenemphysem und mäßiger Lungenstauung wurde bei Tumorverdacht *wegen Jodüberempfindlichkeit* eine Bronchographie mit *Bariumsulfat* durchgeführt. Die röntgenologische Kontrolle 72 h nach Kontrastmittelinstillation zeigte eine inhomogene, wabig-streifige Verschattung des rechten medialen Unterfeldes und eine plattenförmige, nicht hilusradiär verlaufende Verdichtung im rechten Unterlappen. Die Verdichtung setzte sich nach dorsal in eine ebenfalls streifenförmige Verschattung fort. Wahrscheinlich handelte es sich um Atelektasen nach Bronchographie mit Bariumsulfat. Außerdem waren Kontrastmittelreste in den Bronchien nachweisbar (Abb. 5a–c). Die Temperatur des Patienten blieb normal, eine Beeinträchtigung des Allgemeinbefindens erfolgte nicht.

Meist war nach einem Tag kaum mehr Bariumsulfat in der Lunge nachzuweisen, bei 8 Patienten schon nach 6 h nicht mehr. Dagegen wurde das Kontrastmittel dann schlecht eliminiert und war in 10 Fällen noch *bis zu 6 Jahren* röntgenologisch nachweisbar, wenn es in die Lungenperipherie abgeflossen war. Peripher- und Alveolarfüllung konnten 12mal beobachtet werden (Tabelle 5, S. 384).

Bei einem 46jährigen Patienten kam es neben der erstrebten Füllung eines bestehenden zystischen Hohlraumes zu einer *ausgedehnten Peripherfüllung*. Zehn Tage nach der Bronchographie waren röntgenologisch noch erhebliche Mengen des Bariumsulfats im Lungengewebe nachzuweisen. Eine weitere Kontrolluntersuchung nach einem halben Jahr zeigte die gleichen Befunde. Der Patient ist dann nicht mehr zur Nachuntersuchung erschienen.

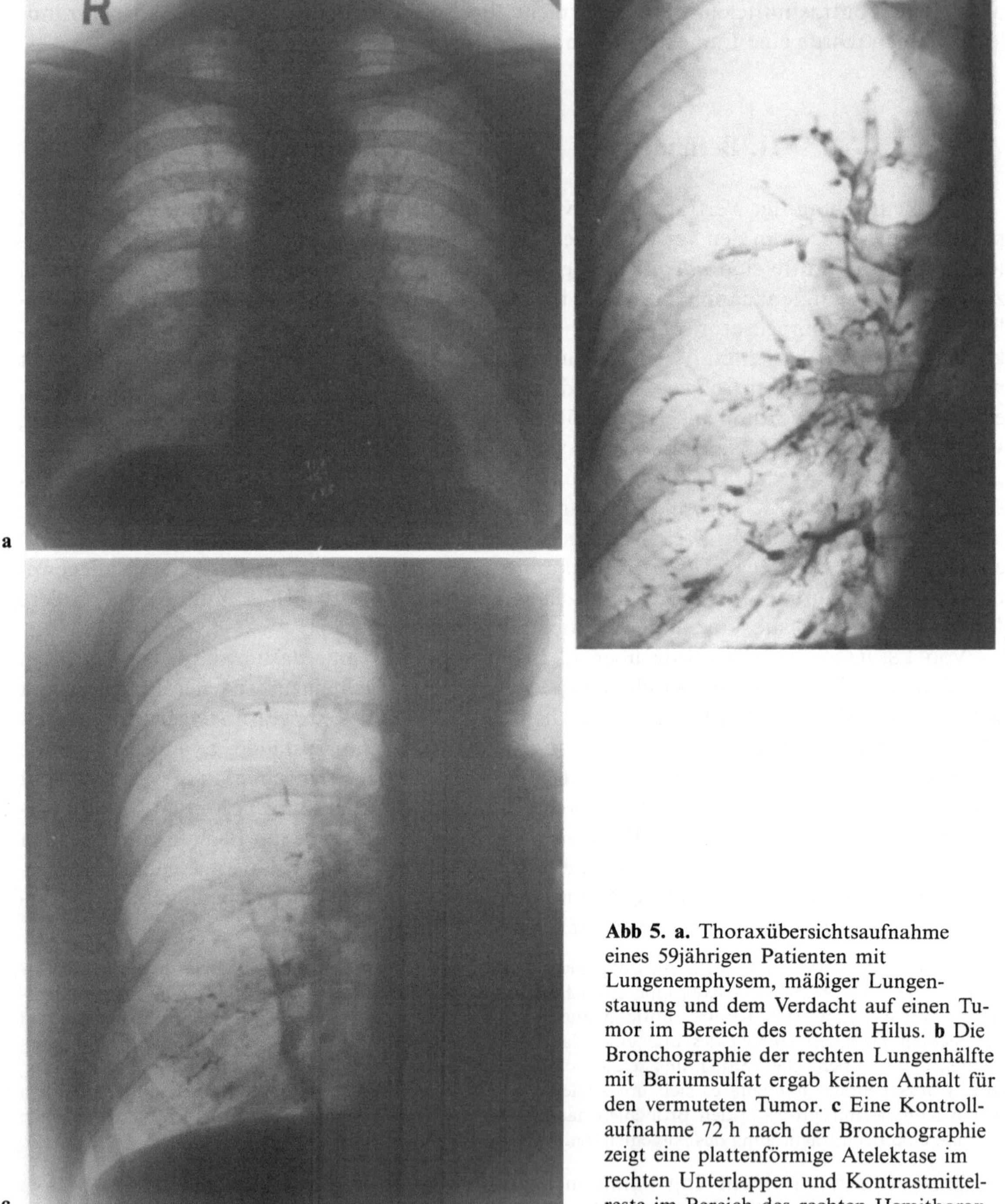

Abb 5. a. Thoraxübersichtsaufnahme eines 59jährigen Patienten mit Lungenemphysem, mäßiger Lungenstauung und dem Verdacht auf einen Tumor im Bereich des rechten Hilus. **b** Die Bronchographie der rechten Lungenhälfte mit Bariumsulfat ergab keinen Anhalt für den vermuteten Tumor. **c** Eine Kontrollaufnahme 72 h nach der Bronchographie zeigt eine plattenförmige Atelektase im rechten Unterlappen und Kontrastmittelreste im Bereich des rechten Hemithorax

Einen ähnlichen Spätbefund zeigte eine Patientin, die wegen des Verdachtes auf bronchiektatische Veränderungen bronchographiert wurde und dabei eine Füllung selbst der kleinsten Bronchialverzweigungen eintrat. Die Kontrolluntersuchung nach 24 h ergab nur geringfügige Kontrastmittelreste im bronchographierten Lungenbezirk. Erstaunlich ist, daß nach einer Beobachtungszeit von sechs Jahren immer noch Kontrastmittelreste aus dem Lungenparenchym eliminiert worden sind. Ob Bariumreste in die regionären Lymphknoten abtransportiert wurden, war im Röntgenbild nicht sicher nachzuweisen.

Aufgrund von Erfahrungen bei 58 Bronchographien mit Bariumsulfat im Kindesalter empfehlen NICE et al. (1964) dieses gefahrlose und zuverlässige Kontrastmittel, mit dem nur ganz wenige Reaktionen und geringe pathologische Veränderungen nachweisbar waren.

E. Tantal-Puder

Der Tantaloxyd-Puder hat bisher zur Bronchographie keine breite Anwendung gefunden. Es liegen keine Mitteilungen über ernste Nebenwirkungen vor. Die Puderteilchen gelangen bis in die Alveolen und werden dann von Makrophagen aufgenommen. Ein Beschlag der Luftröhre und der Hauptbronchien mit Tantal-Puder kann bereits nach 24 h eliminiert sein, so daß dann nichts mehr nachweisbar ist (NADEL et al. 1968; FRIEDMAN 1976; BIANCO et al. 1974; MATTHAY et al. 1976; STITIK et al. 1978).

I. Klinische Beobachtungen

Von NADEL et al. (1968) wurde Tantal-Puder zuerst zur Bronchographie empfohlen. Durch die hohe Dichte und eine vernachlässigbare Toxizität *im Tierexperiment* war dieses Metall als Kontrastmittel für die Bronchographie gut geeignet, so daß es bei unklaren Lungenerkrankungen an 26 Patienten eingesetzt worden ist. Der Kontrastpuder wurde nach 4 Tagen eliminiert, wenn Bronchialverzweigungen bis zu *2 mm Durchmesser* zur Darstellung gelangt waren. Aus den *kleineren Bronchien* war die Substanz in etwa 7 Tagen verschwunden. Es traten keine Schäden auf, so daß Tantal-Puder auch für Untersuchungen bei *Kindern* geeignet erschien. Eine umfassende Zusammenstellung von BIANCO et al. (1974) kommt zu dem Schluß, man solle so lange mit der Anwendung des Tantal-Puders zurückhaltend sein, bis die Spätwirkungen der Ablagerung im interstitiellen Lungengewebe und in den regionalen, zentralen Lymphknoten bekannt sind. DUCUOSSO et al. (1972) raten ebenfalls zu großer Vorsicht wegen der von ihnen beobachteten Fibrose und Granulombildung (zit. nach PINET et al.1979).

II. Tierexperimentelle Befunde

Es sind eine Reihe von Tierexperimenten zur Verträglichkeit von Tantaloxyd-Puder durchgeführt worden. Die Resultate kommen zu unterschiedlichen Folgerungen.

In den Tierversuchen von NADEL et al. (1968) konnte festgestellt werden, daß kleinste Teilchen dieses Kontrastmittels bis in die Alveolen gelangten und dort *histologisch nach 15 Monaten* noch nachweisbar waren. UPHAM et al. (1971) konnten bei 5 von 6 Hunden nach Bronchographie mit *radioaktiv markiertem* Tantal-Puder zunächst eine rasche Elimination bis zum 7. Tage, dann ein Plateau als Ausdruck des *in der Peripherie* abgelagerten Kontrastmittels beobachten.

In Tierversuchen an Katzen und Hunden haben EDMUNDS et al. (1970) die *Selbstreinigung* der Trachea und des Bronchialbaumes nach Einblasen von Tantal-Puder und Bariumsulfatstaub studiert. Es wurden 2–24 h nach Gabe von 8 ml Bariumsulfat und 1 ml Tantal-Puder durch einen Katheter in den Tracheobronchialbaum in Narkose festgestellt, daß bereits nach 4 Stunden keine Bariumsulfat- und nach 24 h auch keine Tantalreste mehr nachzuweisen waren. Eine zervikale Vago-Sympathektomie und die zirkuläre Zerstörung der Bronchialschleimhaut hatten eine *Verzögerung* des Abtransports zur Folge, während die Ligatur einer

Pulmonalarterie ohne Einfluß blieb. Die Ursachen des langsamen Abtransports von Tantal-Puder konnten nicht gefunden werden.

Zur Frage der *Reinigung der Lunge* nach Eingabe von Tantal-Puder als inhalierbares Aerosol für die Bronchographie hat Bethge (1973) Tierversuche an Ratten, Affen und Katzen durchgeführt. Ratten und Affen konnten 80–90% des inhalierten Tantalum mit einer Halbwertzeit von 10–30 Tagen eliminieren, der Rest war erst nach mehr als 100 Tagen verschwunden. Deshalb fanden sich im Röntgenbild noch Verschattungen über einen langen Zeitraum. Die Katzen konnten etwa 98% der Substanz mit einer Halbwertzeit von 15 h eliminieren, die Reste waren nach 18 Tagen fast alle verschwunden. Bei den genannten Versuchstieren war der physiologische Mechanismus der Lungenreinigung nicht gestört. Ergänzende mikroskopische Untersuchungen an Ratten- und Affenlungen ergaben eine *peribronchiale Ablagerung* von Tantal in fibrösen Gewebsproliferationen und Granulomen, so daß *zur Vorsicht* bei der Anwendung dieses Kontrastmittels am Menschen geraten wird. Tierexperimente an Goldhamstern zur Verträglichkeit von Tantal-Puder in einer $^1/_2$%igen Carboxymethylcellulose-Lösung hat Friedman (1976) durchgeführt und die Lungengewebe 48 h bis zu 12 Wochen mit dem Licht- und Elektronenmikroskop untersucht. Dabei wurden auch die Wirkungen von Keimen (Pneumokokken, Influenza u.a.) zusammen mit dem Tantalum-Kontrastmittel studiert. Es fanden sich keine schweren Lungenreaktionen mit Ausnahme von *Fremdkörpergranulomen* und einer leichten *entzündlichen Reaktion* der Bronchialepithelien.

Eingehende Studien zur Verträglichkeit von Tantal-Puder als Bronchographie-Kontrastmittel haben Matthay et al. (1978) vorgenommen. Da dieser Stoff über eine längere Zeit in den Alveolar-Makrophagen eingeschlossen liegenbleiben kann, wurden in-vitro Untersuchungen mit Tantalumoxyd, zur Kontrolle auch mit Silicium und Latex, an Ratten-Alveolar-Makrophagen über 30 Stunden ausgeführt. Alle Substanzen wurden von den Zellkulturen aufgenommen. Tantalumoxyd wirkte rascher toxisch auf die Alveolar-Makrophagen in-vitro als Silicium. Daraus wurde geschlossen, daß Tantal auch in vivo, also nach Bronchographie, eine toxische Wirkung entwickeln könne.

F. Aspiration von Kontrastmitteln

Bekanntlich gelangt Kontrastmittel nicht nur gezielt zum Zwecke einer Bronchographie, sondern auch durch Aspiration bei Schluckstörungen über den Bronchialbaum in die Lunge und es wurden Komplikationen nach Ösophagus- und Magen-Darm-Untersuchungen beobachtet. Zur Kenntnis der Lungenverträglichkeit von Kontrastsubstanzen, die zur Untersuchung des Gastrointestinaltraktes eingesetzt werden, sind mit den verschiedenen Präparaten Tierversuche durchgeführt worden.

Eingehende Untersuchungen über Lungenreaktionen nach Bariumsulfat, Lipiodol und wäßrigem Dionosil haben bereits Dunbar et al. (1959) vorgenommen, da *Kinder* dann besonders gefährdet sind, wenn sie sich bei einer Kontrastuntersuchung des Ösophagus verschlukken. Primäre Schädigungen des Lungengewebes durch ein flüchtiges Ödem oder eine Infiltration waren bei allen Substanzen etwa gleich, doch konnten *Kontrastreste* als Spätbefunde in der Lunge nur nach Gabe von Bariumsulfat und Lipiodol gefunden werden. Es können sich Fibrosen und Fremdkörpergranulome entwickeln.

Vergleichende Untersuchungen mit Bariumsulfatsuspension (Barosperse, Mallinckrodt), Gastrografin (Schering) und Amipaque (Schering) an Ratten-Lungen haben Rust et al. (1982) durchgeführt. Dabei fand sich, daß das „*Amipaque*" die geringfügigste Atemeinschränkung hervorruft und *alle* Kontrastmittel ein Lungenödem flüchtiger Natur induzieren. Das

Gastrografin hat eine wesentlich stärkere Wirkung und beide wasserlöslichen Kontrastmittel waren nach 24 h eliminiert. Lediglich das Bariumsulfat, insbesondere wenn es in die Alveolen gelangen konnte, blieb länger liegen und konnte bei Eingabe einer größeren Menge kleinere Bronchien verschließen.

Eine vergleichende Studie mit verschiedenartigen Kontrastmitteln an Ratten und Hunden haben McAlister u. Askin (1983) durchgeführt. Neben physiologischer Kochsalzlösung wurden ein Bariumsulfat-Kontrastmittel und einige Jod-Kontrastmittel appliziert und danach die Versuchstiere mehrere Stunden bis zu Tagen oder einen und neun Monate lang röntgenologisch kontrolliert. Die Lungen der Tiere sind dann histologisch untersucht worden. Das wasserlösliche *„Hypaque-35%"* hat die am stärksten ausgeprägten Infiltrate bis zu pneumonischen Veränderungen erzeugt, die etwa einen Monat später abgeklungen waren. Die *nichtionischen Kontrastmittel* riefen eine akute, aber milde Entzündung mit polymorphzelligen Infiltraten hervor. In den Alveolen und Alveolarsepten war eine Makrophagenreaktion für etwa 1 Woche erkennbar. Die Kochsalzlösung wurde reizlos vertragen. Das Bariumsulfat-Kontrastmittel hat nur ein geringes Alveolarödem, dagegen eine deutliche Makrophagenreaktion mit regionalen Granulomen und chronisch-entzündliche Veränderungen mit Fibrosen hervorgerufen. Als *Spätbefunde* wurden lokale Fibrosen, Granulome, Atelektasen und ein kompensatorisches Emphysem festgestellt. Untersuchungen der Blutgase ergaben nach Bariumsulfat-Kontrastmittelgabe deutliche Störungen und nach Eingabe größerer Mengen in den Bronchialbaum hielten diese Störungen auch länger an. Die akuten Atembeschwerden sind also eine *Folge der Dosis* des applizierten Kontrastmittels!

Der Zufallsbefund einer *massiven Aspiration* von Bariumsulfat bei einer Schluckstörung infolge latenter Virusinfektion bei einem Kleinkind von $1^1/_2$ Jahren veranlaßte Béraud et al. (1963) von einem „Barytom" des Mittellappens zu sprechen. Das Kind hat den akuten Zustand gut überstanden, und bei der Nachuntersuchung 18 Monate später fanden sich miliare, kornförmige Bariumeinlagerungen im ganzen Mittellappen, in den Hiluslymphknoten und an der Pleura parietalis, ohne daß irgendwelche Beschwerden geklagt wurden. Die auffallend gute Verträglichkeit des Bariumsulfat-Kontrastmittels erlaubte den Autoren die Empfehlung, auch Bronchographien mit diesem Kontrastmittel vorzunehmen.

Nicht nur Kinder, sondern auch *alte Menschen* können Schluckstörungen aufweisen. Von Schneider u. Maxeiner (1983) wird über eine 81jährige Frau berichtet, die sich anläßlich einer Kontrastuntersuchung des Magens stark verschluckte, größere Mengen *Bariumsulfat* aspirierte und mit septischen Temperaturen nach 32 Stunden verstarb. Die Autopsie deckte die Verlegung von größeren Bronchialbaumabschnitten auf. Über eine schwere Komplikation nach massiver Aspiration von Bariumsulfat durch Verschlucken bei einer 44jährigen Patientin mit Dermatomyositis haben Steinke et al. (1984) berichtet. Als Mitursache des nach 4 Wochen eintretenden Exitus ergab die Sektion eine unspezifische, herdförmige, abszedierende Bronchopneumonie und daneben in den Unterlappen Granulome mit Fremdkörperriesenzellen, Lymphozyten und Fibrosierung weitgehend zerstörter Lungenareale. Weitere *schwere Aspirationszwischenfälle* mit letalem Ausgang, die im Zusammenhang mit einer Bariumkontrast-Untersuchung des Ösophagus und Magens bei 3 Neugeborenen oder Säuglingen auftraten, haben McAlister u. Siegel (1984) beobachtet. Die Menge des in den Tracheobronchialbaum gelangten Kontrastmittels war sehr groß, so daß es zum Verschluß der peripheren Bronchien gekommen ist.

Diese Mitteilungen machen deutlich, daß *kleine Mengen* von Bariumsulfat-Kontrastmittel im Zusammenhang mit einer Röntgenuntersuchung des Ösophagus oder Magen-Darm-Kanals aspiriert werden können und bei Kindern oder Erwachsenen keine nachteiligen Folgen haben, da fast die gesamte Kontrastsubstanz abgehustet wird und nicht in die tieferen Luftwege gelangt. Dagegen können *größere Mengen* von Kontrastsubstanz die kleineren Luftwege verlegen und zu *Atelektasen* mit umschriebenen emphysematösen Lungenüberblähungen füh-

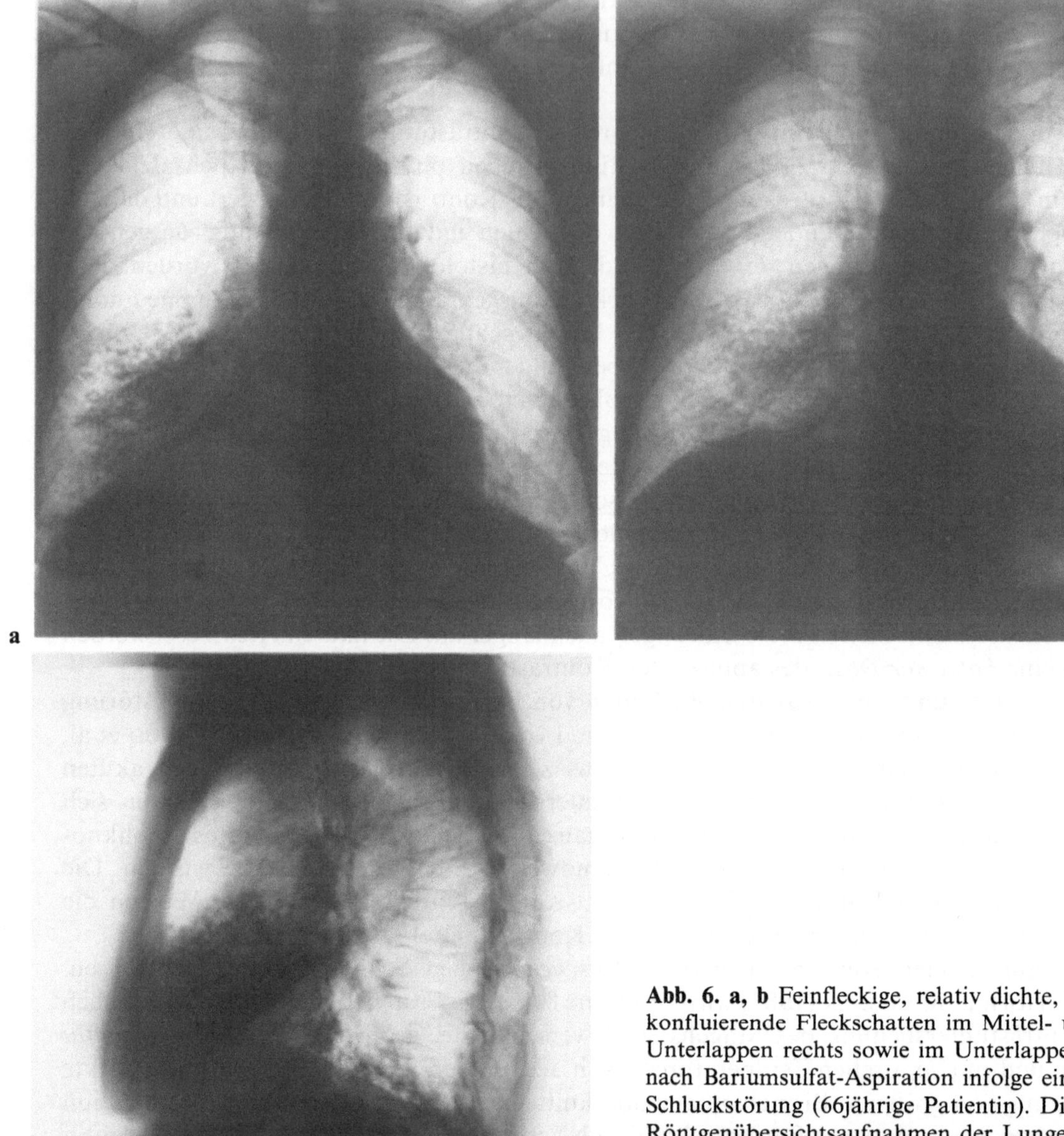

Abb. 6. a, b Feinfleckige, relativ dichte, teilweise konfluierende Fleckschatten im Mittel- und Unterlappen rechts sowie im Unterlappen links nach Bariumsulfat-Aspiration infolge einer Schluckstörung (66jährige Patientin). Die Röntgenübersichtsaufnahmen der Lunge in 2 Ebenen wurden nach Klinikaufnahme angefertigt. **c** Die Kontrollaufnahmen der Lunge lassen eine Abnahme der Intensität der Infiltrate bei gleicher Verteilung erkennen

ren. Nur dann, wenn größere Mengen des Kontrastmittels aspiriert wurden oder aber die Aspiration kleinerer Mengen zu akuter Atemnot geführt hat, empfiehlt sich die gezielte bronchoskopische Absaugung. Bei Neugeborenen und jungen Säuglingen kann eine solch massive Bariumsulfataspiration mit Verlegung der Luftwege zu lebensbedrohlichen Zuständen Anlaß geben. Es sind auch Todesfälle beschrieben worden (Lefèvre u. Leissner 1949; Laveau u. Berta 1976). In diesem Zusammenhang ist eine eigene Beobachtung interessant.

Krankengeschichte: 66 Jahre ♀, wegen Schluckbeschwerden wurde am 20.07.1982 eine Kontrastuntersuchung der Speiseröhre durchgeführt. Dabei kam es zur Aspiration eines größeren Bolus des Barium-Kontrastmittels. Wegen zunehmender Atemnot erfolgte am darauffolgenden Tage die Klinikeinweisung. Die Thorax-

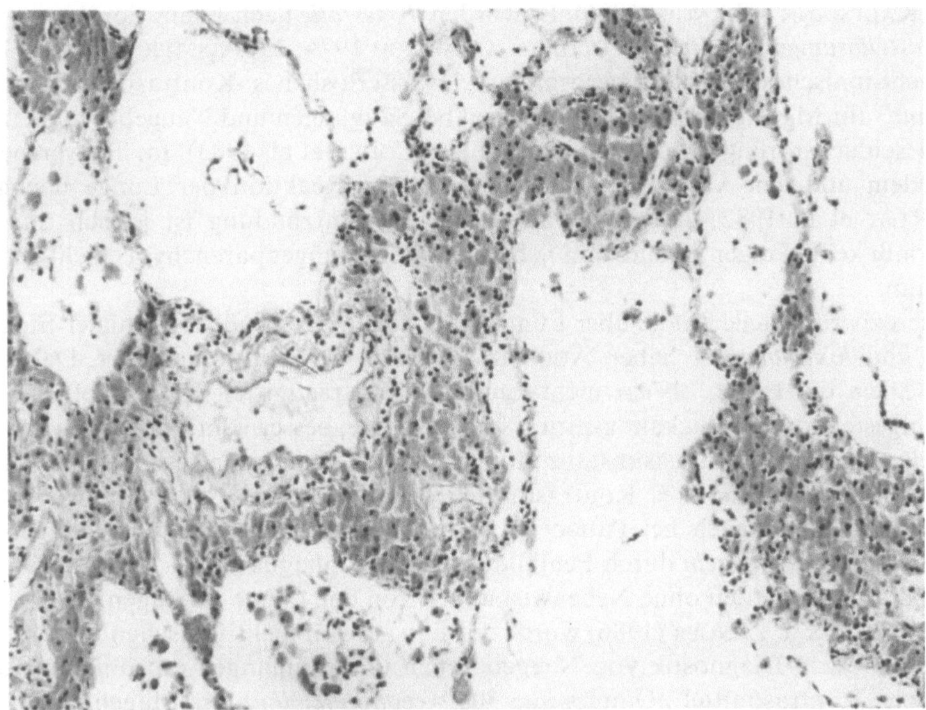

Abb 6. d Der histologische Lungenbefund nach Obduktion deckt auf, daß das interalveoläre Interstitium der Lunge durch Anhäufungen großleibiger, bariumsulfatspeichernder Makrophagen aufgetrieben und verbreitert ist. HE 200 (Pathologisches Institut des Katharinenhospitals Stuttgart, Ärztl. Direktorin: Frau Prof. Dr. med. B. KRAUS)

übersichtsaufnahme zeigte eine alveoläre, feinfleckige Verschattung im Mittel- und in den beiden Lungenunterlappen (Abb. 6a, b). Aus diesem Grunde entschloß man sich zur broncho-alveolären Lavage, die jedoch wegen schwerer Bronchialspastik abgebrochen werden mußte. Nach der kurzen Lavage waren die Verschattungen mit etwas verminderter Intensität abgebildet, eine wesentliche Änderung der Verteilung des Bariumsulfat ließ sich jedoch nicht feststellen. Im weiteren Krankheitsverlauf trat eine kurzfristige Temperatursteigerung (1 Tag auf 37,8° C) auf. Röntgenologisch ließen sich in der Folgezeit entzündliche Veränderungen im Sinne einer Peribronchitis nachweisen.

Eine Durchuntersuchung wegen reduziertem Allgemein- und Ernährungszustand ergab den Verdacht auf eine Kollagenose. Die Knochenmarks-Biopsie und Urinproben zeigten überraschenderweise ein Plasmozytom vom Typ Kappa (Immunelektrophorese unauffällig). Der Zustand der Patientin verschlechterte sich trotz Zytostase. In der Folgezeit traten wiederholt Nahrungsmittelaspirationen auf, für die auch in einer Analyse des Schluckaktes und in der Schädel-Computertomographie kein Korrelat zu finden war. Unter den Zeichen einer respiratorischen Partialinsuffizienz und Kachexie kam die Patientin $^1/_2$ Jahr nach der Barium-Aspiration ad exitum. Den letzten Thoraxübersichtsbefund vom 03.11.1982 zeigt die Abb. 6c, danach wurde die Patientin nicht mehr röntgenologisch kontrolliert.

Die Obduktion ergab eine ausgedehnte Paraamyloidose des Gastrointestinaltraktes. In der Lunge fanden sich makroskopisch diffuse „weiß-glänzende Einlagerungen", hauptsächlich im Mittellappen. Histologisch waren, vorwiegend perivaskulär interstitiell lokalisiert, massenhaft grün-bräunliche, von Makrophagen aufgenommene Pigmenthaufen zu finden (Abb. 6d, die uns freundlicherweise vom Pathologischen Institut des Katharinenhospitals, Ärztl. Dir. Frau Prof. Dr. KRAUS, zur Verfügung gestellt wurde). Zusätzlich bestand eine exazerbierte Emphysembronchitis mit Veränderungen im Sinne einer Lungenfibrose.

Derartige Zwischenfälle lassen sich vermeiden, wenn ein *geeignetes, wasserlösliches Kontrastmittel* Verwendung findet. Die Jodöle sind nicht geeignet, da sie den Schluckakt beeinträchtigen (BALL 1988). Eine besonders kritische Auswahl des Kontrastmittels ist bei Neugeborenen und Säuglingen geboten, da die hypertonen Substanzen andere Gefahren mit sich bringen. So können wasserlösliche, hypertone Röntgenkontrastmittel ebenso wie hypertone Kochsalzlösung ein schweres Lungenödem hervorrufen, wenn sie in die Lunge gelangen (Kaufmann u. Langer 1986). Es wurden *Todesfälle* nach Aspiration *hyperosmolarer Kontrastmittellösungen* beschrieben (Chiu u. Gambach 1974; McAlister u. Siegel 1984).

Als nicht-ionisches, leicht hyperosmolares, wasserlösliches Kontrastmittel wurde das „Metrizamid" für Magen-Darmuntersuchungen bei Säuglingen und Neugeborenen, insbesondere wenn Schluckstörungen vorlagen, empfohlen (Cohen et al. 1983). Im Tierversuch konnten ein Ödem und eine vorübergehende entzündliche Reaktion der Lunge nachgewiesen werden (Rust et al. 1982; Alford et al. 1983). Die Entzündung ist jedoch nur flüchtig und hinterläßt keine Folgen, so daß von Schädigung des Lungenparenchyms nicht gesprochen werden kann.

Eine tierexperimentelle Studie über Lungenreaktionen nach endobronchialer Eingabe von *Iopamidol* und *Ioxithalamate* haben Auffermann et al. (1987) durchgeführt. Dabei interessierte vor allem die Frage, ob ein nicht-ionisches Kontrastmittel (Iopamidol) dann, wenn es beim fehlgesteuerten Schluckakt aspiriert werden sollte, besser vom Lungengewebe toleriert wird als eine ionische Kontrastsubstanz (Ioxithalamat). Es konnte festgestellt werden, daß ein iso- oder niedrig-osmolares Kontrastmittel wie „Iopamidol" ohne ein Risiko peroral gegeben werden kann, auch bei Patienten, insbesondere Kindern und Säuglingen, die an *Schluckstörungen* oder *Fisteln* durch Fehlbildung des Ösophagus leiden. Selbst größere Mengen dieser Substanz werden ohne Nebenwirkungen von der Lunge vertragen.

Von Kaufmann u. Langer (1986) wurde der Einsatz von nicht-ionischen Kontrastmitteln in der Magen-Darm-Diagnostik von Neugeborenen und Säuglingen erprobt. Es wurde das nicht-ionische Kontrastmittel „Omnipaque 300" verwendet und zur Magen-Darm-Passage eine Mischung mit Glukose 1:1, zum Kolon-Kontrasteinlauf eine Verdünnung mit destilliertem Wasser von 1:1 hergestellt. Bei einem Jodgehalt von 150 mg Jod/ml ist dieses nicht-ionische Kontrastmittel annähernd blutisoton. Vorrangig sind Säuglinge bis zum 6. Monat untersucht worden. Das nicht-ionische Kontrastmittel wurde bei älteren Kindern dann verwendet, wenn gastrointestinale Störungen mit therapiebedürftiger Exsikkose vermutet wurden, bei Verdacht auf akuten Darmverschluß oder wenn vor operativen Maßnahmen der Darm frei sein sollte von Kontrastresten. Die Indikationen für die Verwendung nicht-ionischer Kontrastmittel bei Magen-Darm-Passagen sind in Tabelle 7 zusammengestellt. Insgesamt haben Kaufmann u. Langer (1986) bei 136 Magen-Darm-Passagen und 47 Kontrasteinläufen Erfahrungen sammeln können. Die Gefährdung der Kinder durch Nebenwirkungen der Untersuchungen konnte deutlich vermindert werden. Der Einsatz von Bariumsulfat-

Tabelle 7. Indikationen für den Einsatz nicht-ionischer Kontrastmittel zur Magen-Darm-Diagnostik (Nach Kaufmann u. Langer 1986)

1. Neugeborene und Säuglinge mit klinischem Hinweis auf die Gefahr einer Aspiration.
2. Verdacht auf Obstruktion im Ösophagus und oberen Magen-Darm-Trakt.
3. Verdacht auf Fisteln zwischen Ösophagus und Tracheobronchialbaum.
4. Verdacht auf eine Hiatushernie, einen gastro-ösophagealen Reflux und/oder Fehlbildungen.
5. Verdacht auf Pylorusstenose (bei unklarem Ultraschallbefund, <5%).
6. Zustand nach Operation im Bereich des Ösophagus oder oberen Gastrointestinal-Traktes.

Kontrastmittel sollte auf die subtile Schleimhautdiagnostik des Magen-Darm-Kanals beschränkt bleiben, da hierfür bisher kein besseres Kontrastmittel zur Verfügung steht. Immer dann, wenn die *Gefahr einer Aspiration* oder Komplikationen beim Absaugen des Kontrastmittels zu erwarten sind, sollten nicht-ionische Kontrastmittel eingesetzt werden (Keulers et al. 1988).

G. Schlußfolgerungen

Die zu fordernden Eigenschaften eines idealen Bronchographie-Kontrastmittels sind:

1. Die physiko-chemischen Voraussetzungen für eine gute Haftung auf der Bronchialwand bei ausreichender Füllung und Darstellung der Bronchien.
2. Gute Röntgendichte, auch bei dünnem Oberflächenbeschlag und möglichst kurzzeitige Elimination nach der Untersuchung.
3. Gute Verträglichkeit für den Bronchialbaum bei allgemeiner Unschädlichkeit.

Der *Viskosität der Kontrastsubstanz* kommt besondere Bedeutung zu, diese beeinflußt die Abflußrate in die Lungenperipherie maßgeblich. Bei geringer Viskosität kann die Kontrastsubstanz sehr rasch in die Peripherie gelangen und dann manchmal eine weitere Analyse des Bronchialbaumes erschweren. Insbesondere im Kindesalter wird das Risiko einer Bronchographie maßgeblich durch die *Auswahl* der Kontrastsubstanz bestimmt (WENZ u. COMMENTZ 1972).

Obgleich die Indikationen zur Bronchographie im Kindesalter und bei Erwachsenen infolge deutlicher Verbesserung der Bronchoskopie sowie der diagnostischen Möglichkeiten der Röntgen-Computertomographie erheblich zurückgegangen sind, kann in speziellen Fragestellungen nicht auf diese Untersuchungsmethode verzichtet werden. Zur Klärung der Ursachen einer Funktionsstörung durch komplexe Fehlbildungen des Tracheobronchialsystems und des Ösophagus, einer Schlucklähmung mit Aspirationspneumonien oder zum Nachweis eines Fremdkörpers im Bronchialbaum kann eine Bronchographie erforderlich sein (KEULERS et al. 1988).

Bei der Auswahl der Kontrastmittel zur Bronchographie sollten die besonderen Eigenschaften der bekannten Substanzen beachtet werden. Die *Bariumsulfat-Kontrastmittel* wurden nach dem ersten Einsatz zur Bronchographie als gut verträglich beurteilt, da sie kaum Frühreaktionen der Lunge auslösten und weitgehend eliminiert werden. Mit dem Nachweis umschriebener Belüftungsstörungen durch Bronchusverschlüsse oder granulomatöser Fremdkörperreaktionen war der Einsatz umstritten. Da bei sinnvoller Anwendung keine groben Störungen auftreten, ist das Bariumsulfat in letzter Zeit wieder eingesetzt worden. *Jodöle*, insbesondere das „Lipiodol", wurden Jahrzehnte zur Bronchographie empfohlen und werden auch heute noch, trotz der bekannten Nachteile, verwendet. Vom Bronchialbaum wird Jodöl gut toleriert und es löst weder Hustenreiz noch Bronchospasmen aus. Allerdings ist es nicht ungewöhnlich, wenn noch nach 10 Jahren *Kontrastreste* des „Lipiodol" in der Lunge gefunden werden können. Die Jodüberempfindlichkeit kann Gefahren bringen.

Die *hypertonen, wasserlöslichen*, meist viskösen Kontrastmittel erfordern eine ausgedehnte Oberflächenanästhesie, schädigen die Bronchialschleimhaut und führen nicht selten zu einer Füllung der Lungenperipherie, so daß ihr Einsatz nicht empfohlen werden kann. Die Gefahr einer Überdosierung des Schleimhautanästhetikums wird im Schrifttum als Komplikation besonders erwähnt (ELKE 1982; ELKE u. FERSTL 1974; LEHNER 1971; ANSELL 1976). Das gut *wasserlösliche, isotone Propyliodone („Dionosil")* wird noch verwendet, da es meist innerhalb von 2 Tagen resorbiert ist. Es enthält als Viskositätsträger Carboxymethylcellulose, so daß ein Vordringen in die Lungenperipherie erschwert wird. Tritt dennoch eine alveoläre Füllung ein und liegen chronisch-entzündliche Lungenveränderungen vor, so kann die Resorptionszeit mehrere Tage oder gar Wochen dauern. „Hytrast" (Dijodpyridone) hat aufgrund niedrigerer Viskosität des in den USA verwendeten Kontrastmittels eine Anzahl von Nebenwirkungen gezeigt, so daß es ungeachtet seiner hohen Dichte und großen Haftfähigkeit nur mit Vorsicht zur Bronchographie verwendet worden ist. Die europäische Variante dieses Kontrastmittels aus der Produktion in Frankreich hat einen höheren Gehalt an Carboxymethylcellulose und damit eine höhere Viskosität, so daß seltener Alveolarfüllungen resultieren.

Das *Tantal-Puder* ist zwar ein ganz ausgezeichnetes Kontrastmittel, doch bleibt es lange in der Lungenperipherie liegen. Tierversuche an Ratten und Affen haben peribronchiale Reste von Tantal, Granulome und fibröse Reaktionen aufgezeigt. Aus diesem Grunde wird davor gewarnt, Tantal-Puder in die kleinen Bronchien und in die Lungenperipherie gelangen zu lassen (Ducousso et al. 1972).

Eine besondere Bedeutung für die vollständige Elimination des in den Bronchialbaum eingegebenen Kontrastmittels kommt dem ungestörten physiologischen Ablauf des *Hustenaktes* zu. Ist er durch pathologische Veränderungen im Bereich des Lungenparenchyms oder durch narbige, fibröse Deformierungen des Bronchialbaumes beeinträchtigt, dann können eingebrachte und aspirierte Stoffe nicht mehr oder nur unvollständig eliminiert werden. Das Studium der Bronchodynamik und Expektoration wurde mit Hilfe der Röntgenkinematographie vorangebracht (Weber 1959; Edmunds et al. 1970). Auch die *Pathophysiologie* des Hustens ist analysiert worden, so daß wir heute bessere Kenntnisse über die Ursachen von Störungen der Elimination von Bronchialinhalt besitzen (Stutz 1953; Tammeling et al. 1980).

Die mukoziliäre Clearence beeinflußt hauptsächlich die Ausscheidung von Kontrastmittel und kann bereits *vor* der Untersuchung durch Inhalations-szintigraphische Studien bestimmt werden (Weiss et al. 1986). Die Indikation zur Bronchographie wurde durch die neuen, nicht-invasiven Methoden sehr eingeschränkt. Im Gegensatz zum europäischen Schrifttum (Pinet et al. 1979) empfehlen Fraser et al. (1988) nur noch eine Indikation für die Bronchographie bei begründetem Verdacht auf Bronchiektasen, wenn eine chirurgische Resektion vorgenommen werden soll. In pneumologischen Zentren werden nur noch wenige Patienten bronchographiert, da die selektive *Bronchoskopie* bis in die Subsegmentbronchien eine Klärung von Bronchialveränderungen ermöglicht. Es ist jedoch wichtig, die Wirkungen verschiedener Kontrastmittel auf das Bronchialsystem und die Lungen zu kennen, um auch akzidentelle Kontrastmittelaspirationen diagnostizieren und behandeln zu können. Unter den Kontraindikationen und Risikofaktoren einer Bronchographie stehen die *hochgradige pulmonale Insuffizienz* und das *Lungenemphysem* sowie ein *Asthma bronchiale* im Vordergrund. Ferner ist bei *kardialer Dekompensation* und *akuten, fieberhaften Erkrankungen* größte Vorsicht geboten. Zur Vermeidung ernster Zwischenfälle während oder nach der Bronchographie sollte *vor* der Kontrastuntersuchung eine Untersuchung der Lungenfunktion erfolgen.

Literatur

Adler DA, Fainsinger MH (1952) Dionosil. – A new contrast medium in bronchography. S Afr Med J 26:913

Adolph W, Taplin GV (1950) Use of micropulverized barium sulfate in x-ray diagnosis; preliminary report. Radiology 54:878–883

Alford BA, Dee P, Feldman P (1983) The effects of metrizamide on the lung. Pediatr Radiol 13:1–4

Anacker H (1955) Lungenkrebs und Bronchographie. Thieme, Stuttgart

Anacker H (1956) Die Vor- und Nachteile der verschiedenen Kontrastmittel bei der Bronchographie. Thoraxchir 4:364

Andrews NC, Pratt PC, Christoforidis AJ (1967) Identification of active pulmonary cavitary disease by barium bronchogram technique. Dis Chest 51:596

Ansell G (1976) Complications in diagnostic radiology. Blackwell, Oxford

Anton G (1936) Zur Frage der Anwendung von Jodipin-Gummi-arabicum-Schaumöl-Gemischen bei der Bronchographie. Dtsch Med Wochenschr 61:1875

Atwell RJ, Pedersen RL (1950) Water soluble contrast medium for bronchography; report on clinical use. Dis Chest 18:535–541

Auffermann W, Günther RW, Schild H, Peters PE, Mathias K, Kauffmann GW, Georgi M, Pohlenz

O (1987) Nichtionisches Kontrastmittel (Iopamidol) zur Ösophagographie bei Risikopatienten. Röntgenblätter 40:401–404

Auffermann W, Geisel T, Wohltmann D, Günther RW (1988) Tissue reaction following endobronchial application of iopamidol and ioxithalamate in rats. (im Druck)

Ball F (1988) Aspirationssyndrome und Aspirationspneumonien durch flüssige Fremdstoffe bei Kindern. In: Heuck F (Hrsg) Lungentrauma, Aspirations-Intensiv- und Schocklunge, Lungenembolie, Thymus, Springer, Berlin Heidelberg New York Tokyo (Handbuch der medizinischen Radiologie, Bd IX/50, S 135–167)

Ballon DH, Ballon HC (1927) Effect of injection of lipiodol and rate of its disappearance, in normal and diseased lungs. Can Med Assoc J (17:410–416)

Bariéty M, Benda R, Coury Ch, Franchel F, Fournerie A, Abelanet R, Mathé P (1953) La bronchographie á l'aide d'une suspension de sulfanilamide dans l'huile iodée. J Franc Méd Chir Thorac 7:82

Bass HE (1949) Delayed pneumonia and urticaria following bronchography. N Engl J Med 240:505–507

Bellion B, Orlandi O (1949) Considerazioni sui vantaggi e sulle limitazioni della broncografia zonale. Ann Laring 48:25

Benker G, Vosskuhler A, Hoff HG et al. (1983) Thyroid function after broanchigraphy with propyliodone. Horm Res 17:121–127

Bentin H, Weißwange WMH (1943) Die Darstellung der Bronchusstenose im Tomogramm und ihre Bedeutung für die Strahlenbehandlung des Bronchialkarzinoms. Röntgenpraxis 15:161

Béraud Cl, Deffrenne P, Meyer RR (1963) Evolution radiologique d'un barytome pulmonaire consécutif a des troubles de la déglutition chez le nourrisson. J Radiol Electrol 44:643–646

Berner A, Johansen J (1978) Histologic effects of metrizamide and various contrast media on mouse peritoneum. Invest Radiol 13:161

Bessler W (1955) Propyliodon-Cilag-Suspension, ein neues Kontrastmittel für die Bronchographie. Fortschr Röntgenstr 83:554

Bethge H (1973) Grundlagen der Therapie mit Kortikoiden. Z Allgem Landarzt 49:1731–1734

Beutel A (1934) Ergebnisse der Bronchographie. Neue Dtsch Klin 2:514

Bezancon F, Delarue J, Valet-Bellot M (1935) Le sort de lipiodol dans le parenchyme pulmonaire chez l'homme. Ann Anat Path 12:229

Bhardwaj OP, Nagrath Ch (1958) Bronchography with Dionosil. Indian J Radiol 12:99

Bianco A, Gibb FR, Kiepper RW, Landman S, Morrow PE (1974) Studies of tantalum dust in the lungs. Radiology 112:549

Binns TB (1954) Bronchography with Dionosil. Lancet 1:163

Björk L, Lodin H (1957) Pulmonary changes following bronchography with dionosil oily (animal experiments). Acta Radiol 47:177–180

Bloch RG (1932) The viscosity of lipiodol in bronchography. Amer J Roentgenol 7:847

Bohn W, Singer W (1956) Die Bronchographie mit Propylio-Cilag-Suspension unter besonderer Berücksichtigung der Beschlagdarstellung. Schweiz Z Tbk 13:82

Boren HG, Miller DV (1956) Erprobung von Dionosil. Am Rev Tbc 74:178

Braibanti T (1937) Richerche sperimentali sulle modificazioni istologiche prodotte dagliolii iodati nell'apparato respiratorio. Ann Radiol (Paris) 11:195

Brasch RC (1986) Some questions and answers about radiographic contrast media reactions and allergy. In: HJ Kaufmann (Hrsg) Kontrastmittel in der Kinderradiologie. Schering, Berlin

Brasch RC (1986) Diskussionsbemerkung zur Frage der Kontrastmittelzwischenfälle. In: H.J. Kaufmann (Hrsg) Kontrastmittel in der Kinderradiologie. Schering, Berlin

Brauer L, Lorey A (1928) Die röntgenologische Darstellung der Bronchien mittels Kontrastfüllung. Erg Med Strahlenforschg 3:115

Brody H (1943) Focal lipid granulomatosis of lung following instillation of iodized poppy seed oil. Arch Pathol 35:744–749

Brown AL (1928) The fate of iodized oil (lipiodol) in the lungs. Surg Gynecol Obstet 46:597

Brown NM (1950) Ioduron-B: Water soluble contrast medium for bronchography; preliminary report. J Can Assoc Radiol 1:29–32

Cabrera A, Pickren JW, Sheehan R (1967) Crystalline inclusion pneumonia following the use of Hytrast in bronchography. Am J Clin Pathol 47:154–159

Cember H, Hatch TF, Watson JA, Grucci T, Bell P (1956) The elimination of radioactive barium sulfate particles from the lung. Arch Industr Health 13:170–176

Chadourne P, Iannou J, Duchet-Suchaux L, Pinelli A (1951) Bronchographie avec produit de contraste Jodéhydrosoluble dans la tuberculose broncho-pulmonaire. Bronches 1:237

Chiu CL, Gambach RR (1974) Hypaque pulmonary edema: a case report. Radiology 111:91–92

Christini A, Tropé J (1953) Bronchographie par lipiodol-sulfanilamide. J Franc Méd Chir Thorac 7:89

Christoforidis AJ, Nelson SW, Tomashefski JF (1962) Effects of bronchography on pulmonary function. Am Rev Respir Dis 85:127–129

Cohen MD, Schreiner R, Grosfeld J, Weber T, Lemons J, Jansen R (1983) A new look at the neonatal bowel-contrast studies with Metrizamide (Amipaque). J Pediatr Surg 18:442–448

Cohen S, Perlberg H, Larde-Arthez C (1957) Verwendung von Visciodol bei Bronchographie. Radiology 68:197

Conway D (1952) A new medium for bronchography. Br J Radiol 25:573

Copp SE, Krzyski TK, Shane SJ (1957) Experiences with bronchography in the management of pulmonary tuberculosis. Can Med Assoc J 76:947

Cummins C, Silver CP (1953) Bronchography with rapidly eliminated compound dionosil. Br J Radiol 26:435–440

Delaloye L (1955) Lungenschädigungen nach Bronchographie mit eingedicktem Lipiodol. Poumon e Coeur 11:317

Delie P (1951) Les produits d'opacification des bronches. Bronches 1:158

Diestelkamp E (1952) Über Lungenparenchymschäden nach Bronchographie mit Jodölen. Beitr Klin Tbk 107:112

Dietz W, Schneikart A (1953) Über die Verträglichkeit der „wasserlöslichen" viskösen Kontrastmittel zur Hysterosalpingographie. Geburtshilfe Frauenheilkd 13:333

Di Guglielmo L (1971) Radiocontrast agents for bronchography. In: International encyclopedia of pharmacology and therapeutics, vol II. Oxford

Di Guglielmo L, Cattaneo L, Coucourde F (1958) Propyliodon, neues Kontrastmittel für die Bronchographie. Minerva Med 49:3418

Dijkstra C (1959) Bronchography. Van Gorcum, Assen

Di Rienzo S, Pereira-Duarte RO (1956) New bronchographic contrast medium. Radiologia Panamá 7:9–11

Di Rienzo S, Pereira Duarte RO (1957) Die Bronchographie mit Barium. Fortschr Röntgenstr 86:315–318

Di Rienzo S, Weber H (1960) Radiologische Exploration des Bronchus. Thieme, Stuttgart

Domm SE, Waterman DH, Rogers WK, Cummins C (1956) Bronchography with new contrast media; review. Amer Rev Tuberc 74:188–195

Don C (1952) New medium for bronchography. Br J Radiol 25:573–578

Dormer BA, Friedlaender J, Wiles FJ (1944) Bronchography in pulmonary tuberculosis. Am Rev Tbc 50:283

Ducousso R, Dubois Loranchet J, Yvetot J, Pasquier C (1972) Bronchographies par aérosol de Tantale. Mise au point d'une technique d'insufflation. J Radiol Electrol Med Nucl 53:555–562

Dunbar JS, Skinner GB, Wortzman G, Stuart JR (1959) An investigation of effects of opaque media to the lungs with comparison of barium, lipiodol and dionosil. Am J Roentgenol 82:902–926

Edmunds LH Jr, Graf PD, Sagel StS, Greenspan RH (1970) Radiographic observations of clearance of tantalum and barium sulfate particles from airways. Invest Radiol 5:131–141

Elke M (1982) Kontrastmittel in der Röntgendiagnostik Untersuchungen – Komplikationen – Behandlung. Thieme, Stuttgart New York

Elke M, Brune K (1980) Behandlung von Kontrastmittelreaktionen. Dtsch Med Wochenschr 105:287

Elke M, Brune K (1980) Prophylaktische Maßnahmen vor Kontrastmittelinjektionen. Dtsch Med Wochenschr 105:250

Elke M, Ferstl A (1974) Notfallsituationen in der Röntgendiagnostik. Erkennung und Behandlung. Thieme, Stuttgart

Elphinstone NC, Iles KC, Laidlaw EF (1954) Use of dionosil for bronchography in pulmonary tuberculosis. Br J Tuberc 48:33–44

Erbslöh J (1951) Über die röntgenologischen Darstellungsmöglichkeiten des weiblichen Genitalapparates mit Hilfe von Jodöl und Jodsol. Thieme, Stuttgart

Erickson LM, Shaw D, MacDonald FR (1979) Prolonged barium retention in the lung following bronchography. Radiology 130:635–636

Escher F, Wissler H, Zuidema P (1955) Zur Technik der Bronchographie bei Lungentuberkulose. Schweiz Med Wochenschr 85:349

Eskilsson I (1962) Lungenuntersuchungen nach Bronchographie mit verschiedenen Kontrastmitteln. Diss Univ Kiel

Even R, Turiaf J, Rose Y (1953) Bronchographies par instillation d'un mélange d'huile iodée et de poudre a structure lamellaire. J Franc Méd Chir Thorac 7:92

Fabiani F (1936) Contributo alla tecnica broncografica. Radiol Med 23:331

Farah J, Niknejad I (1957) Bronchographie mit neuem wasserlöslichem Kontrastmittel. Acta Med Iran 1:185

Farinas PL (1948) Bronchography by atomisation. Radiology 51:491

Felton WL (1953) The reaction of pulmonary tissue to Lipiodol. J Thorac Surg 25:530–542

Fine Licht E de (1950) Bronchografi saerlig med henblik pa anvendelsen af Joduron B. Nord Med 44:1631

Fischer FK (1950) Die Jodölbronchographie als schädigender diagnostischer Eingriff. Schweiz Med Wochenschr 80:273

Fischer FK (1950) Technik, Indikationen und Ergebnisse der Bronchographie mit wasserlöslichem viskösem Kontrastmittel (Joduron B). Schweiz Med Wochenschr 80:723

Fischer FK (1953) The bronchial tree: technique of bronchography. In: Schinz HR et al. (eds) Roentgen diagnostics, vol 3. Heinemann, London

Fischer FK, Mully X (1948) Beitrag zur Technik der Bronchographie mit Joduron B. Schweiz Med Wochenschr 78:1027

Fite F (1955) Granuloma of lung due to radiographic contrast medium. Arch Pathol 59:673–676

Flach A (1949) Vergleichende Untersuchungen über die Viskosität, Oberflächen- und Grenzflächenspannung verschiedener Kontrastmittel. Röntgenblätter 2:303

Forestier J, Leroux L (1922) Contrôle des injections intratrachéales par l'emploi de l'huile iodées et des rayons X. Paris Méd 12:403

Forgan Morle KD, Robertson PW (1954) Bronchography with Dionosil. Lancet II:369

Fraser RG, Paré JAP, Paré PD, Fraser RJ, Genereux GP (1988) Diagnosis of diseases of the chest. Saunders, Philadelphia London Toronto Montreal Sydney Tokyo

Frech R, Davie J, Adatepe M, Feldhaus R, McAlister W (1970) Comparison of barium sulfate and oral 40% diatrizoate injected into the trachea of dogs. Radiology 95:299–303

Fried BM, Whitaker LR (1927) Intratracheal injection of iodized oil. Arch Intern Med 40:726

Friedell GH, Kaufmann SA, Laforet EG, Strieder JW (1962) Granulomatous lung reaction following repeated bronchography with propyliodone. Am J Roentgenol 87:847–852

Friedman PJ (1976) Pulmonary reaction to tantalum powder: lack of modification by delayed hypersensitivity or bacterial challenge. Am Rev Respir Dis 113:239

Friedman PJ, Tisi GM (1972) Alveolarization of tantulum powder in experimental bronchography and the clearance of inhaled particles from the lung. Radiology 104:523

Fröhlich G (1967) Erfahrungen mit einem wäßrigen Kontrastmittel für die Bronchographie. Fortschr Röntgenstr 107:2

Frommhold W (1951) Die Bronchographie in Intubationsnarkose. Fortschr Röntgenstr 75:419

Gallinaro AE, Piegaia G, Gerini F, Fabiani F, Fontana E (1956) Bronchographie in Allgemeinnarkose. Chir Thorac 9:950

Gandini D, Juliani G (1956) New hydrosoluble and isotonic contrast medium for bronchography (dionosil). Nuntius Radiol 22:437

Gierhake FW (1957) Histologische Untersuchungen nach Bronchographie mit isotonen wasserlöslichen Kontrastmitteln. Thoraxchir 5:260

Gierhake FW, Maassen W (1955) Über die Verträglichkeit der Bronchograpie bei Lungentuberkulose. Thoraxchir 3:219

Gierhake FW, Maassen W (1956) Bemerkungen zur Vorstehenden Veröffentlichung von H.O. Schulte. Thoraxchir 4:346

Ginai AZ, ten Kaate FJW, ten Berg RGM, Hoornstra K (1984) Experimental evaluation of various available contrast agents for use in upper gastrointestinal tract in case of suspected leakage. Effects on lungs. Br J Radiol 57:895–901

Girard J, Grilliat JP, Faucompré P (1953) La bronchographie par vaporisation lipiodolée. Bronches 3:83

Gokyüksel O, Bayindir S, Schirmer H (1968) Erfahrungen mit einem neuen Bronchographie-Kontrastmittel. Röntgenblätter 21:120–123

Goldgraber MD, Kirsner JB (1958) Granulomatous lesions – expression of hypersensitive state; experimental study. Arch Pathol 66:618–634

Gombert HJ, Hoffmann R (1955) Propyliodon-Cilag, eine isotonische wäßrige Kontrastmittelsuspension für die Bronchographie. Fortschr Röntgenstr 83:553

Gordon J, Zinn WB, Pratt PC (1951) Bronchography as an aid in planning surgical treatment of pulmonary tuberculosis. J Thorac Surg 22:109

Gordonoff T (1936) Gibt es eine Bronchialperistaltik? Z Exper Med 97:1

Goward FJS, Gilmour JR (1941) Changes in lung following injections of iodized oil into trachea. Br J Exp Pathol 22:262–273

Grainger RG (1970) Radiological contrast media. In: McLaren JW (ed) Modern trends in diagnostic radiology. Butterworths, London

Grainger RC, Castellino RA, Lewin K, Steiner RN (1970) Hytrast: Experimental bronchography comparing two different formulations. Clin Radiol 21:390–395

Greenberg SD, Hallman GL, Spjut HJ (1964) Pulmonary tissue reaction following Hytrast bronchograms. Ann Otolaryngol 73:1095–1104

Grill C (1927) Röntgendiagnostische Versuche mit Lipiodol bei Lungentuberkulose. Acta Med Scand 65:300

Gudsjerg CE (1954) Bronchography: Technique and choice of contrast media. Acta Radiol 42:367–373

Guernez-Rieux C, Bonte G, Mereau J (1953) A propos d'un nouveau produit résorbable isotonique. J Radiol 34:411

Haase W (1949) Über ein neues resorbierbares Kontrastmittel zur Bronchographie. Ärztl Forschung 3:597

Hellström B (1953) The reaction of the lung on bronchography with water soluble contrast media in rats. Acta Radiol 40:4

Hellström B, Holmgren H (1949) Reaction of lung on bronchography with viscous umbradil (Umbradil viskös B) (ASTRA), umbradil (ASTRA) and carboxyl-methylcellulose; experimental investigation on animals. Acta Radiol 32:471–485

Hess R (1954) Lungenveränderungen nach Bronchography mit carboxylmethylcellulosehaltigen Kontrastmitteln. Thoraxchirurgie 1:499–510

Heuck F (1954) Lungenveränderungen nach Bronchographie mit verschiedenen Kontrastmitteln. 7. Internat Kongr Radiol 1953. Kongreß-Bericht S 81. Bergmann, München

Heuck F, Dontenwill D (1956) Untersuchungen der Lunge nach Bronchographie im Tierversuch. Z Ges Exper Med 127:121

Hilscher W, Da Costa ME (1959) Durch Anwendung großer Mengen Barium auf tracheo-bronchialem Wege verursachte Bariose. Arqu IBIT (Bahia) 18:45–56

Höffken W (1954) Die gezielte Bronchographie und

ihre Auswirkung auf die Sauerstoffsättigung des Blutes. Fortschr Röntgenstr 81:320

Holden WS (1957) The behaviour of contrast medium in the bronchial tree. Br J Radiol 30:530–536

Holden WS, Cowdell RH (1958) Late results of bronchography using dionosil oily. Acta Radiol 49:105–112

Holden WS, Crone RS (1953) Bronchography using Dionosil oily. Br J Radiol 26:317

Holmgren BS (1952) Bronchografi. Nord Med 48:1088

Hoppe R, Maassen W (1950) Zur gezielten Bronchographie mit wasserlöslichen Kontrastmitteln. Dtsch Med Wochenschr 75:1730

Hoppe R, Maassen W (1950) Die gezielte Bronchographie mit Métraskathetern und einem wasserlöslichen Kontrastmittel bei Lungentuberkulose. Tbk-Arzt 5:708

House AJS (1977) Barium sulfate. In: Miller WL, Skucas HJ (eds) Univ Park Press, Baltimore London Tokyo, pp 403–409

Huizinga E (1956) Jodöl, Jodölsulfonamid oder wasserlösliche Mittel bei der Bronchographie. Thoraxchir 4:355

Huston J Jr, Wallach DP, Cunningham GJ (1952) Pulmonary reaction to barium sulfate in rats. Arch Pathol 54:430–438

Huzly A (1953) Bronchographie unter besonderer Berücksichtigung der Tuberkulose. Tbk-Arzt 7:1

Huzly A (1971) Überblick über die Bronchologie und ihre Methoden. Internist 12:425–429

Ibers G, Vieten H, Willmann K (1951) Bronchographie bei Tuberkulose. Fortschr Röntgenstr 74:667

Iglauer S, Kuhn H (1928) Advantages of brominized oil in bronchography in tuberculous patients. JAMA 90:1278

Irmer W, Liebschner K (1952) Zur Frage der Bronchographie in Endotrachealnarkose. Zentralbl Chir 77:1121

Jackson C (1918) Bronchial tree: Its study by insufflation of opaque substances in the living. Am J Roentgenol 5:454–456

Jakob A, Wachsmann F (1948) Über die Sekundärstrahlung von Kontrastmitteln. Klin Wochenschr 26:20

Jirzik H (1952) Zur Indikation und Technik der Bronchographie. Med Klin 47:141

Johnson PM, Irwin GL (1959) An evaluation of the pharmacologic hazards resulting from use of Visciodol in bronchography. Radiology 72:816–828

Johnson PM, Montclair NJ, Benson WR, Sprunt WH, Dunnagan WA (1960) Toxicity of bronchographic contrast media. Ann Otol Rhinol Laryngol 69:1103–1113

Jorde R (1963) Röntgenologische und experimentelle Untersuchungen über die Expektoration. Diss Univ Kiel

Joynt GHC, Harnick LR (1955) Bronchography with dionosil. Surg Gynecol Obstet 101:425–430

Kaufmann HJ, Langer R (1986) Anwendung nichtionischer Kontrastmittel in der Magen-Darm-Diagnostik von Neugeborenen und Säuglingen. In H.J. Kaufmann (Hrsg) Kontrastmittel in der Kinderradiologie. Schering, Berlin, 97

Kay S (1954) Tissue reaction to barium sulfate contrast medium. Arch Pathol Lab Med 57:279–284

Keil W, Vieten H (1952) Ist der Zusatz von Adrenalin bei der Anästhesie des Tracheobronchialsystems für die Bronchographie noch zu verantworten? Fortschr Röntgenstr 76:796

Keil W, Vieten H (1952) Neue Gesichtspunkte für die Anästhesie des Tracheobronchialsystems, insbesondere zur Bronchographie. Fortschr Röntgenstr 77:409

Keulers P, Alzen G, Günther RW (1988) Die selektive Bronchographie mit dem nichtionischen Kontrastmittel Iopamidol. Referateband d 24. Jahrestg d Ges f Päd Rad Heidelberg

Kino T, Fukuda K, Furue M (1985) A case of asthmatic pulmonary eosinophilia caused by alveolar and concomitant raised serum IgE-levels, and IgE and precipitating antibodies against cladosporium. Japan J Thorac Dis 23:829–836

Klemm FW (1956) Zur Technik der Bronchographie unter Berücksichtigung des Netzmittels Adhaegon und des Kontrastmittels Propyliodon. Thoraxchir 4:340

Kooperstein SI, Bass HE (1946) A pulmonary reaction following intrabronchial instillation of Lipiodol in bronchial asthma. Am J Roentgenol 56:569–576

Korhola D, Varpela E, Riihimaki E, Wiljasalo M, Tahti E (1977) The effect of bronchography on pulmonary ventialtion. Ann Clin Res 9:342–345

Kuhn RF (1956) Die Bronchographie mit wasserlöslichen, viskösen Kontrastmitteln (Züricher Erfahrungen 1948–1954). Radiol Klin 25:221

Kurtzahn H, Wöhlke K (1925) Kontrastmittel in den Luftwegen. Fortschr Röntgenstr 33:215

Lalevee P, Lalevee G, Estrader F (1970) La tolérance de la bronchographie à l'hytrast. Expériénce d'un sanatorium. Rev Tuberc Pneumol 34:977–991

Landau W (1925) Die Röntgendiagnose der Bronchiektasen mittels Kontrastöles. Dtsch Med Wochenschr 50:1115

Lang EK (1964) A comparative study of febrile reaction to Hytrast, aqueous Dionosil, and oily Dionosil in bronchography. Radiology 83:455–459

Lasser EC (1981) New aspects of contrast media reactions: Considerations, etiology, and prophylaxis. In: Felix R, Kazner E, Wegener OH (eds) Contrast media in computed tomography. Excerpta Medica, Amsterdam Oxford Princeton, pp 33–37

Laveau DG, Berta JW (1976) Fatal aspiration of thick barium. Radiology 120:317

Lefèvre J, Leissner L (1949) L'examen radiologique au cours de la sténose hypertrophique du pylore du nourrisson. Arch Fr Pediatr 6:295–298

Lefèvre J, Cremer V, Antier Ch (1956) Bronchographie lipiodolée chez l'enfant. Arch Fr Pediatr 13:181

Lehner K, Gullotta U (1985) Spätkomplikation nach Hytrast-Brochographie „In-vivo-Verdünnung" als Ursache der schweren „Alveolarisierung"? Prax Klin Pneumol 39:133–135

Lehner T (1971) Lignocaine hypersensitivity. Lancet I:1245

Le Roux BT, Duncan JG (1964) Bronchography with hytrast. Thorax 19:37–43

Light JP, Oster WF (1964) A study of clinical and pathological reaction to the bronchographic agent Hytrast. Am J Roentgenol 92:615–622

Lloyd MS, Galler W, O'Connor P (1954) An experimental study in nebulization bronchography. Quart Bull Sea View Hosp NY 15:83

Löhr B (1952) Vorbereitung zur Bronchographie und lokale Anästhesie des Bronchialbaumes. Chirurg 23:49

Lynah HL, Stewart WH (1921) Roentgenographic studies of bronchiectasis and lung abscess after direct injection of bismuth mixture through bronchoscope. Am J Roentgenol 8:49–61

Mackay A, Brodeur P (1953) Bronchographie avec le dionosil. Union Med Can 82:182

Mackay-Dick J (1954) Bronchography with Dionosil. Lancet I:163

Magnenant R (1951) Les substances de contraste (en particulier l'iuduron B) emplyées en bronchographie lèsent-elles le poumon? Bronches 1:165

Mahon GS (1946) Reaction following bronchography with iodized oil. JAMA 130:194–197

Marcadante T (1957) Über histologische Veränderungen im Lungengewebe nach Bronchographie mit Dionosil aqueous. Acta Chir Patav 13:899

Margulis AR, Burhenne HJ (1974) Alimentary tract roentgenology. Mosby, St Louis

Matthay RA, Putman CE, Paul ES, Marino PA, Smith GJW, Kandwala AS, Gee JBL, McLoud TC, Greenspan RH (1976) Effect of tantalum oxyde on alveolar macrophage function. Invest Radiol 11:398

Matthay RA, Balzer PA, Putman CE et al. (1978) Tantalum oxide, silica and latex: Effects on alveolar macrophage viability and lysozyme release. Invest Radiol 13:514–518

McAlister WH, Askin FB (1983) The effect of some contrast agents on the lung: An experimental study in the rat and dog. Am J Roentgenol 140:245–251

McAlister WH, Siegel MJ (1984) Fatal aspiration in infancy during gastrointestinal series. Pediatr Radiol 14:81–83

McAlister W, Siegel M, Shakelford G, Glasier C, Askin F (1981) Effect of contrast agents in the lungs of animals (Abstract). Am J Roentgenol 137:443

McKechnie JK (1953) A report of a year's experience with Dionosil. Tubercle 34:271

McSwan N, Allan GW (1953) Bronchography using two new media. Br J Tbc 47:216

Merlon G, Malaspina A (1959) Utilisations des suspensions de sulfate de baryum en bronchographie. Ann Otolaryng 76:206

Migueres J, Jover A, Abou P (1967) Infiltrats pulmonaires labiles de nature allergique après bronchographie à l'hytrast. Le probleme de l'allergie a l'hytrast. Rev Tuberc Pneumol 34:991–998

Mital OP, Narang RK, Misra US et al (1975) Barium granuloma following bronchography: a case report. Indian J Chest Dis Allied Sci 17:55–57

Morales O (1949) Further studies with viscous Umbradil. Acta Radiol 32:317.

Morales O, Heiwinkel H (1948) Viscous, water-soluble contrast preparation; preliminary report. Acta Radiol 30:257–266

Morley AR (1969) Pulmonary reaction to hytrast. Thorax 24:353–358

Morvay E (1931) Fremdkörpergranulationen der Lunge nach diagnostischer Bronchographie. Röntgenpraxis 3:581

Mounts RJ, Molnar W (1962) The clinical evaluation of a new bronchographic contrast medium. Radiology 78:231–233

Nadel JA, Wolfe WG, Graf PD (1968) Powdered Tantalum as a medium for bronchography in canine and human lungs. Invest. Radiol 4:229–238

Nadel JA, Cabezas GA, Austin JHM (1971) In vivo roentgenographic examination of parasympathetic innervation of small airways. Use of powdered Tantalum and a fine focal spot X-ray tube. Invest Radiol 6:9–17

Naimark DA, Nalobina MS, Shoikhet IN (1971) Effects of bronchography with an aqueous barium suspension on pulmonary tissue. Grudn Khir 13:91–95 (russisch)

Nelson SW, Christoforidis A, Pratt PC (1959) Barium Sulfate and bismuth subcarbonate suspensions as bronchographic contrast media. Radiology 72:829–838

Nelson SW, Christoforidis A, Pratt PC (1964) Further experience with barium sulfate as a bronchographic contrast medium. Am J Roentgenol 92:595–614

Nice CM, Azad M (1956) The use of Dionosil in bronchography. Radiology 66:1

Nice CM Jr, Varing WW, Killelea DE, Hurwitz L (1964) Bronchography in infants and children Barium sulfate as a contrast agent. Am J Roentgenol 91:564–570

Norris CM, Stauffer HM (1954) Bronchography with dionosil. Ann Otol Rhinol Laryngol 63:520–531

Ødegaard H (1952) Bronchography with resorbable contrast. Nord Med 48:1706

Palasse E (1925) Sclérose de la base gauche. Dilatation des bronches. Lipiodol. Lyon Méd 135:46

Palmer PES, Barnard PJ, Cushman RPA, Grawshaw GR (1967) Bronchography with Hytrast. Clin Radiol 18:94–100

Parchet V (1950) Technique de la bronchographie au Joduron "B" nouveau produit de contraste hydrosoluble. Ann Otolaryng 67:594

Paterson JLH (1938) Experimental study of pneumonia following aspiration of oily substances; lipoid cell pneumonia. J Pathol Bact 46:151–164

Peck ME, Neerken AJ, Salzman E (1951) Clinical and experimental studies in use of water soluble agent for bronchography. Surg Gynecol Obstet 92:685–692

Pesiri EJ, Sennott WM (1957) Technique of bronchography with visciodol: New contrast medium. Dis Chest 31:548–555

Petranyi G (1956) Die Bedeutung der Propyliodon-Bronchographie bei Pulmonalerkrankungen im Kindesalter. Helv Paediatr Acta 11:309

Pettinati S, Bonelli L, Baglione L (1956) Contrast media in pulmonary tuberculosis. Minerva Med 1:134

Pietra R (1956) Results with use of new absorbable contrast-medium Dionosil. Sem Hôp 32:1907

Pietri G, Gasparini V, Panizzari GP, Galmarini D (1960) Bronchography with Barium. Minerva Med 2:80

Pinney CT, Wertmann DE, Streete BB (1958) Experiences with bronchography using 3,5-diiodo-4-pyridone N-acetic acid (Dionosil). Am Rev. Tbc 77:32

Pinet F, Amiel M, Rubet A, Froment JC (1979) Selective bronchography and bronchial brushing. Springer, Berlin Heidelberg New York

Pisani G, Malaspina A, Merlon G (1960) Experimentation de sulfate de baryum et ester iodate en suspensions aqueuses (propyliodon-barium) dans la bronchographie. Ann Otolaryng 77:141

Radelet MP (1942) Idiosynkrasie au Perabrodil. Scalpel 95:273

Rakoski J (1980) Zwischenfälle bei Anwendung jodhaltiger Kontrastmittel. Allergische und nicht allergische Ursachen. Diagn Intensivther 5:133–135

Ratcliffe JF (1983) The use of ioxaglate in the paediatric gastrointestinal tract: a report of 25 cases. Clin Radiol 34:579–583

Rayl DF, Spjut HJ (1963) Bronchographic crystalline inclusion pneumonia due to Hytrast. Radiology 80:588–603

Reich StB (1969) Production of pulmonary edema by aspiration of water-soluble nonabsorbable contrast media. Radiology 92:367–370

Reinhardt K (1953) Ein Jodöl-Sulfonamidpudergemisch als Kontrastmittel für die Bronchographie. Fortschr Röntgenstr 79:699

Remde W, Bruns G, Gottwald E (1951) Tödliche Jodölvergiftung nach Bronchographie. Z Inn Med 6:475

Rendle-Short J (1953) Report on use of dionosil in bronchograms in children. Br Med J 1:259

Reusch G (1968) Bronchographie mit Hytrast. Med Welt 19:1066–1074

Riesser H, Ther L (1953) Zur Frage des Adrenalinzusatzes bei der Bronchialanaesthesie mit Pantocain. Anästhesist 2:42

Robertson PW, Morle KDF (1951) Delayed pulmonary complications of bronchography. Lancet I:387

Robinson AE, Hall KD, Yokoyama KN, Capp MP (1971) Pediatric bronchography: The problem of segmental pulmonary loss of volume I. A retrospective study of 165 pediatric bronchograms. Invest Radiol 6:89–99

Robinson AE, Hall KD, Yokoyama KN, Capp MP (1971) Pediatric bronchography: the problem of segmental pulmonary loss of volume II. An experimental investigation of the mechanism and prevention of pulmonary collaps during bronchography under general anesthesia. Invest Radiol 6:95–100

Rodriguez A, Dighiero JC (1953) Bronchographie mit einer Suspension von Sulfonamid in jodhaltigem Öl. Hoja Tisiol 13:365

Roodvolts AB, Swierenga J, Oefner AP (1966) Transient pulmonary densities around retained Lipiodol. Thorax 21:473–481

Roth F (1949) Jodipinschäden der Lungen. Frankf Z Pathol 60:79

Roth M (1958) Zur Frage der Flüssigkeitsresorption. Fortschr Röntgenstr 89:517

Rowe CW (1958) Die zunehmende Bedeutung der Bronchographie mit Dionosil. Radiology 71:383

Rust RJ, Cohen MD, Ulbright TM (1982) Clinical, radiographic and pathologic effects of Amipaque on the rabbit lung. Acta Radiol Diagn 23:553–559

Saame H (1950) Aktivierung tuberkulöser Lungenprozesse im Kindesalter nach Bronchographie. Med Klin 45:764

Salkin D, Lawrence Sh, Kingsley G (1958) Effect of dionosil bronchography on blood. Am Rev. Tbc 77:181

Salzmann E, Peck ME, Neerken AJ (1952) Methocel-Diodrast: A viscous water-soluble contrast medium for bronchography. Radiology 58:209

Sári A, Suchan M, Kormancîk A (1956) Bronchographie mit der wäßrigen dispersen Bariumsulfat-Lösung, Cesk Oncol 3:83–86

Sauvegrain J (1963) Comparison du lipiodol et du baryum dans l'etude de la déglutition du nouveau-né. Ann Radiol (Paris) 3/4:321–324

Sauvegrain J (1969) The technique of upper gastrointestinal investigation in infants and children. In: Kaufmann HJ (ed) Progress in pediatric radiology, vol 2. Karger, Basel/New York

Schilling K (1927) Darstellung des Bronchialbaumes durch intratracheale Lipiodol- bzw. Jodipinfüllung. Fortschr Röntgenstr 36:301

Schinz HR (1950) Moderne Bronchographie. Bibl Tbc 4:91

Schmid DO, Wack P (1959) Tierexperimentelle Untersuchungen. Fortschr Röntgenstr 90:793

Schmidtmann M, Dick H (1952) Führt die Bronchographie mit Joduron B zu Lungenschädigungen? Virchows Arch [A] 322:633

Schmidtmann M, Dick H (1952) Kann die Bronchographie mit Joduron B zu Dauerschäden führen? Dtsch Med Wochenschr 77:1090

Schneider V, Maxeiner H (1983) Tödliche Kontrast-mittel-Aspiration bei Röntgenuntersuchung der oberen Speisewege. Münch Med Wochenschr 125:239–240

Schneidrzik WEJ, Schulte W (1956) Die infraglottische Bronchographie mit Propyliodon als Routineuntersuchung. Münch Med Wochenschr 98:274

Schostock P (1953) Der Einfluß der Bronchographie auf die Lungenfunktion unter Berücksichtigung der Anaesthesie. Thoraxchir 1:122

Schroth R (1960) The value of respiratory bronchography. Fortschr Röntgenstr 92:288

Schulte HO (1955) Die Bronchographie mit Jodöl-Sulfonamidpudergemisch bei Lungentuberkulose. Beitr Klin Tbc 113:79

Schulte HO (1956) Über die Verträglichkeit der Bronchographie mit wasserlöslichen Kontrastmitteln bei der Lungentuberkulose. Thoraxchir 4:355

Schurch SF, Roach MR (1976) Interference of bronchographic agents with lung surfactant. Respir Physiol 28:99–117

Sheldon FB (1943) Long pulmonary retention of lipiodol. Radiology 40:403–409

Sicard JA, Forestier JE (1922) Méthode générale d'exploration radiologique par l'huile iodée (lipiodol). Bull Mém Soc Méd Hôp (Paris) 46:463–469

Smith W, Franken EA (1984) Metrizamide as a constrast medium for visualization of the tracheobronchial tree: its drawbacks and possible advantages. Pediatr Rad 14(3) 158–160

Smith TR, Frater R, Spataro J (1973) Delayed granuloma following bronchography. Chest 64:122–125

Speck U, Mützel W, Weinmann HJ (1983) Chemistry, toxicity and biochemical basis of allergy-like reactions. In: Taenzer V, Zeitler E (eds) Contrast media. Thieme, Stuttgart

Springer J (1906) Sichtbarmachung von Trachea und Bronchialbaum im Röntgenbild. Prager Med Wochenschr 8:32

Steinke B, Wolf K-J, Gärtner HV (1984) Aspiration von Bariumsulfat als tödliche Komplikation bei Dermatomyositis. Fortschr Röntgenstr 141:108–110

Stiller H (1949) Die Bedeutung der Bronchographie für die Chirurgie. Langenbecks Arch Chir 262:546

Stitik FP, Bartelt D, James AE, Proctor DF (1978) Tantalum tracheography in upper airway obstruction: 100 experiences in adults. Am J Roentgenol 130:35

Storrs RP, McDonald JR, Good CA (1949) Lipoid granuloma of lung following bronchography with iodized oil. J Thoracic Surg 18:561–568

Strupler W (1953) Bronchographie mit Dionosil. Pract Otorhinlaryng 15:313

Stutz E (1948) Bronchographische Beobachtungen beim Husten. Klin Wochenschr 26:536–543

Stutz E (1953) Physiopathologie des Hustens. Fortschr Röntgenstr 78:1

Stutz E (1953) Physiopathologie des Hustens. Fortschr Röntgenstr 79:187

Stutz E (1956) Zur Frage der Schädlichkeit wäßriger und öliger Kontrastmittel. Thoraxchir 4:356

Stutz E, Vieten E (1955) Die Bronchographie. Thieme, Stuttgart

Svoboda M (1956) Bronchographie mit Propyliodon. Ceskoslov Roentgenol 10:37

Tammeling GJ, Quanjer PhH (1980) Physiologie der Atmung. Thomae, pmi – pharm-u.-medical-information Verl GmbH Frankfurt

Teates CD, Hunter JG (1971) Unusual retention of iodized oil. Am J Roentgenol 111:562

Teixeira J, Teixeira CCV (1959) Bronchography without oil and iodine. The use of barium as a contrast medium. Dis Chest 36:256–264

Thurn P (1954) Bedeutung der Bronchographie für die Therapie der Lungentuberkulose. Fortschr Röntgenstr 80:198

Titche L (1959) Reactions to aqueous Dionosil in bronchography. Med Times 87:1320

Tomich EG, Basil B, Davis B (1953) The properties of n-Propyl-3,5-di-jodo-pyridone-N-acetate. Br J Pharmacol 8:166

Trapani A, Catalano D (1957) Schwere Reaktionen durch Sulfonamidintoleranz. Chirurgia 10:363

Trommer K (1927) Zur Kontrastdarstellung des Bronchuskarzinoms. Fortschr Röntgenstr 36:835

Upham T, Graham LS, Steckel RJ, Poe N (1971) Determination of in vivo persistence of tantalum dust following bronchography using reactivated tantalum and total body counting. Am J Roentgenol 111:690

Vieten H (1944) Ein Beitrag zur Frage der Überempfindlichkeit gegen Per Abrodil. Röntgenpraxis 16:47

Vieten H (1950) Die gezielte Bronchographie mit wasserlöslichen Kontrastmitteln. Fortschr Röntgenstr 72:270

Vieten H (1951) Erfahrungen bei der Bronchographie mit wasserlöslichen Kontrastmitteln. Röntgenblätter 4:80

Vieten H (1953) Probleme der bronchographischen Tumordiagnostik. Chirurg 24:101

Vieten H (1956) Kontrastmittel für die Bronchographie. Thoraxchir 4:348

Vischer W (1951) Veränderungen des Lungengewebes nach Bronchographien mit Joduron B. Schweiz Med Wochenschr 81:54–58

Vischer W (1951) Schädigt die Joduron-Bronchographie das Lungenparenchym? Schweiz Med Wochenschr 81:216

Vogel H (1986) Risiken der Röntgendiagnostik. Urban & Schwarzenberg, München Wien

Vogt A, König R (1951) „Bromkontrast", ein neues Kontrastmittel für Bronchographie und Fistelfüllungen. Dtsch Med Wochenschr 74:1077

Walker HG, Ma H (1971) Oily and aqueous propyliodone (Dionosil) as bronchographic contrast agents. J Can Assoc Radiol 22:148

Watanabe S, Kitani M, Nagai Sh, Sata K, Takenchi K (1955) Report on clinical experience of bronchography. Med J Mutual Aid Assoc 4:6

Weber HH (1951) Bronchographie und Lungenfeinstruktur. Fortschr Röntgenstr 75:259

Weber HH (1959) Radiologische Exploration des Hustenaktes. Fortschr Röntgenstr 90:277, 458

Weber HW, Löhr B (1953) Über klinische Befunde und anatomische Veränderungen der Lungen nach Bronchographie mit Perabrodil BR (viskös 60%). Fortschr Röntgenstr 79:168–179

Weinberg IA (1933) Iodized oil in bronchiectasis. Arch Surg 24:545

Weingärtner M (1920) Physiologische und topographische Studien am Tracheo-Bronchialbaum des lebenden Menschen. Arch Laryng Rhinol 32:1

Weiss Th, Dorow P, Felix R (1986) Nuklearmedizinische Diagnostik der pulmonalen Selbstreinigung. Dtsch Ärzteblatt 83:1021–1026

Welin S (1951) A contrast medium. Bronches 1:153

Wenz W, Commentz H-J (1972) Die Bronchographie im Kindesalter. Radiologe 12:333–344

Werthemann A (1953) Lungenschädigungen durch Bronchograpie mit Joduron B auf Grund unserer alten empirischen und experimentellen Untersuchungen. Radiol Clin 22:511

Werthemann A (1956) Verwendung öliger und wasserlöslicher Kontrastmittel bei der Bronchographie. Thoraxchir 4:354

Werthemann A, Vischer W (1951) Zur Frage der Lungenveränderungen nach Bronchographien mit carboxylmethylcellulosehaltigen Kontrastmitteln. Schweiz Med Wochenschr 81:1077–1080

Wicke G, Marthen H (1952) Über die Verträglichkeit von Joduron B im Tierversuch. Fortschr Röntgenstr 76:82

Willmann KH (1951) Die Bronchographie als Hilfsmittel für die Diagnostik und Lokalisation intrapulmonaler Fremdkörper. Röntgenblätter 4:148

Willson JK, Perilla FR, Hanchett RB (1956) Bronchography with dionosil (Propyliodon). Am J Roentgenol 75:720

Willson JK, Rubin PS, McGee TM (1959) The effects of barium sulfate on the lungs. A clinical and experimental study. Am J Roentgenol 82:84–94

Wright FW (1965) Bronchography with Hytrast. Br J Radiol 38:791–795

Wright RD (1935) Reaction of pulmonary tissue to lipiodol. Am J Pathol 11:497–501

Zollinger HU (1951) Schädigt die Joduron-Bronchographie das Lungenparenchym? Beitrag zur Pathogenese der Schleimgranulome, der xanthomatösen und der intenstitiellen Pneumonie bei primären Lungenprozessen. Schweiz Med Wochenschr 81:210–216

Zollinger HU, Fischer K (1953) Weitere empirische und experimentelle Untersuchungen über die Joduron-Bronchographie. Schweiz Med Wochenschr 83:645

IV. Lungenveränderungen bei Erkrankungen des Blutes und des retikuloendothelialen Systems

Von

B. Steinke, H. Treugut und P. Ostendorf

Mit 12 Abbildungen und 1 Tabelle

A. Einleitung

Lungenveränderungen sind ein häufiger Befund bei zahlreichen Erkrankungen des Blutes und des retikuloendothelialen Systems. Aus der ätiologischen Abklärung ergeben sich oft erhebliche therapeutische Konsequenzen. So ist es besonders bei den malignen hämatologischen Systemerkrankungen entscheidend, Infiltrate der Grunderkrankung von Lungenveränderungen zu differenzieren, die durch Infektionen bedingt oder als Folgen der medikamentösen Therapie aufzufassen sind. Gerade bei den z.T. schon durch die Grunderkrankung, z.T. durch die Behandlung immunsupprimierten Patienten (Kaplan 1980; DeVita 1981; Louria 1984; Peterson 1984) sind Infektionen häufig. Pulmonale Infektionsherde sind jedoch oft röntgenmorphologisch nicht oder nur schwer zu diagnostizieren (Bodey et al. 1966; Pennington u. Feldman 1977; Singer et al. 1979; Karp et al. 1982; Link et al. 1985), weil die Erkrankung durch atypische Erreger bedingt sein oder aufgrund der veränderten Reaktionslage der Patienten einen ungewöhnlichen Verlauf nehmen kann (Singer et al. 1979; Palmer 1984; Gold 1984; Wong 1984). Nicht selten werden deshalb im Rahmen einer Infektion aufgetretene Lungenveränderungen fälschlich als Infiltrate der Grunderkrankung interpretiert (Green u. Nichols 1959; Kaplan 1980; Prakash u. Divertie 1983). Andererseits sind Lungeninfiltrate bei hämatologischen Erkrankungen pathologisch-histologisch häufiger als klinisch diagnostiziert (Green u. Nichols 1959; Klatte et al. 1963; Bodey et al. 1966; Ross u. Ellman 1973). Im folgenden soll deshalb besonders das Bild der Lungeninfiltrate bei malignen hämatologischen Systemerkrankungen dargestellt werden, daneben wird aber auch auf Lungeninfiltrate bei gutartigen Erkrankungen des Blutes und des retikuloendothelialen Systems eingegangen.

I. Lungenveränderungen bei akuten Leukämien

Die akuten Leukämien können zytologisch, zytochemisch und immunologisch in akute myeloische, akute lymphatische und akute undifferenzierte Leukämien untergliedert werden. Innerhalb der akuten myeloischen Leukämien können myeloblastäre, promyelozytäre, myelomonozytäre, monozytäre sowie erythroblastäre Formen abgegrenzt werden (Wintrobe et al. 1981; Henderson 1983).

Häufigkeit: Pathologisch-histologisch sind Lungeninfiltrate bei 30% (Green u. Nichols 1959; Klatte et al. 1963) bis 64% (Bodey et al. 1966) aller Patienten zu beobachten, die an den Folgen einer akuten Leukämie sterben. Ein besonders hoher Prozentsatz wird für die akute monozytäre Leukämie angegeben (Klatte et al. 1963; Ross u. Ellman 1973). Die Infiltrate sind meist peribronchial lokalisiert; perivaskuläre, pleurale und septale Infiltrate werden bei 11–30% der Patienten mit Lungenbeteiligung gefunden (Klatte et al. 1963; Bodey et al. 1966). Bei der akuten lymphatischen Leukämie sind hiliäre oder mediastinale Lymphknoten histologisch in bis zu 70% befallen, bei den übrigen akuten Leukämien ist dieser Prozentsatz deutlich niedriger (Klatte et al. 1963; Ross u. Ellman 1973). Ein besonderes histologisches Bild ist die pulmonale vaskuläre Leukostase, die bei Patienten mit sehr hohen Leukozytenzahlen zu beobachten ist (Bodey et al. 1966; Ross u. Ellman 1973). Hier finden sich die Blutgefäße angefüllt, z.T. thrombosiert durch leukämische Blasten, was zu lokalen Durchblutungsstörungen führen kann.

Die histologisch nachweisbaren Infiltrate sind nur selten Grund makroskopischer Veränderungen oder klinischer Symptome. In der Untersuchung von Klatte et al. (1963) waren histologisch nachgewiesene leukämische Lungeninfiltrate nur bei 7 von 33 Patienten röntgenologisch zu erkennen gewesen. Bodey et al. (1966) fanden nur bei 2 von 40 Leukämiepatienten mit einem makroskopisch erkennbaren pathologischen Lungenbefund Infiltrate der Grunderkrankung als Ursache, weit häufiger waren Infektionen (31 von 40 Patienten, bakterielle Infektion 14 Patienten, Pilzinfektionen 15 Patienten, Viruspneumonien und Pneumocystis carinii Pneumonie jeweils 1 Patient). Diese Infektionen waren jedoch nur bei 13 von 31 Fällen klinisch als solche diagnostiziert worden. Daneben waren Lungenblutungen (3 Patienten), ein Lungenödem (2 Patienten) oder eine Aspiration (2 Patienten) Ursache der Lungenveränderungen. Pennington u. Feldman (1977) konnten bei 43 Patienten mit Leukämien oder hochmalignen Lymphomen, bei denen Fieber und Lungeninfiltrate unklarer Ursache bestanden, histologisch nur einmal Infiltrate der Grunderkrankung nachweisen, auch in ihrer Analyse waren Infektionen weitaus häufiger Ursache der röntgenologischen Veränderungen (besonders häufig bakterielle Infektionen und Pilzinfektionen bei 11 bzw. 10 Patienten, weiterhin Pneumocystis carinii Pneumonie bei 4, Viruspneumonien bei 2 Patienten). Green u. Nichols (1959) konnten nur bei 2 von 21 Leukämiepatienten, bei denen klinisch und röntgenologisch leukämische Lungeninfiltrate diagnostiziert worden waren, diese Diagnose histologisch bestätigen. Bei allen anderen Patienten hatten Infektionen vorgelegen. Röntgenologisch nachweisbare pulmonale Infiltrate der Grunderkrankung sind also bei akuten Leukämien selten, meist treten sie erst in einem terminalen Krankheitsstadium auf (Henderson 1983). Manifestationen der Grunderkrankung sind immer die am wenigsten wahrscheinliche Erklärung für abnorme Veränderungen im Röntgenbild von Leukämiepatienten (Colby u. Carrington 1983).

Morphologie: Röntgenmorphologisch stellen sich leukämische Infiltrate in der Regel als diffuse retikuläre interstitielle Zeichnungsvermehrung wie bei Lymphangiosis carcinomatosa dar (Prakash u. Divertie 1983). Rundherde sind sehr selten (Kumar 1980), meist handelt es sich hierbei um Infektionsherde, seltener um Infarkte nach lokalen Durchblutungsstörungen (Klatte et al. 1963). In Einzelfällen sind auch alveoläre Exsudate beschrieben (Prakash u. Divertie 1982), die mit einem Pleuraerguß einhergehen können. Bei der akuten lymphatischen Leukämie können zusätzlich vergrößerte Hiluslymphknoten vorliegen (s. Abb. 1). Insgesamt ist das Röntgenbild nicht typisch, eine Abgrenzung gegenüber Infektionen gelingt sicher nur durch transbronchiale oder offene Lungenbiopsie (Prakash u. Divertie 1983; Bodey et al. 1966; Wells et al. 1980; Henderson 1983).

Differentialdiagnose: Wie im Abschnitt über die Häufigkeit spezifischer Lungeninfiltrate diskutiert, umfaßt die Differentialdiagnose atypischer Lungenveränderungen bei Leukämiepatienten besonders Infektionserkrankungen, die bei den immunsupprimierten Patienten aty-

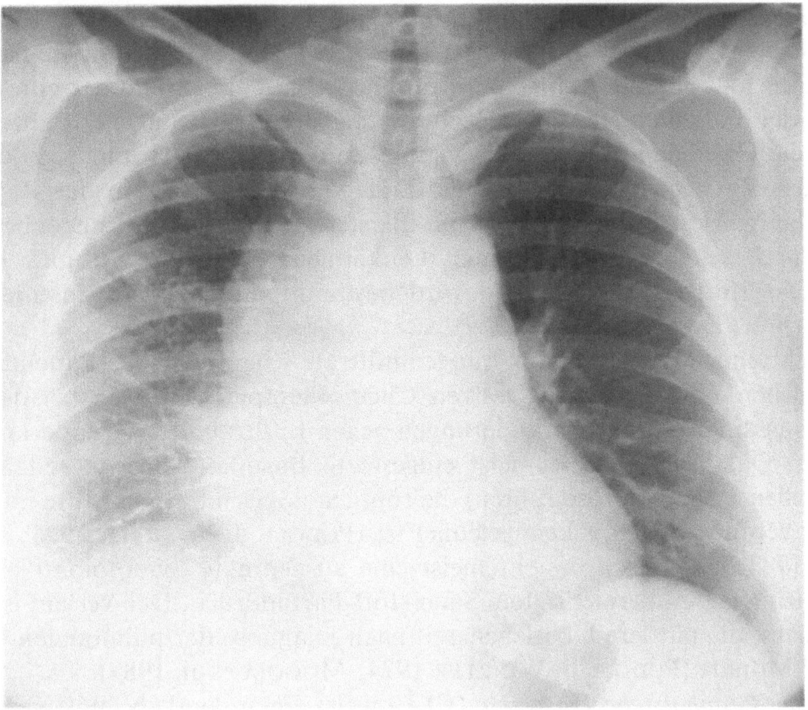

Abb. 1. Akute T-Zell-Leukämie mit mediastinalem Tumor: Ausgedehnte rechts-mediastinale Tumormassen mit Pleuraerguß rechts. Fleckige Kontrastierung des Bronchialsystems nach Bronchographie

pisch verlaufen und durch seltene Erreger ausgelöst sein können. Daneben sind Lungenblutungen oder eine Aspiration abzugrenzen.

Die zur Therapie der akuten Leukämien eingesetzten Medikamente wie Daunorubicin, Adriamycin, Vincristin, Cytosin-Arabinosid und 6-Thioguanin verursachen in der Regel selbst keine Lungenveränderungen (MUGGIA et al. 1983). Es sind lediglich Einzelfälle eines toxischen Lungenödems unter einer Behandlung mit Cytosin-Arabinosid beschrieben (HAUPT et al. 1981). Selten kann auch Cyclophosphamid, das bei der akuten lymphatischen Leukämie eingesetzt werden kann, zu einer diffusen interstitiellen Lungenfibrose führen (MUGGIA et al. 1983). Nach einer Knochenmarktransplantation, die in der Behandlung der akuten Leukämien zunehmende Bedeutung gewinnt, sind Lungeninfiltrate häufig (LINK et al. 1983). Hier kann die differentialdiagnostische Abgrenzung große Schwierigkeiten bereiten (LINK et al. 1983). Meist liegen Infektionen, z.T. mit ungewöhnlichen Erregern vor. In Einzelfällen sind pulmonale Leukämierezidive nach Knochenmarktransplantation beschrieben (GEORGITIS et al. 1979).

II. Lungenveränderungen bei chronischen Leukämien

Die chronischen Leukämien sind zu differenzieren in die chronisch myeloische Leukämie, die den myeloproliferativen Syndromen zugeordnet werden kann, sowie die chronisch lymphatische Leukämie, die als Sonderform eines Non-Hodgkin-Lymphoms zu klassifizieren ist (MAYER u. CANELLOS 1983, LENNERT 1978).

Die chronisch myeloische Leukämie weist in der Regel zunächst eine relativ asymptomatische, „chronische" Phase auf, der nach etwa 20–40 Monaten eine terminale akute Phase, der „Blastenschub" folgt (WINTROBE et al. 1981; SPIERS 1983a). In der chronischen Phase sind röntgenologisch nachweisbare Lungeninfiltrate eine Seltenheit, es gibt lediglich einzelne Fallbeschreibungen (Taryle u. Sahn 1979). Green u. Nichols (1959) fanden auf die Grunderkrankung zurückzuführende Lungeninfiltrate histologisch während der chronischen Phase bei etwa 3% der Patienten, im Blastenschub stieg der Anteil auf 12% an. Klatte et al. (1963) geben die Häufigkeit pulmonaler Manifestationen bei CML mit 15% an, wobei hier Patienten untersucht wurden, die an einer CML verstorben sind, in der Regel also einen Blastenschub aufgewiesen hatten. Auch im Blastenschub ist eine Lungenbeteiligung also selbst histologisch seltener als bei akuten Leukämien (Green u. Nichols 1959; Klatte et al. 1963). Das röntgenologische Bild wird bestimmt durch diffuse institielle, z.T. auch alveoläre Infiltrate (Taryle u. Sahn 1979).

Neben Infektionen als Ursache für Lungeninfiltrate – besonders bei Patienten im Blastenschub und solchen unter einer aggressiven Chemotherapie – müssen bei der CML auch medikamentös bedingte Lungenveränderungen gegen Infiltrate der Grunderkrankung abgegrenzt werden. Das zur Therapie meist eingesetzte Busulfan kann in seltenen Fällen zu einer interstitiellen Lungenfibrose führen, die röntgenologisch durch diffuse interstitielle und intraalveoläre Veränderungen gekennzeichnet ist (Podoll u. Winkler 1974; Muggia et al. 1983; Spiers 1983a). Klinisch besteht meist eine ausgeprägte Symptomatik mit Dyspnoe, trockenem Reizhusten und erniedrigtem Sauerstoff-Partialdruck. Der Verlauf ist in der Regel rasch progredient, die mittlere Überlebenszeit nach Diagnose der pulmonalen Komplikation beträgt etwa 5 Monate (Podoll u. Winkler 1974; Muggia et al. 1983).

Die chronisch lymphatische Leukämie (CLL) weist einen deutlich günstigeren Verlauf als die CML auf. Die mediane Überlebenszeit der Patienten liegt je nach Ausdehnung der Erkrankung zur Zeit der Diagnosestellung zwischen 3 und über 10 Jahren (Rai et al. 1975; Wintrobe et al. 1981; Spiers 1983b). Der Übergang in eine terminale akute Phase oder ein hochmalignes Non-Hodgkin-Lymphom ist selten (Wintrobe et al. 1981; Spiers 1983b). Aufgrund der Immunsuppression mit oft ausgeprägtem Antikörpermangelsyndrom stirbt die Mehrzahl der CLL-Patienten an interkurrenten Infekten. Entsprechend sind infektionsbedingte Lungeninfiltrate häufig. Auf die Grunderkrankung zurückzuführende Lungenveränderungen finden sich wesentlich seltener. Hansen et al. (1973) konnten zwar mikroskopisch peribronchiale und perialveoläre Lymphozyteninfiltrationen bei 52% der Patienten nachweisen, die an einer chronischen Lymphadenose gestorben waren. Nur in etwa 12% waren diese Veränderungen jedoch makroskopisch demonstrabel und somit wahrscheinlich röntgenologisch zu erkennen. Wie bei den übrigen Leukämien ist das röntgenmorphologische Bild vielgestaltig und unspezifisch, es sind sowohl umschriebene Verdichtungen als auch Rundherdbildungen und retikuläre interstitielle Infiltrate beschrieben (Colby u. Carrington 1983; s. Abb. 2). Eine Vergrößerung mediastinaler oder hilärer Lymphknoten findet sich bei etwa 10% der Patienten mit CLL (Klatte et al. 1963), ein auf die Grunderkrankung zurückzuführender Pleuraerguß kann bei 6–10% der Patienten auftreten (Klatte et al. 1963; Hansen et al. 1973).

III. Lungenveränderungen bei myeloproliferativen Syndromen

Unter der Bezeichnung myeloproliferatives Syndrom werden Erkrankungen zusammengefaßt, die gekennzeichnet sind durch den Befund eines hyperzellulären Knochenmarkes, eine Linksverschiebung der weißen Zellreihe im Differentialblutbild sowie den möglichen Übergang in eine terminale akute Phase (Mayer u. Canellos 1983; Wintrobe et al. 1981). Hierzu zählen die chronisch myeloische Leukämie, die Polycythaemia vera, die essentielle Thrombozythämie und die Osteomyelosklerose. Auf die Lungenveränderungen im Verlauf der CML wurde bereits im vorhergehenden Kapitel ausführlich eingegangen. Von den übrigen Erkrankungen dieses Formenkreises kann besonders die *Polycythaemia vera* röntgenologisch nach-

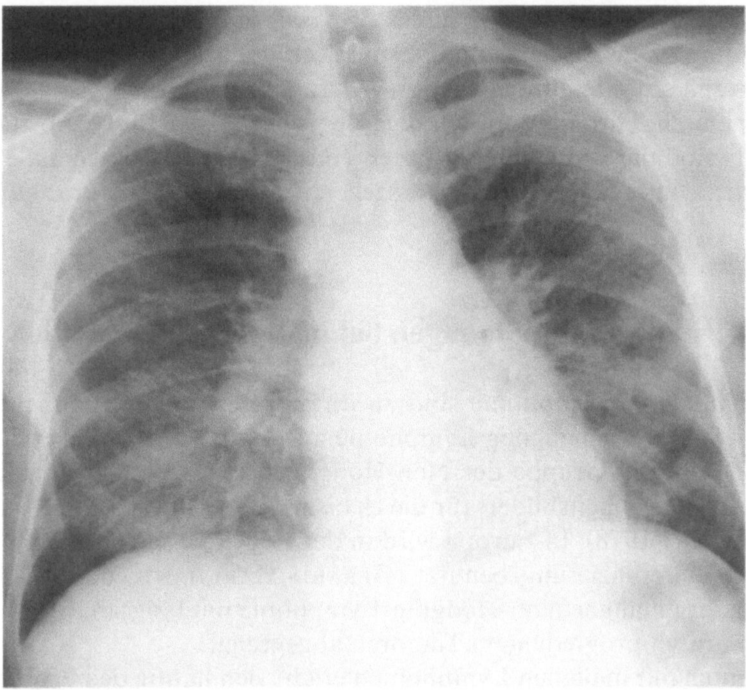

Abb. 2. Interstitielle lymphatische Infiltrate bei CLL: Über beide Lungen diffus verteilte interstitielle Infiltrate von milchglasartigem und retikulonodulärem Charakter. Zentral aufgeweitete Pulmonalgefäße

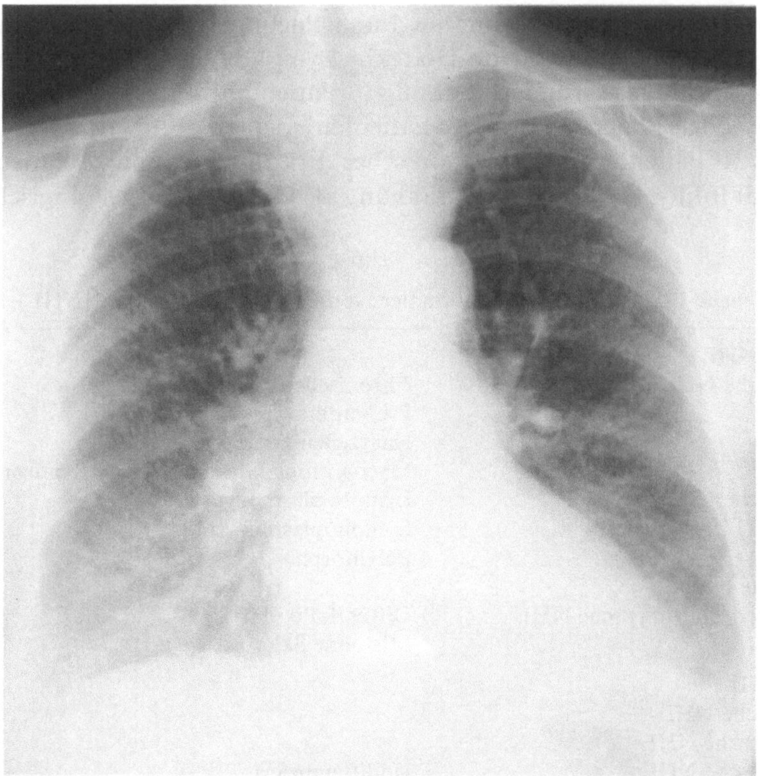

Abb. 3. Polycythaemia vera: Massive Gefäßfülle über allen Lungenabschnitten mit zusätzlich interstitieller retikulärer Zeichnungsvermehrung

weisbare Lungenveränderungen hervorrufen. Im Vordergrund steht eine verstärkte Gefäßzeichnung mit weiteren Zeichen der pulmonalen Blutfülle, bedingt durch das mit zunehmender Erythrozytenzahl erhöhte Blutvolumen (Wintrobe et al. 1981; Prakash u. Divertie
1983; s. Abb. 3). Durch Thrombosen in Folge der vermehrten Blutviskosität können auch
umschriebene, z.T. noduläre Infiltrate auftreten (Prakash u. Divertie 1983), die Infarkten
entsprechen. Infiltrate unreifer Knochenmarkszellen sind bei dieser Erkrankung in der Lunge
nicht nachweisbar.

IV. Lungenveränderungen bei malignen Lymphomen

Die primären malignen Lymphome sind zu differenzieren in die Hodgkin'sche Erkrankung, die etwa 40–50% aller malignen Lymphome ausmacht (Wintrobe et al. 1981; DeVita
u. Hellman 1982) und die Gruppe der Non-Hodgkin-Lymphome (NHL). Diese umfassen
sehr unterschiedliche Krankheitsbilder, für die es bisher keine international einheitliche Klas-
sifikation gibt (Lennert 1978). In Europa wird in der Regel die sogenannte „Kiel-Klassifikation" zur weiteren Differenzierung benutzt (Gérard-Marchant et al. 1974; s. Tabelle 1).
Danach werden niedrig maligne Non-Hodgkin-Lymphome mit langsamer Wachstumstendenz
von hochmalignen, rasch progredienten Tumoren abgegrenzt.

Auch bei Patienten mit malignen Lymphomen ergibt sich häufig das Problem der differentialdiagnostischen Abklärung von Lungeninfiltraten. Wie bei den akuten Leukämien müssen
Infiltrate der Grunderkrankung von infektions- oder therapiebedingten Veränderungen unterschieden werden. Im Gegensatz zu den Leukämien sind jedoch Infiltrate der Grunderkrankungen häufiger. So fanden Gribetz et al. (1980) bei der Bronchoskopie von 29 Patienten
mit Morbus Hodgkin und unklaren Lungeninfiltraten sechsmal eine Manifestation der
Grunderkrankung, dreimal eine Pneumonie durch Pneumocystis carinii, einmal eine Viruspneumonie, bei 29 Patienten mit Non-Hodgkin-Lymphomen ließen sich auf diese Weise
unklare Lungeninfiltrate als Grunderkrankung (6 Patienten), Pneumocystis carinii Pneumonie (3 Patienten) oder Pilzpneumonie (3 Patienten) deuten. Phillips et al. (1980) fanden
histologisch bei 21 Patienten mit Hodgkin'scher Erkrankung und 9 Patienten mit NHL
fünf- bzw. viermal Infiltrate der Grunderkrankung als Ursache röntgenologischer Lungenver-

Tabelle 1. Die Kiel-Klassifikation der Non-Hodgkin-Lymphome (NHL)

I. Niedrigmaligne NHL	
1. Lymphozytische NHL	Chronische Lymphadenose
	Prolymphozytenleukämie
	Haarzelleukämie
	Mycosis fungoides und Sézary-Syndrom
2. Immunozytische NHL	Lymphoplasmozytisch
	Lymphoplasmozytoid
	Polymorph
3. Zentrozytische NHL	
4. Zentroblastisch-zentrozytische NHL	Diffus/follikulär
	Mit/ohne Sklerose
II. Hochmaligne NHL	
5. Zentroblastische NHL	
6. Immunoblastische NHL	
7. Lymphoblastische NHL	Undifferenziert
	"convoluted cell"-Typ
	Burkit-Typ

änderungen, daneben waren Infektionen, Lungenblutungen und zytostatikabedingte Lungenveränderungen abzugrenzen. Bei den malignen Lymphomen sind also Lungenveränderungen häufiger auf die Grunderkrankung zurückzuführen als bei Leukämien.

1. Lungenveränderungen beim Morbus Hodgkin

Häufigkeit: Der Thorax ist ein wesentlicher Manifestationsort der Hodgkin'schen Erkrankung. Etwa 40–60% der Patienten weisen röntgenologisch nachweisbare Veränderungen in diesem Bereich auf (Novak u. Hilweg 1971; Filly et al. 1976; Kaplan 1980; Gallagher et al. 1984). Im Vordergrund steht der Befall mediastinaler Lymphknoten (Novak u. Hilweg 1971), die bei 90% aller Patienten mit thorakalen Manifestationen vergrößert sind (Filly et al. 1976). Weniger oft sind Hiluslymphknoten befallen, in der Regel im Zusammenhang mit mediastinalen Lymphomen (Kaplan 1980).

Solitäre Lungenherde sind in Einzelfällen als Erstmanifestation eines Morbus Hodgkin beschrieben (Dhingra u. Flance 1970; Peckham 1973; Kaplan 1980). Sehr selten kann sich eine Hodgkinsche Erkrankung auch primär als endobronchialer Tumor manifestieren, der zu einer Atelektase der nachfolgenden Lungenabschnitte führen kann (Harper et al. 1984). In der Regel werden jedoch Lungeninfiltrate zusammen mit weiteren Erkrankungsherden beobachtet. So war die Lunge bei 11,6% der Patienten von Filly et al. (1976) zum Zeitpunkt der Diagnosestellung durch die Grunderkrankung befallen, alle diese Patienten wiesen weitere intrathorakale Manifestationen in Form einer Lymphadenopathie auf. Peck-

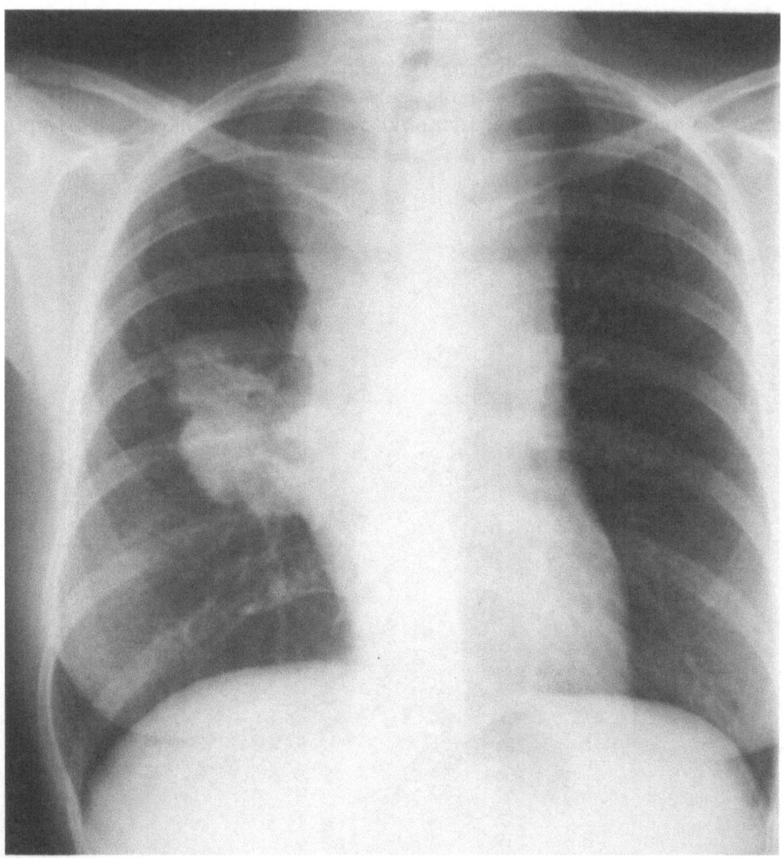

Abb. 4. Morbus Hodgkin. Schornsteinförmige Verbreiterung des oberen Mediastinums beidseits mit Trachealverlagerung und Stenose. Bis zu 3–5 cm große hiläre Tumoren rechts, unscharfe Begrenzung besonders an der kranialen Tumorzirkumferenz zum Lungenparenchym hin als Zeichen des Einwachsens

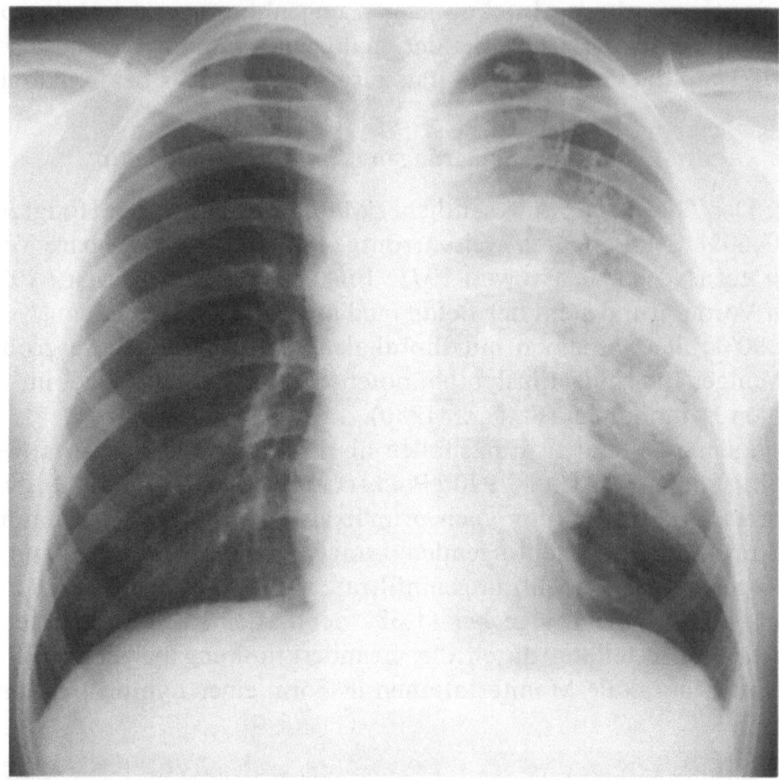

Abb. 5. Morbus Hodgkin mit Lungenbeteiligung: Deutliche Verbreiterung des oberen Mediastinums. Bis zu 5 cm große hiläre Tumoren links. Unregelmäßige noduläre Infiltration perihilär links bei einer Nodulusgröße von ca. 2–3 mm. Kontrastierter Lymphknoten am Venenwinkel nach Lymphographie

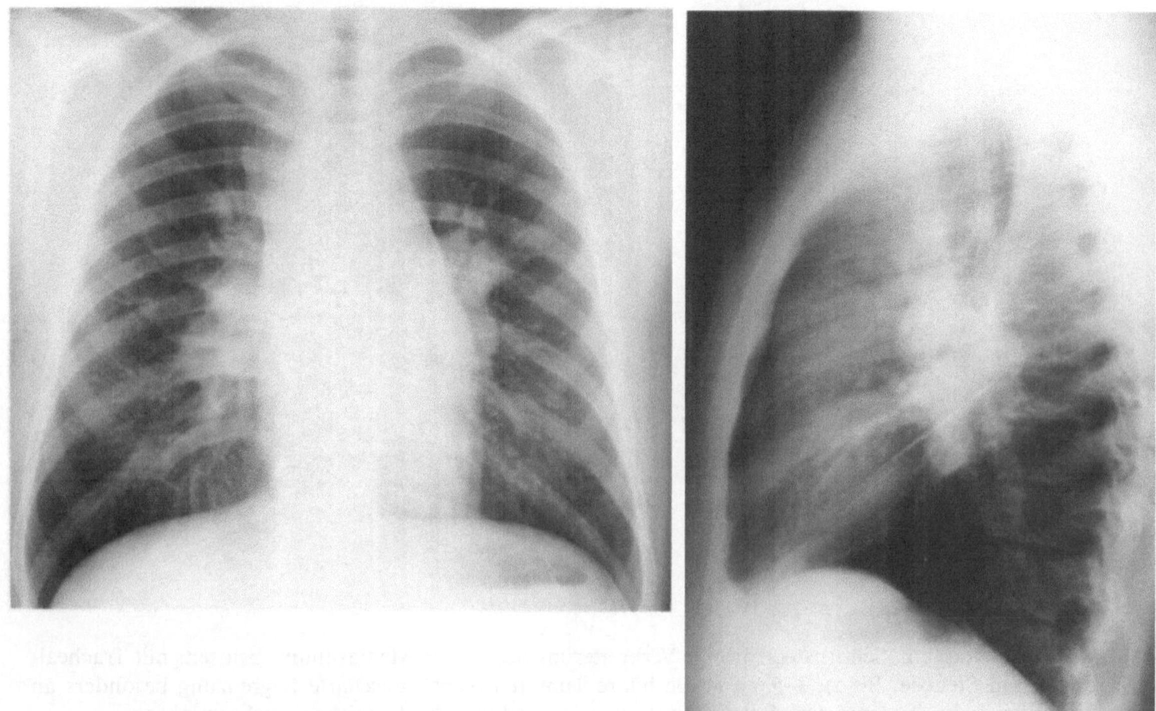

HAM (1973) gibt die Häufigkeit der Lungenbeteiligung zum Zeitpunkt der Primärdiagnose mit 5,2% an, auch in seinem Kollektiv waren immer zusätzliche intrathorakale Lymphommanifestationen nachweisbar. Einen wesentlich höheren Prozentsatz als die bisher genannten Autoren fand MacDonald (1977), 36% seiner Patienten hatten eine Lungenbeteiligung bereits zum Zeitpunkt der Diagnosestellung. Er beobachtete thorakale Lymphome nur bei 75% dieser Patienten. Kann die Erkrankung durch moderne Chemo- oder Strahlentherapie nicht geheilt werden, steigt der Anteil von Patienten mit Lungenbeteiligung im weiteren Verlauf bis über 40% an (Morgenstern u. Fleischer 1974; MacDonald 1977; Hofner et al. 1979).

Nach den Angaben von Whitcomb et al. (1972) und Peckham (1973) sind Lungeninfiltrate besonders bei Patienten mit nodulär-sklerosierendem Typ des Morbus Hodgkin zu beobachten. In der Analyse von MacDonald (1977) wiesen Patienten mit pulmonaler Beteiligung signifikant seltener einen lymphozytenreichen Typ auf als solche mit anderen Manifestationen.

Morphologie: Röntgenmorphologisch können sich Lungeninfiltrate eines Morbus Hodgkin auf sehr unterschiedliche Art darstellen. Die Beschreibungen der Erscheinungsbilder und die Häufigkeitsangaben über die einzelnen Formen zeigen erhebliche Unterschiede zwischen verschiedenen Untersuchern (Novak u. Hilweg 1971; Whitcomb et al. 1972; Heuck 1968; Peckham 1973; Filly et al. 1976; MacDonald 1977; Kaplan 1980; Prakash u. Divertie 1982; Aul et al. 1984). Etwa 30% der Lungenmanifestationen beruhen auf einem direkten Einwachsen des Tumorgewebes von vergrößerten Hiluslymphknoten aus (Filly et al. 1976; MacDonald 1977; s. Abb. 4). Die Erkrankung kann sich auch entlang des peribronchial gelegenen Lymphsystems der Lunge ausdehnen (Lymphangiosis lymphogranulomatosa), es resultieren dann im Röntgenbild streifige Verdichtungen oder fleckförmige Infiltrate, die bei dem größten Teil aller Patienten mit Lungenbeteiligung gefunden werden (Novak u. Hilweg 1971; Whitcomb et al. 1972; Peckham et al. 1973; MacDonald 1977; s. Abb. 5, 6). Die intrapulmonalen Herde können auch knotige, tumoröse Verdichtungen bilden (s. Abb. 7). Solitäre oder multiple Lungenrundherde sind ebenfalls als Ausdruck einer Lungenbeteiligung bei Morbus Hodgkin beschrieben (s. Abb. 8). Die Angaben über die Häufigkeit dieser Erscheinungsformen gehen jedoch weit auseinander. Während Filly et al. (1976) und Kaplan (1980) Rundherde als häufigste Form einer Lungenmanifestation des Morbus Hodgkin ansehen, fanden Novak u. Hilweg (1971) sowie Aul et al. (1984) diese Veränderungen nur bei einem Drittel, MacDonald (1977) sogar nur bei 10% der Patienten mit Lungenbefall. Im Gegensatz zu Karzinommetastasen weisen die Rundherde beim Morbus Hodgkin eher eine etwas unregelmäßige Form auf (Kaplan 1980). In seltenen Fällen können zentrale Einschmelzungen auftreten, es resultieren Kavernen mit meist dicken, unregelmäßigen Wänden, z.T. mit Flüssigkeitsspiegeln (Dhingra u. Flance 1970; Novak u. Hilweg 1971; Filly et al. 1976; Kaplan 1980). Neben den beschriebenen Veränderungen können auch diffuse retikuläre oder feinknotige Infiltrate Ausdruck einer Lungenbeteiligung bei Morbus Hodgkin sein, diese Veränderungen sind aber mit 5 bis max. 26% aller Fälle eher selten (Filly et al. 1976; MacDonald 1977; Kaplan 1980; Aul et al. 1984). Es sind auch Kombinationen mehrerer Erscheinungsformen möglich (Filly et al. 1976; Aul et al. 1984).

Neben Lungeninfiltraten beim Morbus Hodgkin werden auch pleurale Manifestationen beobachtet, besonders bei Patienten mit massiven Lymphknotenvergrößerungen (Filly et al.

Abb. 6a, b. Morbus Hodgkin mit Lungenbeteiligung: Deformierung der Herz- und Mediastinalkontur durch massive mediastinale Lymphome. Polyzyklisch vergrößerte Hili beidseits durch hiläre Tumoren. Von den Hili ausgehende streifige Zeichnungsvermehrung des Lungenparenchyms mit einzelnen intrapulmonalen Konsolidierungsbezirken (rechtes Ober- und Mittelfeld, linkes Unterfeld) als Zeichen der Beteiligung des pulmonalen Lymphsystems

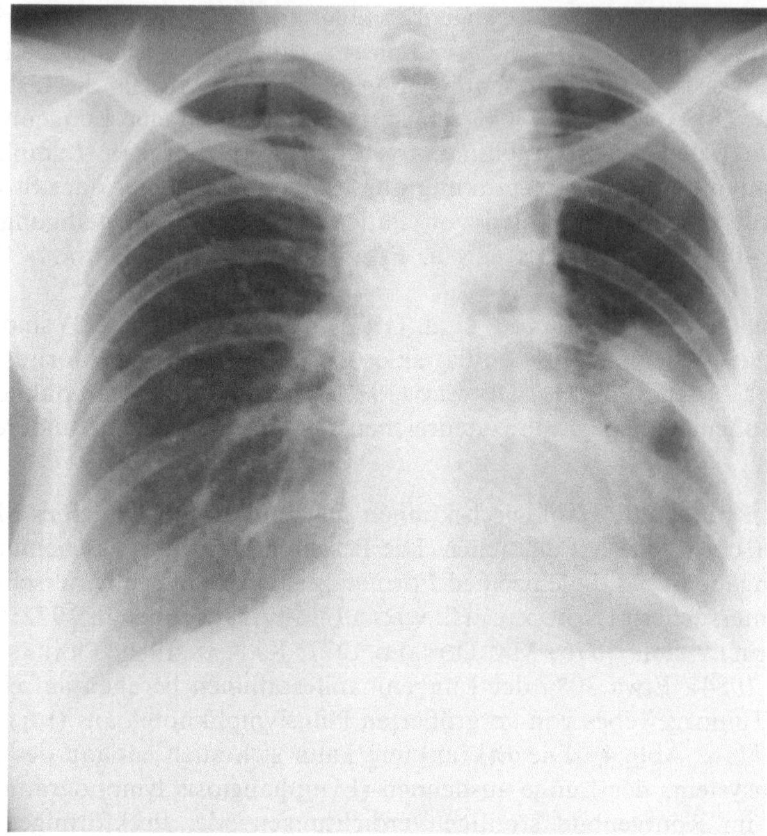

Abb. 7. Morbus Hodgkin mit intrapulmonaler Tumorbildung: Bei Zustand nach Strahlentherapie im Bereich des Mediastinums narbige Veränderungen im Bereich des linken oberen Mediastinums mit Verziehung der Trachea. Pleuraschwielen beidseits. Histologisch nachgewiesene Hodgkin-Infiltrate von tumorähnlichen Aussehen im linken Mittelfeld mit Beziehung zur Pleura

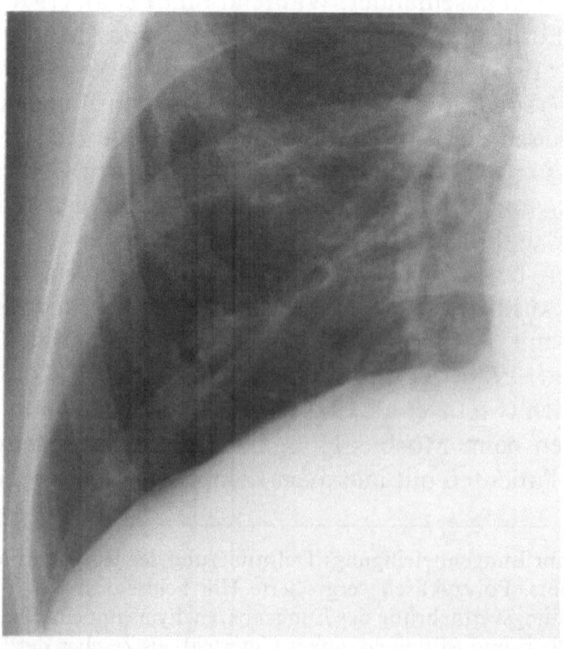

Abb. 8. Morbus Hodgkin mit intrapulmonalen Rundherden: Ausschnittsvergrößerung rechtes Unterfeld: Mehrere, annähernd runde Tumoren bis 1,2 cm Größe

1976; KAPLAN 1980). Dabei handelt es sich in der Regel um frei auslaufende Ergüsse ohne umschriebene Raumforderungen (KAPLAN 1980). Es ist oft schwierig, unspezifische Ergüsse, die als Folge einer lymphatischen oder venösen Abflußstörung entstehen können, von solchen Ergüssen zu differenzieren, die durch die Grunderkrankung verursacht sind. In der Regel ist hierzu eine Pleurabiopsie erforderlich (KAPLAN 1980).

Lungenmanifestationen des Morbus Hodgkin sind oft auf der Thoraxübersichtsaufnahme nicht zu erkennen (KAPLAN 1980; GALLAGHER et al. 1984). Besonders bei Patienten mit Hiluslymphknotenvergrößerung sollten deshalb Schichtaufnahmen der gesamten Lunge erfolgen (KAPLAN 1980). Eine weitere Verbesserung der Diagnostik ergibt sich durch die Computertomographie (GALLAGHER et al. 1984). Endobronchiale Veränderungen können in einem hohen Prozentsatz durch Bronchoskopie nachgewiesen werden (GALLAGHER et al. 1983).

Differentialdiagnose: Wie bei den Leukämien ist auch beim Morbus Hodgkin das röntgenmorphologische Bild der pulmonalen Infiltrate unspezifisch und läßt keine sichere Diagnose zu. Differentialdiagnostisch müssen besonders Infektionen abgegrenzt werden (KAPLAN 1980). Neben den seltenen, durch die Chemotherapie bedingten Lungenveränderungen (MUGGIA et al. 1983) sind zudem durch Bestrahlung verursachte Infiltrate von Manifestationen der Grunderkrankung zu trennen. Strahlenbedingte Veränderungen treten in der Regel 2–6 Monate nach Strahlentherapie auf (CARMEL u. KAPLAN 1976; GROSS 1977; KAPLAN 1980) und sind gekennzeichnet durch die enge Begrenzung auf das Strahlenfeld. Morphologisch stellt sich zunächst oft eine verstärkte Zeichnung der Bronchen und vaskulären Strukturen dar, später können flaue Infiltrate hinzutreten, die im weiteren Verlauf die Tendenz zu Schrumpfung und Fibrose aufweisen (GROSS 1977; CARMEL u. KAPLAN 1980). Klinische Beschwerden treten bei etwa 6% der Patienten nach Mantelfeldbestrahlung auf (GROSS 1977; KAPLAN 1976). Symptome sind besonders Dyspnoe und trockener Reizhusten (CARMEL u. KAPLAN 1976). Bei einigen Patienten kann sich die Erkrankung im weiteren Verlauf über die gesamte Lunge ausbreiten und zu einer schweren Lungenfibrose führen, insbesondere, wenn schon vor der Bestrahlung Lungenerkrankungen vorgelegen hatten oder wenn eine zur Behandlung der Strahlenpneumonitis eingesetzte Steroidtherapie rasch abgesetzt wird (GROSS 1977; KAPLAN 1980).

Prognose: Prognostisch stellt das Auftreten von Lungenmanifestationen beim Morbus Hodgkin einen ungünstigen Faktor dar. In der älteren Literatur werden die medianen Überlebenszeiten ab Diagnose der Lungenbeteiligung mit 18 (FLEISCHER et al. 1980) bis 23 Monaten (WHITCOMB et al. 1972) angegeben. Durch moderne Behandlungsverfahren (STRAUS et al. 1983) müßte diese Rate deutlich gebessert werden können.

Zusammenfassend sind also Lungeninfiltrate bei der Hodgkinschen Erkrankung nicht selten. Sie können sehr verschiedene Erscheinungsformen aufweisen. Differentialdiagnostisch sind besonders Infektionen sowie Nebenwirkungen der Strahlentherapie von Manifestationen der Grunderkrankung abzugrenzen. Mit modernen Behandlungsverfahren sollte auch für Patienten mit Lungenbeteiligung eine günstige Prognose zu erreichen sein.

2. Lungenveränderungen bei Non-Hodgkin-Lymphomen

Häufigkeit: Intrathorakale Manifestationen sind bei Non-Hodgkin-Lymphomen seltener als beim Morbus Hodgkin. NOVAK u. HILWEG (1971) geben den Anteil von Patienten mit röntgenologisch nachweisbaren intrathorakalen Manifestationen mit 30–50%, FILLY et al. (1976) mit 43% an. Der Befall mediastinaler Lymphknoten ist typisch für das lymphoblastische Lymphom vom T-Zell-Typ (BRITTINGER et al. 1984; NATHWANI et al. 1981), häufig in Form ausgedehnter Tumoren mit Einflußstauung. Bei den übrigen histologischen Typen der Non-Hodgkin-Lymphome ist ein Befall mediastinaler Lymphknoten mit einer Inzidenz von etwa 20% seltener (NOVAK u. HILWEG 1971; OBRECHT 1982; L'HOSTE et al. 1984).

Im Gegensatz zum Morbus Hodgkin sind oft Lymphknoten im hinteren Mediastinum oder parakardial, weniger die Lymphknoten im vorderen Mediastinum befallen (Filly et al. 1976).

Infiltrate des Lungenparenchyms sind zum Zeitpunkt der Primärdiagnose nur bei 1% (Rosenberg et al. 1961; Molander u. Pack 1963) bis 4% (Filly et al. 1976) der Patienten nachweisbar. In der Regel sind weitere Manifestationen des Lymphoms vorhanden, ein gleichzeitiger Befall mediastinaler oder hilärer Lymphknoten ist allerdings weniger häufig als beim Morbus Hodgkin (Novak u. Hilweg 1971; Filly et al. 1976). Einzelfälle primärer, auf die Lungen begrenzter NHL sind beschrieben (Obrecht 1982; Gribetz et al. 1980). Im Verlauf der Erkrankung nimmt der Anteil an Patienten mit Lungenbeteiligung zu. In unserem eigenen Patientengut beobachteten wir Lungeninfiltrate im Krankheitsverlauf bei 8% aller Patienten mit NHL (Steinke et al. 1985), Novak u. Hilweg (1971) geben 15% an. Oft sind Lungeninfiltrate Hinweis auf ein rasches, nicht mehr zu beeinflussendes Fortschreiten der Erkrankung. Bei der Sektion von Patienten mit NHL werden Lungeninfiltrate der Grunderkrankung bei 29% aller Patienten gefunden (Hajnos et al. 1980).

Da die meisten bisherigen Publikationen über Lungeninfiltrate bei NHL auf älteren histologischen Klassifikationen beruhen, ist über die Häufigkeit solcher Manifestationen in den histologischen Subgruppen der Kiel-Klassifikation wenig bekannt. Wir fanden bei unseren Patienten keine Bevorzugung einer bestimmten histologischen Gruppe.

Morphologie: Die pulmonalen Befunde bei der chronisch lymphatischen Leukämie, die den lymphozytischen NHL zuzuordnen ist, wurden bereits besprochen. Zu den lymphozytischen Lymphomen sind außerdem die Haarzell-Leukämie sowie die Mycosis fungoides zu rechnen. Bei beiden Krankheitsbildern sind Fälle von Lungenbeteiligung beschrieben (Laudage et al. 1983; Von Heyden et al. 1976). Bei der Haarzell-Leukämie handelt es sich um Einzelfälle mit interstitiellen Infiltraten, z.T. mit flächigen Verdichtungen (Laudage et al. 1983). Bei der Mycosis fungoides lassen sich Lungeninfiltrate autoptisch zwar in 37 (Epstein et al. 1972) bis 66% (Rappaport u. Thomas 1974) der Patienten nachweisen. Wie bei den akuten Leukämien sind diese jedoch meist röntgenologisch nicht darstellbar, so daß Fälle von röntgenologisch erkannten und histologisch bestätigten Infiltraten der Grunderkrankung selten sind (Marglin et al. 1979; Wolfe et al. 1980). Dabei sind sowohl multiple Rundherde als auch interstitielle Infiltrate mit Plattenatelektasen möglich.

Lungeninfiltrate sind auch bei Patienten mit Immunozytomen zu beobachten. Zu diesem histologischen Typ ist auch die Makroglobulinämie Waldenström zu rechnen. Es können sowohl intrapulmonale Tumoren (Major et al. 1973) als auch diffuse Lungeninfiltrate auftreten (Furgerson et al. 1963; s. Abb. 9). In enger Beziehung zu den Immunozytomen stehen die Schwerkettenerkrankungen, auch hier sind Einzelfälle mit diffuser Lungenbeteiligung bekannt (Florin-Christensen et al. 1974).

In den übrigen histologischen Untergruppen der NHL scheinen Lungenrundherde die häufigste Form pulmonaler Manifestationen zu sein (Novak u. Hilweg 1971; Balikian u. Herman 1979). Eine direkte Infiltration der Lungen ausgehend von hilären Lymphknoten ist schon auf Grund des selteneren Befalls dieser Lymphknotenstationen nur bei wenigen Patienten zu beobachten. Neben diffusen oder fleckförmigen, „pneumonischen" Infiltraten (s. Abb. 10) werden gelegentlich auch subpleurale Manifestationen, z.T. in Verbindung mit einem Pleuraerguß beobachtet. Ein Pleuraerguß ist insgesamt bei etwa 20% aller Patienten mit NHL im Krankheitsverlauf nachweisbar (Obrecht 1982).

Differentialdiagnose: Wie bei Leukämien und beim Morbus Hodgkin sind auch bei NHL Infiltrate durch Infektionen (Gribetz et al. 1980), Blutungen oder Aspiration sowie Lungenveränderungen auf Grund der zystostatischen Therapie (Dohner et al. 1972; Muggia et al. 1983) oder der Strahlentherapie abzugrenzen. Eine sichere Differenzierung gelingt nur durch histologische Abklärung (Dunnik et al. 1976; Obrecht 1982).

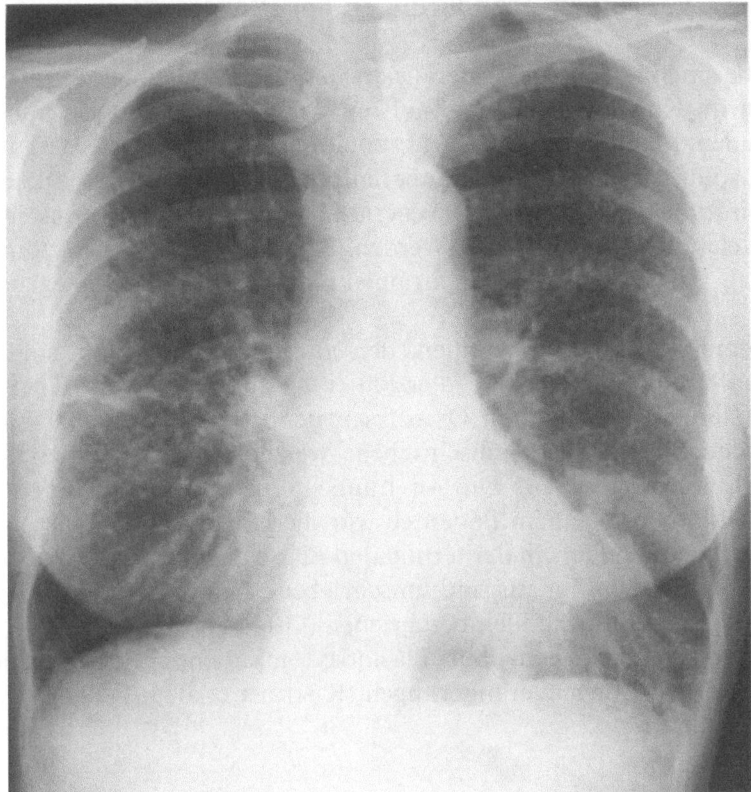

Abb. 9. Non-Hodgkin-Lymphom (immunozytisch) mit diffusen Lungeninfiltraten: Über beide Lungen ausgedehnte diffuse interstitielle noduläre Infiltrate, Kerley-B-Linien als Zeichen aufgeweiteter Interlobulärsepten

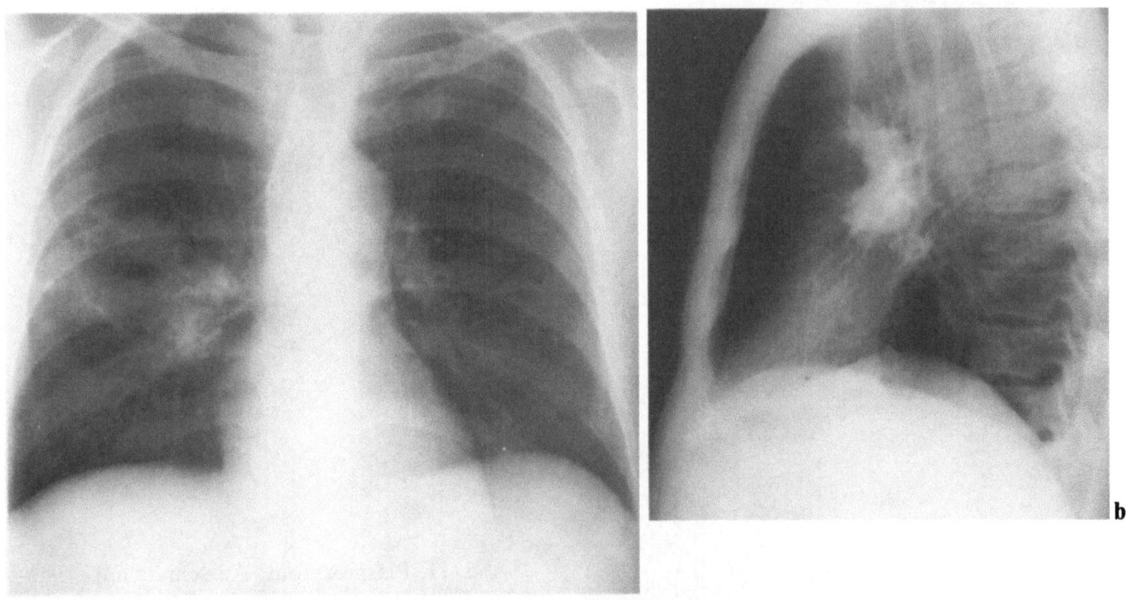

Abb. 10a, b. Non-Hodgkin-Lymphom (hochmaligne) mit Lungeninfiltraten: Polyzyklische Tumormassen im Bereich des rechten Hilus, die sich durch das Lungenparenchym nach lateral hin fortsetzen. Einzelherd im Sinne eines Rundherdes im linken Mittelfeld

V. Lungenveränderungen bei Plasmozytomen

Plasmozytome sind in der Regel generalisiert und gekennzeichnet durch eine Vermehrung der Plasmazellen im Knochenmark, das Auftreten multipler Osteolysen und den Nachweis eines monoklonalen Immunglobulins (Wintrobe et al. 1981; Bergsagel u. Rider 1982). Sehr selten sind solitäre Plasmozytome außerhalb des Skelettsystems. Diese sind bevorzugt im oberen Respirationstrakt lokalisiert (Wintrobe et al. 1981; Kintzer et al. 1978). Hierdurch können Atelektasen hervorgerufen werden. Bei 6 von 958 Plasmozytompatienten konnten Kintzer et al. (1978) auch primär extramedullär in der Lunge gelegene Plasmozytome beobachten.

Bei den disseminierten Plasmozytomen, den multiplen Myelomen, sind Veränderungen im Thoraxbereich häufig und bei 46% aller Patienten zu beobachten (Kintzer et al. 1978). Meist ist das Skelett betroffen durch Osteolysen der Rippen oder der Wirbelkörper. Von den Rippen ausgehend können sich umschriebene Weichteiltumoren bilden (s. Abb. 11). Eine Beteiligung der Lungen ist selten. Diffuse Lungeninfiltrate fanden Kintzer et al. (1978) bei 4 von 958 Fällen, nur bei einem Patienten war die Diagnose auch histologisch gesichert. Solche Infiltrate sollen besonders in der terminalen Phase der Plasmozytome auftreten (Garewal u. Durie 1982). Darüber hinaus sind umschriebene, tumorförmige Lungenmanifestationen bei Plasmozytomen in Einzelfällen beschrieben (Ghosh u. Sayeed 1974).

Weit überwiegend sind jedoch auch bei Plasmozytompatienten Pneumonien Ursache röntgenologisch nachweisbar Lungenveränderungen (Kintzer et al. 1978).

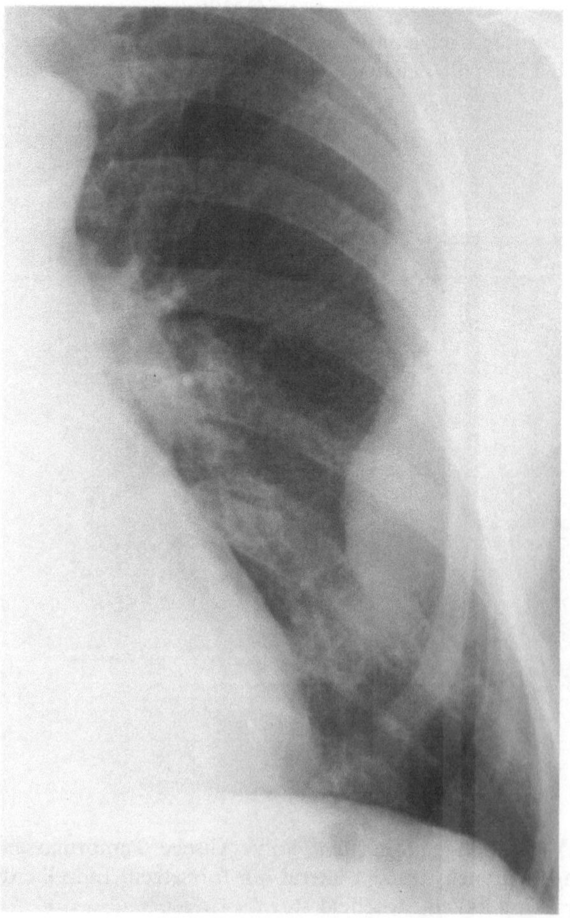

Abb. 11. Plasmozytom: Ausschnitt linke Thoraxseite: Rippendestruktionen beidseits mit begleitenden halbkugelförmigen Weichteiltumoren, die sich von den Rippenläsionen nach zentral hin erstrecken

Weitere sehr seltene Manifestationen eines Plasmozytoms sind mediastinale Lymphknotenschwellungen (KINTZER et al. 1978), die in Einzelfällen eine erhebliche Größe annehmen und zu Einflußstauungen führen können (GUPTA et al. 1974). Pleuraergüsse werden bei etwa 6% der Patienten mit Plasmozytom beobachtet (KINTZER et al. 1978). Meist handelt es sich dabei um Transsudate auf dem Boden einer Herzinsuffizienz, die durch eine Amyloidose bedingt sein kann. Daneben sind Infektionen und Reaktionen nach Lungenembolie abzugrenzen. Durch pleurale Aussaat des Plasmozytoms bedingt war der Pleuraerguß nur bei 8 von 58 Patienten mit Plasmozytom und Pleuraerguß im Kollektiv von KINTZER et al. (1978).

VI. Weitere lymphoretikuläre Systemerkrankungen mit möglicher Lungenbeteiligung

1. Lymphogranulomatosis X

(angio-immunoblastische Lymphadenopathie, lymphomatoide Granulomatose)

Die Lymphogranulomatosis X, weitgehend identisch mit der (angio-) immunoblastischen Lymphadenopathie, z.T. auch der lymphomatoiden Granulomatose der amerikanischen Literatur, ist eine lymphatische Systemerkrankung, die gekennzeichnet ist durch generalisierte Lymphknotenschwellung mit typischen histologischen Veränderungen, Hepatosplenomegalie, polyklonale Hypergammaglobulinämie und in zahlreichen Fällen durch das Auftreten von Hautveränderungen (LUKES u. TINDLE 1975; FRIZZERA et al. 1975; RADASZKIEWICZ u. LENNERT 1975). Die Diagnose beruht auf dem Nachweis der typischen histologischen Veränderungen wie Zerstörung der Lymphknotenstruktur, Proliferation von Immunoblasten und Vermehrung postkapillärer Venolen (LUKES u. TINDLE 1975; RADASZKIEWICZ u. LENNERT 1975). Obwohl die Erkrankung histologisch einer hyperimmunisatorischen Reaktion gleicht und keine sichere Malignitätskriterien erfüllt, ist der klinische Verlauf in der Regel ungünstig.

Neben Lymphknoten, Leber und Milz können auch die Lungen in seltenen Fällen Krankheitsherde aufweisen. Von den 24 Patienten von FRIZZERA et al. (1975) hatten 9 mediastinale und hiläre Lymphknotenvergrößerungen, zwei umschriebene, einer diffuse knotige Lungeninfiltrate. Bei 3 Patienten wurden Pleuraergüsse beobachtet. MYERS et al. (1978) beschrieben einen Fall einer angio-immunoblastischen Lymphadenopathie mit histologisch nachgewiesenem Pleura- sowie Lungenbefall. Hier waren „pneumonische" Veränderungen im Lingulasegment nachweisbar. Ein ähnliches Veränderungsbild beschreiben auch ZYLAK et al. (1976). ASHER et al. (1977) konnten bei einer Patientin mit interstitieller pulmonaler Fibrose histologisch die Diagnose einer immunoblastischen Lymphadenopathie sichern.

2. Maligne Histiozytose

Die maligne Histiozytose ist eine sehr seltene, von Histiozyten und Makrophagen ausgehende, in der Regel rasch progrediente Erkrankung, die durch Lymphknotenschwellungen, hohes Fieber und eine Panzytopenie gekennzeichnet ist (HUHN et al. 1980; ESSELTINE et al. 1983). Sie ist klinisch und histologisch von den „histiozytischen" Non-Hodgkin-Lymphomen der amerikanischen Literatur (WINTROBE et al. 1981; DEVITA u. HELLMAN 1982) sowie der „Histiozytosis X" (s. Abschnitt VI.3) abzugrenzen.

Lungeninfiltrate können röntgenologisch bei bis zu 50% der Patienten beobachtet werden, auch bei dieser Erkrankung überwiegend ausgelöst durch Infektionen, die durch die Panzytopenie begünstigt werden (ESSELTINE et al. 1983). Durch die Grunderkrankung bedingte Lungenveränderungen sind selten (ESSELTINE et al. 1983; DUNNICK et al. 1976). Morphologisch werden überwiegend diffuse retikuläre Veränderungen, z.T. mit einer Vergrößerung hilärer und mediastinaler Lymphknoten, beschrieben (ESSELTINE et al. 1983; DUNNICK et al. 1976).

3. Histiozytosis X

Unter der Bezeichnung „Histiozytosis X" werden drei klinische Krankheitsbilder zusammengefaßt: Das eosinophile Granulom, die Hand-Schüller-Christiansche Erkrankung und der Morbus Abt-Letterer-Siwe (LICHTENSTEIN 1953). Obwohl die Erkrankungen histologisch ähnliche Veränderungen aufweisen, ist der klinische Verlauf sehr unterschiedlich. Der Morbus Abt-Letterer-Siwe tritt bevorzugt bei Kindern auf und nimmt einen rasch progredienten Verlauf. Als Hand-Schüller-Christiansche Erkrankung wird die langsam progrediente Verlaufsform bei Erwachsenen bezeichnet. Das eosinophile Granulom wird ebenfalls besonders im Erwachsenenalter beobachtet und ist im Gegensatz zu den beiden übrigen Erkrankungen lokalisiert.

Die Lunge kann in seltenen Fällen einziger Manifestationsort der Histiozytosis X sein (HUHN et al. 1981; SMITH et al. 1974), daneben ist eine Lungenmitbeteiligung bei generalisierter Erkrankung bekannt. Röntgenologisch findet sich in der Regel eine diffuse beidseitige interstitielle Infiltration besonders in den Oberfeldern (PRAKASH u. DIVERTIE 1983; BASSET et al. 1978, s. Abb. 12). Daneben können auch fein- oder grobknotige Infiltrate beobachtet werden (PRAKASH u. DIVERTIE 1983; HUHN et al. 1981). Letztere sind besonders gut durch die Computertomographie darstellbar. Selten sind Einschmelzungen mit Ausbildung von Kavitationen (CLARK et al. 1970; WEBER et al. 1969). In fortgeschrittenen Fällen kann das Bild einer Wabenlunge resultieren, besonders typisch im Bereich der Lungenoberfelder (PRA-

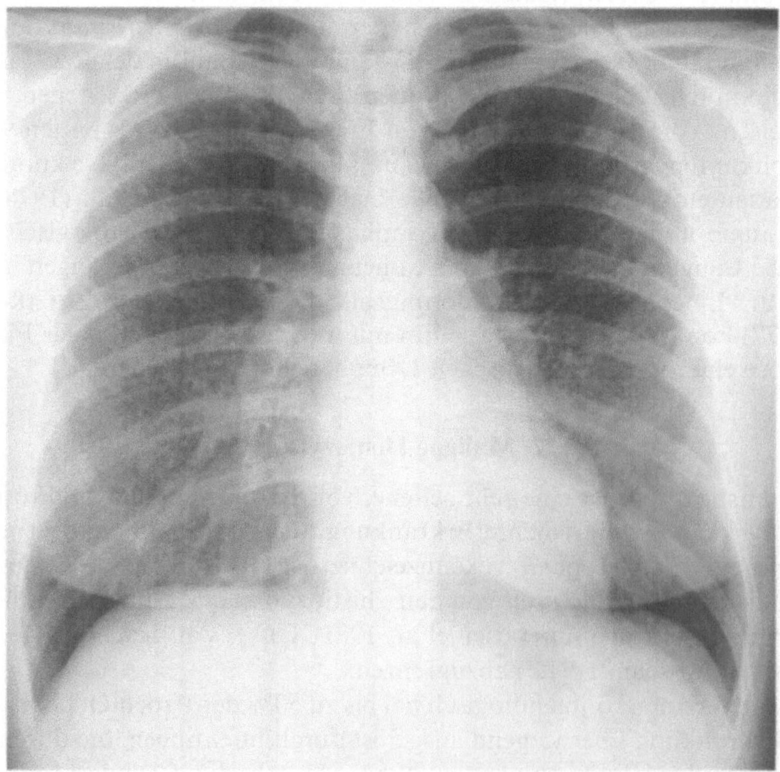

Abb. 12. Histiozytosis X mit Lungenbeteiligung: Diffus über beide Lungen verteilte interstitielle retikulonoduläre Infiltrate bei histologisch nachgewiesener Histiozytosis X

KASH u. DIVERTIE 1983; BASSET et al. 1978). Relativ häufig wird auch das Auftreten eines Spontanpneumothorax beschrieben (PRAKASH u. DIVERTIE 1983). Auch bei diesem Krankheitsbild sind die Veränderungen uncharakteristisch, so daß die Diagnose letztendlich nur mittels Lungenbiopsie gestellt werden kann (HUHN et al. 1981).

VII. Weitere hämatologische Erkrankungen mit Lungenveränderungen

1. Anämien

Eine Anämie ist in der Regel ein Symptom einer anderen Erkrankungen. So können Anämien bei chronisch entzündlichen Lungenveränderungen oder bei Lungentumoren, die mit chronischer Hämoptyse oder mit Knochenmarkinfiltrationen einhergehen, beobachtet werden. In diesem Abschnitt sollen jedoch Lungenveränderungen beschrieben werden, die auf der hämatologischen Grunderkrankung beruhen. Solche Veränderungen lassen sich besonders bei zwei Arten von Anämien nachweisen, der Sichelzellanämie sowie selten bei autoimmunhämolytischen Anämien.

Die Sichelzellanämie ist gekennzeichnet durch den fehlerhaften Aufbau des Hämoglobinmoleküls. Es kommt dadurch zu einer Verformung der Erythrozyten und verstärkten Thromboseneigung. Häufig treten bei diesen Patienten Milzinfarkte auf, die zu einer funktionellen Asplenie führen.

Auf Grund dieser Veränderungen lassen sich im Bereich des Thorax zum einen vermehrt Infektionen nachweisen, zum anderen kann es zu Gefäßverschlüssen mit nachfolgender Infarzierung kommen (BARRETT-CONNOR 1973; BROMBERG 1974; PRAKASH u. DIVERTIE 1983). In der Regel wird die Grunderkrankung bekannt sein, Schwierigkeiten kann die Abgrenzung von Infektionen gegenüber Infarkten ergeben (BROMBERG 1974).

Bei *autoimmunhämolytischen Anämien* sind in seltenen Fällen Lungenmanifestationen im Sinne einer fibrosierenden Alveolitis beschrieben (SCADDING 1977). Es werden verschiedene Mechanismen der Ätiologie diskutiert. So sollen die pulmonalen Makrophagen durch die Hämolyse aktiviert werden. Denkbar ist auch die Auslösung über gemeinsame Antikörperreaktionen. So können ja Lungenveränderungen und Anämien kombiniert auch bei Kollagenosen, besonders dem Lupus erythematodes, beobachtet werden.

2. Blutungsübel

In seltenen Fällen führen Blutungsübel durch pulmonale Blutungen zu röntgenologisch faßbaren Lungenveränderungen. So können bei Hämophilen intrathorakale Hämatome verschiedener Lokalisation beobachtet werden (PRAKASH u. DIVERTIE 1983), die Folge können Fibrosierungen und Verziehungen sein. PUTMAN et al. (1976) fanden Veränderungen der Thoraxaufnahme bei 26 von 33 Hämophiliepatienten, meist Fibrosen oder Verdickungen der Pleura. Auch bei der Verbrauchskoagulopathie, einer häufigen Form erworbener Blutungsübel, können Lungenblutungen beobachtet werden (ROBBOY et al. 1973). Meist stellt eine solche Blutung ein terminales Ereignis bei dieser schwerwiegenden Komplikation zahlreicher Erkrankungen dar, oft ist sie verbunden mit einem Kreislaufschock anderer Genese sowie der Ausbildung einer Schocklunge.

3. Immundefektsyndrome

Immundefektsyndrome sind meist erworben und durch verschiedene hämatologische Systemerkrankungen, eine zytostatische oder immunsuppressive Therapie oder eine Virusinfektion (HIV) bedingt. Bereits in den ersten Kapiteln dieses Abschnitts wurde auf die entsprechenden Erkrankungen mit Ausnahme von AIDS eingegangen und daraufhingewiesen, wie wichtig es ist, Infiltrate der Grunderkrankung von infektiösen Infiltraten zu differenzieren, die durch die Abwehrschwäche bedingt sein können. Neben den erworbenen Immundefektsyndromen gibt es eine Reihe angeborener Immundefekte (Wintrobe et al. 1981). Bei allen diesen Erkrankungen muß gehäuft mit dem Auftreten atypisch verlaufender Pneumonien gerechnet werden. Dabei können je nach dem zu Grunde liegenden Defekt sehr unterschiedliche Erreger vorliegen (Wintrobe et al. 1981; Peterson 1984).

Literatur

Asher R, Burgher LW, Feagler JR (1977) Immunoblastic lymphadenopathy presenting as pulmonary interstitial fibrosis. JAMA 237:2411–2412

Aul C, Schoppe WD, Jungblut RM, Fischer JT, Schneider W (1984) Radiologische Erscheinungsformen der pulmonalen Lymphogranulomatose. Verh Dtsch Ges Inn Med 90:1030–1033

Badrinas F, Rodriguez-Roisin R, Rives A, Picado C (1974) Multiple myeloma with pleural involvement. Am Rev Respir Dis 110:82–87

Balikian JP, Herman PG (1979) Non-Hodgkin-lymphoma of the lungs. Radiology 132:569–576

Barrett-Connor E (1973) Pneumonia and pulmonary infarction in sickle cell anemia. JAMA 224:997–1000

Basset F, Corrin B, Spencer H, Lacronique J, Roth C, Soler P, Battesti JP, Georges R, Chretien J (1978) Pulmonary histiocytosis X. Am Rev Respir Dis 118:811–820

Bergsagel DE, Rider WD (1982) Plasma cell neoplasms. In: DeVita VT, Hellman S, Rosenberg SA (eds) Cancer. Principles and practice of oncology. Lippincott, Philadelphia Toronto, pp 1439–1475

Bodey GP, Powell RD, Hersh EM, Yeterian A, Freireich EJ (1966) Pulmonary complications of acute leukemia. Cancer 19:781–793

Brittinger G, Bartels H, Common E et al. (Kiel Lymphoma Study Group) (1984) Clinical and prognostic relevance of the Kiel classification of non-Hodgkin lymphomas. Results of a prospective multicenter study by the Kiel Lymphoma Study Group. Hematol Oncol 2:269–306

Bromberg PA (1974) Pulmonary aspects of sickle cell disease. Arch Intern Med 133:652–657

Carmel RJ, Kaplan HS (1976) Mantle irradiation in Hodgin's disease. Cancer 37:2813–2825

Clark RL, Margulies SI, Mulholland JH (1970) Histiocysis X. A fatal case with unusual pulmonary manifestations. Radiology 95:631–632

Colby TV, Carrington CB (1983) Lymphoreticular tumors and infiltrates of the lung. Pathol Annu 1:27–70

DeVita VT (1981) The consequences of the chemotherapy of Hodgkin's disease. Cancer 47:1–13

DeVita VT, Hellman S (1982) Hodgkin's disease and the non-Hodgkin's lymphomas. Cancer 47:1331–1401

Dhingra HK, Flance IJ (1970) Cavitary primary pulmonary Hodgkin's disease presenting as pruritus. Chest 58:71–73

Dohner VA, Ward HP, Standord RE (1972) Alveolitis during procarbazine, vincristine and cyclophosphamide therapy. Chest 62:636–639

Dunnick NR, Parker BR, Castellino RA (1976) Rapid onset of pulmonary infiltration due to histiocytic lymphoma. Radiology 118:281–285

Epstein EH, Levin DL, Croft JD, Lutzner MA (1972) Mycosis fungoides. Survival, prognostic features, response to therapy and autopsy findings. Medicine (Baltimore) 15:61–72

Esseltine W, De Leeuw KM, Berry GR (1983) Malignant histiocytosis. Cancer 52:1904–1910

Filly R, Blank N, Castellino RA (1976) Radiographic distribution of intrathoracic disease in previously untreated patients with Hodgkin's disease and non-Hodgkin's lymphoma. Radiology 120:277–281

Fleischer J, Wolf H, Morgenstern D, Reinhardt U (1980) Verlauf der Lungenbeteiligung bei Patienten mit Morbus Hodgkin. Schweiz Med Wochenschr 110:1944–1946

Florin-Christensen A, Doniach D, Newcomb PB (1974) Alpha-chain disease with pulmonary manifestations. Br Med J 2:413–415

Frizzera G, Moran EM, Rappaport H (1975) Angioimmunoblastic lymphadenopathy. Am J Med 59:803–818

Furgerson WB, Bachman B, O'Toole WF (1963) Waldenstrom's macroglobulinemia with diffuse pulmonary infiltration: Lung biopsy and response to chlorambucil therapy. Am Rev Respir Dis 88:689–697

Gallagher CJ, Knowles GK, Habeshaw JA, Green M, Malpas JS, Lister TA (1983) Early involvement of the bronchi in patients with malignant lymphoma. Br J Cancer 48:777–781

Gallagher CJ, White FE, Tucker AK, Fry IK, Malpas JS, Lister TA (1984) The role of computed tomography in the detection of intrathoracic lymphoma. Br J Cancer 49:621–629

Garewal H, Durie BGM (1982) Aggressive phase of multiple myeloma with pulmonary plasma cell infiltrates. JAMA 248:1875–1876

Georgitis J, Eigen H, Provisor D, Baehner RL (1979) Isolated pulmonary leukemic relapse following successful bone marrow transplantion in a child with acute lymphoblastic leukemia. Pediatrics 64:913–917

Gérard-Marchant RI, Hamlin I, Lennert K, Rilke F, Stansfeld G, Unnik JMAv (1974) Classification of non-Hodgkin-lymphomas. Lancet II:406

Ghosh ML, Sayeed A (1974) Unusual cases of myelomatosis. Scand J Haematol 12:147–154

Gold JWM (1984) Opportunistic fungal infections in patients with neoplastic disease. Am J Med 76:458–463

Green RA, Nichols NJ (1959) Pulmonary involvement in leukemia. Am Rev Respir Dis 80:833–844

Gribetz AR, Chuang MT, Teirstein AS (1980) Fiberoptic bronchoscopy in patients with Hodgkin's and non-Hodgkin's lymphomas. Cancer 46:1476–1478

Gross NJ (1977) Pulmonary effects of radiation therapy. Ann Int Med 86:81–92

Gupta RM, Roy DC, Gupta IM, Khanna S (1974) Extramedullary plasmacytoma IgG type I presenting as mediastinal syndrome. Br J Dis Chest 68:65–69

Hajnos G, Pirovino M, Rüttner JR (1976) Extranoduläre Manifestationen generalisierter maligner Lymphome. Schweiz Med Wochenschr 106:234–239

Hansen MM (1973) Chronic lymphocytic leukemia. Clinical studies based on 189 cases followed for a long time. Scand J Haematol [Suppl] 18:1–286

Harper PG, Fisher C, McLennan K, Souhami RL (1984) Presentation of Hodgkin's disease as endobronchial lesion. Cancer 53:147–150

Haupt HM, Hutchins GM, Moore GW (1981) Ara-C lung: noncardiogenic pulmonary edema complicating cytosine arabinoside therapy of leukemia. Am J Med 70:756–261

Henderson ES (1983) Clinical diagnosis. In: Gunz FW, Henderson ES (eds) Leukemia, 4th edn. Grune and Stratton, New York, pp 393–462

Heuck F (1968) Die Strahlenbehandlung der pulmonalen Form der Lymphogranulomatose. Radiol Austriac 18:211–217

Heyden HW von, Waller HD, Pape GR, Benöhr HChr, Braun HJ, Wilms K, Rieber EP, Riethmüller G (1976) Haarzell-Leukämie. Dtsch Med Wochenschr 101:3–8

Hofner W, Küster W, Pötzi P (1979) Intrapulmonale Veränderungen bei Morbus Hodgkin. Fortschr Röntgenstr 130:144–153

Huhn D, Meister P, Wilmanns W (1980) Malignant histiocytosis. Clinical findings and therapy. Klin Wochenschr 58:31–35

Huhn D, König G, Weig J, Schneller W (1981) Pulmonary histiozytosis X in adult patients. Klin Wochenschr 59:377–384

Kaplan HS (1980) Hodgkin's disease, 2nd edn. Harvard University Press, Cambridge London

Karp DD, Ervi TJ, Tuttle S, Gorgone BC, Lavin P, Yunis EJ (1982) Pulmonary complications during granulocyte transfusions: Incidence and clinical features. Vox Sang 42:57–61

Kintzer JS, Rosenow E, Kyle R (1978) Thoracic and pulmonary abnormalities in multiple myeloma. Arch Intern Med 138:727–730

Klatte EC, Yrdley J, Smith EB, Rohn R, Campell JA (1963) The pulmonary manifestations and complications of leukemia. Am J Roentgenol 89:598–609

Kumar R (1980) Multiple pulmonary nodules in leukemia. J Can Assoc Radiol 31:71–72

Laudage G, König HJ, Rödl W, Hoerder U (1983) Pulmonale Manifestation der Haarzell-Leukämie. Münch Med Wochenschr 125:315–316

Lennert K (1978) Malignant lymphomas other than Hodgkin's disease. In: Uehlinger E (Hrsg) Handbuch der speziellen pathologischen Anatomie und Histologie, Bd I/3B. Springer, Berlin Heidelberg New York

L'Hoste RJ, Filippo DA, Lieberman PH, Bretsky S (1984) Primary pulmonary lymphomas. A clinicopathologic analysis of 36 cases. Cancer 54:1397–1406

Lichtenstein L (1953) Histiocytosis X, integration of eosinophilic granuloma of bone, Letterer-Siwe-Disease and Schüller-Christian Disease as related manifestations of single nosologic entity. Arch Pathol 56:84

Link H, Ostendorf P, Reinhard U, Wernet P, Walter E, Fischbach H, Blaurock M, Niethammer D (1983) Lung diseases after bone marrow transplantation. A study of clinic, radiology, histology, lung function and immunology. Exp Haematol 11, Suppl 13, 125–127

Louria DB (1984) Symposium on infections complications of neoplastic disease. Introduction and epidemiology. Am J Med 76:414–420

Lukes RJ, Tindle BH (1975) Immunoblastic lymphadenopathy. A hyperimmune entity resembling Hodgin's disease. N Engl J Med 292:1–8

MacDonald JB (1977) Lung involvement in Hodgkin's disease. Thorax 32:664–667

Major D, Meltzer MH, Nedwich A, Hayes B, Oaks WW (1973) Waldenstrom's macroglobulinemia presenting as a pulmonary mass. Chest 64:760–762

Marglin SJ, Soulen RC, Blank V, Castellino RA (1979) Mycosis fungoides. Radiographic manifestations of extracutaneous intrathoracic involvement. Diagnostic Radiol 130:35–37

Mayer RJ, Canellos GP (1983) Preleukemic syndromes and other myelo-proliferative disorders. In: Gunz FW, Henderson ES (eds) Leukemia, 4th edn. Grune and Stratton, New York, pp 741–758

Molander DW, Pack GT (1963) Lymphosarcoma: Choice of treatment and end-results in 567 patients. Rev Surg 20:3–31

Morgenstern D, Fleischer J (1974) Lungenveränderungen bei der Lymphogranulomatose und die Ergebnisse der zytostatischen Behandlung. Folia Haematol (Leipz) 101:588–593

Muggia FM, Louie AC, Sikic BI (1983) Pulmonary toxicity of antitumor agents. Cancer Treat Rev 10:221–243

Myers TJ, Cole SR, Pastuszak WT (1978) Angioimmunoblastic lymphadenopathy: pleural-pulmonary disease. Cancer 40:266–271

Nathwani BN, Diamond LW, Winberg CD, Kim H, Bearman RM, Glick JH, Jones SE, Gams RA, Nissen NI, Rappaport H (1981) Lymphoblastic lymphoma: A clinicopathologic study of 95 patients. Cancer 48:2347–2357

Novak D, Hilweg D (1971) Häufigkeit und Formen intrathorakaler Manifestationen maligner Lymphome. Dtsch Med Wochenschr 96:230–234

Obrecht JP (1982) Klinik der malignen Lymphome. In: Begemann H (Hrsg) Non-Hodgkin-Lymphome. Springer, Berlin Heidelberg New York (Handbuch der inneren Medizin, Bd II/7, S 159–672)

Palmer DL (1984) Microbiology of pneumonia in the patient at risk. Am J Med 76:53–60

Peckham MJ (1973) Lung involvement. In: Smithers D (ed) Hodgkin's disease. Churchill Livingstone, Edinburgh London, pp 118–127

Pennington JE, Feldman NT (1977) Pulmonary infiltrates and fever in patients with hematologic malignancy. Am J Med 62:581–587

Peterson PK (1984) Host defence abnormalities predisposing the patient to infection. Am J Med 76:2–10

Phillips MJ, Knight RK, Green M (1980) Fiberoptic bronchoscopy and diagnosis of pulmonary lesions in lymphoma and leukaemia. Thorax 35:19–25

Podoll LN, Winkler SS (1974) Busulfan lung. Am J Roentgenol 120:151–156

Prakash BS, Divertie MB (1983) Hematologic, immunologic, and metabolic diseases. In: Baum GL, Wolinsky E (eds) Textbook of pulmonary diseases. Little, Brown, Boston Toronto, pp 1149–1178

Prakash BS, Divertie MB, Banks PM (1979) Aggressive therapy in acute respiratory failure from leukemic pulmonary infiltrate. Chest 75:345–350

Putman CE, Gamsu G, Zinn D, McLoud T (1976) Radiographic chest abnormalities in adult hemophilia. Radiology 118:41–43

Radaszkiewicz T, Lennert K (1975) Lymphogranulomatosis X. Dtsch Med Wochenschr 100:1157–1163

Rai KR, Sawitsky A, Cronkife EP, Chanona AD, Levy RN, Pasternak BS (1975) Clinical staging of chronic lymphocytic leukemia. Blood 46:219–234

Rappaport H, Thomas LB (1974) Mycosis fungoides: The pathology of extracutaneous involvement. Cancer 34:1198–1229

Robboy SJ, Minna JD, Colman RW, Birndorf NI, Lopas H (1973) Pulmonary hemorrhage syndrome as a manifestation of disseminated intravascular coagulation: Analysis of ten cases. Chest 63:718–721

Rosenberg SA, Diamond HD, Jaslowith B, Crover LF (1961) Lymphosarcoma: A review of 1269 cases. Medicine (Baltimore) 40:31–84

Ross JS, Ellman L (1973) Leukemic infiltration of the lungs in the chemotherapeutic era. Am J Clin Pathol 61:235–241

Rothfield N (1984) Clinical features of systemic lupus erythematosus. In: Kelley WN, Harris ED, Ruddy S, Sledge CB (eds) Textbook of rheumatology. Saunders, Philadelphia London Toronto, pp 1106–1132

Scadding JW (1977) Fibrosing alveolitis with autoimmune haemolytic anaemia: two case reports. Thorax 32:134–139

Singer C, Armstrong D, Rosen PP, Walzer PD, Yu B (1979) Diffuse pulmonary infiltrates in immunosuppressed patients. Am J Med 66:110–119

Smith M, McCormack CJ, von Ordstrand HS, Mercer RD (1974) Primary pulmonary histiocytosis X. Chest 65:176–180

Spiers ASD (1983a) Chronic granulocytic leukemia. In: Gunz FW, Henderson ES (eds) Leukemia, 4th edn. Grune and Stratton, New York, pp 663–708

Spiers ASD (1983b) Chronic lymphocytic leukemia. In: Gunz FW, Henderson ES (eds) Leukemia, 4th edn. Grune and Stratton, New York, pp 709–740

Steinke B, Ostendorf P, Waller HD (1985) Pulmonale Manifestationen bei Non-Hodgkin-Lymphomen. Blut 54, 168

Straus DJ, Myers J, Lee BJ, Lourdes ZN, Koziner B, McCormick B, Kempin S, Mertelsmann R, Arlin Z, Gee T, Poussin-Rosillo H, Hansen H, Clarkson BD (1984) Treatment of advanced Hodgkin's disease with chemotherapy and irradiation. Am J Med 76:270–278

Taryle DA, Sahn SA (1979) Rapidly progressive pulmonary infiltrates in chronic myelogenous leukemia. JAMA 242:1525–1526

Weber WN, Margolin FR, Nielsen SL (1969) Pulmonary histiocytosis X. Am J Roentgenol 107:280–289

Wells RJ, Weetman RM, Ballantine TVN, Grosfeld JL, Baehner RL (1980) Pulmonary leukemia in children presenting as diffuse interstitial pneumonia. J Pediatr 262–269

Whitcomb ME, Schwarz ML, Keller AR, Flannery EP, Blom J (1972) Hodgkin's disease of the lung. Am Rev Respir Dis 106:79–86

Wintrobe MM, Lee GR, Boggs DR, Bithell TC, Foerster J, Atkens JW, Lukens JN (1981) Clinical hematology, 8th edn. Lea and Febiger, Philadelphia

Wolfe JD, Trevor ED, Kjeldsberg CR (1980) Pulmonary manifestations of mycosis fungoides. Cancer 46:2648–2653

Wong B (1984) Parasitic diseases in immunocompromised hosts. Am J Med 76:479–486

Zylak CJ, Banerjee R, Galbraith PA, McCarthy DS (1976) Lung involvement in angioimmunoblastic lymphadenopathy (AIL). Radiology 121:513–519

V. Needle Biopsy of Pulmonary Lesions

By

B.E.W. Nordenström

With 15 Figures and 2 Tables

A. Introduction

Needle biopsy is now a well-established method for the diagnosis of various localized lesions in the lung. "Blind" biopsies involving the insertion of needles into the lung were performed as long ago as 1882, long before the discovery of roentgen rays. As early as 1936, Sappington and Favorite reviewed 23 reports by different investigators who had performed a total of more than 2000 lung biopsies in order to culture bacteria. There was one death in this series. In a series of 60 lobar pneumonias (before 1938), empyema occurred in only 5% following lung puncture. In another group of patients (from the same period), comprising 1913 cases of lobar pneumonia conservatively treated without puncture, the incidence of empyema was 5.1%. These and other studies have shown that (even in early experience with large-caliber needles) the risks of local spreading of material by needle biopsy are usually lower than one might anticipate. The usefulness of needle biopsy of the lung has repeatedly been documented. Thus, several books deal with this topic (Dahl-gren and Nordenström 1966; Deeley 1974; Sinner 1976, 1982; Struve-Christensen 1976; Nordenström 1980a, 1981a, b). They also include many references dealing with various aspects of needle biopsy of the lung.

Needle biopsy of small localized lesions in the lung was not possible until the development of X-ray image intensifiers had been combined with television screening in the 1960s (Dahl-gren and Nordenström 1966; Nordenström 1973). Some of the experiences from these early studies are still valid. In general, needle biopsy was soon found to be of great importance for the diagnosis of small malignancies in the lung (Lalli et al. 1967; Weill et al. 1970; Deeley 1972; Hayata et al. 1973; Sargent et al. 1974; House and Thomson 1977; Nor-denström and Sinner 1979; Jereb 1980; Allison 1982; Dubay et al. 1983). Therapy was thereby instituted earlier than it otherwise would have been in a number of such cases (Nordenström 1967a; Allison 1982). This has led to an eightfold improvement of the survival rate of patients with "small" malignant tumors, as compared with patients who present "large" malignant tumors (Jackman et al. 1969; Buell 1971; Steele and Buell 1973).

B. Indications for Needle Biopsy of the Lung

Early detection and early treatment of malignancies of the lung presently represent the most important measures for obtaining a favorable long-term prognosis (Dahlgren and Nordenström 1966; Nordenström 1970; Sinner 1976; Struve-Christensen 1976; Nordenström 1980a, b). Preferably, the diagnosis should be made on a small lesion in an asymptomatic patient. This is particularly important for the squamous cell carcinomas, which usually grow slowly and metastasize late. Certain tumors, e.g., small-cell anaplastic cancers, mixed cell cancers, and primary adenocarcinomas of the lung, are often highly malignant and metastasize early. A differential diagnosis of small cancers is therefore useful for prognosis, but also important for the selection of therapy. Most surgeons and oncologists agree that small-cell anaplastic carcinomas are not very suitable objects for surgery (Kirklin et al. 1955; Jackman et al. 1969; Buell 1971; Paulson and Urschel 1971). Radiotherapy and/or chemotherapy may then be the treatment of choice. In such cases, additional information about the biology of the cancers may be required for the proper selection of a chemotherapeutic agent. Improved histologic or cytologic classification of the cancers is also possible today in terms of cytochemical DNA analysis of material cytologically sampled by needle biopsy (Fallenius et al. 1983, 1984). Analyses of this kind now make it possible to obtain prognostic information in at least certain cancers (Svane 1983).

In order to detect small and preferably asymptomatic cancers, some kind of mass screening of the lungs may be reconsidered in the future. Small pulmonary lesions, radiologically detected, are usually located in the periphery of the lung and are very suitable targets for needle biopsy. Sputum cytology in such cases is sometimes helpful, but usually shows normal values (Nasiell 1968, 1969; Delarue et al. 1971). Abnormal findings of sputum cytology, on the other hand, are very suitable for the detection of carcinomas originating in the central bronchi. These cancers usually give rise to irritant cough but are rarely detectable by plain radiography in the early phase of their development (Rigler 1975). Needle biopsy should be considered as generally indicated in preferably asymptomatic patients presenting newly detected, well-circumscribed local abnormalities in the lung (Garland et al. 1963; Nordenström 1969a). The detection of small early lesions in the lungs is considerably facilitated if a complete, high-quality, radiographic set of documents (including posteroanterior, lateral, and *oblique views*) of the chest is available. Preferably, such a baseline set of radiographs of the lungs of the healthy subject should always be made at the first general health examination of any adult aged 40 years or over. It may serve as an important reference for subsequent radiographic checking of the lungs. Besides the removal of carcinogenic factors (e.g., by education about the dangers of smoking), the early diagnosis and treatment of lung cancers seem to be the most realistic means of decreasing morbidity and mortality. In this sense, needle biopsy of small pulmonary lesions, with appropriate cytologic examination of the material obtained, plays a key role. An early diagnosis and appropriate treatment can save the patient's life. The small, recently detected nodule in the lung of an asymptomatic patient is, therefore, the main target for needle biopsy.

C. Contraindications to Needle Biopsy

Needle biopsy of a pulmonary lesion should never be performed if the procedure, irrespective of the diagnostic result, would not influence the subsequent management of the patient. Therefore, needle biopsy must often be avoided in old patients and patients in poor condition

(DAHLGREN and NORDENSTRÖM 1966; DEELEY 1974; SINNER 1976a, b; STRUVE-CHRISTENSEN 1976; NORDENSTRÖM 1980a, b, 1981a, b; ALLISON 1982).

Certain pulmonary conditions represent relative contraindications to needle biopsy. Thus, echinococcus cysts are unsuitable targets for biopsy. Pulmonary hypertension, extensive emphysema, and coagulation abnormalities may cause complications. Needle biopsy should not be performed in both lungs on the same occasion, or on one lung when the contralateral lung is collapsed or has been removed. On the whole, cooperation on the part of the patient is essential to the safety of the procedure. Possible complications and the possibilities to control these should always be weighed against the potential benefits of the procedure. The risk of producing a symptomatic pneumothorax is what usually worries the beginner. This and other complications can, however, be effectively controlled if proper precautions are taken.

D. Technique of Needle Biopsy

The patient should be informed about the aim of the procedure and about how the needle biopsy will be performed. This reduces the patient's anxiety and tension, usually promoting good cooperation. A sedative and an antitussive agent should always be given 10–15 min before the examination. Children or otherwise uncooperative patients may need general anesthesia.

I. Radiologic Analyses

An important prerequisite prior to needle biopsy is a professional radiologic examination of the lungs, often supplemented by a careful fluoroscopic analysis. These studies are important for the planning of the biopsy procedure. The fluoroscopy can usually be performed as an initial step of the investigation, prior to the insertion of the biopsy instrument.

II. Technique of Screening

Modern equipment for roentgen television screening is indispensable. For lesions measuring 2 cm or more in diameter, ordinary fluoroscopic equipment used for gastrointestinal work may be sufficient. It is important to stress that when such equipment is used, the patient should not be turned on the table with the biopsy instrument inserted in the lung. Maneuvers of this kind are likely to increase tearing of lung parenchyma. They prolong the procedure, and the precision of sampling will be poor. Sampling from a desired part of a lesion with this kind of equipment makes relatively great demands on the examiner's experience of the various resistances of tissue components. "Simple equipment" often requires considerable experience and technical skill on the part of the examiner, even when relatively large lesions are to be punctured.

Small pulmonary lesions, which should be the main target for biopsies, require biplane fluoroscopy equipment, preferably allowing the individual setting of two separate roentgen-beam directions; the patient is put in a suitable position, chosen on the basis of preliminary fluoroscopy with the equipment. A high degree of precision in the sampling of cellular material may thereby be obtained with lesions considerably smaller than 2 cm (e.g., 5–

10 mm). Such samplings can also be made from any part of the lung: from the apices and the bases, from the hilar regions, or from the vicinity of the large vessels. A particular piece of equipment, designed for various invasive techniques and suitable for needle biopsies, has also been constructed (Nordenström and Holmström 1980)[1] (Fig. 1).

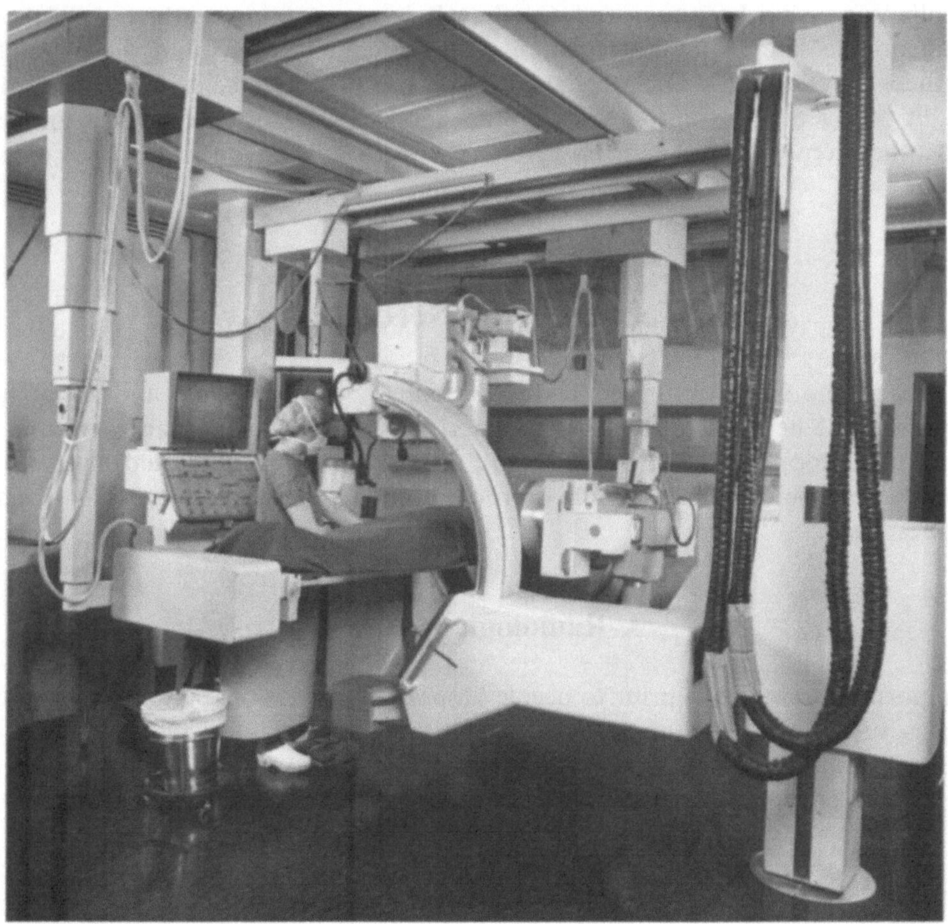

Fig. 1. Biplane fluoroscopic unit, designed for separate positioning of two arch-suspended X-ray tubes and image intensifiers in any direction in relation to the subject. The patient's table, suspended in a coordinate system from the ceiling, allows positioning of the patient independent of the arch construction. Elevation of the table top, rotation of the patient, and movement of the arches are controlled by servomotors from a control panel

III. Biopsy Instrument

The biopsy instrument for cytologic sampling should be of small dimensions, i.e., needles of 1-mm thickness or smaller. It must, however, have sufficient stability to be guided in the lung to the desired place of sampling. Thick cutting instruments should be avoided, as these do not allow the sampling of suitable cytologic material and may produce serious complications (Meyer et al. 1970; Sinner 1976b; Allison 1982). Moreover, material obtained by thick cutting instruments is not particularly suitable for histology. Whenever

---

[1] Constructed in cooperation with Siemens-Elema AB, Solna, Sweden.

histologic material is desired, a surgical open biopsy should be performed instead (GAENSLER 1981). Thin needles usually provide a superior material for cytologic smears and bacteriologic cultures and are therefore to be preferred (NASIELL 1967).

The television-guided needle biopsies developed in 1960 were initially performed as aspiration biopsies (DAHLGREN and NORDENSTRÖM 1966). The needles were 12 or 16 cm long, with an outer diameter of 0.8–1 mm. The tips of the needles were obliquely beveled. The instrument was successfully used in our studies between 1960 and 1970.

In order to improve the extremely important procedure of cell sampling, the screw needle technique was developed (NORDENSTRÖM 1975). The instrument[2] (Fig. 2) consists of three parts. A thin, 0.55- to 0.60-mm thick mandril (Fig. 2A) is tapered at one end over a distance of 16 mm and shaped like a screw. It has a small handle at the outer end and fits into a 0.8- to 1.0-mm thick cannula (Fig. 2B). The cannula is provided with a hub shaped like a helical screw which fits the teeth of an instrument holder (Fig. 2C). The cannula, with indwelling screw needle is kept in place by a hinged lock (Fig. 2D) on the instrument holder.

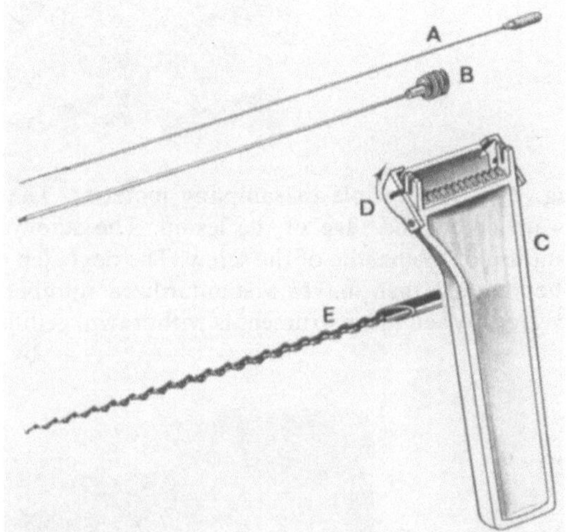

Fig. 2A–E. Screw needle biopsy instrument for cytologic sampling. The screw needle (**A**) is 0.55 mm thick and is provided with a small handle. Its far end is tapered over a distance of 17 mm as a screw with cutting edges (**E**). The cannula has an external diameter of 0.8 mm and has a helical hub (**B**), which fits the corresponding teeth of a handle (**C**). When the instrument is assembled, a lock (**D**) keeps it in place

The principle for sampling cells with the instrument is shown in Fig. 3. The assembled instrument enters the patient until the tip of the cannula is at the edge of the lesion. In this position, the screw needle is rotated clockwise until it has entered the lesion for the distance desired (Fig. 3A). The operator then rotates the helical hub anticlockwise with the thumb. This makes the cannula rotate a certain number of turns around the tip of the screw needle (Fig. 3B) until it completely covers the screw. Material is thus obtained over a 16-mm length and retained in the grooves of the screw, protected by the external cannula. All the different kinds of cellular material are thereby obtained over a 16-mm-long "test channel" in the lesion (NORDENSTRÖM 1975, 1984).

IV. Sampling of Material

Sampling of material is always made with the patient in a recumbent position. The final positioning of the patient occurs during careful TV fluoroscopy, with the lesion being

---

[2] Available through Ursus Konsult AB, Östermalmsgatan 46, 11426 Stockholm, Sweden.

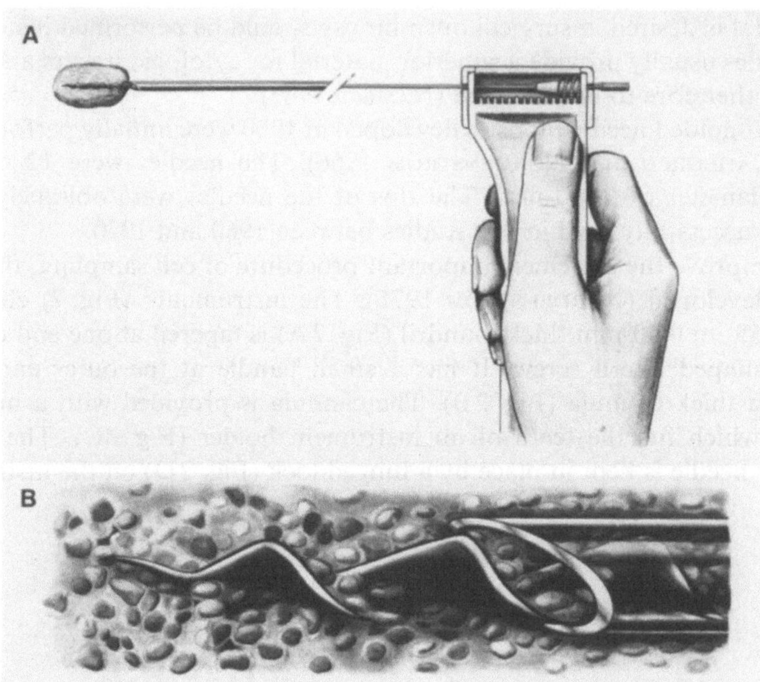

Fig. 3A, B. Principle of sampling material. The cannula of the assembled instrument is introduced until its tip enters the edge of the lesion. The screw needle is then advanced into the lesion (**A**) by clockwise rotation of the handle of the screw. The next step (**B**) is to rotate the helical hub of the cannula anticlockwise. The cannula then makes a standardized number of turns around the screw, until the latter is completely covered. When the instrument is withdrawn, cellular material is retained in the grooves of the screw, protected by the cannula

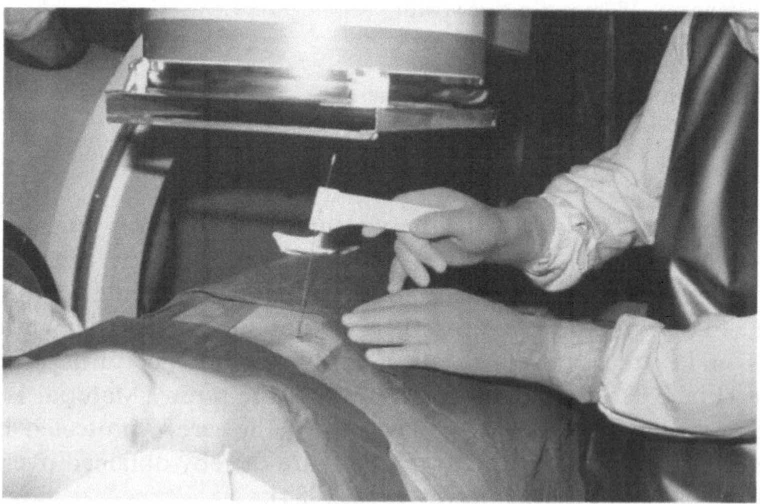

Fig. 4. After local anesthesia in the skin and the pleura, the assembled instrument is moved through a puncture hole, under roentgen television fluoroscopy, to the edge of the lesion. Note the retracted little screw needle

positioned in the center of a well-collimated roentgen beam. Local anesthetic is applied in the skin and the underlying pleura. A punch-hole is made in the skin with an ordinary, disposable 1.5-mm-thick needle for the insertion of the biopsy instrument. The operator then makes use of the handle of the instrument, which allows him to keep his hands out of the roentgen beam (Fig. 4). This not only helps to reduce exposure of the operator's hand to roentgen rays, but also prevents obscuring of the target for biopsy. For the same reason, the instrument holder and the hub of the cannula are made of a low-density plastic material.

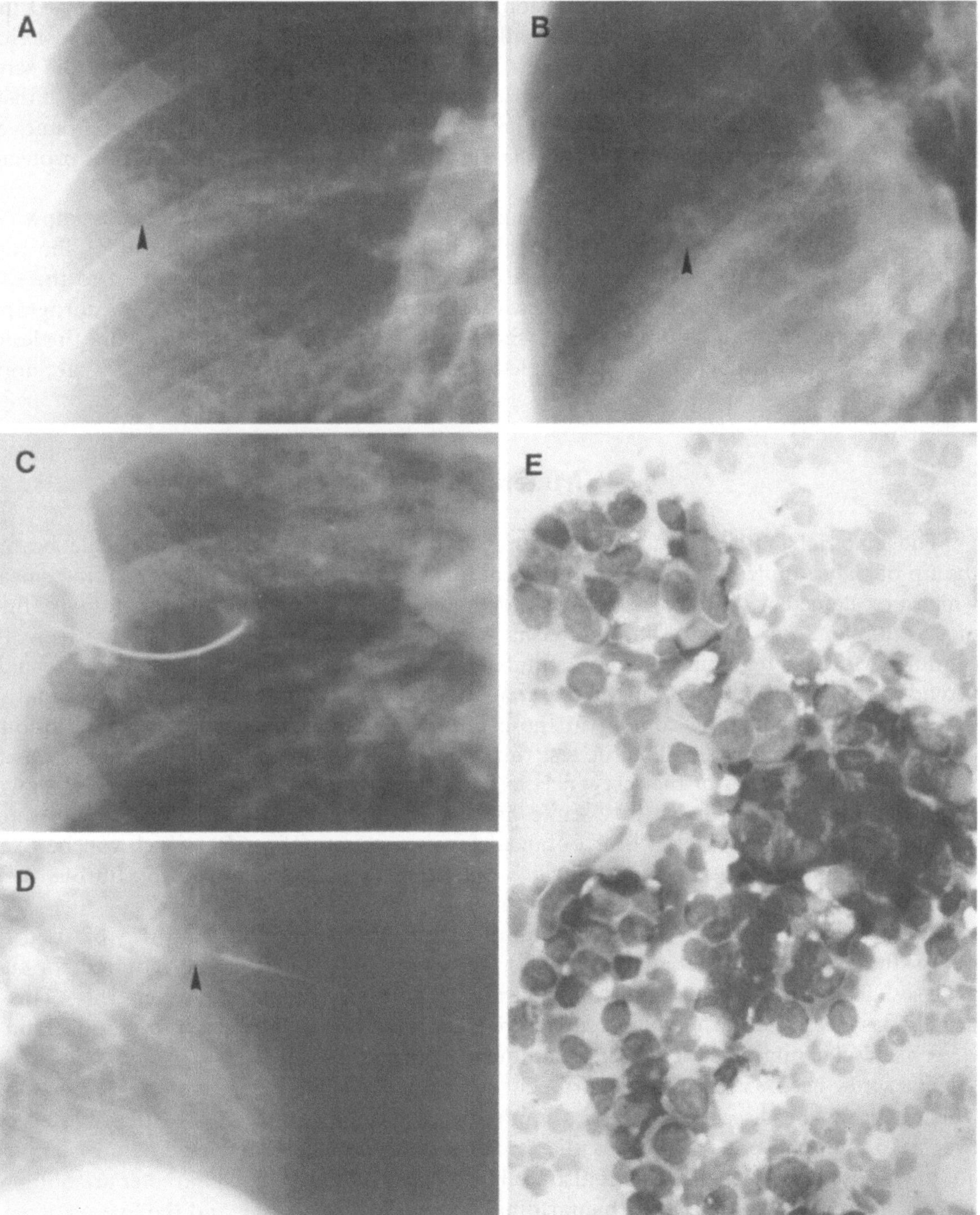

Fig. 5A–E. An asymptomatic pulmonary nodule, 6 × 6 mm, (*arrowheads*) (**A** anteroposterior, **B** lateral projection) was biopsied with the screw needle. The corresponding photofluorographic views (**C, D**) show the screw inserted into the lesion, before the cannula had been rotated over the screw. The material obtained (**E**) shows an abundance of malignant cells

The sampling of material with the screw needle is continued as follows. Patients should not be asked to hold their breath upon insertion of the instrument. Quiet, ordinary respiration is better than a temporary respiratory arrest followed by vigorous respiratory movements.

The instrument is moved axially in the central beam to the edge of the lesion. Since an ordinary, thin, 0.8- to 1.0-mm cannula often pushes a small lesion to the side, the cannula is only brought to the surface of the lesion, whereas the little screw needle is inserted into the lesion by rotation of the external small handle. In this way, even a fairly hard lesion, e.g., a hamartoma, is entered by the screw needle without being displaced. Once the screw is inserted, the cannula is advanced over the tip of the screw needle to its most distal position in the handle, by rotation of the helical hub. The instrument can then be removed, with cell and tissue material retained in the grooves of the screw needle and in a protected position inside the cannula.

The sampling of cell material by means of the screw needle instrument is shown in Fig. 5. A lesion, 6 mm in diameter, is demonstrated in the anterior segment of the right upper lobe (Fig. 5A, B). After the cannula of the instrument had been inserted to the edge of the lesion, the screw needle instrument was rotated through the lesion. Photofluorographs in anteroposterior and lateral projections show the position of the instrument and the lesion (Fig. 5C, D). The cytologic material sampled in this way revealed a small primary carcinoma (Fig. 5E).

V. Material Obtained

The material in the instrument is retrieved by pushing out the screw needle beyond the tip of the cannula. The tip of the screw needle is rolled over glass slides, making smears which are stained with hematoxylin-eosin, Papanicolaou, or whatever the cytologist finds most suitable. After the smears have been made, the screw needle is withdrawn from the cannula. Material remaining in the cannula is then blown out onto a glass slide, usually providing an additional amount of material for cytology. In case a bacteriologic analysis is desirable, the remaining content in the cannula can be washed out by a small amount of saline solution into a small sterile test tube. In fibrotic lesions, fibrous material is usually rolled up in the grooves of the screw needle. This material can be collected by anticlockwise rotation, with the sharp edge of a knife or glass slide placed in the groove of the screw needle (Fig. 6A). The material thus obtained forms a clump (Fig. 6B), which can be fixed, sliced, and stained as a tissue sample. Such material is usually dominated by fibrous tissue and cannot replace ordinary histologic sampling.

The smears obtained by the technique of screw needle sampling can also be used for DNA studies (Fallenius et al. 1983, 1984). As a rule, only 100 cells are required for such analyses. These cells should be well separated from each other and other cells. This is usually easy because most of the cellular material obtained by the screw needle technique is very seldom contaminated with large amounts of blood.

The screw needle is a cutting instrument for precision sampling of material for cytology which exposes the diseased tissue to a minimum of trauma. Material is virtually lifted out over a 16-mm length, which means that various tissue and cellular elements are sampled: not only loosely connected cells, but also well-organized cells of benign character are obtained as, e.g., neurogenous tumor cells, hamartomas, granulomatous tissue and the like.

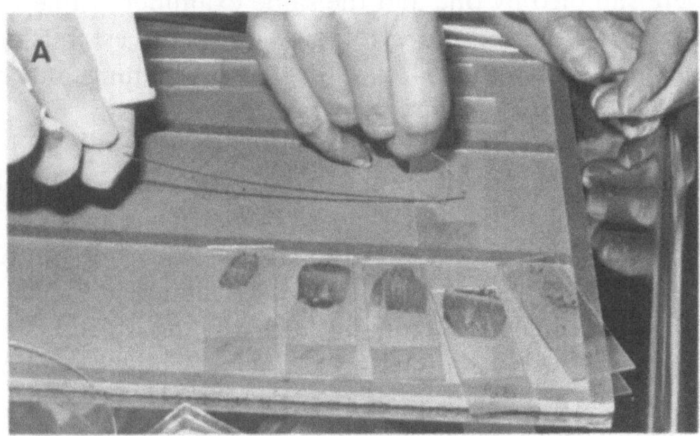

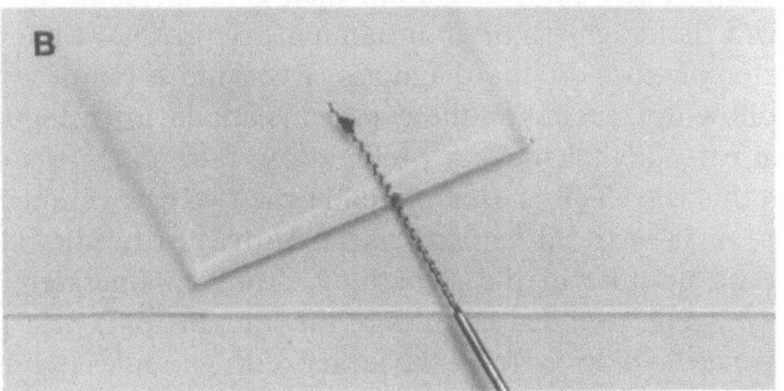

Fig. 6A, B. To retrieve the material collected, the tip of the screw needle is first moved over the surface of a glass slide, whereby a smear is made. Fibrous material is often rolled up in the grooves of the screw, and this is removed by turning the screw needle anticlockwise, with the edge of a knife or a glass slide in the groove (**A**). This material is collected as a clump, which may then be handled as a small histologic sample. After removal of the screw from the cannula, material remaining in the cannula is blown out onto a slide (the hub fits an ordinary disposable syringe) or into a small test tube, containing 1 ml aline solution, for bacteriologic culture (**B**)

E. Additional Factors of Importance for Successful Needle Biopsies

Various examiners differ, in the author's experience, in their success in obtaining satisfactory cellular material and keeping the rate of complications low. This depends on many factors, including the degree of training and interest of the radiologist. Comparisons of the results among various biopsy instruments may therefore easily be misleading, unless the examiner has spent comparable time and interest with each technique.

The importance of the degree of training of the radiologist and the cytologist/pathologist became apparent in the early development of TV-guided biopsies using aspiration of material through 1-mm-thick needles (DAHLGREN and NORDENSTRÖM 1966). This is shown in Table 1. In 1963, satisfactory samples were obtained by the use of aspiration biopsy in 60.6% of cases, while the yield with the same technique was 81.9% the following year. The unsatisfactory samples decreased from 39.4% in 1963 to 18.1% of cases in 1964. These materials

Table 1. The result of needle biopsy of pulmonary lesions is dependent on the degree of training and experience of radiologist and cytologist

	1963	1964	1963 and 1964
No. of patients	124	241	365
No. of needle biopsies	188	331	519
Satisfactory samples	114 (60.6%)	271 (81.9%)	385 (74.2%)
Unsatisfactory samples	74 (39.4%)	60 (18.1%)	134 (25.8%)
No. of patients for whom a diagnosis was established	96 (77.4%)	220 (91.3%)	316 (86.6%)
No. of patients for whom a diagnosis was not established	28 (22.6%)	21 (8.7%)	49 (13.4%)

were sampled by one and the same examiner. Table 1 also reveals that the combined efforts of the radiologist and cytologist led to the establishment of a diagnosis in 77.4% in 1963 and in 91.3% in 1964. The degree of training and experience is therefore of importance for both radiologist and cytologist/pathologist.

The making of smears, preliminary staining, and microscopic checking of the material should be carried out by the cytology assistant in a room adjacent to the biopsy laboratory. Whenever insufficient or possibly nonrepresentative material is obtained, new samplings are then immediately performed. A close cooperation between radiologist and cytologist makes it possible to compare the preliminary radiologic and cytologic impressions, which in practice has been found to be of great value. If, for example, the material obtained contains clearly inflammatory elements, while the radiologic appearance of the lesion suggests a possible malignancy, at least three samplings must be made from different parts of the lesion. These samples should then give the same cytologic result, before the patient is left with the diagnosis of an inflammatory process. Material sent for bacteriologic analysis may later on support the diagnosis. Even more important, however, are the further radiologic follow-up studies of these patients made in order to avoid a false-negative diagnosis of an early malignancy. A preliminary, false diagnosis of a malignancy can also be corrected in this way. This is exemplified in the two cases shown in Figs. 7 and 8.

A 58-year-old female was submitted for needle biopsy because of the suspicion of metastatic nodules in the right lung, from an operated breast carcinoma. She appeared with two small, rounded nodules in the lung (*arrowheads*, Fig. 7A) and one calcified small lesion. As needle biopsies from the larger of the nodules (9 mm in diameter) revealed only inflamma-

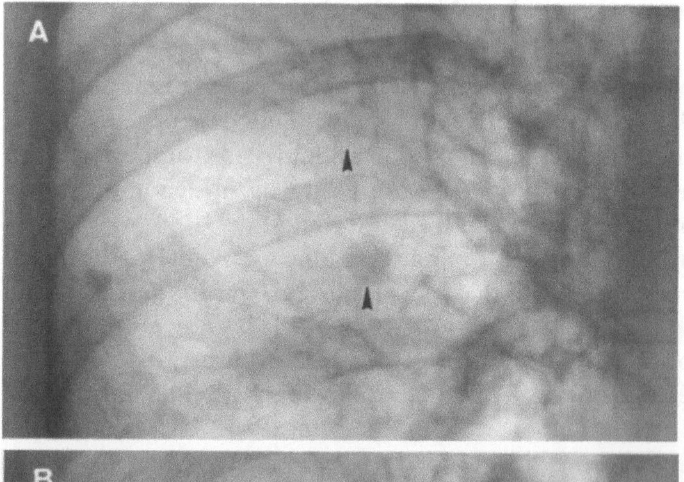
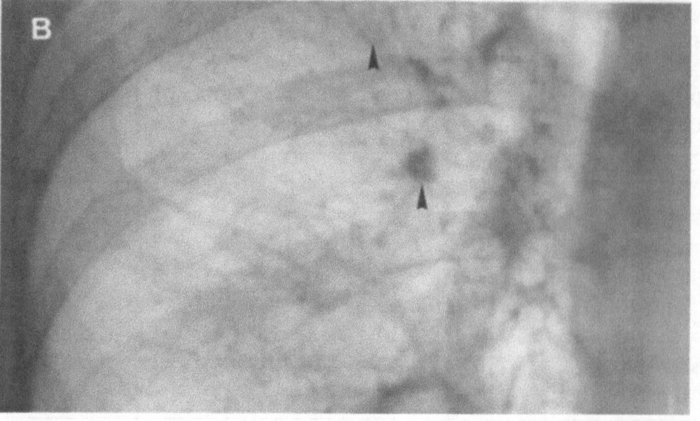

Fig. 7A, B. Small, rounded lesions in the right upper lobe (*arrowheads*) (**A**) suspected of being metastases from occult cancer. Repeated screw needle biopsies from the larger lesion, 9 mm in diameter, revealed inflammatory material, but no malignant cells. Follow-up 6 months later shows a clear spontaneous decrease in size of both lesions (*arrowheads*, **B**), without therapy. The punctured lesion also shows some increase in radiographic density, probably by accumulation of calcium. Another calcified lesion is also seen in the lateral aspect of the lung; this calcification was unchanged during the time of observation

tory material, the patient was asked to return for radiologic follow-up studies. Six months later (Fig. 7B), both lesions had decreased to about 6 mm in diameter and increased in radiographic density, indicating early calcification. Subsequent radiographic examinations have verified that the lesions were benign. No chemotherapy or other drugs were given to the patient. It would have been unwise to administer chemotherapeutic agents to this patient only on the preliminary radiologic assumption of malignant lesions in the lung.

A similar, and even more dramatic, spontaneous regression occurred in the patient illustrated in Fig. 8. A malignant gynecologic tumor was suspected on the basis of palpatory findings, combined with multiple suspected metastases in both lungs. Fig. 8A shows one tumor, 25 mm in diameter, and multiple small tumors in the right lung. Similar multiple tumor-like lesions were also found in the left lung. Four samplings from the large tumor in the right lung revealed only granulomatous material and no malignant cells. The previously diagnosed pelvic tumor was operated on and found to be a benign cyst. Four months after the needle biopsy, most of the tumor-like lesions in the lungs had spontaneously regressed. Two years later, even the large lesion in the right lung had disappeared (Fig. 8B). No chemotherapy or the like had been initiated. In retrospect, the diagnosis was Wegener's granulomatosis.

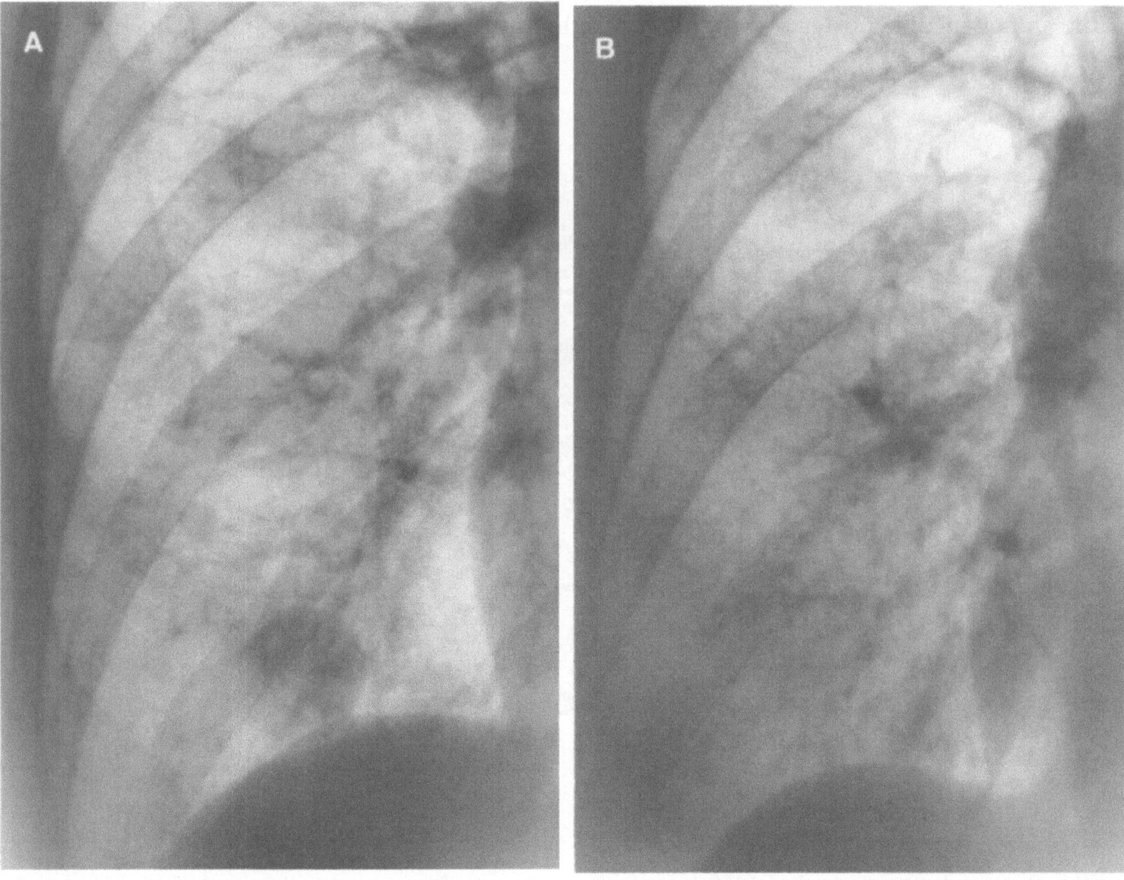

Fig. 8A, B. A female with a soft tissue mass in the pelvis presented multiple rounded lesions in both lungs. Four screw needle samplings were made from the largest lesion, 25 mm in diameter, located in the right lower lobe (**A**). All samples showed inflammatory cells, but no malignant cellular material. The pelvic tumor was operatively removed and appeared to be a benign ovarian cyst. The metastasis-like tumors in the lungs regressed spontaneously. **B** shows the normal right lung 2 years later. In retrospect, the diagnosis was Wegener's granulomatosis

These two cases illustrate the need for differential diagnosis – also in patients who present with seemingly hopeless conditions, with widespread metastases, beyond surgery or radiation treatment. The differential diagnoses further prevented these patients from being subjected to chemotherapy, with its usually severe toxic side effects. It also appears evident that a correct pretherapeutic differential diagnosis is necessary for proper evaluation of the possible therapeutic effects of chemotherapeutic agents administered in malignancies. Unnecessary therapeutic and diagnostic surgery could also be avoided to a larger extent than is now the case: Diagnostic radiology and cytology now offer important alternatives that make this goal possible.

A condition of particular interest in needle biopsies is represented by neurogenous tumours. During the insertion of a needle for sampling of cellular material from the lung, the patient usually reacts with a sudden sensation of pain when the needle reaches the pleura. A sufficient amount of a local anesthetic should therefore be applied to the pleura before the biopsy. In the author's experience, the only additional instance of an intense pain reaction being produced is encountered when the biopsy needle reaches a neurogenous tumor. The pain reaction is considerable and is repeatedly produced when the biopsy needle touches the tumor or is moved inside it. This is of considerable interest, as histologically such tumors are reported not to contain real sensory bodies, which are normally found in sensory nerve endings. Fig. 9A shows a histologically verified neurolemmoma, situated in the upper medial posterior part of the right thorax, close to the spine. The tumor had

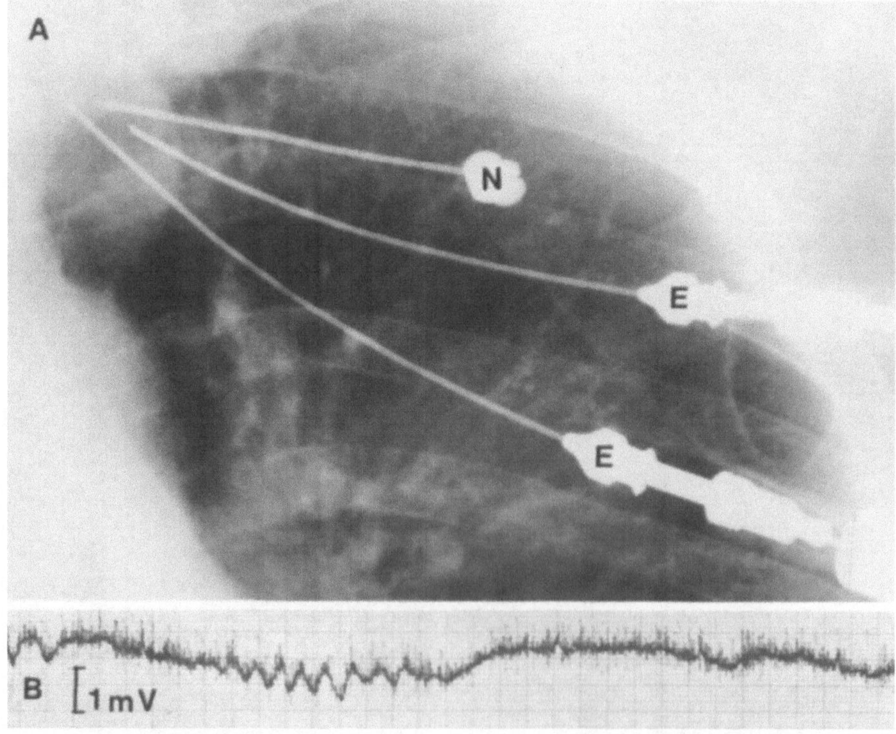

Fig. 9A, B. Neurolemmoma to the left of the upper thoracic cage. These tumors, despite the lack of histologic evidence of sensory bodies, make the patient react with intense pain to the introduction of a needle (*N*). The reaction can objectively be recorded with two inserted needle electrodes (*E*) connected to ordinary ECG-recording equipment: when the needle (*N*) is gently rotated in the tumor, high-frequency irregular spikes can be recorded; when the needle is moved in an axial direction (**B**), wave-like deflections occur. Pain associated with these patterns upon insertion of a needle in a tumor seems to be pathognomonic for a tumor of neurogenous origin

the usual, very firm consistency, and the patient reacted with considerable pain when two electrodes ($E_1 - E_2$) and a biopsy needle (N) were inserted. The two needle electrodes were insulated by a layer of teflon, except for their tips, and connected to two of the input channels of an ordinary electrocardiographic amplifier with an optical chart writer. When the biopsy needle (N) was turned, small irregular "spikes" of potential were recorded (Fig. 9B). When the needle was moved in its axial direction, wave-like deflections were also evoked. Upon these movements, the patient felt considerable pain. Such pain reactions have been found in a further five neurogenous tumors and seem to be a valuable diagnostic sign when encountered. It is very difficult to obtain material from these tumors by aspiration biopsy, screw needle biopsy being the method of choice.

F. Complications and Their Management

Associated problems are dealt with in several previous publications (DAHLGREN and NORDENSTRÖM 1966; MEYER et al. 1970; DEELEY 1974; SINNER 1976b; SINNER and ZAJICEK 1976; NORDENSTRÖM and SINNER 1978; NORDENSTRÖM 1980).

I. Pneumothorax

Pneumothorax is the most frequent complication and occurred in 27.2% of our 2726 patients. However, only 7.7% of these needed therapeutic support. The following factors have been found to be associated with an increased risk of the production of symptomatic pneumothorax: age over 60 years of age, male sex, smoking, emphysema, as well as the use of large needles, and sampling in which the needle remains in the lung for a long time.

If an asymptomatic pneumothorax develops, it should not as a rule be exsufflated, but left to resorb spontaneously over a few days. A pneumothorax producing symptoms of pain, shortness of breath, or circulatory disturbances such as tachycardia should be treated as soon as possible. This means that anyone who performs needle biopsy of the lung should be prepared and able to treat a symptomatic pneumothorax; usually this is not very difficult.

Suitable pleural chest tubes of sufficient dimensions are commercially available.[3] Local anesthesia is induced in the skin and chest wall, usually in the midclavicular line below the pectoral muscle. A small incision is made in the skin, followed by a blunt perforation of the chest wall between the ribs by means of, e.g., a small hemostat. The chest tube (size 18–20 F) is then pushed through the preformed channel into the pleural cavity by means of a stylet inserted in the tube. This tube should preferably be placed in the anterior upper part of the pleural space. Its outer end is connected to a suitable device for continuous suction; usually a negative pressure of 20 cm H_2O is sufficient. Fluoroscopy can be used to check that the air has been completely removed. Suction insufficient to remove all the pleural air is harmful, as it only keeps the leaking channel in the lung open. In case the air has not been completely removed, the negative pressure must be increased, or the pleural tube replaced by one of larger dimensions. The whole procedure of insertion of the tube and removal of the pleural air need take no longer than a few minutes. After the establishment of an efficient suction, the chest tube is anchored to the skin with a couple of sutures.

---

[3] Argyle Trocar Catheter, Sherwood Med. Ind., Belgium.

Usually, the chest tube should be maintained for 2 or 3 days. When it has been clamped for a few hours, there should be no leakage to the pleura; if such is the case, the puncture hole in the lung is sealed, and the tube can be removed. The occurrence of pneumothorax in connection with needle biopsy need not be regarded as a "complication", but as an expected event which can be managed easily if this becomes necessary.

There are some possibilities to reduce the risks of producing a pneumothorax. In the selection of an approach to the lesion with the biopsy instrument, the direction indicated in Fig. 10A means that three pleural interfaces have to be passed, while only one need be passed if the direction indicated in Fig. 10B is chosen. On the other hand, a posterior approach is advantageous from another point of view: a puncture hole in the posterior pleura is more likely to seal spontaneously if the patient is lying on his back, as the lung, by the force of gravity, will be positioned in contact with the posterior chest wall and the puncture hole may thereby be occluded.

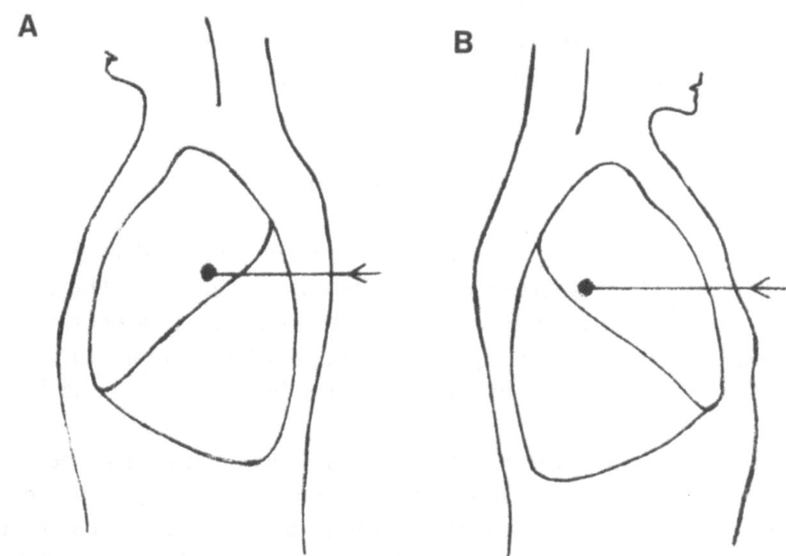

Fig. 10A, B. Production of air leaks to the pleural space. A posterior approach to a lesion in the upper lobe (**A**) involves passages through three pleural surfaces, while the anterior approach (**B**) needs only one passage through the pleura

II. Hemoptysis

Hemoptysis may sometimes occur, but has never been of any clinical significance in our experience. This may depend upon the fact that no biopsy needles thicker than 1 mm are used. Extensive use has been made of thicker cannulas, e.g., 2 mm, as used for translumbar aortography. These instruments do produce hematomas in the aortic wall and around the aorta, but clinical complications are rare. Puncture of lung vessels in needle biopsies takes place in a low-pressure system and with thin needles, in contrast to punctures of the aorta, which explains why extensive bleedings can be expected not to occur in fine-needle biopsies of the lung. Occasionally 10–15 ml blood may be coughed up, but this has never required any particular treatment in our experience.

III. Local Bleeding

Local bleeding in the lung parenchyma does occur rather frequently. Upon needle biopsy, the lesion, 12×7 mm in size, shown in Fig. 11 A yielded material which revealed the presence of a primary cancer (Fig. 11 C). After removal of the biopsy needle with the diagnostic material, a local bleeding occurred (Fig. 11 B), which completely obscured the lesion. If no conclusive diagnosis had been obtained in this biopsy, a repeat attempt to sample material would have required the usual 1–2 days' wait, until the blood in the lung tissue had resorbed.

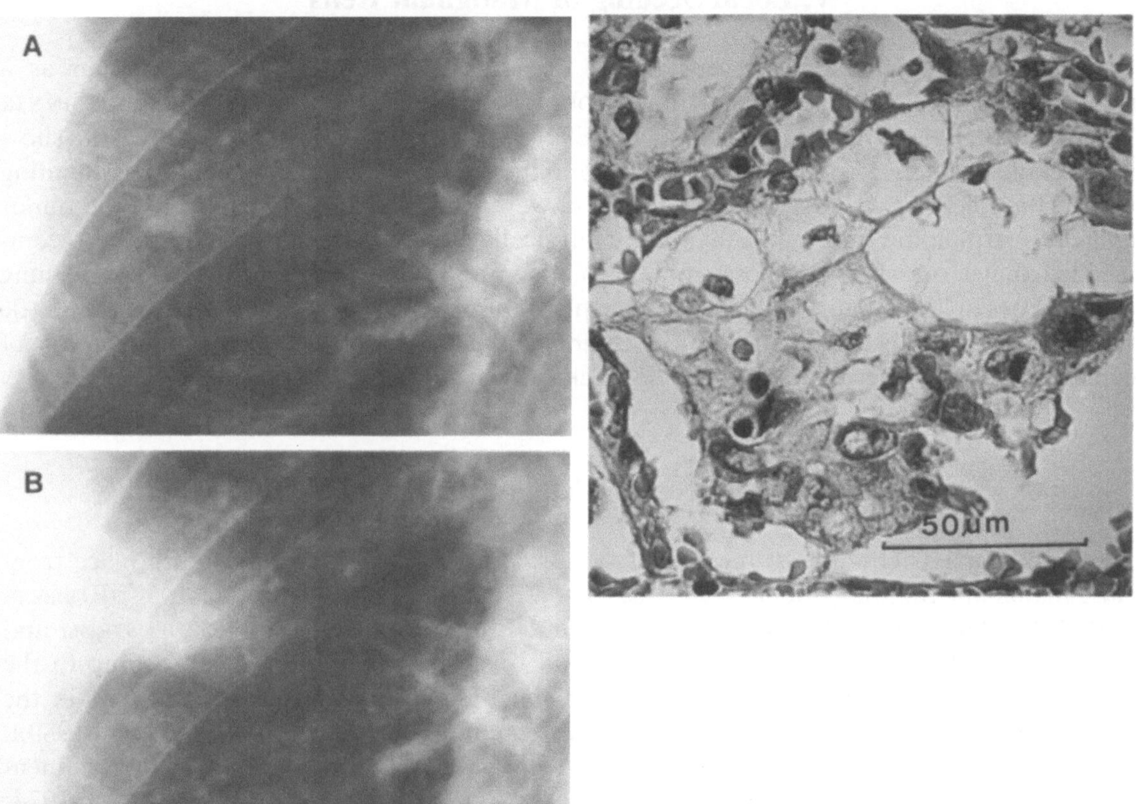

Fig. 11 A–C. A small, partly fibrotic, tumor-like lesion in the right upper lobe (**A**) was sampled by means of the small screw needle. Immediately after withdrawal of the instrument, an irregular density is seen (**B**), due to local hemorrhage produced by the biopsy. Such local bleeding may obscure the lesion for 1–2 days. In this instance, the first sampling revealed the presence of a small cancer (**C**)

IV. Air Embolism

This is potentially a dangerous complication (MEYER et al. 1970), but fortunately extremely unusual. In the author's experience, three instances of this kind, one of which was fatal, have occurred in a series of 5300 biopsies (NORDENSTRÖM and SINNER 1978).

The mechanism of this complication is likely to be connected with the perforation of a bronchus and an adjacent pulmonary vein by a biopsy needle. Blood entering a bronchus causes strong cough reflexes. There ensues an instantaneous increase in the intrabronchial pressure, which may in turn lead to a leak of air through the puncture hole in the bronchus into the surrounding interstitial lung tissue. Such an interstitial emphysematous air collection may easily continue to leak through a puncture hole in an adjacent pulmonary vein, thereby producing air embolism, which may then unfortunately affect the cerebral or coronary circulation. In needle biopsy, therefore, any kind of raising of the intrabronchial pressure should if possible be avoided. This is the main reason for the recommendation that the patient be given an antitussive agent before the biopsy. The patient should also be asked to suppress tendencies to cough forcefully. In case general anesthesia is used, which may be necessary in certain uncooperative patients, positive pressure ventilation should if possible be avoided.

V. Local Seeding of Malignant Cells

Local seeding of malignant cells to the tissues surrounding a lesion can occur as a result of needle biopsy (Dahlgren and Nordenström 1966; Nordenström and Sinner 1978; Nordenström 1980a, b, 1981a, b). Experiments (Struve-Christensen 1976) show that cellular material is easily displaced from the inside of a tumor to the surrounding tissue in needle biopsy. This complication is, however, of little importance in case the tumor and the surrounding lung parenchyma are surgically removed. It may therefore be recommended that a direction be chosen for the biopsy needle that leaves about 4–5 cm of lung tissue between the tumor surface and the pleural space. In this way, there will be little risk of producing local implantation of tumor cells into the pleura. As a complication of clinical importance, seeding of the needle track by malignant cells is exceedingly rare.

VI. Seeding of Tumor Cells to the Blood Stream

A more or less continuous seeding of tumor cells to the bloodstream takes place from most malignant tumors (Engell 1955; Moore et al. 1957; Sandberg et al. 1959; Roberts et al. 1962; Dahlgren and Nordenström 1966; Engzell et al. 1971; Nordenström and Sinner 1978). In connection with palpation and operative procedures, such seeding to the blood and lymph vessels is described as increasing. The number of circulating cells in the blood and lymph systems is also likely to increase upon needle biopsy (Nordenström 1980a, b). However, as long as the resistance of the patient to the disease is unimpaired, permanent metastases are not likely to develop (Dahlgren and Nordenström 1966; Deeley 1974; Sinner 1976a; Nordenström 1980a, b, 1981a, b). Permanent metastases, on the other hand, *are* likely to develop when the general condition of the patient is deteriorating. This is one of the important reasons for performing needle biopsies at an early stage of the disease, when the patients are in good general condition and present no local symptoms. The trauma to the tumor tissue in needle biopsy is relatively small, as compared with an operative removal or traumatizing palpation. For this reason, the risks of seeding tumor cells by needle biopsy are likely to be a relatively small problem when the biopsy is followed by, e.g., an operation. It seems, however, justified to emphasize that any trauma to a malignant tumor should be made as slight as possible.

VII. Mortality

With the use of thin biopsy needles (1.0-mm diameter or less), mortality is exceedingly rare in lung biopsies. In our material of 5300 biopsies of the lung, one patient died as a result of what may have been pulmonary air embolism, which developed under rather unusual circumstances (Nordenström and Sinner 1978).

G. Results of Needle Biopsies of Pulmonary Lesions

The evaluation of the results of needle biopsies of the lung was made on our 5300 consecutive biopsies performed over the years 1961–1974 (SINNER 1976a). Several reviews of different sections of this material have also been made (DAHLGREN and NORDENSTRÖM 1966; NORDENSTRÖM 1969a, 1973; SINNER 1973, 1976a, b, 1982; NORDENSTRÖM and SINNER 1979). The results of these studies are grossly comparable with the results of other investigations (LALLI et al. 1967; WEILL et al. 1970; DEELEY 1972; HAYATA et al. 1973; SARGENT et al. 1974; STRUVE-CHRISTENSEN 1976; HOUSE and THOMSON 1977; JEREB 1980; ALLISON 1982; DUBAY et al. 1983).

In sum, our experience has revealed the following:

Professionally performed needle biopsy is a reliable way to obtain differential diagnosis of localized lesions in the lung. Certain criteria must, however, be fulfilled.

The selection of patients. The biopsies should be made after careful selection of the patients, preceded by clinical and radiologic examination and in certain cases supported by laboratory tests.

The instrumentation. The biopsy needles should be thin (i.e., 0.8–1.0 mm in diameter). They should be inserted with the guidance of roentgen-television screening by an operator with common sense and full training in chest radiology, including experience on the actual roentgen-television equipment to be used.

The operator should be familiar with the technique of insertion of a pleural tube, in case removal of pleural air should be necessary. Instruments for such a procedure and a suitable suction device should therefore always be available during biopsy of the lung. These requirements should be fulfilled in spite of the fact that symptomatic pneumothoraces are seldom produced in correctly selected subjects for needle biopsy.

The lesions to be biopsied may be located anywhere in the lung. Even small lesions, 5–10 mm in diameter, can be successfully sampled after some training.

The degree of training and interest of the radiologist and cytologist/pathologist in this cooperative work is of considerable importance for the results. To obtain reliable results, needle biopsies should be practiced routinely. This means that the biopsies should be performed in centers where a sufficient number of pulmonary lesions are available.

Our diagnostic results, obtained in 2726 consecutive patients, are presented in Table 2.

These results were obtained in a selected group of "difficult" patients, usually with "small" lesions, 0.5–2.0 cm in diameter, when other methods, such as bronchoscopy and sputum cytology, had failed to yield a diagnosis. The lesions were located in various segments of both lungs.

Table 2. Results of needle biopsy of pulmonary lesions in 2276 consecutive patients

Diagnostic samples	90.7%	(2372)
Nondiagnostic samples	9.3%	(254)
Malignancy	46.4%	(1264)
Suspected malignancy	2.8	(75)
Benign tumors or inflammatory lesions	50.8%	(1387)

A mean of 1.4 biopsies were necessary to obtain diagnosis. This is largely due to the need for several biopsies in inflammatory and benign lesions, to avoid false-negative results.

The percentage of *false-negative results* has varied between 5% and 16%, depending on the degree of training and experience of various examiners. It should be noted, however, that a "primary false-negative" case does not necessarily mean a "lost case." Negative results in possible tumor cases are radiographically followed and may be diagnosed on a later occasion.

False-positive diagnosis of malignancy is a problem for the cytologist/pathologist and occurred in 2%–3.7% of cases during the early phase of the development of the technique. Experienced cytologists/pathologists today have a false-positive rate of well under 1%.

The impact of needle biopsies on the survival time of patients with pulmonary malignancies is now evident. Irrespective of cellular type or degree of differentiation, an overall 50% 5-year survival rate can now be expected after removal of asymptomatic lung cancers (JACK-MAN et al. 1969; PAULSON and URSCHEL 1971; NORDENSTRÖM and SINNER 1979). In patients who present symptoms of their cancers, the 5-year survival rate is only 5%–8% (KIRKLIN et al. 1955; GARLAND et al. 1963; BUELL 1971; STRUVE-CHRISTENSEN 1976).

In a review of part of our series of 5300 consecutive needle biopsies of the lung in 2726 patients (SINNER 1976a), a 5-year survival rate of 42% was obtained for operated primary cancers 2 cm or less in diameter. These included all the various histologic types of cancers. Highly malignant adenocarcinomas, small-cell and mixed cell carcinomas are generally known to be associated with a poor prognosis. Primary, well-differentiated squamous cell carcinomas and adenocarcinomas, on the other hand, may grow in the lung for years to a considerable size without producing metastases and then still be surgically accessible (KIRKLIN et al. 1955; BUELL 1971).

It therefore seems justified to infer that an "early" diagnosis and treatment of primary, well-differentiated carcinomas of the lung should yield a survival rate considerably higher than 42%. Even solitary metastases of various origins, 2 cm or less in diameter, have presented a postoperative 5-year survival rate of as high as 35%.

Asymptomatic nodules. In our case material, 302 pulmonary lesions 2 cm or smaller in diameter were present in patients with virtually no clinical symptoms. Diagnostic needle biopsies were performed on these patients. Out of these 302, only 106 (36%) patients had malignancies, which indicates that a selective approach is necessary in patients with pulmonary nodules. Thoracotomy, with the removal of every radiologically detectable lesion, is evidently not only unnecessary, but also avoidable (SINNER 1973; NORDENSTRÖM and SINNER 1979).

The avoidance of false-negatives. After the establishment of the diagnosis of a nonmalignant lesion by needle biopsy, a careful follow-up of the patient should be made at regular intervals. False-negatives can thereby be avoided and the patient can be saved an unnecessary thoracotomy. This is important not only for the comfort of the patient, but also for avoiding unnecessary costs. A thoracotomy, even in the hands of a skilled surgeon, involves risks of complications and mortality.

H. Extension of the Technique of Needle Biopsy

I. Cytochemical Analyses

The need for an improved classification of malignancies is becoming more and more evident against the background of new prognostic requirements and therapeutic possibilities. It is now possible, at least in certain cases, to obtain cytochemical analyses of the DNA content of malignant cells (FALLENIUS et al. 1983, 1984), using cellular material obtained in needle biopsy.

II. Management of Regional Metastases

The suggested distinction (GARLAND et al. 1963; BUELL 1971) between "early" and "late" cancers in terms of small and large lesions is not possible in an unselected series of pulmonary lesions (SINNER and NORDENSTRÖM 1977; NORDENSTRÖM and SINNER 1979). Even if this may seem possible in slowly growing squamous cell carcinomas, which usually metastasize late, many poorly differentiated cancers, e.g., small-cell carcinoma, metastasize in an early phase of their development. The risk of early development of metastases in the regional and mediastinal lymph nodes should therefore always be considered in the highly malignant types of tumors, even when they are small. Techniques are now also available for the detection of enlarged mediastinal lymph nodes by means of computerized tomography. The detection of lymph node enlargement in malignancies of the lung is still not a valid proof of lymph node invasion by malignant cells. Too often, this has led to thoracotomies performed so as not to miss a possible therapeutic chance for the patient. In most cases of enlarged mediastinal lymph nodes in primary lung cancers, it is likely that the lymph node enlargement is caused by invasion by malignant cells. Thoracotomy can give proof on this point, but simpler techniques are now available for obtaining diagnostic material.

1. Mediastinoscopy According to CARLENS

This valuable technique, usually employed by surgeons, allows exploration predominantly of the paratracheal lymph nodes, which can be operatively removed for histologic examination (CARLENS 1959).

2. Transthoracic Needle Biopsy of Mediastinal Lymph Nodes
(NORDENSTRÖM 1967a, 1968a, b, 1969c)

Can be performed, like an ordinary needle biopsy of the lung, on fluoroscopically visible, enlarged mediastinal lymph nodes. This technique requires the passage of the instrument through the lung and the pleura.

3. Transjugular Catheterization of the Superior Mediastinum
(NORDENSTRÖM 1967b, 1968c, 1969a, b, 1970; ENGZELL et al. 1971)

This is a radiologic procedure which allows cytologic samplings to be made from enlarged paratracheal lymph nodes and also from enlarged subaortic and subcarinal lymph nodes. The technique allows sampling without producing pneumothorax, and is performed from the suprajugular fossa with the patient under local anesthesia. The catheter in the mediastinum is guided under biplane roentgen-television fluoroscopy. Cellular material is sampled as in needle biopsy, but through the catheter. The technique also allows the insertion of extracardiac pacemaker electrodes for certain heart disorders (NORDENSTRÖM 1968d).

4. Paravertebral Catheterization of the Posterior Mediastinum
(NORDENSTRÖM 1969c, 1970, 1972).

With the patient under local anesthesia, paravertebral insufflation of carbon dioxide allows the creation of a subpleural gas pocket, through which instruments can be inserted into the retrocardiac compartment. The gas delineates the exterior of the esophagus and the carina at the tracheal bifurcation. Under biplane fluoroscopy, biopsy instruments can be inserted through catheters or cannulas for needle biopsy of enlarged subcarinal lymph nodes.

5. Paraxiphoid Catheterization of the Anterior Mediastinum
(NORDENSTRÖM 1967c, 1968c, 1969b, c)

It is performed in the region of the xiphoid process, with the patient under local anesthesia. As in the paravertebral approach, gas is insufflated into the anterior mediastinum. In the gas pocket created anterior to the heart, catheters and biopsy instruments can be inserted, under guidance of biplane roentgen-television fluoroscopy, as can bronchofiberoptic instruments for direct inspection of mediastinal structures. Through cannulas, catheters, or the bronchofiberoptic instrument, biopsies of various pathologic structures in the anterior mediastinum are then possible. Virtually all parts of the mediastinum are therefore accessible for percutaneous removal of material for differential diagnosis.

III. The Tools and Techniques Developed for Diagnostic Purposes Can also Be Modified and Utilized for Therapy

Thus, electrodes can be introduced percutaneously into inoperable metastases, either for electrocoagulation or for electrochemical treatment of such lesions.

1. Electrocoagulation

In electrocoagulation (NORDENSTRÖM 1977, 1983), heat is produced by diathermy, with a small "active" electrode being introduced into the lesion. The "passive" electrode is then a large plate on the skin of the patient. On account of the desiccation of tissues which would interrupt the current, a liquid-perfused electrode must be used in this technique. Fig. 12A and B show a uterine fibroliposarcoma of the lung in anteroposterior and lateral projections. The liquid-perfused electrode (E) is slightly retracted from its position in the tumor after the treatment. The electrothermometer (T) is positioned in the lung, 2 mm outside the tumor surface. During treatment, the temperature rose to about 60° C for 4 min (Fig. 12C). This fibroliposarcoma is shown before treatment in an ordinary plain radiograph in Fig. 13A, when its diameter was 2 cm. The screw needle biopsy (Fig. 13C) yielded material identical to that found in the primary tumor. After the local electrocoagulation, the tumor gradually disappeared. Now, 10 years after the electrocoagulation, only a minor scar remains in the lung (Fig. 13B).

2. Electrochemical Treatment

In electrochemical treatment (NORDENSTRÖM 1983), in vivo electrophoresis is introduced between one electrode in the tumor and one in the surrounding tissue or in a supplying vessel. The direct current between the electrodes does not induce heat, but induces a series of important changes in the microenvironment of the tumor. The anode ($+$) in a cancer will accumulate electronegative ions and repel electropositive ions. Malignant cells are more sensitive to such changes in the microenvironment than normal cells. Furthermore, cancer cells carry a net surplus of electronegative charges on their surfaces and will therefore be kept attracted to the anode, which may counteract their tendency to metastasize. Several other factors, e.g., electro-osmotic dehydration of the tumor, formation of microthromboses around the tumor, and massive accumulation of leukocytes around the anode, also appear to contribute to the regression, which can be induced in otherwise incurable small pulmonary metastases. This is illustrated in Figs. 14 and 15. The patient, a 66-year-old female, had an operation for an ovarian carcinoma. Five years later, she presented with a tumor in

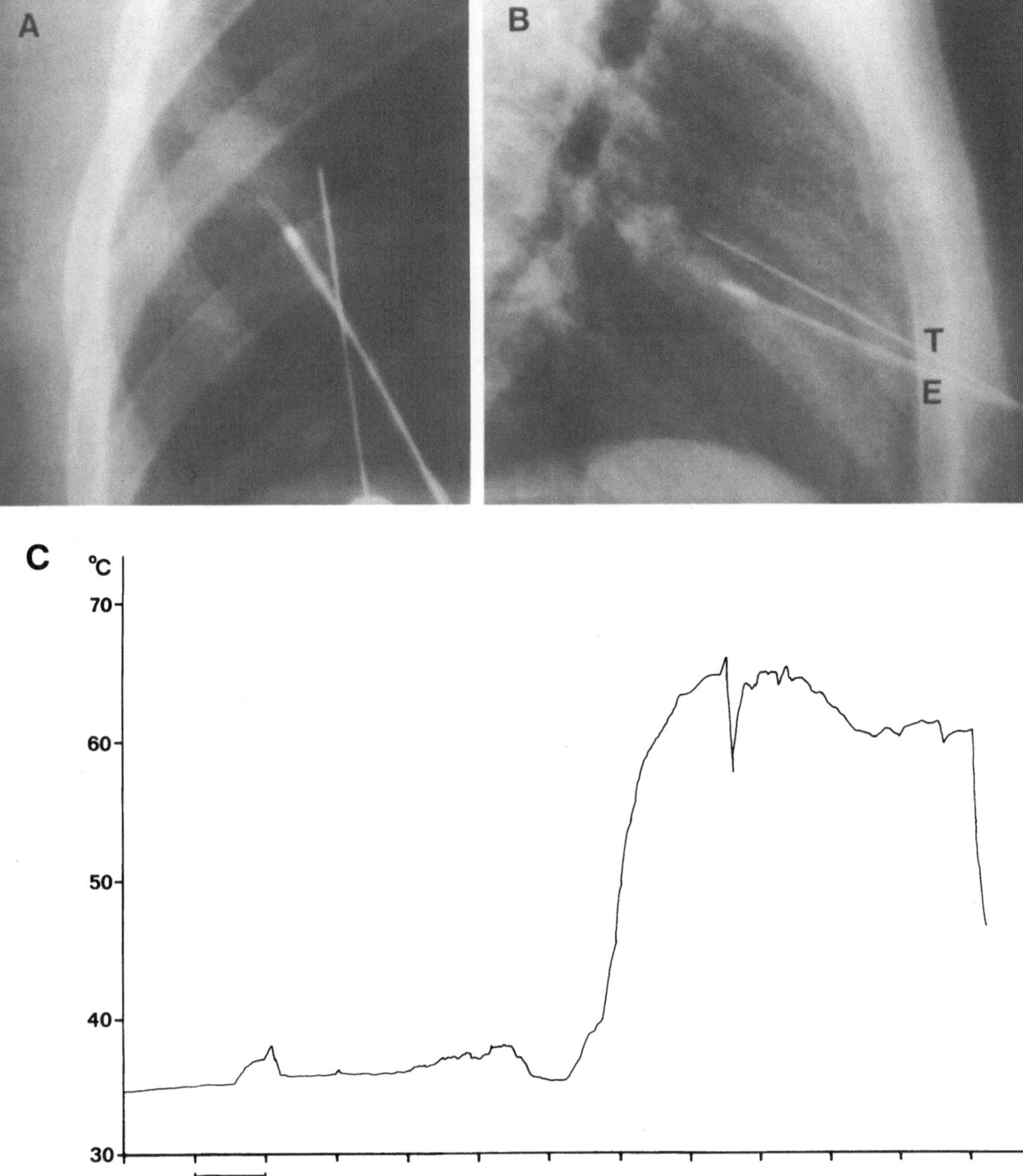

Fig. 12 A–C. Use of diagnostic percutaneous needle biopsy of pulmonary lesions has led also to the extension of the technique to therapeutic measures. **A** shows the anteroposterior, and **B** the lateral view of a fibroliposarcoma metastasis in the right lung, which was electrocoagulated by a liquid-perfused electrode (*E*). **C** The temperature outside the tumor was recorded by a thermoelectric element (*T*). The temperature was locally raised to over 60° C for 4 min. This treatment produced a complete regression of the tumor (see further Fig. 13)

the left lung (Fig. 14A and B, Fig. 15A). Platinum electrodes were introduced into the tumor (anode +) and into the surrounding lung parenchyma (cathode −). Needle biopsy showed material (Fig. 14C) of identical histologic appearance to her primary tumor (Fig. 14D). A preliminary angiogram of the pulmonary vessels showed normal vascularity

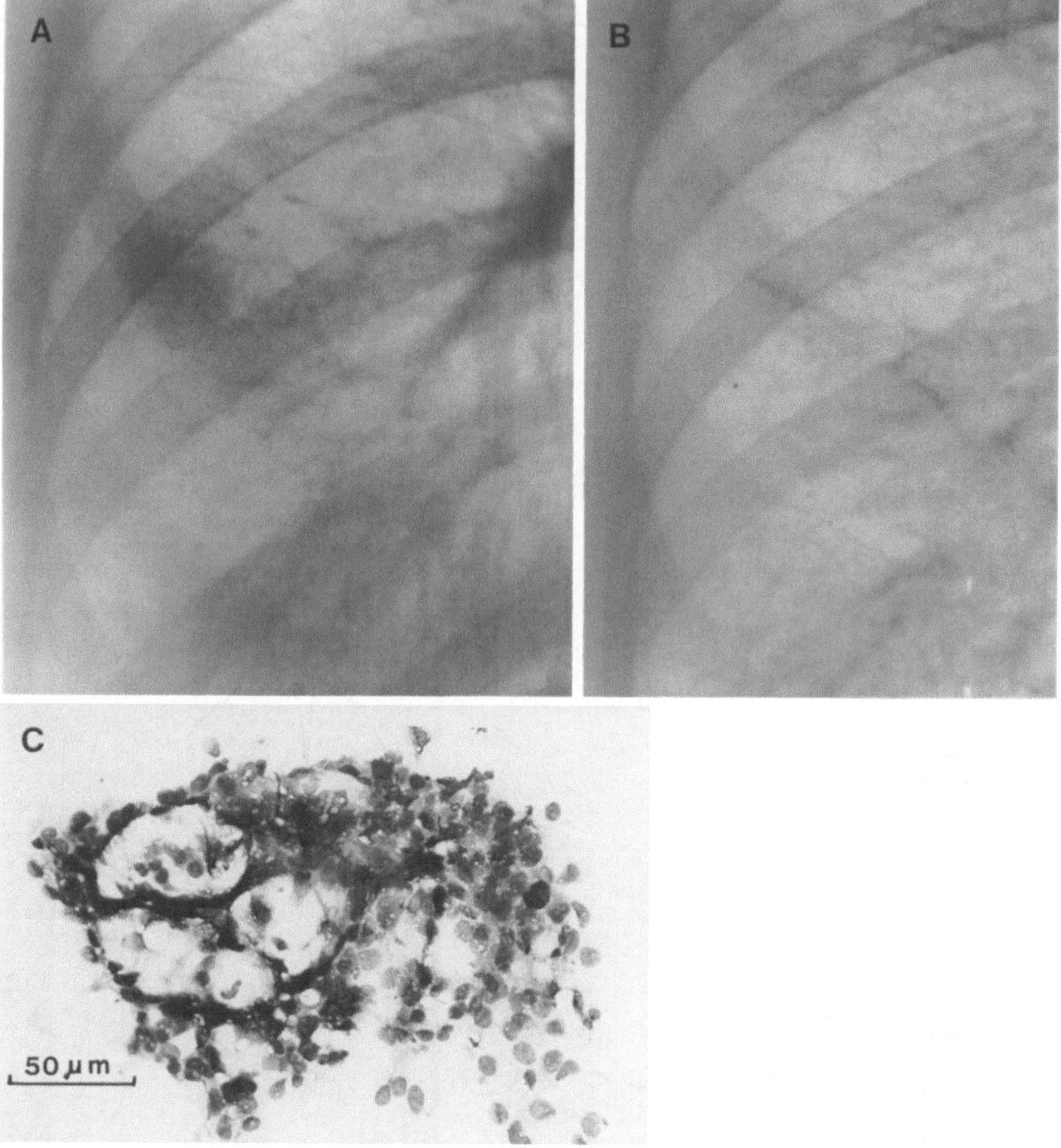

Fig. 13A–C. Fibroliposarcoma metastasis from a pelvic sarcoma. The diameter of the well-circumscribed tumor is about 2 cm. Screw needle biopsy from the lesions showed material identical (**C**) to that which had previously been found in the primary tumor. After local electrocoagulation this metastasis regressed. Now, 10 years after the treatment, only a minor scar is seen in the lung

(Fig. 14E). After electrochemical treatment with 180 C at 10–15 V between the electrodes, a new angiogram showed displacement of the lingular artery in the cathodic field (Fig. 14F).

The subsequent fate of the tumor is shown in Fig. 15A–C. The plain, regular radiograph made prior to the treatment is shown in Fig. 15A. After 60 days, the tumor had decreased to the size shown in Fig. 15B. After 885 days, only a small scar tissue (*arrow*) remained of the tumor (Fig. 15C).

The technique of electrochemical treatment is complex and still under development. Associated considerations are reported in detail elsewhere (NORDENSTRÖM 1983).

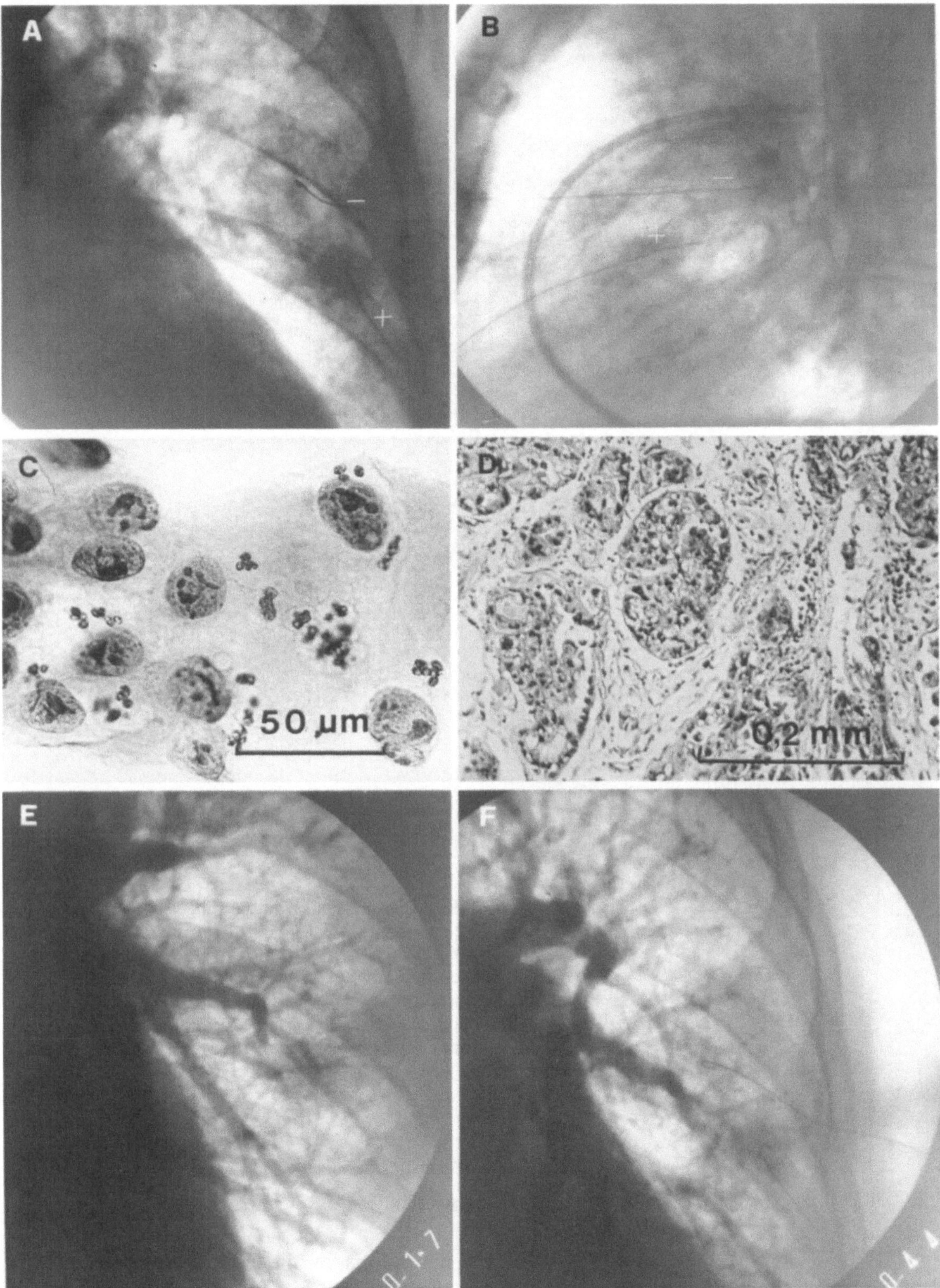

Fig. 14A–F. Metastatic ovarian carcinoma in the lingula of the left lung (**A** and **B**). By means of the screw needle technique, small platinum electrodes were inserted into the tumor (*anode* +) and into the surrounding lung parenchyma (*cathode* −). Diagnostic sampling with the screw needle (**C**) shows material identical to the cells of the primary carcinoma (**D**). **E** The appearance of the pulmonary arteries prior to the treatment is shown. After the treatment, the lingular arteries are considerably displaced by edema in the cathodic field (**F**)

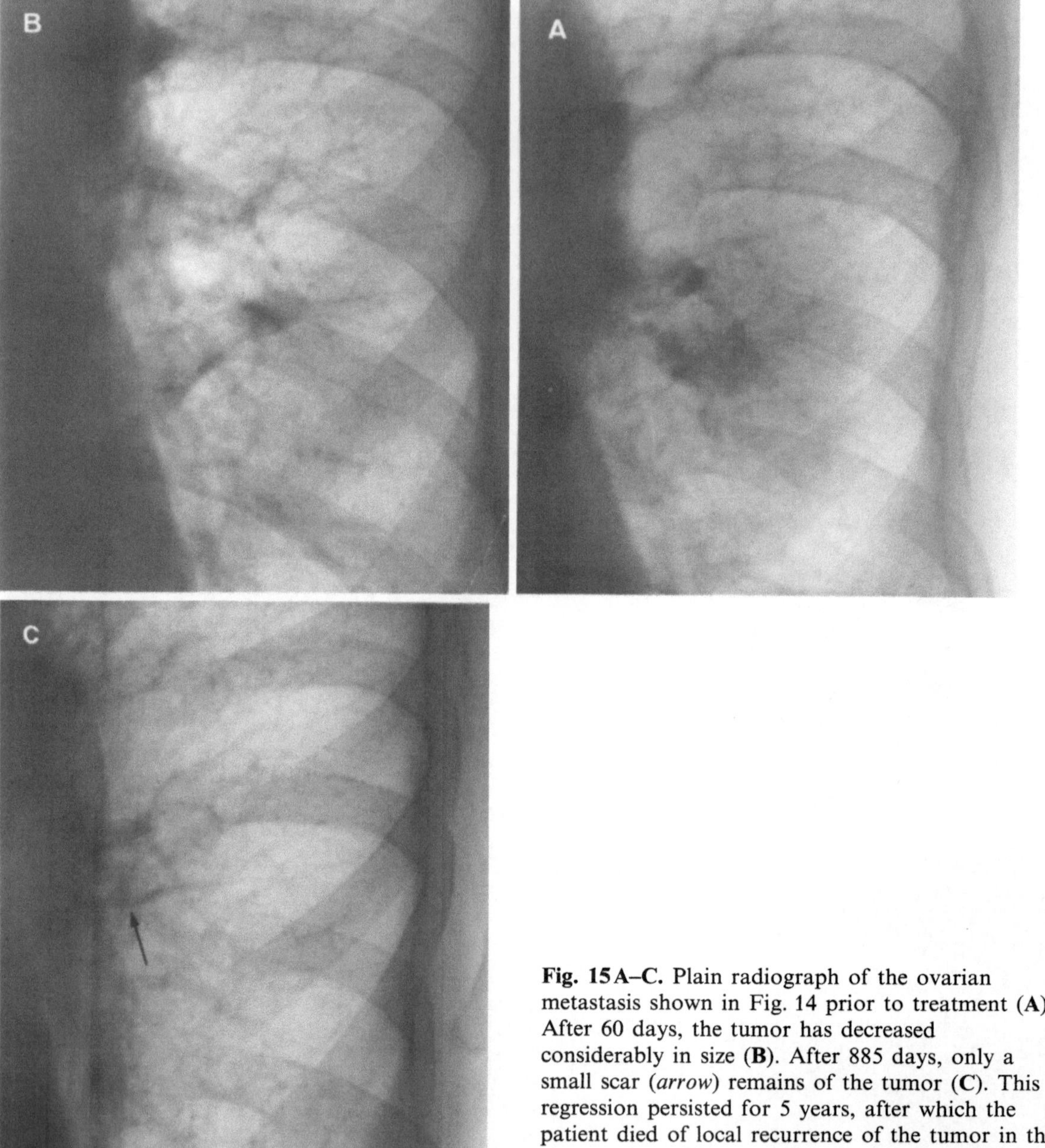

Fig. 15A–C. Plain radiograph of the ovarian metastasis shown in Fig. 14 prior to treatment (**A**). After 60 days, the tumor has decreased considerably in size (**B**). After 885 days, only a small scar (*arrow*) remains of the tumor (**C**). This regression persisted for 5 years, after which the patient died of local recurrence of the tumor in the pelvis

IV. Comments

The brief survey, in this section, of some extensions of the use of needle biopsy of pulmonary lesions, may indicate that this technique offers many advantages and possibilities yet to be explored. Most of the future possibilities of its extended use appear likely to be connected with new therapeutic principles and the availability of new chemotherapeutic agents. From the diagnostic point of view, interest is likely to increase in the development of new techniques for cytochemical investigations.

References

Allison DJ (1982) Needle biopsy of the lung. In: The Fleischner Society 12th Annual Symposium on Chest Disease, May 23–26, 1982, Salzburg, Austria, pp 203–209

Buell PE (1971) The importance of tumor size in prognosis for resected bronchogenic carcinoma. J Surg Oncol 3:539–551

Carlens E (1959) Mediastinoscopy – A method for inspection and tissue biopsy in the superior mediastinum. Dis Chest 36:343–352

Dahlgren S, Nordenström B (eds) (1966) Transthoracic needle biopsy. Almqvist & Wiksell, Uppsala

Deeley TJ (1972) The early diagnosis of lung cancer. Postgrad Med J 48:33–45

Deeley T (1974) Needle biopsy. Butterworths, London

Delarue NC, Pearson FG, Thompson DW, Boxel P van (1971) Sputum cytology screening for lung cancer. Geriatrics 26:130–143

Dubay M, Gyenei I, Strausz J, Kiss P (1983) Erfahrungen mit der transthorakalen Nadelbiopsie nach Nordenström anhand von 1064 Fällen. Prax Klin Pneumol 37:1115–1118

Engell HC (1955) Cancer cells in the circulating blood. Acta Chir Scand [Suppl] 201:1–70

Engzell UP, Esposti PL, Rubio C, Sigurdson Å, Zajicek J (1971) Investigation on tumour spread in connection with aspiration biopsy. Acta Radiol Ther Phys Biol 10:385–398

Fallenius A, Svane G, Auer G, Caspersson T (1983) Cytochemical classification of non-palpable breast carcinoma. Anal Quant Cytol Histol 5:9–12

Fallenius A, Skoog L, Svane G, Auer G (1984) Cytophotometrical and biochemical characterization of non-palpable, mammographically detected mammary adenocarcinomas. Cytometry 5:426–429

Gaensler EA (1981) Open and closed lung biopsy. In: Sackner MA (ed) Diagnostic techniques in pulmonary disease, part II. Dekker, New York, pp 579–622

Garland LH, Coulson W, Wollin E (1963) The rate of growth and apparent duration of untreated primary bronchial carcinoma. Cancer 16:694–707

Hayata Y, Oho K, Ichiba M, Goya Y, Hayashi T (1973) Percutaneous pulmonary puncture for cytologic diagnosis – its diagnostic value for small peripheral pulmonary carcinoma. Acta Cytol (Baltimore) 17:469–475

House AJS, Thomson KR (1977) Evaluation of a new transthoracic needle for biopsy of benign and malignant lung lesions. Am J Radiol 129:215–220

Jackman RJ, Good CA, Clagett T, Woolner LB (1969) Survival rates in peripheral bronchogenic carcinomas up to four centimeters in diameter presenting as solitary pulmonary nodules. J Thorac Cardiovasc Surg 57:1–8

Jereb M (1980) The usefulness of needle biopsy in chest lesions of different sizes and locations. Radiology 134:13–15

Kirklin JW, Mc Donald JR, Clagett OT, Moersch H, Gage R (1955) Bronchogenic carcinoma: cell type and other factors relating to prognosis. Surg Gynaecol Obstet 100:429–438

Lalli AF, Naylor B, Whitehouse WM (1967) Aspiration biopsy of thoracic lesions. Thorax 22:404–407

Meyer JE, Ferrucci JT, Janower ML (1970) Fatal complications of percutaneous lung biopsy. Review of the literature and report of a case. Radiology 96:47–48

Moore GE, Sandberg AA, Schubarg JR (1957) Clinical and experimental observations of the occurrence and fate of tumor cells in the blood stream. Ann Surg 146:580–587

Nasiell M (1968) Cytologisk diagnostik och lokalisering av kliniskt occult lungcancer (in Swedish). Nord Med 80:998

Nasiell M (1969) Diagnosis of lung cancer by aspiration biopsy and a comparison between this method and exfoliative cytology. Acta Cytol (Baltimore) 11:114–119

Nordenström B (1967a) Transthoracic needle biopsy. N Engl J Med 276:1081–1082

Nordenström B (1967b) Transjugular approach to the mediastinum for mediastinal needle biopsy. Invest Radiol 2:134–140

Nordenström B (1967c) Paraxiphoid approach to the mediastinum for mediastinography and mediastinal needle biopsy. Invest Radiol 2:141–146

Nordenström B (1968a) Transthorakale Nadelbiopsie. Radiologica Austriaca 18:147–149

Nordenström B (1968b) Toraxradiologiska biopsimetoder, (I) Transtorakal nålbiopsi (in Swedish). Läkartidningen 65:1775–1778

Nordenström B (1968c) Toraxradiologiska nålbiopsimetoder, (2) Kateterisering av mediastinum (in Swedish). Läkartidningen 65:1874–1882

Nordenström B (1968d) Percutaneous insertion of extracardiac pacemaker electrodes. Invest Radiol 3:285–291

Nordenström B (1969a) New trends and techniques in roentgen diagnosis of bronchial carcinoma. In: Potchen EJ, Le May E (eds) Frontiers of pulmonary radiology. Grune & Stratton, New York, pp 380–404

Nordenström B (1969b) Mediastinal needle biopsy. Polish Review of Radiology and Nuclear Medicine 33:631–644

Nordenström B (1969c) Nya aspekter på röntgendiagnostik av förändringar i mediastinum (in Swedish). Nord Med 82:1333

Nordenström B (1970) Mediastinal lymph node biopsy. In: Viamonte M, Koehler PR, Witte M,

Witte C (eds) Progress in lymphology II. Thieme, Stuttgart, pp 143–144

Nordenström B (1972) Paravertebral approach to the posterior mediastinum for mediastinography and needle biopsy. Acta Radiol [Diagn] (Stockh) 12:298–304

Nordenström B (1973) Röntgendiagnostik des Bronchuskarzinoms. In: Fuchs WA, Voegeli E (Hrsg) Aktuelle Probleme der Röntgendiagnostik, 2 Röntgendiagnostik der Lunge. Huber, Bern Stuttgart Wien, S 84–101

Nordenström B (1975) New instruments for biopsy. Radiology 117:474–475

Nordenström B (1977) Electrocoagulation of small lung tumors. In: Potchen EJ (ed) Current concepts in radiology, vol 3. Mosby, St Louis, pp 331–347

Nordenström B (1980a) Transthoracic needle biopsy. In: Anacker H, Gullotta U, Rupp N (eds) Percutaneous biopsy and therapeutic vascular occlusion. Thieme, Stuttgart New York, pp 11–19

Nordenström B (1980b) Needle biopsy of lung lesions. In: Pontifex G (ed) Lung cancer. Proceedings of the 1st european symposium on lung cancer, international congress series n:o 558. Excerpta Medica, Amsterdam Oxford Princeton, pp 79–93

Nordenström B (1981a) Needle biopsy of pulmonary lesions. In: Sackner MA (ed) Diagnostic techniques in pulmonary disease, part II. Dekker, New York, pp 623–654

Nordenström B (1981b) Mediastinum. In: Zornoza J (ed) Percutaneous needle biopsy. Williams and Wilkins, Baltimore London, pp 78–101

Nordenström B (1983) Biologically closed electric circuits. Clinical, experimental and theoretical evidence for an additional circulatory system. Nordic Medical Publications. Stockholm

Nordenström B (1984) Technical aspects of obtaining cellular material from lesions deep in the lung. A radiologist's view and description of the screwneedle sampling technique. Acta Cytol (Baltimore) 28:233–242

Nordenström B, Sinner WN (1978) Needle biopsies of pulmonary lesions. Precautions and management of complications. ROFO 129:414–418

Nordenström B, Sinner WN (1979) Early diagnosis of malignant pulmonary lesions. Importance of tumor size and growth rate. Radiologe 19:162–168

Paulson DL, Urschel BC (1971) Selectivity in the surgical management of bronchogenic carcinoma. J Thorac Cardiovasc Surg 62:554–562

Rigler LG (1975) Peripheral carcinoma of the lung: Incidence, possibilities for survival, methods of detection, identification. Reprinted from radiologic and other biophysical methods in tumor diagnosis. Year Book Med Publ, Chicago, pp 7–32

Roberts S, Jonasson O, Long L, Mac Grew EA, Mac Grath R, Cole WH (1962) Relationship of cancer cells in the circulating blood to operation. Cancer 15:232–240

Sandberg AA, Moore GE, Schubarg JR (1959) Atypical cells in the blood of cancer patients – differentiation from tumor cells. J of the National Cancer Institute 22:555–562

Sappington SW, Favorite G (1936) Lobar puncture in lobar pneumonia. Am J Med Sci 191:225–234

Sargent EN, Turner AF, Gordonson J, Schwinn CP, Pashky O (1974) Percutaneous pulmonary needle biopsy. Report of 350 patients. Am J Roentgenol 122:758–768

Sinner WN (1973) Transthoracic needle biopsy of small peripheral malignant lung lesions. Invest Radiol 8:305–314

Sinner WN (1976a) The diagnosis of pulmonary lesions by percutaneous transthoracic needle biopsy, doctoral thesis. Karolinska Institutet, Stockholm

Sinner WN (1976b) Complications of percutaneous transthoracic needle aspiration biopsy. Acta Radiol [Diagn] (Stockh) 17:813–825

Sinner WN (ed) (1982) Needle biopsy and transbronchial biopsy. Thieme, Stuttgart New York

Sinner WN, Czechoski JJ (1975) Percutaneous lung biopsy. Indications, technique and clinical importance (in Polish). Polish Review of Radiology and Nuclear Medicine 39:659–665

Sinner WN, Nordenström B (1977) Tillväxthastigheten hos lungcancer (in Swedish). Proceedings of the Swedish Society of Medical Radiology 17:26–30

Sinner WN, Zajicek J (1976) Implantation metastasis after percutaneous transthoracic needle aspiration biopsy. Acta Radiol [Diagn] (Stockh) 17:473–480

Steele JD, Buell P (1973) Asymptomatic solitary pulmonary nodules. Host survival, tumor size, and growth rate. J Thorac Cardiovasc Surg 65:140–151

Struve-Christensen E (1976) Percutan transthoracal lungebiopsi, doctoral thesis. Fadl, Copenhagen

Svane G (1983) Stereotaxic needle biopsy of nonpalpable breast lesions, doctoral thesis. Karolinska Institutet, Stockholm

Weill F, Ledoux A, Oppermann A, Bonneville JF, Prevotat N, Ricatte JP, Jacquey S (1970) La ponction-biopsie pulmonaire transcutanée selon Dahlgren and Nordenström. Ann Radiol (Paris) 13:119–126

Namenverzeichnis – Author Index

Die *kursiv* gesetzten Seitenzahlen beziehen sich auf die Literatur
Page numbers in *italic* refer to the bibliography

Sachverzeichnis

Deutsch – Englisch

Bei gleicher Schreibweise in beiden Sprachen sind die Stichwörter nur einmal aufgeführt

Bronchus, bronchoalveoläre Lavage, *bronchus, bronchoalveolar lavage* 127–129, 146

—, bronchozentrische Granulomatose, *bronchus, bronchocentric granulomatosis* 71, 72

—, „glows-finger-shadow“, *bronchus, "glows-finger-shadow"* 71

—, inhalationstoxische Schädigung, *bronchus, inhalative toxic damage* 258

—, Lipidpneumopathie, *bronchus, lipid pneumopathy* 344

—, respiratorische Vaskulitis, *bronchus, respiratory vasculitis* 83, 84

—, spezifisches lymphatisches System, *bronchus, associated lymphoid tissue (BALT)* 63

—, Stenose, angeborene, *bronchus, stenosis, congenital* 38

—, —, Lipidpneumopathie, *bronchus, stenosis, lipid pneumopathy* 339, 340

—, —, Ölpneumonie, *bronchus, stenosis, oil pneumonitis* 310

—, Veränderungen, Ölpneumonie, *bronchus, lesions, oil pneumonitis* 301

—, Verschluß, Bronchographie, *bronchus, occlusion, bronchography* 392

—, Wände, verdickte, Asthma bronchiale, *bronchus, tramlines, asthma bronchiale* 71

Brustwand, Infiltrate, Ölpneumonie, *thoracic wall, infiltrations, oil pneumonitis* 300

—, Kalkplaques, Pneumokoniosen, *thoracic wall, calcified plaques, pneumoconioses* 176, 177, 180

Busulfan, pulmonale Nebenwirkungen, *Busulfan, pulmonary side effects* 242, 424

Byssinose, allergische Alveolitis, Fibrose, *byssinosis, allergic alveolitis, fibrosis* 118, 145–147

Caplan-Syndrom, Lungenveränderungen, *Caplan syndrome, pulmonary lesions* 90

Cer-Pneumokoniose, Ätiologie, *cer pneumoconiosis, etiology* 201, 202

—, Autopsie, anthrakotisch-fibrotische Induration, *cer pneumoconiosis, autopsy, anthracotic-fibrotic induration* 211

—, berufliche Staubexposition, Analyse, *cer pneumoconiosis, professional dust exposition, analysis* 202–207

—, Computertomographie, *cer pneumoconiosis, CT* 220

—, Differentialdiagnose, *cer pneumoconiosis, differential diagnosis* 201, 214, 221

—, Emphysem, fokales, CT, *cer pneumoconiosis, emphysema, focal, CT* 220

—, Expositionsdauer, *cer pneumoconiosis, exposition time* 214

—, Geschichtliches, *cer pneumoconiosis, history* 202, 203

—, Histologie, *cer pneumoconiosis, histology* 208–213

—, Lungenfibrose, Histologie, *cer pneumoconiosis, pulmonary fibrosis, histology* 208

—, Lungenfunktion, *cer pneumoconiosis, pulmonary function* 222

—, Lungengranulomatose, Tierexperimente, *cer pneumoconiosis, pulmonary granulomatosis, experimental work* 213

—, Lungenveränderungen, Morphologie, *cer pneumoconiosis, pulmonary lesions, morphology* 201, 207, 214–221

—, Neutronenaktivierungsanalyse, *cer pneumoconiosis, neutron activation analysis* 211

—, Pathologie, *cer pneumoconiosis, pathology* 207–213

—, Prognose, *cer pneumoconiosis, prognosis* 222, 223

—, Röntgenbild, *cer pneumoconiosis, radiogram* 216–219

—, röntgenmorphologische Befunde, *cer pneumoconiosis, radiologic-morphologic findings* 214–222

—, Staubexposition, Industriebetriebe, Analyse, *cer pneumoconiosis, dust exposition, industry factories* 202–207

—, Tierversuche, *cer pneumoconiosis, experimental work* 211–213

Chemische Pneumonitis, Ursachen, *chemical pneumonitis, causes* 290

Chemotherapie, allergische Reaktionen, *chemotherapy, allergic reactions* 241

—, BCNU-Schema, Nebenwirkungen, *chemotherapy, BCNU schema, side effects* 248

—, Leukämie, toxisches Lungenödem, *chemotherapy, leukemia, toxic pulmonary edema* 423

—, Lungenveränderungen, *chemotherapy, pulmonary lesions* 227, 240–243

—, Wirkungsmechanismus, *chemotherapy, effective mechanisms* 240

Chlamydia trachomatis, Neugeborenenpneumonie, *Chlamydia trachomatis, newborn, pneumonia* 20

Cholesteringranulomatose, Lipidpneumopathie, *cholesterin granulomatosis, lipid pneumopathy* 354–357

Cholesterinpneumonie, Differentialdiagnose, *cholesterin pneumonitis, differential diagnosis* 339

—, Fibrose, Cor pulmonale, *cholesterin pneumonitis, fibrosis, cor pulmonale* 334, 336

—, Histologie, *cholesterin pneumonitis, histology* 343, 344

—, Klinik, *cholesterin pneumonitis, clinical symptomatology* 344

—, Pathologie, *cholesterin pneumonitis, pathology* 343

—, Röntgenbefunde, *cholesterin pneumonitis, radiologic findings* 345–354

Cholesterinxanthomatose, endogene, Ursachen, *cholesterin xanthomatosis, endogenous, causes* 337

chronisch-lymphatische Leukämie, Lungenveränderungen, Röntgenologie, *chronic lymphatic leukemia, pulmonary lesions, radiology* 424

Churg-Strauss-Syndrom, allergische Lungengranulomatose, *Churg-Strauss syndrome, allergic pulmonary granulomatosis* 82, 83, 85, 118

chylobronchiale Fistel, Chyloptoe, Lymphographie, *chylobronchial fistula, chyloptysis, lymphography* 367

— —, Ductus thoracicus, Tumorverschluß, *chylobronchial fistula, ductus thoracicus, tumor occlusion* 369

Chyloptoe, klinische Symptome, *chyloptysis, clinical symptoms* 363, 364, 367

Chylothorax, Lungenveränderungen, Histologie, *chylothorax, pulmonary lesions, histology* 362

—, —, Klinik, Röntgenologie, *chylothorax, pulmonary lesions, clinical picture, radiologic findings* 363–372

—, —, Ursache, *chylothorax, pulmonary lesions, causes* 362

—, Neugeborenes, *chylothorax, newborn* 32

—, Sektionsbefunde, *chylothorax, autopsy findings* 368

^{60}Co-Strahlenbehandlung, Strahlenpneumonitis, *^{60}Co radiotherapy, radiation pneumonitis* 281

Cor pulmonale, Lungenfibrose, *cor pulmonale, pulmonary fibrosis* 138

—, Medikamentenwirkung, *cor pulmonale, drug induced* 231

—, Ölpneumonie, *cor pulmonale, oil pneumonitis* 302, 334

CT, Cer-Pneumokoniose, *CT, cer pneumoconiosis* 220

—, Öl-, Lipid-Ablagerungen, Lungenparenchym, *CT, oil-, lipid depositions, lung parenchyma* 304, 305

Cyclophosphamid, progrediente Lungenfibrose, *Cyclophosphamid, progressive lung fibrosis* 241, 242

Subject Index

English — German

Where English and German spelling of a word is identical, the German version is omitted

rounded lesions, atypical, needle biopsy, *Rundherd, Lunge, Nadelbiopsie* 450

sarcoidosis, lung, alveolitis, *Sarkoidose, Lunge, Alveolitis* 129

—, —, ^{67}Ga scan, *Sarkoidose, Lunge, ^{67}Ga-Szintigraphie* 121

sclerodermia, clinical picture, pulmonary lesions, *Sklerodermie, Klinik, Lungenveränderungen* 95, 96, 118

—, drugs effects, *Sklerodermie, Medikamentenwirkungen* 232

sexual hormones, complications, pulmonary embolism, *Sexualhormone, Komplikation: Lungenembolie* 240

Sharp syndrome, mixed collagenosis, clinical picture, *Sharp-Syndrom, Mischkollagenose, Klinik* 94

sickle cell anemia, thrombosis, spleen infarction, *Sichelzellanämie, Thrombose, Milzinfarkt* 437

silicosis, bronchogram, *Silikose, Bronchogramm* 161

—, calcifications, *Silikose, Verkalkungen* 160, 161, 162

—, cer pneumoconiosis, differential diagnosis, *Silikose, Cer-pneumokoniose, Differentialdiagnose* 202, 215

—, egg shell like, *Silikose, „Eierschalen"-* 158, 163

—, pleural lesions, *Silikose, Pleuraveränderungen* 154, 155, 158–167

—, porcelain-, lung specimen, *Silikose, Porzellan-, Lungenpräparat* 159

—, subpleural forms, coal workers, *Silikose, subpleurale Formen, Bergarbeiter* 162, 183

silicotuberculosis, activity criteria, *Silikotuberkulose, Aktivitätsbeurteilung* 165

—, cavernous destruction, differential diagnosis, *Silikotuberkulose, kavernöse Zerstörung, Differentialdiagnose* 164, 165

—, pleural, pulmonary lesions, *Silikotuberkulose, Pleura-, Lungenveränderungen* 163–167

Sjögren syndrome, clinical picture, pulmonary manifestation, *Sjögren-Syndrom, Klinik, Lungenbeteiligung* 97, 98

sonography, cystic-adenomatoid lung malformation, *Sonographie, zystisch-adenomatoide Lungenmalformation* 42

spleen, mineral oil depositions, *Milz, Mineralölablagerungen* 302

spondylitis ankylopoetica, pulmonary lesions, *Spondylitis ankylopoetica, Lungenveränderungen* 92

staphylococcus-, streptococcus pneumonia, newborn, *Staphylo-, Streptokokkenpneumonie, Neugeborenes* 18, 29

steroid therapy, pneumocystis carinii pneumonitis, *Steroidbehandlung, Pneumocystis-carinii-Pneumonie* 236

sulfonamides, pulmonary infiltrations, eosinophilia, *Sulfonamide, Lungeninfiltrate, Eosinophilie* 234

T cell leukemia, mediastinal tumor, pulmonary lesions, *T-Zell-Leukämie, Mediastinaltumor, Lungenveränderungen* 423

tachypnoea, transitory, newborn, *Tachypnoe, transitorische, Neugeborenes* 5, 6

talcosis, lung, pleura, *Talkose, Lunge, Rippenfell* 188, 189

talcum, pathogenity, lung, pleura, *Talkum, Pathogenität, Lunge, Pleura* 189

technique, broncho-alveolar lavage, *Technik, broncho-alveoläre Lavage* 127–129

—, needle biopsy, lung, *Technik, Nadelbiopsie, Lunge* 443, 444

telecobalt therapy, radiation pneumonitis, *Telekobaltbestrahlung, Strahlenpneumonitis* 277, 278

tetracyclines, interstitial pneumonitis, *Tetrazykline, interstitielle Pneumonie* 234

thoracic wall, calcified plaques, pneumoconioses, *Brustwand, Kalkplaques, Pneumokoniosen* 176, 177, 180

— —, infiltrations, oil pneumonitis, *Brustwand, Infiltrate, Ölpneumonie* 300

[232]Thorium, radiation fibrosis, lung, [232]*Thorium, Strahlenfibrose, Lunge* 214

thorotrast, bronchial carinoma, *Thorotrast, Lungenkarzinom* 249

thrombocytopenia, after chemotherapy, *Thrombozytopenie, nach Chemotherapie* 241

thrombosis, oil pneumonitis, *Thrombose, Ölpneumonie* 302

—, pulmonary vessels, polycythaemia vera, *Thrombose, Lungengefäße, Polyzythämie* 425, 426

thymus, newborn, *Thymus, Neugeborenes* 3

tocolysis, dexamethason, acute respiratory distress syndrome, *Tokolyse, Dexamethason, akutes Atemnotsyndrom* 238

tomography, oil pneumonitis, *Tomographie, Ölpneumonitis* 314, 315

toxic gases, alveolar epithelium, damage, *toxische Gase, Alveolarepithel, Schädigung* 119, 125

tracheobronchial system, development, *Tracheo-Bronchialsystem, Entwicklung* 1

tracheotomy, oil pneumonitis, *Tracheotomy, Ölpneumonie* 291, 314

tuberculosis, differential diagnosis: oil pneumonitis, *Tuberkulose, Differentialdiagnose: Ölpneumonie* 297

—, disposition, oil pneumonitis, *Tuberkulose, Disposition, Ölpneumonie* 329

—, reactivation, after steroid therapy, *Tuberkulose, Reaktivierung, nach Steroidbehandlung* 236

valve mechanism, pulmonary cysts, *Ventilmechanismus, Lungenzysten* 40

vasculitis, respiratory, *Vaskulitis, respiratorische* 83–85

—, Sjoegren syndrome, *Vaskulitis, Sjögren-Syndrom* 97

vitamin D, pulmonary calcifications, *Vitamin-D, Lungenverkalkungen* 230, 240

washing detergents, allergy, alveolitis, lung fibrosis, *Waschmittel, Allergie, Alveolitis, Lungenfibrose* 118, 145–147

— —, oil pneumonitis, *Waschmittel, Ölpneumonitis* 290

Wegener's granulomatosis, lung, needle biopsy, spontaneous regression, *Wegenersche Granulomatose, Lunge, Nadelbiopsie, Spontanrückbildung* 451

— —, —, vasculitis, *Wegenersche Granulomatose, Lunge, Vaskulitis* 82, 85

welding torch workers, teflon induced fever, pulmonary edema, *Schweißbrennen, Teflon-Fieber, Lungenödem* 268

Wilson-Mikity syndrome, newborn, *Wilson-Mikity-Syndrom, Neugeborenes* 20, 25

x ray contrast media, see contrast media, *Röntgenkontrastmittel, siehe Kontrastmittel*